中国营养师培训教材

主　编　葛可佑
副主编（以姓氏汉语拼音字头为序）
程义勇　郭俊生　李珏声
李淑媛　柳启沛　马爱国
苏宜香　翟凤英　赵法伋

人民卫生出版社

中国营养学会

图书在版编目(CIP)数据

中国营养师培训教材/葛可佑主编．—北京：人民卫生出版社，2005.9

ISBN 978-7-117-07033-1

Ⅰ．中…　Ⅱ．葛…　Ⅲ．营养卫生－技术培训－教材　Ⅳ．R15

中国版本图书馆 CIP 数据核字(2005)第 098630 号

人卫社官网	www. pmph. com	出版物查询，在线购书
人卫医学网	www. ipmph. com	医学考试辅导，医学数据库服务，医学教育资源，大众健康资讯

中国营养师培训教材

主　　编：葛可佑
出版发行：人民卫生出版社（中继线 010－59780011）
地　　址：北京市朝阳区潘家园南里 19 号
邮　　编：100021
E - mail：pmph @ pmph. com
购书热线：010-59787592　59787584　65264830
印　　刷：人卫印务（北京）有限公司
经　　销：新华书店
开　　本：787×1092　1/16　　印张：50.5
字　　数：1197 千字
版　　次：2005 年 9 月第 1 版　2024 年 11 月第 1 版第 38 次印刷
标准书号：ISBN 978-7-117-07033-1/R·7034
定　　价：66.00 元
打击盗版举报电话：010-59787491　E-mail：WQ @ pmph. com
（凡属印装质量问题请与本社销售中心联系退换）

编审委员会

主　编　葛可佑

副主编　（以姓氏汉语拼音字头为序）

程义勇　郭俊生　李珏声　李淑媛　柳启沛

马爱国　苏宜香　翟凤英　赵法伋

编审委员

（以姓氏汉语拼音字头为序）

姓名	单位
鲍纯义	哈尔滨医科大学公共卫生学院
蔡　威	上海第二医科大学新华医院
蔡云清	南京医科大学公共卫生学院
常翠青	北京大学第三医院运动医学研究所
陈荣华	南京医科大学儿科研究所
陈孝曙	中国疾病预防控制中心营养与食品安全所
陈霞飞	上海华东医院
程义勇	军事医学科学院卫生学环境医学研究所
崔洪斌	哈尔滨医科大学公共卫生学院
丁钢强	浙江省疾病预防控制中心
杜寿玢	北京协和医院
付金如	天津中医学院第一附属医院
葛可佑	中国疾病预防控制中心营养与食品安全所
顾景范	军事医学科学院卫生学环境医学研究所
郭长江	军事医学科学院卫生学环境医学研究所
郭红卫	复旦大学公共卫生学院
郭俊生	第二军医大学
韩　萍	郑州大学公共卫生学院
何志谦	中山大学公共卫生学院
华金中	浙江大学医学院
黄承钰	四川大学华西公共卫生学院
黄国伟	天津医科大学公共卫生学院
黄连珍	华中科技大学同济医学院
贾健斌	中国疾病预防控制中心营养与食品安全所
江国虹	天津市卫生防病中心
蒋与刚	军事医学科学院卫生学环境医学研究所
焦广宇	哈尔滨医科大学附属第二医院
孔灵芝	卫生部疾病控制司
李珏声	青岛大学医学院
李淑媛	北京306医院
李　勇	北京大学公共卫生学院
廖惠珍	福建医科大学
林希蕴	山东大学公共卫生学院
林　旭	中国科学院上海生命科学院
蔺新英	山东大学公共卫生学院
凌诚德	浙江大学医学院
凌文华	中山大学公共卫生学院
刘烈刚	华中科技大学同济医学院

前　言

膳食、营养与人民生活息息相关，合理营养是健康的基础。随着我国社会经济的发展和人民生活水平的提高，人们对营养与健康日渐重视，科学饮食、合理营养、促进健康已成为社会的基本需求。但是，当前我国居民对营养知识了解较少，营养人才严重缺乏。为了广泛普及营养知识，提高全民营养素质，培养专业营养技术人员已成为当前我国社会的迫切需求。

中国营养学会作为我国营养学专业学术机构，具有显著的学科及专家优势，为社会培养营养学专业人才责无旁贷。为推动我国营养专业技术队伍的发展，满足我国社会对营养专业人才的需要，中国营养学会正在全国范围内启动营养师培训和认证工作。

《中国营养师培训教材》是针对参加培训人员的专用教材，同时也是从事营养、食品专业工作人员的参考教材。它包括：基础营养、食物营养与食品卫生、人群营养、公共营养、营养缺乏与营养过量、疾病营养、营养强化与保健食品以及食品加工与烹饪8篇。

本教材由全国数十位相关领域的专家编撰、审定，具有较强的科学性。本教材考虑到我国营养工作的实际需要，增加了“营养强化与保健食品”“食品加工与烹饪”等篇，内容比一般的营养与食品卫生学教材更丰富、全面，具有较强的实用性。

本教材是按照培训营养师的需要编写的，适合于有大专以上教育程度的读者。对于助理营养师的培训，需要对教材内容有选择地进行讲授和阅读。因此，我们另外编写了“营养师教学考试大纲”和“助理营养师教学考试大纲”，规定了不同级别培训的具体要求，帮助教员和学员掌握教和学的要点。

由于编撰时间比较仓促，编者的水平有限，缺点、错误在所难免。特别是本教材还没有经过实践的考验，在实际培训工作中一定会发现更多不足之处。希望广大教员和学员能不吝赐教，帮助本教材逐步完善。

编　者

2005年7月20日

目　录

第一篇　基础营养

第二篇 食物营养与食品卫生

第三篇 人群营养

第四篇 公共营养

第五篇 营养缺乏与营养过量

第六篇　疾病营养

第七篇　营养强化与保健食品

第八篇 食品加工与烹饪

第一篇 基础营养

“营养”作为一个名词、术语已为众所习用，但对它的确切定义却未必准确了解。“营”在汉字里是谋求的意思，“养”是养生或养身，两个字组合在一起应当是“谋求养生”的意思。确切地说，应当是“用食物或食物中的有益成分谋求养生”。“营养”一词确切而比较完整的定义应当是：“机体通过摄取食物，经过体内消化、吸收和代谢，利用食物中对身体有益的物质作为构建机体组织器官、满足生理功能和体力活动需要的过程。”研究人体以及其他生物的营养问题的学问被称为营养学。

人类在生命活动过程中需要不断地从外界环境中摄取食物，从中获得生命活动所需的营养物质，这些营养物质在营养学上称为“营养素”。

人体所需的营养素有碳水化合物、脂类、蛋白质、矿物质、维生素，共 5 大类，其中营养素不能在体内合成，而必需从食物中获得，称为“必需营养素”。其中包括 9 种氨基酸：异亮氨酸、亮氨酸、赖氨酸、蛋氨酸、苯丙氨酸、苏氨酸、色氨酸、缬氨酸、组氨酸；2 种脂肪酸：亚油酸、α-亚麻酸；碳水化合物；7 种常量元素：钾、钠、钙、镁、硫、磷、氯；8 种微量元素：铁、碘、锌、硒、铜、铬、钼、钴；14 种维生素：维生素 A、维生素 D、维生素 E、维生素 K、维生素 B_1、维生素 B_2、维生素 B_6、维生素 C、烟酸、泛酸、叶酸、维生素 B_{12}、胆碱、生物素；加上水等，共计 40 余种。

其中碳水化合物、脂类和蛋白质因为需要量多，在膳食中所占的比重大，称为“宏量营养素”；矿物质和维生素因需要的相对较少，在膳食中所占比重也较小，称为“微量营养素”；矿物质中有 7 种在人体内含量较多，叫做“常量元素”，有 8 种在人体内含量较少，称“微量元素”。

这些营养素在体内有三方面功用：一是供给生活、劳动和组织细胞功能所需的能量；二是提供人体的“建筑材料”，用以构成和修补身体组织；三是提供调节物质，用以调节机体的生理功能。营养素有这三方面的作用，可见营养素是健康之本，是健康的物质基础。

为了指导居民合理营养、平衡膳食，许多国家制订有膳食营养素推荐供给量（recommended dietary allowances，RDAs）。RDAs 值基本上是根据预防缺乏病提出的参考值，没有考虑预防慢性病，也没有考虑过量的危害，于是近年欧美等国家提出了“膳食营养素参考摄入量”（dietary reference intakes，DRIs）新概念，并制订出新的 DRIs，用以取代 RDAs。中国营养学会根据国际上的发展趋势，结合我国具体情况，于 2000 年制订并推出了《中国居民膳食营养素参考摄入量》。

“膳食营养素参考摄入量”是一组每日平均膳食营养素摄入量的参考值。包括“平均需要量”（EAR）、“推荐摄入量”（RNI）、“适宜摄入量”（AI）、“可耐受最高摄入量”（UL）。

EAR 是群体中各个体需要量的平均值，由个体需要量研究资料计算而得；是根据某些指标进行判断，可以满足某一特定性别、年龄及生理状况群体中50%个体需要量的摄入水平；这一摄入水平不能满足另外50%个体对该营养素的需要；是制订推荐摄入量（RNI）的基础。

RNI相当于传统使用的RDAs，是可以满足某一特定性别、年龄及生理状况群体中绝大多数（97%～98%）个体需要量的摄入水平；长期摄入RNI水平，可以满足身体对该营养素的需要，保持健康和维持组织中有适当的储备。RNI是以EAR为基础制订的，主要用途是作为个体每日摄入该营养素的目标值。

当某种营养素的个体需要量的研究资料不足而无法计算EAR，进而不能推算RNI时，可设定AI用以代替RNI。AI是通过观察或实验获得的健康人群某种营养素摄入量。亦可用作个体摄入量的目标，该量可满足目标人群中几乎所有个体的需要。

UL是平均每日可以摄入该营养素的最高量；“可耐受”是指这一摄入水平是可以耐受的，对一般人群几乎所有个体都不至于损害健康，当摄入量超过UL而进一步增加时，损害健康的危险性也随之增加。

第一章 人体构成及食物的消化吸收

第一节 人体构成

人体是以物质为基础的一个有机体，根据人们对人体认识的程度，可以从五个层次上来认识人体，即原子水平、分子水平、细胞水平、组织水平以及最后整体水平。

一、原子水平

在原子水平上，目前已知的元素有一百三十余种，其中人体内含有的元素有六十多种，主要为氧、氢、碳、氮、钙及磷等，其中氧含量约为65%，碳约为18%，氢约为10%，氮为3.0%，钙为2.0%，磷为1.0%。氧、碳、氢、氮就占了人体总重量的96%。其他元素虽然在人体内所占的比例很小，但并不代表着它们不重要，如血红蛋白是体内氧的携带者，而铁则是血红蛋白的重要组成成分。

二、分子水平

在分子水平上，人体是由蛋白质、脂类、碳水化合物、水及矿物质等构成的。以一名体重为65kg男性为例，其体内的水量约为40kg，占体重的60%多；脂类约为9kg，占体重的14%，其中估计有1kg为生命活动所必需，其余为能量贮备，可以根据人体的活动状况而改变；蛋白质约为11kg，占体重的17%，大部分蛋白质在身体内作为基本构成成分而存在，损失超过2kg就会导致严重的生理功能失调。碳水化合物在体内主要是以糖原形式存在，可以用于消耗的贮备不超过200g。

三、细胞水平

在细胞水平上，人体是由细胞、细胞外液及细胞外固体组成的。细胞是身体行使功能的主要组分。按照细胞存在的组织通常将其分为肌肉细胞、脂肪细胞、上皮细胞、神经细胞等类型。

四、组织水平

在组织水平上，人体是由组织、器官及系统构成的，这样体重就等于脂肪组织、骨骼肌、骨、血及其他如内脏器官等的总和。脂肪组织包括脂肪细胞、血管及一些支撑性结构成分，是贮存脂肪的主要地方。骨骼肌有400多块，占体重的比例因性别、年龄不同而有差异。成年男性约占40%，成年女性约占35%。四肢肌约占全身肌肉重量的80%，其中下肢肌约50%，上肢肌约占30%。正常人的总血量占体重的8%左右。一个50kg体重的人，约有血液4000ml，而真正参与循环的血量只占全身血液的70%～80%，其余的则贮存在肝、脾等“人体血库”内，当人体出现少量失血时，贮存在“人体血库”中的血液，便会立即释放出来，随时予以补充。骨骼是人体的支架系统。有206块骨头，成年人骨骼的重量大约有9kg。

五、整体水平

需要说明的是，人体在各个水平上的构成是一个动态的过程。对一个个体来说，在胎儿、婴儿、幼儿、青春期、成年、老年等各个时期，身体成分会呈现一定的变化，在疾病、应激等状态下也会发生一定的改变。但通常情况下，在某一特定时间内，如以月或年为单位来衡量时，人体的构成在各个水平上都是相对稳定的，就是说，各组成部分间呈现稳定的定量关系。所以，可以通过在整体水平上的人体测量确定各个水平上身体的构成。这也是身高、体重、皮褶厚度、体质指数（BMI）等人体测量学指标在人体营养状况评价中得到普遍应用的理论基础之一。

第二节　食物的消化吸收

人体摄入的食物必须在消化道内被加工处理分解成小分子物质后才能进入体内，这个过程称为消化（digestion）。消化是由消化道来完成的，人的消化道由不同的消化器官相延续而成。消化有两种方式：一种是通过机械作用，把食物由大块变成小块，称为机械消化；另一种是在消化酶的作用下，把大分子变成小分子，称为化学消化。通常食物的机械消化与化学消化是同时进行的。食物经消化后，其中所含营养素所形成的小分子物质通过消化道进入血液或淋巴液的过程，称为吸收（absorption）。

一、消化系统的组成与功能

（一）口腔

口腔位于消化道的最前端，是食物进入消化道的门户。口腔内参与消化的器官有：

1. 牙齿　牙齿是人体最坚硬的器官，通过牙齿的咀嚼，食物由大块变成小块。

2. 舌　在进食过程中，舌使食物与唾液混合，并将食物向咽喉部推进，用以帮助食物吞咽；同时舌是味觉的主要器官。

3. 唾液腺　人的口腔内有3对大的唾液腺：腮腺、舌下腺、颌下腺，还有无数散在的小唾液腺，唾液就是由这些唾液腺分泌的混合液。

唾液为无色、无味近于中性的低渗液体。唾液中的水分约占99.5%，有机物主要为粘蛋白，还有唾液淀粉酶、溶菌酶等，无机物主要有钠、钾、钙、硫、氯等。

唾液的作用　①唾液可湿润与溶解食物，以引起味觉；②唾液可清洁和保护口腔，当有害物质进入口腔后，唾液可起冲洗、稀释及中和作用，其中的溶菌酶可杀灭进入口腔内的微生物；③唾液可使食物细胞粘成团，便于吞咽；④唾液中的淀粉酶可对淀粉进行简单的分解，但这一作用很弱，且唾液淀粉酶仅在口腔中起作用，当进入胃与胃液混合后，pH值下降，此酶迅速失活。食物在口腔内的消化过程是经咀嚼后与唾液合成团，在舌的帮助下送到咽后壁，经咽与食管进入胃。食物在口腔内主要进行的是机械性消化，伴随少量的化学性消化，且能反射性地引起胃、肠、胰、肝、胆囊等器官的活动，为以后的消化做准备。

（二）咽与食管

咽位于鼻腔、口腔和喉的后方，其下端通过喉与气管和食管（esophagus）相连，是食物与空气的共同通道。当吞咽食物时，咽后壁前移，封闭气管开口，防止食物进入气管而发生呛咳。食团进入食管后，在食团的机械刺激下，位于食团上端的平滑肌收缩，推动食团向下移动，而位于食团下方的平滑肌舒张，这一过程的往复，便于食团的通过。

（三）胃

胃位于左上腹，是消化道最膨大的部分，其上端通过贲门与食管相连，下端通过幽门与十二指肠相连。胃的肌肉由纵状肌肉和环状肌肉组成，内衬黏膜层。肌肉的舒缩形成了胃的运动，黏膜层则具有分泌胃液的作用。

1. 胃的运动

（1）胃的容受性舒张：胃在充盈的状态下体积可增大到1000～1500ml，使胃可以很容易的接受食物而不引起胃内压力的增大。胃的容受性舒张的生理意义是使胃的容量适应于大量食物的涌入，以完成储存和预备消化食物的功能。

（2）紧张性收缩：胃被充满后，就开始了它的持续较长时间的紧张性收缩。在消化过程中，紧张性收缩逐渐加强，使胃腔内有一定压力，这种压力有助于胃液渗入食物，并能协助推动食物向十二指肠移动。

（3）胃的蠕动：胃的蠕动由胃体部发生，向胃底部方向发展。蠕动的作用是使食物与胃液充分混合，以利胃液的消化作用并把食物以最适合小肠消化和吸收的速度向小肠排放。

2. 胃液　胃液为透明、淡黄色的酸性液体，pH 为 0.9～1.5。胃液主要由以下成分组成：

（1）胃酸：胃酸由盐酸构成，由胃黏膜的壁细胞分泌。胃酸主要有以下功能：①激活胃蛋白酶原，使之转变为有活性的胃蛋白酶；②维持胃内的酸性环境，为胃内的消化酶提供最合适的 pH，并使钙、铁等矿质元素处于游离状态，利于吸收；③杀死随同食物进入胃内的微生物；④造成蛋白质变性，使其更容易被消化酶所分解。

（2）胃蛋白酶：胃蛋白酶是由胃黏膜的主细胞以不具活性的胃蛋白酶原的形式所分泌的，胃蛋白酶原在胃酸的作用下转变为具有活性的胃蛋白酶。胃蛋白酶可对食物中的蛋白质进行简单分解，主要作用于含苯丙氨酸或酪氨酸的肽键，形成朊和胨，但很少形成游离氨基酸，当食糜被送入小肠后，随 pH 升高，此酶迅速失活。

（3）黏液：黏液的主要成分为糖蛋白。它覆盖在胃细胞膜的表面，形成一个厚约 500μm 的凝胶层，具有润滑作用，使食物易于通过；黏液还保护胃黏膜不受食物中粗糙成分的机械损伤；黏液为中性或偏碱性，可降低 HCl 胃酸酸度，减弱胃蛋白酶活性，从而防止酸和胃蛋白酶对胃细胞膜的消化作用。

（4）内因子：由壁细胞分泌，可以和维生素 B_{12} 结合成复合体，有促进回肠上皮细胞吸收维生素 B_{12} 的作用。

（四）小肠

小肠是食物消化的主要器官。在小肠，食物受胰液、胆汁及小肠液的化学性消化。绝大部分营养成分也在小肠吸收，未被消化的食物残渣，由小肠进入大肠。小肠位于胃的下端，长 5～7m，从上到下分为十二指肠、空肠和回肠。十二指肠长约 25cm，在中间偏下处的肠管稍粗，称为十二指肠壶腹，该处有胆总管的开口，胰液及胆汁经此开口进入小肠，开口处有环状平滑肌环绕，起括约肌的作用，称为 Oddi 括约肌，防止肠内容物返流入胆管。

1. 小肠的运动

（1）紧张性收缩：小肠平滑肌的紧张性是其他运动形式有效进行的基础，当小肠紧张性降低时，肠腔扩张，肠内容物的混合和转运减慢；相反，当小肠紧张性增高时，食糜在小肠内的混合和转运过程就加快。

（2）节律性分节运动：由环状肌的舒缩来完成，在食糜所在的一段肠管上，环状肌在许多点同时收缩，把食糜分割成许多节段；随后，原来收缩处舒张，而原来舒张处收缩，使原来的节段分为两半，相邻的两半则合拢为一个新的节段。如此反复进行，食糜得以不断地分开，又不断地混合。分节运动的向前推进作用很小，它的作用在于：①使食糜与消化液充分混合，便于进行化学性消化；②使食糜与肠壁紧密接触，为吸收创造条件；③挤压肠壁，有助于血液和淋巴的回流。

（3）蠕动：蠕动是一种把食糜向着大肠方向推进的作用。蠕动由环状肌完成。由于小肠的蠕动很弱，通常只进行一段短距离后即消失，所以食糜在小肠内的推进速度很慢，为 1～2cm/min。

2. 进入小肠的消化液

（1）胰液：胰液是由胰腺的外分泌腺部分分泌，所分泌的胰液进入胰管，流经胰管与胆管合并而成的总胆管后位于十二指肠处的总胆管开口进入小肠。胰液为无色、无嗅的弱碱性液体，pH 为 7.8～8.4，含水量类似于唾液；无机物主要为碳酸氢盐，其作用是中和进入十二指肠的胃酸，使肠细胞膜免受强酸的侵蚀，同时也提供了小肠内多种消化酶活动的最适

pH；有机物则为由多种酶组成的蛋白质。①胰淀粉酶：为α淀粉酶；②胰脂肪酶类：胰液中消化脂类的酶有胰脂肪酶、磷脂酶 A_2、胆固醇酯酶和辅脂酶；③胰蛋白酶类：胰液中的蛋白酶基本上分为两类，即内肽酶和外肽酶。胰蛋白酶、糜蛋白酶和弹性蛋白酶属于内肽酶；外肽酶主要有羧基肽酶A和羧基肽酶B。胰腺细胞最初分泌的各种蛋白酶都是以无活性的酶原形式存在的，进入十二指肠后被肠致活酶所激活。

除上述三类主要的酶外，胰液中还含有核糖核酸酶和脱氧核糖核酸酶。胰液中的所有酶类的最适pH为7.0左右。

（2）胆汁：胆汁是由肝细胞合成的，储存于胆囊，经浓缩后由胆囊排出至十二指肠。胆汁是一种金黄色或橘棕色有苦味的浓稠液体，其中除含有水分和钠、钾、钙、碳酸氢盐等无机成分外，还含有胆盐、胆色素、脂肪酸、磷脂、胆固醇和细胞蛋白等有机成分。胆盐是由肝脏利用胆固醇合成的胆汁酸与甘氨酸或牛磺酸结合形成的钠盐或钾盐，是胆汁参与消化与吸收的主要成分。一般认为胆汁中不含消化酶。胆汁的作用是：①胆盐可激活胰脂肪酶，使后者催化脂肪分解的作用加速；②胆汁中的胆盐、胆固醇和卵磷脂等都可作为乳化剂，使脂肪乳化呈细小的微粒，增加了胰脂肪酶的作用面积，使其对脂肪的分解作用大大加速；③胆盐与脂肪的分解产物如游离脂肪酸、甘油一酯等结合成水溶性复合物，促进了脂肪的吸收；④通过促进脂肪的吸收，间接帮助了脂溶性维生素的吸收。此外，胆汁还是体内胆固醇和胆色素代谢产物排出体外的主要途径。

（3）肠液：小肠液是由十二指肠腺细胞和肠腺细胞分泌的一种弱碱性液体，pH约为7.6。小肠液中的消化酶包括氨基肽酶、α-糊精酶、麦芽糖酶、乳糖酶、蔗糖酶、磷酸酶等；主要的无机物为碳酸氢盐；小肠液中还含有肠致活酶，可激活胰蛋白酶原。

（五）大肠

人类的大肠内没有重要的消化活动。大肠的主要功能在于吸收水分，大肠还为消化后的食物残渣提供临时储存场所。一般地，大肠并不进行消化，大肠中物质的分解也多是细菌作用的结果，细菌可以利用肠内较为简单的物质合成B族维生素和维生素K，但更多的是细菌对食物残渣中未被消化的碳水化合物、蛋白质与脂肪的分解，所产生的代谢产物也大多对人体有害。

1. 大肠的运动　大肠的运动少而慢，对刺激的反应也较迟缓，这些有利于对粪便的暂时储存。

（1）袋状往返运动：由环状肌无规律的收缩所引起，可使结肠袋中的内容物向两个方向作短距离位移，但并不向前推进。

（2）分节或多袋推进运动：由一个结肠袋或一段结肠收缩完成，把肠内容物向下一段结肠推动。

（3）蠕动：由一些稳定向前的收缩波组成，收缩波前方的肌肉舒张，后方的肌肉收缩，使这段肠关闭合并排空。

2. 大肠内的细菌活动　大肠中的细菌来自于空气和食物，它们依靠食物残渣而生存，同时分解未被消化吸收的蛋白质、脂肪和碳水化合物。蛋白质首先被分解为氨基酸，氨基酸或是再经脱羧产生胺类，或是再经脱氨基形成氨，这些可进一步分解产生苯酚、吲哚、甲基吲哚和硫化氢等，是粪便臭味的主要来源；碳水化合物可被分解产生乳酸、醋酸等低级酸以及 CO_2、沼气等；脂肪则被分解产生脂肪酸、甘油、醛、酮等，这些成分大部分对人体有害，有的可以引起人类结肠癌。可溶性膳食纤维，可加速这些有害物质的排泄，缩短它们与结肠的接触时间，有预防结肠癌的作用。

二、食物的吸收

吸收（absorption）是指食物成分在消化道（主要）上皮细胞吸收进入血液或淋巴从而进入肝脏的过程。

（一）吸收部位

食物吸收的主要部位是小肠上段的十二指肠和空肠。回肠主要是吸收功能的储备，用于代偿时的需要，而大肠主要是吸收水分和盐类。

在小肠内壁上布满了环状皱褶、绒毛和微绒毛。经过这些环状皱褶、绒毛和微绒毛的放大作用，使小肠的吸收面积可达200m^2；且小肠的这种结构使其内径变细，增大了食糜流动时的摩擦力，延长了食物在小肠内的停留时间，为食物在小肠内的吸收创造了有利条件。

（二）吸收形式

小肠细胞膜的吸收作用主要依靠被动转运与主动转运来完成。

1. 被动转运：被动转运过程主要包括被动扩散、易化扩散、滤过、渗透等作用。

（1）被动扩散：通常物质透过细胞膜，总是和它在细胞膜内外的浓度有关。不借助载体，不消耗能量，物质从浓度高的一侧向浓度低的一侧透过称被动扩散。由于细胞膜的基质是类脂双分子层，脂溶性物质更易进入细胞。物质进入细胞的速度决定于它在脂质中的溶解度和分子大小，溶解度越大，透过越快；如果在脂质中的溶解度相等，则较小的分子透过较快。

（2）易化扩散：指非脂溶性物质或亲水物质如 Na^+、K^+、葡萄糖和氨基酸等，不能透过细胞膜的双层脂类，需在细胞膜蛋白质的帮助下，由膜的高浓度一侧向低浓度一侧扩散或转运的过程。与易化扩散有关的膜内转运系统和它们所转运的物质之间，具有高度的结构特异性，即每一种蛋白质只能转运具有某种特定化学结构的物质；易化扩散的另一个特点是所谓的饱和现象，即扩散通量一般与浓度梯度的大小成正比，当浓度梯度增加到一定限度时，扩散通量就不再增加。

（3）滤过作用：消化道上皮细胞可以看作是滤过器，如果胃肠腔内的压力超过毛细血管时，水分和其他物质就可以滤入血液。

（4）渗透：渗透可看作是特殊情况下的扩散。当膜两侧产生不相等的渗透压时，渗透压较高的一侧将从另一侧吸引一部分水过来，以求达到渗透压的平衡。

2. 主动转运　在许多情况下，某种营养成分必须要逆着浓度梯度（化学的或电荷的）的方向穿过细胞膜，这个过程称主动转运。营养物质的主动转运需要有细胞上载体的协助。所谓载体，是一种运输营养物质进出细胞膜的脂蛋白。营养物质转运时，先在细胞膜同载体结合成复合物，复合物通过细胞膜转运入上皮细胞时，营养物质与载体分离而释放入细胞中，而载体又转回到细胞膜的外表面。主动转运的特点是：载体在转运营养物质时，需有酶的催化和提供能量，能量来自三磷酸腺苷的分解；这一转运系统可以饱和，且最大转运量可被抑制；载体系统有特异性，即细胞膜上存在着几种不同的载体系统，每一系统只运载某些特定的营养物质。

第二章 能　量

新陈代谢是一切生命活动的基本特征。人体在生命活动过程中不断从外界环境中摄取食物，从中获得人体必需的营养物质，其中包括碳水化合物、脂类和蛋白质，一般称之为三大营养素。三大营养素经消化转变成可吸收的小分子物质被吸收入血，这些小分子物质在一方面经过合成代谢构成机体组成成分或更新衰老的组织；另一方面经过分解代谢释放出所蕴藏的化学能。这些化学能经过转化便成为生命活动过程中各种能量的来源，所以分解代谢是放能反应，而合成代谢则需要供给能量，因此是吸能反应。而机体在物质代谢过程中所伴随的能量释放、转移和利用则构成了整个能量代谢过程，是生命活动的基本特征之一。

第一节 能量单位

“能”（energy）在自然界有多种形式有如太阳能、化学能、机械能、电能，它们之间可以相互转换。为了计量上的方便，国际上制订统一的单位，即焦耳（Joule，J），或卡（calorie）。1kcal 指 1000g 纯水的温度由 15℃上升到 16℃所需要的能量。而 1 焦耳（joule，J）则是指用 1 牛顿（N）力把 1kg 物体移动 1m 所需要的能量。1000J 等于 1“千焦耳”（kilo joule，kJ）；1000kJ 等于 1“兆焦耳”（mega joule，MJ）。两种能量单位的换算如下：

$$1kcal = 4.184kJ \qquad 1kJ = 0.239kcal$$

$$1000kcal = 4.184MJ \qquad 1MJ = 239kcal$$

第二节 能量来源

人体在生命活动过程中，都需要能量，如物质代谢的合成和分解反应、心脏跳动、肌肉收缩、腺体分泌等。而这些能量来源于食物。已知，生物的能量来源于太阳的辐射能。其中，植物借助叶绿素的功能吸收利用太阳辐射能，通过光合作用将二氧化碳和水合成碳水化合物；植物还可以吸收利用太阳辐射能合成脂类、蛋白质。而动物在食用植物时，实际上是从植物中间接吸收利用太阳辐射能，人类则是通过摄取动、植物性食物获得所需的能量。动、植物性食物中所含的营养素可分为五大类：碳水化合物、脂类、蛋白质、矿物质和维生素，如果加上水，则为六大类。其中，碳水化合物、脂类和蛋白质经体内代谢可释放能量。三者统称为“产能营养素”或能源物质。

一、产能营养素

(一) 碳水化合物

碳水化合物是机体的重要能量来源。我国人民所摄取食物中的营养素，以碳水化合物所占的比重最大。一般说来，机体所需能量的50%以上是由食物中的碳水化合物提供的。食物中的碳水化合物经消化产生的葡萄糖被吸收后，有一部分以糖原的形式贮存在肝脏和肌肉中。肌糖原是骨骼肌中随时可动用的贮备能源，用来满足骨骼肌在工作的情况下的需要。肝糖原也是一种贮备能源，贮存量不大，主要用于维持血糖水平的相对稳定。

脑组织消耗的能量相对较多，在通常情况下，脑组织消耗的能量均来自碳水化合物的有氧的条件下氧化，因而脑组织对缺氧非常敏感。另外，脑组织细胞贮存的糖原又极少，代谢消耗的碳水化合物主要来自血糖，所以脑功能对血糖水平有很大的依赖性。

(二) 脂类

机体内的脂类分为组织脂质和贮存脂质两部分。组织脂质主要包括胆固醇、磷脂等，是组织、细胞的组成成分，在人体饥饿时也不减少，但不能成为能源。贮存脂质主要是脂肪，也称甘油三酯或中性脂肪。在全部贮存脂质中，脂肪约占98%。其中一部分是来自食物的外源性脂肪；另一部分是来自体内碳水化合物和氨基酸转化成的内源性脂肪。脂肪含能量最高是体内各种能源物质的主要贮存形式。

在正常情况下，人体所消耗的能源物质中有40%～50%来自体内的脂肪，其中包括从食物中摄取的碳水化合物所转化成的脂肪；在短期饥饿情况下，则主要由体内的脂肪供给能量。脂肪酸可直接供给很多组织利用，也可在肝脏转化成丙酮酸再供给其他组织利用。不但骨骼肌、心肌等可利用脂肪酸和酮体，在饥饿时，脑组织也可利用酮体。所以，脂肪也是重要的能源物质，但它不能在机体缺氧条件下供给能量。

(三) 蛋白质

蛋白质是由氨基酸构成的，在机体蛋白质代谢中，也主要是利用氨基酸进行合成和分解代谢。体内氨基酸有两个来源，一是来自食物蛋白质消化所产生的氨基酸，由小肠吸收入血；二是在机体新陈代谢过程中，组织、细胞蛋白质分解所产生的氨基酸。这两部分氨基酸主要用于合成细胞成分以实现自我更新，也用于合成酶、激素等生物活性物质。氨基酸也可以作为能源物质，但这是用较高的代价而取得的。

氨基酸在体内经过脱氨基作用或氨基转换作用，分解为非氮成分和氨基。其中非氮成分（α-酮酸）可以氧化供能，氨基则经过处理后主要由肾脏排出体外。人体在一般情况下主要利用碳水化合物和脂肪氧化供能。但在某些特殊情况下，机体所需能源物质供能不足，如长期不能进食或消耗量过大时，体内的糖原和贮存脂肪已大量消耗之后，将依靠组织蛋白质分解产生氨基酸来获得能量，以维持必要的生理功能。

进食是周期性的，而能量消耗则是连续不断的，因而贮备的能源物质不断被利用，又不断补充。当机体处于饥饿状态时，碳水化合物的贮备迅速减少，而脂肪和蛋白质则作为长期能量消耗时的能源。

二、食物的卡价

人体所需要的能量来源于动物性和植物性食物中的碳水化合物、脂类和蛋白质三种产能营养素。每克产能营养素在体内氧化所产生的能量值称为“食物的热价”或“食物的能量卡价”，亦称“能量系数”。

（一）食物在体外的燃烧热

物质燃烧时所释放出的热，称为燃烧热。食物可在动物体内氧化，也可在动物体外燃烧。体外燃烧和体内氧化的化学本质是一致的，每克产能营养素在体外燃烧时所产生的能量值称为“物理卡价”。

食物的燃烧热通常采用“弹式热量计”测定。“弹式热量计”的基本构造是两中空形金属球（或带盖小钢罐），即钢弹。钢弹内安放能放电的电极及其引出的导线。操作时先将定量的食物或产能营养素样品置于钢弹内电极附近，然后紧闭钢弹，从气口充入纯氧至一定压力；置钢弹于定量的特制水箱内，水箱中置一精密温度计。导线通电后可使钢弹内食物或产能营养素样品在纯氧的环境中充分燃烧；燃烧所产生的热量经过钢弹传导给水箱中的水，于是水温上升，再根据样品的重量、水箱中的水量和水温上升的度数推算出所产生的燃烧热。

（二）食物在体内的燃烧热

产能营养素在体内的燃烧（生物氧化）过程和在体外燃烧过程不尽相同，体外燃烧是在氧作用下完成的，化学反应激烈，伴随着光和热；体内氧化是在酶的作用下缓慢进行的，比较温和；特别是最终产物不完全相同，所以产生的热量（即能量）也不完全相同。据用“弹式热量计”测定，1g碳水化合物在体外燃烧时平均产生能量17.15kJ（4.1kcal）；1g脂肪平均产能39.54kJ（9.45kcal）；1g蛋白质平均产能23.64kJ（5.65kcal）。但在体内氧化时，碳水化合物和脂肪与体外燃烧时的最终产物均为二氧化碳和水，所产生的能量也相同。蛋白质在体内氧化时的最终产物为二氧化碳、水、尿素、肌酐及其他含氮有机物；而在体外燃烧时的最终产物则为二氧化碳、水、氨和氮等，体内氧化不如体外燃烧完全。若将1g蛋白质在体内氧化的最终产物收集起来，继续在体外燃烧，还可产生能量5.44kJ（1.3kcal）。如果用“弹式热量计”体外燃烧试验推算体内氧化产生的能量值应为：1g碳水化合物17.15kJ（4.1kcal），1g脂肪：39.54kJ（9.45kcal），1g蛋白质则为23.64－5.44＝18.2kJ（4.35kcal）。

另外，食物中的营养素在消化道内并非100%吸收。一般混合膳食中碳水化合物的吸收率为98%、脂肪95%、蛋白质92%。所以，三种产能营养素在体内氧化实际产生能量则为：

1g碳水化合物：17.15kJ×98%＝16.81kJ（4.0kcal）

1g脂肪：39.54kJ×95%＝37.56kJ（9.0kcal）

1g蛋白质：18.2kJ×92%＝16.74kJ（4.0kcal）

三、能量来源分配

三类产能营养素在体内都有其特殊的生理功能并且彼此相互影响，如碳水化合物与脂肪的相互转化及它们对蛋白质有节约作用。因此，三者在总能量供给中应有一个恰当的比例。根据我国的饮食特点，成人碳水化合物供给的能量以占总能量的55%～65%，脂肪占20%～30%，蛋白质占10%～15%为宜。年龄越小，蛋白质及脂肪供能占的比例相应增加。成人脂肪摄入量一般不宜超过总能量的30%。

第三节 能量消耗

能量从一种形式转化为另一种形式的过程中，其能量既不增加也不减少。这是所有形式的能量互相转化的一般规律，即能量守恒定律，机体的能量代谢也遵循这一普遍规律。即在整个能量转化过程中，机体所利用的蕴藏于食物中的化学能与最终转化成的能量和所做的外功，按能量折算是完全相等的。也就是说，机体的能量需要与消耗是一致的。在理想的平衡状态下，个体的能量需要量等于其消耗量。成年人的能量消耗主要用于维持基础代谢、体力活动和食物生热效应；孕妇还包括子宫、乳房、胎盘、胎儿的生长及体脂储备；乳母则需要合成乳汁；儿童、青少年则应包括生长发育的能量需要；创伤病人康复期间等也需要能量。

一、基础代谢

（一）基础代谢与基础代谢率

基础代谢（basal metabolism，BM）是指人体维持生命的所有器官所需要的最低能量需要。测定方法是在清晨而又极端安静状态下，不受精神紧张、肌肉活动、食物和环境温度等因素影响时的能量代谢。而单位时间内的基础代谢，称为基础代谢率（basal metabolic rate，BMR）。一般是以每小时所需要的能量为指标。

基础代谢的测量一般都在清晨未进餐以前进行，距离前一天晚餐12～14小时，而且测量前的最后一次进餐不要吃得太饱，膳食中的脂肪量也不要太多，这样可以排除食物热效应作用的影响。测量前不应做费力的劳动或运动，而且必须静卧半小时以上，测量时采取平卧姿势，并使全身肌肉尽量松弛，以排除肌肉活动的影响。测量时的室温应保持在20～25°C之间，以排除环境温度的影响。

（二）基础代谢的测量

1. 气体代谢法　能量代谢始终伴随着氧的消耗和二氧化碳的产生。故可根据氧的消耗量推算能量消耗量。目前临床常用的是一种特制的代谢车。

2. 用体表面积计算　基础代谢一般以每小时、每平方米体表面积的产热量为单位。传统以kcal/(m^2·h) 表示，现按国际制单位则以kJ/(m^2·h) 表示。基础代谢消耗的能量常根据体表面积或体重和基础代谢率计算。

基础代谢＝体表面积（m^2）×基础代谢率〔kJ/(m^2·h) 或kcal/(m^2·h)〕
…………………………………………………………………………………………（1）

人体的体表面积，可根据身高和体重来推算。Stevenson根据在中国人体的测量结果提出体表面积计算公式为：

S（m^2）＝0.0061身高（cm）＋0.0128体重（kg）－0.1529 ……………………（2）

20世纪80年代赵松山等测量了56名18～45岁成年人的体表面积，提出中国人的体表面积计算公式：

S（m^2）＝0.00659身高（cm）＋0.0126体重（kg）－0.1603 …………………（3）

中国人正常基础代谢率平均值〔kJ/(m^2·h)〕，见表1-2-1。

（三）影响基础代谢的因素

1. 体表面积　基础代谢率的高低与体重并不成比例关系，而与体表面积基本上成正比。因此，用每平方米体表面积为标准来衡量能量代谢率是比较合适的。

表 1-2-1　中国人正常基础代谢率平均值〔kJ/(m^2·h)〕

年龄（岁）	11～15	16～17	18～19	20～30	31～40	41～50	>51
男	195.5 (46.7)	193.4 (46.2)	166.2 (39.7)	157.8 (37.9)	158.7 (37.7)	154.1 (36.8)	149.1 (35.6)
女	172.5 (41.2)	181.7 (43.4)	154.1 (36.8)	146.5 (35.1)	146.4 (35.0)	142.4 (34.0)	138.6 (33.1)

注：（　）内数值为 kcal/(m^2·h)

2. 年龄　在人的一生中，婴幼儿阶段是整个代谢最活跃的阶段，其中包括基础代谢率，以后到青春期又出现一个较高代谢的阶段。成年以后，随着年龄的增加代谢缓慢地降低，其中也有一定的个体差异。

3. 性别　实际测定表明，在同一年龄、同一体表面积的情况下，女性基础代谢率低于男性。

4. 激素　激素对细胞的代谢及调节都有较大影响。如甲状腺功能亢进可使基础代谢率明显升高；相反，患黏液水肿时，基础代谢率低于正常。去甲肾上腺素可使基础代谢率下降25%。

5. 季节与劳动强度　基础代谢率在不同季节和不同劳动强度人群中存在一定差别，说明气候和劳动强度对基础代谢率有一定影响。例如，寒季基础代谢高于暑季；劳动强度高者高于劳动强度低者。

（四）静息代谢

静息代谢是一种与基础代谢很接近的代谢状态，是在测定中仅省略摄入食物的这个条件，测定过程要求全身处于休息状态，不用早上睡醒测量，但不是空腹而是在进食3～4小时后测量。此时机体仍在进行着若干正常的消化活动，这种状态比较接近于人们正常生活中处于休息的状态，在这种条件下测出的代谢率，称为静息代谢率（resting metabolism rate，RMR）。RMR 与 BMR 相差约10%，故在实际工作中可以采用。RMR 一般占总能量消耗的大部分（60%～75%）。

表 1-2-2　人体 24 小时静息代谢参考值（kcal）

年龄（岁）	体重（kg）								
	40	50	57	64	70	77	84	91	100
男性									
10～	1351	1526	1648	1771	1876	1998	2121	2243	2401
18～	1291	1444	1551	1658	1750	1857	1964	2071	2209
30～	1343	1459	1540	1621	1691	1772	1853	1935	3039
60～	1027	1162	1256	1351	1423	1526	1621	1716	1837
女性									
10～	1234	1356	1441	1527	1600	1685	1771	1856	1966
18～	1084	1231	1334	1437	1525	1682	1731	1833	1966
30～	1177	1264	1325	1386	1438	1499	1560	1621	1699
60～	1016	1121	1195	1268	1331	1404	1478	1552	1646

二、体力活动

除了基础代谢外，体力活动是人体能量消耗的主要因素。因为生理情况相近的人，基础代谢消耗的能量是相近的，而体力活动情况却相差很大。机体任何轻微活动都可提高代谢率，人在运动或劳动时耗氧量显著增加。这是因为运动或劳动等体力活动时肌肉需要消耗能量，而能量则来自营养物质的氧化，这就必然导致机体耗氧量增加。机体耗氧量的增加与肌肉活动的强度呈正比关系。耗氧量最多可达到安静时的10～20倍。通常各种体力活动所消耗的能量约占人体总能量消耗的15%～30%。

人们每天的工作和生活包括多种活动，这些活动都需要肌肉做功来完成。在人体的整个能量消耗中，肌肉活动或体力活动占较大比例。因为一切活动都需要能量。

影响体力活动能量消耗的因素：①肌肉越发达者，活动能量消耗越多；②体重越重者，能量消耗越多；③劳动强度越大、持续时间越长，能量消耗越多；④与工作的熟练程度有关。其中劳动强度和持续时间是主要影响因素，而劳动强度主要涉及劳动时牵动的肌肉多少和负荷的大小。

三、食物热效应

食物热效应的概念　食物热效应（thermic effect of food，TEF）是指由于进食而引起能量消耗增加的现象。过去称为食物的特殊动力作用（specific dynamic action，SDA）。例如，进食碳水化合物可使能量消耗增加5%～6%，进食脂肪增加4%～5%，进食蛋白质增加30%～40%。一般混合膳食约增加基础代谢的10%。

食物热效应只能增加体热的外散，而不能增加可利用的能；换言之，食物热效应对于人体是一种损耗而不是一种收益。当只够维持基础代谢的食物摄入后，消耗的能量多于摄入的能量，外散的热多于食物摄入的热，而此项额外的能量却不是无中生有的，而是来源于体内的营养贮备。因此，为了保存体内的营养贮备，进食时必须考虑食物热效应额外消耗的能量，使摄入的能量与消耗的能量保持平衡。

四、生长发育及影响能量消耗的其他因素

处在生长发育过程中的儿童，其一天的能量消耗还应包括生长发育所需要的能量。怀孕的妇女，由于子宫内胎儿的发育，孕妇间接地承担并提供其迅速发育所需的能量，加上自身器官及生殖系统的进一步发育需要特殊的能量，尤其在怀孕后半期。

除上述影响基础代谢的几种因素对机体能量消耗有影响之外，还受情绪和精神状态影响。脑的重量只占体重的2%，但脑组织的代谢水平是很高的。例如，精神紧张地工作，可使大脑的活动加剧，能量代谢约增加3%～4%，当然，与体力劳动比较，脑力劳动的消耗仍然相对地少。

第四节　能量消耗测定

人体各项活动消耗的能量及每日的总能量消耗，有不同测定方法。人体总能量消耗（total energy expenditure，TEE）测定是研究能量需要量的常用方法。

一、直接测热法

直接测热法（direct calorimetry）测定能量消耗较精确的方法是直接测定人体在某一时间内向外散失的热量。此法是将受试者关闭在直接量热器内。量热器是用铜板特制的小室，整个小室又用锌板及木板包围。铜板、锌板及木板中间各隔一层空气，使其不易传热。室顶装置铜管，借冷水在管内的流动以吸收受试者散出的热量并维持室内温度的恒定。受试者在室内呼出的二氧化碳和水，分别用氢氧化钾及浓硫酸吸收；所消耗的氧，则设法补充；并用压力调节器以调节室内压力的恒定。

受试者所放出的热，一部分用以蒸发排出的水使之变为水蒸气，随空气流出室外，所以即可根据空气中水蒸气含量及被浓硫酸吸收的水量计算水蒸发时所需的热量；另一部分则被室顶铜管内的冷水所吸收，所以测定水的循环量及流入和流出量热室的温度差，即可计算随水流出室外的热量。因为整个量热室温度恒定。受试者的体温亦无改变，所以水蒸发时所需的热量及随水流出室外的热量之和即为受试者的能量消耗量。

多年来，直接测热装置有不少改进。例如，用空气代替水来吸收受试者所散发的热量，即将调节到一定温度的空气送入隔热的受试者居室中，然后使这些空气通过热交换装置，以测算受试者在一定时间内散发的热量。这种测热装置适用于人和大动物，而且同早期的测热装置相比更为精确。

由于这种测热装置设计、制造复杂，应用受到限制，目前主要用于肥胖和内分泌系统功能障碍等研究工作。

二、间接测热法

（一）气体代谢法

在化学反应中，反应物的量和生成物的量之间呈一定的比例关系，即定比关系。例如，氧化1mol葡萄糖，需要6mol O_2，同时产生6molCO_2和6molH_2O，并释放一定的能量。同一种化学反应，不论经过什么样的中间步骤，也不管反应条件差异有多大，这种定比关系不变。例如，在体内氧化1mol葡萄糖与体外燃烧1mol葡萄糖都要消耗6mol O_2，产生6molCO_2和6molH_2O，而且产生的能量也相等。因为测定时，人体所用的能量可由蛋白质、脂类及碳水化合物提供，不同的比例产能也不同，故在测定呼出气体中可求出呼吸商（RQ），以准确求出能量消耗，总的来说可根据生活劳动过程中氧的消耗与二氧化碳的排出测定、推算能量消耗量。

（二）双标记水法

其基本方法是给实验对象喝少量双标记水（婴儿剂量0.3g/kg），然后每1~2天收集一次尿样，用同位素质谱仪测定尿样^2H和^{18}O的丰度（enrichment）。根据^2H和^{18}O的消失率计算能量消耗量。

（三）生活观察法

即记录被测定对象一日生活和工作的各种动作及时间，然后查《能量消耗率表》，再经过计算，得一日能量消耗量。

例如某调查对象，身高173cm，体重63kg，体表面积为1.72m^2，则该被调查对象

24 小时能量消耗量见表 1-2-3。

表 1-2-3 生活观察法能量消耗量计算表

动作名称	动作所用时间	能量消耗率		能量消耗量	
	min	kJ/min	kcal/min	kJ	kcal
穿脱衣服	9	9.86	1.64	99.8	14.8
大小便	9	4.10	0.98	36.9	8.82
擦地板	10	8.74	2.09	87.5	20.9
跑步	8	23.26	5.56	186.1	44.5
洗漱	16	4.31	1.03	69.0	16.5
刮脸	9	6.53	1.56	58.8	14.0
读外语	28	4.98	1.19	139.4	33.3
走路	96	7.03	1.68	674.8	161.3
听课	268	4.02	0.96	1077.0	257.3
站立听讲	75	4.14	0.99	310.6	74.3
坐着写字	70	4.08	1.07	313.38	74.9
看书	120	3.51	0.84	421.2	100.8
站着谈话	43	4.64	1.11	199.5	47.7
坐着谈话	49	4.39	1.05	215.1	51.5
吃饭	45	3.51	0.84	158.0	37.8
打篮球	35	13.85	3.31	484.8	115.9
唱歌	20	9.50	2.27	190.0	45.4
铺被	5	7.70	1.84	38.5	9.2
睡眠	515	2.38	0.57	1126.0	293.6
合计	**1430**			**5886.4**	**1422.5**

注：校正体表面积，5886.3 × 1.72 = 10124.4

加食物热效应，10124.4（1 + 10%）= 11136.8（2661.7kcal）

（四）心率监测法

用心率监测器和气体代谢法同时测量各种活动的心率和能量消耗量，推算出心率-能量消耗多元回归方程式。目前已有几种简便仪器用于监测个体自由活动的心率，这种方法误差较大，因为心理活动也可以影响心率。

第五节 需要量及膳食参考摄入量

人体能量代谢的最佳状态是达到能量消耗与能量摄入的平衡。这种能量平衡（energy balance）能使机体保持健康并能胜任必要的社会生活。能量代谢失衡，即能量缺乏或过剩都对身体健康不利。

一、能量需要量的确定

迄今，直接测定成年人在自由活动情况下的能量消耗量仍十分困难。由于 BMR 约占总能量消耗的 60% ~70%，所以它是估算成年人能量需要量的重要基础。WHO（1985）、美国（1989）、日本（1990）修订推荐摄入量时均采用了“要因加算法”

(factorial approach)估算成年人的能量需要量。即以BMR乘以体力活动水平(physical activity level，PAL)计算人体的能量消耗量或需要量。即能量需要量 = BMR × PAL。对儿童、孕妇、乳母等特殊生理情况下尚需考虑其特殊需要。

表1-2-4 按体重计算BMR的公式

年（岁）	男		女	
	kcal/d	MJ/d	kcal/d	MJ/d
0 ~	60.9m - 54	0.2550m - 0.226	61.0m - 51	0.2550m - 0.214
3 ~	22.7m + 495	0.0949m + 2.07	22.5m + 499	0.9410m + 2.09
10 ~	17.5m + 651	0.0732m + 2.72	12.2m + 746	0.0510m + 3.12
18 ~	15.3m + 679	0.0640m + 2.84	14.7m + 496	0.0615m + 2.08
30 ~	11.6m + 879	0.0485m + 3.67	8.7m + 820	0.0364m + 3.47

注：m = 体重 kg

Schofield按体重推算BMR公式已被WHO（1985）采纳，现已成为估算人群能量需要量的重要依据（表1-2-4）。按Schofield公式计算亚洲人的BMR可能偏高，亚洲人的BMR可能比欧洲人低10%。据我国以往实测成年人的BMR也呈现这种偏低的趋势。为此，我国在应用WHO推荐的BMR计算公式时，采取减5%的办法作为计算18 ~ 44岁和45 ~ 59岁两个人群的BMR.。

表1-2-5 不同活动强度PAL值

活动强度	PAL值
轻	1.0 ~ 2.5
中	2.6 ~ 3.9
重	4.0 ~

成年人的PAL受劳动强度的影响，不同劳动强度的PAL值见表1-2-5。

二、膳食能量推荐摄入量

根据上述BMR和PAL的计算方法，并按BMR × PAL = 能量推荐摄入量计算公式，推算中国居民成年人膳食能量推荐摄入量（RNI），见表1-2-6。

表1-2-6 中国成年膳食能量推荐摄入量

年龄（岁）	RNI（MJ/d）		RNI（kcal/d）	
	男	女	男	女
18 ~				
轻体力活动	10.03	8.80	2400	2100
中体力活动	11.29	9.62	2700	2300
重体力活动	13.38	11.30	3200	2700
50 ~				
轻体力活动	9.62	8.00	2300	1900
中体力活动	10.87	8.36	2600	2000
重体力活动	13.00	9.20	3100	2200
60 ~				
轻体力活动	7.94	7.53	1900	1800
中体力活动	9.20	8.36	2200	2000
70 ~				
轻体力活动	7.94	7.10	1900	1800
中体力活动	8.80	8.00	2100	1900
80 ~	7.74	7.10	1900	1700

在一定的时间内，了解人的能量是否平衡，精确了解体重的变化，是一个可行的自我监测方法，测定时应先排便，除去衣物用可靠的称量工具来测定。

第六节 能量的食物来源

人体的能量来源是食物中的碳水化合物、脂类和蛋白质。这三类营养素普遍存在于各种食物中。粮谷类和薯类食物含碳水化合物较多，是膳食能量最经济的来源；油料作物富含脂肪；动物性食物一般比植物性食物含有更多的脂肪和蛋白质；但大豆和坚果类例外，它们含丰富的油脂和蛋白质；蔬菜和水果一般含能量较少。

表 1-2-7 常见食物能量含量（每 100g）

食物	能量		食物	能量	
	kcal	kJ		kcal	kJ
小麦粉（标准粉）	344	1439	蚕豆	335	1402
粳米（标一）	343	1435	绿豆	316	1322
籼米（标一）	346	1448	赤小豆	309	1293
玉米（干）	335	1402	花生仁	563	2356
玉米面	341	1427	猪肉（肥瘦）	395	1653

第三章 蛋白质

蛋白质（protein）是化学结构复杂的一类有机化合物，是人体的必需营养素。蛋白质一词源于希腊文的proteios，是"头等重要"的意思，表明蛋白质是生命活动中头等重要物质。现已证明，生命的产生、存在和消亡都与蛋白质有关，蛋白质是生命的物质基础，没有蛋白质就没有生命。

第一节 蛋白质的组成和分类

一、蛋白质的组成

蛋白质是自然界中一大类有机物质，从各种动、植物组织中提取出的蛋白质，其元素组成为：碳（50%～55%）、氢（6.7%～7.3%）、氧（19%～24%）、氮（13%～19%）及硫（0%～4%）；有些蛋白质还含有磷、铁、碘、锰及锌等其他元素。由于碳水化合物和脂肪中仅含碳、氢、氧，不含氮，所以蛋白质是人体氮的惟一来源，碳水化合物和脂肪不能代替。

大多数蛋白质的含氮量相当接近，平均约为16%。因此在任何生物样品中，每克氮相当于6.25g蛋白质（即100÷16），其折算系数为6.25。只要测定生物样品中的含氮量，就可以算出其中蛋白质的大致含量：

样品中蛋白质的百分含量（g%）= 每克样品中含氮量（g）×6.25×100%

但不同蛋白质的含氮量是有差别的，故折算系数不尽相同，见表1-3-1。

表1-3-1　氮折算蛋白质的折算系数

食　物	折算系数	食　物	折算系数
全小麦	5.83	芝麻、葵花子	5.30
小麦胚芽	6.31	杏仁	5.18
大米	5.95	花生	5.46
燕麦	5.83	大豆	5.71
大麦及黑麦	5.83	鸡蛋（全）	6.25
玉米	6.25	肉类和鱼类	6.25
小米	6.31	乳及乳制品	6.38

二、蛋白质的分类

蛋白质的化学结构非常复杂，大多数蛋白质的化学结构尚未阐明，因此无法根据蛋白质的化学结构进行分类。目前只能依照蛋白质三方面性质：即化学组成、溶解度和形状进行分类。在营养学上也常按营养价值分类。

（一）按化学组成分类

首先根据蛋白质的化学组成的复杂程度，将蛋白质分为单纯蛋白质与结合蛋白质两大类；然后再按其形状和溶解度分成各类蛋白质。单纯蛋白质只由氨基酸组成，其水解的最终产物只是氨基酸；结合蛋白质是由单纯蛋白质与非蛋白质结合而成，其中非蛋白质称为结合蛋白质的辅基。因此，结合蛋白质在彻底水解后，除产生氨基酸外，尚有所含的辅基。

1. 单纯蛋白质　单纯蛋白质又可按其溶解度、受热凝固性及盐析等物理性质的不同分为清蛋白、球蛋白、谷蛋白、醇溶谷蛋白、鱼精蛋白、组蛋白和硬蛋白等7类。

2. 结合蛋白质　按辅基不同，结合蛋白质分为：核蛋白、糖蛋白、脂蛋白、磷蛋白和色蛋白等5类。

（二）按蛋白质形状分类

按蛋白质形状，蛋白质分为纤维状蛋白和球状蛋白。纤维状蛋白多为结构蛋白，是组织结构不可缺少的蛋白质，由长的氨基酸肽链连接成为纤维状或蜷曲成盘状结构，成为各种组织的支柱，如皮肤、肌腱、软骨及骨组织中的胶原蛋白；球状蛋白的形状近似于球形或椭圆形。许多具有生理活性的蛋白质，如酶、转运蛋白、蛋白类激素与免疫球蛋白、补体等均属于球蛋白。

（三）按蛋白质的营养价值分类

食物蛋白质的营养价值取决于所含氨基酸的种类和数量，所以在营养上尚可根据食物蛋白质的氨基酸组成，分为完全蛋白质、半完全蛋白质和不完全蛋白质三类。

1. 完全蛋白　所含必需氨基酸种类齐全、数量充足、比例适当，不但能维持成人的健康，并能促进儿童生长发育，如乳类中的酪蛋白、乳白蛋白，蛋类中的卵白蛋白、卵磷蛋白，肉类中的白蛋白、肌蛋白，大豆中的大豆蛋白，小麦中的麦谷蛋白，玉米中的谷蛋白等。

2. 半完全蛋白　所含必需氨基酸种类齐全，但有的氨基酸数量不足，比例不适当，可以维持生命，但不能促进生长发育，如小麦中的麦胶蛋白等。

3. 不完全蛋白　所含必需氨基酸种类不全，既不能维持生命，也不能促进生长发育，如玉米中的玉米胶蛋白，动物结缔组织和肉皮中的胶质蛋白，豌豆中的豆球蛋白等。

第二节　蛋白质的生理功能

一、构成和修复组织

蛋白质是构成机体组织、器官的重要成分，人体各组织、器官无一不含蛋白质。在人体的瘦组织中，如肌肉组织和心、肝、肾等器官均含有大量蛋白质；骨骼、牙齿、乃至指、趾也含有大量蛋白质；细胞中，除水分外，蛋白质约占细胞内物质的80%。因此，构成机体组织、器官的成分是蛋白质最重要的生理功能。身体的生长发育可视为蛋白质的不断积累过程。蛋白质对生长发育期的儿童尤为重要。

人体内各种组织细胞的蛋白质始终在不断更新。例如，人血浆蛋白质的半寿期约为10天，肝中大部分蛋白质的半寿期为1～8天，某些蛋白质的半寿期很短，只有数秒钟。只有摄入足够的蛋白质方能维持组织的更新。身体受伤后也需要蛋白质作为修复材料。

二、调节生理功能

机体生命活动之所以能够有条不紊的进行，有赖于多种生理活性物质的调节。而蛋白质在体内是构成多种重要生理活性物质的成分，参与调节生理功能。如核蛋白构成细胞核并影响细胞功能；酶蛋白具有促进食物消化、吸收和利用的作用；免疫蛋白具有维持机体免疫功能的作用；收缩蛋白，如肌球蛋白具有调节肌肉收缩的功能；血液中的脂蛋白、运铁蛋白、视黄醇结合蛋白具有运送营养素的作用；血红蛋白具有携带、运送氧的功能；白蛋白具有调节渗透压、维持体液平衡的功能；由蛋白质或蛋白质衍生物构成的某些激素，如垂体激素、甲状腺素、胰岛素及肾上腺素等等都是机体的重要调节物质。

三、供给能量

蛋白质在体内降解成氨基酸后，经脱氨基作用生成的α-酮酸，可以直接或间接经三羧酸循环氧化分解，同时释放能量，是人体能量来源之一。但是，蛋白质的这种功能可以由碳水化合物、脂肪所代替。因此，供给能量是蛋白质的次要功能。

第三节 氨基酸

氨基酸（amino acid）是组成蛋白质的基本单位，是分子中具有氨基和羧基的一类含有复合官能团的化合物，具有共同的基本结构。由于它是羧酸分子的α碳原子上的氢被一个氨基取代的化合物，故又称α-氨基酸。按化学结构式分为脂肪族、芳香族氨基酸和杂环氨基酸。

一、氨基酸的分类和命名

组成蛋白质的氨基酸有20多种，但绝大多数的蛋白质只由20种氨基酸组成。按化学结构式分为脂肪族氨基酸、芳香族氨基酸、杂环氨基酸。

（一）脂肪族氨基酸

这类氨基酸又可按其分子中含有的氨基或羧基的数目以及是否含有某些特殊元素或基团分成以下各类。

1. 一氨基一羧基酸包括

（1）不含其他基团的一氨基一羧基酸：甘氨酸、丙氨酸、缬氨酸、亮氨酸、异亮氨酸。

（2）含羟基的一氨基一羧基酸：丝氨酸、苏氨酸。

（3）含硫的一氨基一羧基酸：半胱氨酸、蛋氨酸。

（4）含酰胺的一氨基一羧基酸：天冬酰胺、谷氨酰胺。

2. 一氨基二羧基酸：天冬氨酸、谷氨酸。

3. 二氨基一羧基酸：精氨酸、赖氨酸。

（二）芳香族氨基酸

苯丙氨酸、酪氨酸。

（三）杂环氨基酸

脯氨酸、组氨酸、色氨酸。

其中天冬氨酸和谷氨酸含有两个酸性的羧基，常称为酸性氨基酸；精氨酸和赖氨酸都含有两个碱性的氨基和一个酸性的羧基，组氨酸的含氮杂环具有微碱性，三者统称为碱性氨基酸；其他氨基酸通常都叫做中性氨基酸。

二、必需氨基酸

在人体和食物蛋白质的20余种氨基酸中，只有一部分可以在体内合成，其余的则不能合成或合成速度不够快。不能合成或合成速度不够快的氨基酸，必须由食物供给，故称为必需氨基酸（essential amino acid）；能在体内合成的则称为非必需氨基酸（non-essential amino acid）。非必需氨基酸并非体内不需要，只是可在体内合成，食物中缺少了也无妨。迄今，已知人体的必需氨基酸有9种，见表1-3-2。

表1-3-2　人体的必需氨基酸

必需氨基酸		非必需氨基酸		条件必需氨基酸	
异亮氨酸	isoleucine（Ile）	天门冬氨酸	aspartic acid（Asp）	半胱氨酸	cysteine（cys）
亮氨酸	leucine（Leu）	天门冬酰胺	asparagine（Asn）	酪氨酸	tyrosine（Tyr）
赖氨酸	lysine（Lys）	谷氨酸	glutamic acid（Glu）		
蛋氨酸	methionine（Met）	谷氨酰胺	glutamine（Glu）		
苯丙氨酸	phenylalanine（Phe）	甘氨酸	glycine（Gly）		
苏氨酸	threonine（Thr）	脯氨酸	proline（Pro）		
色氨酸	tryptophan（Trp）	丝氨酸	serine（Ser）		
缬氨酸	valine（Val）	精氨酸	arginine（Arg）		
组氨酸	histidine（His）	胱氨酸	cystine（Cys-Cys）		
		丙氨酸	alanine（Ala）		

三、条件必需氨基酸

氨基酸除了必需与非必需氨基酸之外还应当有第三类氨基酸，即“条件必需氨基酸”（conditionally essential amino acid）。这组氨基酸有两个特点：①在合成氨基酸中用其他氨基酸作为碳的前体，并且只限于某些特定器官，这是与非必需氨基酸在代谢上的重要区别。有些条件必需氨基酸（如酪氨酸）的前体是一种必需氨基酸（苯丙氨酸）；

而其他条件必需氨基酸（如精氨酸、脯氨酸和甘氨酸）的前体则是一种非必需氨基酸；还有一些其他条件必需氨基酸（如半胱氨酸）需要必需氨基酸（蛋氨酸作为硫的前体）和非必需氨基酸（丝氨酸）两者作为前体。在代谢水平上，机体合成条件必需氨基酸的能力受适宜氨基酸前体的可利用性所限制；②条件必需氨基酸合成最高速度可能是有限的，并可能受发育和病理生理因素所限制。出生体重非常低的婴儿不仅不能合成半胱氨酸，并可能缺乏合成足够量甘氨酸的能力。后者是一种很重要的氨基酸，因为人乳蛋白质的甘氨酸含量很低。

半胱氨酸和酪氨酸在体内可分别由蛋氨酸和苯丙氨酸转变而成，如果膳食中能直接提供这两种氨基酸，则人体对蛋氨酸和苯丙氨酸的需要量可分别减少 30% 和 50%。所以半胱氨酸和酪氨酸称为条件必需氨基酸或半必需氨基酸（semiessential amino acid）。在计算食物必需氨基酸组成时，常将蛋氨酸和半胱氨酸、苯丙氨酸和酪氨酸合并计算。

四、氨基酸模式及限制氨基酸

（一）氨基酸模式

氨基酸模式是指某种蛋白质中各种必需氨基酸的构成比例。即根据蛋白质中必需氨基酸含量，以含量最少的色氨酸为 1 计算出的其他氨基酸的相应比值。几种食物蛋白质和人体蛋白质氨基酸模式，见表 1-3-3。

表 1-3-3　几种食物蛋白质和人体蛋白质氨基酸模式

氨基酸	全鸡蛋	牛奶	牛肉	大豆	面粉	大米	人体
异亮氨酸	3.2	3.4	4.4	4.3	3.8	4.0	4.0
亮氨酸	5.1	6.8	6.8	5.7	6.4	6.3	7.0
赖氨酸	4.1	5.6	7.2	4.9	1.8	2.3	5.5
蛋氨酸 + 半胱氨酸	3.4	2.4	3.2	1.2	2.8	2.8	2.3
苯丙氨酸 + 酪氨酸	5.5	7.3	6.2	3.2	7.2	7.2	3.8
苏氨酸	2.8	3.1	3.6	2.8	2.5	2.5	2.9
缬氨酸	3.9	4.6	4.6	3.2	3.8	3.8	4.8
色氨酸	1.0	1.0	1.0	1.0	1.0	1.0	1.0

（二）限制氨基酸

人体所需蛋白质来源于多种食物，凡蛋白质氨基酸模式与人体蛋白质氨基酸模式接近的食物，其必需氨基酸在体内的利用率就高，反之则低。例如，动物蛋白质中的蛋、奶、肉、鱼等以及大豆蛋白质的氨基酸模式与人体蛋白质氨基酸模式较接近，从而所含的必需氨基酸在体内的利用率就较高，因此被称为优质蛋白质。其中鸡蛋蛋白质的氨基酸模式与人体蛋白质氨基酸模式最为接近，在比较食物蛋白质营养价值时常作为参考蛋白质（reference protein）。而食物蛋白质中一种或几种必需氨基酸含量相对较低，导致其他必需氨基酸在体内不能被充分利用而使蛋白质营养价值降低，这些含量相对较低的氨基酸称为限制氨基酸（limiting amino acid）。即由于这些氨基酸的不足，限制了其他氨基酸的利用。其中，含量最低的称第一限制氨基酸，余者类推。植物蛋白质中，赖氨酸、蛋氨酸、苏氨酸和色氨酸含量相对较低，所以营养价值也相对较低。

五、肽键与肽链

将氨基酸连接起来的键，称为肽键（peptide bond）。肽键（-CO-NH-）是由氨基酸的α-羧基与相邻氨基酸的α-氨基脱水缩合而成。蛋白质就是氨基酸以肽键连接在一起，并形成一定空间结构的大分子。由两个以上氨基酸以肽键相连接成的化合物称肽（peptide）。例如由甘氨酸和丙氨酸组成的肽，称二肽（dipeptide）；由 3 个氨基酸组成的 3 肽，称三肽（tripeplide）；通常将 10 个以下氨基酸组成的肽叫寡肽（oligopeptide）；11 个以上氨基酸组成的肽称多肽（polypeptide）。

多肽和蛋白质之间没有严格区别，它们都是氨基酸的多聚物。多肽是指含氨基酸数目较少的多聚物，蛋白质则是含氨基酸数目较多的多聚物。

第四节 蛋白质的消化吸收及代谢

一、蛋白质的消化

蛋白质未经消化不易吸收,有时某些抗原、毒素蛋白可少量通过黏膜细胞进入体内,会产生过敏、毒性反应。一般情况下,食物蛋白质水解成氨基酸及小肽后方能被吸收。由于唾液中不含水解蛋白质的酶,所以食物蛋白质的消化从胃开始,但主要在小肠。

（一）胃内消化

胃内消化蛋白质的酶是胃蛋白酶（pepsin）。胃蛋白酶是由胃黏膜主细胞合成并分泌的胃蛋白酶原（pepsinogen）经胃酸激活而生成的；胃蛋白酶也能再激活胃蛋白酶原生成新的胃蛋白酶。胃蛋白酶的最适宜作用的 pH 值为 1.5 ~ 2.5，对蛋白质肽键作用的特异性较差，主要水解芳香族氨基酸、蛋氨酸或亮氨酸等残基组成的肽键。胃蛋白酶对乳中的酪蛋白（casein）有凝乳作用，这对婴儿较为重要，因为乳液凝成乳块后在胃中停留时间延长，有利于充分消化。

（二）小肠内消化

食物在胃内停留时间较短，蛋白质在胃内消化很不完全，消化产物及未被消化的蛋白质在小肠内经胰液及小肠黏膜细胞分泌的多种蛋白酶及肽酶的共同作用，进一步水解为氨基酸。所以，小肠是蛋白质消化的主要部位。蛋白质在小肠内消化主要依赖于胰腺分泌的各种蛋白酶，可分为两类：①内肽酶（endopeptidase）可以水解蛋白质分子内部的肽键，包括胰蛋白酶、糜蛋白酶和弹性蛋白酶；②外肽酶（exopeptidase）可将肽链末端的氨基酸逐个水解，包括氨基肽酶（aminopeptidase）和羧基肽酶（carboxypeptidase）。

肠黏膜细胞的刷状缘及细胞液中还存在一些寡肽酶（oligopeptidase），例如，氨基肽酶及二肽酶（dipeptidase）等。氨基肽酶从肽链的末端逐个水解释放出氨基酸，最后生成二肽。二肽再经二肽酶水解，最终生成氨基酸。

二、蛋白质的吸收

（一）氨基酸和寡肽的吸收

经过小肠腔内和膜的消化，蛋白质被水解为可被吸收的氨基酸和 2 ~ 3 个氨基酸的小肽。过去认为只有游离氨基酸才能被吸收，现在发现2～3个氨基酸的小肽也可以被吸收。

（二）整蛋白的吸收

在低等动物，吞噬是摄入大分子的基本方式。而在高等动物，只有在胚胎动物仍保持这种低级的原始机制。例如，母乳中的抗体可通过肠黏膜细胞的吞噬作用传递给婴儿。关于成年人对整蛋白吸收问题已有许多研究。有人将胰岛素和胰蛋白酶抑制剂同时注入大鼠的隔离肠袢，发现可引起血糖降低，说明有一部分胰岛素被吸收；人的血液中存在食物蛋白质的抗体，这说明食物蛋白质可进入血液而起抗原的作用。但一般认为，大分子蛋白质的吸收是微量的，无任何营养学意义，只是应当注意肠内细菌的毒素、食物抗原等可能会进入血液成为致病因子。

三、蛋白质的代谢

（一）蛋白质的分解与合成

1. 蛋白质的分解　进食正常膳食的正常人每日从尿中排出的氮约12g。若摄入的膳食蛋白质增多，随尿排出的氮也增多；若减少，则随尿排出的氮也减少。完全不摄入蛋白质或禁食一切食物时，每日仍随尿排出氮2～4g。这些事实证明，蛋白质不断在体内分解成为含氮废物，随尿排出体外。

2. 蛋白质的合成　蛋白质在分解的同时也不断在体内合成，以补偿分解。蛋白质合成经两个步骤完成。第一步为转录（transcription），即生物体合成RNA的过程，亦即将DNA的碱基序列抄录成RNA碱基序列的过程；第二步为翻译（translation），是生物体合成mRNA后，mRNA中的遗传信息（DNA碱基顺序）转变成蛋白质中氨基酸排列顺序的过程，是蛋白质获得遗传信息进行生物合成的过程。翻译在细胞内进行。成熟的mRNA穿过核膜进入胞质，在核糖体及tRNA等参与下，以各种氨基酸为原料完成蛋白质的生物合成。

（二）氨基酸的分解代谢

氨基酸分解代谢的最主要反应是脱氨基作用。脱氨基方式有：氧化脱氨基、转氨基、联合脱氨基和非氧化脱氨基等，其中，以联合脱氨基最为重要。氨基酸脱氨基后生成的α-酮酸进一步代谢：①经氨基化生成非必需氨基酸；②转变成碳水化合物及脂类；③氧化供给能量。

氨基酸脱氨基作用产生的氨，在正常情况下主要在肝脏合成尿素而解毒；只有少部分氨在肾脏以铵盐的形式由尿排出。

体内氨基酸的主要功用是合成蛋白质和多肽。此外，也可以转变成某些生理活性物质，如嘌呤、嘧啶、肾上腺素等。正常人尿中排出的氨基酸极少。各种氨基酸在结构上具有共同特点，所以也有共同的代谢途径；但不同的氨基酸由于结构的差异，也各有其特殊的代谢方式。

1. 个别氨基酸代谢　氨基酸代谢除了一般代谢过程，有些氨基酸还有特殊代谢途径。例如，氨基酸的脱羧基作用和一碳单位的代谢、含硫氨基酸、芳香氨基酸及支链氨基酸的代谢等。

（1）脱氨基作用：氨基酸分解代谢的主要途径是脱氨基作用。但是，部分氨基酸也可以进行脱羧基作用生成相应的胺。生成的胺类含量虽然不高，但具有重要生理意义。例如，谷氨酸脱羧基生成的γ-氨基丁酸（γ-amino butyric acid，GABA），在脑组织中含量较多，是抑制性神经递质，对中枢神经有抑制作用；半胱氨酸脱羧基生成的牛磺酸在脑组织中含量也颇高，对脑发育和脑功能有重要作用；组氨酸脱羧基生成的组胺在体内分布广泛，在乳腺、肺、肝、肌肉及胃黏膜中含量较高，组胺是一种强烈的血管舒张剂，并能增加毛细血管的通透性；色氨酸脱羧基生成的5-羟色胺（5-hydroxytryptamine，5-HT）广泛分布体内各组织，除神经组织外，还存在于胃肠道、血小板及乳腺细胞中，脑中的5-羟色胺作为神经递质，具有抑制作用，在外周组织中的5-羟色胺有收缩血管的作用等。

（2）一碳单位的代谢：某些氨基酸在分解代谢过程中可以产生含有一碳原子的基团，称一碳单位。体内重要的一碳单位有：甲基（$—CH_3$）、甲烯基（$—CH_2$）、甲炔基（—CH═）、甲酰基（—CHO）、亚甲氨基（—CH═NH）等。一碳单位不能游离存在，常与四氢叶酸（tetrahydrofolic acid FH_4）结合而转运和参加代谢。一碳单位主要来源于丝氨酸、甘氨酸、组氨酸及色氨酸的代谢。一碳单位的主要生理功能是作为合成嘌呤及嘧啶的原料，故在核酸的生物合成中占有重要地位。

（3）含硫氨基酸的代谢：体内的含硫氨基酸有三种：蛋氨酸、半胱氨酸及胱氨酸。这三种氨基酸的代谢是相互联系的，蛋氨酸可以转变为半胱氨酸和胱氨酸，半胱氨酸和胱氨酸也可以互变，但半胱氨酸及胱氨酸不能转变为蛋氨酸，所以半胱氨酸及胱氨酸是非必需氨基酸或条件必需氨基酸，而蛋氨酸则是必需氨基酸。

（4）芳香氨基酸的代谢：芳香氨基酸包括苯丙氨酸、酪氨酸和色氨酸。苯丙氨酸和酪氨酸在结构上相似，在正常情况下苯丙氨酸的主要代谢途径是经苯丙氨酸羟化酶的作用生成酪氨酸；当苯丙氨酸羟化酶先天性缺乏时，苯丙氨酸不能正常转变成酪氨酸，体内的苯丙氨酸蓄积，并可经转氨基作用生成苯丙酮酸，后者进一步转变成苯乙酸等衍生物，尿中出现大量苯丙酮酸等代谢产物，称为苯丙酮尿症（phenyl ketonuria，PKU），是一种先天性代谢性疾病。苯丙酮酸的堆积对中枢神经系统有毒性，故患儿的智力发育障碍。对此种患儿的治疗原则是早期发现，并适当控制膳食苯丙氨酸含量。

酪氨酸经酪氨酸羟化酶的作用，生成多巴［3，4-二羟苯丙氨酸（3，4-dihydroxy-pheny- lalanine，doba）］；再经多巴脱羧酶的作用生成多巴胺（dopamine）。多巴胺是脑中的一种神经递质，帕金森病（Parkinson's disease）患者，多巴胺生成减少。多巴胺在肾上腺髓质中可再被羟化，生成去甲肾上腺素（norepinephrine），再经N-甲基转移酶催化，由活性甲硫氨酸提供甲基，转变成肾上腺素（epinephrine）。多巴胺、去甲肾上腺素、肾上腺素统称为儿茶酚胺（catecholamine）。

酪氨酸的另一条代谢途径是经酪氨酸酶合成黑色素，当人体缺乏酪氨酸酶时，黑色素合成障碍，皮肤、毛发等发白，称白化病（albinism）。酪氨酸还可经酪氨酸转移酶的作用生成对羟苯丙酮酸，再经尿黑酸等中间产物进一步变成延胡索酸和乙酰乙酸，二者分别参加碳水化合物和脂肪代谢。当体内尿黑酸酶先天性缺乏时，尿黑酸分解受阻，可出现尿黑酸尿症。

色氨酸除经代谢转变成5-羟色胺外，本身还可分解代谢生成犬尿酸、丙氨酸与乙酰辅酶A。此外，色氨酸分解还可以产生烟酸，这是体内合成维生素的特例。

（5）支链氨基酸的代谢：支链氨基酸（branch chain amino acid，BCAA）包括亮氨酸、异亮氨酸和缬氨酸，它们都是必需氨基酸。这三种氨基酸在开始阶段经转氨基作用生成各自相应的α-酮酸；然后再经过若干代谢步骤，缬氨酸分解生成琥珀酸辅酶A；亮氨酸和异亮氨酸生成乙酰辅酶A及乙酰乙酰辅酶A。所以，这三种氨基酸分别是生糖氨基酸、生酮氨基酸及生糖兼生酮氨基酸。支链氨基酸的分解代谢主要在骨骼肌中进行，而其他氨基酸多在肝脏代谢，这对外科手术、创伤应激等状态下肌肉蛋白质的合成与分解具有特殊重要作用。支链氨基酸可以作为合成肌肉蛋白质的原料；可被肌肉用作能源物质氧化供能；还发现亮氨酸可以刺激蛋白质合成，并抑制分解，在临床营养中有重要意义。

2. 氨基酸代谢的调节　必需氨基酸的分解代谢主要受下列四种因素的影响。

（1）膳食中蛋白质的氨基酸模式与机体氨基酸需要相符的程度：这直接反映某种蛋白质在生长过程（如生长、哺乳）中的利用率，并且是造成膳食蛋白质生物价不同的主要因素。对这种因素变异的适应，要求机体单独调节个别必需氨基酸的分解代谢。

（2）个体总氮摄入量与总氮需要量的接近程度：此因素一般影响氨基酸的代谢，并反映对尿素合成的适应性。

（3）必需和非必需氨基酸之间的平衡：膳食必需氨基酸占蛋白质贮存所需氨基酸总量的45%，以及占维持所需氨基酸总量的30%，其他则由非必需氨基酸组成。虽然非必需氨基酸在膳食中可有可无，但机体对这些氨基酸仍有代谢上的需要，如果膳食不提供这些非必需氨基酸，则必须由内源合成来提供。如果食物中必需氨基酸与非必需氨基酸之间不平衡，则需要分解必需氨基酸提供氮，来合成非必需氨基酸。

（4）能量摄入要与能量需要匹配：机体最终必须维持ATP的合成，氨基酸的分解也是机体能量供应的一部分。最明显的例子是禁食时的氮平衡［约为150mg/(kg·d)］和膳食中蛋白质为零时的氮平衡［约为50mg/(kg·d)］差别。此外，非蛋白质能量摄入量的变化对总的氨基酸分解代谢有迅速和显著的影响。同样，在营养上的变异会影响全面的氨基酸分解代谢。

3. 氨基酸代谢的器官特异性　氨基酸代谢的主要部位是小肠、肝、肌肉和肾。全身的谷氨酰胺和肠道（膳食）中的谷氨酸主要在小肠中代谢。肝脏对调节来自门静脉血的氨基酸并将其分配到身体其他部位的量和比例起重要作用。肝脏是惟一能够分解所有氨基酸的器官，尽管肝分解支链氨基酸比分解其他必需氨基酸慢，但仍有部分支链氨基酸在肝脏分解代谢。

第五节　食物蛋白质的营养评价

食物蛋白质由于氨基酸组成的差别，营养价值不完全相同，一般来说动物蛋白质的营养价值优于植物蛋白质。评价食物蛋白质营养价值主要从“量”和“质”两个方面。总的评价方法，可概括为生物学法和化学分析法。

一、食物蛋白质含量

食物蛋白质含量是评价食物蛋白质营养价值的一个重要方面。蛋白质含氮量比较恒定，故测定食物中的总氮乘以蛋白质折算系数6.25，即得蛋白质含量。

二、食物蛋白质消化率

食物蛋白质消化率（digestibility）是反映食物蛋白质在消化道内被分解和吸收的程度的一项指标；是指在消化道内被吸收的蛋白质占摄入蛋白质的百分数；是评价食物蛋白质营养价值的生物学方法之一。一般采用动物或人体实验测定，根据是否考虑内源粪代谢氮因素，可分为表观消化率和真消化率两种方法。

（一）蛋白质（N）表观消化率［apparent protein（N）digestibility］

即不计内源粪氮的蛋白质消化率。通常以动物或人体为实验对象，在实验期内，测定实验对象摄入的食物氮（摄入氮）和从粪便中排出的氮（粪氮），然后按下式计算：

蛋白质（N）表观消化率（%）$=(I-F)/I\times100$

式中I代表摄入氮，F代表粪氮

（二）蛋白质（N）真消化率［true protein（N）digestibility］

考虑粪代谢时的消化率。粪中排出的氮实际上有两个来源。一是来自未被消化吸收的食物蛋白质；二是来自脱落的肠黏膜细胞以及肠道细菌等所含的氮。通常以动物或人体为实验对象，首先设置无氮膳食期，即在实验期内给予无氮膳食，并收集无氮膳食期内的粪便，测定氮含量，无氮膳食期内的粪氮即粪代谢氮。成人24小时内粪代谢氮一般为0.9～1.2g；然后再设置被测食物蛋白质实验期，实验期内摄取被测食物，再分别测定摄入氮和粪氮。从被测食物蛋白质实验期的粪氮中减去无氮膳食期的粪代谢氮，才是摄入食物蛋白质中真正未被消化吸收的部分，故称蛋白质（N）真消化率。计算公式如下：

蛋白质（N）真消化率（%）$=I-(F-Fk)/I\times100$

式中I代表摄入氮，F代表粪氮，Fk代表粪代谢氮

由于粪代谢氮测定十分繁琐，且难以准确测定，故在实际工作中常不考虑粪代谢氮，特别是当膳食中的膳食纤维含量很少时，可不必计算Fk；当膳食中含有多量膳食纤维时，成年男子的Fk值，可按每天12mgN/kg体重计算。

食物蛋白质消化率受到蛋白质性质、膳食纤维、多酚类物质和酶反应等因素影响。一般来说，动物性食物的消化率高于植物性食物。如鸡蛋、牛奶蛋白质的消化率分别为97%、95%，而玉米和大米蛋白质的消化率分别为85%和88%。

三、食物蛋白质的利用率

指食物蛋白质被消化吸收后在体内被利用的程度，是食物蛋白质营养评价常用的生物学方法。测定食物蛋白质利用率的方法很多，大体上可以分为两大类。一类是以体重增加为基础的方法；一类是以氮在体内储留为基础的方法。以下介绍两种常用方法。

（一）蛋白质功效比值

蛋白质功效比值（protein efficiency ratio，PER）是以体重增加为基础的方法；是指实验期内，动物平均每摄入1g蛋白质时所增加的体重克数。例如，常作为参考蛋白质的酪蛋白的PER 2.5，即指每摄入1g酪蛋白，可使动物体重增加2.5g。一般选择初断乳的雄性大鼠，用含10%被测蛋白质饲料喂养28天，逐日记录进食量，每周称量体

重，然后按下式计算蛋白质功效比值。

$$\text{PER}=\frac{\text{实验期内动物体重增加量（g）}}{\text{实验期内蛋白质摄入量（g）}}$$

由于同一种食物蛋白质，在不同实验室所测得的 PER 值重复性常不佳，故通常设酪蛋白（参考蛋白质）对照组，并将酪蛋白对照组 PER 值换算为 2.5，然后校正被测蛋白质（实验组）PER。

$$\text{被测蛋白质 PER}=\frac{\text{实验组蛋白质功效比值}}{\text{对照组蛋白质功效比值}}\times 2.5$$

几种常见食物蛋白质 PER：全鸡蛋 3.92、牛奶 3.09、鱼 4.55、牛肉 2.30、大豆 2.32、精制面粉 0.60、大米 2.16。

（二）生物价

生物价（biological value，BV）是反映食物蛋白质消化吸收后，被机体利用程度的一项指标；生物价越高，说明蛋白质被机体利用率越高，即蛋白质的营养价值越高，最高值为 100。通常采用动物或人体实验。实验期内动物食用含被测蛋白质的合成饲料，收集实验期内动物饲料和粪、尿样品，测定氮含量；另在实验前给实验动物无氮饲料，收集无氮饲料期粪、尿样品，测定氮含量，得粪代谢氮和尿内源氮数据（人体实验时可按成人全日尿内源氮 2 ~2.5g，粪代谢氮 0.91 ~1.2g 计）；然后按下式计算被测食物蛋白质的生物价。

$$\text{BV}=\frac{\text{氮储留量}}{\text{氮吸收量}}\times 100=\frac{\text{I}-(\text{F}-\text{Fk})-(\text{U}-\text{Um})}{\text{I}-(\text{F}-\text{Fk})}\times 100$$

I、F、U 分别为摄入氮、粪氮、尿氮

Fk 为无氮饲料期粪代谢氮

Um 为无氮饲料期尿内源氮

生物价是评价食物蛋白质营养价值较常用的方法。常见食物蛋白质生物价，见表 1-3-4。

表 1-3-4 常见食物蛋白质的生物价

蛋白质	生物价	蛋白质	生物价	蛋白质	生物价
鸡蛋蛋白质	94	大米	77	小米	57
鸡蛋白	83	小麦	67	玉米	60
鸡蛋黄	96	生大豆	57	白菜	76
脱脂牛奶	85	熟大豆	64	红薯	72
鱼	83	扁豆	72	马铃薯	67
牛肉	76	蚕豆	58	花生	59
猪肉	74	白面粉	52		

四、氨基酸分

氨基酸分（amino acid score，AAS）亦称蛋白质化学分（chemical score，CS），是目前广为应用的一种食物蛋白质营养价值评价方法，不仅适用于单一食物蛋白质的评价，还可用于混合食物蛋白质的评价。该法的基本步骤是将被测食物蛋白质的必需氨基酸组成与推荐的理想蛋白质或参考蛋白质氨基酸模式进行比较，并按下式计算氨基酸分。

$$AAS=\frac{\text{被测食物蛋白质每克氮或蛋白质氨基酸含量（mg）}}{\text{参考蛋白质每克氮或蛋白质氨基酸含量（mg）}}\times 100$$

参考蛋白质可采用FAO/WHO专家委员会（1973）制订的“暂定氨基酸分模式”（见表1-3-5）。在实际计算某种氨基酸评分时，首先将被测食物蛋白中必需氨基酸与参考蛋白质中的必需氨基酸进行比较，比值较低者，为限制氨基酸。由于限制氨基酸的存在，使食物蛋白质的利用受到限制；被测食物蛋白质的第一限制氨基酸与参考蛋白质中同种必需氨基酸的比值乘以100，即为该种蛋白质的氨基酸分。

例如，小麦粉蛋白质必需氨基酸与FAO/WHO 1973暂定氨基酸分模式相比较，限制氨基酸为异亮氨酸、赖氨酸、苏氨酸和缬氨酸，其中赖氨酸的比值最低，为第一限制氨基酸，故小麦蛋白质的氨基酸分为46.7，表1-3-5。

氨基酸分有许多可取之处，因为它可以明确其限制氨基酸，也可以看出其他氨基酸的不足，对于应当补充或强化的氨基酸也比较清楚。

表1-3-5 氨基酸分计算举例

氨 基 酸	小麦粉（标准粉）（mg/g蛋白）	FAO/WHO，1973 氨基酸分模式（mg/g蛋白）	AAS
异亮氨酸	37.5	40	92.5
亮氨酸	70.5	70	100.7
赖氨酸(1)	25.7	55	46.7(2)
蛋氨酸+胱氨酸	36.1	35	103.1
苯丙氨酸+酪氨酸	78.3	60	130.5
苏氨酸	28.3	40	70.8
色氨酸	12.4	10	124.0
缬氨酸	47.2	50	94.4
组氨酸	-	-	-

注：（1）为第一限制氨基酸，（2）为氨基酸分

第六节 蛋白质的互补作用

两种或两种以上食物蛋白质混合食用，其中所含有的必需氨基酸取长补短，相互补充，达到较好的比例，从而提高蛋白质利用率的作用，称为蛋白质互补作用（protein complementary action）。例如，玉米、小米、大豆单独食用时，其生物价分别为60、57、64，如按23%、25%、52%的比例混合食用，生物价可提高到73；如将玉米、面粉、大豆混合食用，蛋白质的生物价也会提高。这是因为玉米、面粉、小米、大米蛋白质中赖氨酸含量较低，蛋氨酸相对较高；而大豆中的蛋白质恰恰相反，混合食用时赖氨酸和蛋氨酸两者可相互补充；若在植物性食物的基础上再添加少量动物性食物，蛋白质的生物价还会提高，如面粉、小米、大豆、牛肉单独食用时，其蛋白质的生物价分别为67、57、64、76，若按39%、13%、22%、26%的比例混合食用，其蛋白质的生物价可提

高到89，可见动、植物性混合食用比单纯植物混合还要好，见表1-3-6。

几种食物混合后蛋白质的生物价，见表1-3-6。

表1-3-6 几种食物混合后蛋白质的生物价

食物名称	单独食用BV	混合食用所占比例（%）		
小麦	67	37	…	31
大米	57	32	40	46
大豆	64	16	20	8
豌豆	48	15	…	…
玉米	60	…	40	…
牛肉干	76	…	…	15
混合食用BV		74	73	89

若以氨基酸分为指标，亦明显可见蛋白质的互补作用。例如，谷类、豆类氨基酸分为44、68，若按谷类67%、豆类22%、奶粉11%的比例混合评分，氨基酸分可达88，见表1-3-7。

表1-3-7 几种食物混合后蛋白质的氨基酸分

蛋白质来源	蛋白质氨基酸含量（%）				氨基酸分（限制氨基酸）
	赖氨酸	含硫氨基酸	苏氨酸	色氨酸	
WHO/FAO标准	5.5	3.5	4.0	1.0	100
谷类	2.4	3.8	3.0	1.1	44（赖氨酸）
豆类	7.2	2.4	4.2	1.4	68（含硫氨基酸）
奶粉	8.0	2.9	3.7	1.3	83（含硫氨基酸）
混合食用	5.1	3.2	3.5	1.2	88（苏氨酸）

我国北方居民许多食物的传统食用方法，从理论和实践上都证明是合理和科学的。为充分发挥食物蛋白质的互补作用，在调配膳食时，应遵循三个原则：①食物的生物学种属愈远愈好，如动物性和植物性食物之间的混合比单纯植物性食物之间的混合要好；②搭配的种类愈多愈好；③食用时间愈近愈好，同时食用最好，因为单个氨基酸在血液中的停留时间约4小时，然后到达组织器官，再合成组织器官的蛋白质，而合成组织器官蛋白质的氨基酸必须同时到达才能发挥互补作用，合成组织器官蛋白质。

第七节 蛋白质需要量及膳食参考摄入量

一、蛋白质需要量

研究蛋白质需要量的方法主要有两种：一是要因加算法；二是氮平衡法。

（一）要因加算法

要因加算法（factorial approach method）的基本原理是以补偿从尿、粪便、皮肤，以及其他方面不可避免或必要氮损失（obligatory nitrogen loss）为基础，再加上诸多因素来确定蛋白质需要量的方法。

例如：

(1) 不可避免丢失氮： 58mg/kg 体重

(2) 成人对鸡蛋蛋白质利用率： 55%

(3) 应激因素安全率： 10%

(4) 混合膳食蛋白质利用率（相当于卵蛋白质利用率的百分比）： 80%

(5) 个体差异： 30%

则蛋白质需要量 $=58\times100/55\times100/80\times1.1\times1.3$

$=189\text{mgN/kg}\times6.25$

$=1.18\text{g}$ 蛋白质/kg 体重

（二）氮平衡法

氮平衡（nitrogen balance）是指氮的摄入量和排出量的关系。通常采用测定氮的方法，推算蛋白质量。氮平衡常用于蛋白质代谢、机体蛋白质营养状况评价和蛋白质需要量研究。氮的摄入量和排出量的关系可用下式表示：$B=I-(U+F+S)$

B：氮平衡；I：摄入氮；排出氮（U：尿氮；F：粪氮；S：皮肤氮）

通常以健康人为实验对象，给予不同水平蛋白质膳食，收集每日排出氮；根据摄入氮与排出氮数据，求出直线回归方程式；该回归方程式的斜率与氮平衡为零时的交叉点（截距）即为蛋白质需要量。

二、膳食参考摄入量

2000 年，中国营养学会在 RDA 的基础上，重新修订了推荐的膳食营养素摄入量，并采用了 DRIs 新概念。新修订的蛋白质推荐摄入量（RNIs），成年男、女轻体力活动分别为 75g/d 和 60g/d；中体力活动分别为 80g/d 和 70g/d；重体力活动分别为 90g/d 和 80g/d。

三、氨基酸需要量

1985 年 FAO/WHO/UNU 专家委员会对不同研究资料进行了归纳，提出了不同年龄组人群对必需氨基酸需要量的估计值（表 1-3-8）。关于组氨酸，过去认为只是婴幼儿的必需氨基酸，但近年研究认为组氨酸也是成人的必需氨基酸，而且经实验证实，其需要量为 8～12mg/(kg·d)。

表 1-3-8 必需氨基酸需要量的估计值 [mg/(kg·d)]

必需氨基酸	婴儿	2 岁幼儿	10～12 岁	成人
组氨酸	28	?	?	(8～12)
异亮氨酸	70	31	30	10
亮氨酸	161	73	45	14
赖氨酸	103	64	60	12
蛋氨酸+胱氨酸	58	27	27	13

续表

必需氨基酸	婴儿	2岁幼儿	10~12岁	成人
苯丙氨酸+酪氨酸	125	69	27	14
苏氨酸	87	37	35	7
色氨酸	17	12.5	4	3.5
缬氨酸	93	38	33	10
合计	714	352	261	84

第八节 蛋白质的营养状况评价

一、膳食蛋白质摄入量

膳食蛋白质摄入量，是评价机体蛋白质营养状况的背景材料或参考材料，与机体蛋白质营养状况评价指标结合起来，有助于正确判断机体蛋白质营养状况。

二、身体测量

是鉴定机体蛋白质营养状况的重要依据，评定生长发育状况所采用的身体测量指标主要包括体重、身高、上臂围、上臂肌围、上臂肌面积、胸围以及生长发育指数等。

三、生化检验

（一）血液蛋白质（表1-3-9）

表1-3-9 血液蛋白质评价指标及正常参考值

血液蛋白质	正常参考值
血清白蛋白（serum albumin）	35~55g/L
前白蛋白（prealbumin，transthyretin）	200~500mg/L
血清运铁蛋白（serum transferrin）	2~4g/L
纤维结合蛋白（fibronectin）	200~280mg/L
视黄醇结合蛋白（retinol-binding protein）	40~70μg/L

（二）尿液指标

常用指标有尿肌酐、尿三甲基组氨酸、尿羟脯氨酸。

第九节 蛋白质的食物来源

蛋白质的食物来源可分为植物性蛋白质和动物性蛋白质两大类。植物蛋白质中，谷类含蛋白质10%左右，蛋白质含量不算高，但由于是人们的主食，所以仍然是膳食蛋白质的主要来源。豆类含有丰富的蛋白质，特别是大豆含蛋白质高达36%~40%，氨基酸组成也比较合理，在体内的利用率较高，是植物蛋白质中非常好的蛋白质来源。

蛋类含蛋白质11%～14%，是优质蛋白质的重要来源。奶类（牛奶）一般含蛋白质3.0%～3.5%，是婴幼儿蛋白质的最佳来源。

肉类包括禽、畜和鱼的肌肉。新鲜肌肉含蛋白质15%～22%，肌肉蛋白质营养价值优于植物蛋白质，是人体蛋白质的重要来源。

为改善膳食蛋白质质量，在膳食中应保证有一定数量的优质蛋白质。一般要求动物性蛋白质和大豆蛋白质应占膳食蛋白质总量的30%～50%。

常见食物蛋白质含量见表1-3-10。

表1-3-10 常见食物蛋白质含量（g/100g）

食物	蛋白质	食物	蛋白质
小麦粉（标准粉）	11.2	黄豆	35.0
粳米（标一）	7.7	绿豆	21.6
籼米（标一）	7.7	赤小豆	20.2
玉米（干）	8.7	花生仁	24.8
玉米面	8.1	猪肉（肥瘦）	13.2
小米	9.0	牛肉（肥瘦）	19.9
高粱米	10.4	羊肉（肥瘦）	19.0
马铃薯	2.0	鸡	19.3
甘薯	0.2	鸡蛋	13.3
蘑菇（干）	21.1	草鱼	16.6
紫菜（干）	26.7	牛奶	3.0

第四章 脂类

营养学上重要的脂类（lipids）主要有甘油三酯（triglycerides）、磷脂（phospholipids）和固醇类（sterols）物质。食物中的脂类95%是甘油三酯，5%是其他脂类。人体贮存的脂类中甘油三酯高达99%。脂类是人体必需的一类营养素，是人体的重要成分，包括脂肪和类脂。通常所说的脂肪包括脂和油，常温情况下呈固体状态的称“脂”；呈液体状态的叫作“油”。脂和油都是由碳、氢、氧三种元素组成的，先组成甘油和脂肪酸，再由甘油和脂肪酸组成甘油三酯，也称“中性脂肪”。日常食用的动、植物油，如猪油、菜油、豆油、芝麻油等均属于脂肪和油，也就是说，日常的食用油就是脂肪。类脂是与脂和油很类似的物质，种类很多,主要有:卵磷脂、神经磷脂、胆固醇和脂蛋白等。

第一节 脂类的分类

脂类（lipids）包括脂肪（fat，oil）和类脂（lipoids）。

一、脂 肪

脂肪又称甘油三酯（triacylglycerol），是由一分子甘油和三分子脂肪酸结合而成。膳食脂肪主要为甘油三酯。组成天然脂肪的脂肪酸种类很多，所以由不同脂肪酸组成的脂肪对人体的作用也有所不同。通常4～12碳的脂肪酸都是饱和脂肪酸，碳链更长时可出现1个甚至多个双键，称为不饱和脂肪酸。

不饱和脂肪酸中由于双键的存在可出现顺式及反式的立体异构体。天然的不饱和脂肪酸几乎都是以不稳定的顺式异构体形式存在。脂肪酸中顺反构型对熔点有一定的影响，如顺式油酸熔点为14℃，而反式则为44℃。

人体组织中的脂肪皆以软脂酸（棕榈酸 $C_{16:0}$）和油酸（$C_{18:1}$）为其主要组成成分，其他动物也类似，但牛、羊脂肪中则硬脂酸（$C_{18:0}$）含量高，而油酸和亚油酸含量少。

二、类 脂

类脂包括磷脂（phospholipids）和固醇类（sterols）。

（一）磷脂

磷脂按其组成结构可以分为两类：一类是磷酸甘油酯，包括：磷脂酸（phosphatidic acid）、磷脂酰胆碱（卵磷脂，lecithin）、磷脂酰乙醇胺（脑磷脂，cephalin）、磷脂酰丝氨酸

(phosphatidyline serine) 和磷脂酰肌醇 (phosphatidyl inositol); 另一类是神经鞘脂。

机体主要的神经鞘脂是神经鞘磷脂 (sphingomyelin), 其分子结构中不含甘油, 但含有脂肪酰基、磷酸胆碱和神经鞘氨醇。

(二) 固醇类

固醇类为一些类固醇激素的前体, 如7-脱氢胆固醇即为维生素 D_3 的前体。胆固醇 (cholesterol) 是人体中主要的固醇类化合物。人体内的胆固醇有些已酯化, 即形成胆固醇酯。动物性食物所含的胆固醇, 有些也是以胆固醇酯的形式存在的, 所以, 膳食中的总胆固醇是胆固醇和胆固醇酯的混合物。

胆固醇酯中的脂肪酸通常含有16~20个碳原子, 且多属单烯酸或多烯酸。人体组织内最常见的胆固醇酯为胆固醇的油酸酯和胆固醇的亚油酸酯。这些酯类在血浆脂蛋白、肾上腺皮质和肝中都大量存在。低密度脂蛋白 (LDL) 中约有80%的总胆固醇是以胆固醇酯的形式存在; 高密度脂蛋白 (HDL) 中则含90%。在动脉粥样硬化病灶中, 堆积在动脉壁的脂类以胆固醇酯最多。胆固醇酯作为体内固醇类物质的一种贮存形式, 也是人体组织中非极性最大的脂类。胆固醇酯在细胞膜和血浆脂蛋白之间, 或在各种血浆脂蛋白之间, 都不容易进行交换, 与游离的胆固醇不同。

植物中不含胆固醇, 所含有的其他固醇类物质统称为植物固醇, 其固醇的环状结构和胆固醇完全一样, 仅侧链有所不同。

第二节 脂类的生理功能

脂类是人体必需营养素之一, 它与蛋白质、碳水化合物是产能的三大营养素, 在供给人体能量方面起着重要作用; 脂类也是构成人体细胞的重要成分, 如细胞膜、神经髓鞘膜都必须有脂类参与构成。其主要生理功能如下:

一、供给能量

一般合理膳食的总能量有20%~30%由脂肪提供。储存脂肪常处于分解 (供能) 与合成 (储能) 的动态平衡中。哺乳类动物一般含有两种脂肪组织, 一种是含储存脂肪较多的白色脂肪组织, 另一种是含线粒体、细胞色素较多的褐色脂肪组织, 后者较前者更容易分解供能。初生婴儿上躯干和颈部含褐色脂肪组织较多, 故呈褐色。由于婴儿体表面积与体脂之比值较高, 体温散失较快, 褐色脂肪组织即可及时分解生热以补偿体温的散失。在体脂逐渐增加后, 白色脂肪组织也随之增多。1g脂肪在体内氧化可产能37.56kJ, 相当于9kcal的能量。

二、构成身体成分

正常人按体重计算含脂类约14%~19%, 胖人约含32%, 过胖人可高达60%左右。绝大部分是以甘油三酯形式储存于脂肪组织内。脂肪组织所含脂肪细胞, 多分布于腹腔、皮下、肌纤维间。这一部分脂肪常称为储存脂肪 (stored fat), 因受营养状况和机体活动的影响而增减, 故又称之为可变脂。一般储脂在正常体温下多为液态或半液态。皮下脂肪因含不饱和脂肪酸较多, 故熔点低而流动度大, 有利于在较冷的体表温度下仍能保持液态，从而进行各种代谢。机体深处储脂的熔点较高，常处于半固体状态，有利于保护内脏器官，防止体温丧失。类脂包括磷脂和固醇类物质，是组织结构的组成成分，约占总脂的5%，这类脂类比较稳定不太受营养和机体活动状况影响故称为定脂。类脂的组成因组织不同而有差异。

人体脂类的分布受年龄和性别影响较显著。例如，中枢神经系统的脂类含量，由胚胎时期到成年时期可增加一倍以上。又如，女性的皮下脂类高于男性，而男性皮肤的总胆固醇含量则高于女性。

细胞膜、内质网膜、线粒体膜、核膜、神经髓鞘膜以及红细胞膜是机体主要的生物膜。脂类，特别是磷脂和胆固醇，是所有生物膜的重要组成成分。生物膜按重量计，一般含蛋白质约20%，含磷脂50%～70%，含胆固醇20%～30%，糖脂和甘油三酯的含量甚低或无。由于功能不同，各种膜的脂类含量也有显著差异。亚细胞结构的膜含磷脂较高，因而胆固醇与磷脂之比值较低，细胞膜及红细胞膜含胆固醇较高，故比值较高。神经髓鞘膜除含较多的胆固醇、磷脂和脑苷脂外，尚含一定量的糖脂。磷脂中的不饱和脂肪酸有利于膜的流动性，饱和脂肪酸和胆固醇则有利于膜的坚性。所有生物膜的结构和功能与所含脂类成分有密切关系，膜上许多酶蛋白均与脂类结合而存在并发挥作用。

三、供给必需脂肪酸

必需脂肪酸是磷脂的重要成分，而磷脂又是细胞膜的主要结构成分，故必需氨基酸与细胞的结构和功能密切相关；亚油酸是合成前列腺素的前体，前列腺素在体内有多种生理功能；必需脂肪酸还与胆固醇代谢有密切关系。必需脂肪酸缺乏，可引起生长迟缓、生殖障碍、皮肤受损（出现皮疹）等；另外，还可引起肝脏、肾脏、神经和视觉等多种疾病。

此外，脂肪还可提供脂溶性维生素并促进脂溶性维生素的吸收；保护脏器和维持体温；节约蛋白质；脂肪还可增加膳食的美味和增加饱腹感；脂肪具有内分泌作用，构成参与某些内分泌激素。

第三节 脂肪的消化吸收

一、脂肪的消化

膳食中的脂类主要为甘油三酯，少量磷脂及胆固醇。胃液酸性强，含脂肪酶甚少，故脂肪在胃内几乎不能被消化。胃的蠕动能促使食入的脂肪被磷脂乳化成分散在水相内的细小油珠而排入小肠腔内，即与肝脏分泌的磷脂胆固醇复合体结合成胆汁酸盐微团。小肠蠕动可使微团中的脂肪油珠乳化成脂肪小滴，增加了酶与脂肪分子的接触面，然后被激活的胰脂肪酶水解为甘油和脂肪酸。食入的甘油三酯约70%被水解为单酰甘油和两分子脂肪酸；其余约20%的甘油三酯被小肠黏膜细胞分泌的肠脂肪酶继续水解为脂肪酸及甘油，未被消化的少量脂肪则随胆汁酸盐由粪便排出。单酰甘油和脂肪酸均是表面活性剂，故能促进乳化作用。

二、脂肪的吸收

通常食物中的油脂皆为由长链脂肪酸组成的甘油三酯，主要为含16C和18C的脂肪酸。16C和18C以及其他长链脂肪酸代谢时必须在小肠黏膜细胞内重新合成甘油三酯，然后以乳糜微粒的形式，少量以极低密度脂蛋白的形式经淋巴从胸导管进入血循环。而中链脂肪酸（6C～12C）组成的甘油三酯则可不经消化，不需胆盐即可完整地被吸收到小肠黏膜细胞的绒毛上皮或进入细胞内，催化其分解的是细胞内的脂酶，而不是分泌到肠腔的胰脂酶。最后，产生的中链脂肪酸不重新酯化，亦不以乳糜微粒形式分泌入淋巴，而是以脂肪酸形式直接扩散入门静脉，与血浆清蛋白呈物理性结合，并以脂肪酸形式由门脉循环直接输送到肝脏。

第四节 脂 肪 酸

一、脂肪酸的分类与命名

脂肪酸的化学式为R-COOH，式中的R为由碳原子所组成的烷基链。脂肪酸的分类方法之一是按其链的长短，即按链上所含碳原子数目来分类。碳原子数2～5为短链脂肪酸；6～12为中链脂肪酸；14以上为长链脂肪酸。人体血液和组织中的脂肪酸大多数是各种长链脂肪酸。

自然界中的脂肪酸几乎都是含双数碳原子的脂肪酸。脂肪酸从结构形式上可分为饱和脂肪酸（saturated fatty acid，SFA）和不饱和脂肪酸（unsaturated fatty acid，USFA），不饱和脂肪酸又分为单不饱和脂肪酸（monounsaturated fatty acid，MUFA）和多不饱和脂肪酸（polyunsaturated fatty acid，PUFA）。饱和脂肪酸不含双键，即每个碳原子价数是满的，不饱和脂肪酸含有一个或多个双键，含有一个不饱和键的称为单不饱和脂肪酸，具有两个或多个不饱和键的称为多不饱和脂肪酸。多不饱和脂肪酸的双键为每相隔三个碳原子一个双键，这使其对自动氧化作用或过氧化作用有较大的防护能力。一般植物和鱼类的脂肪含多不饱和脂肪酸比畜、禽类脂肪含量高。

脂肪酸命名规则：脂肪酸分子上的碳原子用阿拉伯数字编号定位通常有两种系统。Δ编号系统从羧基碳原子算起；n或ω编号系统则从离羧基最远的碳原子算起。

示例：	CH_3—	CH_2—	CH_2—	CH_2—	CH_2—	CH_2—	CH_2—	CH_2—	CH_2—	COOH
Δ编号系统	10	9	8	7	6	5	4	3	2	1
n或ω编号系统	1	2	3	4	5	6	7	8	9	10

不饱和脂肪酸按n或ω编号系统分为四类（表1-4-1）

表1-4-1 不饱和脂肪酸类别

母体脂肪酸	类 别
棕榈油	n－7（ω－7）
油酸	n－9（ω－9）
亚油酸	n－6（ω－6）
亚麻酸	n－3（ω－3）

每一类都是由一系列脂肪酸组成。该系列的各个脂肪酸均能在生物体内从母体脂肪酸合成，例如花生四烯酸（$C_{20:4}$，n-6）由n-6类母体亚油酸（$C_{18:2}$，n-6）合成。然而

生物体不能把某一类脂肪酸转变为另一类脂肪酸。就是说，油酸类（n-9）的脂肪酸没有一个能够转变为亚油酸或 n-6 类任何一种脂肪酸（表 1-4-2）。

表 1-4-2 脂肪酸的去饱和转变

n-7 系	n-9 系	n-6 系	n-3 系
棕榈酸($C_{16:0}$)	硬脂酸(C_{18}或$C_{18:0}$)	亚油酸	α-亚麻酸
↓Δ^9 去饱和	↓Δ^9 去饱和	($\Delta^{9,12}C_{18}$或$C_{18:2}$,n-6)	($\Delta^{9,12,15}C_{18}$或$C_{18:3}$n-3)
棕榈油酸	油酸	↓Δ^9 去饱和	↓Δ^9 去饱和
(16:1 n-7)	(Δ^9C_{18}或$C_{18:1}$n-9)	γ-亚麻酸	十八碳四烯酸
↓Δ^9 去饱和	↓Δ^9 去饱和	($\Delta^{6,9,12}C_{18}$或$C_{18:3}$n-6)	($\Delta^{6,9,12,15}C_{18}$或$C_{18:4}$n-3)
十六碳二烯酸	十八碳二烯酸	↓羧基端延长	↓羧基端延长
(16:2 n-7)	($\Delta^{6,9}C_{18}$或$C_{18:2}$n-9)	二十碳三烯酸	二十碳四烯酸
↓延长	↓羧基端延长	($\Delta^{8,11,14}C_{20}$或$C_{20:3}$n-6)	($\Delta^{8,11,14,17}C_{20}$或$C_{20:5}$n-3)
十八碳二烯酸	二十碳二烯酸	↓去饱和	↓去饱和
(18:2 n-7)	($\Delta^{8,11}C_{20}$或$C_{20:2}$n-9)	花生四烯酸	二十碳五烯酸
↓Δ^5 去饱和	↓去饱和	($\Delta^{5,8,11,14}C_{20}$或$C_{20:4}$n-6)	($\Delta^{5,8,11,14}C_{20}$或$C_{20:4}$n-3)
十八碳三烯酸	二十碳三烯酸	↓羧基端延长	↓羧基端延长
(18:3 n-7)	($\Delta^{5,8,11}C_{20}$或$C_{20:3}$n-9)	二十二碳四烯酸	二十二碳五烯酸
↓延长	↓羧基端延长	($C_{22:4}$ n-6)	($\Delta^{5,8,11,14,17}C_{22}$或$C_{22:5}$n-3)
二十碳三烯酸	二十二碳三烯酸	↓去饱和	↓去饱和
(20:3 n-7)	($C_{22:3}$ n-9)	二十二碳五烯酸	二十二碳六烯酸
		($C_{22:5}$ n-6)	($C_{22:6}$ n-3)

一般来说，人体细胞中不饱和脂肪酸的含量至少是饱和脂肪酸的两倍，但各种组织中二者的组成有很大差异，并在一定程度上与膳食中脂肪的种类有关。

二、必需脂肪酸

人体除了从食物得到脂肪酸外，还能自身合成多种脂肪酸，包括饱和脂肪酸、单不饱和脂肪酸和多不饱和脂肪酸。有些脂肪酸是人体不能自身合成的，如亚油酸（linoleic acid，C18:2，n-6）和 α-亚麻酸（linolenic acid，C18:3，n-3），而植物能合成。亚油酸是维持人体健康所必需，它的衍生物是某些前列腺素的前体，而且只要能供给足够量的亚油酸，人体就能合成所需要的其他 n-6 类脂肪酸，但亚油酸必需通过食物供给人体，因此称为"必需脂肪酸"；α-亚麻酸也属必需脂肪酸，其可衍生为二十碳五烯酸（eicosapentaenoic acid，EPA，$C_{20:5}$，n-3）和二十二碳六烯酸（docasa hexaenoic acid，DHA，$C_{22:6}$，n-3）；花生四烯酸（arachidonic acid，AA$C_{20:4}$，n-6）是由亚油酸衍生而来，但在合成数量不足时，也必须由食物供给，故花生四烯酸也曾被称为必需脂肪酸。

动物长期摄取不含必需脂肪酸的膳食，就会发生必需脂肪酸缺乏症。在人体尚未发生过缺乏症的全部症候群，但婴儿缺乏亚油酸可出现湿疹，长期摄入不含脂肪膳食的人会发生皮炎和伤口难于愈合，通过口服或静脉滴注给予病人多不饱和脂肪酸，可使症状消失。某些由亚油酸衍生物合成的前列腺素由于缺乏亚油酸而合成不足会出现有关的临床表现。亚油酸缺乏对维持膜的正常功能和氧化磷酸化的正常偶联均会发生一定影响。

二十二碳六烯酸（DHA，$C_{22:6}$，n-3）是视网膜光受体中最丰富的多不饱和脂肪酸，它由食物中的 α-亚麻酸衍生而来。DHA 是维持视紫红质正常功能所必需，大鼠饲料缺乏亚麻酸（n-3）时，可引起大鼠杆状细胞外段盘破坏，光激发盘散射减弱以及光线诱导的光感受器细胞死亡，所以亚麻酸对增强视力有良好作用。此外，长期缺乏亚麻酸（n-3）时对调节注意力和认知过程有不良影响，这可能与大脑皮质额叶中的多巴胺和5-羟色胺发生改变有关。DHA、EPA在体内具有降血脂、改善血液循环、抑制血小板凝集、阻抑动脉粥样硬化斑块和血栓形成等功效，对心脑血管病有良好的防治效果等等。DHA亦可提高儿童的学习机能，增强记忆。

花生四烯酸（AA，$C_{20:4}$，n-6）是合成前列腺素的主要成分。前列腺素D_2是花生四烯酸在脑中的主要代谢产物，它在脑内涉及有关睡眠、热调节和疼痛反应等功能。DHA和AA是大脑中最丰富的两种长链多不饱和脂肪酸，从出生前至出生后两岁在婴儿前脑中持续增加，从妊娠第26周开始在胎儿大脑中积累，到妊娠末期3个月中持续增加，但早产儿由于缩短了积累时间，故胎龄小于28周的早产儿脑组织中的DHA和AA的总量和累积量都远远低于足月儿；同时由于早产儿体内△-4去饱和酶活力较低，自身由亚麻酸和亚油酸合成DHA和AA的能力下降，又因早产儿生长发育快使必需脂肪酸多数氧化用于供能，所以早产儿应及时补充DHA和AA。一般母乳中AA的含量为0.5%～0.7%，DHA为0.3%。

必需脂肪酸的供给量通过研究得出，膳食亚油酸占膳食能量的3%～5%，亚麻酸（$C_{18:3}$，n-3）占0.5%～1%时，可使组织中DHA达最高水平和避免产生任何明显的缺乏症。至于二者比例不当时是否可产生不良的生理学作用尚待研究。

三、多不饱和脂肪酸

n-3、n-6和n-9系统都有多不饱和脂肪酸（PUFA），但有重要生物学意义的是n-3和n-6PUFA。其中的亚油酸和α-亚麻酸是人类必需脂肪酸，它们分别是n-3和n-6高不饱和脂肪酸的前体。30年代以来对亚油酸降血脂等生物学功能研究甚多，直至20世纪80年代始对n-3 PUFA引起重视，研究进展飞速。20世纪90年代对PUFA在体内平衡的重要生理意义研究进展很快并用于实践。

多不饱和脂肪酸的另一重要生理作用即形成类二十烷酸（eicosanoids）。20:3，n-6、20:4，n-6和20:5，n-3脂肪酸经环氧化酶和脂氧合酶的酶代谢作用可生成一系列的类二十烷酸。这些类二十烷酸为很多生化过程的重要调节剂，在协调细胞间生理的相互作用中起着重要作用。

不饱和脂肪酸对人体健康虽然有很多益处，但易产生脂质过氧化反应，因而产生自由基和活性氧等物质，对细胞和组织可造成一定的损伤；此外，n-3多不饱和脂肪酸还有抑制免疫功能的作用。因此在考虑脂肪需要量时，必须同时考虑饱和脂肪酸、多不饱和脂肪酸和单不饱和脂肪三者间的合适比例。

四、单不饱和脂肪酸

Keys等在七国心血管病的流行病学调查中发现，在地中海地区的一些国家居民，其冠心病发病率和血胆固醇水平皆远低于欧美国家，但其每日摄入的脂肪量很高，供热比达40%。究其原因，主要是该地区居民以橄榄油为主要食用油脂，而橄榄油富含单不饱和脂肪酸（MUFA），由此引起了人们对单不饱和脂肪酸的重视。食用油脂中所含单不饱和脂肪酸主要为油酸（$C_{18:1}$），茶油和橄榄油油酸含量达80%以上，棕榈油中含量也较高，约40%以上。

据多数研究报道，单不饱和脂肪酸降低血胆固醇、甘油三酯和低密度脂蛋白胆固醇（LDL-C）的作用与多不饱和脂肪酸相近，但大量摄入亚油酸在降低LDL-C的同时，高密度脂蛋白胆固醇（HDL-C）也降低，而大量摄入油酸则无此种情况。同时单不饱和脂肪酸不具有多不饱和脂肪酸潜在的不良作用，如促进机体脂质过氧化、促进化学致癌作用和抑制机体的免疫功能等。所以在膳食中降低饱和脂肪酸的前提下，以单不饱和脂肪酸取代部分饱和脂肪酸有重要意义。

五、食物中的脂肪酸

天然食物中含有各种脂肪酸，多以甘油三酯的形式存在。一般来说，动物性脂肪如牛油、奶油和猪油比植物性脂肪含饱和脂肪酸多。但椰子油主要由含12C和14C的饱和脂肪酸组成，仅含有5%的单不饱和脂肪酸和1%～2%的多不饱和脂肪酸，但这种情况较少。总的来说，动物性脂肪一般约含40%～60%的饱和脂肪酸，30%～50%的单不饱和脂肪酸，多不饱和脂肪酸含量极少。相反，植物性脂肪约含10%～20%的饱和脂肪酸和80%～90%的不饱和脂肪酸，而多数含多不饱和脂肪酸较多，也有少数含单不饱和脂肪酸较多，如茶油和橄榄油中油酸（$C_{18:1}$）含量达79%～83%，红花油含亚油酸（$C_{18:2}$）75%，葵花籽油、豆油、玉米油中的亚油酸含量也达50%以上。但一般食用油中亚麻酸（$C_{18:3}$）的含量很少。常用食用油脂中主要脂肪酸组成见表1-4-3。

表1-4-3 常用食用油脂中主要脂肪酸的组成（食物中脂肪总量的百分数）

食用油脂	饱和脂肪酸	不饱和脂肪酸			其他脂肪酸
		油酸（$C_{18:1}$）	亚油酸（$C_{18:2}$）	亚麻酸（$C_{18:3}$）	
可可油	93	6	1		
椰子油	92	0	6	2	
橄榄油	10	83	7		
菜子油	13	20	16	9	42*
花生油	19	41	38	0.4	1
茶油	10	79	10	1	1
葵花子油	14	19	63	5	
豆油	16	22	52	7	3
棉子油	24	25	44	0.4	3
大麻油	15	39	45	0.5	1
芝麻油	15	38	46	0.3	1
玉米油	15	27	56	0.6	1
棕榈油	42	44	12		
米糠油	20	43	33	3	
文冠果油	8	31	48		14
猪油	43	44	9		3
牛油	62	29	2	1	7
羊油	57	33	3	2	3
黄油	56	32	4	1.3	4

注：* 主要为芥酸

n-3系多不饱和脂肪酸由寒冷地区的水生植物合成，以这些食物为生的鱼类组织中含有大量的n-3系多不饱和脂肪酸，如鲱鱼油和鲑鱼油富含二十碳五烯酸（$C_{20:5}$，n-3）和二十二碳六烯酸（$C_{22:6}$，n-3）。n-3系多不饱和脂肪酸具有降低血脂和预防血栓形成的作用。

反式脂肪酸：按空间结构，即H在不饱和键的同侧或两侧，脂肪酸又可分为顺式脂肪酸（cis-fatty acid）和反式脂肪酸（trans-fatty acid），H在不饱和键两侧的脂肪酸为反式脂肪酸。反式脂肪酸不是天然产物，通常食用西餐的人其组织中有反式脂肪酸。反式脂肪酸是氢化脂肪产生的，如人造黄油，在氢化过程中某些天然存在的顺式双键转变为反式构型。人体摄入这些食物后，其中的反式脂肪酸或被氧化掉，或掺合到结构脂类中去。近期有报道，反式脂肪酸摄入量多时可使血浆LDL-C上升，HDL-C下降，增加了冠心病的危险性。

第五节 磷脂及胆固醇

一、磷 脂

磷脂不仅是生物膜的重要组成成分，而且对脂肪的吸收和运转以及储存脂肪酸、特别是不饱和脂肪酸起着重要作用。磷脂主要含于蛋黄、瘦肉、脑、肝和肾中，机体自身也能合成所需要的磷脂。磷脂按其组成结构可以分为两类：磷酸甘油酯和神经鞘磷脂。前者以甘油为基础，后者以神经鞘氨醇为基础。

（一）磷酸甘油酯

红细胞膜的脂类约40%为磷脂，线粒体膜的脂类约95%为磷脂。磷酸甘油酯通过磷脂酶水解为甘油、脂肪酸、磷酸及含N碱物质。磷酸甘油酯的合成有两条途径：一为全程合成途径，是从葡萄糖起始经磷脂酸合成磷脂的整个途径。卵磷脂和脑磷脂主要经全程途径合成。另一个合成磷脂的途径称为磷脂酸途径或半程途径，这一途径是从糖代谢的中间产物磷脂酸开始的。磷脂酸途径主要是生成心磷脂和磷脂酰肌醇。

必需脂肪酸是合成磷脂的必要组分，缺乏时会引起肝细胞脂肪浸润。在大量进食胆固醇的情况下，由于胆固醇竞争性地与必需脂肪酸结合成胆固醇酯，从而影响了磷脂的合成，是诱发脂肪肝的原因之一。食物中缺乏卵磷脂、胆碱，或是甲基供体如蛋氨酸等，皆可引起脂肪肝。这是由于胆碱缺乏影响了肝细胞对卵磷脂的合成，而增加了甘油三酯的合成，因此促进了肝细胞的脂肪浸润。

（二）神经鞘磷脂

神经鞘磷脂的分子结构中含有脂肪酰基、磷酸胆碱和神经鞘氨醇，但不含甘油。神经鞘氨醇是由软脂酰CoA和丝氨酸合成。神经鞘磷脂是膜结构的重要磷脂，它与卵磷脂并存于细胞膜外侧。神经髓鞘含脂类约为干重的97%，其中11%为卵磷脂，5%为神经鞘磷脂。人红细胞膜的磷脂中约20%～30%为神经鞘磷脂。

（三）食物中的磷脂

人体除自身能合成磷脂外，每天从食物中也可以得到一定量的磷脂，含磷脂丰富的食物有蛋黄、瘦肉、脑、肝、肾等动物内脏，尤其蛋黄含卵磷脂最多，达9.4%。除动物性食物外，植物性食物以大豆含量最丰富，磷脂含量可达1.5%～3%，其他植物种子如向日葵子、亚麻籽、芝麻籽等也含有一定量。大豆磷脂在保护细胞膜、延缓衰老、降血脂、防治脂肪肝等方面具有良好效果。

二、胆 固 醇

人体各组织中皆含有胆固醇，在细胞内除线粒体膜及内质网膜中含量较少外，它是许多生物膜的重要组成成分。

（一）胆固醇的消化吸收

胆固醇是机体内主要的固醇物质。它既是细胞膜的重要组分，又是类固醇激素、维生素D及胆汁酸的前体。人体每千克体重含胆固醇2g。人们从每天膳食中可摄入约300～500mg的外源性胆固醇，主要来自肉类、肝、内脏、脑、蛋黄和奶油等。食物中胆固醇酯不溶于水，不易与胆汁酸形成微胶粒，不利于吸收，必须经胰液分泌的胆固醇酯酶将其水解为游离胆固醇后，方能吸收。未被吸收的胆固醇在小肠下段被细菌转化为粪固醇，由粪便排出。

影响胆固醇吸收的因素：①胆汁酸是促进胆固醇吸收的重要因素，胆汁酸缺乏时，明显降低胆固醇的吸收。食物中脂肪不足时，也会影响胆固醇的吸收；因为高脂肪膳食不仅具有促进胆汁分泌的作用，脂肪水解产物还有利于形成混合微胶粒，并能促进胆固醇在黏膜细胞中进一步参与形成乳糜微粒，转运入血，所以高脂肪膳食易于导致血胆固醇升高；② 胆固醇在肠道中的吸收率随食物胆固醇含量增加而下降；③膳食中含饱和脂肪酸过高，可使血浆胆固醇升高，摄入较多不饱和脂肪酸，如亚油酸，血浆胆固醇即降低，这是由于不饱和脂肪酸能促进卵磷脂的合成和提高卵磷脂胆固醇脂肪酰转移酶（LCAT）活性，生成较多胆固醇酯，由高密度脂蛋白转运至肝，再经肠道排出体外；④植物食物中的谷固醇和膳食纤维可减少胆固醇的吸收，从而可降低血胆固醇；⑤年龄、性别的影响：随着年龄的增长，血浆胆固醇有所增加。50岁以前，男女之间差别不太明显，60岁后，女性显著升高，超过男性，在65岁左右达到高峰，此与妇女绝经有关。血浆胆固醇的变化主要取决于LDL，而脂蛋白代谢受性激素的影响。在男性和缺乏雌激素的女性中，给予雌激素则血中HDL和VLDL水平增高，而LDL浓度下降，女性绝经后雌性激素水平下降，致使血胆固醇升高。

（二）胆固醇的合成

胆固醇除来自食物外，还可由人体组织合成。人体组织合成胆固醇主要部位是肝脏和小肠。此外，产生类固醇激素的内分泌腺体，如肾上腺皮质、睾丸和卵巢，也能合成胆固醇。胆固醇合成的全部反应都在胞浆内进行，而所需的酶大多数是定位于内质网。

肝脏是胆固醇代谢的中心，合成胆固醇的能力很强，同时还有使胆固醇转化为胆汁酸的特殊作用，而且血浆胆固醇和多种脂蛋白所含的胆固醇的代谢，皆与肝脏有密切的关系。人体每天约可合成胆固醇1～1.2g，而肝脏占合成量的80%。

第六节 膳食参考摄入量及食物来源

一、膳食参考摄入量

2000 年中国营养学会在制订《中国居民膳食营养素参考摄入量》时,参考各国不同人群脂肪 RDA,结合我国膳食结构的实际,提出成人脂肪适宜摄入量(AI),见表 1-4-4。

表 1-4-4 中国成人膳食脂肪适宜摄入量(AI)

(脂肪能量占总能量的百分比,%)

年龄(岁)	脂肪	SFA	MUFA	PUFA	n-6:n-3	胆固醇(mg)
成人	20~30	<10	10	10	4~6:1	<300

注:SFA 饱和脂肪酸,MUFA 单饱和脂肪酸,PUFA 多饱和脂肪酸

二、食物来源

表 1-4-5 部分食物的脂肪含量

食物名称	脂肪含量(g/100g)	食物名称	脂肪含量(g/100g)
猪肉(脖子)	60.5	鸡腿	13.0
猪肉(肥)	90.4	鸭	19.7
猪肉(肥瘦)	37.0	鸭(北京填鸭)	41.3
猪肉(后臀尖)	30.8	鲅鱼	3.1
猪肉(后蹄膀)	28.0	鳊鱼	6.3
猪肉(里脊)	7.9	草鱼	5.2
猪肉(肋条肉)	59.0	带鱼	4.9
猪肉(奶脯)	35.3	大马哈鱼	8.6
猪肉(瘦)	6.2	大黄鱼	2.5
猪蹄爪尖	20.0	海鳗	5.0
猪肝	3.5	鲤鱼	4.1
猪大肠	18.7	鸡蛋	11.1
牛肉(瘦)	2.3	鸡蛋黄	28.2
牛肉(肥瘦)	13.4	鸭蛋	18.0
牛肝	3.9	核桃	58.8
羊肉(瘦)	3.9	花生(炒)	48.0
羊肉(肥瘦)	14.1	葵花子(炒)	52.8
羊肉(冻,山羊)	24.5	南瓜子仁	48.1
鹌鹑	9.4	松子(炒)	58.5
鸡	2.3	西瓜子仁	45.9
鸡翅	11.8		

除食用油脂含约 100% 的脂肪外,含脂肪丰富的食品为动物性食物和坚果类。动物性食物以畜肉类含脂肪最丰富,且多为饱和脂肪酸,猪肉含脂肪量在 30%~90% 之间,仅腿肉和瘦猪肉脂肪含量在 10% 左右;牛、羊肉含脂肪量比猪肉低很多,如牛肉(瘦)

脂肪含量仅为2%～5%，羊肉（瘦）多数为2%～4%。一般动物内脏除大肠外含脂肪量皆较低，但蛋白质的含量较高。禽肉一般含脂肪量较低，多数在10%以下，但北京烤鸭和肉鸡例外，其含量分别为38.4%和35.4%。鱼类脂肪含量基本在10%以下，多数在5%左右，且其脂肪含不饱和脂肪酸多，所以老年人宜多吃鱼少吃肉。蛋类以蛋黄含脂肪量高，约为30%，但全蛋仅为10%左右，其组成以单不饱和脂肪酸为多。

除动物性食物外，植物性食物中以坚果类（如花生、核桃、瓜子、榛子、葵花子等）含脂肪量较高，最高可达50%以上，不过其脂肪组成多以亚油酸为主，所以是多不饱和脂肪酸的重要来源。

第五章 碳水化合物

第一节 碳水化合物的分类

碳水化合物可分为糖、寡糖和多糖三类，如下表1-5-1。

表1-5-1 碳水化合物分类

分类（糖分子DP）	亚 组	组 成
糖（1~2）	单糖	葡萄糖、半乳糖、果糖
	双糖	蔗糖、乳糖、麦芽糖、海藻糖
	糖醇	山梨醇、甘露糖醇
寡糖（3~9）	异麦芽低聚寡糖	麦芽糊精
	其他寡糖	棉子糖、水苏糖、低聚果糖
多糖（≥10）	淀粉	直链淀粉、支链淀粉、变性淀粉
	非淀粉多糖	纤维素、半纤维素、果胶、亲水胶质物（hydrocolloids）

注：引自FAO/WHO 1998

一、糖

包括单糖、双糖和糖醇。

（一）单糖

单糖是最简单的糖，通常条件下不能再被直接水解为分子更小的糖。具有醛基或酮基。有醛基者称为醛糖，有酮基者称为酮糖。常见单糖有：

1. D-葡萄糖　即通常所说的葡萄糖，又名右旋糖。D-葡萄糖不仅是最常见的糖，也是世界上最丰富的有机物。在血液、脑脊液、淋巴液、水果、蜂蜜以及多种植物液中都以游离形式存在，是构成多种寡糖和多糖的基本单位。

2. D-半乳糖　又名脑糖。此糖几乎全部以结合形式存在。它是乳糖、蜜二糖（melibiose）、水苏糖（stachyose）、棉子糖（raffinose）等的组成成分之一。其些植物多糖例如琼脂、阿拉伯树胶、牧豆树树胶、落叶松树胶以及其他多种植物的树胶及粘浆液水解后都可得到D-半乳糖。

3. D-果糖　又称左旋糖（levulose），它是一种己酮糖。D-果糖通常与蔗糖共存在于水果汁及蜂蜜中，苹果及番茄中含量亦较多。D-果糖是天然碳水化合物中甜味最高的糖。如以蔗糖甜度为100，D-果糖的相对甜度可达110。

（二）双糖

双糖是由两个相同或不相同的单糖分子上的羟基脱水生成的糖苷。自然界最常见的双糖是蔗糖及乳糖。此外还有麦芽糖、海藻糖、异麦芽糖、纤维二糖、壳二糖等。

1. 蔗糖　蔗糖（sucrose）俗称白糖、砂糖或红糖。它是由一分子D-葡萄糖的半缩醛羟基与一分子D-果糖的半缩醛羟基彼此缩合脱水而成。蔗糖几乎普遍存在于植物界的叶、花、根、茎、种子及果实中。在甘蔗、甜菜及槭树汁中含量尤为丰富。

2. 乳糖　乳糖（lactose）由一分子D-葡萄糖与一分子D-半乳糖以β-1，4-糖苷键相连而成。乳糖只存在于各种哺乳动物的乳汁中，其浓度约为5%。人体消化液中乳糖酶可将乳糖水解为其相应的单糖。

3. 麦芽糖　麦芽糖（maltose）由二分子葡萄糖借α-1，4-糖苷键相连而成，大量存在于发芽的谷粒，特别是麦芽中。麦芽糖是淀粉和糖原的结构成分。

（三）糖醇

糖醇是单糖的重要衍生物，常见有山梨醇、甘露醇、木糖醇、麦芽糖醇等。

1. 山梨醇和甘露醇　二者互为同分异构体。山梨醇存在于许多植物的果实中，甘露醇在海藻、蘑菇中含量丰富。山梨醇可氢化葡萄糖制得，由于它含有多个醇羟基，亲水性强，所以临床上常用20%或25%的山梨醇溶液作脱水剂，使周围组织及脑实质脱水，从而降低颅内压，消除水肿。

2. 木糖醇　存在于多种水果、蔬菜中的五碳醇，其甜度与蔗糖相等。其代谢不受胰岛素调节，故木糖醇常作为甜味剂用于糖尿病人的专用食品及许多药品中。

3. 麦芽糖醇　由麦芽糖氢化制得，可作为功能性甜味剂用于心血管病、糖尿病等患者的保健食品中。不能被口腔中的微生物利用，有防龋齿作用。

二、寡　糖

寡糖又称低聚糖。FAO根据专家建议，定义糖单位≥3和<10聚合度为寡糖和糖的分界点。目前已知的几种重要寡糖有棉籽糖、水苏糖、异麦芽低聚糖、低聚果糖、低聚甘露糖、大豆低聚糖等。其甜度通常只有蔗糖的30%～60%。

（一）低聚果糖

低聚果糖（fructo oligosaccharide）又称寡果糖或蔗果三糖族低聚糖，是由蔗糖分子的果糖残基上结合1～3个果糖而组成。低聚果糖主要存在于日常食用的水果、蔬菜中，如洋葱、大蒜、香蕉等。低聚果糖的甜度约为蔗糖的30%～60%，难以被人体消化吸收，被认为是一种水溶性膳食纤维，但易被大肠双歧杆菌利用，是双歧杆菌的增殖因子。

（二）大豆低聚糖

大豆低聚糖（soybean oligosaccharide）是存在于大豆中的可溶性糖的总称，主要成分是水苏糖、棉籽糖和蔗糖。大豆低聚糖也是肠道双歧杆菌的增殖因子，可作为功能性食品的基料，能部分代替蔗糖应用于清凉饮料、酸奶、乳酸菌饮料、冰淇淋、面包、糕点、糖果和巧克力等食品中。

三、多 糖

多糖是由≥10个单糖分子脱水缩合并借糖苷键彼此连接而成的高分子聚合物。多糖在性质上与单糖和低聚糖不同，一般不溶于水，无甜味，不形成结晶，无还原性。在酶或酸的作用下，水解成单糖残基不等的片段，最后成为单糖。根据营养学上新的分类方法，多糖可分为淀粉和非淀粉多糖。

（一）淀粉

淀粉（starch）是人类的主要食物，存在于谷类、根茎类等植物中。淀粉由葡萄糖聚合而成，因聚合方式不同分为直链淀粉和支链淀粉。为了增加淀粉的用途，淀粉经改性处理后获得了各种各样的变性淀粉。

1. 直链淀粉　直链淀粉（amylose）又称糖淀粉，由几十个至几百个葡萄糖分子残基以α-1，4-糖苷键相连而成的一条直链，并卷曲成螺旋状二级结构，分子量为1万至10万。直链淀粉在热水中可以溶解，与碘产生蓝色反应，一般不显还原性。天然食品中，直链淀粉含量较少，一般仅占淀粉成分的19%～35%。

2. 支链淀粉　支链淀粉（amylopectin）又称胶淀粉，分子相对较大，一般由几千个葡萄糖残基组成，其中每25～30个葡萄糖残基以α-1，4-糖苷键相连而形成许多个短链，每两个短链之间又以α-1，6-糖苷键连接，如此则使整个支链淀粉分子形成许多分支再分支的树冠样的复杂结构。支链淀粉难溶于水，其分子中有许多个非还原性末端，但却只有一个还原性末端，故不显现还原性。支链淀粉遇碘产生棕色反应。在食物淀粉中，支链淀粉含量较高，一般占65%～81%。

3. 糖原　糖原（glycogen）是多聚D-葡萄糖，几乎全部存在于动物组织，故又称动物淀粉。糖原结构与支链淀粉相似，分子中各葡萄糖残基间通过α-1，4-糖苷键相连，链与链之间以α-1，6-糖苷键连接。糖原的分支多，支链比较短。每个支链平均长度相当于12～18个葡萄糖分子。糖原的分子很大，一般由几千个至几万个葡萄糖残基组成。

（二）非淀粉多糖

80%～90%的非淀粉多糖（non starch polysaccharides，NSP）由植物细胞壁成分组成，包括纤维素、半纤维素、果胶等，即以前概念中的膳食纤维。其他是非细胞壁物质如植物胶质、海藻胶类等。

1. 纤维素　纤维素（cellulose）一般由一千个至一万个葡萄糖残基借β-1，4-糖苷键相连，形成一条线状长链。分子量约为20万～200万。纤维素在植物界无处不在，是各种植物细胞壁的主要成分。人体缺乏能水解纤维素的酶，故纤维素不能被人体消化吸收，但它可刺激和促进胃肠道的蠕动，有利用于其他食物的消化吸收及粪便的排泄。

2. 半纤维素　绝大多数的半纤维素（hemicellulose）都是由2～4种不同的单糖或衍生单糖构成的杂多糖。半纤维素也是组成植物细胞壁的主要成分，一般与纤维素共存。半纤维素既不是纤维素的前体或衍生物，也不是其生物合成的中间产物。

3. 果胶类　果胶类（pectins）亦称果胶物质。一般指D-半乳糖醛酸为主要成分的复合多糖之总称。果胶类普遍存在于陆地植物的原始细胞壁和细胞间质层，在一些植物的软组织中含量特别丰富，例如在柑桔类水果的皮中约含30%，甜菜中约含25%，苹果中约含15%。

果胶物质均溶于水，与糖、酸在适当的条件下能形成凝冻，一般用作果酱、果冻及果胶糖果等的凝冻剂，也可用作果汁、饮料、冰淇淋等食品的稳定剂。

4. 其他多糖 动物和植物中含有多种类型的多糖，有些多糖具有调节生理功能的活性，如香菇多糖、茶多糖、银耳多糖、壳聚糖等。

第二节 碳水化合物的生理功能

碳水化合物是生命细胞结构的主要成分及主要供能物质，并且有调节细胞活动的重要功能。

一、供给和储存能量

膳食碳水化合物是人类获取能量的最经济和最主要的来源。每克葡萄糖在体内氧化可以产生16.7kJ（4kcal）的能量。维持人体健康所需要的能量中，55%～65%由碳水化合物提供。糖原是肌肉和肝脏碳水化合物的储存形式，肝脏约储存机体内1/3的糖原。一旦机体需要，肝脏中的糖原即将分解为葡萄糖以提供能量。碳水化合物在体内释放能量较快，供能也快，是神经系统和心肌的主要能源，也是肌肉活动时的主要燃料，对维持神经系统和心脏的正常供能，增强耐力，提高工作效率都有重要意义。

二、构成组织及重要生命物质

碳水化合物是构成机体组织的重要物质，并参与细胞的组成和多种活动。每个细胞都有碳水化合物，其含量约为2%～10%，主要以糖脂、糖蛋白和蛋白多糖的形式存在。核糖核酸和脱氧核糖核酸两种重要生命物质均含有D-核糖，即5碳醛糖；一些具有重要生理功能的物质，如抗体、酶和激素的组成成分，也需碳水化合物参与。

三、节约蛋白质作用

机体需要的能量，主要由碳水化合物提供，当膳食中碳水化合物供应不足时，机体为了满足自身对葡萄糖的需要，则通过糖原异生（gluconeogenesis）作用动用蛋白质以产生葡萄糖，供给能量；而当摄入足够量的碳水化合物时则能预防体内或膳食蛋白质消耗，不需要动用蛋白质来供能，即碳水化合物具有节约蛋白质作用（sparing protein action）。

四、抗生酮作用

脂肪酸被分解所产生的乙酰基需要与草酰乙酸结合进入三羧酸循环，而最终被彻底氧化和分解产生能量。当膳食中碳水化合物供应不足时，草酰乙酸供应相应减少；而体内脂肪或食物脂肪被动员并加速分解为脂肪酸来供应能量。这一代谢过程中，由于草酰乙酸不足，脂肪酸不能彻底氧化而产生过多的酮体，酮体不能及时被氧化而在体内蓄积，以致产生酮血症和酮尿症。膳食中充足的碳水化合物可以防止上述现象的发生，因此称为碳水化合物的抗生酮作用（antiketogenesis）。

五、解毒作用

经糖醛酸途径生成的葡萄糖醛酸，是体内一种重要的结合解毒剂，在肝脏中能与许多有害物质如细菌毒素、酒精、砷等结合，以消除或减轻这些物质的毒性或生物活性，从而起到解毒作用。

六、增强肠道功能

非淀粉多糖类如纤维素和果胶、抗性淀粉、功能性低聚糖等抗消化的碳水化合物，虽不能在小肠消化吸收，但刺激肠道蠕动，增加了结肠内的发酵，发酵产生的短链脂肪酸和肠道菌群增殖，有助于正常消化和增加排便量。

第三节　碳水化合物的代谢

一、碳水化合物的消化

（一）口腔内消化

碳水化合物的消化自口腔开始。口腔分泌的唾液中含有α-淀粉酶（α-amylase），又称唾液淀粉酶（ptyalin），唾液中还含此酶的激动剂氯离子，而且还具有此酶最合适pH6～7的环境。α-淀粉酶能催化直链淀粉、支链淀粉及糖原分子中α-1，4-糖苷键的水解，但不能水解这些分子中分支点上的α-1，6-糖苷键及紧邻的两个α-1，4-糖苷键。水解后的产物可有葡萄糖、麦芽糖、异麦芽糖、麦芽寡糖以及糊精等的混合物。

（二）胃内消化

由于食物在口腔停留时间短暂，以致唾液淀粉酶的消化作用不大。当口腔内的碳水化合物食物被唾液所含的粘蛋白粘合成团，并被吞咽而进入胃后，其中所包藏的唾液淀粉酶仍可使淀粉短时继续水解，但当胃酸及胃蛋白酶渗入食团或食团散开后，pH下降至1～2时，不再适合唾液淀粉酶的作用，同时该淀粉酶本身亦被胃蛋白酶水解破坏而完全失去活性。胃液不含任何能水解碳水化合物的酶，其所含的胃酸虽然很强，但对碳水化合物也只可能有微少或极局限的水解，故碳水化合物在胃中几乎完全没有什么消化。

（三）肠内消化

碳水化合物的消化主要是在小肠中进行。小肠内消化分肠腔消化和小肠黏膜上皮细胞表面上的消化。极少部分非淀粉多糖可在结肠内通过发酵消化。

1. 肠腔内消化　肠腔中的主要水解酶是来自胰液的α-淀粉酶，称胰淀粉酶（amylopsin），其作用和性质与唾液淀粉酶一样，最适pH为6.3～7.2，也需要氯离子作激动剂。胰淀粉酶对末端α-1，4-糖苷键和邻近α-1，6-糖苷键的α-1，4-糖苷键不起作用，但可随意水解淀粉分子内部的其他α-1，4-糖苷键。消化结果可使淀粉变成麦芽糖、麦芽三糖（约占65%）、异麦芽糖、α-临界糊精及少量葡萄糖等。α-临界糊精是由4～9个葡萄糖基构成。

2. 小肠黏膜上皮细胞表面上的消化　淀粉在口腔及肠腔中消化后的上述各种中间

产物，可以在小肠黏膜上皮细胞表面进一步彻底消化。小肠黏膜上皮细胞刷状缘上含有丰富的α-糊精酶（α-dextrinase）、糖淀粉酶（glycoamylase）、麦芽糖酶（maltase）、异麦芽糖酶（isomaltase）、蔗糖酶（sucrase）及乳糖酶（lactase），它们彼此分工协作，最后把食物中可消化的多糖及寡糖完全消化成大量的葡萄糖及少量的果糖及半乳糖。生成的这些单糖分子均可被小肠黏膜上皮细胞吸收。

3. 结肠内消化　小肠内不被消化的碳水化合物到达结肠后，被结肠菌群分解，产生氢气、甲烷气、二氧化碳和短链脂肪酸等，这一系列过程称为发酵。发酵也是消化的一种方式。所产生的气体经体循环转运经呼气和直肠排出体外，其他产物如短链脂肪酸被肠壁吸收并被机体代谢。碳水化合物在结肠发酵时，促进了肠道一些特定菌群的生长繁殖，如双歧杆菌、乳酸杆菌等。

二、碳水化合物的吸收

碳水化合物经过消化变成单糖后才能被细胞吸收。糖吸收的主要部位是在小肠的空肠。单糖首先进入肠黏膜上皮细胞，再进入小肠壁的毛细血管，并汇合于门静脉而进入肝脏，最后进入大循环，运送到全身各个器官。在吸收过程中也可能有少量单糖经淋巴系统而进入大循环。

单糖的吸收过程不单是被动扩散吸收，而是一种耗能的主动吸收。目前普遍认为，在肠黏膜上皮细胞刷状缘上有一特异的运糖载体蛋白，不同的载体蛋白对各种单糖的结合能力不同，有的单糖甚至完全不能与之结合，故各种单糖的相对吸收速率也就各异。

三、碳水化合物的代谢

碳水化合物在体内分解过程中，首先经糖酵解途径降解为丙酮酸，在无氧情况下，丙酮酸在胞浆内还原为乳酸，这一过程称为碳水化合物的无氧氧化。由于缺氧时葡萄糖降解为乳酸的情况与酵母菌内葡萄糖“发酵”生成乙酸的过程相似，因而碳水化合物的无氧分解也称为“糖酵解”。在有氧的情况下，丙酮酸进入线粒体，氧化脱羧后进入三羧酸循环，最终被彻底氧化成二氧化碳及水，这个过程称为碳水化合物的有氧氧化。

（一）无氧分解

1. 糖酵解过程　由于葡萄糖降解到丙酮酸阶段的反应过程对于有氧氧化和糖酵解是共同的，因此把葡萄糖降解成丙酮酸阶段的具体反应过程单独地称为糖酵解途径。整个过程可分为两个阶段。第一阶段由1分子葡萄糖转变为2分子磷酸丙糖，第二阶段由磷酸丙糖生成丙酮酸。第一阶段反应是一个耗能过程，消耗2分子ATP；第二阶段反应是产能过程，一分子葡萄糖可生成4分子的ATP，整个过程净生成2分子ATP。

2. 糖酵解作用的生理意义　糖酵解产生的可利用能量虽然有限，但在某些特殊情况下具有重要的生理意义。例如重体力劳动或剧烈运动时，肌肉可因氧供应不足处于严重相对缺氧状态，这时需要通过糖酵解作用补充急需的能量。

（二）有氧氧化

葡萄糖的有氧氧化反应过程可归纳为三个阶段：第一阶段是葡萄糖降解为丙酮酸，此阶段的化学反应与糖酵解途径完全相同。第二阶段是丙酮酸转变成乙酰辅酶A。第三阶段是乙酰辅酶A进入三羧酸循环被彻底氧化成CO_2和H_2O，并释放出能量。

三羧酸循环由一连串的反应组成。这些反应从有4个碳原子的草酰乙酸与2个碳原子的乙酰CoA的乙酰基缩合成6个碳原子的柠檬酸开始，反复地脱氢氧化。通过三羧酸循环，葡萄糖被完全彻底分解。

糖有氧氧化的生理意义：有氧氧化是机体获取能量的主要方式。1分子葡萄糖彻底氧化可净生成36～38个ATP，是无氧酵解生成量的18～19倍。有氧氧化不但释放能量的效率高，而且逐步释放的能量储存于ATP分子中，因此能量的利用率也很高。

糖的氧化过程中生成的CO_2并非都是代谢废物，有相当部分被固定于体内某些物质上，进行许多重要物质的合成代谢。例如在丙酮酸羧化酶及其辅酶生物素的催化下，丙酮酸分子可以固定CO_2生成草酰乙酸。其他一些重要物质，如嘌呤、嘧啶、脂肪酸、尿素等化合物的合成，均需以CO_2作为必不可少的原料之一。

有氧氧化过程中的多种中间产物可以使糖、脂类、蛋白质及其他许多物质发生广泛的代谢联系和互变。例如有氧氧化第一阶段生成的磷酸丙糖可转变成α-磷酸甘油；第二阶段生成的乙酰CoA可以合成脂肪酸，二者可进一步合成脂肪。有氧氧化反应过程中生成的丙酮酸、脂酰CoA、α-酮戊二酸、草酰乙酸，通过氨基酸的转氨基作用或联合脱氨基的逆行，可分别生成丙氨酸、谷氨酸及天冬氨酸，这些氨基酸又可转变成为其他多种非必需氨基酸，合成各种蛋白质。

四、糖原的合成与分解

消化吸收的葡萄糖或体内其他物质转变而来的葡萄糖进入肝脏和肌肉后，可分别合成肝糖原和肌糖原，此种过程称为糖原的合成作用。肝糖原可在肝脏分解为葡萄糖，此种过程称为糖原的分解作用。

糖原的合成和分解作用在维持血糖相对恒定方面具有重要作用。例如当机体处于暂时饥饿时，血糖趋于低下，这时肝糖原分解加速，及时使血糖升高恢复正常；反之，当机体饱餐后，消化吸收的葡萄糖大量进入血循环，血糖趋于升高，这时可通过糖原合成酶的活化及磷酸化酶的活性降低，使血糖水平下降而恢复正常。

五、糖　异　生

由非碳水化合物转变为葡萄糖或糖原的过程称为糖异生。非碳水化合物主要是乳酸、丙酮酸、甘油、丙酸盐及生糖氨基酸。糖异生的主要场所是肝脏。糖异生具有重要生理意义。

（一）保持饥饿时血糖相对稳定

饥饿时，血糖趋于下降，此时除了肝糖原大量分解外，糖异生作用开始加强。当肝糖原耗尽时，机体组织蛋白质分解而来的大量氨基酸以及由体脂分解而来的甘油等非糖物质加速转变成葡萄糖使血糖保持相对稳定，这对于主要依赖葡萄糖供能的组织维持其生理功能十分重要。如人体大脑、肾髓质、血细胞、视网膜等。

（二）促进肌乳酸的充分利用

当人体剧烈运动时，肌肉经糖酵解作用生成大量的乳酸，通过骨骼肌细胞扩散至血液，并被运送到肝脏。通过肝中强大的糖异生能力，乳酸转变为葡萄糖，又返回肌肉供肌肉糖酵解产生能量。如果糖异生途径障碍，则乳酸利用受限，可使得人体运动能力明显下降。

(三) 有利于肾脏排 H^+ 保 Na^+

在长期禁食或糖尿病晚期可出现代谢性酸中毒，使血液 pH 降低，促使肾小管细胞中磷酸烯醇式丙酮酸羧激酶的合成加速，从而促进了糖异生作用，由此可引起谷氨酰胺脱氨。脱下的氨由肾小管细胞分泌进入管腔的肾小球滤液中，与 H^+ 结合形成 NH^+，随尿排出，从而降低了肾小球滤液中 H^+ 浓度，同时替回了 Na^+，如此则有助于缓解酸中毒。

第四节 膳食参考摄入量与食物来源

一、碳水化合物的膳食参考摄入量

人体对碳水化合物的需要量，常以可提供能量的百分比来表示。由于体内其他营养素可转变为碳水化合物，因此其需要量尚难确定。

在 1988 年，中国营养学会曾建议我国健康人群的碳水化合物供给量为总能量摄入的 60% ~70%。根据目前我国膳食碳水化合物的实际摄入量和 FAO/WHO 的建议，于 2000 年制订的中国居民膳食营养素参考摄入量中的碳水化合物适宜摄入量（AI）为占总能量的 55% ~65%。对碳水化合物的来源也作出要求，即应包括复合碳水化合物淀粉、不消化的抗性淀粉、非淀粉多糖和低聚糖等碳水化合物；限制纯能量食物如糖的摄入量，提倡摄入营养素/能量密度高的食物，以保障人体能量和营养素的需要及改善胃肠道环境和预防龋齿的需要。

二、碳水化合物的食物来源

膳食中淀粉的来源主要是粮谷类和薯类食物。粮谷类一般含碳水化合物 60% ~80%，薯类中含量为 15% ~29%，豆类中为 40% ~60%。单糖和双糖的来源主要是蔗糖、糖果、甜食、糕点、甜味水果、含糖饮料和蜂蜜等。

表 1-5-2 常见食物碳水化合物含量（g/100g）

食物名称	含量	食物名称	含量	食物名称	含量	食物名称	含量
粉条	83.6	木耳	35.7	葡萄	9.9	番茄	3.5
粳米（标二）	77.7	鲜枣	28.6	酸奶	9.3	牛乳	3.4
籼米（标一）	77.3	甘薯	23.1	西瓜	7.9	芹菜	3.3
挂面（标准粉）	74.4	香蕉	20.8	杏	7.8	带鱼	3.1
小米	73.5	黄豆	18.6	梨	7.3	白菜	3.1
小麦粉（标粉）	71.5	柿	17.1	花生仁	5.5	鲜贝	2.5
莜麦面	67.8	马铃薯	16.5	南瓜	4.5	猪肉	2.4
玉米	66.7	苹果	12.3	萝卜	4.0	黄瓜	2.4
方便面	60.9	辣椒	11.0	鲫鱼	3.8	冬瓜	1.9
小豆	55.7	桃	10.9	豆腐	3.8	鸡蛋	1.5
绿豆	55.6	橙	10.5	茄子	3.6	鸡肉	1.3

第六章 常量元素

人体内含有的60多种元素中，对维持机体正常生理功能所必需的元素，称为必需元素，计有20多种。体内含量较多的有氢、碳、氧、氮、磷、硫、氯、钠、镁、钾、钙等，约占体重的99.95%。这些生命必需元素中，除碳、氢、氧、氮主要以有机物质形式存在外，其余各元素均为无机的矿物质。矿物质中，人体含量大于体重的0.01%的各种元素，称为常量元素，有钙、磷、钾、钠、硫、氯、镁等7种。

第一节 钙

钙是构成人体的重要组分，正常人体内含有1000～1200g的钙。其中99.3%集中于骨、齿组织，只有0.1%的钙存在于细胞外液，全身软组织含钙量总共占0.6%～0.9%（大部分被隔绝在细胞内的钙储存小囊内）。

在骨骼和牙齿中的钙以矿物质形式存在；而在软组织和体液中的钙则以游离或结合形式存在，这部分钙统称为混溶钙池。机体内的钙，一方面构成骨骼和牙齿，另一方面则参与各种生理功能和代谢过程。

一、生理功能与缺乏

（一）生理功能

1. 构成机体的骨骼和牙齿　钙是构成骨骼的重要组分，骨骼中的钙占瘦体重的25%和总灰分的40%，钙对保证骨骼的正常生长发育和维持骨健康起着至关重要的作用。

骨的结构：骨的结构包括两种类型，外部的皮质骨和内部的松质骨。皮质骨为板层结构，特性坚韧；松质骨为网状结构，既坚硬又有弹性。骨骼组织由骨细胞（约占2%～3%的体积）和钙化的骨基质组成。骨基质中65%为矿物质，35%为有机物质。有机物中95%为胶原蛋白，其余为非胶原蛋白。骨矿物质决定骨的硬度而有机基质决定骨的韧性，被骨基质包围起来的是骨细胞（osteocytes），细胞之间有许多突起互相连接。占骨重2/3的矿物质，其中钙占39.9%。钙在矿物质中以两种形式存在，一为晶状的羟磷灰石 $Ca_{10}(PO_4)_6(OH)_2$，呈六角形管状，另一种为无定形的磷酸钙 $Ca_3(PO_4)_2$，也是磷灰石的前体。在成熟骨中，晶状羟磷灰石含量较多，而新沉积的骨矿物质中，则无定形磷酸钙含量较多。

骨骼通过成骨作用（osteogenesis）即新骨不断生成和溶骨作用（osteolysis）即旧骨不断吸收，使其各种组分与血液间保持动态平衡，这一过程称为骨的重建（remodeling）。

这种骨钙的更新速率，因年龄而变化。妊娠早期，胎儿仅有少量钙沉积，以后钙浓度很快升高至胎儿体重的0.5%。妊娠后期，胎儿从母体约取得20g的钙，足月新生儿钙相当于其体重的1%。1岁以前婴儿每年转换100%，以后逐渐降低，每年可转换50%，即每2年骨钙可更新一次。儿童阶段每年转换10%，由于儿童时期生长发育旺盛，对钙需要量大，如长期摄钙不足，并常伴随蛋白质和维生素D缺乏，可引起生长迟缓，新骨结构异常，骨钙化不良，骨骼变形，发生佝偻病（rickets）。健康年轻成人骨吸收与形成维持平衡，每年转变5%。40岁以后骨形成明显减弱，转换速率为每年0.7%，绝经后妇女和老年男女其吸收更占优势。人在20岁以前，主要为骨的生长阶段，其后的10余年骨质继续增加，约在35~40岁左右，单位体积内的骨质达到顶峰，称为峰值骨度。此后骨质逐渐丢失。妇女绝经以后，骨质丢失速度加快，骨度（质）降低到一定程度时，就不能保持骨骼结构的完整，甚至压缩变形，以至在很小外力下即可发生骨折，即为骨质疏松症（osteoporosis）。骨骼成熟时所达到的骨骼峰值，是防止骨质疏松危险性的主要因素。

牙齿的结构：牙本质是牙的主体，化学组成类似骨，但组织结构和骨差别很大，牙本质没有细胞、血管和神经，因此牙齿中的矿物质则无此更新转换过程。

2. 维持多种正常生理功能　分布在体液和其他组织中的钙，虽然还不到体内总钙量的1%，但在机体内多方面的生理活动和生物化学过程中起着重要的调节作用。细胞外液的钙约1g，占总钙的0.1%；细胞内的钙约7g，占总钙的0.6%。血钙较稳定，正常浓度为2.25 ~2.75mmol（90 ~110mg）/L，占总钙的0.03%。血液中的钙可分为扩散性和非扩散性钙两部分。非扩散性钙是指与血浆蛋白（主要是白蛋白）结合的钙，它们不易透过毛细血管壁，也不具有生理活性。在扩散性钙中，一部分是与有机酸或无机酸结合的复合钙，另一部分则是游离状态的钙离子。只有离子钙才具有生理作用。

离子钙的生理功能涉及诸多方面：Ca^{2+}参与调节神经、肌肉兴奋性，并介导和调节肌肉以及细胞内微丝、微管等的收缩；Ca^{2+}影响毛细血管通透性，并参与调节生物膜的完整性和质膜的通透性及其转换过程；Ca^{2+}参与调节多种激素和神经递质的释放，Ca^{2+}的重要作用之一是作为细胞内第二信使，介导激素的调节作用，Ca^{2+}能直接参与脂肪酶、ATP酶等的活性调节。还能激活多种酶（腺苷酸环化酶、鸟苷酸环化酶及钙调蛋白等）调节代谢过程及一系列细胞内生命活动；Ca^{2+}与细胞的吞噬、分泌、分裂等活动密切相关；Ca^{2+}是血液凝固过程所必需的凝血因子，可使可溶性纤维蛋白原转变成纤维蛋白。

（二）缺乏

就我国现有膳食结构的营养调查表明，居民钙摄入量普遍偏低。仅达推荐摄入量的50%左右。因此钙缺乏症是较常见的营养性疾病。主要表现为骨骼的病变，即儿童时期的佝偻病（rickets）；成年人的骨质疏松症（osteoporosis）。

二、吸收与代谢

（一）吸收

1. 吸收的途径与机制 在食物的消化过程中，钙通常由复合物中游离出来，被释放成为一种可溶性的和离子化状态，以便于吸收，但是低分子量的复合物，可被原样完整吸收。钙的吸收有两种途径。吸收的机制因摄入量多少与需要量的高低而有所不同。

（1）主动吸收：当机体对钙的需要量高，或摄入量较低时，肠道对钙的主动吸收机制最活跃。这是一个逆浓度梯度的运载过程，所以是一个需要能量的主动吸收过程。这一过程需要钙结合蛋白的参与，也需要1，25-$(OH)_2D_3$ 作为调节剂。

（2）被动吸收：当钙摄入量较高时，则大部分由被动的离子扩散方式吸收。这一过程可能也需要1，25-$(OH)_2D_3$ 的作用，但更主要取决于肠腔与浆膜间钙浓度的梯度。

2. 影响钙吸收的因素 影响钙吸收的因素很多，主要包括机体与膳食两个方面。

（1）机体因素：因钙的吸收与机体的需要程度密切相关。故而生命周期的各个阶段钙的吸收情况不同。婴儿时期因需要量大，吸收率可高达60%，儿童约为40%。年轻成人保持在25%上下，成年人仅为20%左右。钙吸收率随年龄增加而渐减。

（2）膳食因素：首先是膳食中钙的摄入量，摄入量高，吸收量相应也高，但吸收量与摄入量并不成正比，摄入量增加时，吸收率相对降低。其次，膳食中维生素D的存在与量的多少，对钙的吸收有明显影响。乳糖与钙形成可溶性低分子物质，以及在糖被肠道菌分解发酵产酸时，肠道pH降低，均有利于钙吸收。适量的蛋白质和一些氨基酸，如赖氨酸、精氨酸、色氨酸等可与钙结合成可溶性络合物，而有利于钙吸收，但当蛋白质超过推荐摄入量时，则未见进一步的有利影响。高脂膳食可延长钙与肠黏膜接触的时间，可使钙吸收有所增加，但脂肪酸与钙结合形成脂肪酸钙，则影响钙吸收。低磷膳食可提高钙的吸收率，而食物中碱性磷酸盐可与钙形成不溶解的钙盐而影响钙吸收。谷类中的植酸会在肠道中形成植酸钙而影响吸收。某些蔬菜如菠菜、苋菜、竹笋中的草酸与钙形成草酸钙亦可影响吸收。膳食纤维中的糖醛酸残基与钙螯合而干扰钙吸收。另报告一些药物如青霉素和新霉素能增加钙吸收，而一些碱性药物如抗酸药、肝素等可干扰钙吸收。

（二）排泄

钙的排泄主要通过肠道和泌尿系统，经汗液也有少量排出。人体每日摄入钙的10%～20%从肾脏排出，80%～90%经肠道排出。后者包括食物中及消化液中未被吸收的钙，上皮细胞脱落释出的钙，其排出量随食物含钙量及吸收状况的不同而有较大的波动。

三、过量危害与毒性

（一）过量危害

1. 肾结石 钙摄入量增多，与肾结石患病率增加有直接关系。肾结石病多见于西方社会居民，美国人约12%的人患有肾结石，可能与钙摄入过多有关。

2. 奶碱综合征　奶碱综合征的典型症候群包括高血钙症（hypercalcemia）、碱中毒（alkalosis）和肾功能障碍（renal dysfunction）。但症状表现可有很大差异。其严重程度决定于钙和碱摄入量的多少和持续时间。急性发作者呈现为高血钙和碱中毒的毒血症，在钙和碱摄入后发展很快（2～30天之内），碳酸钙持续摄入量为20～60g/d，临床特征是易兴奋、头疼、眩晕、恶心和呕吐，虚弱、肌痛和冷漠，如再继续摄入钙和碱，则神经系统症状加重（记忆丧失、嗜睡和昏迷）。

3. 钙和其他矿物质的相互干扰作用　高钙摄入能影响这些必需矿物质的生物利用率。

（1）铁：钙可明显抑制铁的吸收，并存在剂量-反应关系，只要增加过量的钙，就会对膳食铁的吸收产生很大的抑制作用。

（2）锌：一些代谢显示，高钙膳食对锌的吸收率和锌平衡有影响。认为钙与锌相互有拮抗作用。

（3）镁：有报告提出，膳食的钙/镁克分子比大于3.5（mg比大于5），会导致镁缺乏。试验表明，高钙摄入时，镁吸收低，而尿镁显著增加。

（4）磷：已知醋酸钙和碳酸钙在肠腔中是有效的磷结合剂，高钙可减少膳食中磷的吸收，但尚未见有高钙引起磷耗竭或影响磷营养状况的证据。

（二）毒性

因无明显毒作用，其急、慢性等一般毒性资料缺乏，也无动物实验的结果可以利用作为安全性评价的证据。

四、营养状况评价

（一）生化指标

总的认为钙的生化指标不是反映机体营养状况的合适指标。因为血钙浓度受严格调控而相对稳定。一般血钙浓度变化往往小于测定误差。

（二）钙平衡测定

测定钙平衡的方法是目前实际用于评价人体钙营养状况，并据此制订人体钙需要量的方法。钙的摄入量与排出量（粪钙+尿钙+汗液钙）的差值为0时，则呈现平衡状态。为负值则为负平衡，为正值则为正平衡。

（三）骨质的测量

由于上述指标均受到某种局限，而骨骼是人体一个巨大的钙储备库，故测量骨质可直接反映机体的钙营养状况。骨质测量一般采用两种指标：

1. 骨矿物质含量（BMC）　指在一特定骨骼部位中矿物质的含量，例如股骨颈、腰椎、或全身。

2. 骨密度（BMD）　是BMC除以扫描部位的骨面积。单位应为g/cm^2。

（四）流行病学方法

是采用流行病学方法，在人群中调查不同水平的钙摄入量，与骨质疏松和骨折发生率的关系。

五、需要量与膳食参考摄入量

中国营养学会2000年对成年人钙的DRIs的制订，基本是参照国内外钙平衡试验及营养调查报告，将中国居民成年男子钙的适宜摄入量（AI）定为800mg/d。成年人及1岁以上儿童钙的可耐受最高摄入量（UL）定为2000mg/d。

六、食物来源

奶和奶制品应是钙的重要来源，因为奶中含钙量丰富吸收率也高。另外，豆类、硬果类，可连骨吃的小鱼小虾及一些绿色蔬菜类也是钙的较好来源。硬水中含有相当量的钙，也不失为一种钙的来源。

表1-6-1　常见食物中钙含量（mg/100g）

食物名称	含量	食物名称	含量	食物名称	含量
牛奶	104	豌豆（干）	67	蚌肉	190
干酪	799	花生仁	284	大豆	191
蛋黄	112	荠菜	294	豆腐	164
大米	13	苜蓿	713	黑豆	224
标准粉	31	油菜	108	青豆	200
猪肉（瘦）	6	海带（干）	348	雪里蕻	230
牛肉（瘦）	9	紫菜	264	苋菜	178
羊肉（瘦）	9	木耳	247	大白菜	45
鸡肉	9	虾皮	991	枣	80

第二节　磷

正常人体内含磷600～700g，每千克无脂肪组织约含磷12g。体内磷的85.7%集中于骨和牙，其余散在分布于全身各组织及体液中，其中一半存在于肌肉组织中。

一、生理功能与缺乏

（一）生理功能

1. 构成骨骼和牙齿　磷在骨及牙齿中的存在形式主要是无机磷酸盐，主要成分是羟磷灰石［$Ca_{10}(PO_4)_6(OH)_2$］。构成机体支架和承担负重作用，并作为磷的储存库，其重要性与骨、牙齿中钙盐作用相同。

2. 组成生命的重要物质　磷是组成核酸、磷蛋白、磷脂、环腺苷酸（cAMP）、环鸟苷酸（cGMP）、多种酶的成分。

3. 参与能量代谢　高能磷酸化合物如三磷酸腺苷及磷酸肌酸等为能量载体，在细胞内能量的转换、代谢中，以及作为能源物质在生命活动中起有重要作用。

4. 参与酸碱平衡的调节　磷酸盐缓冲体系接近中性，构成体内缓冲体系。

（二）缺乏

一般不会由于膳食原因引起营养性磷缺乏，只有在一些特殊情况下才会出现。如早产儿若仅喂以母乳，因人乳含磷量较低，不能满足早产儿骨磷沉积的需要，可发生磷缺乏，出现佝偻病样骨骼异常。

二、吸收与代谢

磷的代谢过程与钙相似。体内磷的平衡取决于体内和体外环境之间磷的交换，即磷的摄入、吸收和排泄三者之间的相对平衡。

磷的吸收部位在小肠，其中以十二指肠及空肠部位吸收最快，在回肠吸收较差。磷的主要排泄途径是经肾脏。未经肠道吸收的磷从粪便排出，这部分平均约占机体每日摄磷量的30%，其余70%经由肾以可溶性磷酸盐形式排出，少量也可由汗液排出。

三、过量危害与毒性

一般情况下，不易发生由膳食摄入过量磷的问题，曾有报告因摄入过量磷酸盐的食品添加剂而引起磷过量，但很少描述其影响作用。在某些特殊情况下，如医用口服、灌肠或静脉注射大量磷酸盐后，可引起血清无机磷浓度升高达1.67mmol（50mg）/L，形成高磷血症（hyperphosphatemia）。

四、营养状况评价

磷虽然在构成机体成分和维持生命活动方面具有重要作用，但因其食物来源丰富，罕见营养性缺磷的问题发生，故而对磷营养状况的研究很少，科学依据有限。可以考虑的磷营养状况的评价指标为磷平衡测定及血清无机磷水平。成人血清无机磷正常值为1.15mmol/L。

五、需要量与膳食参考摄入量

以往因为食物中含磷普遍而丰富，很少因为膳食原因引起营养性磷缺乏，故很少注意研究磷的需要量，更缺乏用于磷需要量的指标，仅仅是与钙的需要量相联系而考虑钙、磷比值。

中国营养学会2000年DRIs中，成人磷适宜摄入量（AI）为700mg/d。

六、食物来源

磷在食物中分布很广，无论动物性食物或植物性食物，在其细胞中，都含有丰富的磷，动物的乳汁中也含有磷，磷是与蛋白质并存的，瘦肉、蛋、奶、动物的肝、肾含量都很高，海带、紫菜、芝麻酱、花生、干豆类、坚果粗粮含磷也较丰富。但粮谷中的磷为植酸磷，不经过加工处理，吸收利用率低。

第三节 镁

正常成人身体总镁含量约25g，其中60%～65%存在于骨、齿，27%分布于软组织。镁主要分布于细胞内，细胞外液的镁不超过1%。

一、生理功能与缺乏

（一）生理功能

1. 激活多种酶的活性　镁作为多种酶的激活剂，参与300余种酶促反应。镁能与细胞内许多重要成分，如三磷酸腺苷等形成复合物而激活酶系，或直接作为酶的激活剂激活酶系。

2. 维护骨骼生长和神经肌肉的兴奋性

（1）对骨骼的作用：镁是骨细胞结构和功能所必需的元素，对促进骨骼生长和维持骨骼的正常功能具有重要作用。

（2）对神经肌肉的作用：镁与钙使神经肌肉兴奋和抑制作用相同，不论血中镁或钙过低，神经肌肉兴奋性均增高；反之则有镇静作用。但镁和钙又有拮抗作用，有与某些酶的结合竞争作用，在神经肌肉功能方面表现出相反的作用。由镁引起的中枢神经和肌肉接点处的传导阻滞可被钙拮抗。

3. 维护胃肠道和激素的功能

（1）对胃肠道的作用：低度硫酸镁溶液经十二指肠时，可使Oddi括约肌松弛，短期胆汁流出，促使胆囊排空，具有利胆作用。碱性镁盐可中和胃酸。镁离子在肠道中吸收缓慢，促使水分滞留，具有导泻作用。

（2）对激素的作用：血浆镁的变化直接影响甲状旁腺激素（PTH）的分泌，但其作用仅为钙的30%～40%。在正常情况下，当血浆镁增加时，可抑制PTH分泌；血浆镁水平下降时可兴奋甲状旁腺，促使镁自骨骼、肾脏、肠道转移至血中，但其量甚微。当镁水平极端低下时，可使甲状旁腺功能反而低下，经补充镁后即可恢复。

甲状腺素过多可引起血清镁降低，尿镁增加，镁呈负平衡。甲状腺素又可提高镁的需要量，故可引起相对缺镁，因此对甲亢患者应补给镁盐。

（二）缺乏

引起镁缺乏的原因很多，主要有：镁摄入不足、吸收障碍、丢失过多以及多种临床疾病等。镁缺乏可致血清钙下降，神经肌肉兴奋性亢进；对血管功能可能有潜在的影响，有人报告低镁血症患者可有房室性早搏、房颤以及室速与室颤，半数有血压升高；镁对骨矿物质的内稳态有重要作用，镁缺乏可能是绝经后骨质疏松症的一种危险因素；少数研究表明镁耗竭可以导致胰岛素抵抗。

二、吸收与代谢

食物中的镁在整个肠道均可被吸收，但主要是在空肠末端与回肠部位吸收，吸收率一般约为30%。可通过被动扩散和耗能的主动吸收两种机制吸收。

影响镁吸收的因素很多，首先是受镁摄入量的影响，摄入少时吸收率增加，摄入多时吸收率降低。膳食中促进镁吸收的成分主要有氨基酸、乳糖等，氨基酸可增加难溶性镁盐的溶解度，所以蛋白质可促进镁的吸收；抑制镁吸收的主要成分有过多的磷、草酸、植酸和膳食纤维等。另外，镁的吸收还与饮水量有关，饮水多时对镁离子的吸收有明显的促进作用。

肾脏是维持机体镁内稳态的重要器官，肾脏对镁的处理是一个滤过和重吸收过程，肾脏是排镁的主要器官。滤过的镁大约65%在亨勒袢重吸收。粪便只排出少量内源性镁。汗液也可排出少量镁。

三、过量危害与毒性

在正常情况下，肠、肾及甲状旁腺等能调解镁代谢，一般不易发生镁中毒。用镁盐抗酸、导泻、利胆、抗惊厥或治疗高血压脑病，亦不至于发生镁中毒。只有在肾功能不全者、糖尿病酮症的早期、肾上腺皮质功能不全、黏液水肿、骨髓瘤、草酸中毒、肺部疾患及关节炎等发生血镁升高时方可见镁中毒。

最初发现镁摄入过量的临床表现是腹泻。腹泻是评价镁毒性的敏感指标。过量镁摄入，血清镁在1.5～2.5mmol/L时，常伴有恶心、胃肠痉挛等胃肠道反应；当血清镁增高到2.5～3.5mmol/L时则出现嗜睡、肌无力、膝腱反射弱、肌麻痹；当血清镁增至5mmol/L时，深腱反射消失；血清镁超过5mmol/L时可发生随意肌或呼吸肌麻痹；血清镁7.5mmol/L或更高时可发生心脏完全传导阻滞或心搏停止。

四、营养状况评价

尽管血清镁不能反映细胞内镁的水平，但由于测试方便，故仍常用于评价镁营养状况。临床上血清镁低于0.7mmol/L时可诊断为低镁血症。

五、需要量与膳食参考摄入量

镁需要量的研究多采用平衡实验。我国对镁需要量的研究资料不多，2000年中国营养学会制订的《中国居民膳食营养素参考摄入量》中成人镁适宜摄入量（AI）定为350mg/d，可耐受最高摄入量（UL）定为700mg/d。

六、食物来源

镁虽然普遍存在于食物，但食物中的镁含量差别甚大。由于叶绿素是镁叶啉的螯合物，所以绿叶蔬菜是富含镁的。食物中诸如糙粮、坚果也含有丰富的镁，而肉类、淀粉类食物及牛奶中的镁含量属中等。

除了食物之外，从饮水中也可以获得少量镁。但饮水中镁的含量差异很大。如硬水中含有较高的镁盐，软水中含量相对较低。因此水中镁的摄入量难以估计。

表1-6-2 常见含镁较丰富的食物（mg/100g）

食物名称	含量	食物名称	含量
大黄米	116	苋菜	119
大麦	158	口蘑（白蘑）	167
黑米	147	木耳（干）	152
荞麦	258	香菇（干）	147
麸皮	382	发菜（干）	129
黄豆	199	苔菜（干）	1257

第四节 钾

正常成人体内钾总量约为50mmol/kg。体内钾主要存于细胞内，约占总量的98%，其他存在于细胞外。

一、生理功能与缺乏

（一）生理功能

1. 参与碳水化合物、蛋白质的代谢　葡萄糖和氨基酸经过细胞膜进入细胞合成糖原和蛋白质时，必须有适量的钾离子参与。估计1g糖原的合成约需0.6mmol钾，合成蛋白质时每1g氮需要3mmol钾。三磷酸腺苷的生成过程中也需要一定量的钾，如果钾缺乏时，碳水化合物、蛋白质的代谢将受到影响。

2. 维持细胞内正常渗透压　由于钾主要存在于细胞内，因此钾在细胞内渗透压的维持中起主要作用。

3. 维持神经肌肉的应激性和正常功能　细胞内的钾离子和细胞外的钠离子联合作用，可激活Na^+-K^+-ATP酶，产生能量，维持细胞内外钾钠离子浓差梯度，发生膜电位，使膜有电信号能力，膜去极化时在轴突发生动作电位，激活肌肉纤维收缩并引起突触释放神经递质。当血钾降低时，膜电位上升，细胞膜极化过度，应激性降低，发生松弛性瘫痪。当血钾过高时，可使膜电位降低，可致细胞不能复极而应激性丧失，其结果也可发生肌肉麻痹。

4. 维持心肌的正常功能　心肌细胞内外的钾浓度对心肌的自律性、传导性和兴奋性有密切关系。钾缺乏时，心肌兴奋性增高；钾过高时又使心肌自律性、传导性和兴奋性受抑制；两者均可引起心律失常。

5. 维持细胞内外正常的酸碱平衡　钾代谢紊乱时，可影响细胞内外酸碱平衡。当细胞失钾时，细胞外液中钠与氢离子可进入细胞内，引起细胞内酸中毒和细胞外碱中毒，反之，细胞外钾离子内移，氢离子外移，可引起细胞内碱中毒与细胞外酸中毒。

（二）缺乏

人体内钾总量减少可引起钾缺乏症，可在神经肌肉、消化、心血管、泌尿、中枢神经等系统发生功能性或病理性改变。主要表现为肌肉无力或瘫痪、心律失常、横纹肌肉裂解症及肾功能障碍等。

体内缺钾的常见原因是摄入不足或损失过多。正常进食的人一般不易发生摄入不足，但由于疾病或其他原因需长期禁食或少食，而静脉补液内少钾或无钾时，易发生摄入不足。损失过多的原因比较多，可经消化道损失，如频繁的呕吐、腹泻、胃肠引流、长期用缓泻剂或轻泻剂等；经肾损失，如各种以肾小管功能障碍为主的肾脏疾病，可使钾从尿中大量丢失；经汗丢失，见于高温作业或重体力劳动者，因大量出汗而使钾大量丢失。

二、吸收与代谢

人体的钾主要来自食物，成人每日从膳食中摄入的钾为60～100mmol，儿童为

0.5～3.0mmol/kg 体重，摄入的钾大部分由小肠吸收，吸收率为90%左右。

摄入的钾约90%经肾脏排出，每日排出量约70～90mmol，因此，肾是维持钾平衡的主要调节器官。肾脏每日滤过钾约有600～700mmol，但几乎所有这些都在近端肾小管以及亨勒袢所吸收。除肾脏外，经粪和汗也可排出少量的钾。

三、过量危害与毒性

体内钾过多，血钾浓度高于5.5mmol/L 时，可出现毒性反应，称高钾血症。钾过多可使细胞外 K^+ 上升，心肌自律性、传导性和兴奋性受抑制。主要表现在神经肌肉和心血管方面。神经肌肉表现为极度疲乏软弱，四肢无力，下肢沉重。心血管系统可见心率缓慢，心音减弱。

四、营养状况评价

尽管血清钾不能准确反映体钾的水平，但目前仍是了解体钾贮备的一个重要指标。正常血清钾浓度为3.5～5.3mmol/L（140～210mg/L），低于3.5mmol/L，表明体钾缺乏。血清钾超过5.5mmol/L 时，可出现高钾血症，可出现明显钾中毒症状，可见心肌内传导受抑制，心电图明显改变。

五、需要量与膳食参考摄入量

钾需要量的研究不多。中国营养学会于2000年制订的 DRIs 中，参考国内外有关资料，提出了中国成人膳食钾的适宜摄入量（AI）为2000mg/d。

六、食物来源

表1-6-3 常见食物中钾含量（mg/100g）

食物名称	含量	食物名称	含量	食物名称	含量
紫菜	1796	小米	284	标二稻米	171
黄豆	1503	牛肉（瘦）	284	橙	159
冬菇	1155	带鱼	280	芹菜	154
赤豆	860	黄鳝	278	柑	154
绿豆	787	鲢鱼	277	柿	151
黑木耳	757	玉米（白）	262	南瓜	145
花生仁	587	鸡	251	茄子	142
枣（干）	524	韭菜	247	豆腐干	140
毛豆	478	猪肝	235	甘薯	130
扁豆	439	羊肉（肥瘦）	232	苹果	119
羊肉（瘦）	403	海虾	228	丝瓜	115
枣（鲜）	375	杏	226	牛乳	109
马铃薯	342	大白菜	137	葡萄	104
鲤鱼	334	油菜	210	黄瓜	102
河虾	329	豆角	207	鸡蛋	98
牛肉（肥瘦）	211	芹菜（茎）	206	梨	97
鲳鱼	328	猪肉	204	粳米（标二）	78
青鱼	325	胡萝卜	193	冬瓜	78
猪肉（瘦）	295	标准粉	190	猪肉（肥）	23

大部分食物都含有钾，但蔬菜和水果是钾最好的来源。每100g谷类中含钾100～200mg，豆类中600～800mg，蔬菜和水果中200～500mg，肉类中含量约为150～300mg，鱼类中200～300mg。每100g食物含量高于800mg以上的食物有紫菜、黄豆、冬菇、赤豆等。

第五节　钠

钠是人体中一种重要无机元素，一般情况下，成人体内钠含量大约为3200（女）～4170（男）mmol（分别相当于77～100g），约占体重的0.15%，体内钠主要在细胞外液，占总体钠的44%～50%，骨骼中含量也高达40%～47%，细胞内液含量较低，仅9%～10%。食盐（NaCl）是人体获得钠的主要来源。

一、生理功能与缺乏

（一）生理功能

1. 调节体内水分与渗透压　钠主要存在于细胞外液，是细胞外液中的主要阳离子，约占阳离子总量的90%，与对应的阴离子构成渗透压。钠对细胞外液渗透压调节与维持体内水量的恒定，是极其重要的。此外，钾在细胞内液中同样构成渗透压，维持细胞内的水分的稳定。钠、钾含量的平衡，是维持细胞内外水分恒定的根本条件。

2. 维持酸碱平衡　钠在肾小管重吸收时与H^+交换，清除体内酸性代谢产物（如CO_2），保持体液的酸碱平衡。钠离子总量影响着缓冲系统中碳酸氢盐的比例，因而对体液的酸碱平衡也有重要作用。

3. 钠泵　钠钾离子的主动运转，由Na^+-K^+-ATP酶驱动，使钠离子主动从细胞内排出，以维持细胞内外液渗透压平衡。钠对ATP的生成和利用、肌肉运动、心血管功能、能量代谢都有关系，钠不足均可影响其作用。此外，糖代谢、氧的利用也需有钠的参与。

4. 增强神经肌肉兴奋性　钠、钾、钙、镁等离子的浓度平衡，对于维护神经肌肉的应激性都是必需的，满足需要的钠可增强神经肌肉的兴奋性。

（二）缺乏

人体内钠在一般情况下不易缺乏。但在某些情况下，如禁食、少食，膳食钠限制过严而摄入量非常低时，或在高温、重体力劳动、过量出汗、胃肠疾病、反复呕吐、腹泻（泻剂应用）使钠过量排出丢失时，或某些疾病，如艾迪生病引起肾不能有效保留钠时，胃肠外营养缺钠或低钠时，利尿剂的使用而抑制肾小管重吸收钠时均可引起钠缺乏。

钠的缺乏在早期症状不明显，倦怠、淡漠、无神、甚至起立时昏倒。失钠达0.5g/kg体重以上时，可出现恶心、呕吐、血压下降、痛性肌肉痉挛，尿中无氯化物检出。当失钠达0.75～1.2g/kg体重时，可出现恶心、呕吐、视力模糊、心率加速、脉搏细弱、血压下降、肌肉痉挛、疼痛反射消失，甚至淡漠、木僵、昏迷、外周循环衰竭、休克，终因急性肾功能衰竭而死亡。

二、吸收与代谢

人体钠的主要来源为食物。钠在小肠上段吸收，吸收率极高，几乎可全部被吸收，故粪便中含钠量很少。钠在空肠的吸收大多是被动性的，主要是与糖和氨基酸的主动转运相偶联进行的。在回肠则大部分是主动吸收。

从食物中摄入的以及由肠分泌的钠，均可很快被吸收，据估计，每日从肠道中吸收的氯化钠总量在4400mg左右。被吸收的钠，部分通过血液输送到胃液、肠液、胆汁以及汗液中。每日从粪便中排出的钠不足10mg。在正常情况下，钠主要从肾脏排出，如果出汗不多，也无腹泻，98%以上摄入的钠自尿中排出，排出量约在2300～3220mg。钠与钙在肾小管内的重吸收过程发生竞争，故钠摄入量高时，会相应减少钙的重吸收，而增加尿钙排泄。故高钠膳食对骨丢失有很大影响。

钠还从汗中排出，不同个体汗中钠的浓度变化较大，平均含钠盐（NaCl）2.5g/L，最高可达3.7g/L。在热环境下，中等强度劳动4小时，可使人体丢失钠盐7～12g。

三、过量危害与毒性

钠摄入量过多、尿中Na^+/K^+比值增高，是高血压的重要因素。研究表明，尿Na^+/K^+比值与血压呈正相关，而尿钾与血压呈负相关。在高血压家族人群较普遍存在对盐敏感的现象，而对盐不敏感的或较耐盐者，在无高血压家族史者中较普遍。

正常情况下，钠摄入过多并不蓄积，但某些情况下，如误将食盐当作食糖加入婴儿奶粉中喂哺，则可引起中毒甚至死亡。急性中毒，可出现水肿、血压上升、血浆胆固醇升高、脂肪清除率降低、胃黏膜上皮细胞受损等。

四、营养状况评价

钠的营养状况，可通过膳食调查方法和尿钠的测定予以评定。由于钠在摄入量不大时，体钠维持在基础水平，从尿中排出的量很接近于摄入量。又在正常状况（出汗不多，也无腹泻）时，摄入的钠近98%从尿中排出。据此可以平衡试验或测定其尿中排钠量评价钠营养状况。儿童成人血清钠水平正常值，均在136～146mmol/L，24小时尿钠为3000～6000mg。

五、需要量与膳食参考摄入量

鉴于我国目前尚缺乏钠需要量的研究资料，也未见膳食因素引起的钠缺乏症的报道，尚难制订EAR和RNI，钠的适宜摄入量（AI）成人为2200mg/d。

六、食物来源

钠普遍存在于各种食物中，一般动物性食物钠含量高于植物性食物，但人体钠来源主要为食盐（钠）、以及加工、制备食物过程中加入的钠或含钠的复合物（如谷氨酸、小苏打即碳酸氢钠等），以及酱油、盐渍或腌制肉或烟熏食品、酱咸菜类、发酵豆制品、咸味休闲食品等。

第六节　氯

氯是人体必需常量元素之一，是维持体液和电解质平衡中所必需的，也是胃液的一种必需成分。自然界中常以氯化物形式存在，最普通形式是食盐。氯在人体含量平均为1.17g/kg，总量约为82～100g，占体重的0.15%，广泛分布于全身。主要以氯离子形式与钠、钾化合存在。其中氯化钾主要在细胞内液，而氯化钠主要在细胞外液中。

一、生理功能与缺乏

（一）生理功能

1. 维持细胞外液的容量与渗透压　氯离子与钠离子是细胞外液中维持渗透压的主要离子，二者约占总离子数的80%，调节与控制着细胞外液的容量与渗透压。

2. 维持体液酸碱平衡　氯是细胞外液中的主要阴离子。当氯离子变化时，细胞外液中的HCO_3^-的浓度也随之变化，以维持阴阳离子的平衡，反之，当HCO_3^-浓度改变时，Cl^-相随变化，以维持细胞外液的平衡。供应过量氯离子可以校正由疾病或利尿剂引起的代谢性碱中毒。

3. 参与血液CO_2运输　当CO_2进入红细胞后，即在红细胞内碳酸酐酶参与下，与水结合成碳酸，再离解为H^+与HCO_3^-，被移出红细胞进入血浆，但正离子不能同样扩散出红细胞，血浆中的氯离子即等当量进入红组胞内，以保持正负离子平衡。反之，红细胞内的HCO_3^-浓度低于血浆时，氯离子由红细胞移入血浆，HCO_3^-转入红细胞，而使血液中大量的CO_2得以输送至肺部排出体外。

4. 其他　氯离子还参与胃液中胃酸形成，胃酸促进维生素B_{12}和铁的吸收；激活唾液淀粉酶分解淀粉，促进食物消化；刺激肝脏功能，促使肝中代谢废物排出；氯还有稳定神经细胞膜电位的作用等。

（二）缺乏

由于氯来源广泛，特别是食盐，摄入量往往大于正常需要水平。因此，由饮食引起的氯缺乏很少见。但不合理配方膳（含氯量1～2mmol/L）的应用、患先天性腹泻（再吸收障碍）的婴儿，可致氯缺乏。

大量出汗、腹泻、呕吐、或肾病肾功能改变、或使用利尿剂等引起的氯的大量丢失，均可造成氯的缺乏。氯的缺乏常伴有钠缺乏，此时，造成低氯性代谢性碱中毒，常可发生肌肉收缩不良，消化功能受损，且可影响生长发育。

二、吸收与代谢

饮食中的氯多以氯化钠形式被摄入，并在胃肠道被吸收。胃肠道中有多种机制促进氯的吸收。胃黏膜处吸收受HCO_3^-浓度和pH值影响，空肠中色氨酸刺激Cl^-的分布，增加单向氯离子的流量，回肠中有“氯泵”参与正常膳食中氯的吸收及胃液中氯的重吸收。吸收的氯离子经血液和淋巴液运输至各种组织中。

氯化物主要从肾脏排出，但经肾小球滤过的氯，约有80%在肾近曲小管被重吸收，

10%在远曲小管被重吸收，只有小部分经尿排出体外，并在肾小管以铵换钠，将钠重新吸收。

氯和钠除主要从肾排出体外，也从皮肤排出，在高温、剧烈运动、汗液大量排出时，也相应促使了氯化钠的排出。

利尿剂的应用使钠的重吸收减少。腹泻时，食物及消化液中氯可随粪便排出。

三、过量危害与毒性

人体摄入氯过多引起对机体的危害作用并不多见。仅见于严重失水、持续摄入高氯化钠（如食盐）或过多氯化铵；临床上可见于输尿管-肠吻合术、肾功能衰竭、尿溶质负荷过多、尿崩症以及肠对氯的吸收增强等，以上均可引起氯过多而致高氯血症。此外，敏感个体尚可致血压升高。

四、需要量与膳食参考摄入量

在一般情况下，膳食中的氯总比钠多，但氯化物从食物中的摄入和从身体内的丢失大多与钠平行，因此，除婴儿外所有年龄的氯需要量基本上与钠相同。由于人乳中所含的氯化物（11mmol）高于钠浓度，美国儿科学会（AAP）因此建议，氯在类似浓度10.4mmol时，其 $Na^{+}K^{+}$ 与 Cl^{-} 比例为1.5~2.0，可维持婴儿体内的正常酸碱平衡调节水平。

目前尚缺乏氯的需要量的研究资料，难于制订EAR和RNI，结合钠的AI值，中国营养学会（2000年）提出的中国成人膳食氯适宜摄入量（AI）为2800mg/d。

五、食物来源

膳食氯几乎完全来源于氯化钠，仅少量来自氯化钾。因此食盐及其加工食品酱油，盐渍、腌制食品，酱咸菜以及咸味食品等都富含氯化物。一般天然食品中氯的含量差异较大；天然水中也几乎都含有氯，估计日常从饮水中提供40mg/d左右，与从食盐来源的氯的量（约6g）相比并不重要。

第七章 微量元素

1990 年 FAO/IAEA/WHO 的专家委员会，根据 1973 年以来的研究结果和认识，提出了人体必需微量元素的概念：①人体内的生理活性物质、有机结构中的必需成分；②这种元素必须通过食物摄入，当从饮食中摄入的量减少到某一低限值时，即将导致某一种或某些重要生理功能的损伤。

该专家委员会将以往已确定的“必需微量元素”重新进行分析归类，共分为三类：第一类为人体必需的微量元素，有铁（Fe）、碘（I）、锌（Zn）、硒（Se）、铜（Cu）、钼（Mo）、铬（Cr）、钴（Co）等八种；第二类为人体可能必需的微量元素，是锰（Mn）、硅（Si）、镍（Ni）、硼（B）、钒（V）等五种；第三类具有潜在毒性，但在低剂量时，对人体可能具有必需功能的微量元素，包括氟（F）、铅（Pb）、镉（Cd）、汞（Hg）、砷（As）、铝（Al）、锂（Li）、锡（Sn）。

第一节 铁

人体内铁总量约为 4 ~ 5g，有两种存在形式，一为“功能性铁”，是铁的主要存在形式，其中血红蛋白含铁量占总铁量的 60% ~ 75%，3% 在肌红蛋白，1% 为含铁酶类（细胞色素、细胞色素氧化酶、过氧化物酶与过氧化氢酶等），这些铁发挥着铁的功能作用，参与氧的转运和利用。另一为“贮存铁”，是以铁蛋白（ferritin）和含铁血黄素（hemosiderin）形式存在于血液肝、脾与骨髓中，约占体内总铁的 25% ~ 30%。在人体器官组织中铁的含量，以肝、脾为最高，其次为肾、心、骨骼肌与脑。铁在体内的含量随年龄、性别、营养状况和健康状况而有很大的个体差异。

一、生理功能

铁为血红蛋白与肌红蛋白、细胞色素 A 以及一些呼吸酶的成分，参与体内氧与二氧化碳的转运、交换和组织呼吸过程。铁与红细胞形成和成熟有关，铁在骨髓造血组织中，进入幼红细胞内，与卟啉结合形成正铁血红素，后者再与珠蛋白合成血红蛋白。缺铁时，新生的红细胞中血红蛋白量不足，甚至影响 DNA 的合成及幼红细胞的分裂增殖，还可使红细胞寿命缩短、自身溶血增加。

铁与免疫关系，大多数人认为许多有关杀菌的酶成分、淋巴细胞转化率、吞噬细胞移动抑制因子、中性粒细胞吞噬功能等，均与铁水平有关。当感染时，过量铁往往促进细菌的生长，对抵御感染不利。

铁还有催化促进 β-胡萝卜素转化为维生素 A、嘌呤与胶原的合成、抗体的产生、脂类从血液中转运以及药物在肝脏的解毒等功能。

二、吸收与代谢

摄入的食物铁在胃内，经胃酸的消化作用，溶解、离子化并还原成为亚铁状态，形成低分子的螯合物质。正常胃液含有一种未明的化学稳定因素，可能是内源性螯合物，在小肠中碱性条件下，此种因素可使摄入的铁减慢沉降，而易为肠黏膜吸收。

（一）铁的吸收

铁的吸收主要在小肠的上段，且吸收效率最佳，但铁吸收在小肠的任何一段都可进行。大部分被吸收入血流的铁以小分子的形式，很快通过黏膜细胞，与脱铁铁蛋白（apoferritin）结合形成铁蛋白，一部分铁蛋白的铁可在以后解离，以便进入血流，但大部分却可能留在黏膜细胞内直至此种细胞破坏死亡而脱落。

小肠黏膜上皮细胞对铁的吸收代谢有以下特点：①对血红素铁和非血红素铁的吸收不同，血红素与肠黏膜上血红素受体结合，将血红素铁中的含铁卟啉复合物整个吸收，并由血红素加氧酶裂解成卟啉和铁，随后铁与细胞内的脱铁铁蛋白结合成铁蛋白，再运转到身体其他部位而被利用。而非血红素铁则需先被还原成二价铁，才被吸收。②控制和调节铁的吸收，当人体内缺铁时，小肠黏膜上皮细胞就能多吸收铁，此时铁的吸收率就升高。肠内铁增高时，其吸收率则下降，但吸收量仍有增加。

（二）铁吸收的影响因素

铁在食物中主要以三价铁形式存在，少数食物中为还原铁（亚铁或二价铁）。肉类等食物中的铁约一半左右是血红素铁（约 40%），而其他为非血红素铁，后者则明显受膳食因素的影响。无机铁被吸收时，对肠道环境的改变非常敏感，但血红素铁的吸收则不受其影响。

非血红素铁在吸收前，必须与结合的有机物，如蛋白质、氨基酸和有机酸等分离，而且必须在转化为亚铁后方可被吸收。因而有很多因素可影响非血红素铁的吸收。

1. 蛋白质与“肉因子”　肉、禽、鱼类食物中铁的吸收率较高，除与其中含有一半左右（约 40%）血红素铁有关外、也与动物肉中一种叫肉因子（meat factor）或肉鱼禽因子（MFP factor）有关。此种“因子”能促进非血红素铁的吸收。

动物组织蛋白质的铁吸收率较高，可达 15%～20%。动物的非组织蛋白质却如牛奶、乳酪、蛋或蛋清等，却不高。纯蛋白质，如乳清蛋白、面筋蛋白、大豆分离蛋白等对铁的吸收还有抑制作用。

至于氨基酸，如胱氨酸、半胱氨酸、赖氨酸、组氨酸等有利于铁的吸收，其原因可能是与铁螯合成小分子的可溶性单体有关。

2. 脂类与碳水化合物　研究表明，膳食中脂类的含量适当对铁吸收有利，过高或过低均降低铁的吸收。

各种碳水化合物对铁的吸收与存留有影响，作用最大的是乳糖，其次为蔗糖、葡萄糖，以淀粉代替乳糖或葡萄糖，则明显降低铁的吸收率。

3. 矿物元素　钙含量丰富，可部分减少植酸、草酸对铁吸收的影响，有利于铁的吸收。但大量的钙不利于铁的吸收，原因尚不明确。

无机锌与无机铁之间有较强的竞争作用，当一种过多时，就可干扰另一种的吸收。

4. 维生素　维生素 A 与 β-胡萝卜素在肠道内可能与铁络合，保持较高的溶解度，防止诸如植酸、多酚类对铁吸收的不利作用。业已发现缺铁性贫血与维生素 A 缺乏往往同时存在，给维生素 A 缺乏者补充维生素 A，即使铁的摄入量不变，铁的营养状况亦有所改善。

维生素 B_2 有利于铁的吸收、转运与储存。当维生素 B_2 缺乏时，铁吸收、转运与肝、脾储铁均受阻。在儿童贫血调查研究中，也发现贫血与维生素 B_2 缺乏有关。

维生素 C 具酸性，还具还原性，能将三价铁还原为二价铁，并与铁螯合形成可溶性小分子络合物，有利于铁吸收。口服较大剂量维生素 C 时，可显著增加非血红素铁的吸收。在铁缺乏时，维生素 C 对铁吸收率的提高作用更为明显。

其他如枸橼酸、乳酸、丙酮酸、琥珀酸等具有弱的螯合性质的有机酸，也都可提高铁的吸收。

5. 膳食纤维　由于膳食纤维能结合阳离子的铁、钙等，摄入过多时可干扰铁的吸收，也有人认为可能是草酸作用的结果。

6. 植酸盐与草酸盐　粮谷类及蔬菜中的植酸盐、草酸盐能与铁形成不溶性盐，影响铁的吸收。植酸盐即肌醇六磷酸盐，几乎存在于所有的谷类的糠麸、种子、坚果的纤维和木质素中，蔬菜水果中也都含有。

7. 多酚类化合物　几乎所有植物中都含有酚类化合物，其中的某些种类能抑制非血红素铁的吸收，如含棓酰（3，4，5-三羟苯甲酰）的多酚类化合物，在茶、咖啡以及菠菜中，均含有此酚类物质而明显抑制铁的吸收。

8. 卵黄高磷蛋白　蛋类中存在一种卵黄高磷蛋白（phosvitin），可干扰铁的吸收，使蛋类铁吸收率降低。

9. 机体状况　机体状况可左右铁的吸收，食物通过肠道的时间太短、胃酸缺乏或过多服用抗酸药时，影响铁离子释放而降低铁的吸收。血红素铁与非血红素铁吸收，都受体内铁贮存量的影响，当铁贮存量多时，吸收率降低；贮存量减少时，需要量增加，吸收率亦增加。胃肠吸收不良综合征也影响铁的吸收，缺铁性贫血时铁吸收率增高。

食物铁的吸收率：一般来说，在植物性食物中铁吸收率较动物性食物为低。如大米为1%，玉米和黑豆为3%，莴苣为4%，小麦、面粉为5%，鱼为11%，血红蛋白为25%，动物肉、肝为22%，蛋类仅达3%。

按中国传统膳食，成年男性膳食总铁平均吸收率大约为6%，育龄妇女为13%，女性吸收率高于男性是因为其体内贮存铁较低、而需求又较高，如需补充由于月经丢失的铁和补偿妊娠、哺乳的额外需铁等。

体内代谢的铁来源，一种为膳食铁，另一种来源是红细胞衰老解体释放的血红蛋白铁（20mg 左右）。人体内每天参与周转的 35 ~ 40mg 铁中，来自肠道吸收者仅为 0.5 ~ 1.5mg，体内贮存铁在维持血浆铁水平稳定方面起重要作用。

成年男性体内贮存的铁约为 1g，也有多达 2g 者。生育年龄的妇女，因月经或分娩，铁的丢失增加，贮存铁较少或没有。

肝脏是合成铁蛋白、运铁蛋白和储铁的重要器官，正常情况下，体内贮存铁的 1/3

存在于肝脏中，肝脏中的铁绝大部分（约0.4g）存在于肝细胞中，小部分在肝星形细胞（枯否细胞）中。在红细胞生成增多需要释放贮存铁时，肝也参与铁进入与输出红细胞的双向运输过程。

骨髓与骨骼肌含有一定量非血红蛋白的铁，正常情况下骨髓所贮存的总铁量约为300mg，占全身贮存铁的1/3～1/5。骨骼肌中非血红蛋白的浓渡，虽然不高，但其总铁贮存量几乎相当于肝脏。

三、铁缺乏及缺铁性贫血

详见第八篇“营养缺乏与过量”。

当体内缺铁时，铁损耗可分3个阶段。第一阶段为铁减少期（ID），此时贮存铁耗竭，血清铁蛋白浓度下降。第二阶段为红细胞生成缺铁期（IDE），此时除血清铁蛋白下降外，血清铁也下降，同时铁结合力上升（运铁蛋白饱和度下降），游离原卟啉浓度（FEP）上升。第三阶段为缺铁性贫血期（IDA），血红蛋白和红细胞比容（hematocrite）下降。长时间的铁的负平衡，致使体内铁贮备减少，以致耗尽。体内铁缺乏，引起含铁酶减少或铁依赖酶活性降低，使细胞呼吸障碍，从而影响组织器官功能，出现食欲低下，严重者可有渗出性肠病变及吸收不良综合征等。铁缺乏的儿童易烦躁，对周围不感兴趣，成人则冷漠呆板。当血红蛋白继续降低，则出现面色苍白，口唇黏膜和眼结膜苍白，有疲劳乏力、头晕、心悸、指甲脆薄、反甲等。儿童少年身体发育受阻，体力下降、注意力与记忆力调节过程障碍，学习能力降低现象。

婴幼儿与孕妇贫血尚需特别注意，流行病学研究表明，早产、低出生体重儿及胎儿死亡与孕早期贫血有关。铁缺乏尚可损害儿童的认知能力，且在以后补充铁后，也难以恢复。铁缺乏也可引起心理活动和智力发育的损害及行为改变。

铁缺乏可出现抵抗感染的能力降低，已有研究表明，缺铁可使T淋巴细胞数量减少，免疫反应缺陷，淋巴细胞转化不良，中性粒细胞功能异常，杀菌能力减弱等。经铁治疗能恢复正常反应。

四、过量危害与毒性

通过各种途径进入体内的铁量的增加，可使铁在人体内贮存过多，因而可引致铁在体内潜在的有害作用，体内铁的储存过多与多种疾病如心脏和肝脏疾病、糖尿病、某些肿瘤有关。

肝脏是铁储存的主要部位，铁过量也常累及肝脏，成为铁过多诱导的损伤的主要靶器官。肝铁过载导致：①肝纤维化甚至肝硬化。②肝细胞瘤。肝纤维化可能是铁直接刺激肝细胞和肝内其他细胞合成胶原，或铁降低胶原的降解，引起胶原堆积。也有认为，含大量铁的肝细胞更易于被HBV感染，有利于病毒的复制，有可能增加肝细胞肿瘤发生的危险性。

铁过量与心脏疾病关系的探讨，已见诸多报道。许多作者认为，铁通过催化自由基的生成、促进脂蛋白的脂质和蛋白质部分的过氧化反应、形成氧化LDL等作用，参与动脉粥样硬化的形成。

铁过多诱导的脂质过氧化反应的增强，导致机体氧化和抗氧化系统失衡，直接损伤

DNA，诱发突变，与肝、结肠、直肠、肺、食管、膀胱等多种器官的肿瘤有关。

五、需要量与膳食参考摄入量

铁在体内代谢中，可被身体反复利用，一般除肠道分泌和皮肤、消化道、尿道上皮脱落损失少量外，排出铁的量很少。只要从食物中吸收加以补充，即可满足机体需要。

中国营养学会2000年制订的中国居民膳食铁参考摄入量（DRIs），成人铁适宜摄入量（AI）男子15mg/d；女子为20mg/d；可耐受最高摄入量（UL）男女均为50 mg/d。

六、食物来源

铁广泛存在于各种食物中，但分布极不均衡，吸收率相差也极大，一般动物性食物的含量和吸收率均较高。因此膳食中的铁良好来源，主要为动物肝脏、动物全血、畜禽肉类、鱼类。蔬菜中含铁量不高，油菜、苋菜、菠菜、韭菜等所含的铁利用率不高。

第二节 碘

经过几个世纪的生活实践和对碘的研究，人类逐步认识到碘是人体的必需微量营养素之一。碘缺乏不仅会引起甲状腺肿和少数克汀病发生，还可引起更多的亚临床克汀病人和智力低下儿童的发生，故1983年提出了用“碘缺乏病（iodine deficiency disorders，IDD）”代替过去的“地方性甲状腺肿”的提法。

一、生理功能

碘在体内主要参与甲状腺激素的合成，其生理作用也是通过甲状腺激素的作用表现出来的。甲状腺激素在体内的作用是复杂的，目前尚不知其作用是否存在一个单独的机制。

（一）参与能量代谢

在蛋白质、脂类与碳水化合物的代谢中，碘促进氧化和氧化磷酸化过程；促进分解代谢、能量转换、增加氧耗量、加强产热作用，这些均在心、肝、肾及骨骼肌中进行，而对脑的作用不明显；碘参与维持与调节体温，保持正常的新陈代谢和生命活动。

膳食缺碘使甲状腺输出甲状腺激素受限，从而引起基础代谢率下降。反之，甲状腺功能亢进的人，机体的能量转换率和热的释放量相对提高。给哺乳动物甲状腺激素，可引起骨骼肌细胞内的线粒体的大小、数目和代谢活动均有增加，ATP的利用加大。给实验大鼠注射甲状腺素后，其肝和肌肉内消耗的氧约增加90%。认为是由于甲状腺素促使钠泵透过细胞膜时激发ATP的利用所增加的能量，也是甲状腺素促使产热的一种反应。

（二）促进代谢和体格的生长发育

所有的哺乳类动物都必须有甲状腺素，即需要碘维持其细胞的分化与生长。发育期儿童的身高、体重、肌肉、骨骼的增长和性发育都必须有甲状腺激素的参与，此时期碘缺乏可致儿童生长发育受阻，侏儒症的一个最主要病因就是缺碘。

已有的研究表明，甲状腺激素促进DNA及蛋白质合成、维生素的吸收和利用，并有活化许多重要的酶的作用，包括细胞色素酶系、琥珀酸氧化酶系等100多种，对生物氧化和代谢都有促进作用。

给予生理剂量的甲状腺素能使大鼠肿瘤细胞在培养基中生长率提高3倍。用^{125}碘标记的甲状腺素出现在细胞的核仁中，与细胞核仁高度亲合，这被认为可能是核仁具有甲状腺激素受体样的功能，也表明甲状腺激素参与了对细胞基因表达的调控作用。

（三）促进神经系统发育

在脑发育阶段，神经元的迁移及分化，神经突起的分化和发育，尤其是树突、树突棘、触突、神经微管以及神经元联系的建立，髓鞘的形成和发育都需要甲状腺激素的参与。

人体胚胎发育至16～17天出现甲状腺原基，11～12周甲状腺滤泡即有聚碘和形成碘化甲状腺原氨酸的能力。胚胎期及出生后早期缺碘或甲状腺激素不足，均会影响神经细胞的增殖分化、髓鞘和触突的发育及功能。妊娠前及整个妊娠期缺碘或甲状腺激素缺乏均可导致脑蛋白合成障碍，使脑蛋白质含量减少，细胞体积缩小，脑重量减轻，直接影响到智力发育。因此，在严重地方性甲状腺肿的地区，也可发生神经肌肉功能障碍为主要表现的克汀病。

胚胎期及婴儿期缺碘的儿童在改善缺碘状态后，只能防止缺碘对大脑的进一步损害及防止碘缺乏病的发生，而不能明显改善智力发育。缺碘对大脑神经的损害是不可逆的，胎儿期母体合理营养、特别是微量营养素的充分摄取，对胎儿、对母体都是非常重要的。故长期、稳定的对碘缺乏地区供给碘强化的食盐是非常必要的。

（四）垂体激素作用

碘代谢与甲状腺激素合成、释放及功能作用受垂体前叶TSH的调节，TSH的分泌则受血浆甲状腺激素浓度的反馈影响。当血浆中甲状腺激素增多，垂体即受到抑制，促使甲状腺激素分泌减少；当血浆中甲状腺激素减少时，垂体前叶TSH分泌即增多，这种反馈性的调节，对稳定甲状腺的功能很有必要，并对碘缺乏病的作用也大。TSH的分泌又受丘脑下部分泌的TSH释放因子所促进，丘脑下部则受中枢神经系统调节，由此可见，碘、甲状腺激素与中枢神经系统关系是至为密切的。

碘的生理功能是以甲状腺激素的功能作用表达的，至今尚未发现除甲状腺激素以外碘的其他独立的生理功能。

二、吸收与代谢

（一）吸收

人从食物、水与空气中每日摄取的碘总量约100～300μg，主要以碘化物的形式由消化道吸收，其中有机碘一部分可直接吸收，另一部分则需在消化道转化为无机碘后，才可吸收。肺、皮肤及黏膜也可吸收极微量的碘。人体碘的来源约80%～90%来自食物，10%～20%来自饮水，<5%的碘来自空气。

膳食和水中的碘主要为无机碘化物，经口进入人体后，在胃及小肠上段被迅速、完全吸收，一般在进入胃肠道后1小时内大部分被吸收，3小时内几乎完全被吸收。有机碘经肠降解释放出碘化物后方被吸收，但甲状腺激素碘约有80%可直接吸收。与氨基酸结合的碘可直接被吸收。而同脂肪酸结合的有机碘可不经肝脏，由乳糜管进入血液。被吸收的碘很快转运至血浆，遍布于全身各组织中。膳食钙、镁以及一些药物如磺胺等，对碘吸收有一定阻碍影响。蛋白质、能量不足时，也妨碍胃肠道内碘的吸收。

（二）代谢

碘在体内主要被用于合成甲状腺激素，甲状腺从血液中摄取碘的能力很强，甲状腺中碘的浓度比血浆高25倍以上。垂体前叶分泌的促甲状腺激素（thyrotropin，TSH）促进甲状腺收集碘。在甲状腺囊泡的方形上皮细胞内，过氧化酶将聚集的碘催化为具有活性的原子碘。原子碘与酪氨酸在甲状腺上皮细胞中结合，而二碘酪氨酸成为甲状腺球蛋白的组成部分。二分子的二碘酪氨酸缩合，脱去一分子丙氨酸成为四碘甲腺原氨酸（T_4），即甲状腺素（thyroxine，TH），并贮存于腺体细胞的胞浆内。有时碘化不完全，分子上只有3个碘原子时称为三碘甲腺原氨酸（T_3），其生理作用比甲状腺激素强，但活性维持时间短暂。

甲状腺素生成后与甲状腺球蛋白连接贮存在滤泡的胶质中，因其分子量大，不能直接进入血液。血液中的甲状腺激素（T_4、T_3）与血浆球蛋白结合存在，（检测时）统称为血浆蛋白结合碘（PBI）。因PBI分子量大，不能进入细胞，故无生理作用。当机体需要时，甲状腺球蛋白被蛋白水解酶作用，释出甲状腺激素入血（TSH促进此过程）。游离的甲状腺激素进入效应细胞，影响线粒体上的酶活性而起作用。

机体还可通过在各种组织（包括肝脏与肾脏）中的脱碘酶的5'-位脱碘作用，将T_4转变为T_3（三碘甲状腺原酸），估计人体内的T_4每天有1/3转变为T_3，人体还可进一步将T_3脱碘成为二碘甲腺氨酸和一碘甲腺氨酸。

碘仅在其被吸收入甲状腺中的部分才被合成为甲状腺素，进入甲状腺的碘的比例，与碘的摄入量有关。当体内碘不足时，运载碘的过程被激发，从而增加循环池中碘的比例，并为甲状腺所利用。在长期缺碘时，由血液进入甲状腺的碘可达80%或更多。膳食碘充足时，肠道吸收的碘只有10%或更少进入甲状腺。

甲状腺也是机体储存碘的最主要组织，并以一碘酪氨酸、二碘酪氨酸和少量甲状腺激素存在，但T_3的量极少。如膳食碘供给充足，甲状腺的碘含量可达10～20mg，如长期缺碘则可降至200μg或以下。缺碘患者偶尔摄食碘，甲状腺可贮存大量的碘并持续一段时间，成为缺碘地区甲状腺肿大而含碘量却正常的原因。

血液中碘更新很快，正常情况下血浆碘清除的半衰期约为10小时，当患甲状腺毒症或缺碘时，腺体活动旺盛、半减期将缩短。甲状腺激素的更新较慢，一般情况下甲状腺激素的半衰期约为7天，而T_3的半减期仅为1.5～3天。

（三）排出

消化道吸收的碘进入门静脉。有机碘经肝脏改造为无机碘化物后，一部分进入血液循环，输送至甲状腺、心、肺、肾、肌肉、皮肤及其他组织；另一部分则由肝转入胆汁，再进入消化道，其中有的经再吸收重新进入门静脉到肝，谓之“肠肝循环”。余下部分经肠道排出体外。碘的排泄途径主要为肾脏，其次为肠，一般约有80%～85%的碘经肾排出，每日尿碘约为50～100μg，10%碘经粪便排出，仅为6～25μg/d。也有少量随汗液（占5%）或通过呼吸排出。哺乳妇女从乳汁中排出一定量的碘（7～14μg/L）。

三、碘缺乏

详见第八篇“营养缺乏与过量”。

表 1-7-1 碘缺乏病的疾病谱带

发育时期	碘缺乏病的表现
胎儿期	1. 流产、死胎、先天畸形、围生期死亡率增高、婴幼儿期死亡率增高 2. 地方性克汀病 神经型：智力落后、聋哑、斜视、痉挛性瘫痪、不同程度的步态和姿态异常 粘肿型：黏液性水肿、侏儒、智力落后 3. 神经运动功能发育落后 4. 胎儿甲状腺功能减退
新生儿期	新生儿甲状腺功能减退、新生儿甲状腺肿
儿童期和青春期	甲状腺肿、青春期甲状腺功能减退、亚临床型克汀病、智力发育障碍、体格发育障碍、单纯聋哑
成人期	甲状腺肿及其并发症、甲状腺功能减退、智力障碍、碘致性甲状腺功能亢进

机体因缺碘而导致的一系列障碍是为碘缺乏病，其临床表现取决于缺碘程度、机体发育阶段（胎儿期、新生儿期、婴幼儿期、青春期或成人期）、机体对缺碘的反应性或代偿适应能力等。不同发育阶段碘缺乏病的表现如表 1-7-1 所列。

四、过量危害与毒性

较长时间的高碘摄入也可导致高碘性甲状腺肿等的高碘性危害。我国学者在 20 世纪 70 年代前后，根据在缺碘区、适碘区和高碘区的 17 个观察点近 5 万人的甲状腺检查和相应的水碘、尿碘测定数据，提出了水碘、尿碘与甲状腺肿患病率关系的方程式和相应的 U 形曲线，高碘、低碘都可引起甲状腺肿，且低碘时碘越少甲状腺肿患病率越高；高碘时碘越多患病率也越高的特点。

已知碘有抑制甲状腺合成激素的作用，但海藻引起的高碘甲状腺肿，被广泛认为是由于碘抑制了蛋白水解酶，以致贮积在甲状腺内的、与甲状腺球蛋白结合的 T_3、T_4，不能释放至血液循环中，导致血中甲状腺激素水平降低，反馈性地引起垂体的 TSH 分泌增高，从而导致甲状腺肿大。也有流行病学调查表明，高碘甲状腺肿患者并无血清 T_4 降低、TSH 升高的表现。因此，甲状腺肿的原因也可能是合成较多的甲状腺激素瘀积在甲状腺滤泡内，形成了胶质大滤泡为特点的高碘甲状腺肿。

WHO/UNICEF/ICCIDD（国际控制碘缺乏病理事会）建议正常人每日碘摄入量在 1000μg/d 以下是安全的。根据我国高碘性甲状腺肿的发病情况，当人群（儿童）尿碘达 800μg/L，则可造成高碘性甲状腺肿流行。据缺碘地区应用加碘食盐后 1 ~ 3 年内，碘性甲亢的发病率上升，而后降至加碘前水平，可见补碘时碘摄入量不宜过高、不宜过快提高剂量。补碘后其尿碘水平应低于 300μg/L。

五、营养状况评价

人体碘的营养状况的评价指标，常用的有 TSH、T_4、FT_4、T_3、FT_3；尿碘、儿童甲状腺肿大率；其他如儿童生长发育指标、神经运动功能指标等。

（一）垂体-甲状腺轴系激素水平

T_3 及 T_4 或 FT_4（游离四碘甲腺原氨酸）的下降，TSH 升高是碘缺乏的指征，新生儿 TSH 筛查是评估婴幼儿碘营养状况的敏感指标。

（二）尿碘（群体）

由于肾脏是碘的主要排出途径，尿碘水平是代表前一日的摄碘量的最好指标。摄碘量越多，尿碘量也越高。儿童尿碘低于100μg/L，孕妇、乳母尿碘低于150μg/L 提示该人群碘营养不良。

根据一些调查研究结果，尿碘测定宜用 24 小时尿样本，其次空腹晨尿并以尿碘与尿肌酐比值表示，较其他时段接近 24 小时的结果。当然如以衡量群体状况，样本数量够大，任意尿作为样本是可行的（当然，以尿碘与尿肌酐比值为宜），可反映该群体的碘营养水平。

（三）儿童甲状腺肿大率

比率大于5% 提示该人群碘营养不良。由于甲状腺肿大是以前碘缺乏所造成，在缺乏纠正之后，尿碘可达到正常水平，但甲状腺肿的消退则尚需数月甚至数年。

（四）其他指标

儿童生长发育指标如身高、体重、性发育、骨龄等的检测，可反映过去与现在的甲状腺功能是否低下的状况；智商、神经运动功能的检测，以及地方性克汀病发病的情况，以了解胚胎期和婴幼儿期碘缺乏所造成的脑发育落后或神经损伤。

作为群体碘营养现况的评估指标，目前多推荐选用尿碘、甲状腺肿大率和 TSH 等指标。

六、需要量与膳食参考摄入量

人体对碘的需要量，取决于对甲状素的需要量。维持正常代谢和生命活动所需的甲状腺激素是相对稳定的，合成这些激素所需的碘量约为 50 ~ 75μg。

2000 年中国营养学会制订的《中国居民膳食营养素参考摄入量》，成人碘推荐摄入量（RNI）为 150μg/d；可耐受最高摄入量（UL）为 1000μg/d。

七、食物来源

人类所需的碘，主要来自食物，约为一日总摄入量 80% ~ 90%，其次为饮水与食盐。食物碘含量的高低取决于各地区的生物地质化学状况。

海洋生物含碘量很高，如海带、紫菜、鲜海鱼、蚶干、蛤干、干贝、淡菜、海参、海蜇、龙虾等，其中干海带含碘可达 240mg/kg；而远离海洋的内陆山区或不易被海风吹到的地区，土壤和空气中含碘量较少，这些地区的食物含碘量不高。

陆地食品含碘量以动物性食品高于植物性食品，蛋、奶含碘量相对稍高（40 ~ 90μg/kg），其次为肉类，淡水鱼的含碘量低于肉类。植物含碘量是最低的，特别是水果和蔬菜。

为了防止IDD的发生，目前采用的有食盐加碘、碘油以及其他措施，对于防止IDD已被证明是可行、有效的。

第三节 锌

锌（zinc）作为人体必需微量元素广泛分布在人体所有组织和器官，成人体内锌含量约2.0 ~2.5g，以肝、肾、肌肉、视网膜、前列腺为高。血液中75% ~85%的锌分布在红细胞，3% ~5%分布于白细胞，其余在血浆中。锌对生长发育、免疫功能、物质代谢和生殖功能等均有重要作用。

一、生理功能与缺乏

锌的生理功能一般分为三个部分：催化、结构、调节功能。对此，近年来的研究，也给予了足够的支持。

（一）催化功能

有近百种酶依赖锌的催化，如ECⅢ醇脱氢酶，失去锌此酶活性也将随时丢失，补充锌可以恢复活性。

在金属酶中锌结合在催化部位的酶蛋白上，造成围绕金属离子的一个扭曲和部分配位的球体。由这种扭曲键所造成张力或键能，正是锌发挥其催化功能的基础。锌也可能是通过结合在金属分子上的水分子形成氢氧化锌共同起作用。

（二）结构功能

锌在酶中也有结构方面的作用。在1938年分离和提纯的碳酸酐酶是人类认识的第一个含锌的金属酶。1954年另一个锌金属酶-牛胰羧肽酶A出现，随后，一些其他含锌酶和蛋白质的鉴定迅速进展，现已有的包含所有鉴定出的含锌酶或其他蛋白已超过两百种。

在细胞质膜中，锌主要结合在细胞膜含硫、氮的配基上，少数结合在含氧的配基上，形成牢固的复合物，从而维持细胞膜稳定，减少毒素吸收和组织损伤。当食物锌摄入减少，一个重要的表现是细胞质膜丢失锌离子。锌从特异的亚细胞成分选择性的丢失，可能是引起原发病理学的关键。

（三）调节功能

锌作为一个调节基因表达的因子，在体内有广泛作用。金属硫蛋白（MT）或MT样蛋白质的表达，通过锌结合到金属转运因子（metal transcription factor，MTF），锌是MTF及金属反应元素（metal response element，MRE）的调节系统，并可能以此机制来控制细胞内锌水平。

锌对蛋白质的合成和代谢的调节作用还表现在对机体免疫功能的调节。周围血单核细胞合成干扰素-γ、白细胞介素-1和-6、肿瘤坏死因子-α和白细胞介素-2受体，以及刀豆球蛋白A刺激的细胞增殖，生理水平的锌均可控制这些免疫调节因子的分泌和产生。

锌对激素的调节和影响有重要生物意义。现已证实结晶胰岛素中含有相当数量的锌，并证实锌在胰岛素释放中起调节作用。锌参与前列腺素的主动分泌过程，同时在生理条件下前列腺素合成的抑制剂也依赖锌的调节功能。锌除对激素受体的效能和靶器官的反应产生影响外，还在激素的产生、储存和分泌中起作用。缺锌对激素的最显著的影响是对睾酮和肾上腺皮质类固醇生成和分泌的调节。

人类锌缺乏体征是一种或多种锌的生物学功能降低的结果，严重的先天性锌吸收不良在人类证明为肠病性肢端性皮炎（acrodermatitis）。这种严重缺锌引起的皮肤损害和免疫功能损伤，目前并不常见。人类锌缺乏的常见体征是生长缓慢、皮肤伤口愈合不良、味觉障碍、胃肠道疾患、免疫功能减退等。

二、吸收与代谢

（一）吸收和转运

锌的吸收主要在十二指肠和近侧小肠处吸收率为20%～30%，仅小部分吸收在胃和大肠。锌先与小分子的肽构成复合物，主要经主动转运机制被吸收。Cousins曾提出肠道锌吸收分为四个阶段：即肠细胞摄取锌，通过黏膜细胞转运，转运至门静脉循环和内源锌分泌返回肠细胞。

（二）影响锌吸收利用的因素

植物性食物中含有的植酸、鞣酸和纤维素等均不利于锌的吸收，而动物性食物中的锌生物利用率较高，维生素D可促进锌的吸收。我国居民的膳食以植物性食物为主，含植酸和纤维较多，锌的生物利用率一般为15%～20%。

（三）排泄与丢失

在正常膳食锌水平时，粪是锌排泄的主要途径。因此当体内锌处于平衡状态时，约90%摄入的锌由粪中排出，其余部分由尿、汗、头发中排出或丢失。

三、过量危害与毒性

锌在正常摄入量和产生有害作用剂量之间，存在一个较宽的范围，加之人体有效的体内平衡机制，所以一般说来人体不易发生锌中毒。虽然如此，职业中毒仍有发生，医疗中口服或静脉注射大剂量的锌，或误服导致的锌急性中毒，虽不多见也曾有发生。

成人一次性摄入2g以上的锌会发生锌中毒，其主要特征之一是，锌对胃肠道的直接作用，导致上腹疼痛、腹泻、恶心、呕吐。在长期补充非常大量锌（100mg/d）时可发生其他的慢性影响，包括贫血、免疫功能下降（淋巴细胞对植物血凝素刺激的反应降低）和高密度脂蛋白（HDL）胆固醇降低，乳酸脱氢酶失活，膜上Na^+-K^+-ATP酶受到抑制，低密度脂蛋白和铜蓝蛋白亚铁氧化酶活性降低。长期服用25mg/d锌，可引起铜缺乏。

锌的毒性与其盐的形式有关，如$ZnSO_4$和ZnO相对无毒，但$ZnCl_2$却对细胞有较强烈的刺激作用。

四、营养状况评价

边缘性的或者轻度锌缺乏常常被忽视，主要因为没有任何临床症状。锌缺乏产生的原因，常常是因为摄入量降低、吸收利用减少、排泄增加或需要量的增加如生长发育、妊娠哺乳等。

（一）锌含量

血清/血浆锌浓度已经被广泛认为不能较好的评价锌营养状况，因为它是较稳定的不能随锌摄入量的变化而变化，除非是在膳食锌水平非常低的情况下，这种动态平衡才可能被打破。通过24小时锌同位素示踪与机体锌交换实验中，已知道仅有2%的锌在血浆中存在，但血浆锌是所有组织锌的来源，影响其浓度水平的因素也较多，因此，常有缺锌患者血浆锌并不低；有时血浆锌低时，机体并不缺锌。在流行病学调查和临床诊断中，敏感的、特异的锌营养状况的评价指标仍然缺乏和不充分。用血清锌、白细胞锌、红细胞锌、发锌和唾液锌等直检法，曾长期作为评价的指标，但最终未形成一致意见。曾提出以锌耐量试验作为检查低锌营养状况的指标，此测定方法的依据是口服锌（2～50mg）数小时后血浆锌浓度升高，但并不认为可以此方法作为优先选择的锌营养状况的评价方法。

（二）功能指标

另一评价方法是评价锌的功能性效果，如酶活性（金属硫蛋白活性或锌依赖酶）、味觉等的变化等。

五、需要量与膳食参考摄入量

膳食锌需要量的估计，要考虑生理过程中组织对锌的需要、补偿丢失和食物固有的性质，如吸收和利用率等因素。估计成人锌的需要量常用因子法（factorial technique），即将生长、维持、代谢和内源性丢失加在一起所需要的量。中国营养学会参考近年来国际上锌需要量的研究成果，结合中国居民膳食结构特点，在2000年制订的《中国居民膳食营养素参考摄入量》中对成年男子的锌推荐摄入量（RNI）订为15.5mg/d，成年男子锌的可耐受最高摄入量（UL）为45 mg/d。

六、食物来源

不论动物性还是植物性的食物都含有锌，但食物中的锌含量差别很大，吸收利用率也不相同。一般来说贝壳类海产品、红色肉类、动物内脏类都是锌的极好来源；干果类、谷类胚芽和麦麸也富含锌。一般植物性食物含锌较低。干酪、虾、燕麦、花生酱、花生、玉米等为良好来源。含量较少者包括：动物脂肪、植物油、水果、蔬菜、奶糖、白面包和普通饮料等。精细的粮食加工过程可导致大量的锌丢失。如小麦加工成精面粉大约80%锌被去掉；豆类制成罐头比新鲜大豆锌含量损失60%左右。

第四节 硒

硒是人体必需微量元素的这一认识是20世纪后半叶营养学上最重要的发现之一。20世纪70年代发现硒是谷胱甘肽过氧化物酶（glutathione peroxidase，GPX）的必需组分，揭示了硒的第一个生物活性形式。继而纯化鉴定出人的红细胞GPX。1979年我国发表克山病防治研究成果，即发现克山病地区人群均处于低硒状态，补硒能有效地预防克山病，揭示了硒缺乏是克山病发病的基本因素，也证明了硒是人体必需微量元素。

我国科学家在20世纪80~90年代对硒的安全摄入量范围进行了深入细致的调查研究，提出了迄今最适宜的人体硒推荐摄入量数据，已为国际营养学界广泛采用。

硒遍布于人体各组织器官和体液中，肾中硒浓度最高，肝脏次之，血液中相对低些。肌肉中的硒占人体总硒量的一半。肌肉、肾脏、肝脏和血液是硒的组织贮存库。硒在人体内总量的测定数据不多，据美国、新西兰、德国与我国的测定，成人体硒总量在3~20mg。人体硒量的不同与地区膳食硒摄入量的差异有关。

一、生理功能与缺乏

（一）构成含硒蛋白与含硒酶的成分

进入体内的硒绝大部分与蛋白质结合，称之为“含硒蛋白”（selenium-containing protein或selenium-binding protein）。其中，由mRNA上的三联密码子UGA编码硒半胱氨酸（Sec）参入的蛋白质另称为“硒蛋白”（selenoprotein）。

目前认为，只有硒蛋白有生物学功能，且为机体硒营养状态所调节。它们起着抗氧化、调节甲状腺激素代谢和维持维生素C及其他分子还原态作用等。根据基因频度分析，体内可能会有50~100种硒蛋白存在。主要的含硒蛋白与含硒酶有：

1. 四种谷胱甘肽过氧化物酶（glutathione peroxidase，GSH-Px，GPX） GPX遍布各组织细胞、体液（包括免疫系统）和细胞膜上。它们均用特异底物-还原型谷胱甘肽（GSH）作氢供体，将氢过氧化物（ROOH）或H_2O_2还原成无害的醇类（ROH）或H_2O，从而起到保护细胞和细胞膜免遭氧化损伤的作用。由于其中有一种GPX，其抗氧化作用主要在膜的脂质相上，因此能较好地解释硒与VE的互补节约作用。

2. 三种硫氧还蛋白还原酶（thioredoxin reductase，TR） 生物体内普遍存在的硫氧还蛋白系统（thioredoxin system）。

它们都是含2个硒原子的二聚体酶，TR1（或TrxR1）普遍存在于各种细胞胞浆中；TR2（或TGR）仅在睾丸中检出；TR3（或TrxR2）在线粒体中。

人类的TR可直接催化还原亚硒酸盐（SeO_3^{-2}）或谷胱甘肽硒醚（selenodiglutathione，GS-Se-SG）生成负二价硒化物（Se^{-2}），Se^{-2}是硒蛋白合成的关键中间物；也可以还原硒胱氨酸成二分子Sec；在游离Sec参与下还原ROOH；以及使已氧化的维生素C还原再生等。它对活性氧敏感而起氧化还原调节的细胞信号作用。

3. 碘甲腺原氨酸脱碘酶（iodothyronine deiodinase，ID，D） 碘甲腺原氨酸脱碘酶是催化各甲状腺激素分子脱碘的一类酶。人的ID存在于肝、肾、甲状腺和垂体中，它的mRNA在血液单核细胞中也被检出。其主要生理作用是将甲状腺分泌的T_4转化成活性形式T_3而提供给周围组织。近年发现硒的营养状况与此酶活性有密切关系。

（二）抗氧化作用

医学研究发现许多疾病的发病过程都与活性氧自由基有关。如化学、辐射和吸烟等致癌过程，克山病心肌氧化损伤，动脉粥样硬化的脂质过氧化损伤，白内障形成，衰老过程，炎症发生等无不与活性氧自由基有关。由于硒是若干抗氧化酶（GPX、TR等）的必需组分，它通过消除脂质过氧化物，阻断活性氧和自由基的致病作用，而起到延缓衰老乃至预防某些慢性病的发生。

（三）对甲状腺激素的调节作用

主要通过三个脱碘酶（D_1、D_2、D_3）发挥作用，对全身代谢及相关疾病产生影响。如碘缺乏病、克山病、衰老等。

（四）维持正常免疫功能

适宜硒水平对于保持细胞免疫和体液免疫是必需的。硒在白细胞中的检出和硒作为GPX组分的发现，为硒在免疫系统中的作用提供了初步解释。硒在脾、肝、淋巴结等所有免疫器官中都有检出，并观察到补硒可提高宿主抗体和补体的应答能力等。

（五）预防与硒缺乏相关的地方病

目前还没有人或动物“单纯硒缺乏”疾病报道，但有许多与硒缺乏相关的克山病和大骨节病的报告。在硒水平正常地区，从未见克山病和大骨节病病例发生，它们只出现在我国从东北到西南的一条很宽的低硒地带内。1976年起在全国各重病区逐步推广硒预防克山病措施，然后未再见有克山病暴发流行。克山病的病因虽然未能完全解释清楚，但人体硒缺乏状态是克山病发病的主要和基本因素已得到学术界共识。

大骨节病是一种地方性、多发性、变形性骨关节病。它主要发生于青少年，严重地影响骨发育和日后劳动生活能力。补硒可以缓解一些症状，对病人骨骺端改变有促进修复、防止恶化的较好效果，但不能有效控制大骨节病发病率。因此，目前认为低硒是大骨节病发生的环境因素之一，它与硒有密不可分的联系，只是有待科学的揭示。

（六）抗肿瘤作用

在硒具有抗癌作用的人体流行病学干预研究中，目前报道的较有说服力的有三项。一是，在我国江苏省启东县肝癌高发区的6年补硒（含亚硒酸钠15mg/kg食盐）干预试验，结果肝癌发病率显著下降。二是，河南省林县的干预试验，结果发现，同时补充β-胡萝卜素（15mg）、硒酵母（50μg硒）和维生素E（30mg）组总死亡率下降9%；总癌死亡率下降13%；胃癌死亡率下降20%，但对食管癌无效。三是，美国为期13年的补硒双盲干预试验，受试者为有皮肤癌史的患者，结果未能得到原先预期阻止皮肤癌复发效果，但发现服硒组总癌发生率和死亡率；肺癌、前列腺癌和结直肠癌的发生率均有明显降低。分析发现，个体原先硒水平越低，补硒效果越好。干预试验还发现，每天硒剂量为200μg，平均服用4.5年，没有出现任何不良反应。

（七）抗艾滋病作用

艾滋病是获得性免疫缺陷综合征（acquired immunodeficiency syndrome，AIDS），由HIV-1病毒感染引起。营养不良（缺乏Vit. A、Vit. B_{12}、Zn、Se等）会影响氧化应激程度和病毒表达，而加快病程的发展和死亡。调查发现HIV感染病人血浆硒水平与CD4细胞数和CD4/CD8比值呈正相关，而与B_2-微球蛋白（B_2-microglobulin）和胸苷激酶（thymidine-kinase）活性呈负相关。给艾滋病儿童补充硒（4μg/kg）可改善其出现的心脏合并症状。

补硒可减缓艾滋病进程和死亡的机制大致有三方面。①抗氧化作用，特别是抗氧化系统中的GPX、TR等抗氧化酶类的作用；②控制HIV病毒出现和演变；③调节细胞和体液免疫以增加抵抗感染能力。

（八）维持正常生育功能

许多动物实验表明硒缺乏可导致动物不育，不孕和母鸡产卵减少。大鼠精子游动性和授精能力减弱，精子生成停滞等。在对有生育问题的受试者的临床研究中，已初步观察到精子 GPX 含量与生育的关系。

二、吸收与代谢

（一）吸收、转运和排出

硒在体内的吸收、转运、排出、贮存和分布会受许多外界因素的影响。主要是膳食中硒的化学形式和量。另外性别、年龄、健康状况，以及食物中是否存在如硫、重金属、维生素等化合物也有影响。

人体摄入的硒有各种形式，动物性食物以硒半胱氨酸（Sec）和硒蛋氨酸（SeMet）形式为主；植物性食物以 SeMet 为主；而硒酸盐（selenate，SeO_4^{-2}）和亚硒酸盐（selenite，SeO_3^{-2}）是常用的补硒形式。

动物实验表明，硒主要在十二指肠被吸收，空肠和回肠也稍有吸收，胃不吸收。不同形式硒的吸收方式不同，SeMet 是主动吸收，SeO_3^{-2}是被动吸收，而 SeO_4^{-2}的吸收方式不太明确，主动和被动吸收的报道均有。可溶性硒化合物极易被吸收，如 SeO_3^{-2}吸收率大于 80%，SeMet 和 SeO_4^{-2}吸收率大于 90%。一般来说，其他形式硒吸收也很好，大致在 50% ~100% 范围。硒的吸收似乎不受体机体硒营养状态影响。

在测定不同形式硒生物利用率时，主要影响因素不是吸收率，而是参入转化为组织中硒的生物活性形式的效力。

经尿排出的硒占总硒排出量的 50% ~ 60%，在摄入高膳食硒时，尿硒排出量会增加，反之减少，肾脏起着调节作用。人体平衡实验表明，在很大幅度膳食硒摄入范围内（8.8 ~226μg/d），粪硒排出量总是恒定在 40% ~50% 范围，呼气和汗液中排出的硒极少。三甲基硒离子（$(CH)_3Se^+$，trimethylselenonium ion，$TMSe^+$）由尿中排出，但其总量一般不超过人尿总硒的 7%。

（二）代谢和贮存

从膳食摄入的各种形式硒(包括直接从膳食中摄入的 Sec)通过不同代谢途径均转化为负二价硒化物(Se^{-2})。经硒代磷酸盐合成酶(SPS)催化，形成硒代磷酸盐($SePO_3^{-3}$)置换为 Sec 的 tRNA,最后形成硒蛋白。

硒在体内大致分为两个代谢库。一个是硒调节代谢库，包括体内除了 SeMet 以外的所有形式硒。硒蛋白在此库内合成，由机体硒状态严格调节，即低硒时硒蛋白合成减少，补充硒时合成增加直至硒蛋白合成饱和。一个是 SeMet 代谢库（硒非调节贮存库)，只包括 SeMet。SeMet 和 Met 一样不能在体内合成，全部来自于膳食。SeMet 常替代 Met 参与到蛋白质中，因此可将其看作硒的贮存库。当膳食硒供应不足时，SeMet 库中的 SeMet 可通过转硫途径降解为 Sec（进入硒调节库)，供机体合成硒蛋白用。而当硒蛋白合成饱和后，膳食中的 SeMet 就贮存在 SeMet 库，使机体的硒水平不断增加。

三、过量危害与毒性

由于硒在地壳中的分布的不均匀性，出现地域性的高硒或低硒，从而得到含硒量较高或较低的粮食和畜禽产品；又由于硒的吸收率相对高，导致硒的摄入量过高或过低，形成与硒相关的“地方病”。如湖北恩施市和陕西紫阳县等地的地方性硒中毒和从东北到西南的一条很宽的低硒地带内的克山病和大骨节病。在我国同时存在硒含量最高和最低的两个极端地区。

20 世纪 60 年代，我国湖北恩施地区和陕西紫阳县发生过吃高硒玉米而引起急性中毒病例。病人 3～4 天内头发全部脱落。中毒体征主要是头发脱落和指甲变形。

四、营养状况评价

（一）硒含量

一是测定外环境硒含量（水、土、食物等），以估计人体硒营养状态；二是测定内环境硒含量（血、发、尿等），以评价人体硒营养状态。

一般认为，红细胞硒反映的是远期膳食硒摄入情况，因人红细胞寿命为 120 天；血浆（血清）硒反映的是近期膳食硒摄入情况；血小板硒反映的是最近期膳食硒摄入情况，因人血小板寿命为 7～14 天。

发硒和指（趾）甲硒与血硒有很好的相关性，采集样品也方便，它能反映较远期硒状态。中国和新西兰等测过 24 小时尿硒，但由于影响因素太多，收集运输麻烦等原因，已很少用。

（二）GPX 活性

因为 GPX 代表了硒在体内的活性形式。常测定全血 GPX 活性（通常红细胞中的 GPX 活性占全血 GPX 活性的 90% 以上）。与血硒相似，红细胞、血浆、血小板 GPX 活性分别代表远期、近期、最近期的硒状态变化。

对于评价硒营养状态来说，组织中的硒含量与 GPX 活性有较好的线性相关时，才能用 GPX 活性作为评价指标。现有的数据均表明，随着硒含量增加，GPX 活性也随之增高，但当血硒达到约 1.27μmol/L（0.1mg/L）时，GPX 活性达饱和而不再升高，也就不能再用来评价硒营养状态了。因此，以 GPX 活性作为评价指标时，仅适用于低于正常硒水平人群。

目前还没有适用于高硒营养状态的灵敏评价指标，头发脱落和指甲变形被用来作为硒中毒的临床指标。

五、需要量与膳食参考摄入量

硒的需要量和安全量　膳食硒需要量是以防止克山病发生为指标的最低硒摄入量。用两种方法，一种是直接测定相邻于克山病区的非病区“健康岛”（从未发生过克山病）居民膳食硒摄入量，结果为男女平均 16μg/d；另一种是计算方法，根据克山病区主粮硒含量最高不超过 20ng/g，估计碾磨损失 20%，主粮摄入 800g，并提供 70% 的硒摄入量，计算得 18μg/d。两种方法平均为 17μg/d，以 1.3 为安全因子，得到大约 20μg/d 作为膳食硒最低需要量。

中国营养学会 2000 年提出的每日膳食硒参考摄入量，18 岁以上者 RNI 为 50μg/d，UL 为 400μg/d。

六、食物来源

食物中硒含量测定值变化很大，例如（以鲜重计）：内脏和海产品 0.4～1.5mg/kg；

瘦肉0.1～0.4mg/kg；谷物 <0.1～>0.8mg/kg；奶制品<0.1～0.3mg/kg；水果蔬菜<0.1mg/kg。

影响植物性食物中硒含量的主要因素是其栽种土壤中的硒含量和可被吸收利用的量。因此，即使是同一品种的谷物或蔬菜，由于产地不同而硒含量不同。例如低硒地区大米硒含量可少于0.02mg/kg，而高硒地区大米硒含量可高达20mg/kg，有万倍差距。

第五节 铜

铜是人体必需的微量元素，铜广泛分布于生物组织中，大部分以有机复合物存在，很多是金属蛋白，以酶的形式起着功能作用。每个含铜蛋白的酶都有它清楚的生理生化作用，生物系统中许多涉及氧的电子传递和氧化还原反应都是由含铜酶催化的，这些酶对生命过程都是至关重要的。

据估计人体内含铜总量范围为50～120mg，有报道人体含铜1.4～2.1mg/kg，幼儿以千克体重计是成人的3倍，胎儿和婴儿铜水平与成人不同。出生后头两个月的婴儿铜浓度是以后的6～10倍，这种铜的储存可能为渡过婴儿期所需。人血液中铜主要分布于细胞和血浆之间，在红细胞中约60%的铜存在于Cu-Zn金属酶中（超氧化物歧化酶，SOD），其余40%与其他蛋白质和氨基酸松弛地结合。

一、生理功能与缺乏

铜是原氧化剂（prooxidant）又是抗氧化剂（antioxidant）。铜在机体内的生化功能主要是催化作用，许多含铜金属酶作为氧化酶，参与体内氧化还原过程，尤其是将氧分子还原为水，许多含铜金属酶已在人体中被证实，有着重要的生理功能。

（一）构成含铜酶与铜结合蛋白的成分

已知含铜酶主要有：胺氧化酶、酪胺氧化酶、单胺氧化酶、组胺氧化酶、二胺氧化酶、赖氨酰氧化酶、硫氢基氧化酶、亚铁氧化酶Ⅰ（即铜蓝蛋白）、亚铁氧化酶Ⅱ、细胞色素C氧化酶、多巴胺β-羟化酶、超氧化物歧化酶、细胞外超氧化物歧化酶等。

铜结合蛋白有：铜硫蛋白、白蛋白、转铜蛋白、凝血因子Ⅴ、低分子量配合体（包括氨基酸和多肽）等。

（二）维持正常造血功能

铜参与铁的代谢和红细胞生成。铜蓝蛋白和亚铁氧化酶Ⅱ可氧化铁离子，使铁离子结合到运铁蛋白，对生成运铁蛋白起主要作用，并可将铁从小肠腔和贮存点运送到红细胞生成点，促进血红蛋白的形成。故铜缺乏时可产生寿命短的异常红细胞。正常骨髓细胞的形成也需要铜。缺铜引起线粒体中细胞色素C氧化酶活性下降，使Fe^{3+}不能与原卟啉合成血红素，可引起贫血。铜蓝蛋白功能缺损也可使细胞产生铁的积聚。缺铜时红细胞生成障碍，表现为缺铜性贫血。大多数为低血红蛋白小细胞性，亦可为正常细胞或大细胞性。生化检查：①血浆铜蓝蛋白<150mg/L。②血清铜浓度<11μmol/L（0.7mg/L）。③红细胞铜含量常降至0.4μg/ml红细胞以下。

（三）促进结缔组织形成

铜主要是通过赖氟酰氧化酶促进结缔组织中胶原蛋白和弹性蛋白的交联，是形成强壮、柔软的结缔组织所必需。因此，它在皮肤和骨骼的形成、骨矿化、心脏和血管系统的结缔组织完善中起着重要的作用。

（四）维护中枢神经系统的健康

铜在神经系统中起着多种作用。细胞色素氧化酶能促进髓鞘的形成。在脑组织中多巴胺β-羟化酶催化多巴胺转变成神经递质正肾上腺素，该酶并与儿茶酚胺的生物合成有关。缺铜可致脑组织萎缩，灰质和白质变性，神经元减少，精神发育停滞，运动障碍等。铜在中枢神经系统中的一些遗传性和偶发性神经紊乱的发病中有着重要作用。

（五）促进正常黑色素形成及维护毛发正常结构

酪氨氧化酶能催化酪氨酸羟基化转变为多巴，并进而转变为黑色素，为皮肤、毛发和眼睛所必需。先天性缺酪氨氧化酶，引起毛发脱色，称为白化病。硫氢基氧化酶具有维护毛发的正常结构及防止其角化，铜缺乏时毛发角化并出现具有铜丝样头发的卷发症，称为Menke's病。

（六）保护机体细胞免受超氧阴离子的损伤

广泛分布的超氧化物歧化酶（SOD），细胞外的铜蓝蛋白和主要在细胞内的铜硫蛋白等含铜酶具有抗氧化作用。SOD能催化超氧阴离子转变为过氧化物，过氧化物又通过过氧化氢酶或谷胱甘肽过氧化物酶作用进一步转变为水。

铜对脂质和糖代谢有一定影响，缺铜动物可使血中胆固醇水平升高，但过量铜又能引起脂质代谢紊乱。铜对血糖的调节也有重要作用。缺铜后葡萄糖耐量降低，对某些用常规疗法无效的糖尿病患者,给以小剂量铜离子治疗,常可使病情明显改善,血糖降低。

此外，铜对免疫功能、激素分泌等也有影响，缺铜虽对免疫功能指标有影响，但补充铜并不能使之逆转。

二、吸收与代谢

膳食中铜被吸收后，通过门脉血运送到肝脏，掺入到铜蓝蛋白，然后释放到血液，传递到全身组织，大部分内源性铜排泄到胃肠道与从食物中来而未被吸收的铜一起排出体外，少量铜通过其他途径排出。

铜主要在小肠被吸收，少量由胃吸收。可溶性铜的吸收率为40%～60%。胃肠道对一般食物中铜吸收率很高，近来报道表观吸收率为55%～75%，铜的吸收率受膳食中铜水平强烈影响，膳食中铜含量增加，吸收率则下降，而吸收量仍有所增加。在每天摄入铜少于1mg时，其吸收率为50%以上；当每天摄入量增加到5mg时，吸收率则下降为20%以下，每天摄入铜为2mg时吸收率约为35%。

膳食中铜水平低时，主动运输为主；膳食中铜水平高时，被动吸收则起作用。年龄和性别对铜吸收未见明显影响。铜的吸收可能受机体对铜的需要所调节，含铜硫蛋白参与对铜吸收的调节。

膳食中其他营养素摄入量对铜的吸收利用产生影响，但所需含量都比较高，这包括锌、铁、钼、维生素C、蔗糖和果糖。已证明锌摄入过高可干扰铜的吸收，膳食或饲料中维生素C含量高时，在许多动物体内可产生铜缺乏，但人体研究较少。每天摄入维生素 C 600mg 并不干扰铜的吸收。每天摄入维生素 C 1600mg 可减少铜蓝蛋白活力，人体研究表明，果糖摄入量高与红细胞中铜-锌超氧化物歧化酶（Cu-Zn SOD）减少有关。总之，这些营养素之间关系，在人体研究中资料仍感不足，需要进一步探讨。

铜的主要排泄途径是通过胆汁到胃肠道，再随唾液、胃液、肠液回收，进入胃肠道的铜以及少量来自小肠细菌的铜一起由粪便中排出，但少部分被重吸收。健康人每日经尿液排泄的铜约 10～50μg/d（0.2～1.0μmol/d），经汗及皮肤通常丢失 50μg/d 以下，皮肤、指甲、头发也丢失铜。铜吸收和排泄的动态平衡调节，在广宽的膳食摄入范围内可预防铜的缺乏或中毒。

三、过量与中毒

铜对于大多数哺乳动物是相对无毒的。人体急性铜中毒主要是由于误食铜盐或食用与铜容器或铜管接触的食物或饮料。大剂量铜的急性毒性反应包括：口腔有金属味、流涎、上腹疼痛、恶心、呕吐及严重腹泻。摄入 100g 或更多硫酸铜可引起溶血性贫血、肝衰竭、肾衰竭、休克、昏迷或死亡。

慢性中毒可以在用铜管做血液透析的病人几个月后出现，以及葡萄园用铜化合物作为杀虫剂的工作者。经口摄入而引起慢性中毒尚未确定。长期食用大量牡蛎、肝、蘑菇、坚果、巧克力等含铜高的食品，每天铜摄入量超过正常量 10 倍以上未见慢性中毒。

四、营养状况评价

评估铜营养状况的指标，有血清或血浆中铜，铜蓝蛋白水平，红细胞中 SOD 活性，贫血、中性白细胞低等，对严重铜缺乏及对补铜后反映较迅速。但对边缘性铜缺乏不是敏感指标，也不能很好反映膳食中铜的摄入量。

（一）血清中铜浓度

是铜缺乏的可靠指标，用于个体则要慎重。正常人血清铜范围为 10.0～24.4μmol/L（640～1560μg/L）。女性比男性约高 10%。女性妊娠期血清铜可高出一倍。而当发现铜缺乏病例时，血清铜浓度已远低于此下限。补充铜可使血清铜浓度在几天内恢复到正常水平。

（二）血清铜蓝蛋白浓度

正常人水平为 180～400mg/L。血清中铜蓝蛋白浓度经常与血清中铜浓度相平行，铜蓝蛋白也是一个铜缺乏的可靠指标，但不能反映轻度铜缺乏，它对补充铜反映很快。铜蓝蛋白是一个急性病期出现的蛋白质，在肝病、恶性肿瘤、炎症、心肌梗死以及许多传染性疾病时，明显增加。在这种情况下血清铜和铜蓝蛋白水平不能用作为诊断铜缺乏指标。

（三）红细胞中超氧化物歧化酶（SOD）

也是评估铜营养状况的一个可靠指标。认为有时更敏感。它在不同膳食铜水平情况下，低铜膳食使红细胞中 SOD 活性下降。

（四）血小板中铜浓度和细胞色素 C 氧化酶

能更快地反映膳食中铜的含量。曾有报道若膳食中铜下降时，血小板中铜浓度和酶活性下降；而膳食中补充铜时，只有血小板中铜浓度增加。

（五）尿铜

排出量非常低，个体差异大，在对照研究中尿铜的排出量下降，可作为膳食中铜摄入量不够的证明。

（六）其他

采用许多功能试验来评估铜的营养状态，或将已确定的多个指标结合起来在评估铜的营养状况应是更有价值的。

五、需要量与膳食参考摄入量

借鉴国外资料结合我国居民情况，中国营养学会于2000年制订了不同年龄各人群铜的AI值，成年人为每人每天2mg。可耐受最高摄入量值（UL）成年人为8mg/d。

六、食物来源

铜广泛存在于各种食物中，牡蛎，贝类海产品食物以及坚果类是铜的良好来源（含量约为0.3～2mg/100g）其次是动物的肝、肾，谷类胚芽部分，豆类等次之（含量约为0.1～0.3mg/100g），植物性食物铜含量受其培育土壤中铜含量，及加工方法的影响。奶类和蔬菜含量最低（≤0.1mg/100g食物）。通常成年人每天可以从膳食中得到约2.0mg铜，基本上能满足人体需要。食物中铜吸收平均为40%～60%。

第六节 铬

1954年发现铬有生物活性，1957年报道提取了一种称为“葡萄糖耐量因子”（glucose tolerance factor，GTF）的化合物，能够恢复大鼠受损的葡萄糖耐量，并由此确定铬是动物营养的必需微量元素。后来，给葡萄糖耐量受损的营养不良儿童口服三氯化铬补充物，发现其葡萄糖清除率有所改善。此后，又发现加入250μg氯化铬后，其外源性胰岛素需要明显降低，血液循环中葡萄糖和游离脂肪酸水平降低。

人体内各部分都存在铬，并主要以三价铬的形式存在，但铬在生物组织中的浓度极低。正常人体内总共只含有6～7mg的铬，而且分布很广。除了肺以外，各组织和器官中的铬浓度均随着年龄而下降。新生儿铬含量高于儿童，儿童3岁前铬含量高于成人。3岁起逐渐降至成人水平。成年人随年龄的增长，体内铬含量逐渐减少，因此老年人常有缺铬现象。

一、生理功能与缺乏

（一）加强胰岛素的作用

糖代谢中铬作为一个辅助因子对启动胰岛素有作用，添加铬能刺激葡萄糖的摄取。外源性胰岛素可显著地促使补铬动物比铬耗竭动物的心脏蛋白质摄取更多的氨基酸。其作用方式可能是含铬的葡萄糖耐量因子促进在细胞膜的硫氢基和胰岛素分子A链的两个二硫键之间形成一个稳定的桥，使胰岛素充分地发挥作用。

（二）预防动脉粥样硬化

铬可能对血清胆固醇的内环境稳定有作用。动物缺铬血清胆固醇较高，喂铬以后可使血清胆固醇降低。缺铬大鼠的主动脉斑块的发病率高于有充足铬的对照组。在肥胖大鼠的饲料中补充铬（2mg/kg 饲料），结果使总肝脂显著下降，血液循环中胰岛素水平也趋于下降。也有研究报道，补铬后总血清胆固醇下降，高密度脂蛋白胆固醇和载脂蛋白 A 的浓度增加。

（三）促进蛋白质代谢和生长发育

某些氨基酸掺入蛋白质受铬的影响。在 DNA 和 RNA 的结合部位发现有大量的铬，提示铬在核酸的代谢或结构中发挥作用。铬对最适生长也是需要的，缺铬动物生长发育停滞。

对营养不良的儿童进行铬补充与对照组进行比较，观察到补铬组的生长速率显著地增加。两名接受缺铬的全胃肠外营养的病人，表现为体重下降，在补充铬后体重恢复。

（四）其他

许多动物试验研究结果，发现补充铬可以提高应激状态下的动物体内免疫球蛋白，显著减少其血清皮质醇；或良好的体液和细胞免疫功能；增强 RNA 合成；铬虽对大鼠体重的影响不大，但可抑制肥胖基因的表达。

在不同类型应激过程中，如剧烈锻炼、身体受伤、感染及高温或寒冷时，葡萄糖代谢发生很大改变，因而也使铬的代谢改变。有研究表明，创伤病人和高强度锻炼的人尿铬排出量升高。此外还有人认为妊娠期间铬的需要可能增加。有研究提出，代谢性应激是确定微量元素必需性的关键因素。

铬缺乏的原因主要是摄入不足或消耗过多。人体铬主要来自食物，而人体对铬的吸收率较低，因此，某些人群可以缺铬。食物缺铬的原因主要是食品精制过程中铬被丢失，如精制面粉可损失铬 40%，砂糖为 90%，大米为 75%，脱脂牛奶为 50%。此外，饮用水的低铬也有一定影响。缺铬的另一主要原因是人体对铬消耗增加。如烧伤、感染、外伤和体力消耗过度，可使尿铬排出增加。

在蛋白质-能量营养不良和完全肠外营养情况下，易发生铬缺乏症。因膳食因素所致铬摄取不足而引起的缺乏症未见报道，但三名长期接受 TPN 治疗而未补充铬的病人出现了铬缺乏的症状。主要表现为不明原因的体重下降，周围神经炎，血浆对葡萄糖的清除受损，呼吸商降低，这提示机体优先使用脂肪作为能源。每天向 TPN 注射液中加入 250μg 的铬，2 周后葡萄糖清除率恢复正常，呼吸商提高。为此，美国医学会（AMA）已经推荐在 TPN 溶液中加入铬。

二、吸收与代谢

（一）吸收

无机铬化合物在人体的吸收很低，其范围为 0.4% ~3% 或更少。膳食中的铬含量较高时，可使膳食中铬的吸收率降低。膳食中铬摄入量为 10μg/d 时，铬吸收率为 2%；增加到 40μg/d，铬的吸收率减少到 0.5%，当摄入铬大于 40μg/d，铬的吸收恒定在 0.4% 左右。

在服用参考膳食（总能量的 35% 来源于复合型的碳水化合物，15% 来源于单纯糖类）或高糖膳食（总能量的 35% 来源于单纯糖类，15% 来源于复合碳水化合物）的 19 名男性和 18 名女性中发现，高糖膳食增加铬的丢失，明显提高了铬平均排出量。

维生素C能促进铬的吸收，试验揭示同时进食铬和维生素C者的血铬浓度一直较高。

对铬的吸收部位或机制了解甚少，在大鼠小肠的中段，认为是铬最易扩散的节段，其次是回肠和十二指肠。

（二）转运

给动物灌胃后1小时，血中^{51}Cr达到最高值，然后呈对数下降，24小时后下降到最高值的20%。但血液循环中的铬并不与组织中储存的铬相平衡。

许多研究认为铬自粪便中排泄。有人通过平衡试验发现粪便中平均含有98.1%的膳食铬。自胆汁排出的铬仅占粪便铬的小部分。

接触三价铬的制革工人尿中铬的排泄明显高于对照组，在周末不与铬接触时，其尿中铬的排泄明显下降。正常受试者72小时内尿中平均排出该摄入剂量的0.69%（0.3%～1.3%）。成年人每日补充200μg铬，尿中排出率约为0.4%。

由于应激而使铬的排泄增加可能是加重铬缺乏的一个重要因素。外伤病人尿中铬的排泄高于正常。长跑运动员每天跑6公里，其尿中铬的排泄是休息时的2倍。维生素C耗竭的豚鼠血循环中皮质醇的浓度较高，口服$CrCl_3$后其Cr的排泄较对照组高。

三、过量危害与毒性

铬的毒性与其存在的价态有极大的关系，六价铬的毒性比三价铬高约100倍，但不同化合物毒性不同。六价铬化合物在高浓度时具有明显的局部刺激作用和腐蚀作用，低浓度时为常见的致癌物质。在食物中大多为三价铬，其口服毒性很低，可能是由于其吸收非常少。

一系列的研究证明，Cr^{6+}是强致突变物，Cr^{3+}不致突变或其作用甚微。由于最近有些研究拟广泛使用铬作为营养补充剂，故对于补充三价铬的危险性应进行进一步的研究。

四、营养状况评价

目前铬的营养状况评价尚缺乏可靠的指标。由于血铬浓度太低仅接近灵敏仪器的检出限，血铬极难检测，而且血清和血浆中的铬可能与其他体液中的铬不处于平衡状态，目前还未确定铬与任何酶的关系，也没有酶可作为评价指标。因此对铬的营养和临床评价非常困难，仅能依靠铬摄入量调查和病史及临床表现。

尿铬浓度一般有较大的波动，因此常收集24小时尿液测定其含铬总量。当机体摄入铬增加时，尿铬随之增加；但它的变化也不与葡萄糖、胰岛素水平密切相关。所以，在多数情况下尿铬仅用于对接受补铬者的监测。在代谢平衡研究中，尿铬也是一项很有用的指标，它可以很好的反映机体在一段时间内对铬的吸收、保留和排泄状况。尚不能作为营养状况评价的指标。

五、需要量与膳食参考摄入量

在确定健康人体对铬的需要量研究中，主要运用三种方法：耗竭补充实验、代谢平衡实验和膳食调查。

由于目前无足够的代谢平衡实验研究和其他需要量研究资料，故无法获得确切的平均需要量（EAR）资料，故不能制订推荐摄入量（RNI）。中国营养学会2000年制订铬的（AI）和适宜摄入量为50μg/d，可耐受最高摄入量（UL）订为成年人500μg/d。

六、食物来源

铬以小剂量广泛分布在食物中，膳食铬主要来源是谷类（346μg/kg）、肉类及鱼贝类（458μg/kg）。全谷类食物中含有的铬高于水果和蔬菜。在食物的加工过程中铬可能被添加或去除。精制糖和面粉中的铬低于未加工过的农产品。然而，酸性食物在和不锈钢接触时能溶取铬。加工过的肉类铬的含量较高。

第七节 钼

钼是黄嘌呤氧化酶/脱氢酶、醛氧化酶和亚硫酸盐氧化酶的组成成分，从而确知其为人体及动植物必需的微量元素。人体各种组织都含钼，成人体内总量约为9mg，肝、肾中含量最高。

由于动物和人对钼的需要量很小及钼广泛存在于各种食物中，因而迄今尚未发现在正常膳食条件下发生钼缺乏症。临床上曾有报告长期接受全胃肠外营养的患者出现“获得性钼缺乏（acquired molybdenum deficiency）”综合征。

一、生理功能与缺乏

钼作为3种钼金属酶的辅基而发挥其生理功能。钼酶催化一些底物的羟化反应。黄嘌呤氧化酶催化次黄嘌呤转化为黄嘌呤，然后转化成尿酸。醛氧化酶催化各种嘧啶、嘌呤、蝶啶及有关化合物的氧化和解毒。亚硫酸盐氧化酶催化亚硫酸盐向硫酸盐的转化。有研究者还发现，在体外实验中，钼酸盐可保护肾上腺皮质激素受体（例如糖皮质激素受体），使之保留活性。据此推测，它在体内可能也有类似作用。有人推测，钼酸盐之所以能够影响糖皮质激素受体是因为它与一种称为“调节素（modulator）”的内源性化合物类似。

无论是人类还是动物，在正常膳食条件下都不会发生钼缺乏。因而，钼缺乏的临床意义不大。但是，长期接受全胃肠外营养的病人及对亚硫酸盐氧化酶的需要量增大的病人有可能出现钼缺乏问题。

曾报告1例长期接受全胃肠外营养的病人出现烦躁不安发展到昏迷，心动过速，呼吸急促，夜盲等症状；减少蛋白质和含硫氨基酸输入量可使症状缓解，输入亚硫酸盐可使症状加重；化验检查发现，血液中蛋氨酸及羟基嘌呤浓度升高，尿酸浓度降低；尿液中尿酸及硫酸盐浓度均很低。在补充钼酸铵（300μg/d）后上述症状及化验异常均迅速消退。

二、吸收与代谢

膳食及饮水中的钼化合物（除硫化钼以外），极易被吸收。经口摄入的可溶性钼酸铵约88%～93%可被吸收。大豆和羽衣甘蓝内标记钼的吸收率分别为57%和88%。动物对钼的吸收是在胃及小肠。膳食中的各种含硫化合物对钼的吸收有相当强的阻抑作用，硫化钼口服后只能吸收5%左右。

钼酸盐被吸收后仍以钼酸根的形式与血液中的巨球蛋白结合，并与红细胞有松散的结合。血液中的钼大部分被肝、肾摄取。在肝脏中的钼酸根一部分转化为含钼酶，其余部分与蝶呤结合形成含钼的辅基储存在肝脏中。

身体主要以钼酸盐形式通过肾脏排泄钼，膳食钼摄入增多时肾脏排泄钼也随之增多。因此，人体主要是通过肾脏排泄而不是通过控制吸收来保持体内钼平衡。此外也有一定数量的钼随胆汁排泄。

三、过量危害与毒性

人和动物机体对钼均有较强的内稳定机制，经口摄入钼化物不易引起中毒。用非反刍动物做实验，每千克饲料或饮水中钼含量需要高达100～5000 mg才能引起中毒症状。反刍动物对饲料钼过高较非反刍动物敏感。实验性钼中毒的表现包括：生长抑制、心脏肥大、贫血及因成骨不全导致的骨关节畸形。钼中毒的发生机制还不明，一些学者根据其临床表现推测很可能与钼干扰铜的利用或引起硫代谢紊乱有关。

在钼水平高的中性或碱性土壤上生长的谷物及牧草中钼浓度高，尤其是排水不良的盆地地区更是如此。据报告，生活在亚美尼亚地区的居民每日钼摄入量高达10～15 mg；当地痛风病发病率特别高被认为与此有关。钼冶炼厂的工人也可因吸入含钼粉尘而摄入过多的钼。据调查，这些工人的血清钼水平、黄嘌呤氧化酶活性、血及尿中的尿酸水平均显著高于一般人群。

四、营养状况评价

评价钼营养状况的指标包括血液黄嘌呤氧化酶水平、血钼和尿钼。常采用负荷试验测定含钼酶水平，即给予受试者一定剂量的一磷酸腺苷（adenosine monophosphate，AMP）然后根据其尿中的代谢产物数量推测黄嘌呤氧化酶的活性。

血钼和尿钼浓度可以反映机体摄取钼的情况，但是迄今尚未能确定它们的正常值，因而难以用来说明机体的钼营养状况。

五、需要量与膳食参考摄入量

未发现在正常膳食条件下出现钼缺乏或钼中毒问题，世界卫生组织（WHO）1996年根据国际原子能机构（IAEA）关于全球性微量元素膳食摄入量的文献资料总结得到的代表性钼摄入量范围为60～520μg/d。1995年Turnland等报告，成人摄入含钼25μg/d的膳食102日未见钼缺乏症状，生化检验也基本正常。他们据此建议将25μg/d订为成人的钼最低需要量。

1985年Chappel根据钼对不同动物的毒性研究结果，推荐将钼的最低毒副作用水平定为0.14 mg/kg。除以安全系数30，得出钼的可耐受最高摄入量（UL）为5μg/kg，按成人体重为70 kg计算为350μg/d。

2000年中国营养学会根据国外资料，制订了中国居民膳食钼参考摄入量，成人AI为60μg/d；UL为350μg/d。

六、食物来源

钼广泛存在于各种食物中。动物肝、肾中含量最丰富，谷类、奶制品和干豆类是钼的良好来源。蔬菜、水果和鱼类中钼含量较低。

第八节 氟

氟与疾病和健康的研究已有近百年的历史，氟以少量且不同浓度存在于所有土壤、水及动植物中，食物均含有氟。氟是人体所必需的微量元素，过量又可引起中毒。目前已知与氟化物相关联的组织为骨与牙釉质。氟已被证实是惟一能降低儿童和成年人龋齿患病率和减轻龋齿病情的营养素。人体内约有 0.007% 的氟。

一、生理功能与缺乏

（一）牙齿的重要成分

氟在骨骼与牙齿的形成中有重要作用。氟是牙齿的重要成分，氟被牙釉质中的羟磷灰石吸附后，在牙齿表面形成一层抗酸性腐蚀的、坚硬的氟磷灰石保护层，有防止龋齿的作用。

缺氟时，由于釉质中不能形成氟磷灰石而得不到保护，牙釉质易被微生物、有机酸和酶侵蚀而发生龋齿。

（二）骨盐的组成部分

人体骨骼固体的60%为骨盐（主要为羟磷灰石），而氟能与骨盐结晶表面的离子进行交换，形成氟磷灰石而成为骨盐的组成部分。骨盐中的氟多时，骨质坚硬，而且适量的氟有利于钙和磷的利用及在骨骼中沉积，可加速骨骼成长，促进生长，并维护骨骼的健康。

老年人缺氟时，钙、磷的利用受到影响，可导致骨质疏松。水中含氟较高（4～9mg/L）的地区居民中，骨质疏松症较少。至于用治疗剂量的氟以治疗骨质疏松症，虽然有效，但易发生不良反应，使血清钙下降，出现甲状旁腺功能亢进和形成形态异常的骨骼。

二、吸收与代谢

（一）吸收

膳食和饮水中的氟摄入人体后，主要在胃部吸收。氟的吸收很快，吸收率也很高。饮水中的氟可完全吸收，食物中的氟一般吸收75%～90%，剩下的10%～25%则由粪便排出，吸收一半量所需的时间约为30分钟，因此，血浆浓度通常在30～60分钟内达到峰值。3～4小时内尿中有20%～30%的氟化物。已证明氟吸收的机制是通过扩散。

氟的吸收还受几种膳食因素的影响。铝盐、钙盐可降低氟在肠道中吸收，而脂肪水平提高可增加氟的吸收。

（二）转运与储存

氟一旦被吸收，即进入血液，分布到全身，并有部分排出体外，从血浆来的氟与钙化的组织形成复合物，此外还分布于软组织的细胞内外间隙。绝大多数保留在体内的离子氟进入钙化组织（骨骼和发育中的牙齿），是由于氟取代了骨骼或牙釉质中羟磷灰石的羟酸氢根离子，形成氟磷灰石，或者在晶体表面的水合外壳内进行离子交换。每天吸收的氟约有 50% 于 24 小时内沉积在钙化组织中，机体中的氟约 99% 存在于钙化的组织。

虽然氟对骨骼有高度亲和力，但氟与骨骼结合并非不可逆，而是形成一种可逆的螯合代谢池。根据生理需要骨骼中的氟可通过间隙中的离子交换快速地动员或由不断进行的骨再建过程而缓慢地动员释放。年轻人的再建过程比较活跃，这就是为什么氟在骨中的沉积与年龄呈反比关系。

（三）排泄

肾脏是无机氟排泄的主要途径。每天摄入的氟约有 50% 通过肾脏清除。氟可自由滤过肾小球毛细管，而肾小管的重吸收率则高低不等。肾对氟的清除率与尿液 pH 有直接关系，因此，影响尿液 pH 的因素，如膳食、药物、代谢或呼吸性疾病，甚至于居住地的海拔高度等，都能够影响氟的吸收。

三、过量危害与毒性

（一）急性毒性

据国外报告氟（以氟化钠为代表）的 LD_{50} 为 42 ~ 210mg/kg 体重，国内有关单位进行小鼠、大鼠和豚鼠的急性毒性试验，结果如下：小鼠 LD_{50} 为 143.3mg/kg；大鼠为 126mg/kg 体重；豚鼠为 115.3mg/kg。根据以上资料按毒性分级，氟化钠属于中等毒性。

急性氟中毒的症状和体征为恶心、呕吐、腹泻、腹痛、心功能不全、惊厥、麻痹以及昏厥。

（二）亚急性毒性

氟对动物与人的毒害最灵敏部位为牙齿，国外大量文献认为，长期摄入含氟化物 100 mg/kg 饲料的动物，其脑、脑垂体、心、肝、胰、脾、胃、肠、肾上腺、乳腺、卵巢、子宫等均未观察到有肉眼可见的变化和组织学变化。Hoagstratton 等报告，动物吃含氟 100 mg/kg 饲料达到 7 年之久，对动物未能引起肝功异常。

（三）每日允许摄入量（ADI）

1982 年全国食品中氟允许限量标准科研协作组对氟的 ADI 订为 3.5mg。

（四）慢性毒性

长期摄入低剂量的氟（1 ~ 2mg/L 饮水）所引起的不良反应为氟斑牙，而长期摄入高剂量的氟则可引起氟骨症。

四、营养状况评价

由于罕见单纯或直接由于氟摄入量不足而引起的缺乏症，故对氟的营养状况评价指标极少研究。相反，由于氟摄入过量而引起氟斑牙和氟骨症的报道很多，故对氟过量的评价指标却有较多探索，其指标有：

（一）1 日氟摄入量计算

由于同类食品在各地的含氟量的不同及食品消费习惯的巨大差别，对儿童及成人氟摄入量估计很难准确，一般约在 1～3mg/d。高于此值有氟过量倾向，低于此值则龋齿发生率可能增加。

（二）血氟

正常成年人全血氟约为 0.28μg/g，波动范围为 0.15～1μg/g。早晨空腹最低（0.03～0.08μg/g），晚饭后最高（0.24～0.51μg/g）。

（三）尿氟

氟主要从尿中排出。尿氟可间接反映人体的摄氟水平，包括近期吸收情况及前一阶段蓄积水平。正常情况下，尿氟的均值大致与当地水氟浓度相当。约为 1μg/g。若饮水含氟量 >1.0mg/L，或总氟量摄入量 >3.5mg/d，当地出生儿童的氟斑牙率可能会达到 30%，而尿氟均值也可能在 1.1～2.0μg/g 范围。

五、需要量与膳食参考摄入量

日本男性及女性从食物中摄氟量分别为 1.34mg/d 和 1.12mg/d；美国成年人摄氟量为 0.5～1.5mg/d；英格兰居民平均摄氟量为 2.5mg/d；前苏联成年人为 2.1mg/d。我国氟摄入量的数据：四川从膳食摄入氟 0.8 ～1.6mg/d，从饮水摄入氟 2.5mg/d，共计 3.3 ～4.1mg/d。河北氟摄入量约为 2.0～4.5mg/d，其中 65% 来自饮水，35% 来自食物。贵州为高氟地区，氟病区从食物中摄入为 6.6～7.6mg/d，饮水中 0.4mg/d，空气吸入 0.5mg/d，合计 7.5～8.5mg/d；对照区从食物摄入为 4.0mg/d，合计 4.9mg/d。

Schroeder 1977 年认为人对氟的最低需要量为 1mg/d，平均摄入量为 2.4mg/d，耐受量为 20mg/d，中毒量为 40mg/d。Kruger 1978 年提出每日氟需要量为 0.3～1.0mg。我国宁夏 1975 年曾提出人体食物摄氟量为 1.0～1.5mg，每日需要量为 1.0～1.5mg，最高不得超过 6mg。

美国 FNB 于 1980 年及 1989 年分别制订和修订了安全适宜摄入量（ESADDI），6 个月以下婴儿为 0.1～0.5mg/d，成年人为 1.5～4.0mg/d。中国营养学会 1988 年建议氟的安全和适宜摄入量亦与 1989 年 FNB 的数值相一致。1989 年 FNB 的制订依据是美国在供水中含氟量 1mg/L 可保证从水及饮料中摄入氟总量 1～2mg/d，且供水氟化是预防龋齿最简便而有效的方法。如饮水无氟化的人群则可服用 2mg 氟化钠片剂，可增加 1mg 氟以防龋。但是以氟防龋齿的最佳措施是每日膳食中摄入氟 1.5mg/d 或稍多。儿童摄入氟如超过 2.5mg/d 可引起斑釉齿。成年人若居住在水氟超过 4mg/L 的地区，对骨质疏松有某些保护作用。

我国广州市自 1965 年饮水氟化后，亦引起斑釉牙增加。Jansem（1974）报道美国 Arlington 市饮水自 0.1mg/L 加氟至 1～1.25mg/L，与心脏病死亡率增加有关。

考虑到上述情况，我国制订 DRIs 时，氟亦仅可制订适宜摄入量（AI），即成年人 AI 订为 1.5mg/d，UL 订为 3.0mg/d。

六、食物来源

一般情况下，动物性食品中氟高于植物性食品，海洋动物中氟高于淡水及陆地食品，鱼（鲱鱼 28.50mg/kg）和茶叶（37.5～178.0mg/kg）氟含量很高。

第九节 钴

钴是中等活泼的金属元素，有二价和三价二种化合价。钴可经消化道和呼吸道进入人体，一般成年人体内含钴量为1.1 ~1.5mg。在血浆中无机钴附着在白蛋白上，它最初贮存于肝和肾，然后贮存于骨、脾、胰、小肠以及其他组织。体内钴14%分布于骨骼，43%分布于肌肉组织，43%分布于其他软组织中。

一、生理功能

钴是维生素B_{12}组成部分，反刍动物可以在肠道内将摄入的钴合成为维生素B_{12}，而人类与单胃动物不能将钴在体内合成维生素B_{12}。现在还不能确定钴的其他的功能，但体内的钴仅有约10%是维生素的形式。已观察到无机钴对刺激红细胞生成有重要的作用。有种贫血用叶酸、铁、维生素B_{12}治疗皆无效，有人用大剂量（通常为20~30mg）的二氯化钴可治疗这类贫血。然而，这么大剂量钴反复应用可引起中毒。钴对红细胞生成作用的机制是影响肾释放促红细胞生成素，或者通过刺激胍循环（形成环形GMP）。还观察到供给钴后可使血管扩张和脸色发红，这是由于肾释放舒缓激肽，钴对甲状腺的功能可能有作用，动物实验结果显示，甲状腺素的合成可能需要钴，钴能拮抗碘缺乏产生的影响。

二、吸收与代谢

经口摄入的钴在小肠上部被吸收，并部分地与铁共用一个运载通道，在血浆中是附着在白蛋白上。吸收率可达到63% ~93%，铁缺乏时可促进钴的吸收。钴主要通过尿液排出，少部分由肠、汗、头发等途径排出，一般不在体内蓄积。尿钴含量为16.6nmol/L（0.98μg/L），由于钴在体内的生物半衰期较短，因此测定尿中钴的含量可以了解短期内钴进入体内的状况。

目前尚无钴缺乏症的病例，从膳食中可能每天摄入钴5 ~20μg。经常注射钴或暴露于过量的钴环境中，可引起钴中毒。儿童对钴的毒性敏感，应避免使用每千克体重超过1mg的剂量。在缺乏维生素B_{12}和蛋白质以及摄入酒精时，毒性会增加，这在酗酒者中常见。

三、需要量与膳食参考摄入量

2000年中国营养学会根据国外资料初步制订了中国居民膳食钴参考摄入量，成年人AI为60μg/d，UL为350μg/d。

四、食物来源

食物中钴含量较高者（20μg/100g）有甜菜、卷心菜、洋葱、萝卜、菠菜、西红柿、无花果、荞麦和谷类等，蘑菇含量可达61μg/100g。

第十节 锰

成年人体内锰的总量约为200～400μmol，分布在身体各种组织和体液中。骨、肝、胰、肾中锰浓度较高（20～50 nmol/g）；脑、心、肺和肌肉中锰的浓度低于20nmol/g；全血和血清中的锰浓度分别为200nmol/L和20nmol/L。锰在线粒体中的浓度高于在细胞浆或其他细胞器中的浓度，所以线粒体多的组织锰浓度较高。

一、生理功能与缺乏

锰在体内一部分作为金属酶的组成成分，一部分作为酶的激活剂起作用。含锰酶包括精氨酸酶、丙酮酸羧化酶和锰超氧化物歧化酶（MnSOD）。精氨酸酶是细胞浆中催化尿素合成的酶，每mol精氨酸酶含4mol Mn^{2+}。

由锰激活的酶很多，包括氧化还原酶、裂解酶、连接酶、水解酶、激酶、脱羧酶和转移酶。这些酶的金属激活作用中许多是非特异性的，其他金属离子，尤其是Mg^{2+}，可替代Mn^{2+}起激活作用；只有3种酶是特异性地由锰激活的，它们是转葡萄糖苷酶、磷酸烯醇式丙酮酸羧基激酶和木糖转移酶。

有人提出，锰缺乏可能是人类的一个潜在的营养问题。锰缺乏还可能与某些疾病有关。有人曾报告，在骨质疏松、糖尿病、动脉粥样硬化、癫痫、创伤愈合不良的患者中存在膳食锰摄入少，血锰、组织锰低的问题。锰营养状况与这些疾病的关系是一个亟待研究的课题。

二、吸收与代谢

长期以来认为成人对锰的吸收率接近5%。内源性锰几乎完全通过胆道、胰腺和肠液分泌排泄入肠道。如果锰营养状况良好，则吸收的锰的内源性排泄非常快，从而难以确定粪便中的锰有多少是从膳食来的未吸收的锰，多少是内源性排泄的锰；因此，人体锰的真正的吸收率尚未了解。体内锰营养状况的稳定主要是由肠道对吸收的控制，而不是通过消化道的排泄调节的。

全部小肠都能吸收锰。有人发现，锰的吸收是一种迅速的可饱和过程，很可能是通过一种高亲和性、低容量的主动运输系统和一种不饱和的简单扩散作用完成的。

锰进入肝脏后，至少进入5个代谢池：溶酶体、线粒体、细胞核、新合成的锰蛋白、细胞内游离的Mn^{2+}，其中以存在于线粒体中者最多。因此，富含线粒体的器官（如肝、肾、胰）中锰浓度较高。细胞内游离的Mn^{2+}在细胞代谢的调控机制中起重要作用。人类血浆中锰浓度非常低。

有一些研究报道膳食中的植酸盐、纤维、铁、钙、磷对锰的吸收有不良影响。

锰几乎完全经肠道排泄，仅有微量经尿排泄。吸收的锰经肠道的排泄非常快。肠道排泄锰有两个高潮，第一个高潮是排泄起初吸收的锰。第二个高潮是进入肠肝循环的锰。

三、过量危害与毒性

最近有人报告在肝功能受损、胆道不通畅或兼有两者的病人中发现锰中毒，病人的脑 MRI 检查呈现明显异常，中毒减轻后此种异常亦随之改善。

此外，关于口服毒性问题虽然还没有肯定的结论，但已经有一些报告提示这一问题值得充分重视与研究。例如，有人曾发现神经系统功能障碍者脑中锰浓度高于正常；有暴力行为的人发锰高于正常。

有人曾估计安全的锰摄入量（RfD）约为每日每千克体重 0.14mg；对体重 70kg 的成人来说是每日接近 10mg。

四、营养状况评价

目前尚未找到可用来评价锰营养状况的可靠的生物学标志物。有报告称，可以用血清锰浓度结合淋巴细胞的 MnSOD 活性来检测膳食锰摄入量是否不足。尿锰排出量不能反映膳食锰摄入量。

五、需要量与膳食参考摄入量

由于缺乏评估锰营养状况的灵敏生化指标和未曾在食用普通膳食的人群中发现过锰缺乏或锰中毒，因而难以准确地制订锰需要量和最高安全摄入量。

我国居民锰的 AI 值和 UL 值《中国居民膳食营养素参考摄入量》将我国成年人的锰的 AI 值定为 3.5mg/d，将 UL 值定为 10mg/d。目前还没有足够的依据可以拟订婴儿、儿童、青少年、孕妇和乳母的锰的 DRIs。

六、食 物 来 源

谷类、坚果、叶菜类富含锰。茶叶内锰含量最丰富。精制的谷类、肉、鱼、奶类中锰含量比较少。动物性食物虽然锰含量不高，但吸收和存留较高，仍不失锰的良好来源。

第八章 维 生 素

第一节 概 述

维生素是维持人体正常生命活动所必需的一类有机化合物。在体内其含量极微，但在机体的代谢、生长发育等过程中起重要作用。它们的化学结构与性质虽然各异，但有共同特点：①均以维生素本身，或可被机体利用的前体化合物（维生素原）的形式存在于天然食物中；②非机体结构成分，不提供能量，但担负着特殊的代谢功能；③一般不能在体内合成（维生素 D 例外）或合成量太少，必须由食物提供；④人体只需少量即可满足，但绝不能缺少，否则缺乏至一定程度，可引起维生素缺乏病。

维生素摄入过多时，水溶性维生素常以原形从尿中排出体外，几乎无毒性，但摄入过大（非生理）剂量时，常干扰其他营养素的代谢；脂溶性维生素大量摄入时，由于排出较少，可致体内积存超负荷而造成中毒。为此，必须遵循合理原则，不宜盲目加大剂量。

随着对维生素广泛、深入的研究，已发现维生素还有许多新的功能作用，特别是对某些慢性非传染性疾病的防治方面，有很多实验研究与人群流行病学调查研究的明确结果。维生素的这些作用的揭示，适宜的维生素摄入对人类维护健康，远离慢性疾病的困扰无疑是有利的。

第二节 维 生 素 A

维生素 A 的化学名为视黄醇（retinol）。维生素 A 末端的—CH_2OH 在体内氧化后成为—CHO，称为视黄醛（retinal），或进一步氧化成—COOH，即视黄酸（retinoic acid）。视黄酸是维生素 A 在体内吸收代谢后最具有生物活性的产物，维生素 A 的许多生理功能实际上是通过视黄酸的形式发生作用的。植物来源的胡萝卜素是人类维生素 A 的重要来源。胡萝卜素中最具有维生素 A 生物活性的是 β-胡萝卜素，在人类肠道中的吸收利用率，大约为维生素 A 的六分之一，其他胡萝卜素的吸收率更低。

一、理化性质与体内分布

维生素 A 属脂溶性维生素，在高温和碱性的环境中比较稳定，一般烹调和加工过程中不致被破坏。但是维生素 A 极易氧化，特别在高温条件下，紫外线照射可以加快这种氧化破坏。因此，维生素 A 或含有维生素 A 的食物应避光在低温下保存，如能在保存的容器中充氮以隔绝氧气，则保存效果更好。食物中如含有磷脂、维生素E、维生素C和其他抗氧化剂时，其中的视黄醇和胡萝卜素较为稳定。食物中共存的脂肪酸败时可致其严重破坏。

维生素A在体内主要储存于肝脏中，约占总量的90%～95%，少量储存于脂肪组织。

二、生理功能与缺乏

维生素A在人体的代谢功能中有非常重要的作用，因此，当膳食中维生素A摄入不足，膳食脂肪含量不足、患有慢性消化道疾病等等，可致维生素A不足或缺乏，而影响很多生理功能甚至引起病理变化。

（一）维持皮肤黏膜层的完整性

维生素A对上皮细胞的细胞膜起稳定作用，维持上皮细胞的形态完整和功能健全。

因此，维生素A缺乏的初期有上皮组织的干燥，继而使正常的柱状上皮细胞转变为角状的复层鳞状上皮，形成过度角化变性和腺体分泌减少，累及全身上皮组织。最早受影响的是眼睛的结膜和角膜，表现为结膜或角膜干燥、软化甚至穿孔，以及泪腺分泌减少。皮肤改变则为毛囊角化，皮脂腺、汗腺萎缩。消化道表现为舌味蕾上皮角化，肠道黏膜分泌减少，食欲减退等。呼吸道黏膜上皮萎缩、干燥，纤毛减少，抗病能力减退。消化道和呼吸道感染性疾病的危险性提高，且感染常迁延不愈。泌尿和生殖系统的上皮细胞也同样改变，影响其功能。

（二）构成视觉细胞内的感光物质

视网膜上对暗光敏感的杆状细胞含有感光物质视紫红质，是11-顺式视黄醛与视蛋白结合而成，为暗视觉的必需物质。经光照漂白后，11-顺式视黄醛转变为全反式视黄醛并与视蛋白分离。此过程产生电能刺激视神经形成视觉。全反式视黄醛经还原为全反式视黄醇，再经过酶的作用重新转化为11－顺式视黄醛，在暗光下11－顺式视黄醛与视蛋白结合，再次形成视紫红质，因而维持着视觉功能。在此过程中，有部分视黄醛变成视黄醇被排泄，所以必须不断地补充维生素A，才能维持视紫红质的合成和整个暗光视觉过程。缺乏维生素A时可降低眼暗适应能力，严重时可致夜盲。

（三）促进生长发育和维护生殖功能

维生素A参与细胞的RNA、DNA的合成，对细胞的分化、组织更新有一定影响。参与软骨内成骨，缺乏时长骨形成和牙齿发育均受影响。维生素A缺乏时还会导致男性睾丸萎缩，精子数量减少、活力下降，也可影响胎盘发育。

（四）维持和促进免疫功能

维生素A对许多细胞功能活动的维持和促进作用，是通过其在细胞核内的特异性受体－视黄酸受体实现的。对基因的调控结果可以提高免疫细胞产生抗体的能力，也可以促进细胞免疫的功能，以及促进T淋巴细胞产生某些淋巴因子。维生素A缺乏时，免疫细胞内视黄酸受体的表达相应下降，因此影响机体的免疫功能。

三、吸　　收

维生素A与胡萝卜素的吸收过程是不同的。胡萝卜素的吸收为物理扩散性，吸收量与摄入多少相关。胡萝卜素的吸收部位在小肠，小肠细胞内含有胡萝卜素双氧化酶，在其作用下进入小肠细胞的胡萝卜素被分解为视黄醛或视黄醇。维生素A则为主动吸收，需要能量，吸收速率比胡萝卜素快7~30倍。

食物中的维生素A或胡萝卜素在小肠经胰液或小肠细胞刷状缘中的视黄酯水解酶、分解为游离状后进入小肠细胞，再在微粒体中合成维生素A棕榈酸酯。胡萝卜素或维生素A在小肠细胞中转化成棕榈酸酯，与乳糜微粒结合通过淋巴系统进入血液循环，然后转运到肝脏储存。营养良好者肝中可储存维生素A总量的90%以上，肾脏中的储存量约为肝脏的1%，眼色素上皮也储存维生素A。

维生素A在体内氧化后转变为视黄酸，视黄酸是维生素A在体内发生多种生物作用的重要活性形式，进入细胞的视黄酸与视黄酸结合蛋白结合后，可以进一步与特异性核内受体结合，并介导细胞的生物活性。

四、过量危害与毒性

详见第八篇“营养缺乏与过量”。

（一）维生素A过多症

摄入过多可以引起维生素A过多症，维生素A过量会降低细胞膜和溶酶体膜的稳定性，导致细胞膜受损，组织酶释放，引起皮肤、骨骼、脑、肝等多种脏器组织病变。脑受损可使颅压增高。骨组织变性引起骨质吸收、变形、骨膜下新骨形成，血钙和尿钙都上升。肝组织受损则引起肝脏肿大，肝功能改变。

（二）胡萝卜素血症

因摄入富含胡萝卜素的食物（如胡萝卜、南瓜、橘子等）过多，以致大量胡萝卜素不能充分迅速在小肠黏膜细胞中转化为维生素A而引起。因摄入的β-胡萝卜素在体内仅有1/6发挥维生素A的作用，故大量摄入胡萝卜素一般不会引起维生素A过多症，但可使血中胡萝卜素水平增高，致使黄色素沉着在皮肤和皮下组织内。停止大量摄入富含胡萝卜素的食物后，胡萝卜素血症可在2~6周内逐渐消退，一般没有生命危险，不需特殊治疗。

五、营养状况评价

维生素A营养状况，可以根据临床检查和实验室检测的结果，进行人群营养状况的评价，以及个体的维生素A缺乏诊断。

（一）临床检查

如出现夜盲或眼干燥症等眼部特异性表现，以及皮肤的症状和体征，诊断本病困难不大。

（二）实验室检测

1. 血浆维生素A测定 婴幼儿血浆正常水平为300~500μg/L，年长儿和成人正常水平为300~2250μg/L，低于200μg/L可诊断为维生素A缺乏，200~300μg/L为亚临床状态可疑缺乏。但血浆水平并不能完全反映全身组织的营养状态，在高度怀疑时可以使用相对剂量反应试验（RDR）进一步确定。

2. 血浆视黄醇结合蛋白测定 血浆视黄醇结合蛋白（RBP）水平能比较敏感地反映体内维生素A的营养状态，正常值为23.1mg/L，低于此值有缺乏可能。

3. 尿液脱落细胞检查 加1%甲紫于新鲜中段尿中，摇匀计数尿中上皮细胞，如无泌尿道感染，超过3个/mm^3为异常，有助于维生素A缺乏诊断，找到角化上皮细胞具有诊断意义。

4. 眼结膜上皮细胞检查 用小棉拭子浸少量生理盐水，轻刮眼结膜，涂于载玻片上，显微镜下找到角质上皮细胞有诊断意义。

5. 暗适应检查 用暗适应计和视网膜电流变化检查，如发现暗光视觉异常，有助诊断。

六、需要量与膳食参考摄入量

中国营养学会2000年提出的中国居民膳食维生素A参考摄入量成人RNI男性为800μg RE；女性为700μg RE，UL为3000μg RE。

附：视黄醇当量（Retinol Equivalents，RE）换算：

1μg RE＝1μg视黄醇＝6μgβ-胡萝卜素 ＝12μg其他类胡萝卜素＝3.33 IU来自视黄醇的维生素A活性 ＝10 IU来自β-胡萝卜素的维生素A活性。

七、食物来源

维生素A在动物性食物（按每100g计算），如动物内脏（猪肝4972μg、鸡肝10414μg）、蛋类（鸡蛋310μg）、乳类（牛奶24μg）中含量丰富，但在不发达地区人群往往主要依靠植物来源的胡萝卜素。胡萝卜素在深色蔬菜中含量（按每100g计算）较高，如西兰花（7210μg）、胡萝卜（4010μg）、菠菜（2920μg）、苋菜（2110μg）、生菜（1790μg）、油菜（620μg）、荷兰豆（480μg）等，水果中以芒果（8050μg）、橘子（1660μg）、枇杷（700μg）等含量比较丰富。

第三节 维生素D

维生素D是一族来源于类固醇的环戊氢烯菲环结构相同，但侧链不同的复合物的总称，目前已知的维生素D至少有10种，但最重要的是维生素D_2（麦角骨化醇）和维生素D_3（胆钙化醇）。25-（OH）D_3和1，25-（OH）$_2$ D_3是其在体内的代谢物，其中1，25-（OH）$_2$ D_3被认为具有类固醇激素的作用。

一、理化性质与体内分布

维生素D_2是由紫外线照射植物中的麦角固醇产生，但在自然界的存量很少。维生素D_3则由人体表皮和真皮内含有的7－脱氢胆固醇经日光中紫外线照射转变而成。维生素D_2和维生素D_3对人体的作用和作用机制完全相同，哺乳动物和人类对两者的利用亦无区别，本文中统称为维生素D。

维生素D溶于脂肪溶剂，对热、碱较稳定，对光及酸不稳定。

维生素D在肝和各种组织都有分布，特别在脂肪组织中有较高的浓度，但代谢较慢。在组织中大约一半是以维生素D的形式存在，其余一半中25-(OH)D_3所占比例较大，约为总量的20%。在血浆中25-(OH)D_3占绝对优势，也存在于其他组织中如肾、肝、肺、主动脉和心脏。

二、生理功能与缺乏

维生素D的最主要功能是提高血浆钙和磷的水平到超饱和的程度，以适应骨骼矿物化的需要，主要通过以下的机制：

（一）促进肠道对钙、磷的吸收

维生素D作用的最原始点是在肠细胞的刷状缘表面，能使钙在肠腔中进入细胞内。此外1，25-$(OH)_2D_3$可与肠黏膜细胞中的特异受体结合，促进肠黏膜上皮细胞合成钙结合蛋白，对肠腔中的钙离子有较强的亲和力，对钙通过肠黏膜的运转有利。维生素D也能激发肠道对磷的转运过程，这种运转是独立的，与钙的转运不相互影响。

（二）对骨骼钙的动员

与甲状旁腺协同，维生素D使未成熟的破骨细胞前体，转变为成熟的破骨细胞，促进骨质吸收；使旧骨中的骨盐溶解，钙、磷转运到血内，以提高血钙和血磷的浓度；另一方面刺激成骨细胞促进骨样组织成熟和骨盐沉着。

（三）促进肾脏重吸收钙、磷

促进肾近曲小管对钙、磷的重吸收以提高血钙、血磷的浓度。

维生素D缺乏在婴幼儿可引起维生素D缺乏病，以钙、磷代谢障碍和骨样组织钙化障碍为特征，严重者出现骨骼畸形，如方头、鸡胸、漏斗胸，“O”型腿和“X”型腿等。在成人维生素D缺乏使成熟骨矿化不全，表现为骨质软化症，特别是妊娠和哺乳妇女及老年人容易发生，常见症状是骨痛、肌无力，活动时加剧，严重时骨骼脱钙引起骨质疏松，发生自发性或多发性骨折。

三、吸　　收

维生素D吸收最快的部位在小肠的近端，也就是在十二指肠和空肠，但由于食物通过小肠远端的时间较长，维生素D最大的吸收量可能在回肠。维生素D像其他的疏水物质一样，通过胶体依赖被动吸收。

大部分的维生素D（约90%的吸收总量）与乳糜微粒结合进入淋巴系统，其余与α-球蛋白结合，维生素D的这种吸收过程有效性约为50%。乳糜微粒可直接或在乳糜微粒降解的过程中与血浆中的蛋白质结合，没有结合的血浆维生素D随着乳糜微粒进入肝脏，在肝脏中再与蛋白质结合进入血浆。

皮肤中的维生素D_3可与维生素D结合蛋白（DBP）结合直接进入循环，而口服维生素D是以DBP复合物和乳糜微粒进入，口服维生素D在肝中停留时间较长，可引起非常高的25-(OH)D_3的水平，而易引起中毒，但紫外线照射很少引起25-(OH)D_3的血浆浓度增高，未见紫外线照射引起的高维生素D血症。

在25-(OH)D_3的血浆浓度正常时，仅有少量从血浆池中释放进入组织。因此，25-(OH)D_3的循环水平是良好的维生素D营养状况的评价指标。

通过1，25-$(OH)_2D_3$、甲状旁腺素（PTH）、降钙素和几个其他的激素以及Ca^{2+}

和磷的循环水平，严格控制肾脏1-羟化酶的活性，来调节维生素D内分泌系统。

维生素D以几种不同的方式被分解，许多其他的代谢物包括葡萄糖苷和亚硫酸盐已被确定，大多数通过胆汁从粪便排出，有2%～4%出现在尿中。

四、过量危害与毒性

通过膳食来源的维生素D一般认为不会引起中毒，但摄入过量维生素D补充剂或强化维生素D的奶制品，有发生维生素D过量和中毒的可能。准确的中毒剂量还不清楚，一些学者认为长期摄入25μg/d维生素D可引起中毒，这其中可能包含一些对维生素D较敏感的人，但长期摄入125μg/d维生素D则肯定会引起中毒。目前普遍接受维生素D的每日摄入量不宜超过25μg。

维生素D中毒时可出现厌食、呕吐、头痛、嗜睡、腹泻、多尿、关节疼痛和弥漫性骨质脱矿化。随着血钙和血磷水平长期升高，最终导致钙、磷在软组织的沉积，特别是心脏和肾脏，其次为血管、呼吸系统和其他组织，引起功能障碍。高维生素D摄入的危险也和钙、磷摄入有关。

五、营养状况评价

正常血浆维生素D的浓度是1～2ng/ml，由于维生素D半衰期仅接近24小时，且血清维生素D的浓度仅依赖于最近吸收的维生素D和最后一次的阳光接触，因此在临床上几乎没有实用价值。

25-(OH)D_3是血浆中的主要存在形式，测定血浆25-(OH)D_3的浓度是评价个体维生素D营养状况最有价值的指标，它的半衰期约3周，在血浆中的浓度稳定，是几周甚至是几个月来自膳食和通过紫外线照射产生的总和。低于25nmol/L(10ng/ml)为维生素D缺乏。

1，25-$(OH)_2D_3$的半衰期估计为4～6小时，正常的血清浓度范围在38～144pmol/L（16～60pg/ml）。当病人维生素D的储存降低或正在发展成维生素D缺乏时，1，25-$(OH)_2D_3$的血液循环浓度可以是低的，正常的，甚至是高的，因此血清1，25-$(OH)_2D_3$浓度对评价维生素D缺乏几乎没有价值。

六、需要量与膳食参考摄入量

由于维生素D既可由膳食提供，又可经暴露在日光之下的皮肤合成，而皮肤合成量的多少又受到纬度、暴露面积、阳光照射时间、紫外线强度、皮肤颜色等影响，因此维生素D的需要量很难确切估计。

2000年中国营养学会制订的中国居民膳食维生素D参考摄入量成人（18岁～）RNI为5μg/d，UL为20μg/d。

七、维生素D的来源

维生素D有两个来源，一为外源性，依靠食物来源；另一为内源性，通过阳光（紫外线）照射由人体皮肤产生。

（一）食物来源

维生素D无论是维生素D_2或维生素D_3，在天然食物中存在并不广泛，植物性食物如蘑菇、蕈类含有维生素D_2，动物性食物中则含有维生素D_3，以鱼肝和鱼油含量最丰富，其次在鸡蛋、乳牛肉、黄油和咸水鱼如鲱鱼、鲑鱼和沙丁鱼中含量相对较高，牛乳和人乳的维生素D含量较低（牛乳为41 IU/100g），蔬菜、谷物和水果中几乎不含维生素D。

由于食物中的维生素D来源不足，许多国家均在常用的食物中进行维生素D的强化，如焙烤食品、奶和奶制品和婴儿食品等，以预防维生素D缺乏病和骨软化症。

（二）内源性来源

人体的表皮和真皮内含有7-脱氢胆固醇，经阳光或紫外线照射后形成前维生素D_3，然后再转变为维生素D_3，产生量的多少与季节、纬度、紫外线强度、年龄、暴露皮肤的面积和时间长短有关。有报道健康个体全身在阳光中晒到最轻的皮肤发红时，维生素D在血液循环中的浓度可以和摄入250～625μg的维生素D相等。

按照我国婴儿衣着习惯，仅暴露面部和前手臂，每天户外活动2小时即可维持血中25-(OH)D_3在正常范围内，可预防维生素D缺乏病的发生。

儿童和年轻人每周2～3次的短时户外活动，这样的接触阳光就能满足维生素D需要。

老年人皮肤产生维生素D的能力较低，衣服又常常穿得较多，接触阳光照射较少，使维生素D_3的产生减少，加上老年人易有乳糖不耐受，奶制品摄入少，维生素D的来源往往较少。有报道在冬末时约80%老人处于维生素D缺乏边缘，因此，对老年人应鼓励在春、夏、秋季的早晨或下午多接触阳光，使维生素D满足身体需要。

第四节 维生素E

维生素E（Vitamin E）又名生育酚（tocopherol），是6-羟基苯并二氢吡喃环的异戊二烯衍生物，包括生育酚和生育三烯酚（tocotrienol）两类共8种化合物，即α、β、γ、δ生育酚和α、β、γ、δ生育三烯酚。前四者之间的不同之处是环状结构上的甲基数目和位置不同，生育三烯酚与生育酚之间的区别是前者侧链上有三个双键，而生育酚的侧链上无双键。

虽然维生素E的8种异构体化学结构极为相似，但其生物学活性却相差甚远。α-生育酚是自然界中分布最广泛、含量最丰富、活性最高的维生素E的形式，β-生育酚、γ-生育酚和δ-生育酚的活性分别为α-生育酚的50%、10%和2%。α-生育三烯酚的活性大约为α-生育酚的30%。

一、理化性质与体内分布

（一）性质

维生素E为油状液体，橙黄色或淡黄色，溶于脂肪及脂溶剂。各种生育酚都可被氧化成生育酚自由基、生育醌及生育氢醌。这种氧化可因光照射、热、碱，以及一些微量元素如铁和铜的存在而加速。各种生育酚在酸性环境比碱性环境下稳定。在无氧的条件下，他们对热与光以及碱性环境相对较稳定。有氧条件下，游离酚羟基的酯是稳定的。

膳食中天然的维生素 E 仅有一个异构体，其 3 个旋光异构位的构型均为 R 型（用 RRR 表示），RRR 异构体是 α-生育酚的天然形式（又称 d-α-生育酚）。机体组织和食物中维生素 E 的含量以 RRR-α-生育酚当量（α-tocopherol equivalents，α-TEs）表示。估计混合膳食中维生素 E 的总 α-TE，应按下列公式折算：

膳食中总 α-TE 当量（mg）=(1×α-生育酚 mg)+(0.5×β-生育酚 mg)+(0.1×γ-生育酚 mg)+(0.02×δ-生育酚 mg)+(0.3×α-三烯生育酚 mg)

（二）体内分布

维生素 E 在血液中分布于各种脂蛋白中，成年男性维生素 E 在低密度脂蛋白（LDL）中含量稍多于高密度脂蛋白（HDL），成年女性则相反。孕妇体内的维生素 E 在极低密度脂蛋白（VLDL）中含量多，而在 HDL 中的分布却低于非孕妇女。

维生素 E 主要储存于脂肪组织（150μg/g 组织）、肝脏（13μg/g 组织）及肌肉（19μg/g 组织）中。在各种组织器官中，以肾上腺（132μg/g 组织）、脑下垂体（40μg/g 组织）、睾丸（40μg/g 组织）以及血小板（30μg/g 组织）中的浓度最高。红细胞膜中 α-生育酚含量较高，其浓度与血浆水平处于平衡状态，当血浆维生素 E 低于正常水平，易发生红细胞膜的破裂而导致溶血。

健康成人血浆维生素 E 平均浓度为 10mg/L 左右，儿童血浆浓度稍低，平均水平在 7mg/L。早产儿血浆水平低于足月婴儿，人工喂养的婴儿低于母乳喂养儿。补充维生 E 可使其水平提高，但是不管维生素 E 补充的时间和剂量有多大，血浆浓度的增加不会超过平均水平的 2～3 倍。如果膳食中维生素 E 缺乏，血浆浓度会迅速下降。但是大多数的成人体内维生素 E 的储存相对丰富，如果食物中不含维生素 E，通常体内的储存量可维持几个月。

二、生理功能与缺乏

大多数维生素的功能通常是从缺乏产生的后果体现出来的。人体维生素 E 缺乏仅发生在早产儿身上，或者幼儿和成人在脂肪吸收不良时，以及囊状纤维症等病人。对维生素 E 作用的认识大部分都是从动物实验中间接获得。

（一）生理功能

1. 抗氧化　维生素 E 是非酶抗氧化系统中重要的抗氧化剂，能清除体内的自由基并阻断其引发的链反应，防止生物膜（包括细胞膜、细胞器膜）和脂蛋白中多不饱和脂肪酸、细胞骨架及其他蛋白质的巯基受自由基和氧化剂的攻击。

维生素 E 与维生素 C、β-胡萝卜素有抗氧化的协同互补作用。在氧分压较低时，β-胡萝卜素可以使与自由基结合的维生素 E 得到恢复；在氧分压较高时，生育酚自由基在生物膜表面与维生素 C 接触进行反应，使生育酚自由基可还原为生育酚。维生素 E 主要定位在细胞膜。硒与维生素 E 也有相互配合进行协同的抗氧化作用。

2. 抗动脉粥样硬化　充足的维生素 E 可抑制细胞膜脂质的过氧化反应，增加 LDL-C 的抗氧化能力，减少 Ox-LDL 的产生，保护 LDL-C 免受氧化。维生素 E 还有抑制血小板在血管表面凝集和保护血管内皮的作用，因而被认为有预防动脉粥样硬化和心血管疾病的作用。

3. 对免疫功能的作用 维生素 E 对维持正常的免疫功能，特别是对 T 淋巴细胞的功能很重要。老年人群补充维生素 E，可以使迟发型变态反应皮肤试验阳性率提高，淋巴细胞转化试验活性增强。

4. 对胚胎发育和生殖的作用 目前尚未找到维生素 E 对人类生殖作用的证据。但妇女妊娠期间，维生素 E 的需要量随妊娠月份增加而增加；也发现妊娠异常时，其相应妊娠月份时的血浆 α-生育酚浓度比正常孕妇低。因此孕妇可以补充小剂量（50mg/d）维生素 E。

5. 对神经系统和骨骼肌的保护作用 维生素 E 有保护神经系统、骨骼肌、视网膜免受氧化损伤的作用。人体神经肌肉系统的正常发育和视网膜的功能维持需要充足的维生素 E。维生素 E 在防止线粒体和神经系统的轴突膜受自由基损伤方面是必需的。

（二）缺乏

维生素 E 缺乏时，常伴随细胞膜脂质过氧化作用增强，这将导致线粒体的能量产生下降、DNA 氧化与突变，以及质膜正常运转功能的改变。尤其是当细胞膜暴露在氧化剂的应激状态下，细胞会很快发生损伤和坏死，并释放脂质过氧化的副产物，吸引炎性细胞和吞噬细胞的聚集和细胞胶原蛋白的合成。

早产儿出生时血浆和组织中维生素 E 水平很低，而且消化器官不成熟，多有维生素 E 的吸收障碍，往往容易出现溶血性贫血，肌内注射维生素 E 可以改善症状。

流行病学调查显示，维生素 E 和其他抗氧化剂摄入量低以及血浆 α-TE 水平低下，患肿瘤、动脉粥样硬化、白内障等疾病的危险性增加。

三、吸 收

维生素 E 在有胆酸、胰液和脂肪的存在时，在脂酶的作用下，以混合微粒（mixed micelles）在小肠上部经非饱和的被动弥散方式被肠上皮细胞吸收。不同形式的维生素 E 表观吸收率均在 40% 左右。维生素 E 补充剂在餐后服用，有助于吸收。各种形式的维生素 E 被吸收后大多由乳糜微粒携带经淋巴系统到达肝脏。

红细胞膜中 α-生育酚含量较高，其浓度与血浆水平处于平衡状态，当血浆维生素 E 低于正常水平，易发生红细胞膜的破裂而导致溶血。

维生素 E 在体内的储存有两个库：快速转化库（rapidly turning over pool）和缓慢转化库（slowly turning over pool）。血浆、红细胞、肝脏、脾脏中的维生素 E 属于快速转化库，这些组织中“旧”的 α-生育酚会很快被“新”的所替代，同时当体内维生素 E 缺乏时，其维生素 E 含量迅速下降。与此相反，脂肪组织（缓慢转化库）中的维生素 E 含量相当稳定，对于维生素 E 缺乏引起的变化很小。神经组织、大脑、心脏、肌肉中维生素 E 的转化也很缓慢。

维生素 E（α-生育酚）在体内的主要氧化产物是 α-生育醌，脱去含氢的醛基生成葡糖醛酸。葡糖醛酸可通过胆汁排泄，或进一步在肾脏中被降解产生 α-生育酸从尿液中排泄。皮肤和肠道也是维生素 E 排泄的一条重要的途径。肠道排泄的维生素 E 是未被吸收的维生素 E 以及与胆汁结合代谢后的混合物。

四、过量危害与毒性

维生素E的毒性相对较小，大多数成人都可以耐受每日口服100~800mg的维生素E，而没有明显的毒性症状和生化指标改变。有证据表明人体长期摄入1000mg/d以上的维生素E有可能出现中毒症状，如视觉模糊、头痛和极度疲乏等。

维生素E过量最令人担忧的是凝血机制损害导致某些个体的出血倾向。有学者建议成人维生素E摄入量不应超过1000mg/d。使用抗凝药物或有维生素K缺乏的人，在没有密切医疗监控情况下不宜使用维生素E补充剂，因为有增加出血致命的危险。早产儿对补充维生素E的不良反应敏感，因此必须在儿科医生的监控下使用。

五、营养状况评价

机体维生素E的营养状况可以通过测定血浆和脂肪组织中维生素E的水平，以及维生素E缺乏的功能损害指标和临床缺乏症状等方面进行判断，如血浆维生素E含量测定，维生素E缺乏的功能反应、红细胞溶血作用及脂质过氧化作用等。

六、需要量与膳食参考摄入量

不同生理时期对维生素E的需要量不同。妊娠期间维生素E需要量增加，以满足胎儿生长发育的需要。维生素E可通过乳汁分泌，成熟母乳中维生素E含量在4mg/L左右，因此乳母应增加摄入量，以弥补乳汁中的丢失。对婴儿来说，推荐的维生素E摄入量是以母乳的提供量为基础的（大约2mg/d）。从人体衰老与氧自由基损伤的角度考虑，老年人增加维生素E的摄入量是有必要的。

维生素E的需要量受许多膳食因素的影响。随着PUFA在体内含量的增加，需要大量的维生素E防止其氧化，食物中PUFA比例增加，使维生素E在肠道内的吸收受到抑制。

美国建议成年人维生素E（mg）与PUFA（g）的比值为0.4~0.6∶1。其他如含硫氨基酸、铜、锌、镁、维生素B_2缺乏也可增加维生素E需要量。硒有节约维生素E的作用，增加硒的摄入量可减少维生素E的需要量。

口服类固醇避孕药的妇女，血浆维生素E水平降低；饮用酒精和使用阿司匹林等药物对维生素E的需求增高。

膳食维生素E参考摄入量　中国营养学会在2000年中国居民膳食营养素参考摄入量中制订了各年龄组维生素E的适宜摄入量（AI），成年男女为14mg α-TE/d，可耐受最高摄入量（UL）为800mg α-TE/d 。

七、食物来源

维生素E只能在植物中合成。植物的叶子和其他绿色部分均含有维生素E。绿色植物中的维生素E含量高于黄色植物。麦胚、向日葵及其油富含RRR-α-生育酚，而玉米和大豆中主要含γ-生育酚。

第五节 维 生 素 K

维生素 K 是肝脏中凝血酶原和其他凝血因子合成必不可少的。植物来源的维生素 K 为维生素 K_1（phylloquinone 叶绿醌）。维生素 K_2 指的是一族 2-甲基-1，4 萘醌的同系物，这些称为甲萘醌（menaquinone-n），其后缀（-n）表示侧链上异戊二烯单位的数目，从甲萘醌 1 到甲萘醌 13。甲萘醌在肠道内由细菌合成，能供应维生素 K 的部分需要。

一、理化性质与体内分布

（一）理化性质

天然存在的维生素 K 是黄色油状物，人工合成的则是黄色结晶粉末。所有的 K 类维生素都抗热和水，但易遭酸、碱、氧化剂和光（特别是紫外线）的破坏。由于天然食物中维生素 K 对热稳定，并且不是水溶性的，在正常的烹调过程中只损失很少部分。

（二）体内分布

人体内维生素 K 的储存很少，更新很快，肝脏储存的维生素 K 占叶绿醌的 10% 和各种甲萘醌的 90%。在细胞内，维生素 K 主要存在于膜上，尤其是内质网和线粒体膜上。

当摄入叶绿醌（K_1）或甲萘醌（K_2）时，肝脏迅速吸收维生素 K。维生素 K 的肝内储存期甚短，因为它迅速从肝脏去除并很快被排泄。维生素 K 在许多器官中的含量并不高，有几个器官是它的富集部位，如肾上腺、肺脏、骨髓、肾脏和淋巴结。维生素 K 基本不经胎盘转运，即使母体血浆含量正常，脐带血也检测不到维生素 K。

组织中许多的维生素 K，在正常时来源于肠内细菌。

二、生理功能与缺乏

（一）生理功能

1. 调节凝血蛋白质合成　有 4 种凝血因子是维生素 K 依赖的：凝血因子 2（凝血酶原），因子 7（转变加速因子前体），因子 9（Christmas 因子，血浆促凝血酶原激酶成分）和因子 10（Stuart 因子）。其他依赖维生素 K 的凝血因子是蛋白质 C，S，Z 和 M。

4 种经典的凝血因子（2、7、9、10）能够防止出血，并参与一系列连续不断的蛋白水解激活作用，最终使可溶性纤维蛋白原转化为不溶性纤维蛋白，再与血小板交链形成血凝块。

2. 钙化组织中维生素 K 依赖蛋白质　钙化组织中最具特征的维生素 K 依赖蛋白质是 BGP（骨 Gla 蛋白质，Gla 为 γ-羧基谷氨酸），它是在迅速生长的骨区域内的一种蛋白质。BGP 起调节磷酸钙掺入骨中的作用。BGP 是骨基质中含量居第二位的蛋白质，占骨蛋白总量的 2%，非胶原蛋白的 10% ~20%。因为它是惟一由成骨细胞合成的，所以可以作为骨形成的标志物。

3. 其他维生素 K 依赖 Gla 蛋白质　在钙化的动脉粥样硬化的组织中发现了一种 Gla 蛋白质，称为动脉粥样化钙蛋白（atherocalcin）。有人提出该种 Gla 蛋白质仅见于动脉壁中而未见于静脉壁中，故可能与动脉粥样硬化有关。很显然，维生素 K 的功能除与凝血有关外还有其他更多的功能。

（二）维生素 K 缺乏

维生素 K 的每日需要量约为 1μg/kg 体重。维生素 K 缺乏引起低凝血酶原血症，且其他维生素 K 依赖凝血因子浓度下降，表现为凝血缺陷和出血。

新生儿是对维生素 K 营养需求的一个特殊群体，有相当大数量的婴儿产生新生儿出血病（HDN）。如果凝血酶原值低于 10% 以下，即出现 HDN。HDN 一般见于产后 1 ~7天，可表现为皮肤、胃肠道、胸腔内出血，最严重的病例是有颅内出血。迟发性出血病（LHD），可见于产后 1 ~3 个月，临床表现与上述相同，通常伴有吸收不良和肝脏疾病。

如果母亲曾摄取乙内酰脲抗惊厥剂、头孢菌素抗生素或香豆素抗凝剂，婴儿出血性疾病的危险性均会增加。因此母乳喂养的婴儿，维生素 K 缺乏仍是世界范围内婴儿发病率和死亡率的主要原因。

三、吸收与代谢

（一）吸收

维生素 K 从小肠吸收进入淋巴系统及肝门循环，这一过程首先需要形成混合微团以溶解这些物质，随后这些疏水的物质即被分散于肠道的含水腔中。因此，维生素 K 的吸收取决于正常的胰腺和胆道功能。

维生素 K 吸收效率变化范围很广，可低至 10% 或高达 80%，取决于维生素 K 的来源及所服用维生素 K 的赋形剂。

维生素 K 吸收后与乳糜微粒结合，使之转运到肝脏。但在肝内其半衰期较短，约 17 小时，在肝脏中，一些叶绿醌被储存，另一些被氧化为非活性终产物，还有一些随极低密度脂蛋白（VLDL）再分泌。在此以后，叶绿醌出现在低密度脂蛋白（LDL）和高密度脂蛋白（HDL）中，再被带至血浆中。叶绿醌的血浆浓度与甘油三酯和维生素 E 的含量相关联。

维生素 K 总体池很小（比维生素 B_{12} 的体池还小），是异常低的一种脂溶性维生素。叶绿醌池代谢性转换每天约一次。

（二）代谢

当给人服用维生素 K_3，它迅速被代谢和排泄，它的主要代谢物是磷酸盐、硫酸盐和二氢萘醌（K_4）葡萄糖苷，主要由尿中排出，约 70% 的生理剂量可在 24 小时内丢失。它也可以葡萄糖苷结合物的形式由胆汁排出。

叶绿醌和甲萘醌的降解代谢较慢，经胆汁排出的葡萄糖苷结合物，主要经粪便排出。

四、过量危害与毒性

天然形式的维生素 K_1 和维生素 K_2 不产生毒性，甚至大量服用也无毒。食物来源的甲萘醌毒性很低，维生素 K 前体 2-甲基萘醌（K_3）由于与巯基反应而有毒性，它能引起婴儿溶血性贫血、高胆红素血症和核黄疸症，2-甲基萘醌不应用于治疗维生素 K 缺乏。

五、营养状况评价

（一）病史及膳食史

应包括有关的出血问题：口腔、鼻腔、胃肠道（呕血、黑粪）、肾脏（血尿）和皮下出血（淤斑）。维生素 K 缺乏的危险人群包括：新生婴儿、仅吃非绿叶蔬菜和动物性食物者、吸收不良者、骨质疏松者、损伤者和肾脏病者。还应包括使用香豆素抗凝剂药物的问题。

（二）体格检查

应该寻找维生素 K 缺乏症最重要的体征即出血倾向的证据。这可能存在于下列 1 个或多个部位：鼻腔或口腔出血；腹股沟，颈线周围或腿部淤斑；指甲下或结膜内小出血；黑粪（肉眼可见或隐血）；血尿和呕血。面色苍白可以是以往出血的体征。

（三）实验室检查

凝血酶原活力和其他维生素 K 依赖因子降低 50% 表明维生素 K 缺乏。凝血酶原时间（PT）和部分促凝血酶原激酶时间（PTT）通常延长。血纤维蛋白原水平、凝血酶、血小板计数和出血时间均在正常范围。血浆正常叶绿醌水平范围为 0.2～1.0ng/ml。

六、需要量与膳食参考摄入量

（一）需要量

哺乳动物的维生素 K 需要量可以通过膳食摄入和肠道微生物合成这两者结合而得到满足。遗传因素影响人对维生素 K 的需求。按每千克体重计，男性比女性需要更多的维生素 K。

以凝血功能确定的每日维生素 K 的需要量约为 1μg/kg 体重。

从一项大规模分析维生素 K 不同摄入水平与发生骨折的关系的中老年妇女调查中推测，为保证骨骼系统的健康，维生素 K 的每日适宜摄入量应在 2μg/kg 左右。考虑到维生素 K 的安全摄入范围较宽，这一数值可以作为计算维生素 K 摄入量的依据。

（二）参考摄入量

中国营养学会制订的膳食营养素参考摄入量中，成人维生素 K 的膳食适宜摄入量（AI）为 120μg/d，UL 未定。

七、食 物 来 源

叶绿醌广泛分布于动物性和植物性食物中，柑橘类水果含量少于 0.1μg/100g，牛奶含量为 1μg/100g，菠菜、甘蓝菜、芜菁绿叶菜含量为 400μg/100g。在肝中含量为 13μg/100g，某些干酪含 2.8μg/100g。因为对维生素 K 的膳食需要量低，大多数食物基本可以满足需要。但母乳是个例外，其中维生素 K 含量低，甚至不能满足 6 个月以内的婴儿的需要。

第六节 维生素 B_1

维生素 B_1 是由一个含氨基的嘧啶环和一个含硫的噻唑环组成的化合物。维生素 B_1 因其分子中含有硫和胺，又称硫胺素，也称抗脚气病因子、抗神经炎因子等，是维生素中最早发现的一种。

一、理化性质与体内分布

（一）理化性质

维生素 B_1 常以其盐酸盐的形式出现，为白色结晶，极易溶于水。1g 盐酸硫胺素可溶于 1ml 水中，但仅 1% 溶于乙醇，不溶于其他有机溶剂。维生素 B_1 固态形式比较稳定，在 100℃时也很少破坏。水溶液呈酸性时稳定，在 pH <5 时，加热至 120℃仍可保持其生理活性，在 pH3 时，即使高压蒸煮至 140℃，1 小时破坏也很少。在碱性环境中易被氧化失活，且不耐热，在 pH >7 的情况下煮沸，可使其大部分或全部破坏，甚至在室温下储存，亦可逐渐破坏。亚硫酸盐在中性及碱性介质中能加速硫胺素的破坏，故在保存含硫胺素较多的谷物、豆类时，不宜用亚硫酸盐作为防腐剂，或以二氧化硫熏蒸谷仓。

（二）体内分布

正常成年人体内维生素 B_1 的含量约 25～30mg，其中约 50% 在肌肉中。心脏、肝脏、肾脏和脑组织中含量亦较高。体内的维生素 B_1 中 80% 以焦磷酸硫胺素（thiamin pyrophosphate，TPP）形式贮存，10% 为三磷酸盐硫胺素（thiamin triphosphate，TTP），其他为单磷酸硫胺素（thiamin monophoshpate，TMP）。体内维生素 B_1 的生物半衰期为 9～18 天，如果膳食中缺乏维生素 B_1，在 1～2 周后人体组织中的维生素 B_1 含量就会降低，因此，为保证维持组织中的正常含量，需要定期供给。

二、生理功能与缺乏

（一）生理功能

1. 构成辅酶，维持体内正常代谢　维生素 B_1 在硫胺素焦磷酸激酶在作用下，与三磷酸腺苷（ATP）结合形成 TPP。TPP 是维生素 B_1 的活性形式，在体内构成 α-酮酸脱氢酶体系和转酮醇酶的辅酶。

2. 抑制胆碱酯酶的活性，促进胃肠蠕动　维生素 B_1 可抑制胆碱酯酶对乙酰胆碱的水解。乙酰胆碱（副交感神经化学递质）有促进胃肠蠕动作用。维生素 B_1 缺乏时胆碱酯酶活性增强，乙酰胆碱水解加速，因而胃肠蠕动缓慢，腺体分泌减少，食欲减退。

3. 对神经组织的作用　维生素 B_1 对神经组织的确切作用还不清楚。只是发现在神经组织以 TPP 含量最多，大部分位于线粒体，10% 在细胞膜。目前认为硫胺素三磷酸酯（TTP）可能与膜钠离子通道有关，当 TTP 缺乏时渗透梯度无法维持，引起电解质与水转移。

（二）维生素 B_1 缺乏

如果维生素 B_1 摄入不足或机体吸收利用障碍，以及其他各种原因引起需要量增加等因素，能引起机体维生素 B_1 缺乏。维生素 B_1 缺乏引起的疾病称脚气病，临床上根据年龄差异分为成人脚气病和婴儿脚气病。

三、吸收与代谢

食物中的维生素 B_1 有 3 种形式：即游离形式、硫胺素焦磷酸酯和蛋白磷酸复合物。结合形式的维生素 B_1 在消化道裂解后被吸收。吸收的主要部位是空肠和回肠。浓度高时为被动扩散，浓度低时为主动吸收。主动吸收时需要钠离子及 ATP，缺乏钠离子及 ATP 酶可抑制其吸收。大量饮茶会降低肠道对维生素 B_1 的吸收。酒中含有抗硫胺素物质，摄入过量，也会降低维生素 B_1 的吸收和利用。此外叶酸缺乏可导致吸收障碍。

维生素 B_1 进入小肠细胞后，在三磷酸腺苷作用下磷酸化成酯，其中约有 80% 磷酸化为 TPP，10% 磷酸化为 TTP，其余为 TMP。在小肠的维生素 B_1 被磷酸化后，经门静脉被运送到肝脏，然后经血转运到各组织。

血液中的硫胺素约 90% 存在于血细胞中，其中 90% 在红细胞内。血清中的硫胺素有 20% ~30% 与白蛋白结合在一起。

维生素 B_1 由尿排出，不能被肾小管再吸收，由尿排出的多为游离型，尿中维生素 B_1 的排出量与摄入量有关。在热环境中，汗中排出的维生素 B_1 可达 90 ~150μg/L。如果每天摄入的维生素 B_1 超过 0.5 ~0.6mg，尿中排出量随摄入量的增加而升高，并呈直线关系，但当维生素 B_1 摄入量高至一定量时，其排出量即呈较平稳状态，此时可见一折点，可视为营养素充裕的标志。此折点受劳动强度和环境因素影响。

四、过量危害与毒性

由于摄入过量的维生素 B_1 很容易从肾脏排出，因此罕见人体维生素 B_1 的中毒报告。有研究表明，每日口服 500mg，持续 1 个月，未见毒性反应。但也有资料显示如摄入量超过推荐量的 100 倍，发现有头痛、抽搐、衰弱、麻痹、心律失常和过敏反应等症状。

五、营养状况评价

人体维生素 B_1 的营养状况，可通过膳食调查、尿排出量、红细胞转酮醇酶活性等方法进行评价。

（一）膳食调查

通过膳食调查，可了解维生素 B_1 的摄入量。体格检查可发现有无维生素 B_1 缺乏的临床表现。

（二）尿中硫胺素排出量

1. 负荷试验　成人一次口服 5mg 硫胺素后，收集测定 4 小时尿硫胺素排出量。评价标准：<100μg 为缺乏，100g ~200μg 为不足，>200μg 为正常。

2. 克肌酐尿硫胺素排出量　由于尿肌酐具有排出速率恒定及不受尿量多少影响的特

点，因此可用相当于含1g肌酐的尿中硫胺素排出量的多少，来反映机体的营养状况。以维生素B_1μg/g肌酐表示。成人评价标准：<27为缺乏，27~66为不足，>66为正常。

3. 全日尿硫胺素排出量 收集测定24小时尿。评价标准：<50μg/d为缺乏，50~150μg/d为不足，>150μg/d为正常。

（三）红细胞转酮醇酶活性系数（erythrocyte transketolase activity coefficient，ETK-AC）**或称ETK-TPP效应**

一般认为TPP>15%为不足，>25%为缺乏。由于维生素B_1缺乏早期就可见转酮醇酶活力下降，故此法是目前评价维生素B_1营养状况的较可靠的方法。

六、需要量与膳食参考摄入量

由于硫胺素在能量代谢，尤其是碳水化合物代谢中的重要作用，其需要量常取决于能量的摄入，因此传统上按每4184kJ（1000kcal）能量消耗为单位，来确定维生素B_1的需要量。但目前认为用每日摄入量表示，能更好地评价维生素B_1的营养状况。

我国王成发等采用缺乏补充法研究结果显示，成年男子每日维生素B_1摄入量在1.2mg以下时，每日尿中的平均排出量与摄入量呈直线关系，当摄入量高于1.2mg时，排出量维持在平稳状态，在摄入量1.2mg时出现折点。在尿负荷试验也显示出类似结果，据此认为1.2mg为最低需要量。国外研究认为，男性最低需要量为1.22mg，女性为1.03mg，与我国研究结果类似。

根据国内外研究结果，2000年中国营养学会的《中国居民膳食营养素参考摄入量》提出，成年男女的RNI分别为1.4mg/d和1.3mg/d，UL为50mg/d。

七、食物来源

维生素B_1广泛存在于天然食物中，但含量随食物种类而异，且受收获、贮存、烹调、加工等条件影响。最为丰富的来源是葵花子仁、花生、大豆粉、瘦猪肉；其次为粗粮、小麦粉、小米、玉米、大米等谷类食物；鱼类、蔬菜和水果中含量较少。

第七节 维生素B_2

维生素B_2又称核黄素（riboflavine），维生素B_2由异咯嗪加核糖醇侧链组成，并有许多同系物。

一、理化性质与体内分布

（一）性质

维生素B_2在水中的溶解度很低，在27.5℃时，每100ml可溶解12mg。但其在pH<1时形成强酸盐，在pH>10时可形成强碱盐而易溶于水。维生素B_2的中性和弱碱性溶液为黄色。维生素B_2在强酸性溶液中稳定，其强酸溶液为白色。

维生素B_2在生物和化学还原过程中，从离子态（半苯醌）到无色、无荧光的1、

5-二羟形式，后者暴露于空气中可快速地被重新氧化。

（二）体内存在形式与分布

膳食中大部分维生素 B_2 是以黄素单核苷酸和黄素腺嘌呤二核苷酸辅酶形式和蛋白质结合。进入胃后，在胃酸的作用下，黄素单核苷酸和黄素腺嘌呤二核苷酸与蛋白质分离，并通过磷酸化与脱磷酸化的主动过程快速吸收。进入血液后，一部分与白蛋白结合，大部分与其他蛋白质如免疫球蛋白结合运输。维生素 B_2 在生理浓度下，通过特殊载体蛋白进入人体内组织器官细胞，高浓度情况下可通过扩散进入人体内器官细胞。

在体内大多数组织器官细胞内，一部分转化为黄素单核苷酸（FMN），大部分转化为黄素腺嘌呤二核苷酸（FAD），然后与黄素蛋白结合。前者占维生素 B_2 量的60% ~95%，后者占维生素 B_2 量的5% ~22%，游离维生素 B_2 仅占2%以下。肝、肾和心脏中结合型维生素 B_2 浓度最高，在视网膜、尿和奶中有较多的游离维生素 B_2。脑组织中维生素 B_2 的含量不高，其浓度相当稳定。

据估计，成年人体内存在维生素 B_2 可维持机体2~6周的代谢需要。维生素 B_2 亦可通过胎盘转运，人类血液中维生素 B_2 和脐带血中维生素 B_2 的比例为1:4.7。

二、生理功能与缺乏

（一）生理功能

维生素 B_2 以辅酶形式参与许多代谢中的氧化还原反应，在细胞呼吸链中的能量产生中发挥作用，或直接参与氧化反应，或参与复杂的电子传递系统。

黄素蛋白催化不同的化学反应，有依赖于嘧啶核苷酸和不依赖于嘧啶核苷酸的脱氢反应、含硫化合物的反应、羟化反应、氧化脱羧反应、氧气还原为过氧化氢等。

很多黄素蛋白化合物含有金属，如铁、钼及锌，黄素通过与金属的结合调节单电子与双电子供体之间的传递。

维生素 B_2 在氨基酸、脂肪酸和碳水化合物的代谢中均起重要作用，可归纳如下几方面：

1. 参与体内生物氧化与能量生成。维生素 B_2 在体内以FAD、FMN与特定蛋白质结合，形成黄素蛋白，通过三羧酸循环中的一些酶及呼吸链等参与体内氧化还原反应与能量生成。

2. FAD和FMN分别作为辅酶参与色氨酸转变为烟酸和维生素 B_6 转变为磷酸吡哆醛的过程。

3. FAD作为谷胱甘肽还原酶的辅酶，参与体内抗氧化防御系统，维持还原性谷胱甘肽的浓度。由维生素 B_2 形成的FAD被谷胱甘肽还原酶及其辅酶利用，并有利于稳定其结构，NADPH在一磷酸己糖旁路中由葡萄糖-6-磷酸脱氢酶产生，谷胱甘肽还原酶在NADPH消耗时，将氧化型谷胱甘肽（GSSG）转化为还原型谷胱甘肽（GSH），恢复其还原作用，如将过氧化氢转化为水等。

4. 与细胞色素P450结合，参与药物代谢，提高机体对环境应激适应能力。

（二）缺乏

1. 原因　维生素 B_2 缺乏最常见的原因为膳食供应不足、食物的供应限制、储存和加工不当导致维生素 B_2 的破坏和丢失。胃肠道功能紊乱，如腹泻、感染性肠炎、过敏性肠综合征。有些病人有先天遗传缺陷，影响正常黄素蛋白结构。

体内激素紊乱如甲状腺素紊乱可影响维生素 B_2 利用吩噻嗪衍生物。苯巴比妥可诱导微粒体酶对维生素 B_2 的7-甲基氧化。使用利尿剂和血液透析病人体内维生素 B_2 和其他水溶性维生素丢失增加。用光疗法治疗新生儿黄疸时，可造成维生素 B_2 侧链的光化学反应，如果不补充维生素 B_2 常导致维生素 B_2 缺乏。处于氮丢失的代谢异常病人维生素 B_2 排泄增加。

如蛋白质-能量营养不良时伴有维生素 B_2 吸收利用减少。机体感染时，即使胃肠功能正常，也有时会吸收不良、利用不良或排泄增加。

2. 缺乏表现　人体如果3～4个月不供应维生素 B_2，就可观察到单纯维生素 B_2 缺乏，呈现特殊的上皮损害、脂溢性皮炎、轻度的弥漫性上皮角化并伴有脂溢性脱发和神经紊乱。同时机体中有些黄素酶的活性异常降低，其中最明显的是红细胞内谷胱甘肽还原酶，此酶为体内维生素 B_2 营养状况的标志。在维生素 B_2 缺乏时，黄素蛋白的生物合成将丧失。维生素 B_2 缺乏导致能量、氨基酸和脂类代谢受损。

维生素 B_2 缺乏常伴有其他营养素缺乏，上述维生素 B_2 缺乏会影响维生素 B_6 和烟酸的代谢。维生素 B_2 缺乏在小肠产生黏膜过激反应，小肠绒毛数量减少而长度增加，小肠绒毛上皮细胞的转运速度增加，这些形态学上的变化与肠道内膳食铁的吸收降低有关，引起继发性铁营养不良、引起继发性贫血。

此外，严重维生素 B_2 缺乏可引起免疫功能低下和胎儿畸形。

三、吸收与代谢

食物中维生素 B_2 与蛋白质形成的结合物，进入消化道后，先在胃酸、蛋白酶的作用下，水解释放出黄素蛋白，然后在小肠上端磷酸酶和焦磷酸化酶的作用下，水解为游离维生素 B_2。维生素 B_2 在小肠上端以依赖 Na^+ 的主动转运方式吸收，饱和剂量为66.5μmol（25mg）。吸收后的维生素 B_2 中，绝大部分又很快在肠黏膜细胞内，被黄素激酶磷酸化为FMN，这一过程需由ATP供能。大肠也吸收一小部分维生素 B_2。

许多因素可影响维生素 B_2 的吸收，如胃酸、胆汁酸盐有促进维生素 B_2 吸收的作用。维生素 B_2 摄入量与其吸收量成正比。氢氧化铁和氢氧化镁、酒精等可以干扰维生素 B_2 的肠道吸收。其他如咖啡因、糖精、铜、锌、铁离子等也影响维生素 B_2 吸收。牛奶中含有10%～12%的10′-（2′-羟乙基）-黄素，这种代谢产物具有竞争抑制细胞吸收维生素 B_2 及磷酸激酶对维生素 B_2 的作用。

外周血液中的维生素 B_2 大部分与蛋白质结合，有小部分与免疫球蛋白IgG相结合转运。在生理浓度下，维生素 B_2 通过特异载体蛋白进入细胞内，但在高浓度时，可通过扩散进入细胞内。组织细胞对维生素 B_2 的吸收具有相对专一性。肝实质细胞和肾近曲小管上皮细胞吸收维生素 B_2 时不依赖 Na^+ 存在。妊娠时体内维生素 B_2 载体蛋白增加，有利于胎盘吸收更多的维生素 B_2。

正常成年人从膳食中摄入的维生素 $B_2$60% ~70% 从尿液中排出。维生素 B_2 摄入过量后，也很少在体内储存，主要随尿液排出。另外，还可以从其他分泌物如汗液中排出，汗中维生素 B_2 的排出量约为摄食量的 3%。

一些因素可以影响维生素 B_2 的排出。例如，人体长期服用 1 ~ 10mg 的硫胺素可增加维生素 B_2 在尿中的排出，增加蛋白质的摄入量可减少汗液中维生素 B_2 的排出。黄素可从乳腺排泄，并称之为乳黄素。

四、过量危害与毒性

从膳食中摄取高量维生素 B_2 的情况未见报道。有人一次性服用 60mg 并同时静脉注射 11.6mg 的维生素 B_2，未出现不良反应。可能与人体对维生素 B_2 的吸收率低有关，机体对维生素 B_2 的吸收有上限，大剂量摄入并不能无限增加机体对维生素 B_2 的吸收。此外，过量吸收的维生素 B_2 也很快从尿中排出体外。

五、营养状况评价

人体维生素 B_2 的营养状况评价，除了通过膳食调查得到维生素 B_2 摄入量，以及体格检查发现维生素 B_2 缺乏外，常用测定空腹尿液或 24 小时任意一次尿样中维生素 B_2 含量，或用尿负荷试验的方法，红细胞中维生素 B_2 类物质含量和红细胞谷胱甘肽还原酶活力系数等指标予以评价。

在维生素 B_2 摄入量充足时，成人每天从尿中排出的量大于 0.32μmol（120μg），或 0.21μmol/g（80μg/g）肌酐为正常；当缺乏时可低至 27μg/g 肌酐。我国常用的口服 5mg 维生素 B_2 后测定 4 小时负荷尿中维生素 B_2 排出量，评价机体维生素 B_2 营养状况，以≥1300μg 为正常，500 ~ 1300μg 为不足，<500μg 为缺乏。

目前,也常测定新鲜红细胞破裂后谷胱甘肽还原酶活力,以评价机体维生素 B_2 营养状况。此法为灵敏的功能性指标。所得结果以活性系数 AC 或 EGRAC 表示，AC < 1.2 为维生素 B_2 营养水平正常,1.2 ~ 1.5 为不足，> 1.5 为缺乏。目前该方法虽然被广泛接受,但对 6-磷酸葡萄糖缺乏的病人不能使用此方法,因为,这种病人红细胞中还原酶对 FAD 的需要量显著增加。另外,用次黄嘌呤和腺嘌呤核苷酸处理血液也可提高 AC 系数。

六、需要量与膳食参考摄入量

维生素 B_2 与体内能量代谢密切相关，有研究结果表明体力活动增加，尿维生素 B_2 排出减少，同时，血中红细胞谷胱甘肽还原酶活性系数下降，间接说明能量代谢可能与维生素 B_2 需要量有关。

膳食模式对维生素 B_2 的需要量有一定影响，低脂肪、高碳水化合物膳食使机体对维生素 B_2 需要量减少，高蛋白、低碳水化合物膳食或高蛋白、高脂肪、低碳水化合物膳食可使机体对维生素 B_2 需要增加。

机体维生素 B_2 需要量应从蛋白质和能量摄入量及机体代谢状况三方面来考虑。成人每天摄入 0.4mg/4184kJ 维生素 B_2 可预防临床缺乏症出现。从尿中排出量，红细胞中维生素 B_2 和红细胞谷胱甘肽还原酶活性等指标估计，成人和儿童每天摄入 0.5mg/4184kJ 时可维持体内需要。

目前对所有年龄段的人维生素 B_2 推荐量为 0.6mg/4184kJ。中国营养学会（2000 年）制订的居民膳食维生素 B_2 推荐摄入量(RNI)，成人(18 岁～) 男性为 1.4 mg/d，女性为 1.2 mg/d。

七、食物来源

维生素 B_2 广泛存在于奶类、蛋类、各种肉类、动物内脏、谷类、蔬菜和水果等动物性和植物性食物中。主要以 FMN、FAD 的形式与食物中蛋白质结合。粮谷类的维生素 B_2 主要分布在谷皮和胚芽中，碾磨加工可丢失一部分维生素 B_2。如精白米维生素 B_2 的存留率只有 11%。小麦标准粉维生素 B_2 的存留率只有 35%。因此，谷类加工不宜过于精细。绿叶蔬菜中维生素 B_2 含量较其他蔬菜高。

第八节 维生素 B_6

维生素 B_6 是一组含氮化合物，都是 2-甲基-3-羟基-5-羟甲基吡啶的衍生物，主要以天然形式存在，包括吡哆醛（PL），吡哆醇（PN）和吡哆胺（PM），这 3 种形式性质相似均具有维生素 B_6 的活性，每种成分的生物学活性取决其代谢成辅酶形式磷酸吡哆醛的程度。

一、理化性质与体内分布

（一）性质

维生素 B_6 的各种磷酸盐和碱的形式均易溶于水，在空气中稳定，在酸性介质中 PL、PN、PM 对热都比较稳定，但在碱性介质中对热不稳定，易被碱破坏。在溶液中，各种形式的维生素 B_6 对光均较敏感，但是降解程度不同，主要与 pH 有关，中性环境中易被光破坏。维生素 B_6 的代谢最终产物 4-吡哆酸主要以一种内酯形式存在。

（二）体内存在形式与分布

在肝脏、红细胞及其他组织中，PL、PN、PM 3 种同效维生素的第 5 位都能被磷酸化，其活性的辅基形式是磷酸吡哆醛（PLP），磷酸吡哆醇（PNP）和磷酸吡哆胺（PMP）。PMP 也可经转氨基反应由 PLP 生成。动物组织中维生素 B_6 的主要存在形式是 PL、PM 及其磷酸化形式的 PLP 和 PMP。

血液中维生素 B_6 的主要形式是 PLP，而 PLP 主要与蛋白质（主要为血浆中白蛋白和红细胞中血红蛋白）结合的形式存在，其中大部分是经肝脏黄素蛋白酶代谢后释放入血，循环中也发现少量游离 PN。不到总体 0.1% 的维生素 B_6 以 PLP 的形式存在于血浆中，浓度低于 1mmol/L。细胞摄入 PL 优先于 PLP，摄取的 PL 再次被磷酸化成 PLP

和 PMP，肝脏、脑、肾、脾和肌肉中含量最高，在这些组织中都是与蛋白质结合。体内该种维生素的 80% ~90% 以 PLP 形式与糖原磷酸化酶结合储存在肝脏。

二、生理功能与缺乏

（一）生理功能

1. 维生素 B_6 以其活性形式 PLP 作为许多酶的辅酶　维生素 B_6 除参与神经递质、糖原、神经鞘磷脂、血红素、类固醇和核酸的代谢外，参与所有氨基酸代谢。PLP 为氨基酸代谢中需要的 100 多种酶的辅酶。维生素 B_6 对许多种氨基酸的转氨酶、脱羧酶、脱水酶、消旋酶和异构酶是必需的。

神经递质 5-羟色胺、肾上腺素、去甲肾上腺素以及 γ-氨基丁酸的合成血管扩张剂和胃促分泌素以及血红素卟啉前体的合成都需要维生素 B_6 参与。

PLP 也是糖原磷酸化的辅助因子，神经鞘磷脂的合成以及类固醇激素受体的调控方面也需要该种维生素参与。

在色氨酸转化成烟酸过程中，其中有一步反应需要 PLP 的酶促反应，当肝脏中 PLP 水平降低时会影响烟酸的合成。

维生素 B_6 参与一碳单位代谢，PLP 为丝氨酸羟甲基转氨酶的辅酶，该酶通过转移丝氨酸侧链到受体叶酸盐分子参与一碳单位代谢，一碳单位代谢障碍可造成巨幼红细胞贫血。

维生素 B_6 是 δ - 氨基 - 酮戊酸合成酶的辅因子，该酶催化血红素生物合成的第一步；维生素 B_6 是半胱氨酸脱羧酶、胱硫醚酶 β-合成酶的辅因子，这些酶参与同型半胱氨酸到半胱氨酸的转硫化途径。

2. 免疫功能　通过对年轻人和老年人的研究，维生素 B_6 的营养状况对免疫反应有不同的影响。给老年人补充足够的维生素 B_6，有利于淋巴细胞的增殖。近来研究提示，PLP 可能通过参与一碳单位代谢而影响到免疫功能，维生素 B_6 缺乏将会损害 DNA 的合成，这个过程对维持适宜的免疫功能也是非常重要的。

3. 维持神经系统功能　许多需要 PLP 参与的酶促反应均使神经递质水平升高。

4. 维生素 B_6 降低同型半胱氨酸的作用　轻度高同型半胱氨酸血症，近年来已被认为是血管疾病的一种可能危险因素，有关 B 族维生素的干预可降低血浆同型半胱氨酸含量。

（二）缺乏

维生素 B_6 在动植物性食物中分布相当广泛，原发性缺乏并不常见。人类维生素 B_6 缺乏的临床症状通过给予该种维生素 B_6 能迅速纠正，这些症状包括虚弱、失眠、周围神经病、唇干裂、口炎等。早期维生素 B_6 缺乏的生化改变有血浆 PLP 和尿 4-吡哆酸（4-PA）含量降低，随后与转氨基和其他与氨基酸代谢有关的酶活性降低，尿中黄尿酸盐含量增加，谷氨酸盐转变成的抗神经介质-γ-氨基丁酸盐降低。

维生素 B_6 缺乏的典型临床症状是一种脂溢性皮炎，小细胞性贫血，癫痫样惊厥，以及忧郁和精神错乱。小细胞性贫血反应了血红蛋白的合成能力降低。维生素 B_6 摄入不足还会损害血小板功能和凝血机制。

三、吸收与代谢

不同形式的维生素 B_6 大部分都能通过被动扩散形式在空肠和回肠被吸收，经磷酸化形成 PLP 和 PMP，被吸收的维生素 B_6 代谢物在肠黏膜和血中与蛋白质结合。转运是通过非饱和被动扩散机制。即使给予极高剂量的维生素 B_6 吸收也很好。葡萄糖苷（PN-G）的吸收效率低于 PLP 和 PMP，因为在人类 PN-G 需要黏膜葡萄糖苷酶裂解，某些 PN-G 能被完全吸收并在许多组织中被水解。

大部分吸收的非磷酸化维生素 B_6 被运送到肝脏。维生素 B_6 以 PLP 形式与多种蛋白结合，蓄积和储留在组织中，这将有助于保护其防止磷酸酶的作用。组织中维生素 B_6 存在于线粒体和细胞浆中。肌肉、血浆和红细胞中 PLP 与蛋白质有较高结合能力，这些组织中蓄积 PLP 的水平非常高。

维生素 B_6 的代谢产物经尿中排出。正常情况下，人体维生素 B_6 的主要排泄形式是 4-PA，占尿中维生素 B_6 的一半，尿中也存在其他形式。人体摄入维生素 B_6 的 40%～60% 被氧化成 4-PA。尿中 4-PA 的水平与蛋白质摄入量呈负相关，这种影响在女性大于男性。

给予大剂量维生素 B_6 时，尿中其他形式所占比例增大。给予极高剂量 PN 时，大部分以原形经尿中排泄。维生素 B_6 也可经粪便排出，但排泄量有限。在肠道中，由于肠道内微生物能合成维生素 B_6，使人们难以评价这种排泄的程度。

四、过量危害与毒性

维生素 B_6 的毒性相对较低，经食物来源摄入大量维生素 B_6 没有不良反应。补充剂中的高剂量维生素 B_6 可引起严重不良反应，主要表现为感觉神经异常。

（一）感觉神经异常

最初报告的 PN 诱发人感觉神经异常是随着每日给予 2～6g PN 2 个月到 40 个月，7 例出现严重的感觉神经病（5 名女性和 2 名男性），4 例个体不能行走。感觉神经病的体征和症状是通过客观神经病学评价进行诊断的，所有病人停用 PN 后症状都得到改善。

（二）其他不良反应

已有报告，每天给予 2～4g PN 持续 1 年以上，出现疼痛和变形性皮肤损伤。

五、营养状况评价

（一）血浆 PLP

血浆 PLP 是肝脏中维生素 B_6 的主要存在形式，反映组织中贮存量，但是血浆 PLP 对该种维生素摄入量的反应相当缓慢，需要 10 天才能达到一个新的平衡状态。目前，评价维生素 B_6 营养状态是以 >20nmol/L 血浆 PLP 值为标准。

（二）红细胞天门冬氨酸转氨酶（AST）和丙氨酸转氨酶（ALT）活性系数（AC）

建议 AST 的 AC 值 <1.6 和 ALT 的 AC 值 <1.25 为适宜的维生素 B_6 营养状况指标。

（三）尿中色氨酸降解产物

给予2g色氨酸口服剂量后24小时尿排出黄尿酸少于65μmol反映维生素B_6正常营养状态。

六、需要量与膳食参考摄入量

一般说来，维生素B_6的需要量随蛋白质摄入量的增加而增加，当维生素B_6与蛋白质摄入量保持适宜的比值（0.016mg维生素B_6/g蛋白质），就能够维持维生素B_6适宜的营养状态。

（一）需要量的影响因素

1. 生物利用率　混合膳食中维生素B_6的生物利用率约75%。典型混合膳食中约含15%的葡萄糖苷（PN-G），其生物利用率约为50%。维生素B_6的非葡萄糖苷形式的生物利用率大于50%。

但是，根据这些研究计算的需要量有5%以下的个体可能过低估计了需要量，因其摄入量大多数来自动物来源的PLP和PMP。

2. 营养素间的相互作用　因为PLP作为氨基酸代谢中许多种酶的辅酶，维生素B_6需要量受蛋白质摄入量的影响。增加蛋白质摄入量引起维生素B_6营养状态的相应降低，这导致人们以蛋白质摄入量确定维生素B_6需要量。

3. 其他因素　与羰基起反应的药物有与PLP发生相互作用的可能，例如，结核治疗中使用异烟肼以及能被代谢成多巴胺的药物都能降低PLP的浓度。口服避孕药物可降低妇女的维生素B_6营养状态，如血浆PLP浓度的轻度降低。

（二）膳食参考摄入量

中国营养学会（2000年）制订的中国居民膳食参考摄入量中维生素B_6 AI值18岁~、50岁~分别为1.2与1.5mg/d。UL为儿童50mg/d，成人100mg/d。

七、食物来源

维生素B_6的食物来源很广泛，动植物性食物中均含有，通常肉类、全谷类产品（特别是小麦）、蔬菜和坚果类中最高。大多数维生素B_6的生物利用率相对较低。因为植物性食物中，例如土豆、菠菜、蚕豆以及其他豆类，这种维生素的形式通常比动物组织中更复杂，所以动物性来源的食物中维生素B_6的生物利用率优于植物性来源的食物。且动物组织中维生素B_6的主要存在形式是PLP和PMP，较易吸收。植物来源的食物主要是PN形式，有时以葡萄糖糖苷（PN-G）的形式存在。

第九节　烟　　酸

烟酸又名维生素PP、尼克酸、抗癞皮病因子，烟酸和烟酰胺都是吡啶的衍生物。

一、理化性质与体内分布

烟酸为无色针状晶体，味苦；烟酰胺晶体呈白色粉状，两者均溶于水及酒精，不溶于乙醚。烟酰胺的溶解度大于烟酸，烟酸和烟酰胺性质比较稳定，酸、碱、氧、光或加热条件下不易破坏；在高压下，120℃ 20 分钟也不被破坏。一般加工烹调损失很小，但会随水流失。

烟酸主要以辅酶形式广泛存在于体内各组织中，以肝内浓度最高，其次是心脏和肾脏，血中相对较少。血中的烟酸约 90% 以辅酶的形式存在于红细胞，血浆中浓度约为 2600μg/L ~ 8300μg/L，平均 4380μg/L。

二、生理功能与缺乏

（一）生理功能

1. 构成烟酰胺腺嘌呤二核苷酸（辅酶Ⅰ，NAD^+ 或 CoⅠ）及烟酰胺腺嘌呤二核苷酸磷酸（辅酶Ⅱ，$NADP^+$ 或 CoⅡ） 烟酰胺在体内与腺嘌呤、核糖和磷酸结合构成烟酰胺腺嘌呤二核苷酸和烟酰胺腺嘌呤二核苷酸磷酸，在生物氧化还原反应中起电子载体或递氢体作用。

NAD^+ 和 $NADP^+$ 的这种作用，主要有赖于其分子结构中的烟酰胺部分。烟酰胺的吡啶环具有可逆地加氢加电子和脱氢脱电子的特性，因此在酶促反应过程中能够传递氢和传递电子。

2. 葡萄糖耐量因子的组成成分 葡萄糖耐量因子（glucose tolerance factor，GTF）是由三价铬、烟酸、谷胱甘肽组成的一种复合体，可能是胰岛素的辅助因子，有增加葡萄糖的利用及促使葡萄糖转化为脂肪的作用。

3. 保护心血管 有报告，服用烟酸能降低血胆固醇、甘油三酯及β-脂蛋白浓度及扩张血管。大剂量烟酸对复发性非致命的心肌梗死有一定程度的保护作用，但是烟酰胺无此作用，其原因不清。

（二）缺乏

烟酸缺乏可引起癞皮病。此病起病缓慢，常有前驱症状，如体重减轻、疲劳乏力、记忆力差、失眠等。如不及时治疗，则可出现皮炎（dermatitis）、腹泻（diarrhea）和痴呆（dementia）。由于此三系统症状英文名词的开头字母均为“D”字，故又称为癞皮病“3D”症状。

三、吸收与代谢

烟酸主要是以辅酶的形式存在于食物中，经消化后于胃及小肠吸收。吸收后以烟酸的形式经门静脉进入肝脏，在肝内转化为 NAD^+ 和 $NADP^+$。在肝内未经代谢的烟酸和烟酰胺随血液流入其他组织，再形成含有烟酸的辅酶。肾脏也可直接将烟酰胺转变为 $NADP^+$。

过量的烟酸大部分经甲基化从尿中排出，其排出形式为 N^1-甲基烟酰胺和 N^1-甲基-2-吡啶酮-5-甲酰胺（简称 2-吡啶酮）。正常人尿中的 N^1-甲基烟酰胺排出量为 7.5mg/d，相当于摄入量的 15%。也有少量烟酸和烟酰胺直接由尿中排出。此外，烟酸还随乳汁分泌，每100ml中含烟酸128~338μg；也从汗中排出，估计每100ml汗中含烟酸20~100μg。

四、过量危害与毒性

目前尚未见到因食源性烟酸摄入过多而引起中毒的报告。所见烟酸的毒副作用多系临床大剂量使用烟酸治疗高脂血症病人所致。当口服剂量为30~1000mg/d，有些人出现血管扩张的症状，如头晕眼花、颜面潮红、皮肤红肿、皮肤瘙痒等。除血管扩张外，还可伴随胃肠道反应，如恶心、呕吐、腹泻等。当口服剂量为3~9g/d时，可引起黄疸和血清转氨酶升高。严重者可出现肝炎、肝性昏迷、脂肪肝等。也有报告指出，大剂量服用烟酸能引起葡萄糖耐量变化、视觉模糊、血清尿酸浓度升高、诱发痛风发作等。烟酸毒副作用的机制尚不十分清楚。

五、营养状况评价

人体烟酸的营养状况可通过营养调查、尿中烟酸代谢产物的排出量、血浆代谢产物水平及NADH、NADPH的含量等方法进行评价。

（一）营养调查

通过营养调查，可了解烟酸的摄入量并发现有无烟酸缺乏的临床表现。

（二）尿中烟酸代谢产物排出量

1. 尿中2-吡啶酮/N^1-甲基烟酰胺比值　正常成人尿中烟酸的代谢产物N^1-甲基烟酰胺占20%~30%，2-吡啶酮占40%~60%。当烟酸摄入不足时，2-吡啶酮在缺乏症出现之前就消失，故与N^1-甲基烟酰胺比值可反映机体的营养状况。一般认为此比值在1.3~4.0为正常，<1.3为潜在缺乏。此指标受蛋白质摄入水平的影响较大，对边缘性烟酸缺乏不敏感。

2. 尿负荷试验　一次口服烟酸50mg后，收集4小时尿，测定N^1-甲基烟酰胺排出量。排出量<2mg为缺乏，2.0~2.9mg为不足，3.0~3.9mg为正常。

3. 克肌酐烟酸排出量　测定任意一次尿N^1-甲基烟酰胺排出量及肌酐含量，计算每克肌酐烟酸排出量（mg/g）。成人评价标准：<0.5为缺乏，0.5~1.59为不足，1.6~4.2为正常。

（三）NADH/NADPH比值

测定红细胞内NADH和NADPH的含量并计算其比值，其比值小于1.0时，表示有烟酸缺乏的危险。

此外，也可通过测定血浆2-吡啶酮代谢产物含量等变化来评价烟酸的营养状况。

六、需要量与膳食参考摄入量

人体烟酸的需要量与能量的消耗量有密切关系。能量消耗增加时，烟酸需要量也增多，因此烟酸的需要量常以每消耗4184kJ（1000kcal）能量需要烟酸的mg数表示。由于色氨酸在体内可转化为烟酸，蛋白质摄入增加时，烟酸摄入可相应减少。故烟酸的需要量或推荐摄入量用烟酸当量（niacin equivalence，NE）表示。据测定，平均60mg色氨酸可转变为1mg烟酸，因此烟酸当量为：

烟酸当量（mgNE）=烟酸（mg）+1/60色氨酸（mg）

人体烟酸的平均需要量（EAR）的数据不多。曾观察过受试者每日接受 8.8mgNE 烟酸时，出现该种维生素的缺乏症状，如果这些受试者每日摄入量增加为 11.3 ~ 13.3mgNE 时，尿中烟酸代谢物明显增加，提示此量可作为成人烟酸的平均需要量。其他各年龄组，尚缺乏实验数据。

2000 年中国营养学会制订的 RDIs 中烟酸的推荐量 RNI，18 岁 ~ 男女性分别为 14 与 13 mgNE，UL 为 35 mgNE。

七、食物来源

烟酸及烟酰胺广泛存在于食物中。植物性食物中存在的主要是烟酸；动物性食物中以烟酰胺为主。烟酸和烟酰胺在肝、肾、瘦畜肉、鱼以及坚果类中含量丰富；乳、蛋中的含量虽然不高，但色氨酸较多，可转化为烟酸。谷类中的烟酸 80% ~90% 存在于它们的种子皮中，故加工影响较大。玉米含烟酸并不低，甚至高于小麦粉，但以玉米为主食的人群容易发生癞皮病。其原因是：①玉米中的烟酸为结合型，不能被人体吸收利用；②色氨酸含量低。如果用碱处理玉米，可将结合型的烟酸水解成为游离型的烟酸，易被机体利用。有些地区的居民，长期大量食用玉米，用碳酸氢钠（小苏打）处理玉米以预防癞皮病，收到了良好的预防效果。

第十节 叶 酸

叶酸（folic acid）即蝶酰谷氨酸（Pteroylglutamic acid，PGA 或 pteGlu），由一个蝶啶，通过亚甲基桥与对氨基苯甲酸相连结成为蝶酸（蝶呤酰），再与谷氨酸结合而成。其英文名称除 folic acid 以外，其他名称有 folate、folates 和 folacin，一般可以互用。

一、理化性质与体内分布

叶酸包括一组与蝶酰谷氨酸功能和化学结构相似的一类化合物。叶酸为淡黄色结晶粉末，微溶于水，其钠盐易于溶解。不溶于乙醇、乙醚等有机溶剂。叶酸对热、光线、酸性溶液均不稳定，在酸性溶液中温度超过 100℃ 即分解。在碱性和中性溶液中对热稳定。食物中的叶酸烹调加工后损失率可达 50% ~90%。

二、生理功能与缺乏

（一）生理功能

叶酸在肠壁、肝脏及骨髓等组织中，经叶酸还原酶作用，还原成具有生理活性的四氢叶酸。四氢叶酸的主要生理作用在于它是体内生化反应中一碳单位转移酶系的辅酶，起着一碳单位传递体的作用。所谓一碳单位，是指在代谢过程中某些化合物分解代谢生成的含一个碳原子的基团，如甲基（$—CH_3$）、亚甲基（$—CH_2$）、次甲基或称甲烯基（—CH）、甲酰基（—CHO）、亚胺甲基（—CH = NH）等。四氢叶酸携带这些一碳单位，与血浆蛋白相结合，主要转运到肝脏贮存。

组氨酸、丝氨酸、甘氨酸、蛋氨酸等均可供给一碳单位，这些一碳单位从氨基酸释出后，以四氢叶酸作为载体，参与其他化合物的生成和代谢，主要包括：①参与嘌呤和胸腺嘧啶的合成，进一步合成 DNA，RNA；②参与氨基酸之间的相互转化，充当一碳单位的载体，如丝氨酸与甘氨酸的互换（亦需维生素 B_6）、组氨酸转化为谷氨酸、同型半胱氨酸与蛋氨酸之间的互换（亦需维生素 B_{12}）等；③参与血红蛋白及重要的甲基化合物合成，如肾上腺素、胆碱、肌酸等。

可见，叶酸携带一碳单位的代谢与许多重要的生化过程密切相关。体内叶酸缺乏则一碳单位传递受阻，核酸合成及氨基酸代谢均受影响，而核酸及蛋白质合成正是细胞增殖、组织生长和机体发育的物质基础，因此，叶酸对于细胞分裂和组织生长具有极其重要的作用。

由于蛋氨酸可提供趋脂物质胆碱与甜菜碱，故叶酸在脂代谢过程亦有一定作用。

（二）缺乏

1. 缺乏原因　①摄入不足：膳食中叶酸不足或烹调加工损失；②吸收利用不良：某些二氢叶酸还原酶拮抗剂药物、先天性酶缺乏、维生素 B_{12} 及维生素 C 缺乏等均影响叶酸的吸收、利用；③需要量增加：妊娠、代谢率增加等情况下叶酸需要量增加。

2. 缺乏表现

（1）巨幼红细胞贫血　叶酸缺乏时首先影响细胞增殖速度较快的组织。红细胞为体内更新较快的细胞，平均寿命为 120 天。当叶酸缺乏时，骨髓中幼红细胞分裂增殖速度减慢，停留在巨幼红细胞阶段而成熟受阻，细胞体积增大，核内染色质疏松。骨髓中巨大的、不成熟的红细胞增多。叶酸缺乏同时引起血红蛋白合成减少，形成巨幼红细胞贫血。

缺乏的表现为头晕、乏力、精神萎靡、面色苍白，并可出现舌炎、食欲下降以及腹泻等消化系统症状。血象检查：血中粒细胞减少，中性粒细胞体积增大，核肿胀、分叶增多，可达 5 个分叶以上。周围血中出现巨幼细胞。

半数以上的叶酸缺乏者由于未达到贫血阶段，常易漏诊。叶酸缺乏可在贫血几个月前就出现。

（2）对孕妇胎儿的影响　叶酸缺乏可使孕妇先兆子痫、胎盘早剥的发生率增高；胎盘发育不良导致自发性流产；叶酸缺乏尤其是患有巨幼红细胞贫血的孕妇，易出现胎儿宫内发育迟缓、早产及新生儿低出生体重。

孕早期叶酸缺乏可引起胎儿神经管畸形（neural tube defect，NTD）。NTD 是指由于胚胎在母体内发育至第 3 ~4 周时，神经管未能闭合所造成的先天缺陷。主要包括脊柱裂（spina bifida）和无脑儿（anencephaly）等中枢神经系统发育异常。

（3）高同型半胱氨酸血症　蛋氨酸在 ATP 的作用下，转变成 S －腺苷蛋氨酸（活性蛋氨酸），S －腺苷蛋氨酸供出一个甲基后，形成同型半胱氨酸（homocysteine，Hcy）。Hcy 可在蛋氨酸合成酶（MS）的作用下，以维生素 B_{12} 为辅助因子，与 5-甲基四氢叶酸提供的甲基发生甲基化后，重新又合成蛋氨酸，参与体内蛋白质代谢。

叶酸缺乏使上述叶酸与蛋氨酸代谢途径发生障碍，突出的表现是出现高同型半胱氨酸血症。血液高浓度同型半胱氨酸对血管内皮细胞有损害。同型半胱氨酸尚可促进氧自由基的形成，加速低密度脂蛋白的氧化，并可激活血小板的粘附和聚集，可能是动脉粥样硬化产生的危险因素。患有高同型半胱氨酸血症的母亲生育神经管畸形儿的可能性较大，并可影响胚胎早期心血管发育。

三、吸收与代谢

混合膳食中的叶酸大约有 3/4 是以与多个谷氨酸相结合的形式存在的。这种多谷氨酸叶酸不易被小肠吸收，在吸收之前必须经小肠黏膜细胞分泌的 γ-谷氨酸酰基水解酶（结合酶）分解为单谷氨酸叶酸，才能被吸收。单谷氨酸叶酸可直接被肠黏膜吸收，而叶酸结构中含谷氨酸分子越多，则吸收率越低，例如含 7 个谷氨酸分子的多谷氨酸叶酸吸收率仅 55% 左右。一般膳食中总叶酸的吸收率约为 70%。

叶酸在肠道中进一步被叶酸还原酶还原，在维生素 C 与 NADPH 参与下，先还原成二氢叶酸，再经二氢叶酸还原酶作用，在 NADPH 参与下，还原成具有生理作用的四氢叶酸。它是体内生化反应中一碳单位的传递体。叶酸以携带一碳单位形成 5-甲基四氢叶酸、亚甲基四氢叶酸等多种活性形式发挥生理作用。5-甲基四氢叶酸是体内叶酸的主要形式，约占 80%，大部分被转运至肝脏，在肝脏中通过合成酶作用重新转变成多谷氨酸衍生物后贮存。

肝脏是叶酸的主要贮存部位，贮存量约为 7.5 mg 左右，占体内叶酸总量的 50% 左右。肝脏每日释放约 0.1mg 叶酸至血液，以维持血清叶酸水平。血液及组织液中的叶酸主要也是 5-甲基四氢叶酸。

叶酸通过尿及胆汁排出，叶酸在尿中的主要代谢产物是乙酰氨基苯甲酰谷氨酸。通过肾小球滤过的叶酸多数可在肾小管近端再吸收。从胆汁排出的叶酸也可在小肠重被吸收，因此叶酸的排出量很少，而粪便排出的叶酸由于肠道细菌可合成叶酸而难以确定。成人叶酸的丢失量平均为 60μg/d。叶酸营养适宜的人，当膳食中无叶酸时，体内贮存量可维持至少 3 个月不致出现缺乏。

维生素 C 和葡萄糖可促进叶酸吸收。锌作为叶酸结合的辅助因子，对叶酸的吸收亦起重要作用。

不利于叶酸吸收的因素包括经常饮酒及服用某些药物。口服避孕药、抗惊厥药物如苯巴比妥、苯妥英钠等可抑制叶酸的吸收。阿司匹林可降低叶酸与血浆蛋白质的结合能力，还有一些抗叶酸药物如甲氨蝶呤、乙胺嘧啶、甲氧苄啶等，可抑制二氢叶酸还原酶，使二氢叶酸不能转变为四氢叶酸。一些抗癌药则可干扰 DNA 的合成。

四、过量危害与毒性

叶酸是水溶性维生素，一般超出成人最低需要量（50μg/d）20 倍也不会引起中毒。凡超出血清与组织中和多肽结合的量均从尿中排出。服用大剂量叶酸可能产生的毒性作用有：

（一）干扰抗惊厥药物的作用，诱发病人惊厥发作：叶酸和抗惊厥药在肠细胞表面，也可能在大脑细胞表面相互拮抗，大剂量叶酸可促使已用抗惊厥药控制了癫痫症状的病人发生惊厥。有报道快速静注 14.4mg 叶酸，大脑血管内血清叶酸增高数倍，并出现惊厥。

（二）口服叶酸 350mg 可能影响锌的吸收，而导致锌缺乏，使胎儿发育迟缓，低出生体重儿增加。

（三）掩盖维生素 B_{12} 缺乏的早期表现，而导致神经系统受损害。由于巨幼红细胞贫血患者大多数合并维生素 B_{12} 缺乏，过量叶酸的摄入干扰维生素 B_{12} 缺乏的早期诊断，有可能导致严重的不可逆转的神经损害。

五、营养状况评价

（一）血清叶酸含量

反映近期膳食叶酸摄入情况。血清叶酸 <6.8nmol/L（3ng/ml）表明缺乏。正常值为 11.3 ~ 36.3nmol/L（5 ~ 16ng/ml）。

（二）红细胞叶酸含量

反映体内组织叶酸的贮存状况。红细胞叶酸 <318nmol/L（140ng/ml）表明缺乏。

（三）血浆同型半胱氨酸含量

当受试者维生素 B_6 及维生素 B_{12} 营养状况适宜时，血浆同型半胱氨酸可作为反映叶酸状况的敏感和特异指标。叶酸缺乏者血中叶酸水平降低，而血浆同型半胱氨酸含量增高，一般以同型半胱氨酸含量 <16μmol/L 为正常。

（四）组氨酸负荷试验

口服组氨酸负荷剂量 18 小时或 24 小时尿中亚胺甲基谷氨酸（formiminoglutamic acid，FIGLU）排出量增加。FIGLU 是组氨酸转化为谷氨酸代谢过程中的中间产物。当叶酸缺乏时，FIGLU 由于缺乏一碳单位的传递体而不能转化为谷氨酸，致使尿中排出量增加。但此指标特异性差，应用不普遍。

六、需要量与膳食参考摄入量

中国营养学会 2000 年提出的中国居民膳食叶酸参考摄入量，成人 RNI 为 400μgDFE/d。成人、孕妇及乳母的 UL 值为 1000μgDFE/d，儿童及青少年根据体重适当降低。

七、食 物 来 源

叶酸广泛存在于各种动、植物食品中。富含叶酸的食物为猪肝（236μg/100g）、猪肾（50μg/100g）、鸡蛋（75μg/100g）、豌豆（83μg/100g）、菠菜（347μg/100g）。

由于食物叶酸与合成的叶酸补充剂生物利用度不同，美国 FNB 提出叶酸的摄入量应以膳食叶酸当量（dietary folate equivalent，DFE）表示。由于食物叶酸的生物利用度仅为 50%，而叶酸补充剂与膳食混合时生物利用度为 85%，比单纯来源于食物的叶酸利用度高 1.7 倍（85/50），因此 DFE 的计算公式为：

DFE（μg）=膳食叶酸 μg +（1.7 × 叶酸补充剂 μg）

例：来源于水果、蔬菜、肉类、豆类及奶制品食物的叶酸共 250μg；来源于叶酸补充剂和强化食品的叶酸共 200μg，则总叶酸摄入量为 250 + 1.7 × 200 = 590μgDFE。

第十一节 维生素 B_{12}

维生素 B_{12}，又称氰钴胺素（cyanocobalamin），是一组含钴的类咕啉化合物。氰钴胺素的化学全名为α-5，6 二甲基苯并咪唑-氰钴酰胺，如分子式中的氰基（CN）由其他基团代替，成为不同类型的钴胺素（cobalamin）。

一、理化性质

维生素 B_{12}为红色结晶，可溶于水，在 pH4.5～5.0 的弱酸条件下最稳定，在强酸（pH＜2）或碱性溶液中则分解，遇热可有一定程度的破坏，但快速高温消毒损失较小。遇强光或紫外线易被破坏。

二、生理功能与缺乏

（一）生理功能

维生素 B_{12}在体内以两种辅酶形式即甲基 B_{12}和辅酶 B_{12}（腺苷基钴胺素）发挥生理作用，参与体内生化反应。

1. 作为蛋氨酸合成酶的辅酶参与同型半胱氨酸甲基化转变为蛋氨酸。甲基 B_{12}作为蛋氨酸合成酶的辅酶，从5-甲基四氢叶酸获得甲基后转而供给同型半胱氨酸（homocysteine，Hcy），并在蛋氨酸合成酶的作用下合成蛋氨酸。

维生素 B_{12}的缺乏可致同型半胱氨酸增加，而同型半胱氨酸过高是心血管病的危险因素。

2. 作为甲基丙二酰辅酶 A 异构酶的辅酶参与甲基丙二酸－琥珀酸的异构化反应。

（二）缺乏

膳食维生素 B_{12}缺乏较少见，多数缺乏症是由于吸收不良引起。膳食缺乏见于素食者，由于不吃肉食而可发生维生素 B_{12}缺乏。老年人和胃切除患者胃酸过少可引起维生素 B_{12}的吸收不良。

维生素 B_{12}缺乏的表现：①巨幼红细胞贫血；②高同型半胱氨酸血症。

三、吸收与代谢

食物中的维生素 B_{12}与蛋白质相结合，进入人体消化道内，在胃酸、胃蛋白酶及胰蛋白酶的作用下，维生素 B_{12}被释放，并与胃黏膜细胞分泌的一种糖蛋白内因子（IF）结合。维生素 B_{12}-IF 复合物对胃蛋白酶较稳定，进入肠道后由于回肠具有维生素 B_{12}-IF 受体而在回肠部被吸收。有游离钙及碳酸氢盐存在时，有利于维生素 B_{12}的吸收。未与 IF 结合的由粪便排出。每日能与 IF 结合并被回肠部维生素 B_{12}-IF 受体吸收的最大膳食摄入量约 5μg/d 维生素 B_{12}。

维生素 B_{12}进入血液循环后，与血浆蛋白结合成为维生素 B_{12}运输蛋白，包括转钴胺素Ⅰ、Ⅱ、Ⅲ（TcⅠ、Ⅱ、Ⅲ）。TcⅡ与维生素 B_{12}结合后，主要运输至细胞表面具有 Tc Ⅱ-维生素B_{12}特异性受体的组织，如肝、肾、骨髓、红细胞、胎盘等。血清中除含有维生素 B_{12}外，还含有类咕啉及钴胺酰胺等维生素 B_{12}类似物，可与 Tc Ⅰ及 Tc Ⅱ结合，运送至肝脏经分解后从胆汁排出。

体内维生素 B_{12}的贮存量很少，约 2～3mg，主要贮存于肝脏。每日丢失量大约为贮存量的 0.1%，平均丢失量为 1.2～2.55μg，主要从尿排出，部分从胆汁排出。

维生素 B_{12}的肝肠循环对其重复利用和体内稳定十分重要，由肝脏通过胆汁排入小肠的维生素 B_{12}，正常情况下约有一半可被重吸收，约 0.6～6μg/d，因此，即使膳食不含维生素 B_{12}，体内的贮存亦可满足大约 6 年的需要而不出现维生素 B_{12}缺乏症状。

四、过量危害与毒性

据报道每日口服达 100μg 维生素 B_{12}未见明显反应。NOAEL 为 3000μg，LOAEL 尚未确定。

五、营养状况评价

（一）血清全转钴胺素Ⅱ（holo Tc Ⅱ）

是反映维生素 B_{12}负平衡的早期指标。Tc Ⅱ是一种把维生素 B_{12}释放到所有 DNA 合成细胞的循环蛋白质，约含血清维生素 B_{12}的 20%，在血清中半衰期仅 6 分钟，因此在维生素 B_{12}的肠道吸收停止后 1 周内即可降到正常水平以下。一般以血清全转钴胺素Ⅱ为 29.6pmol/L（40pg/ml）定为维生素 B_{12}负平衡。

（二）血清全结合咕啉（B_{12}结合咕啉）

结合咕啉是循环中维生素 B_{12}的储存蛋白质，约含血清维生素 B_{12}的 80%。血清全结合咕啉与肝脏维生素 B_{12}的储存相平衡，110pmol/L（150pg/ml）表示肝脏维生素 B_{12}储存缺乏，反映维生素 B_{12}缺乏进入第二期。

（三）脱氧尿嘧啶抑制试验

用于维生素 B_{12}缺乏第三期的生化改变评价。当骨髓细胞或淋巴细胞的 DNA 合成降低时该试验出现异常。

（四）血清维生素 B_{12}浓度

<1.1pmol/L 为维生素 B_{12}缺乏。

（五）血清同型半胱氨酸及甲基丙二酸

当维生素 B_{12}缺乏时两者含量增高。

六、需要量与膳食参考摄入量

（一）需要量

维持成人正常功能的可吸收的维生素 B_{12}最低需要量为 0.1μg/d。

（二）适宜摄入量（AI）

FAO/WHO 推荐正常成人摄入维生素 B_{12}为 1μg/d。我国目前提出维生素 B_{12}的 AI 值，其中成年人为 2.4μg/d。

七、食物来源

膳食中的维生素 B_{12} 来源于动物性食品，主要食物来源为肉类、动物内脏、鱼、禽、贝壳类及蛋类。乳及乳制品中含量较少。植物性食品基本不含维生素 B_{12}。

第十二节 维生素C

维生素C又称抗坏血酸，是一种含有6个碳原子的酸性多羟基化合物，维生素C虽然不含有羧基，仍具有有机酸的性质。天然存在维生素C有L与D两种异构体，后者无生物活性。

一、理化性质与体内分布

维生素C有3型，氧化时形成仍具有生物活性的脱氢型维生素C。脱氢型维生素C进一步氧化或水解，为二酮古洛糖酸，丧失了维生素C的活性。

维生素C呈无色无臭的片状结晶体，易溶于水。在酸性环境中稳定，遇空气中氧、热、光、碱性物质，特别是有氧化酶及痕量铜、铁等金属离子存在时，可促进其氧化破坏。氧化酶一般在蔬菜中含量较多，特别是黄瓜和白菜类，但在柑橘类含量较少。蔬菜在储存过程中，维生素C都有不同程度损失。但在某些植物中，特别是枣、刺梨等水果中含有生物类黄酮，能保护食物中维生素C的稳定性。

正常摄入量情况下，体内可贮存维生素C1.2～2.0g，最大贮量为3g。浓度最高的组织是垂体、肾上腺、眼晶状体、血小板和白细胞，但是贮存量最多的是骨骼肌（3～4mg/100g湿组织）、脑（13～15 mg/100g湿组织）和肝脏（10～16mg/100g湿组织）。

在血浆中，维生素C主要以还原型形式存在，还原型与脱氢型比约为15:1，故测定还原型维生素C即可了解血中维生素C的水平。

二、生理功能与缺乏

（一）生理功能

维生素C是一种较强的还原剂，可使细胞色素C、细胞色素氧化酶及分子氧还原，与一些金属离子螯合。虽然它不是辅酶，但可以增加某些金属酶的活性，如脯氨酸羟化酶（Fe^{2+}）、尿黑酸氧化酶（Fe^{2+}）、三甲赖氨酸羟化酶（Fe^{2+}）、对-羟苯丙酮酸羟化酶（Cu^{+}）、多巴胺-β-羟化酶（Cu^{+}）等。这些金属离子位于酶的活性中心，维生素C可维持其还原状态，从而借以发挥生理功能。

1. 参与羟化反应　羟化反应是体内许多重要物质合成或分解的必要步骤，如胶原和神经递质的合成，各种有机药物或毒物的转化等，都需要通过羟化作用才能完成。在羟化过程中，维生素C必须参与。故维生素C可：①促进胶原合成；②促进神经递质合成；③促进类固醇羟化；④促进有机药物或毒物羟化解毒。

2. 还原作用　维生素C可以氧化型，又可以还原型存在于体内，所以既可作为供氢体，又可作为受氢体，在体内氧化还原反应过程中发挥重要作用。可以：①促进抗体形成；② 促进铁的吸收；③促进四氢叶酸形成；④维持巯基酶的活性；⑤清除自由基。

（二）缺乏

膳食摄入减少或机体需要增加又得不到及时补充时，可使体内维生素C贮存减少，出现缺乏症状。维生素C缺乏时，主要引起维生素C缺乏病。

维生素C缺乏病起病缓慢，自饮食缺乏维生素C至发展成维生素C缺乏病，一般历时4~7个月。患者多有体重减轻、四肢无力、衰弱、肌肉关节等疼痛、牙龈红肿，牙龈炎、间或有感染发炎。婴儿常有激动、软弱、倦怠、食欲减退、四肢疼痛、肋软骨接头处扩大。四肢长骨端肿胀以及有出血倾向等。全身任何部位可出现大小不等和程度不同的出血、血肿或瘀斑。

维生素C缺乏引起胶原合成障碍，故可致骨有机质形成不良而导致骨质疏松。

三、吸收与代谢

食物中的维生素C被人体小肠上段吸收，吸收量与其摄入量有关。摄入量为30~60mg时，吸收率可达100%；摄入量为90mg时，吸收率降为80%左右；摄入量为1500mg、3000mg和12000mg时，吸收率分别下降至49%、36%和16%。

维生素C一旦被吸收，就分布到体内所有的水溶性结构中。正常成人体内的维生素C代谢活性池中约有1500mg维生素C，最高储存峰值为3000 mg。维生素C的总转换率为45~60 mg/d，每日可用去总量的2%左右。维生素C吸收后被转运至细胞内并储存。不同的细胞，维生素C的浓度相差很大。

正常情况下，维生素C绝大部分在体内经代谢分解成草酸或与硫酸结合生成维生素C-2-硫酸由尿排出；另一部分可直接由尿排出体外。肾脏排泄维生素C有一定阈值，并和它在血液中饱和程度有关。受试者在维生素C摄入量<100mg时，尿中无维生素C排出；摄入量>100mg时，摄入量的25%被排出；摄入量达200mg时，摄入量的50%被排出；高剂量摄入，如500mg和1250mg时，几乎所有被吸收的维生素C都被排出。

四、过量危害与毒性

尽管维生素C的毒性很小，但服用量过多仍可产生一些不良反应。有报告指出，成人维生素C的摄入量超过2g，可引起渗透性腹泻。当摄入量<1g时，一般不引起高尿酸尿症，当超过1g时，尿酸排出明显增加。研究发现，每日服用4g维生素C，可使尿液中尿酸的排出增加一倍，并因此而形成尿酸盐结石增多。

过量的维生素C还可引起子宫颈黏液中糖蛋白二硫键改变，阻止精子的穿透，造成不育。妊娠期服用过量的维生素C，可能影响胚胎的发育。

当每日摄入的维生素C在2~8g时，可出现恶心、腹部痉挛、铁吸收过度、红细胞破坏及泌尿道结石等不良反应。小儿生长时期过量服用，容易患骨骼疾病。

五、营养状况评价

维生素C的营养状况，可根据膳食摄入水平、临床缺乏症状、血和尿中的含量等进行评价。

1. 血中维生素C含量　可测定血浆和白细胞中维生素C含量。血浆维生素C的含量能反映维生素C摄入情况，但不能反映体内储存状况。血浆总维生素C含量评价为：≥4.0mg/L为正常，2.0～3.9mg/L为不足，<2.0mg/L为缺乏。白细胞中维生素C含量能反映组织中的维生素C的储存情况，不反映近期内维生素C的摄取量，一般认为<2μg/10^8个白细胞为不足。

2. 尿维生素C含量　可测定全日尿维生素C含量和进行4小时负荷试验。4小时负荷试验方法为：口服500mg维生素C，测定4小时尿中总维生素C含量，<5mg为不足，5～13mg为正常，>13mg为充裕。

六、需要量与膳食参考摄入量

维生素C需要量的研究结果显示，预防成人明显症状维生素C缺乏病的最低必需量是10mg/d。但这个摄入水平使体内维生素C储存很少。

根据国内外调查研究资料，中国营养学会于2000年制订的RDIs中，提出了中国居民膳食维生素C的RNI成人为100mg/d。UL为：0～岁400mg/d，0.5～岁500mg/d，1～岁600mg/d，4～岁700mg/d，7～岁800mg/d，11～岁900mg/d，14岁以上，均为1000mg/d。

七、食物来源

人体内不能合成维生素C，因此人体所需要的维生素C要靠食物提供。维生素C的主要食物来源是新鲜蔬菜与水果。蔬菜中，辣椒、茼蒿、苦瓜、豆角、菠菜、土豆、韭菜等中含量丰富；水果中，酸枣、鲜枣、草莓、柑橘、柠檬等中含量最多；在动物的内脏中也含有少量的维生素C。

第十三节　胆　碱

胆碱（choline）是一种强有机碱，是卵磷脂的组成成分，也存在于神经鞘磷脂之中，是机体可变甲基的一个来源而作用于合成甲基的产物，同时又是乙酰胆碱的前体。人体也能合成胆碱，所以不易造成缺乏病。

胆碱耐热，在加工和烹调过程中的损失很少，干燥环境下，即使长时间储存食物中胆碱含量也几乎没有变化。胆碱是卵磷脂和鞘磷脂的重要组成部分，卵磷脂即是磷脂酰胆碱（phosphatidyl choline），广泛存在于动植物体内。

在体内，胆碱的部分生理功能通过磷脂的形式实现，而胆碱作为胞苷二磷酸胆碱辅酶的组成部分，在合成神经鞘磷脂与磷脂胆碱中起主要作用。胆碱的作用主要有：①促进脑发育和提高记忆能力；②保证信息传递；③调控细胞凋亡；④构成生物膜的重要组成成分；⑤促进脂肪代谢。临床上应用胆碱治疗肝硬化、肝炎和其他肝疾病，效果良好；⑥促进体内转甲基代谢；⑦降低血清胆固醇。

由于机体内能合成相当数量的胆碱，故在人体没观察到胆碱的特异缺乏症状。长期摄入缺乏胆碱膳食的主要结果可包括肝、肾、胰腺病变、记忆紊乱和生长障碍。其他与膳食低胆碱有关的不育症、生长迟缓、骨质异常造血障碍和高血压也均有报道。

按中国居民膳食营养素参考摄入量（2000 年），成年男女胆碱 AI 值为 500 mg /d，UL 值为 3.0g/d。

胆碱广泛存在于各种食物中，特别是肝脏（牛肝 1166 mg/100g）、花生（992 mg/100g）、蔬菜（莴苣 586 mg/100g、花菜 260 mg/100g）中含量较高。

第十四节　生　物　素

生物素又名维生素 H、辅酶 R 等。生物素由一个脲基环和一个带有戊酸侧链的噻吩环组成。现已知有 8 种异构体，天然存在的仅 α-生物素，且具有生物活性。

体内生物素主要储存在肝脏，其浓度为 800 ~ 3000ng/g。血中含量较低，有人测定，成人全血浓度约为 260ng/L，婴儿约为 320ng/L，分娩妇女为 420 ng/L，而非孕妇可达 590ng/L。

生物素的主要功能是在脱羧 - 羧化反应和脱氨反应中起辅酶作用，可以把 CO_2 由一种化合物转移到另一种化合物上，从而使一种化合物转变为另一种化合物。药理剂量的生物素还可降低 I 型糖尿病人的血糖水平。

生物素缺乏，主要见于长期生食鸡蛋者。如果膳食缺乏生物素，同时大量给予磺胺类药等抗生素，或长期使用全静脉营养而忽略在输液中加入生物素，也可发生生物素缺乏。缺乏表现主要以皮肤症状为主，可见毛发变细、失去光泽、皮肤干燥、鳞片状皮炎、红色皮疹，严重者的皮疹可延伸到眼睛、鼻子和嘴周围。此外，伴有食欲减退、恶心、呕吐、舌乳头萎缩、黏膜变灰、麻木、精神沮丧、疲乏、肌痛、高胆固醇血症及脑电图异常等。这些症状多发生在生物素缺乏 10 周后。在 6 个月以下婴儿，可出现脂溢性皮炎。

生物素吸收的主要部位是小肠的近端。浓度低时，被载体转运主动吸收；浓度高时，则以简单扩散形式吸收。吸收的生物素经门脉循环，运送到肝、肾内贮存，其他细胞内也含有生物素，但量较少。生蛋清中含有抗生物素蛋白，可与生物素结合而抑制生物素的吸收。胃酸缺乏者，可使生物素吸收减少。

生物素转运到周围组织，需要生物素结合蛋白为载体。血浆中的生物素结合蛋白以生物素酶的形式存在，此酶有两个高亲和性的生物素结合位点。

生物素主要经尿排出。排出前，生物素约一半转变为生物素亚砜、二去甲生物素和四去甲生物素后才排出。人尿中生物素、二去甲生物素和生物素亚砜的比例约为3∶2∶1。乳汁中也有生物素排出，但量很少。

由于肠道细菌可合成生物素，因此不易准确确定生物素的需要量。中国营养学会 2000 年提出了我国居民 AI 值，其中 成人为 30μg/d。

生物素的营养状况可通过测定血尿生物素含量、血浆奇数碳脂肪酸浓度及尿中有关代谢产物排出量来评价。

一般正常成人 24 小时生物素尿中排出量约为 6 ~ 111μg。有生物素缺乏症的患者，尿排出量 <1μg/24h；经其他途径形成的 3-羟异戊酸，在尿中排出增加，正常成人 24 小时排出量约 77 ~ 195μmol，缺乏症的患者尿排出量 >195μmol。

正常成人全血生物素含量为 260ng/L，婴儿为 320ng/L，当全血生物素含量 <100ng/L

时,可认为缺乏。

生物素广泛存在于天然食物中。干酪（82μg/100g）、肝（牛肝 100μg/100g）、大豆粉（70μg/100g）中含量最为丰富，其次为蛋类（22.5μg/100g），在精制谷类、多数水果中含量较少。

第九章 水和膳食纤维

人类食物除了含有碳水化合物、脂类、蛋白质、矿物质、维生素等几类营养素之外，尚含有多达数百种以上的其他化学物质，此类化学物质对人体的影响日益引起人们的关注。迄今已有200余项流行病研究资料肯定了蔬菜和水果有助于预防慢性病，这些蔬菜和水果中含有二巯基硫酮、异硫氰酸酯、酚类、萜类、植物固醇、植物雌激素、类黄酮等多种化学物质。研究这些化学物质对人类健康的影响对促进营养科学的发展无异是有重要意义的。

关于水，在营养学专著中有的作为一类营养素叙述，关于膳食纤维，有的营养学专著在碳水化合物中叙述，有的也作为其他膳食成分。本章介绍水和膳食纤维的营养学意义。

第一节 水

水在体内不仅构成身体成分，而且还具有调节生理功能的作用。人在断水时比在断食时死的更快。例如，人如断食而只饮水时可生存数周；但如断水，则只能生存数日，一般断水5～10天即可危及生命。断食至所有体脂和组织蛋白质耗尽50%时，才会死亡；而断水至失去全身水分10%就可能死亡。可见水对于生命的重要性。由于水在自然界广泛分布，一般无缺乏的危险，所以，在营养学中常未被列为必需营养素，但这并不否定水在生命活动中的重要作用。

一、水的代谢

（一）水在体内的分布

水是人体中含量最多的成分。总体水（体液总量）可因年龄、性别和体型的胖瘦而存在明显个体差异。新生儿总体水最多，约占体重的80%；婴幼儿次之，约占体重的70%；随着年龄的增长，总体水逐渐减少，10～16岁以后，减至成人水平；成年男子总体水约为体重的60%，女子为50%～55%；40岁以后随肌肉组织含量的减少，总体水也渐减少，一般60岁以上男性为体重的51.5%，女性为45.5%。总体水还随机体脂肪含量的增多而减少，因为脂肪组织含水量较少，仅10%～30%，而肌肉组织含水量较多，可达75%～80%。

水在体内主要分布于细胞内和细胞外。细胞内液约为总体水的2/3，细胞外液约为1/3。各组织器官的含水量相差很大，以血液中最多，脂肪组织中较少（表1-9-1），女性体内脂肪较多，故体内水含量不如男性高。

（二）水的平衡

正常人每日水的来源和排出处于动态平衡。水的来源和排出量每日维持在2500ml左右（表1-9-2）。体内水的来源包括饮水和食物中的水及内生水三大部分。通常每人每日饮水约1200ml，食物中含水约1000ml，内生水约300ml。内生水主要来源于蛋白质、脂肪和碳水化合物代谢时产生的水。每克蛋白质产生的代谢水为0.42ml，脂肪为1.07ml，碳水化合物为0.6ml。

表1-9-1 各组织器官的含水量（以重量计）

组织器官	水分（%）	组织器官	水分（%）
血液	83.0	脑	74.8
肾	82.7	肠	74.5
心	79.2	皮肤	72.0
肺	79.0	肝	68.3
脾	75.8	骨骼	22.0
肌肉	75.6	脂肪组织	10.0

表1-9-2 正常成人每日水的出入量平衡

来 源	摄入量（ml）	排出途径	排出量（ml）
饮水或饮料	1200	肾脏（尿）	1500
食物	1000	皮肤（蒸发）	500
内生水	300	肺（呼气）	350
		大肠（粪便）	150
合计	2500	合计	2500

体内水的排出以经肾脏为主，约占60%，其次是经肺、皮肤和粪便。一般成人每日尿量介于500～4000ml，最低量为300～500ml，低于此量，可引起代谢产生的废物在体内堆积，影响细胞的功能。皮肤以出汗的形式排出体内的水。出汗分为非显性和显性两种，前者为不自觉出汗，很少通过汗腺活动产生；后者是汗腺活动的结果。一般成年人经非显性出汗排出的水量约300～500ml，婴幼儿体表面积相对较大，非显性失水也较多。显性出汗量与运动量、劳动强度、环境温度和湿度等因素有关，特殊情况下，每日出汗量可达10L以上。经肺和粪便排出水的比例相对较小，但在特殊情况下，如高温、高原环境以及胃肠道炎症引起的呕吐腹泻时，可发生大量失水。

（三）水平衡的调节

体内水的正常平衡受口渴中枢、垂体分泌的抗利尿激素及肾脏调节。口渴中枢是调节体内水来源的重要环节。当血浆渗透压过高时，可引起口渴中枢神经核兴奋，激发饮水行为。抗利尿激素可通过改变肾脏远端小管和集合小管对水的通透性影响水分的重吸收调节水的排出。抗利尿激素的分泌也受血浆渗透压、循环血量和血压等调节。肾脏则是水分排出的主要器官，通过排尿多少和对尿液的稀释和浓缩功能，调节体内水平衡。

当机体失水时，肾脏排出浓缩性尿，使水保留在体内，防止循环功能衰竭；体内水过多时，则排尿增加，减少体内水量。

二、生理功能与缺乏

（一）生理功能

1. 构成细胞和体液的重要组成部分　成人体内水分含量约占体重的65%左右，血液中含水量占80%以上，水广泛分布在组织细胞内外，构成人体的内环境。

2. 参与人体内物质代谢　水的溶解力很强，并有较大的电解力，可使水溶物质以溶解状态和电解质离子状态存在；水具有较大的流动性，在消化、吸收循环、排泄过程中，可加速协助营养物质的运送和废物的排泄。使人体内新陈代谢和生理化学反应得以顺利进行。

3. 调节体温　水的比热值大，1g水升高或降低1℃度需要约4.2J的热量，大量的水可吸收代谢过程中产生的能量，使体温不至显著升高。水的蒸发热量大，在37℃体温的条件下，蒸发1g水可带走2.4kJ的热量。因此在高温下，体热可随水分经皮肤蒸发散热，以维持人体体温的恒定。

4. 润滑作用　在关节、胸腔、腹腔和胃肠道等部位，都存在一定量的水分，对器官、关节、肌肉、组织能起到缓冲、润滑、保护的功效。

（二）缺乏

水摄入不足或水丢失过多，可引起体内失水亦称脱水。根据水与电解质丧失比例不同，分为3种类型。

1. 高渗性脱水　其特点是以水的丢失为主，电解质丢失相对较少。当失水量占体重的2%～4%时，为轻度脱水，表现为口渴、尿少、尿比重增高及工作效率降低等。失水量占体重的4%～8%时，为中度脱水，除上述症状外，可见皮肤干燥、口舌干裂、声音嘶哑及全身软弱等表现。如果失水量超过体重的8%，为重度脱水，可见皮肤黏膜干燥、高热、烦躁、精神恍惚等。若达10%以上，可危及生命。

2. 低渗性脱水　以电解质丢失为主，水的丢失较少。此种脱水特点是循环血量下降，血浆蛋白质浓度增高，细胞外液低渗，可引起脑细胞水肿，肌肉细胞内水过多并导致肌肉痉挛。早期多尿，晚期尿少甚至尿闭，尿比重低，尿 Na^+、Cl^- 降低或缺乏。

3. 等渗性脱水　此类脱水是水和电解质按比例丢失，体液渗透压不变，临床上较为常见。其特点是细胞外液减少，细胞内液一般不减少，血浆 Na^+ 浓度正常，兼有上述两型脱水的特点，有口渴和尿少表现。

三、水的需要量

水的需要量主要受代谢情况、年龄、体力活动、温度、膳食等因素的影响，故水的需要量变化很大。

美国FNB1989年第10版RDAs提出：成人每消耗4.184kJ能量，水需要量为1ml，考虑到发生水中毒的危险性极小，水需要量常增至1.5ml/4.184kJ，以便包括活动、出汗及溶质负荷等的变化。婴儿和儿童体表积较大，身体中水分的百分比和代谢率较高，肾脏对调节因生长所需摄入高蛋白时的溶质负荷的能力有限，易发生严重失水，因此以

1.5ml/4.184kJ 为宜。哺乳期妇女乳汁中 87% 是水，产后 6 个月内平均乳汁的分泌量约 750ml/d，故需额外增加 1000ml/d。

第二节 膳食纤维

膳食纤维（dietary fiber）是碳水化合物中的一类非淀粉多糖。将其从碳水化合物中分出来成为独立一节，是因为与人体健康密切相关。

一、膳食纤维的概念

膳食纤维的定义至今尚无定论，目前较为一致的定义为“非淀粉多糖”，即膳食纤维的主要成分为非淀粉多糖。主要成分是来自植物细胞壁的成分，包括纤维素、半纤维素、果胶和非多糖成分的木质素等。

“可溶性和不可溶性纤维”是用化学提取法制备膳食纤维时所采用的名词，即用不同 pH 的溶液将非淀粉多糖分为两大类；一类为在某特定的 pH 溶液中可溶解的部分称为可溶性纤维，那些不溶的部分便称为不可溶性纤维。“可溶性纤维”对小肠内的葡萄糖和脂质吸收有影响；而不可溶性纤维则在大肠中发酵而影响大肠的功能。

二、膳食纤维的结构及特性

（一）纤维素

纤维素（cellulose）是植物细胞壁的主要成分；是由数千个葡萄糖通过 β-D（1→4）葡糖苷键连接起来的直链淀粉。纤维素的特性是不被肠道中的酶所水解，水溶性较小，也不被酸所水解，但有 10% ~15% 的纤维素是无定形的即非晶形的粉末，它易被酸水解且在一定 pH 的酸性条件下可形成微晶体的纤维素。纤维素因具有吸水性且不溶于水的特性，故可增加食物体积。

（二）半纤维素

半纤维素（hemicellulose）是由五碳糖和六碳糖连接起来的支链淀粉，即多聚糖。在谷类中可溶性的半纤维素称之为“戊聚糖”。半纤维素的分子量比纤维素小得多。它是由木糖、阿拉伯糖、半乳糖、葡萄糖醛酸和半乳糖醛酸所组成。β-葡聚糖是（1→3）和（1→4）β-D 葡糖苷键连接的葡聚糖。其物理特性是可溶性纤维，近年来研究较多是因其物理特性而对人体健康有益。葡聚糖的水溶性具有粘稠性，已证明它可以降低血清中胆固醇的水平。

（三）果胶

果胶（pectin）是存在于水果中的一种多糖，它含有许多甲基化羧基的果胶酸。果胶酸被酯化后就可以形成胶，当有钙盐存在时，可以增强其凝胶性。果胶是膳食纤维的重要成分，因其含有半乳糖醛酸而具有离子交换的特性，以及增强胶质的粘稠性。

（四）树胶和胶浆

树胶（gum）和粘胶（mucilage）存在于海藻、植物渗出液和种子中，这种胶浆具有凝胶性、稳定性和乳化等性能。因此，常被用于食品加工，使食品增稠，增加粘性。

（五）抗性淀粉

抗性淀粉（resistant starch）是在人的小肠内不能被吸收的淀粉及其分解产物。过去一直认为淀粉是可以完全消化的，然而现在已知有一部分淀粉在小肠的下部仍不能被消化，而是在肠内被发酵，这类抗性淀粉可以分为3种。

1. RS_1　此类淀粉的颗粒被食物的一些成分包裹，影响消化酶直接接触，因而延迟了消化的进程。当全谷粒、部分碾碎的谷粒、种子、豆粒等进入胃肠道中，就会有部分的淀粉不易被消化酶接触而未被消化。这类的抗性淀粉实际上并不是不能被消化酶所消化，而是因未接触到消化酶而未被消化。这类淀粉称之为RS_1类。

2. RS_2　此类淀粉是一些生淀粉粒，如马铃薯、青香蕉所含的淀粉。此类淀粉不被α淀粉酶消化，可能是由于此种淀粉粒是晶状，不像无定形的粒状淀粉易被酸和酶所消化。此类淀粉如在糊化后则可被α淀粉酶消化。此类淀粉也被称之为抗性淀粉，命名为RS_2。

3. RS_3　此类淀粉是变性淀粉（retrograded starch）。直链和支链淀粉在经过烹煮或糊化处理而变性。直链淀粉的变性率大于支链淀粉，直链淀粉变性后不易将其淀粉粒分散于水中，也不被α淀粉酶所消化。

当前，抗性淀粉引起人们的兴趣，是因为可以通过加工的方法而将淀粉加工成富含膳食纤维的食物，也就是富含抗性淀粉的食物。此类食物和非淀粉多糖一样不被α淀粉酶所消化，因而起到有益于健康的作用。

三、膳食纤维与相关疾病

（一）便秘

有诸多因素可以导致便秘，膳食中的纤维与便秘有关已为人们所熟知，但用实验得到的确证却不多。然而确有人体实验证明吃水果和蔬菜或吃小麦有缓解便秘的作用；这些食物中的纤维摄入可以增加粪便的重量。

（二）肥胖病

膳食纤维因可增加胃内的填充物、延缓胃内容物的排空、使葡萄糖的吸收趋于平缓、减少胰岛素的分泌、增加饱腹感、降低消化率、增加由粪便排出能量等，故可用于肥胖病防治。

（三）糖尿病

许多研究证实膳食纤维补充剂或富含膳食纤维的食物可降低血糖。这些纤维多为可溶性纤维，在胃内形式很粘稠的物质，这些粘性物影响了葡萄糖的吸收和利用，致使餐后血糖不会突然上升。

（四）心血管疾病

已知多吃含有全部纤维的淀粉类碳水化合物有益于预防高脂血症及缺血性心脏病。现已明确某些膳食纤维能降低血清胆固醇的，但对甘油三酯及高密度脂蛋白不起作用。但是，在流行病学研究方面尚有待证实。

膳食纤维降低血胆固醇是由于一些纤维可能降低了膳食中胆固醇的吸收；果胶和燕麦麸能使胆酸库中的脱氧胆酸增加，而脱氧胆酸能使从食物来的胆固醇的吸收减少。

（五）癌症

膳食纤维与肠癌相关流行病学证实，蔬菜和水果的摄入量与肠癌的发病危险因素呈负相关，应当说与水果、蔬菜中富含膳食纤维有关。膳食纤维预防肠癌的可能机制：①增加了粪便量，缩短了粪便在大肠内存留的时间，稀释了致癌物；②粘着了胆酸或其他致癌物；③细菌使膳食纤维分解产生短链脂肪酸，降低了粪便的 pH，以及抑制了致癌物的产生；④改变了大肠中的菌相；⑤增加了肠腔内的抗氧化剂。

四、膳食纤维的适宜摄入量

中国居民的膳食纤维的适宜摄入量是根据《平衡膳食宝塔》推算出来的。即低能量 7531kJ（1800kcal）膳食为 25g/d；中等能量膳食 10042kJ（2400kcal）为 30 g/d；高能量膳食 11715kJ（2800kcal）为 35 g/d。此数值与大多数国家所推荐的值相近。

五、膳食纤维的来源

食物中的膳食纤维来自植物性食物如水果、蔬菜、豆类、坚果和各种的谷类，由于蔬菜和水果中的水分含量较高，因此所含纤维的量就较少。因此膳食中膳食纤维的主要来源是谷物；全谷粒和麦麸等富含膳食纤维，而精加工的谷类食品则含量较少。

食物中含量最多的是不可溶膳食纤维，它包括纤维素、木质素和一些半纤维素。谷物的麸皮，全谷粒和干豆类，干的蔬菜和坚果也是不可溶膳食纤维的好来源，可溶膳食纤维富含于燕麦、大麦、水果和一些豆类中。

第二篇　食物营养与食品卫生

人体所需要的能量和营养素主要是靠食物获得。自然界供人类食用的食物种类繁多，根据其来源可分为植物性食物和动物性食物两大类。前者包括谷类、薯类、豆类、蔬菜、水果等，主要提供能量、蛋白质、碳水化合物、脂类、大部分维生素和矿物质；后者包括肉类、蛋类、乳类等，主要提供优质蛋白质、脂肪、脂溶性维生素、矿物质等。

各种食物由于所含能量和营养素的种类和数量能满足人体营养需要的程度不同，故营养价值有高低之分。含营养素种类齐全，数量及其相互比例适宜，易被人体消化吸收利用的食物，营养价值相对较高；所含营养素种类不全，或数量欠缺，或相互比例不适当，不易为机体消化吸收利用的食物，其营养价值相对较低。自然界的食物都各具特色，其营养价值各不相同。如谷类食物蛋白质中赖氨酸较少，其蛋白质营养价值相对较低，但谷类食物含有较多的矿物质、维生素、膳食纤维等，有利于预防一些慢性病；肉类中蛋白质组成适合人体的需要，其营养价值较高，但脂肪组成中饱和脂肪酸比例较高，对患有心血管疾病、血脂过高的人不利。营养素的种类和含量可因食物的种类、品系、部位、产地和成熟程度等不同而存在差异。

食品在生产、加工、贮藏、运输、销售、烹调直到食用前的各个环节中，都有可能遭受某些有害物质污染，从而引起食品的营养价值降低，卫生质量下降，对人体造成不同程度的危害。如食品遭受致病菌污染，可引起细菌性食物中毒；有害物质在食品中残留过多，有可能对人体产生致癌、致畸、致突变等慢性损害。因此，了解各种食物的营养价值，掌握对食品污染的预防措施，预防食物中毒等，对保障人体健康具有十分重要的意义。

第一章　植物性食物的营养价值

中国人自古以来，除部分少数民族外，均以植物性食物为主。植物性食物除了能够提供人体所需的蛋白质、碳水化合物、脂类三大营养素外，大多数维生素、矿物质和膳食纤维也靠植物性食物提供。

第一节 谷 类

谷类属于单子叶植物纲禾本科植物，种类很多，主要有稻谷、小麦、玉米、高粱、粟、大麦、燕麦、荞麦等。在作物学上经常把荞麦归入禾谷类作物，但它并不是单子叶禾本科植物，而属双子叶蓼科植物。

谷类的种子含有发达的胚乳，主要由淀粉组成，在胚乳中储有充足的养分供种胚发芽长成下一代植物体用。人类正是利用谷类种子贮藏的养分作为食粮，借以获得生命所必需营养素。

一、谷类籽粒的结构与营养素分布

谷类种子除形态大小不一样外，其基本结构是相似的，都是由谷皮、糊粉层、胚乳和谷胚四部分组成（图2-1-1）。

谷皮：为谷粒的最外层，主要由纤维素、半纤维素等组成，含有一定量的蛋白质、脂肪和维生素，含较多的矿物质。

糊粉层：位于谷皮与胚乳之间，由厚壁细胞组成，纤维素含量较多，并含有较多的蛋白质、脂肪、维生素和矿物质，有较高的营养价值。如谷类加工碾磨过细，可使大部分营养素损失掉。

胚乳：是谷类的主要部分，含有大量的淀粉和较多的蛋白质、少量的脂肪和矿物质。

谷胚：位于谷粒的一端，富含蛋白质、脂肪、矿物质、B族维生素和维生素E。谷胚在谷类加工时容易损失。

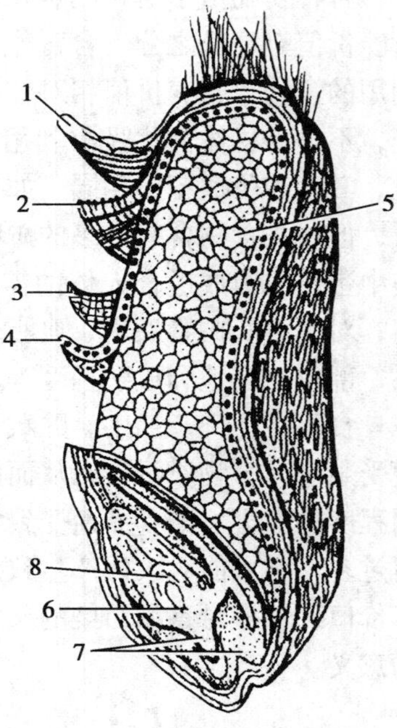

图2-1-1 谷类籽粒的构造

1，2，3-谷皮；4-糊粉层；5-胚乳；6，7，8-谷胚

二、谷类的主要营养成分及组成特点

谷类蛋白质主要由谷蛋白（glutelin）、白蛋白（albumin）、醇溶蛋白（prolamin）和球蛋白（globulin）组成。谷类蛋白质氨基酸组成中赖氨酸含量相对较低，因此谷类蛋白质的生物学价值不及动物性蛋白质。谷类蛋白质的生物学价值：大米77、小麦67、大麦64、小米57、玉米60、高粱56。谷类因品种和种植地点不同，蛋白质含量也不同，多数谷类蛋白质含量一般为7%～12%。

谷类脂肪含量较低，约2%，玉米和小米可达3%，主要集中在糊粉层和谷胚中，谷类脂肪主要含不饱和脂肪酸，质量较好。从玉米和小麦胚芽中提取的胚芽油，80%为不饱和脂肪酸，其中亚油酸为60%，具有降低血清胆固醇，防止动脉粥样硬化的作用。

谷类的碳水化合物主要为淀粉，集中在胚乳的淀粉细胞中，含量在70%以上，是我国膳食能量供给的主要来源。谷类淀粉以支链淀粉为主。目前可以通过基因工程改变谷类淀粉的结构，培育含直链淀粉高的品种，培育出了含量高达70%的玉米。

谷类含矿物质约1.5%～3%，主要在分布谷皮和糊粉层中。其中主要是磷、钙，多以植酸盐的形式存在。铁含量较低，约1.5～3mg/100g。此外还含有一些微量元素。

谷类是膳食中B族维生素的重要来源，如维生素B_1、维生素B_2、烟酸、泛酸、吡哆醇等，主要分布在糊粉层和谷胚中。因此，谷类加工越细，上述维生素损失就越多。玉米含烟酸较多，但主要为结合型，不易被人体吸收利用。故以玉米为主食的地区居民容易发生烟酸缺乏病（癞皮病）。

三、谷类的合理利用

（一）合理加工

谷类加工有利于食用和消化吸收。但由于蛋白质、脂肪、矿物质和维生素主要存在于谷粒表层和谷胚中，故加工精度越高，营养素损失就越多。影响最大的是维生素和矿物质。加工精度和营养素存留量见表2-1-1。

表2-1-1　不同出粉率面粉营养素含量变化（每100g）

营养素		出粉率（%）					
		50	72	75	80	85	95～100
蛋白质	(g)	10.0	11.0	11.2	11.4	11.6	12.0
铁	(mg)	0.90	1.00	1.10	1.80	2.20	2.70
钙	(mg)	15.0	18.0	22.0	27.0	50	-
维生素B_1	(mg)	0.08	0.11	0.15	0.26	0.31	0.40
维生素B_2	(mg)	0.03	0.035	0.04	0.05	0.07	0.12
烟酸	(mg)	0.70	0.72	0.77	1.20	1.6	6.0
泛酸	(mg)	0.40	0.60	0.75	0.90	1.10	1.5
维生素C	(mg)	0.10	0.15	0.20	0.25	0.30	0.5

因此，谷类在加工时，既要保持良好的感官性状和利于消化吸收，又要最大限度地保留各种营养素。1950年我国规定加工精度为“九二米”和“八一粉”，1953年又将精度降低改为“九五米”、“八五粉”，与精白米、面比较，保留了较多的维生素、纤维素和矿物质，在预防营养缺乏病方面起到良好的效果。但近年来，人民生活水平不断提高，对精白米、面的需求日益增长，为保障人民的健康，应采取营养强化措施，改良加工方法，提倡粗细粮混食等方法来克服精白米、面营养的缺陷。

（二）合理烹调

烹调过程可使一些营养素损失。如大米淘洗过程中，维生素B_1可损失30%～60%，维生素B_2和烟酸可损失20%～25%，矿物质损失70%。淘洗次数愈多、浸泡时间愈长、水温愈高，损失愈多。米、面在蒸煮过程中，B族维生素有不同程度的损失，烹调方法不当时，如加碱蒸煮、油炸等，则损失更为严重。

（三）合理贮存

谷类在一定条件下可以贮存很长时间，而质量不会发生变化。但当环境条件发生改变，如水分含量高、环境湿度大，温度较高时，谷粒内酶的活性增大，呼吸作用加强，使谷粒发热，促进霉菌生长，导致蛋白质、脂肪分解产物积聚，酸度升高，最后霉烂变质，失去食用价值。故粮谷类食品应保持在避光、通风、阴凉和干燥的环境中贮存。

四、常见谷类食物的营养价值

（一）稻谷

稻谷是世界上约一半以上人口的主要食用谷类，主要种植区域在印度、中国、日本、孟加拉和东南亚。就世界谷类产量而言，稻谷次于小麦和玉米居第三位。我国的稻谷种植总产量则居世界首位，约占世界稻谷总产量的1/3。

1. 稻谷的分类　稻谷可分为籼稻谷和粳稻谷。籼稻谷粒形细长而稍扁平，颖毛短而稀，一般无芒，即使有芒也很短，籽粒强度小，耐压性能差，易折断，加工时容易产生碎米，米质胀性较大而黏性较小。粳稻谷籽粒短而阔，较厚，呈椭圆形或卵圆形，颖毛长而密，芒较长，籽粒强度大，耐压性能好，加工时不易产生碎米，米质胀性较小，而黏性较大。

在籼稻谷和粳稻谷中，根据其生长期的长短和收获季节的不同，又可分为早稻谷和晚稻谷两类。就同一类型稻谷而言，一般是早稻谷米粒腹白较大，硬质粒少，品质比晚稻谷差。早稻谷米质疏松，耐压性差，晚稻谷米质坚实耐压性强。就米饭的食味而言，也是晚稻谷优于早稻谷。按国家标准（GB1350-1999）规定：稻谷分为早籼稻谷、晚籼稻谷、粳稻谷、籼糯稻谷、粳糯稻谷五类。

2. 稻谷的营养价值

（1）蛋白质：不同品种、不同类型的稻米蛋白质含量不同。对同一品种，也因产地、种植条件不同而异，甚至同株谷穗上谷粒生长部位不同，其蛋白质含量也略有差异。稻谷中蛋白质含量一般为7%～12%，大多在10%以下，其中香大米含量较高，可达12.7%、红籼米较低，仅为7.0%。

稻米蛋白质组成中，赖氨酸和苏氨酸含量较欠缺，分别为第一限制性氨基酸和第二限制性氨基酸，赖氨酸约占总蛋白质的3.5%左右，略高于其他谷类。

稻米蛋白质与其他谷类蛋白质相比较，其生物效价和蛋白质功效比值都较高（表2-1-2）。值得注意的是，糙米皮层即糠层是稻米营养素最丰富的部分，从营养角度上看，糙米或低精度的大米显然优于高精度大米。

表2-1-2　几种蛋白质的生物效价和功效比值

蛋白源	生物效价	功效比值
大米	77	1.36～2.56
小麦	67	1.0
玉米	60	1.2
大豆	58	0.7～1.8
鸡蛋	100	4.0
棉籽	59	1.3～2.1

（2）碳水化合物：稻谷碳水化合物的含量一般在77%左右，主要存在于胚乳中。按直链淀粉含量，稻米可分为糯性、低含量、中等含量、高含量的几种类型，目前还没有稻米中含很高直链淀粉的报道。糯性稻米可用于制糖、甜食和色拉调味汁，低直链淀粉稻米可用作婴儿食品、早餐大米片和发酵米糕，中直链淀粉稻米可用于制作发酵大米饼，高直链淀粉是理想的米粉丝原料。

（3）脂类：稻谷中脂类含量一般为2.6%～3.9%，其中游离脂类为2.14%～3.61%，平均为2.3%；结合脂类0.21%～0.27%，平均为0.23%；牢固结合脂类

0.24%~0.32%，平均为0.26%。脂类在稻米籽粒中的分布不均匀，谷胚中含量最高，其次是谷皮和糊粉层，胚乳中含量极少。米糠主要由糊粉层和谷胚组成，含丰富的脂类物质。大米中可能只含有0.3%~0.5%的脂类，随大米精度的提高而下降。实际上，脂类含量可用来测定大米的加工精度。

糙米中的脂类物质主要分布在米粒外层和谷胚。糙米中80%的脂类是在皮层中，其余20%分布在胚乳中。日本学者对糙米中的复合脂类进行了研究，明确复合脂类中糖脂由固醇糖脂和甘油糖脂组成，磷脂主要由磷脂酰乙醇胺和卵磷脂组成。皮层的复合脂质以糖脂为主要成分，而胚乳脂质中糖脂和磷脂含量相等。

（4）其他营养成分：稻米中B族维生素主要分布于谷皮和米胚中，大米外层维生素含量高，越靠近米粒中心含量越低。相对糙米而言，精米中维生素B_1的含量很低，长期食用高精度大米，会使人体内维生素B_1缺乏。维生素在稻米中主要以衍生物的形式存在，如维生素$B_2$75%是以酯化物的形式存在，米糠中的烟酸有86%以结合形式存在。

糙米中的矿物质含量要比大米高。有学者对我国252份优质糙米样品中18种矿物质元素含量进行过测定，结果表明，含量大于1000mg/kg的有磷、钾、硫、镁四种，含量大于100mg/kg的有钙，含量1~50mg/kg的有锌、锰、铁、铝、钠、铜、硼，含量小于1mg/kg的有钡、钼、锶和钒。从矿物质元素的角度评估，糙米的营养价值优于精度加工的大米。

在大米中，以植酸盐形式存在的磷就占总磷含量的40%，核酸中占46%，碳水化合物中占10%，无机磷占3%，磷脂中占1%。米糠中磷元素的分布是：以植酸盐形式占到90%，核酸中4%，无机磷2%，磷脂中占1%。钾盐和镁盐是两种重要的植酸盐。米糠中富含植酸盐，从米糠可以提取植酸（肌醇六磷酸），从而得到高附加值的肌醇。

（二）小麦

小麦是世界上种植最广泛的作物之一，除南极外，小麦种植遍布世界各大洲。从北极圈到南纬45°（除少数热带岛国外），从海平面到海拔4570m的高原都有小麦种植。小麦的种植面积约占谷类种植面积的31%，产量接近谷类总产量的30%，两者均居谷类作物之首。世界上有1/3以上人口以小麦为主要食用谷类。

小麦在我国的种植极为广泛，北自黑龙江漠河县，南到海南岛，西起新疆的塔什库尔干塔克自治县，东抵沿海各省都有小麦种植。其种植面积约占粮食作物总面积的26%，产量约占总产量的22%，两者均次于水稻居第二位。尽管我国从1983年以来小麦总产量已跃居为世界首位，但目前仍是世界第二大小麦进口国。

1. 小麦的分类 小麦的种类很多，一般根据其播种期，皮色或粒质进行分类。

（1）按播种期分类：可分为冬小麦和春小麦。冬小麦耐寒性较强，一般是秋末冬初播种，第二年夏初成熟收获；春小麦耐寒性较弱，越冬困难，一般春季播种，当年秋季收获。春小麦皮层较厚，颜色深，多为褐色，硬质麦多，面筋含量高，品质较好，但出粉率较低，粉色较差；冬小麦一般皮层较薄，颜色浅，白皮麦多，硬质麦较少，但出粉率较高，粉色较好。冬小麦又有南方冬麦与北方冬麦之分，也有冬、春麦兼种的中间地带。

（2）按麦粒皮色分类：可分为红皮麦、白皮麦、花麦三类。红皮小麦的皮层颜色为红褐色或深红色；白皮小麦的皮层呈乳白色或黄白色；红皮麦与白皮麦互混时为花麦。红皮麦皮层较厚，出粉率较低，粉色较差，但筋力较好；白皮麦皮层较薄，出粉率较高，粉色较好，但筋力较差。

（3）按麦粒粒质分类：可分为硬质小麦与软质小麦两类。硬质麦皮色较深，籽粒不如软质麦饱满，但面筋含量较高，品质较好，适于制作面包；软质麦皮色较浅，籽粒饱满，但面筋含量较低，适于制作饼干和糕点。

2. 小麦的营养价值

（1）蛋白质：小麦蛋白质含量略高于稻米，一般在10%以上，由清蛋白、球蛋白、麦醇溶蛋白（又称麦胶蛋白、醇溶麦谷蛋白）和麦谷蛋白组成。麦谷蛋白包括可溶解于稀酸或稀碱的可溶性谷蛋白和不溶性谷蛋白（也称残余蛋白或胶状蛋白）。小麦制粉后，保留在面粉中的蛋白质主要是麦醇溶蛋白和麦谷蛋白。

小麦面粉是由胚乳细胞壁及其内含物组成的混合物。在小麦面粉中加水至含水量高于35%时，再用手工或机械进行糅合即得到粘聚在一起具有粘弹性的面块，这就是所谓的面团。面团在水中搓洗时，淀粉和水溶性物质渐渐离开面团，冲洗后，最后只剩下一块具有粘合性、延伸性的胶状物质，这就是所谓的湿面筋。湿面筋低温干燥后可得到干面筋（又称活性谷朊粉）。在所有谷类粉中，仅有小麦粉能形成可夹持气体从而生产出松软烘烤食品的强韧粘合的面团。面筋蛋白质是小麦具有独特性质的根源。

面筋复合物由两种主要的蛋白质组成，即麦胶蛋白和麦谷蛋白。麦胶蛋白是一大类具有类似特性的蛋白质，这类蛋白质的抗延伸性小或无，被认为是造成面团粘合性的主要原因。麦谷蛋白有弹性但无粘性，使面团具有抗延伸性。

小麦籽粒中这四种蛋白质的氨基酸组成各不相同。面筋蛋白质中谷氨酸含量高，约占面筋蛋白质总量的35%；脯氨酸的水平也很高，约占蛋白质的14%或残基的1/7；碱性氨基酸（精氨酸、组氨酸、赖氨酸）的含量较少。醇溶蛋白和谷蛋白约占籽粒蛋白质的80%左右，但它们的赖氨酸、缬氨酸和蛋氨酸含量则较低，且主要集中在胚乳中。清蛋白和球蛋白都是可溶蛋白，主要集中在小麦籽粒的皮层和谷胚，其氨基酸组成比较平衡，特别是赖氨酸和蛋氨酸含量较高。

小麦胚芽约占小麦粒重量的2.5%～3.0%，未脱脂的小麦胚芽中，蛋白质含量为30%～33%，氨基酸的比例均衡，赖氨酸含量相对较高。

小麦麸皮中也含有一定数量的蛋白质，其赖氨酸含量也较高，蛋白质功效比值为2.07，消化率为89.9%，仅略逊于酪蛋白而优于大豆蛋白和小麦胚乳蛋白等。

（2）碳水化合物：小麦碳水化合物含量为74%～78%，其主要形式是淀粉。小麦淀粉对面制食品特别是对面条等的品质影响极大。

（3）脂类：小麦籽粒中脂类的含量与品种、土壤、气候等条件有直接关系。谷胚的脂类含量最高，麦麸次之，胚乳最少。由于小麦胚含有活力很强的脂肪酶，与脂类反应而使之酸败变味，为了避免小麦粉在储藏中因脂类分解产生的游离脂肪酸而影响品质，在制粉时应使谷胚与胚乳分离，不使其混入小麦粉中。面粉中的脂类含量和类型对烘焙品质都有相当大的影响。在面包烘焙过程中，极性脂能抵消非极性脂的破坏作用，改善烘焙品质。在极性脂中，糖脂如双半乳糖甘油二脂对于促进面团的醒发和增大面包体积最为有效。面粉中添加糖脂，不仅使原来的品质得到保持，而且使面包的体积显著增加，质地松软并能保鲜。

（4）其他营养成分：小麦含有较多的 B 族维生素，如维生素 B_1、烟酸、泛酸、吡哆醇等，主要分布在糊粉层和谷胚中，在谷胚中还含有较多维生素 E 等。所含的矿物质也较为丰富，主要有钙、镁、锌、锰、铜等。籽粒中大约 50% 的钙和钠分布在胚乳中，糊粉层中约含 25% ~30%；大约 40% 左右的锶和钴也分布于胚乳中，糊粉层中含 15% ~20%；胚乳中镁、锌、锰和铜的含量不到全籽粒的 10%，40% ~50% 的锌、锰和铜分布在糊粉层中；70% 以上的镁则分布于糊粉层中，这可能与糊粉层中植酸含量高有关。

（三）玉米

玉米生长适应性强，耐旱，种植范围很广，也是一种世界性的作物。种植面积及产量仅次于小麦居第二位。玉米广泛用于饲养家畜和家禽，并有相当多的玉米直接或间接用于人类消费。世界玉米总量的一半以上种植在美国，其中大约 3/4 用于饲养家畜。

玉米传入我国是在哥伦布发现新大陆 80 年以后，相传是由阿拉伯人从麦加经中亚细亚传入我国西藏，而后传入四川，四川称蜀，因此玉米又叫“玉蜀黍”。玉米传入我国的时间虽然不长，但传播迅速，发展很快。我国的玉米种植分布很广，北起黑龙江北部的黑河，南至海南岛均有种植。玉米也是我国主要谷类之一，在我国粮食总产量中所占的比例仅次于稻谷和小麦，居第三位。

玉米按粒色粒质分为黄玉米、白玉米、糯玉米和杂玉米。后两者较少，常见的是黄玉米和白玉米。玉米的品种不同，营养成分存在着一定差异（表 2-1-3）。黄玉米含有少量的胡萝卜素，而其他玉米中没有。与大米和小麦粉比较，玉米蛋白质的生物价更低，为 60，主要原因是玉米蛋白质不仅赖氨酸含量低，色氨酸和苏氨酸也不高。在玉米粉中掺入一定量的食用豆饼粉，可提高玉米蛋白质的营养价值。脂肪组成中，亚油酸的比例高于稻米和小麦粉，达 54% 以上。

表 2-1-3　玉米和其他谷类的主要营养成分与比较（每 100g）

食物名称	蛋白质(g)	脂肪(g)	膳食纤维(g)	碳水化合物(g)	维生素 B_1(mg)	维生素 B_2(mg)	烟酸(mg)	维生素E(mg)	钙(mg)	铁(mg)	锌(mg)	磷(mg)	硒(μg)
玉米粉（黄）	8.1	3.3	5.6	75.2	0.26	0.09	2.3	3.80	22	3.2	1.42	196	2.49
玉米粉（白）	8.0	4.5	6.2	73.1	0.34	0.06	3.0	5.89	12	1.3	1.22	187	1.58
高粱米	10.4	3.1	4.3	74.7	0.29	0.10	1.6	1.88	22	6.3	1.64	329	2.83
小麦	11.9	1.3	10.8	75.2	0.40	0.10	4.0	1.82	34	5.1	2.33	325	4.05
稻米	7.4	0.8	0.7	77.9	0.11	0.05	1.9	0.46	13	2.3	1.70	110	2.23
小米	9.0	3.1	1.6	75.1	0.33	0.10	1.5	3.63	41	5.1	1.87	229	4.74
大麦粉	10.4	1.1	1.6	74.3	0.15	0.11	2.0	1.25	30	3.0	0.96	120	6.01
莜麦面	12.2	7.2	–	67.8	0.39	0.04	3.9	7.96	27	13.6	2.21	35	0.50
荞麦	9.3	2.3	6.5	73.0	0.28	0.16	2.2	4.40	47	6.2	3.62	297	2.45

玉米中所含的烟酸多为结合型，不能被人体吸收利用。若在玉米食品中加入少量小苏打或食碱，能使结合型烟酸分解为游离型。嫩玉米中含有一定量的维生素 C。

玉米加工时，可提取出玉米胚。玉米胚的脂肪含量丰富，出油率达 16% ~19%。

玉米油是优质食用油，人体吸收率在97%以上。它的不饱和脂肪酸含量占85%左右，其中油酸为36.5%，亚油酸占47.8%，亚麻酸占0.5%。食用玉米油有助于降低人体血液中胆固醇的含量，对冠心病和动脉硬化症等有辅助疗效。玉米油中还含有丰富的维生素E。

（四）粟

粟又称谷子。粟也是我国古老的种植作物，是我国北方的主要粮食作物之一。5000多年前，我国黄河流域已经大量种植谷子。殷商时代，称五谷为禾、稷、菽、麦、稻，禾就是谷子，被列于五谷之首。明代以后，由于水稻、小麦种植面积扩大，玉米、甘薯先后引入，谷子的种植面积才相应减少，而水稻和小麦逐步居于谷子之上。

小米有粳、糯之分，粳小米多作主食，糯小米可制作各种糕点，也可做粥饭。小米的营养素含量均较大米多，尤其是B族维生素、维生素E、钙、磷、铁、硒等。黄小米中还含有少量的胡萝卜素。小米在人体内的消化吸收率也较高，其蛋白质的消化率为83.4%，脂肪为90.8%，碳水化合物为99.4%，但小米蛋白质中赖氨酸含量更少，生物价只有57，也宜与大豆类食物搭配食用。

（五）大麦

大麦是能耐受各种气候和环境条件的谷类，从北极圈到热带地区都有种植，甚至在喜马拉雅山脉海拔4500m的地方也能种植。在经常遭受寒冷霜冻、干旱或碱性土壤的地区，大麦是最可靠的作物之一。我国栽培大麦已有数千年的历史，大约在公元前六世纪，黄河和淮河流域就已种植大麦。目前在世界谷类播种面积中，大麦次于小麦、水稻、玉米、燕麦和黑麦，居第六位。在我国，大麦的播种面积超过燕麦和黑麦，居第四位。目前栽培大麦最多的国家是俄罗斯，其次为我国，再次是美国、加拿大等。我国大麦主要分布在长江流域及黄、淮河中下游地区，主要产区是江苏、湖北、四川、河南、安徽等省。世界上大部分大麦用作啤酒工业及酒精工业的原料，此外作为动物饲料，只有少量大麦直接用于人类食品。

大麦根据是否有稃还可分为有稃和无稃两种类型。无稃大麦成熟收获时，是无壳的裸粒，故又称稞大麦或元麦，青海、西藏等地又称青稞。

大麦中蛋白质含量为10%左右，赖氨酸含量远高于其他谷类作物籽粒中的含量，同大多数其他谷类一样，赖氨酸仍然是第一限制性氨基酸，苏氨酸是第二限制性氨基酸。

大麦中脂类含量约占籽粒重量的3.3%，约有1/3存在于胚芽中。由于胚芽仅占籽粒重量的3%左右，胚芽中脂类的含量约为30%。大麦脂类脂肪酸的饱和度比小麦脂类脂肪酸稍高。

大麦食用时，一般先制成粉，然后加工成糌粑（即炒熟的青稞）食用。加工糌粑时，要注意掌握好烘炒的温度与时间。温度过高或烘炒时间太长，易将青稞炒焦，食味变苦，维生素大量破坏，降低其营养价值；温度过低或烘烤时间过短，青稞未熟，则香味不浓，消化吸收率也低。

（六）燕麦

燕麦又名莜麦，是禾本科燕麦属一年生草本植物，起源于我国，早在3000多年前，我国劳动人民就已经种植莜麦。现在，莜麦已成为一种世界性的重要农作物，全世界的种植面积约6亿亩左右，居谷类作物第四位。在全世界燕麦种植中，欧洲约占1/3，其余为美国、加拿大、中国和澳大利亚等地区。我国的燕麦种植主要集中在内蒙古的阴山南北，河北的坝上、燕山地区，山西的太行、吕梁山区，云、贵、川的大、小凉山地带也有种植。

莜麦多制粉食用。莜麦的营养价值很高，蛋白质和脂肪都高于一般谷类食品，是一种高能食物。莜麦蛋白质中含有人体需要的全部必需氨基酸，特别是赖氨酸含量高。脂肪中含有大量的亚油酸，消化吸收率也较高。

莜麦还有良好的降血脂和预防动脉硬化症的作用。有的实验指出，每天早饭如果能食用50g莜麦食品，连续3个月，可有效地降低血清低密度脂蛋白胆固醇浓度，提高高密度脂蛋白胆固醇水平，而且对肝肾无任何不良反应，这对高脂血症合并肝肾疾病及糖尿病患者更为适用。

燕麦常见的主要产品有燕麦片和燕麦粉等。燕麦片作为煮食的燕麦粥已成为欧美各国主要的即食早餐食品。

（七）荞麦

荞麦又名三角麦，是蓼科一年生草本植物。荞麦生长期短、适应性强，生育期短，一般60~80天就能成熟，既可春种，也可秋种，是一种救灾作物。荞麦不属于禾本科，但因其使用价值与禾本科粮食相似，因此通常将它列入谷类。

荞麦起源于中国和亚洲北部，公元前五世纪的《神农书》中记载，荞麦已是当时栽培的八谷之一。现在全世界种植荞麦最多的国家是俄罗斯，其次是中国、法国、波兰和加拿大等。我国荞麦的种植面积约3000万亩，主要分布在西北、华北和西南的一些高寒地区，北方其他地区和南方部分地区也有种植。荞麦由于其独特的营养价值和药用价值，被认为是世界性新兴作物。目前栽培的荞麦有三种类型，即普通荞麦、鞑靼荞麦和有翅荞麦。

荞麦营养价值很高。荞麦面的蛋白质含量高于大米和玉米粉；脂肪含量低于玉米面而高于大米和小麦粉；维生素的含量也较丰富，此外尚有钙、磷、铁等矿物质。荞麦蛋白质含有较多的赖氨酸，生物价较高，是一种完全蛋白。荞麦含有铬，临床上可用于糖尿病营养治疗。

第二节 豆类及其制品

豆类可分为大豆类和除此之外的其他豆类。大豆类按种皮的颜色可分为黄、青、黑、褐和双色大豆五种。其他豆类包括蚕豆、豌豆、绿豆、小豆等。豆制品是由大豆或绿豆等原料制作的半成品食物，如豆浆、豆腐、豆腐干等。

豆类作物对复杂气候条件适应性很强，遍布于人类所及的各个地区，不仅可以单独种植，还可以与谷类作物间作，其固氮作用在农业上具有维持土壤肥力的价值，并具有高蛋白特点，是具有粮食、蔬菜、饲料、肥料等多种用途的作物，自古以来就在农业和食物构成中占有重要地位。

一、豆类及其制品的主要营养成分及组成特点

(一) 大豆类

大豆类蛋白质含量较高，脂肪含量中等，碳水化合物含量较低。蛋白质含量一般为35%左右，其中黑豆的含量最高，达36%。蛋白质由球蛋白、清蛋白、谷蛋白及醇溶蛋白组成，其中球蛋白含量最高。蛋白质中含有人体需要的全部氨基酸，属完全蛋白，其中赖氨酸含量较多，但蛋氨酸较少，与谷类食物混合食用，可较好地发挥蛋白质的互补作用。

脂肪含量为15%~20%，以不饱和脂肪酸居多，其中油酸占32%~36%，亚油酸占51.7%~57.0%，亚麻酸2%~10%，此外尚有1.64%左右的磷脂。由于大豆富含不饱和脂肪酸，所以是高血压、动脉粥样硬化等疾病患者的理想食物。

碳水化合物的含量为20%~30%，其组成比较复杂，多为纤维素和可溶性糖，几乎完全不含淀粉或含量极微，在体内较难消化，其中有些在大肠内成为细菌的营养素来源。细菌在肠道内生长繁殖过程中能产生过多的气体而引起肠胀气。

此外，大豆还含有丰富的维生素和矿物质，其中B族维生素和铁等的含量较高。干豆类几乎不含维生素C，但经发芽做成豆芽后，其含量明显提高。

(二) 其他豆类

其他豆类蛋白质含量中等，脂肪含量较低，碳水化合物含量较高。蛋白质含量为20%~25%，脂肪含量1%左右，碳水化合物在55%以上。维生素和矿物质的含量也很丰富，见表2-1-4。

表2-1-4 其他豆类的主要营养成分与比较（每100g）

食物名称	蛋白质(g)	脂肪(g)	膳食纤维(g)	碳水化合物(g)	胡萝卜素(μg)	维生素B_1(mg)	维生素B_2(mg)	烟酸(mg)	维生素E(mg)	钙(mg)	铁(mg)	锌(mg)	磷(mg)	硒(μg)
扁豆	25.3	0.4	6.5	61.9	30	0.26	0.45	2.6	1.86	137	19.2	1.90	218	32.00
绿豆	21.6	0.8	6.4	62.0	130	0.25	0.11	2.0	10.96	81	6.5	2.18	337	4.28
小豆	20.2	0.6	7.7	63.4	80	0.16	0.11	2.0	14.36	74	7.4	2.20	305	3.80
豌豆	20.3	1.1	10.4	65.8	250	0.49	0.14	2.4	8.47	97	4.9	2.35	259	1.69
芸豆	21.4	1.3	8.3	62.5	180	0.18	0.09	2.0	7.74	176	5.4	2.07	218	4.61

其他豆类蛋白质也属完全蛋白质，含有较多的赖氨酸，蛋氨酸含量较少，营养价值较低。

(三) 豆制品

豆制品包括豆浆、豆腐脑、豆腐、豆腐干、百叶、豆腐乳、豆芽等。豆制品在加工过程中一般要经过浸泡、细磨、加热等处理，使其中所含的抗胰蛋白酶破坏，大部分纤维素被去除，因此消化吸收率明显提高。豆制品的营养素种类在加工前后变化不大，但因水分增多，营养素含量相对较少（表2-1-5）。豆芽一般是以大豆和绿豆为原料制作的。在发芽前几乎不含维生素C，但在发芽过程中，其所含的淀粉水解为葡萄糖，可进一步合成维生素C。

表 2-1-5　几种豆制品的主要营养成分与比较（每 100g）

食物名称	蛋白质(g)	脂肪(g)	膳食纤维(g)	碳水化合物(g)	胡萝卜素(μg)	维生素 B_1 (mg)	维生素 B_2 (mg)	烟酸(mg)	维生素E(mg)	钙(mg)	铁(mg)	锌(mg)	磷(mg)	硒(μg)
豆浆	1.8	0.7	1.1	1.1	90	0.02	0.02	0.1	0.80	10	0.5	0.24	30	0.14
豆腐脑	1.9	0.8	-	0	-	0.04	0.02	0.4	10.46	18	0.9	0.49	5	微量
豆腐(南)	6.2	2.5	0.2	2.6	-	0.02	0.04	1.0	3.62	116	1.5	0.59	90	2.62
豆腐(北)	12.6	4.8	0.5	2.0	30	0.05	0.03	0.3	6.70	138	2.5	0.36	158	1.55
腐乳(白)	10.9	8.2	0.9	3.9	130	0.03	0.04	1.0	8.40	61	3.8	0.69	74	1.51
油豆腐	17.0	17.6	0.6	4.3	30	0.05	0.04	0.3	24.7	147	5.2	2.03	238	0.63
千张	24.5	16.0	1.0	5.5	30	0.04	0.05	0.2	23.38	313	6.4	2.52	309	1.75
臭豆腐	11.6	7.9	0.8	3.1	120	0.02	0.03	0.6	9.18	75	6.9	0.96	126	0.48
素鸡	16.5	12.5	0.9	4.2	60	0.02	0.03	0.4	17.80	319	5.3	1.74	180	6.73
绿豆芽	2.1	0.1	0.8	2.1	20	0.05	0.06	0.5	0.19	9	0.6	0.35	37	0.5

二、豆类及其制品的合理利用

不同加工和烹调方法，对大豆蛋白质的消化率有明显的影响。整粒熟大豆的蛋白质消化率仅为65.3%，但加工成豆浆可达84.9%，豆腐可提高到92%～96%。大豆中含有抗胰蛋白酶的因子，它能抑制胰蛋白酶的消化作用，使大豆难以分解为人体可吸收利用的各种氨基酸。经过加热煮熟后，这种因子即被破坏，消化率随之提高，所以大豆及其制品须经充分加热煮熟后再食用。

豆类中膳食纤维含量较高，特别是豆皮。因此国外有人将豆皮经过处理后磨成粉，作为高纤维用于烘焙食品。据报道，食用含纤维的豆类食品可以明显降低血清胆固醇，对冠心病、糖尿病及肠癌也有一定的预防及治疗作用。提取的豆类纤维加到缺少纤维的食品中，不仅改善食品的松软性，还有保健作用。

第三节　蔬　菜　类

蔬菜按其结构及可食部分不同，可分为叶菜类、根茎类、瓜茄类和鲜豆类，所含的营养成分因其种类不同，差异较大。

蔬菜是维生素和矿物质的主要来源。此外还含有较多的纤维素、果胶和有机酸，能刺激胃肠蠕动和消化液的分泌，因此它们还能促进人们的食欲和帮助消化。蔬菜在体内的最终代谢产物呈碱性，故称“碱性食品”，对维持体内的酸碱平衡起重要作用。

一、蔬菜的主要营养成分及组成特点

（一）叶菜类

主要包括白菜、菠菜、油菜、韭菜、苋菜等，是胡萝卜素、维生素 B_2、维生素 C 和矿物质及膳食纤维良好来源。绿叶蔬菜和橙色蔬菜营养素含量较为丰富，特别是胡萝卜素的含量较高（表 2-1-6），维生素 B_2 含量虽不很丰富，但在我国人民膳食中仍是维生素 B_2 的主要来源。国内一些营养调查报告表明，维生素 B_2 缺乏症的发生，往往同食用绿叶蔬菜不足有关。蛋白质含量较低，一般为1%～2%，脂肪含量不足1%，碳水化合物含量为2%～4%，膳食纤维约1.5%。

表2-1-6 叶菜类维生素和矿物质含量与比较（每100g）

食物名称	胡萝卜素（μg）	维生素 B_2（mg）	烟酸（mg）	维生素C（mg）	钾（mg）	钠（mg）	钙（mg）	镁（mg）	铁（mg）	锰（mg）	锌（mg）	铜（mg）	磷（mg）	硒（μg）
白菜	250	0.07	0.8	47	130	89.3	69	12	0.5	0.21	0.21	0.03	30	0.33
菠菜	2920	0.11	0.6	32	311	85.2	66	58	2.9	0.66	0.85	0.10	47	0.97
韭菜	1410	0.09	0.8	24	247	8.1	42	25	1.6	0.43	0.43	0.08	38	1.38
金针菜	1840	0.21	3.1	10	610	59.2	301	85	8.1	1.21	3.99	0.37	216	4.22
苜蓿	2640	0.73	2.2	118	497	5.8	713	61	9.7	0.79	2.01	–	78	8.53
荠菜	290	0.02	1.8	5	262	109.4	89	9	1.1	0.19	0.42	0.05	26	1.50
茼蒿	1510	0.09	0.6	18	220	161.3	73	20	2.5	0.28	0.35	0.06	36	0.60
蕹菜	1520	0.08	0.8	25	243	94.3	99	29	2.3	0.67	0.39	0.10	38	1.20
苋菜	1490	0.10	0.6	30	340	42.3	178	38	2.9	0.35	0.70	0.07	63	0.09
油菜	620	0.11	0.7	36	210	55.8	108	22	1.2	0.23	0.33	0.06	39	0.79
雪里蕻	310	0.11	0.5	31	281	30.5	230	24	3.2	0.42	0.70	0.08	47	0.70

（二）根茎类

主要包括萝卜、胡萝卜、荸荠、藕、山药、芋艿、葱、蒜、竹笋等。根茎类蛋白质含量为1%～2%，脂肪含量不足0.5%，碳水化合物含量相差较大，低者5%左右，高者可达20%以上。膳食纤维的含量较叶菜类低，约1%。维生素和矿物质含量见表2-1-7。胡萝卜中含胡萝卜素最高，每100g中可达4130μg。硒的含量以大蒜、芋艿、洋葱、马铃薯等中最高。

表2-1-7 根茎类维生素和矿物质含量与比较（每100g）

食物名称	胡萝卜素（μg）	维生素 B_2（mg）	烟酸（mg）	维生素C（mg）	钾（mg）	钠（mg）	钙（mg）	镁（mg）	铁（mg）	锰（mg）	锌（mg）	铜（mg）	磷（mg）	硒（μg）
白萝卜	20	0.03	0.3	21	173	61.8	36	16	0.5	0.09	0.30	0.04	26	0.61
胡萝卜	4130	0.03	0.6	13	190	71.4	32	14	1.0	0.24	0.23	0.08	27	0.63
藕	20	0.03	0.3	44	243	44.2	39	19	1.4	1.30	0.23	0.11	58	0.39
山药	20	0.02	0.3	5	213	18.6	16	20	0.3	0.12	0.27	0.24	34	0.55
芋艿	160	0.05	0.7	6	378	33.1	36	23	1.0	0.30	0.49	0.37	55	1.45
毛竹笋	–	0.05	0.3	9	318	5.2	16	8	0.9	0.35	0.47	0.07	34	0.38
葱	60	0.05	0.5	17	144	4.8	29	19	0.7	0.28	0.40	0.08	38	0.67
大蒜	30	0.06	0.6	7	302	19.6	39	21	1.2	0.29	0.88	0.22	117	3.09
洋葱	3	0.03	0.3	8	147	4.4	24	15	0.6	0.14	0.23	0.05	39	0.92

（三）瓜茄类

包括冬瓜、南瓜、丝瓜、黄瓜、茄子、番茄、辣椒等。瓜茄类因水分含量高，营养素含量相对较低。蛋白质含量为0.4%～1.3%，脂肪微量，碳水化合物0.5%～3.0%。膳食纤维含量1%左右，胡萝卜素含量以南瓜、番茄和辣椒中最高，维生素C含量以辣椒、苦瓜中较高（表2-1-8）。番茄中的维生素C含量虽然不很高，但受有机酸保护，损失很少，且食入量较多，是人体维生素C的良好来源。辣椒中还含有丰富的硒、铁和锌，是一种营养价值较高的食物。

表 2-1-8　瓜茄类维生素和矿物质含量与比较（每 100g）

食物名称	胡萝卜素（μg）	维生素 B_2（mg）	烟酸（mg）	维生素 C（mg）	钾（mg）	钠（mg）	钙（mg）	镁（mg）	铁（mg）	锰（mg）	锌（mg）	铜（mg）	磷（mg）	硒（μg）
冬瓜	80	0.01	0.3	18	78	1.8	19	8	0.2	0.03	0.07	0.07	12	0.22
黄瓜	90	0.03	0.2	9	102	4.9	24	15	0.5	0.06	0.18	0.05	24	0.38
苦瓜	100	0.03	0.4	56	256	2.5	14	18	0.7	0.16	0.36	0.06	35	0.36
丝瓜	90	0.04	0.4	5	115	2.6	14	11	0.4	0.06	0.21	0.06	29	0.86
南瓜	890	0.04	0.4	8	145	0.8	16	8	0.4	0.08	0.14	0.03	24	0.46
茄子	50	0.04	0.6	5	142	5.4	24	13	0.5	0.13	0.23	0.10	2	0.48
番茄	550	0.03	0.6	19	163	5.0	10	9	0.4	0.08	0.13	0.06	2	0.15
辣椒	1390	0.06	0.8	144	222	2.6	37	16	1.4	0.18	0.30	0.11	95	1.90

（四）鲜豆类

包括毛豆、豇豆、四季豆、扁豆、豌豆等。与其他蔬菜相比，营养素含量相对较高。蛋白质含量为 2%～14%，平均 4% 左右，其中毛豆和上海出产的发芽豆可达 12% 以上。脂肪含量不高，除毛豆外，均在 0.5% 以下；碳水化合物为 4% 左右，膳食纤维为 1%～3%。胡萝卜素含量普遍较高，每 100g 中的含量大多在 200μg 左右，其中以甘肃出产的龙豆和广东出产的玉豆较高，达 500μg/100g 以上。此外，还含有丰富的钾、钙、铁、锌、硒等。铁的含量以发芽豆、刀豆、蚕豆、毛豆较高，每 100g 中含量在 3mg 以上。锌的含量以蚕豆、豌豆和芸豆中含量较高，每 100g 中含量均超过 1mg，硒的含量以玉豆、龙豆、毛豆、豆角和蚕豆较高，每 100g 中的含量在 2μg 以上。维生素 B_2 含量与绿叶蔬菜相似。

（五）菌藻类

菌藻类食物包括食用菌和藻类食物。食用菌是指供人类食用的真菌，有 500 多个品种，常见的有蘑菇、香菇、银耳、木耳等品种。藻类是无胚，自养，以孢子进行繁殖的低等植物，供人类食用的有海带、紫菜、发菜等。

菌藻类食物富含蛋白质、膳食纤维、碳水化合物，维生素和微量元素。蛋白质含量以发菜、香菇和蘑菇最为丰富，在 20% 以上。蛋白质氨基酸组成比较均衡，必需氨基酸含量占蛋白质总量的 60% 以上。脂肪含量低，约 1.0% 左右。碳水化合物含量为 20%～35%，银耳和发菜中的含量较高，达 35% 左右。胡萝卜素含量差别较大，在紫菜和蘑菇中含量丰富，其他菌藻中较低（表 2-1-9）。维生素 B_1 和维生素 B_2 含量也比较高。微量元素含量丰富，尤其是铁、锌和硒，其含量约是其他食物的数倍甚至十余倍。在海产植物中，如海带、紫菜等中还含丰富的碘，每 100g 海带（干）中碘含量可达 36mg。

表 2-1-9　菌藻类维生素和矿物质含量与比较（每 100g）

食物名称	蛋白质（g）	膳食纤维（g）	碳水化合物（g）	胡萝卜素（μg）	维生素 B_1（mg）	维生素 B_2（mg）	烟酸（mg）	维生素 C（mg）	维生素 E（mg）	钙（mg）	铁（mg）	锰（mg）	锌（mg）	铜（mg）	硒（μg）
蘑菇	21.0	21.0	31.7	1640	0.10	1.10	30.7	5	6.18	127	–	1.53	6.29	1.05	39.18
黑木耳	12.1	29.9	35.7	100	0.17	0.44	2.5	–	11.34	247	97.4	8.86	3.18	0.32	3.72
香菇	20.0	31.6	30.1	20	0.19	1.26	20.5	5	0.66	83	10.5	5.47	8.57	1.03	6.42
银耳	10.0	30.4	36.9	50	0.05	0.25	5.3	–	1.26	36	4.1	0.17	3.03	0.08	2.95
海带	1.8	6.1	17.3	240	0.01	0.10	0.8	–	0.85	348	4.7	1.14	0.65	0.14	5.84
紫菜	26.7	21.6	22.5	1370	0.27	1.02	7.3	2	1.82	264	54.9	4.32	2.47	1.68	7.22
发菜	22.8	21.9	36.8	–	0.23	–	–	–	21.7	875	99.3	3.51	1.67	0.72	7.45

二、蔬菜的合理利用

（一）合理选择

蔬菜含丰富的维生素，除维生素C外，一般叶部含量比根茎部高，嫩叶比枯叶高，深色的菜叶比浅色的高。因此在选择时，应注意选择新鲜、色泽深的蔬菜。

（二）合理加工与烹调

蔬菜所含的维生素和矿物质易溶于水，所以宜先洗后切，以减少蔬菜与水和空气的接触面积，避免损失。洗好的蔬菜放置时间不易过长，以避免维生素氧化破坏，尤其要避免将切碎的蔬菜长时间地浸泡在水中。烹调时要尽可能做到急火快炒。有实验表明，蔬菜煮3分钟，其中维生素C损失5%，10分钟达30%。为了减少损失，烹调时加少量淀粉，可有效保护维生素C的破坏。

（三）菌藻食物的合理利用

菌藻类食物除了提供丰富的营养素外，还具有明显的保健作用。研究发现，蘑菇、香菇和银耳中含有多糖物质，具有提高人体免疫功能和抗肿瘤作用。香菇中所含的香菇嘌呤，可抑制体内胆固醇形成和吸收，促进胆固醇分解和排泄，有降血脂作用。黑木耳能抗血小板聚集和降低血凝，减少血液凝块，防止血栓形成，有助于防治动脉粥样硬化。海带因含有大量的碘，临床上常用来治疗缺碘性甲状腺肿。海带中的褐藻酸钠盐，有预防白血病和骨癌作用。

此外，在食用菌藻类食物时，还应注意食品卫生，防止食物中毒。例如：银耳易被酵米面黄杆菌污染，食入被污染的银耳，可发生食物中毒。食用海带时，应注意用水洗泡，因海带中含砷较高，每公斤可达35～50mg，大大超过国家食品卫生标准（0.5mg/kg）。

第四节 水 果 类

水果类可分为鲜果、干果、坚果和野果。水果与蔬菜一样，主要提供维生素和矿物质。水果也属碱性食品。

一、水果的主要营养成分

（一）鲜果及干果类

鲜果种类很多，主要有苹果、橘子、桃、梨、杏、葡萄、香蕉和菠萝等。新鲜水果的水分含量较高，营养素含量相对较低。蛋白质、脂肪含量均不超过1%，碳水化合物含量差异较大，低者为6%，高者可达28%。矿物质含量除个别水果外，相差不大。维生素B_1和维生素B_2含量也不高，胡萝卜素和维生素C含量因品种不同而异，其中含胡萝卜素最高的水果为柑、橘、杏和鲜枣；含维生素C丰富的水果为鲜枣、草莓、橙、柑、柿等（表2-1-10）。水果中的碳水化合物主要以双糖或单糖形式存在，所以食之甘甜。

干果是新鲜水果经过加工晒干制成，如葡萄干、杏干、蜜枣和柿饼等。由于加工的影响，维生素损失较多，尤其是维生素C。但干果便于储运，并别具风味，有一定的食用价值。

表 2-1-10 鲜果和干果类维生素和矿物质含量与比较（每 100g）

食物名称	碳水化合物(g)	胡萝卜素(μg)	维生素 B_2 (mg)	烟酸 (mg)	维生素 C (mg)	钾 (mg)	钠 (mg)	钙 (mg)	镁 (mg)	铁 (mg)	锰 (mg)	锌 (mg)	铜 (mg)	磷 (mg)	硒 (μg)
菠萝	9.5	200	0.02	0.2	18	113	0.8	12	8	0.6	1.04	0.14	0.07	9	0.24
柑	11.5	890	0.04	0.4	28	154	1.4	35	11	0.2	0.14	0.08	0.04	18	0.30
橘	9.9	600	0.02	0.3	11	127	0.5	27	14	0.8	0.06	0.22	0.13	5	0.12
鸭梨	10.0	10	0.03	0.2	4	77	1.5	4	5	0.9	0.06	0.10	0.19	14	0.28
苹果	12.3	20	0.02	0.2	4	119	1.6	4	4	0.6	0.03	0.19	0.06	12	0.12
葡萄	9.9	50	0.02	0.2	25	104	1.3	5	8	0.4	0.06	0.18	0.09	13	0.20
葡萄干	81.8	–	–	–	5	995	19.1	52	45	9.1	0.39	0.18	0.48	90	2.74
柿	17.1	120	0.02	0.3	30	151	0.8	9	19	0.2	0.5	0.08	0.06	23	0.24
桃	10.9	20	0.03	0.7	7	166	5.7	6	7	0.8	0.07	0.34	0.05	20	0.24
香蕉	20.8	60	0.04	0.7	8	256	0.8	7	43	0.4	0.65	0.18	0.14	28	0.87
杏	7.8	450	0.03	0.6	4	226	2.3	14	11	0.6	0.06	0.20	0.11	15	0.20
枣	28.6	240	0.09	0.9	243	375	1.2	22	25	1.2	0.32	1.52	0.06	23	0.80
干枣	61.6	10	0.16	0.9	14	524	6.2	64	36	2.3	0.39	0.65	0.27	51	1.02

（二）坚果

坚果是以种仁为食用部分，因外覆木质或革质硬壳，故称坚果。按照脂肪含量的不同，坚果可以分为油脂类坚果和淀粉类坚果，前者富含油脂，包括核桃、榛子、杏仁、松子、香榧、腰果、花生、葵花子、西瓜子、南瓜子等；后者淀粉含量高而脂肪很少，包括栗子、银杏、莲子、芡实等。按照其植物学来源的不同，又可以分为木本坚果和草本坚果两类，前者包括核桃、榛子、杏仁、松子、香榧、腰果、银杏、栗子、澳洲坚果，后者包括花生、葵花子、西瓜子、南瓜子、莲子等。

大多数坚果可以不经烹调直接食用，但花生、瓜子等一般经炒熟后食用。坚果仁经常制成煎炸、焙烤食品，作为日常零食食用，也是制造糖果和糕点的原料，并用于各种烹调食品的加香。

坚果是一类营养价值较高的食品，其共同特点是低水分含量和高能量，富含各种矿物质和 B 族维生素。从营养素含量而言，富含脂肪的坚果优于淀粉类坚果，然而因为坚果类所含能量较高，虽为营养佳品，亦不可过量食用，以免导致肥胖。

1. 蛋白质　富含油脂的坚果蛋白质含量多在 12% ~22% 之间，其中有些蛋白质含量更高，如西瓜子和南瓜子蛋白质含量达 30% 以上。淀粉类干果中以栗子的蛋白质含量最低，4% ~5%，芡实为 8% 左右，而银杏和莲子都在 12% 以上，与其他含油坚果相当。

坚果类的蛋白质氨基酸组成各有特点（表 2-1-11），如澳洲坚果不含色氨酸，花生、榛子和杏仁缺乏含硫氨基酸，核桃缺乏蛋氨酸和赖氨酸。巴西坚果则富含蛋氨酸，葵花子含硫氨基酸丰富，但赖氨酸稍低，芝麻赖氨酸不足。栗子虽然蛋白质含量低，但蛋白质质量较高。总的来说，坚果类是植物性蛋白质的重要补充来源，但其生物效价较低，需要与其他食品营养互补后方能发挥最佳的营养作用。

表 2-1-11 几种坚果类食品氨基酸组成与鸡蛋及氨基酸评分模式的比较

	杏仁	巴旦杏	核桃	榛子	花生仁	芝麻	鸡蛋	模式*
异亮氨酸	3.9	3.0	4.1	3.4	3.3	3.7	4.9	4.0
亮氨酸	7.3	5.8	7.8	7.0	6.5	6.9	8.1	7.0
赖氨酸	3.0	1.5	3.3	3.4	3.5	3.2	6.6	5.5
蛋氨酸	0.4	1.8	2.7	1.1	1.1	3.0	2.8	3.5
胱氨酸	1.1	–	–	–	1.4	3.0	1.9	–
苯丙氨酸	5.6	6.3	7.5	7.4	4.9	4.3	4.8	6.0
酪氨酸	2.5	–	–	–	3.5	3.7	3.8	–
苏氨酸	2.8	2.3	3.2	2.1	2.5	3.8	4.5	4.0
色氨酸	0.9	–	–	–	0.9	2.0	1.7	1.0
缬氨酸	4.8	5.2	4.3	4.1	3.9	5.1	5.4	5.0

* FAO/WHO1973 评分模式

2. 脂肪 脂肪是富含油脂坚果类食品中极其重要的成分。这些坚果的脂肪含量通常达40%以上，其中澳洲坚果更高达70%以上，故绝大多数坚果类食品所含能量很高，可达2092～2929kJ/100g（500～700kcal/100g）。

坚果类当中的脂肪多为不饱和脂肪酸，富含必需脂肪酸，是优质的植物性脂肪。葵花子、核桃和西瓜子的脂肪中特别富含亚油酸，不饱和程度很高。其中核桃和松子含有较多的α-亚麻酸，对改善膳食中的n-3和n-6脂肪酸比例有一定贡献。一些坚果脂肪中单不饱和脂肪酸的比例较大，例如：榛子、澳洲坚果、杏仁和美洲山核桃和开心果中所含的脂肪酸当中，57%～83%为单不饱和脂肪酸；花生、松子和南瓜子所含脂肪酸中，约有40%左右来自于单不饱和脂肪酸；巴西坚果、腰果和榛子中约有1/4的脂肪酸为单不饱和脂肪酸。

温带所产坚果的不饱和脂肪酸含量普遍高于热带所产坚果，通常达80%以上。然而腰果在热带坚果中不饱和脂肪酸含量最高，达88%。澳洲坚果不仅脂肪含量最高，而且所含脂肪酸种类达10种以上，因而具有独特的风味。

3. 碳水化合物 富含油脂的坚果中可消化碳水化合物含量较少，多在15%以下，如花生为5.2%，榛子为4.9%。富含淀粉的坚果则是碳水化合物的好来源，如银杏含淀粉为72.6%，干栗子为77.2%，莲子为64.2%。它们可在膳食中与粮食类主食一同烹调，制成莲子粥、芡实粥、栗子窝头等食品。

坚果类的膳食纤维含量也较高，例如花生膳食纤维含量达6.3%，榛子为9.6%，中国杏仁更高达19.2%。此外，坚果类还含有低聚糖和多糖类物质。栗子、莲子、芡实等虽然富含淀粉，膳食纤维含量在1.2%～3.0%之间，但由于其淀粉结构与大米、面粉不同，其血糖生成指数也远较精制米面为低，如栗子粉的血糖生成指数为65。

4. 维生素 坚果类是维生素E和B族维生素的良好来源，包括维生素B_1、维生素B_2、烟酸和叶酸。富含油脂的坚果含有大量的维生素E，淀粉坚果含量低一些，然而它们同样含有较为丰富的水溶性维生素。杏仁中的维生素B_2含量特别突出，无论是美国大杏仁还是中国小杏仁，均是维生素B_2的极好来源（表2-1-12）。

表 2-1-12 几种坚果的维生素含量（100g 中含量）

坚果名称	维生素 E（mg）	维生素 B_1（mg）	维生素 B_2（mg）	烟酸（mg）	维生素 B_6（mg）	叶酸（μg）
美国杏仁	24.0	0.21	0.78	3.36	0.11	58.5
榛子	23.9	0.50	0.11	1.14	0.61	71.9
美洲山核桃	3.10	0.85	0.13	0.89	0.19	38.9
松子	3.50	1.25	0.21	4.36	0.11	57.1
南瓜籽仁	1.00	0.21	0.32	1.75	0.21	57.1
葵花籽仁	50.3	2.28	0.25	4.50	0.78	227.8
栗子	1.20	0.24	0.17	1.34	0.50	69.9

很多坚果品种含少量胡萝卜素，例如榛子、核桃、花生、葵花子、松子的胡萝卜素含量为0.03～0.07mg/100g，鲜板栗和开心果达0.1mg/100g以上。一些坚果中含有相当数量的维生素C，如栗子和杏仁为25mg/100g左右，可以作为膳食中维生素C的补充来源。

5. 矿物质 坚果富含钾、镁、磷、钙、铁、锌、铜等营养成分。坚果中钾、镁、锌、铜等元素含量特别高。在未经炒制之前，其中钠含量普遍较低。一些坚果含有较丰富的钙，如美国杏仁和榛子都是钙的较好来源。一般富含淀粉的坚果矿物质含量略低，而富含油脂的坚果矿物质含量更为丰富。

（三）野果

野果在我国蕴藏十分丰富，这类资源亟待开发利用。野果含有丰富的维生素C、有机酸和生物类黄酮，下面简单介绍几种重要野果：

1. 沙棘又名醋柳，果实含脂肪6.8%，种子含脂肪12%，含有较多的维生素C（每100g含1000～2000mg）、胡萝卜素和维生素E等。

2. 金樱子又名野蔷薇果。盛产于山区，每100g含维生素C 1500～3700mg。

3. 猕猴桃每100g含维生素C 700～1300mg，最高可达2000mg。并含有生物类黄酮和其他未知的还原物质。

4. 刺梨盛产于西南诸省，每100g含维生素C 2585mg，比柑橘高50～100倍。含生物类黄酮丰富（6000～12000mg/100g）。

5. 番石榴每100g含维生素C 358mg，并含有胡萝卜素（0.05mg/100g）和维生素B_2（0.44mg/100g）。

二、水果的合理利用

水果除含有丰富的维生素和矿物质外，还含有大量的非营养素的生物活性物质，可以防病治病，也可致病。食用时应予注意。如梨有清热降火、润肺去燥等功能，对于肺结核、急性或慢性气管炎和上呼吸道感染患者出现的咽干、喉疼、痰多而稠等有辅助疗效，但对产妇、胃寒及脾虚泄泻者不宜食用。又如红枣，可增加机体抵抗力，对体虚乏力，贫血者适用，但龋齿疼痛、下腹胀满、大便秘结者不宜食用。在杏仁中含有杏仁苷、柿子中含有柿胶酚，食用不当，可引起溶血性贫血、消化性贫血、消化不良、柿结石等疾病。

鲜果类水分含量高，易于腐烂，宜冷藏。坚果水分含量低而较耐储藏，但含油坚果的脂肪含不饱和脂肪酸的比例较高，易受氧化而酸败变质，故而应当保存于干燥阴凉处，并尽量隔绝空气。

第二章 动物性食物的营养价值

动物性食物包括畜禽肉、禽蛋类、水产类和奶类。动物性食物是人体优质蛋白、脂类、脂溶性维生素、B 族维生素和矿物质的主要来源。

第一节 畜 禽 肉

从食物角度讲，肉类是指来源于热血动物且适合人类食用的所有部分的总称，它不仅包括动物的骨骼肌肉，实际上还包括许多可食用的器官和脏器组织，如心、肝、肾、胃、肠、脾、肺、舌、脑、血、皮和骨等。畜禽肉则是指畜类和禽类的肉，前者指猪、牛、羊、兔、马、骡、驴、犬、鹿、骆驼等牲畜的肌肉、内脏及其制品，后者包括鸡、鸭、鹅、火鸡、鹌鹑、鸵鸟、鸽等的肌肉及其制品。畜禽肉的营养价值较高，饱腹作用强，可加工烹制成各种美味佳肴，是一种食用价值很高的食物。

一、畜禽肉的主要营养成分及组成特点

（一）水分

肌肉中的水分含量约为75%，以结合水、不易流动的水和自由水的形式存在。结合水约占肌肉总水分的5%，与蛋白质分子表面借助极性集团与水分子的静电引力紧密结合，形成水分子层；不易流动的水约占肌肉总水分的80%，以不易流动水状态存在于肌原丝、肌原纤维及肌膜之间；自由水约占肌肉总水分的15%，存在于细胞外间隙，能自由流动。

（二）蛋白质

畜禽肉中的蛋白质含量为10% ~20%，因动物的种类、年龄、肥瘦程度以及部位而异。在畜肉中，猪肉的蛋白质含量平均在13.2%左右；牛肉高达20%；羊肉介于猪肉和牛肉之间；兔肉、马肉、鹿肉和骆驼肉的蛋白质含量也达20%左右；狗肉约17%。在禽肉中，鸡肉的蛋白质含量较高，约20%；鸭肉约16%；鹅肉约18%；鹌鹑的蛋白质含量也高达20%。

动物不同部位的肉，因肥瘦程度不同，其蛋白质含量差异较大。例如：猪通脊肉蛋白质含量约为21%，后臀尖约为15%，肋条肉约为10%，奶脯仅为8%；牛通脊肉的蛋白质含量为22%左右，后腿肉约为20%，腑肋肉约为18%，前腿肉约为16%；羊前腿肉的蛋白质含量约为20%，后腿肉约为18%，通脊和胸腑肉约为17%；鸡胸肉的蛋白质含量约为20%，鸡翅约为17%。

一般来说，心、肝、肾等内脏器官的蛋白质含量较高，而脂肪含量较少。不同内脏

的蛋白质含量也存在差异。家畜不同的内脏中，肝脏含蛋白质较高，为18% ~20%，心、肾含蛋白质14% ~17%；禽类的内脏中，肫的蛋白质含量较高，为18% ~20%，肝和心含蛋白质13% ~17%。

畜禽肉的蛋白质为完全蛋白质，含有人体必需的各种氨基酸，并且必需氨基酸的构成比例接近人体需要，因此易被人体充分利用，营养价值高，属于优质蛋白质。

畜禽的皮肤和筋腱主要由结缔组织构成。结缔组织的蛋白质含量为35% ~40%，而其中绝大部分为胶原蛋白和弹性蛋白。例如：猪皮含蛋白质28% ~30%，其中85%是胶原蛋白。由于胶原蛋白和弹性蛋白缺乏色氨酸和蛋氨酸等人体必需氨基酸，为不完全蛋白质，因此以猪皮和筋腱为主要原料的食品（如膨化猪皮、猪皮冻、蹄筋等）的营养价值较低，需要和其他食品配合，补充必需的氨基酸。

骨是一种坚硬的结缔组织，其中的蛋白质含量约为20%，骨胶原占有很大比例，为不完全蛋白质。骨可被加工成骨糊添加到肉制品中，以充分利用其中的蛋白质。

畜禽血液中的蛋白质含量分别为：猪血约12%、牛血约13%、羊血约7%、鸡血约8%、鸭血约8%。畜血血浆蛋白质含有8种人体必需氨基酸和组氨酸，营养价值高，其赖氨酸和色氨酸含量高于面粉，可以作为蛋白强化剂添加在各种食品和餐菜中；血细胞部分可应用于香肠的生产，其氨基酸组成与胶原蛋白相似。用胶原蛋白酶水解时，可得到与胶原蛋白水解物同样的肽类。

（三）脂肪

脂肪含量因动物的品种、年龄、肥瘦程度、部位等不同有较大差异，低者为2%，高者可达89%以上。在畜肉中，猪肉的脂肪含量最高，羊肉次之，牛肉最低。例如：猪瘦肉中的脂肪含量为6.2%，羊瘦肉为3.9%，而牛瘦肉仅为为2.3%。兔肉的脂肪含量也较低，为2.2%。在禽肉中，火鸡和鹌鹑的脂肪含量较低，在3%以下；鸡和鸽子的脂肪含量类似，在14% ~17%之间；鸭和鹅的脂肪含量达20%左右。

畜肉脂肪组成以饱和脂肪酸为主，主要由硬脂酸、棕榈酸和油酸等组成，熔点较高。禽肉脂肪含有较多的亚油酸，熔点低，易于消化吸收。胆固醇含量在瘦肉中较低，每100g含70mg左右，肥肉比瘦肉高90%左右，内脏中更高，一般约为瘦肉的3 ~5倍，脑中胆固醇含量最高，每100g可达2000mg以上。

必需脂肪酸的含量与组成是衡量食物油脂营养价值的重要方面。动物脂肪所含有的必需脂肪酸明显低于植物油脂，因此其营养价值低于植物油脂。在动物脂肪中，禽类脂肪所含必需脂肪酸的量高于家畜脂肪；家畜脂肪中，猪脂肪的必需脂肪酸含量又高于牛、羊等反刍动物的脂肪。总的来说，禽类脂肪的营养价值高于畜类脂肪。

（四）碳水化合物

碳水化合物含量为1% ~3%，平均1.5%，主要以糖原的形式存在于肌肉和肝脏中。动物在宰前过度疲劳，糖原含量下降，宰后放置时间过长，也可因酶的作用，使糖原含量降低，乳酸相应增高，pH下降。

（五）矿物质

矿物质的含量一般为0.8% ~1.2%，瘦肉中的含量高于肥肉，内脏高于瘦肉。铁的含量为5mg/100g左右，以猪肝最丰富。畜禽肉中的铁主要以血红素形式存在，消化吸收率很高。在内脏中还含有丰富的锌和硒。牛肾和猪肾的硒含量是其他一般食品的数十倍。此外，畜禽肉还含有较多的磷、硫、钾、钠、铜等。钙的含量虽然不高,但吸利用率很高。

禽类的肝脏中富含多种矿物质，且平均水平高于禽肉。肝脏和血液中铁的含量十分丰富，高达 10～30mg/100g 以上，可称铁的最佳膳食来源。禽类的心脏和胗也是含矿物质非常丰富的食物。

（六）维生素

畜禽肉可提供多种维生素，主要以 B 族维生素和维生素 A 为主。内脏含量比肌肉中多，其中肝脏的含量最为丰富，特别富含维生素 A 和维生素 B_2，维生素 A 的含量以牛肝和羊肝为最高，维生素 B_2 含量则以猪肝中最丰富（表 2-2-1）。在禽肉中还含有较多的维生素 E。

表 2-2-1　畜禽肉主要营养素含量与比较(每 100g)

食物名称	蛋白质 (g)	脂肪 (g)	维生素A (μg)	维生素B_1 (mg)	维生素B_2 (mg)	烟酸 (mg)	维生素C (mg)	维生素E (mg)	钙 (mg)	铁 (mg)	锌 (mg)	硒 (μg)
牛肉(肥瘦)	19.9	4.2	7	0.04	0.14	5.6	–	0.65	23	3.3	4.73	6.43
羊肉(肥瘦)	19.0	14.1	22	0.05	0.14	4.5	–	0.26	6	2.3	3.22	32.20
猪肉(肥)	2.4	88.6	29	0.08	0.05	0.9	–	0.24	3	1.0	0.69	7.78
猪肉(肥瘦)	13.2	37.0	18	0.22	0.16	3.5	–	0.35	6	1.6	2.06	11.97
猪肉(瘦)	20.3	6.2	44	0.54	0.10	5.3	–	0.34	6	3.0	2.99	9.50
鸡肉	19.3	9.4	48	0.05	0.09	5.6	–	0.67	9	1.4	1.09	11.75
鸭肉	15.5	19.7	52	0.08	0.22	4.2	–	0.27	6	2.2	1.33	12.25
鹅肉	17.9	19.9	42	0.07	0.23	4.9	–	0.22	4	3.8	1.36	17.68
牛肝	19.8	3.9	20220	0.16	1.30	11.9	9	0.13	4	6.6	5.01	11.99
羊肝	17.9	3.6	20972	0.21	1.75	22.1	–	29.93	8	7.5	3.45	17.68
猪肝	19.3	3.5	4972	0.21	2.08	15.0	20	0.86	6	22.6	5.78	19.21
鸡肝	16.6	4.8	10414	0.33	1.10	11.9	–	1.88	7	12.0	2.40	38.55
牛肾	15.6	2.4	88	0.24	0.85	7.7	–	0.19	8	9.4	2.17	70.25
羊肾	16.6	2.8	126	0.35	2.01	8.4	–	0.13	8	5.8	2.74	58.90
猪肾	15.4	3.2	41	0.31	1.14	8.0	13	0.34	12	6.1	2.56	111.77

（七）浸出物

浸出物是指除蛋白质、盐类、维生素外能溶于水的物质,包括含氮浸出物和无氮浸出物。

1. 含氮浸出物　含氮浸出物为非蛋白质的含氮物质，占肌肉化学成分的 1.65%，占总含氮物质的 11%，多以游离状态存在，是肉品呈味的主要成分。这类物质可分为以下几大类。

（1）核苷酸类：主要有三磷酸腺苷（ATP）、二磷酸腺苷（ADP）、一磷酸腺苷（AMP）、肌苷酸（IMP）等。

（2）胍基化合物：包括胍、甲基胍、肌酸、肌酐，以肌酸含量相对较多。

除以上各种含氮化合物以外，还有嘌呤、游离氨基酸、肉毒碱、尿素、胺等。

2. 无氮浸出物　无氮浸出物为不含氮的可浸出的有机化合物，包括糖类和有机酸，占肌肉化学成分的 1.2%。糖类在肌肉中含量很少，主要有糖原、葡萄糖、葡萄糖-6-磷酸酯、果糖和核糖。核糖是细胞中核酸的组成成分；葡萄糖是肌肉收缩的能量来源；糖原是葡萄糖的聚合体，是肌肉内糖的主要存在形式，但动物屠宰后，肌糖原逐渐分解为葡萄糖，并经糖酵解作用后生成乳酸。肌肉中的有机酸主要是糖酵解生成的乳酸，另外还有羟基乙酸、丁二酸及微量的糖酵解中间产物。

二、畜禽肉的合理利用

畜禽肉蛋白质营养价值较高，含有较多的赖氨酸，宜与谷类食物搭配食用，以发挥蛋白质的互补作用。为了充分发挥畜禽肉营养作用，还应注意将畜禽肉分散到每餐膳食中，防止集中食用。

畜肉的脂肪和胆固醇含量较高，脂肪主要由饱和脂肪酸组成，食用过多易引起肥胖和高脂血症等疾病，因此膳食中的比例不宜过多。但是禽肉的脂肪含不饱和脂肪酸较多，因此老年人及心血管疾病患者宜选用禽肉。内脏含有较多的维生素、铁、锌、硒、钙，特别是肝脏，维生素 B_2 和维生素 A 的含量丰富，因此宜经常食用。

第二节 蛋类及蛋制品

蛋类包括鸡蛋、鸭蛋、鹅蛋、鹌鹑蛋、鸽蛋、鸵鸟蛋、火鸡蛋、海鸥蛋及其加工制成的咸蛋、松花蛋等。蛋类的营养素含量不仅丰富，而且质量也很好，是一类营养价值较高的食品。

一、蛋的结构

蛋类的结构基本相似，主要有蛋壳、蛋清和蛋黄三部分组成。蛋壳位于蛋的最外层，在蛋壳最外面有一层水溶性胶状粘蛋白，对防止微生物进入蛋内和蛋内水分及二氧化碳过度向外蒸发起着保护作用。当蛋生下来时，这层膜即附着在蛋壳的表面，外观无光泽，呈霜状，根据此特征，可鉴别蛋的新鲜程度。如蛋外表面呈霜状，无光泽而清洁，表明蛋是新鲜的；如无霜状物，且油光发亮不清洁，说明蛋已不新鲜。由于这层膜是水溶性，在储存时要防潮，不能水洗或雨淋，否则会很快变质腐败。蛋清位于蛋壳与蛋黄之间，主要是卵白蛋白，遇热、碱、醇类发生凝固，遇氯化物或某些化学物质，浓厚的蛋白则水解为水样的稀薄物。根据这种性质，蛋可加工成松花蛋和咸蛋。蛋黄呈球形，由两根系带固定在蛋的中心。随着保管时间的延长和外界温度升高，系带逐渐变细，最后消失，蛋黄随系带变化，逐渐上浮贴壳。由此也可鉴别蛋的新鲜程度。

蛋壳重量约占整个鸡蛋的 11% ~13%，蛋黄和蛋清的比例因鸡蛋大小而略有差别，鸡蛋大则蛋黄比例较小，一般蛋黄约占可食部分的 1/3 左右（表 2-2-2）。

表 2-2-2 各种蛋的重量和所占比例

蛋种类	全蛋重	蛋壳（%）	内容物（%）	蛋白（%）	蛋黄（%）
鸡蛋	57.1	12.1	87.9	56.2	31.7
鸭蛋	78.1	14.0	86.0	53.2	32.7
鹅蛋	137.4	12.0	88.0	50.0	38.0
火鸡蛋	85	11.8	88.2	55.9	32.3
鸵鸟蛋	1400	14.1	85.9	53.4	32.5
鹌鹑蛋	10.3	10.2	89.8	58.7	31.1
鸽蛋	17.0	8.1	91.9	74.0	17.9

蛋壳主要由93%～96%的碳酸钙、0.5%～1%碳酸镁、0.5%～2.8%的磷酸钙和磷酸镁以及少量黏多糖组成，其质量和厚度与饲料中的矿物质含量，特别是钙含量关系密切。此外，蛋壳厚度与其表面色素沉积有关，色素含量高则蛋壳厚。

蛋白膜和内蛋壳膜紧密相连，有角质蛋白纤维交织成为坚韧的网状结构，微生物不能直接通过蛋白膜进入蛋内。

蛋白膜之内为蛋清，为白色半透明粘性溶胶状物质。蛋清分为三层：外层稀蛋清、中层浓蛋清和内层稀蛋清。外层稀蛋清水分含量为89%，浓蛋清水分含量为84%，内层稀蛋清水分含量为86%，蛋黄系带水分含量为82%。

蛋黄为浓稠、不透明、半流动粘稠物，由鸡蛋钝端和尖端两侧的蛋黄系带固定在内层稀蛋清和浓蛋清之中。系带呈螺旋结构，鸡蛋尖端系带为右旋，钝端系带为左旋。蛋黄系带是一种卵粘蛋白，其中含葡萄糖胺11.4%，并结合较多溶菌酶。

蛋黄由无数富含脂肪的球形微胞所组成，外被蛋黄膜。蛋黄膜厚度约为16μm，结构类似蛋白膜，但更为细致严密，具有一定弹性。蛋黄膜中87%为蛋白质，主要是糖蛋白，10%为糖，其余3%为脂类。蛋黄膜中所含疏水氨基酸较多，因而表现出一定的不溶性。蛋黄内最中心处为白色的卵黄心，周围为互相交替的深色蛋黄层和浅色蛋黄层（胚盘）。蛋黄上侧表面的中心部分有一个2～3mm直径的白色小圆点，称为胚胎。

新鲜鸡蛋清pH为7.6～8.0，蛋黄pH为6.0～6.6。鲜蛋打开后三层蛋清层次分明，蛋黄系带清晰完整。随着储藏时间的延长，pH渐渐上升，浓蛋清部分渐渐变稀，蛋黄系带消失，蛋黄从中央移开，蛋黄膜弹性减弱甚至破裂。

二、蛋类的主要营养成分及组成特点

蛋的微量营养成分受到品种、饲料、季节等多方面因素的影响，但蛋中大量营养素含量总体上基本稳定，各种蛋的营养成分有共同之处。

（一）蛋白质

蛋类蛋白质含量一般在10%以上。全鸡蛋蛋白质的含量为12%左右，蛋清中略低，蛋黄中较高，加工成咸蛋或松花蛋后，变化不大。鸭蛋的蛋白质含量与鸡蛋类似（表2-2-3）。

表2-2-3　畜蛋的主要营养素含量与比较（每100g）

食物名称	蛋白质(g)	脂肪(g)	碳水化合物(g)	维生素A(μg)	维生素 B_1(mg)	维生素 B_2(mg)	烟酸(mg)	维生素E(mg)	钙(mg)	铁(mg)	锌(mg)	磷(mg)	硒(μg)
鸡蛋(白皮)	12.7	9.0	1.5	310	0.09	0.31	0.2	1.23	48	2.0	1.00	176	16.55
鸡蛋白	11.6	0.1	3.1	微量	0.04	0.31	0.2	0.01	9	1.6	0.02	18	6.97
鸡蛋黄	15.2	28.2	3.4	438	0.33	0.29	0.1	5.06	112	6.5	3.79	240	27.01
鸭蛋	12.6	13.0	3.1	261	0.17	0.35	0.2	4.98	62	2.9	1.67	226	15.68
鸭蛋白	9.9	微量	1.8	23	0.01	0.07	0.1	0.16	18	0.1	–	–	4.00
鸭蛋黄	14.5	33.8	4.0	1980	0.28	0.62	–	12.72	123	4.9	3.09	55	25.00
松花蛋(鸡)	14.8	10.6	5.8	310	0.02	0.13	0.2	1.06	26	3.9	2.73	263	44.32
松花蛋(鸭)	14.2	10.7	4.5	215	0.06	0.18	0.1	3.05	63	3.3	1.48	165	25.24
咸鸭蛋	12.7	12.7	6.3	134	0.16	0.33	0.1	6.25	118	3.6	1.74	231	24.04
鹅蛋	11.1	15.6	2.8	192	0.08	0.30	0.4	4.50	34	4.1	1.43	130	27.24

蛋清当中所含的蛋白质超过40种，其中主要蛋白质包括卵清蛋白、卵伴清蛋白、卵粘蛋白、卵类粘蛋白等糖蛋白，其含量共占蛋清总蛋白的80%左右。卵清蛋白也是一种含磷蛋白。此外，蛋清中还含有卵球蛋白、溶菌酶以及9%左右的其他蛋白质。

蛋黄中的主要蛋白质是与脂类相结合的脂蛋白和磷蛋白，其中低密度脂蛋白占65%，卵黄球蛋白占10%，卵黄高磷蛋白占4%，而高密度脂蛋白占16%。低密度脂蛋白含脂类达89%，比重较低。高密度脂蛋白也称为卵黄磷脂蛋白，与卵黄高磷蛋白形成复合体而存在。卵黄高磷蛋白存在于蛋黄颗粒中，含磷约10%，包含了蛋黄中60%～70%的磷。此外还含有蛋黄核黄素结合蛋白，占0.4%左右，可与核黄素特异性地结合。

蛋黄中的蛋白质均具有良好的乳化性质，故而成为色拉酱的主要原料。蛋黄中的蛋白质也具有受热形成凝胶的性质，因此在煮蛋、煎蛋时成为凝固状态。蛋黄凝固点高于蛋清，凝固速度较慢。因此在烹调时蛋黄似乎较难凝固。蛋黄经过冷冻后，蛋白质发生胶凝作用，解冻后粘度增加，在食品加工中所起的功能性质随之劣变。

蛋白质氨基酸组成与人体需要最接近，因此生物价也最高，达94，是其他食物蛋白质的1.4倍左右。蛋白质中赖氨酸和蛋氨酸含量较高，和谷类和豆类食物混合食用，可弥补其赖氨酸或蛋氨酸的不足。蛋中蛋白质中还富含半胱氨酸，加热过度使半胱氨酸部分分解产生硫化氢，与蛋黄中的铁结合可形成黑色的硫化铁。煮蛋中蛋黄表面的青黑色和鹌鹑蛋罐头的黑色物质来源于此。

鲜鸡蛋蛋白的加热凝固温度为62～64℃，蛋黄为68～72℃。降低含水量、添加蔗糖均使鸡蛋蛋白质凝固温度提高，pH下降、添加钠盐或钙盐则可降低鸡蛋蛋白质的凝固温度。生蛋清中因含有抗蛋白酶活性的卵巨球蛋白、卵类粘蛋白和卵抑制剂，使其消化吸收率仅为50%左右。烹调后可使各种抗营养因素完全失活，消化率达96%。因此鸡蛋烹调时应使其蛋清完全凝固。

（二）脂类

蛋清中含脂肪极少，98%的脂肪存在于蛋黄当中。蛋黄中的脂肪几乎全部以与蛋白质结合的良好乳化形式存在，因而消化吸收率高。

鸡蛋黄中脂肪含量约28%～33%，其中中性脂肪含量约占62%～65%，磷脂占30%～33%，固醇占4%～5%，还有微量脑苷脂类。蛋黄中性脂肪的脂肪酸中，以单不饱和脂肪酸油酸最为丰富，约占50%左右，亚油酸约占10%，其余主要是硬脂酸、棕榈酸和棕榈油酸，含微量花生四烯酸。

蛋黄是磷脂的极好来源，所含卵磷脂具有降低血胆固醇的效果，并能促进脂溶性维生素的吸收。鸡蛋黄中的磷脂主要为卵磷脂和脑磷脂，此外尚有神经鞘磷脂。各种禽蛋的蛋黄中总磷脂含量相似。它们使蛋黄具有良好的乳化性状，但因含有较多不饱和脂肪酸，容易受到脂肪氧化的影响。

胆固醇含量极高，主要集中在蛋黄，其中鹅蛋黄含量最高，每100g达1696mg，是猪肝的7倍、肥猪肉的17倍，加工成咸蛋或松花蛋后，胆固醇含量无明显变化。

（三）碳水化合物

鸡蛋当中碳水化合物含量极低，大约为1%左右，分为两种状态存在，一部分与蛋白质相结合而存在，含量为0.5%左右；另一部分游离存在，含量约0.4%。后者中

98%为葡萄糖，其余为微量的果糖、甘露糖、阿拉伯糖、木糖和核糖。这些微量的葡萄糖是蛋粉制作中发生美拉德反应的原因之一，因此生产上在干燥工艺之前采用葡萄糖氧化酶除去蛋中的葡萄糖，使其在加工储藏过程中不发生褐变。

（四）矿物质

蛋中的矿物质主要存在于蛋黄部分，蛋清部分含量较低。蛋黄中含矿物质1.0%～1.5%，其中磷最为丰富，为240mg/100g，钙为112mg/100g。

蛋黄是多种微量元素的良好来源，包括铁、硫、镁、钾、钠等。蛋中所含铁元素数量较高，但以非血红素铁形式存在。由于卵黄高磷蛋白对铁的吸收具有干扰作用，故而蛋黄中铁的生物利用率较低，仅为3%左右。

不同禽类所产蛋中矿物质含量有所差别。其蛋黄中铁、钙、镁、硒的含量排序为：鹅蛋、鸭蛋、鸽蛋、洋鸡蛋、草鸡蛋；蛋白中含量排序为鸭蛋、鸽蛋、鹅蛋、洋鸡蛋、草鸡蛋。鹌鹑蛋含锌量高于鸡蛋，而鸵鸟蛋各种矿物元素含量与鸡蛋相近。消费者通常认为草鸡蛋营养素含量更高，然而分析结果表明，洋鸡蛋的微量元素含量略高于草鸡蛋，可能与由于饲料当中所提供的矿物质更为充足有关。

蛋中的矿物质含量受饲料因素影响较大。饲料中硒含量上升，则蛋黄中硒含量增加，添加有机硒更容易在蛋黄中积累。添加有机锰可增加蛋黄当中的锰含量。饲料中锌和硒的含量极显著地影响蛋中硒的沉积，锌和碘也对硒的沉积产生显著影响。添加碘不仅能提高硒的吸收和转化，还能使蛋中碘含量上升。通过添加硒和碘的方法可生产富硒鸡蛋和富碘鸭蛋。通过调整饲料成分，目前市场上已有富硒蛋、富碘蛋、高锌蛋、高钙蛋等特种鸡蛋或鸭蛋销售。

（五）维生素和其他微量活性物质

蛋中维生素含量十分丰富，且品种较为完全，包括所有的B族维生素、维生素A、维生素D、维生素E、维生素K和微量的维生素C。其中绝大部分的维生素A、维生素D、维生素E和大部分维生素B_1都存在于蛋黄当中。鸭蛋和鹅蛋的维生素含量总体而言高于鸡蛋。此外，蛋中的维生素含量受到品种、季节和饲料中含量的影响。

蛋黄是胆碱和甜菜碱的良好来源，甜菜碱具有降低血脂和预防动脉硬化的功效。鸡蛋壳、蛋清和蛋黄中唾液酸（sialic acid）含量分别为0.0028%、0.01%、0.095%，而蛋白膜和蛋黄膜的含量分别为0.02%和0.153%，该成分具有一定免疫活性，对轮状病毒有抑制作用。

在0℃保藏鸡蛋一个月对维生素A、维生素D、维生素B_1无影响，但维生素B_2、烟酸和叶酸分别有14%、17%和16%的损失。

煎鸡蛋和烤蛋中的维生素B_1、维生素B_2损失率分别为15%和20%，而叶酸损失率最大，可达65%。煮鸡蛋几乎不引起维生素的损失。

散养禽类摄入含类胡萝卜素的青饲料较多，因而蛋黄颜色较深；集中饲养的鸡饲料当中含有丰富的维生素A，但因为缺乏青叶类饲料故蛋黄颜色较浅，但其维生素A含量通常高于散养鸡蛋。为了提高鸡蛋的感官性状，目前也使用一些合成类胡萝卜素添加入饲料令蛋黄着色。用不同红黄色调的类胡萝卜素进行配比，可以得到最令人满意的蛋黄色泽。饲料中维生素A和钙含量过高时抑制蛋黄着色。

三、蛋类的合理利用

在生鸡蛋蛋清中，含有抗生物素蛋白和抗胰蛋白酶。抗生物素蛋白能与生物素在肠道内结合，影响生物素的吸收，食用者可引起食欲不振、全身无力、毛发脱落、皮肤发黄、肌肉疼痛等生物素缺乏的症状；抗胰蛋白酶能抑制胰蛋白酶的活力，妨碍蛋白质消化吸收，故不可生食蛋清。烹调加热可破坏这两种物质，消除它们的不良影响。但是蛋不宜过度加热，否则会使蛋白质过分凝固，甚至变硬变韧，形成硬块，反而影响食欲及消化吸收。

蛋黄中的胆固醇含量很高，大量食用能引起高脂血症，是动脉粥样硬化、冠心病等疾病的危险因素，但蛋黄中还含有大量的卵磷脂，对心血管疾病有防治作用。因此，吃鸡蛋要适量。据研究，每人每日吃1~2个鸡蛋，对血清胆固醇水平既无明显影响，又可发挥禽蛋其他营养成分的作用。

第三节 水 产 类

水产动物种类繁多，全世界仅鱼类就有2.5万~3.0万种，海产鱼类超过1.6万种。水产食用资源与人类饮食关系密切。从巨大的鲸鱼到游动的小虾，许多都具有丰富的营养价值。这些丰富的海洋资源作为高生物价的蛋白、脂肪和脂溶性维生素来源，在人类的营养领域具有重要作用。

在种类繁多的海洋动物资源中，可供人类食用、具有食用价值的主要有鱼类、鲸类、甲壳类、软体类和海龟类。

一、鱼 类

按照鱼类生活的环境，可以把鱼分为海水鱼（如鲱鱼、鳕鱼、狭鳕鱼等）和淡水鱼（如鲤鱼、鲑鱼）；根据生活的海水深度，海水鱼又可以分为深水鱼和浅水鱼。

按体形分，可以把鱼简单地分为圆形（如鳕鱼、狭鳕鱼）或扁形（普鳎、大菱鲆、太平洋鲽鱼）两种。

（一）鱼类主要营养成分及组成特点

1. 蛋白质　鱼类蛋白质含量约为15%~20%，平均18%左右，分布于肌浆和肌基质，肌浆主要含肌凝蛋白、肌溶蛋白、可溶性肌纤维蛋白、肌结合蛋白和球蛋白；肌基质主要包括结缔组织和软骨组织、含有胶原蛋白和弹性蛋白质。

除了蛋白质外，鱼还含有较多的其他含氮化合物，主要有游离氨基酸、肽、胺类、胍、季铵类化合物、嘌呤类和脲等。

2. 脂类　脂肪含量约为1%~10%，平均5%左右，呈不均匀分布，主要存在于皮下和脏器周围，肌肉组织中含量甚少。不同鱼种含脂肪量有较大差异，如鳕鱼含脂肪在1%以下，而河鳗脂肪含量高达10.8%。

鱼类脂肪多由不饱和脂肪酸组成，一般占60%以上，熔点较低，通常呈液态，消化率为95%左右。不饱和脂肪酸的碳链较长，其碳原子数多在14~22之间，不饱和双键有1~6个，多为ω-3系列。一些鱼油中ω-多不饱和脂肪酸（ω-PUFA）含量见表2-2-4。

表 2-2-4 鱼油中 ω-PUFA 含量（g/100g 鱼肉）

鱼 种	EPA	DHA
鲐鱼	0.65	1.10
鲑鱼（大西洋）	0.18	0.61
鲑鱼（红）	1.30	1.70
鳟鱼	0.22	0.62
金枪鱼	0.63	1.70
鳕鱼	0.08	0.15
鲽鱼	0.11	0.11
鲈鱼	0.17	0.47
黑线鳕	0.05	0.10
舌鳎	0.09	0.09

鱼类中的 ω-3 不饱和脂肪酸存在于鱼油中，主要是二十碳五烯酸（EPA）和二十二碳六烯酸（DHA）。EPA 与 DHA 可以在动物体内由亚麻酸转化而来，但是非常缓慢。而在一些海水鱼类和藻类中却可以大量转化。EPA 与 DHA 的研究起源于 20 世纪 70 年代流行病学调查。调查中发现，爱斯基摩人通过吃生鱼摄食大量 EPA 与 DHA，其心血管发病率远低于丹麦人；同时发现，爱斯基摩人一旦流鼻血，流血时间远长于丹麦人。研究还发现，EPA 具有抑制血小板形成作用；EPA 与 DHA 不仅可以降低低密度脂蛋白、升高高密度脂蛋白，还具有抗癌作用。EPA 和 DHA 在鱼体内的合成很少，主要是由海水中的浮游生物和海藻类合成的，经过食物链进入鱼体内，并以甘油三酯的形式贮存。二者低温下呈液体状态，因此冷水鱼中含量较高。研究发现，大型回游性鱼的眼窝脂肪中 DHA 含量高，其含量占总脂肪酸的 30% ~40%。与不饱和脂肪酸的高含量相反，抗氧化物质维生素 E 的含量很低，因此鱼油在贮藏过程中易于氧化。

3. 碳水化合物　碳水化合物的含量较低，约 1.5% 左右。有些鱼不含碳水化合物，如鲳鱼、鲢鱼、银鱼等。碳水化合物的主要存在形式是糖原。鱼类肌肉中的糖原含量与其致死方式有关，捕即杀者糖原含量最高；挣扎疲劳后死去的鱼类，体内糖原消耗严重，含量降低。除了糖原之外，鱼体内还含有粘多糖类。这些粘多糖类按有无硫酸基分为硫酸化多糖和非硫酸化多糖，前者如硫酸软骨素、硫酸乙酰肝素、硫酸角质素；后者如透明质酸、软骨素等。

4. 矿物质　鱼类矿物质含量为 1% ~2%，其中锌的含量极为丰富，此外，钙、钠、氯、钾、镁等含量也较多，其中钙的含量多于禽肉，但钙的吸收率较低。海产鱼类富含碘，有的海产鱼每公斤含碘 500 ~1000μg，而淡水鱼每公斤含碘仅为 50 ~400μg。

5. 维生素　鱼油和鱼肝油是维生素 A 和维生素 D 的重要来源，也是维生素 E（生育酚）的一般来源。多脂的海鱼肉也含有一定数量的维生素 A 和维生素 D。维生素 B_1、维生素 B_2、烟酸等的含量也较高，而维生素 C 含量则很低。一些生鱼制品中含有硫胺素酶和催化硫胺素降解的蛋白质，因此大量食用生鱼可能造成维生素 B_1 的缺乏。

（二）鱼类的合理利用

1. 防止腐败变质　鱼类因水分和蛋白质含量高，结缔组织少，较畜禽肉更易腐败变质，特别是青皮红肉鱼，如鲐鱼、金枪鱼，组氨酸含量高，一旦变质，可产生大量组胺，能引起人体组胺中毒。鱼类的多不饱和脂肪酸含量较高，所含的不饱和双健极易氧化破坏，能产生脂质过氧化物，对人体有害。因此打捞的鱼类需及时保存或加工处理，防止腐败变质。保存处理一般采用低温或食盐来抑制组织蛋白酶的作用和微生物的生长繁殖。低温处理有冷却和冻结两种方式。冷却是用冰冷却鱼体使温度降到 -1℃左右，一般可保存5~15天。冻结是使鱼体在 -25~ -40℃的环境中冷冻，此时各组织酶和微生物均处于休眠状态，保藏期可达半年以上。以食盐保藏的海鱼，用盐量不应低于15%。

2. 防止食物中毒　有些鱼含有极强的毒素，如河豚鱼，虽其肉质细嫩，味道鲜美，但其卵、卵巢、肝脏和血液中含有极毒的河豚毒素，若不会加工处理，可引起急性中毒而死亡。故无经验的人，千万不要“拼死吃河豚”。

二、软体动物类

软体动物按其形态不同，可以分为双壳类软体动物和无壳类软体动物两大类。双壳类软体动物包括蛤类、牡蛎、贻贝、扇贝等；无壳类软体动物包括章鱼、乌贼等。

软体动物类含有丰富的蛋白质和微量元素，某些软体动物还含有较多的维生素A和维生素E，但脂肪和碳水化合物含量普遍较低（表2-2-5）。蛋白质中含有全部必需的氨基酸，其中酪氨酸和色氨酸的含量比牛肉和鱼肉都高。在贝类肉质中还含有丰富的牛磺酸，贝类中牛磺酸的含量普遍高于鱼类，其中尤以海螺，毛蚶和杂色蛤中为最高，每百克新鲜可食部中含有500~900mg。软体动物微量元素的含量以硒最为突出，其次是锌的含量，此外还含有碘、铜、锰、镍等。

表2-2-5　软体动物类的主要营养素含量与比较(每100g)

食物名称	蛋白质(g)	脂肪(g)	碳水化合物(g)	维生素A(μg)	维生素B_1(mg)	维生素B_2(mg)	烟酸(mg)	维生素E(mg)	钙(mg)	铁(mg)	锌(mg)	磷(mg)	硒(μg)
鲜贝	15.7	0.5	2.5	-	-	0.21	2.5	1.46	28	0.7	2.08	166	57.40
蚌肉	15.0	0.9	0.8	283	0.01	0.22	0.4	-	190	50.0	8.50	300	-
蛏子	7.3	0.3	2.1	59	0.02	0.12	1.2	0.59	134	33.6	2.01	114	55.14
贻贝	11.4	1.7	4.7	73	0.12	0.22	1.8	14.02	63	6.7	2.47	197	57.77
牡蛎	5.3	2.1	8.2	27	0.01	0.13	1.4	0.81	131	7.1	9.39	115	86.64
海参(鲜)	16.5	0.2	0.9	-	0.03	0.04	0.1	3.14	285	13.2	0.63	28	63.93
田螺	11.0	0.2	3.6	-	0.02	0.19	2.2	0.75	-	19.7	2.71	93	16.73
乌贼	17.4	1.6	-	35	0.01	0.04	2.0	10.54	11	0.3	1.27	99	37.97
水浸鱿鱼	17.0	0.8	0	16	-	0.03	-	0.94	43	0.5	1.36	60	13.65

水产动物的肉质一般都非常鲜美，这与其中所含的一些呈味物质有关。鱼类和甲壳类的呈味物质主要是游离的氨基酸、核苷酸等；软体类动物中的一部分，如乌贼类的呈味物质也是氨基酸，尤其是含量丰富的甘氨酸。贝类的主要呈味成分为琥珀酸及其钠盐。琥珀酸在贝类中含量很高，干贝中达0.14%，螺0.07%，牡蛎0.05%。此外，一些氨基酸如谷氨酸、甘氨酸、精氨酸、牛磺酸，以及AMP、Na^+、K^+、Cl^-等也为其呈味成分。

第四节　乳类及其制品

乳类是指动物的乳汁，经常食用的是牛奶和羊奶。乳类经浓缩、发酵等工艺可制成奶制品，如奶粉、酸奶、炼乳等。乳类及其制品具有很高的营养价值，不仅是婴儿的主要食物，也是老弱病患者的营养食品。

一、乳类及其制品的营养成分及组成特点

乳类及其制品几乎含有人体需要的所有营养素，除维生素 C 含量较低外，其他营养素含量都比较丰富。某些乳制品加工时除去了大量水分，故其营养素含量比鲜乳的要高，但某些营养素受加工的影响，相对含量有所下降（表 2-2-6）。

表 2-2-6　乳类及其制品的主要营养素含量与比较（每 100g）

食物名称	蛋白质 (g)	脂肪 (g)	碳水化合物 (g)	维生素 A (μg)	维生素 B_1 (mg)	维生素 B_2 (mg)	烟酸 (mg)	维生素 C (mg)	维生素 E (mg)	钙 (mg)	铁 (mg)	锌 (mg)	磷 (mg)	硒 (μg)
牛乳	3.0	3.2	3.4	24	0.03	0.14	0.1	1	0.21	104	0.3	0.42	73	1.94
羊乳	1.5	3.5	5.4	84	0.04	0.12	2.1	–	0.19	82	0.5	0.29	98	1.75
酸乳	2.5	2.7	9.3	26	0.03	0.15	0.2	1	0.12	118	0.4	0.53	85	1.71
甜炼乳	8.0	8.7	55.4	41	0.03	0.16	0.3	2	0.28	242	0.4	1.53	200	3.26
全脂奶粉	20.1	21.2	51.7	141	0.11	0.73	0.9	4	0.48	676	1.2	3.14	469	11.8

（一）乳类

乳类的水分含量为 86% ~90%，因此它的营养素含量与其他食物比较时相对较低。

1. 蛋白质　牛乳中的蛋白质含量比较恒定，约在 3.0% 左右，含氮物的 5% 为非蛋白氮。传统上将牛乳蛋白质划分为酪蛋白和乳清蛋白两类。酪蛋白约占牛乳蛋白质的 80%，乳清蛋白约占总蛋白质的 20%。牛乳蛋白质为优质蛋白质，生物价为 85，容易被人体消化吸收。

羊奶的蛋白质含量为 1.5%，低于牛乳；蛋白质当中酪蛋白的含量较牛奶略低，其中所含的 α-2S 酪蛋白在胃中所形成的凝乳块较小而细软，更容易消化。婴儿消化羊奶的消化率可达 94% 以上。牦牛奶和水牛奶的蛋白质含量明显高于普通牛奶，在 4% 以上。

（1）酪蛋白：凡 20℃下于 pH4.6 沉淀的牛乳蛋白被称为酪蛋白，在制酸奶和乳酪时沉淀的蛋白质主要是酪蛋白。牛乳中 4/5 的蛋白质为酪蛋白，它赋予牛乳以独特的性质和营养。酪蛋白的特点是含有大量的磷酸基，能与 Ca^{2+} 发生相互作用，并具有特定的三级和四级结构。

（2）乳清蛋白：乳清中的蛋白质属于乳清蛋白，其中主要包括 β-乳球蛋白和 α-乳清蛋白，此外还有少量血清蛋白、免疫球蛋白等。牛奶的乳清蛋白当中，α-乳清蛋白约占 19.7%，β-乳球蛋白占 43.6%，血清蛋白占 4.7%。

在常温下，酪蛋白在 pH4.6 时沉淀，而乳清蛋白仍然能够溶解于乳清之中。如果在 90℃下加热 5 分钟再将 pH 调至 4.6，则乳清蛋白随着酪蛋白而沉淀。

2. 脂类 牛乳含脂肪2.8%~4.0%。乳中磷脂含量约为20~50mg/100ml，胆固醇含量约为13mg/100ml。水牛奶脂肪含量在各种奶类当中最高，为9.5%~12.5%。随饲料的不同、季节的变化，乳中脂类成分略有变化。

乳脂肪以微细的脂肪球状态分散于牛乳汁中，每毫升牛乳中约有脂肪球20亿~40亿个，平均直径为3μm。羊奶中的脂肪球大小仅为牛奶的脂肪球的1/3，而且大小均一，容易消化吸收。

乳中脂肪是脂溶性维生素的载体，对乳的风味和口感也起着重要的作用，影响着消费者。乳脂肪的香气成分包括各种挥发性烷酸、烯酸、酮酸、羟酸、内酯、烷醛、烷醇、酮类等。

（1）牛乳脂肪的组成：牛乳中的脂类主要由甘油三酯组成，其中有少量的甘油单酯和二酯、磷脂、鞘脂、固醇类。胆固醇的3/4溶于乳脂肪中，1/10在脂肪球膜中，其他则与蛋白质结合而存在于脱脂乳中。磷脂则一半存在于脂肪球膜中，另一半以蛋白质复合物形式存在于脱脂乳中。

牛乳中已被分离出来的脂肪酸达400种之多，其中包括碳链长度从2至28的各种脂肪酸，奇数碳原子和偶数碳原子的脂肪酸，直链的脂肪酸和支链的脂肪酸，饱和的以至多不饱和的脂肪酸，甚至酮酸、羟酸、环状脂肪酸等。然而，乳脂肪中以偶数碳原子直链中长脂肪酸占绝对优势，包括肉豆蔻酸、棕榈酸、硬脂酸、油酸等，奇数碳原子、分支的和其他罕见的脂肪酸的存在数量极小。

乳牛为反刍动物，细菌在瘤胃中分解纤维素和淀粉可产生挥发性脂肪酸，故牛乳脂肪的特点是含有一定量的中短链脂肪酸（4~10碳），14碳以下的脂肪酸含量达14%，挥发性、水溶性脂肪酸达8%，其中丁酸是反刍动物乳脂中的特有脂肪酸。这种组成特点赋予乳脂肪以柔润的质地和特有的香气。

牛乳中的脂肪酸部分来源于血脂，部分在乳腺中合成。这两个来源的脂肪酸成分颇不相同。乳腺中合成的脂肪酸多为短链到中链的脂肪酸，而血液来源的脂肪包括部分16碳的脂肪酸和全部的18碳脂肪酸。

分子内和分子间脂肪酸的组成对乳脂肪的性质影响最大，脂肪酸在甘油三酯中3个位置中的分布与乳脂肪的熔点和水解性等物理化学性质有关。一般的规律是，短链脂肪酸主要在Sn-3位出现，而亚油酸往往处于Sn-2位。

乳脂肪主要以脂肪球的形式存在，其直径在1~10μm之间。脂肪球表面有一层脂蛋白膜，可防止脂肪球发生凝聚，也阻碍了脂酶对乳脂肪的水解。这层蛋白膜来自分泌细胞的细胞质和细胞质膜，主要成分为磷脂和糖蛋白。

牛乳脂肪的融点分布较广，从-40~72℃不等。在室温下，乳脂肪呈固态，实际上是固态脂肪溶于液态脂肪的混合体。牛乳的脂肪结晶通常为α型，虽然对大多数脂肪来说α型是最不稳定的晶型，然而在乳脂肪中它十分稳定，可能是由于乳脂肪中成分过于复杂，结晶仅能以此形式存在。

（2）牛乳脂肪在加工中的变化：由于乳脂肪的比重比乳本身轻，它具有上浮的趋势。乳脂肪经均质化可防止脂肪分层，其方法是在高流速、高压力下迫使牛乳从极细的孔径喷出，这样，乳脂肪球便从3~10μm减小到2μm以下。新增的表面积具有高表面自由能，因此它们将酪蛋白和少部分乳清蛋白吸收于表面，防止了微脂肪球的相互聚集。此外，由于脂肪球数目的增加，散射光的能力增强，牛乳显得更白。

任何会引起酪蛋白凝聚的因素都会造成脂肪球的聚集，如凝乳酶处理、酸化处理和过度加热等。因此，经过均质的牛乳与未经均质的牛乳相比，其热稳定性较低。例如，用均质奶加入热咖啡中，容易造成牛乳絮片的出现。此外，均质后的乳脂肪球更易受到光氧化和脂酶的作用，产生一种不良风味。

未均质牛乳在室温或较低温度下离心可获得稀奶油。低温下（5～10℃）离心对脂肪球的破坏较小，因而获得的奶油较稠，并含有较多免疫球蛋白。

搅拌奶油造成脂肪球膜的破坏，冷冻-融化过程也会破坏脂肪球膜。失去了脂肪球膜保护的乳脂肪便发生凝聚而上浮，同时失去其乳白的颜色，而表现出乳脂肪中所溶解的类胡萝卜素的黄色。制作黄油实际上是水包油型乳状液向油包水型乳状液转变的过程，产品中脂肪为连续相，其中有2%～46%的脂肪以脂肪球的形式存在，水以微滴的形式存在。在脂肪全部呈液态或固态的情况下，乳脂肪的成块和聚集不能很好地发生。因而制作黄油需要控制恰当的温度，使脂肪中固态与液体的比例符合要求。

3. 碳水化合物　乳类碳水化合物含量为3.4%～7.4%，人乳中含量最高，羊乳居中，牛乳最少。碳水化合物的主要形式为乳糖。

由于乳糖可促进钙等矿物质的吸收，也为婴儿肠道内双歧杆菌的生长所必需，对于幼小动物的生长发育具有特殊的意义。但对于部分不经常饮奶的成年人来说，体内乳糖酶活性过低，大量食用乳制品可能引起乳糖不耐受的发生。用固定化乳糖酶将乳糖水解为半乳糖和葡萄糖可以解决乳糖不耐受问题，同时可提高产品的甜度。

4. 矿物质　牛乳中的矿物质主要包括钠、钾、钙、镁、氯、磷、硫、铜、铁等，大部分与有机酸结合形成盐类，少部分与蛋白质结合或吸附在脂肪球膜上。其中成碱性元素略多，因而牛乳为弱成碱性食品。乳中的矿物质含量因品种、饲料、泌乳期等因素而有所差异，初乳中含量最高，常乳中含量略有下降。发酵乳中钙含量高并具有较高的生物利用率，为膳食中最好的天然钙来源。牛乳中钠、钾和氯离子基本上完全存在于溶液中，而钙和磷分布在溶液和胶体两相中。

5. 维生素　牛乳中含有几乎所有种类的维生素，包括维生素A、维生素D、维生素E、维生素K、各种B族维生素和微量的维生素C。只是这些维生素的含量差异较大。总的来说，牛奶是B族维生素的良好来源，特别是维生素B_2。

乳中的B族维生素主要是瘤胃中的微生物所产生，其含量受饲料影响较小，但叶酸含量受到季节影响，维生素B_{12}含量受到饲料中钴含量的影响。维生素D含量与牛的光照时间有关，而维生素A和胡萝卜素的含量则与乳牛的饲料密切相关。放牧乳牛所产奶的维生素含量通常高于舍饲乳牛所产奶的含量。

脂溶性维生素存在于牛奶的脂肪部分中，而水溶性维生素存在于水相。乳清所呈现的淡黄绿色便是维生素B_2的颜色。脱脂奶的脂溶性维生素含量显著下降，需要进行营养强化。

由于羊的饲料中青草比例较大，故而羊奶中的维生素A含量高于牛奶。羊奶中多数B族维生素含量比较丰富，但其中叶酸及维生素B_{12}含量低，如果作为婴幼儿的主食，容易造成生长迟缓及贫血，所以不适合1岁以下婴幼儿作为主食。对于成年人来说，由于饮食品种丰富，叶酸及维生素B_{12}有其他来源供应，故而可以放心饮用羊奶。

6. 其他成分

（1）酶类：牛奶蛋白质部分为血液蛋白转化而来，其中含有大量酶类，主要是氧化还原酶、转移酶和水解酶。水解酶中包括了淀粉酶、脂酶、酯酶、蛋白酶、磷酸酯酶等。其中的各种水解酶可以帮助消化营养物质，对幼小动物的消化吸收具有意义。

溶菌酶对牛奶的保存有重要意义。牛奶中溶菌酶含量约为 10～35μg/100ml。由于溶菌酶的抗菌能力，新鲜未经污染的牛奶可以在 4℃下保存 36 小时之久。

乳过氧化物酶是一种含血红素的糖蛋白，也具有一定的抗菌作用，它与过氧化氢和硫氰酸盐共同组成了具有抑菌和杀菌作用的体系，对革兰阳性菌具有抑制作用，对大肠杆菌等一些革兰阴性菌具有杀灭作用。

牛奶中的碱性磷酸酯酶常用来作为热杀菌的指示酶，加热后测定此酶活性可推知加热的效果。酯酶的存在使得牛奶脂肪遭到缓慢水解而酸败。

（2）有机酸：牛乳中核酸含量较低，痛风患者可以食用。牛乳中大部分核苷酸以乳清酸的形式存在，含量约为 60mg/L。一些研究证明它具有降低血液胆固醇浓度和抑制肝脏中胆固醇合成的作用。

牛乳 pH 为 6.6 左右，其中有机酸含量较低。乳中的有机酸中，90% 为柠檬酸，能帮助促进钙在乳中的分散，其含量随乳牛营养和泌乳期而变化。此外，牛乳中尚含有微量的丙酮酸、尿酸、丙酸、丁酸、醋酸、乳酸等。丁酸也称酪酸，是牛奶脂肪中的代表性成分之一。乳脂中的酪酸含量为 7.5～13.0mol/100ml，这意味着大约 1/3 的牛奶甘油三酯中含有一个分子的酪酸。

丁酸对包括乳腺癌和肠癌在内的一系列肿瘤细胞的生长和分化产生抑制作用，诱导肿瘤细胞凋亡，防止癌细胞的转移。已知它可促进 DNA 的修复，抑制促肿瘤基因的表达，并促进肿瘤抑制基因的表达。某些肠道细菌发酵碳水化合物可以产生丁酸，对预防大肠癌的发生有益。

（3）其他生理活性物质：乳中含有大量的生理活性物质，其中较为重要的有乳铁蛋白、免疫球蛋白、生物活性肽、共轭亚油酸、激素和生长因子等。

活性肽类是乳蛋白质在人体肠道消化过程中产生的蛋白酶水解产物，包括具有吗啡样活性或抗吗啡活性的镇静安神肽，抑制血管紧张素 I 转化酶的抗血管紧张素肽，抑制血小板凝集和血纤维蛋白原结合到血小板上的抗血栓肽，刺激巨噬细胞吞噬活性的免疫调节肽，促进钙吸收的酪蛋白磷肽，促进细胞合成 DNA 的促进生长肽，抑制细菌生长的抗菌肽等。

乳铁蛋白在牛乳中的含量为 20～200μg/ml，其作用除调节铁代谢、促进生长之外，还具有多方面的生物学功能，如调节巨噬细胞和其他吞噬细胞的活性、抗炎，从而预防胃肠道感染；促进肠道黏膜细胞的分裂更新；阻断氢氧自由基的形成；刺激双歧杆菌的生长；此外还具有抗病毒效应。乳铁蛋白经蛋白酶水解之后形成的片段也具有一定的免疫调节作用。

乳脂中磷脂的含量为 0.2～1.0g/100g，其中神经鞘磷脂约占 1/3。神经鞘磷脂的代谢产物 N-酯酰基鞘氨醇和神经鞘氨醇在跨膜信号转导和细胞调控中起着重要的作用，前者还是参与与细胞生长调控有关的信号串联中的第二信使，参与调控抗肿瘤免疫过程中抗原专一性 T 细胞和 B 细胞株的活化与复制，因此被称为“肿瘤抑制脂类”。

（二）乳制品

乳制品主要包括炼乳、奶粉、酸奶等。因加工工艺不同，乳制品营养成分有很大差异（表2-2-6）。

1. 炼乳　炼乳为浓缩奶的一种，分为淡炼乳和甜炼乳。新鲜奶经低温真空条件下浓缩，除去约2/3的水分，再经灭菌而成，称淡炼乳。因受加工的影响，维生素遭受一定的破坏，因此常用维生素加以强化，按适当的比例冲稀后，营养价值基本与鲜奶相同。淡炼乳在胃酸作用下，可形成凝块，便于消化吸收，适合婴儿和对鲜奶过敏者食用。

甜炼乳是在鲜奶中加约15%的蔗糖后按上述工艺制成。其中糖含量可达45%左右，利用其渗透压的作用抑制微生物的繁殖。因糖分过高，需经大量水冲淡，营养成分相对下降，不宜供婴儿食用。

2. 奶粉　奶粉是经脱水干燥制成的粉。根据食用目的，可制成全脂奶粉、脱脂奶粉、调制奶粉等。

全脂奶粉是将鲜奶浓缩除去70%～80%水分后，经喷雾干燥或热滚筒法脱水制成。喷雾干燥法所制奶粉粉粒小，溶解度高，无异味，营养成分损失少，营养价值较高。热滚筒法生产的奶粉颗粒较大不均，溶解度小，营养素损失较多，一般全脂奶粉的营养成分约为鲜奶的8倍左右。

脱脂奶粉是将鲜奶脱去脂肪，再经上述方法制成的奶粉。此种奶粉含脂肪仅为1.3%，脱脂过程使脂溶性维生素损失较多，其他营养成分变化不大。脱脂奶粉一般供腹泻婴儿及需要少油膳食的患者食用。

调制奶粉又称“母乳化奶粉”，是以牛奶为基础，参照人乳组成的模式和特点，进行调整和改善，使其更适合婴儿的生理特点和需要。调制奶粉主要是减少了牛乳粉中酪蛋白、甘油三酯、钙、磷和钠的含量，添加了乳清蛋白、亚油酸和乳糖，并强化了维生素A、维生素D、维生素B_1、维生素B_2、维生素C、叶酸和微量元素铁、铜、锌、锰等。

3. 酸奶　酸奶是在消毒鲜奶中接种乳酸杆菌并使其在控制条件下生长繁殖而制成。牛奶经乳酸菌发酵后游离的氨基酸和肽增加，因此更易消化吸收。乳糖减少，使乳糖酶活性低的成人易于接受。维生素A、维生素B_1、维生素B_2等的含量与鲜奶含量相似，但叶酸含量却增加了1倍，胆碱也明显增加。此外，酸奶的酸度增加，有利于维生素的保护。乳酸菌进入肠道可抑制一些腐败菌的生长，调整肠道菌相，防止腐败胺类对人体的不良作用。

4. 干酪　干酪也称奶酪，为一种营养价值很高的发酵乳制品，是在原料乳中加入适当量的乳酸菌发酵剂或凝乳酶，使蛋白质发生凝固，并加盐、压榨排除乳清之后的产品。

干酪中的蛋白质大部分为酪蛋白，经凝乳酶或酸作用而形成凝块。但也有一部分白蛋白和球蛋白被机械地包含于凝块之中。此外，经过发酵作用，奶酪当中还含有肽类、氨基酸和非蛋白氮成分。除少数品种之外，蛋白质中包裹的脂肪成分多占干酪固形物的45%以上，而脂肪在发酵中的分解产物使干酪具有特殊的风味。奶酪制作过程中大部分乳糖随乳清流失，少量乳糖在发酵当中起到促进乳酸发酵的作用，对抑制杂菌的繁殖有意义。

奶酪中含有原料中的各种维生素，其中脂溶性维生素大多保留在蛋白质凝块当中，而水溶性的维生素部分损失了，但含量仍不低于原料牛奶。原料乳中微量的维生素 C 几乎全部损失。干酪的外皮部分 B 族维生素含量高于中心部分。

硬质干酪是钙的极佳来源，软干酪含钙较低。镁在奶酪制作过程中也得到浓缩，硬质干酪中约为原料乳含量的 5 倍。钠的含量因品种不同而异，农家干酪因不添加盐，钠含量仅为 0.1%；而法国羊奶干酪中的盐含量可达 4.5% ~5.0%。

此外，成熟奶酪中含有较多的胺类物质。它们是在后熟过程中游离氨基酸脱羧作用形成的产物，包括酪胺、组胺、色胺、腐胺、尸胺和苯乙胺等。其中以酪胺含量最高，例如切达干酪中的酪胺含量达 35 ~109mg/100g。

5. 乳饮料　包括乳饮料、乳酸饮料、乳酸菌饮料等，严格来说不属于乳制品范畴，其主要原料为水和牛乳。

乳饮料、乳酸饮料和乳酸菌饮料均为蛋白质含量≥1.0 的含乳饮料。其中配料为水、糖或甜味剂、果汁、有机酸、香精等。乳酸饮料中不含活乳酸菌，但添加有乳酸使其具有一定酸味；乳酸菌饮料中应含有活乳酸菌，为发酵乳加水和其他成分配制而成。

总的说来，乳饮料的营养价值低于液态乳类产品，蛋白质含量约为牛奶的 1/3。但因其风味多样、味甜可口，受到儿童和青年的喜爱。

二、乳类及其制品的合理利用

鲜奶水分含量高，营养素种类齐全，十分有利于微生物生长繁殖，因此须经严格消毒灭菌后方可食用。消毒方法常用煮沸法和巴氏消毒法。煮沸法是将奶直接煮沸，设备要求简单，可达消毒目的，但对奶的理化性质影响较大，营养成分有一定损失，多在家庭使用。大规模生产时采用巴氏消毒法。巴氏消毒常用两种方法，即低温长时消毒法和高温短时消毒法，前者将牛奶在 63℃下加热 30 分钟；后者在 90℃加热 1 秒。正确地进行巴氏消毒对奶的组成和性质均无明显影响，但对热不稳定维生素如维生素 C 约可损失 20% ~25%。

此外，奶应避光保存，以保护其中的维生素。研究发现，鲜牛奶经日光照射 1 分钟后，B 族维生素很快消失，维生素 C 也所剩无几。即使在微弱的阳光下，经 6 小时照射后，B 族维生素也仅剩一半，而在避光器皿中保存的牛奶不仅维生素没有消失，还能保持牛奶特有的鲜味。

第三章 调味品和其他食品的营养价值

调味品、食用油脂、茶、酒、糖果和巧克力等其他食品，不仅是满足食物烹调加工以及人们饮食习惯的需要，而且也是补充人体营养素的一个重要途径，其中有些食品还具有重要的保健功能。了解这些食品的组成特点和营养价值等，对合理选择和利用这些食品具有重要意义。

第一节 调味品及其营养价值

调味品是指以粮食、蔬菜等为原料，经发酵、腌渍、水解、混合等工艺制成的各种用于烹调调味和食品加工的产品以及各种食品的添加剂。

一、调味品分类

目前，我国调味品大致可分为如下6个大类：

1. 发酵调味品　这一类是以谷类和豆类为原料，经微生物的酿造工艺而生产的调味品，其中又包括酱油类、食醋类、酱类、腐乳类、豆豉类、料酒类等多个门类，其中每一门类又包括天然酿造品和配制品。

2. 酱腌菜类　包括酱渍、糖渍、糖醋渍、糟渍、盐渍等各类制品。

3. 香辛料类　为天然香料植物为原料制成的产品，包括辣椒制品、胡椒制品、其他香辛料干制品及配制品等。大蒜、葱、洋葱、香菜等生鲜蔬菜类调味品。

4. 复合调味品类　包括固态、半固态和液态复合调味料。也可以按用途划分为开胃酱类、风味调料类、方便调料类、增鲜调料类等。

5. 其他调味品　包括包括盐、糖、调味油，以及水解植物蛋白、鲣鱼汁、海带浸出物、酵母浸膏、香菇浸出物等。

6. 各种食品添加剂　这一类是指为改善食品品质和色、香、味以及防腐和加工工艺的需要而加入食品中的化学合成或天然物质，包括味精、酶制剂、柠檬酸、甜味剂、酵母、香精香料、乳化增稠剂、品质改良剂、防腐剂、抗氧化剂、食用色素等。

二、主要调味品的特点和营养价值

调味品除去具有调味价值之外，大多也具有一定的营养价值和保健价值。其中有部分调味品因为使用量非常之少，其营养价值并不十分重要；但也有部分调味品构成了日常饮食的一部分，并对维持健康起着不可忽视的作用。同时，调味品的选择和食用习惯往往对健康也有着相当大的影响。

(一) 酱油和酱类调味品

酱油和酱是以小麦、大豆及其制品为主要原料,接种曲霉菌种,经发酵酿制而成。酱油品种繁多,可以分为风味酱油、营养酱油、固体酱油三大类。风味酱油中的日式酱油加入了海带汁、鲣鱼汁,另一些中式风味酱油加入了鸡精、鱼露、香菇汁、香辛料等,不仅增加鲜味,也使营养价值有所提高。营养酱油起步较晚,主要包括减盐酱油和铁强化酱油两类。铁强化酱油中添加了 EDTA 铁。固体酱油是将酱油真空浓缩后再加入食盐和鲜味剂制成的产品。酱类包括了以豆类和面粉、大米等为原料发酵制成的各种半固体咸味调味料。按照原料的不同,可分为以豆类为主制成的豆酱(大酱)、豆类和面粉混合制作的黄酱、以面粉为主的甜面酱、以蚕豆为主的蚕豆酱和豆瓣酱、大豆和大米制成的日本酱等。此外,在酱中加入其他成分可以制成各种花色酱,如加入肉末和辣椒的牛肉酱等。

豆、麦等原料经过微生物和酶的作用，原料中的蛋白质降解生成氨基酸、多肽等含氮物质；淀粉分解为双糖和单糖；部分糖类发酵产生醇和有机酸，并进一步生成具有芳香气味的酯类；氨基酸与糖类通过美拉德反应生成芳香物质和类黑素，使其具有较深的颜色。酱油和酱的营养素种类和含量与其原料有很大的关系。

1. 蛋白质与氨基酸　酱油和酱的鲜味主要来自于含氮化合物,含量高低是其品质的重要标志。优质酱油的总氮含量多在 1.3% ~1.8% 之间;氨基酸态氮≥0.7%。其中谷氨酸含量最高,其次为天门冬氨酸,这两种氨基酸均具鲜味。此外,增鲜酱油中添加了 0.001% ~0.1% 的 5’-肌苷酸钠和 5’-鸟苷酸钠,使氨基酸的鲜味阈值更低,鲜味更加鲜明和自然。

酱油因发酵工艺不同而表现出不同的香气和色泽。低盐固态发酵法酱油的氨态氮含量低，鲜味不足，香气不浓，色泽较浅；先固后稀醪淋浇浸出法可改善酱油风味，色泽红褐、香味浓郁而鲜美。高盐稀醪淋浇浸出法则生产酱香浓郁、色浅味鲜的酱油。日本高盐稀醪发酵法具有醇香浓郁、氨基酸含量高、口味鲜美、汁液澄清的特点。

以大豆为原料制作的酱蛋白质含量比较高，可达 10% ~12%；以小麦为原料的甜面酱蛋白质的含量在 8% 以下；若在制作过程中加入了芝麻等蛋白质含量高的原料，则蛋白质的含量可达到 20% 以上。其氨基酸态氮与酱油中的含量大致类似，黄酱在 0.6% 以上，甜面酱在 0.3% 以上。

2. 碳水化合物和甜味物质　酱油中含有少量还原糖以及少量糊精，它们也是构成酱油浓稠度的重要成分。甜味成分包括葡萄糖、麦芽糖、半乳糖以及甜味氨基酸，如甘氨酸、丙氨酸、苏氨酸、丝氨酸、脯氨酸等。糖的含量差异在不同品种之间较大，从 3% 以下直到 10% 左右。黄酱中含还原糖很低，以面粉为原料的甜面酱糖含量可高达近 20%，高于以大豆为原料的大酱。以大米为主料的日本酱的碳水化合物含量可达 19% 左右。

3. 维生素和矿物质　酱油中含有一定数量的 B 族维生素，其中维生素 B_1 含量在 0.01mg/100g 左右，而维生素 B_2 含量较高，可达 0.05 ~0.20mg/100g，烟酸含量在 1.0mg/100g 以上。酱类中维生素 B_1 含量与原料含量相当，而维生素 B_2 含量在发酵之后显著提高，含量在 0.1 ~0.4mg/100g 之间，烟酸含量也较高，达 1.5 ~2.5mg/100g。此外，经过发酵产生了植物性食品当中不含有的维生素 B_{12}，对素食者预防维生素 B_{12} 缺乏具有重要意义。

酱油和酱中的咸味来自氯化钠。酱油中所含的氯化钠在12% ~14%之间，是膳食中钠的主要来源之一。减盐酱油氯化钠含量较低，含盐量约为5% ~9%。酱类的含盐量通常在7% ~15%之间。

4. 有机酸和芳香物质　酱油中有机酸含量约2%，其中60% ~70%为乳酸，还有少量琥珀酸，其钠盐也是鲜味的来源之一。

酱油的香气成分主体为酯类物质，包括醋酸己酯、乳酸乙酯、乙酸丙酯、苯甲酸丙酯、琥珀酸乙酯等约40种酯类，此外还有醛类、酮类、酚类、酸类、呋喹类、吡啶类等共200余种呈香物质。其中酱油的特征香气成分被认为是4-羟基-2(5)-乙基-5(2)-甲基-3(2H)-呋喃酮，含量仅为0.02%左右。

酱类含有多种有机酸，包括柠檬酸、琥珀酸、乳酸、乙酸、焦谷氨酸等。酱类含有乙醇0.1% ~0.6%，此外还含有少量异戊醇、丁醇、异丁醇和丙醇等。这些成分与微量的脂肪形成酯类，形成乙酸丁酯、乙酸己酯、乙酸异戊酯、乳酸乙酯等。各种脂肪酸与乙醇成酯，也有助于酱的香气和口感。此外，醛类也是酱香气的主要来源，包括200 ~300ppm的乙醛、异戊醛、异丁醛等。熟化的时间越长，酱的香气物质产生量越多，于是质量也更好。

（二）醋类

醋是一种常用的调味品，按原料可以分为粮食醋和水果醋；按照生产工艺可以分为酿造醋、配制醋和调味醋；按颜色可以分为黑醋和白醋。目前大多数食醋都属于以酿造醋为基础调味制成的复合调味酿造醋。粮食醋的主要原料是大米、高粱、麦芽、豆类等加上麸皮。通过蒸煮使淀粉糊化，在霉菌分泌的淀粉酶作用下转变为小分子糊精、麦芽糖和葡萄糖，在经酵母发酵，转变成酒精，再经醋酸发酵产生有机酸。其中加入少量盐、糖、鲜味剂和各种香辛料，可以制成各种调味醋。

与酱油相比，醋中蛋白质、脂肪和碳水化合物的含量都不高，但却含有较为丰富的钙和铁。

粮食醋的主要酸味来源是醋酸，但醋酸菌发酵还可产生多种有机酸，包括乳酸、丙酮酸、苹果酸、柠檬酸、琥珀酸、α-酮戊二酸等。发酵过程中未被氧化成酸的糖类，包括葡萄糖、蔗糖、果糖、鼠李糖等，以及甘氨酸、丙氨酸、色氨酸等氨基酸可提供甜味。在醋的储藏后熟期间，羰氨反应和酚类氧化缩合产生类黑素，使醋的颜色逐渐加深。各种有机酸与低级醇类产生多种酯类物质，辅以少量醛类、酚类、双乙酰和3-羟基丁酮等，构成醋的复杂香气。

水果醋的主要原料是苹果、葡萄、柠檬、菠萝、柿子、香蕉、草莓等水果，其中的糖分经过乙醇发酵、醋酸发酵而产生各种有机酸类。苹果醋中除了醋酸之外，还含有柠檬酸、苹果酸、琥珀酸、乳酸等成分；葡萄醋尚含有酒石酸、琥珀酸和乳酸。水果醋与普通醋相比，酸味丰富而柔和，还有浓郁果香。苹果醋常用于番茄酱、蛋黄酱、泡菜和西餐的制作当中，或直接作饮料。

白醋是用醋酸为主料，配以其他有机酸，再加入水、蔗糖、食盐、谷氨酸钠和酯类香精，使醋味柔和而制成。

我国优质酿造食醋的pH在3 ~4之间，总酸含量在5% ~8%之间，其中老陈醋总酸含量可达10%以上。醋的总氮含量在0.2%～1.2%之间，其中氨基酸态氮占一半左右。碳水化合物含量差异较大，多数在3%～4%之间，而老陈醋可高达12%，白米醋仅为0.2%。氯化钠含量在0～4%之间，多数在3%左右。水果醋含酸量约5%，还原糖0.7%～1.8%，总氮0.01%左右。

（三）味精和鸡精

鲜味是引起强烈食欲的可口滋味。食品中鲜味的主要来源是氨基酸、肽类、核苷酸和有机酸及其盐类，如肉类中的谷氨酸、肉汤和鱼汁里的5'-肌苷酸、甲壳类和软体动物中的5'-腺苷酸、香菇等菌类中的5'-鸟苷酸、蕈类中的口蘑氨酸和鹅膏蕈氨酸、海贝类中的琥珀酸和竹笋中的天门冬氨酸等（表2-3-1）。其中味精是最主要的鲜味调味品，它是咸味的助味剂，也有调和其他味道、掩盖不良味道的作用。

表2-3-1 食品中一些鲜味物质的呈味阈值

鲜味剂	阈值%	鲜味剂	阈值%
L-谷氨酸	0.03	5'-肌苷酸	0.025
L-天门冬氨酸	0.16	5'-鸟苷酸	0.013
DL-氨基-α-己二酸	0.25	茶氨酸	0.015
L-高半胱氨酸	0.015	琥珀酸	0.055
口蘑氨酸	0.005	鹅膏蕈氨酸	0.015

味精即谷氨酸单钠结晶而成的晶体，是以粮食为原料，经谷氨酸细菌发酵生产出来的天然物质，作为蛋白质的氨基酸成分之一，存在于几乎所有食品当中（表2-3-2）。1987年联合国食品添加剂委员会认定，味精是一种安全的物质，除了2岁以内婴幼儿食品之外，可以添加于各种食品当中，其阈值浓度为0.03%，最适呈味浓度为0.1%～0.5%。

表2-3-2 一些动植物食品中的L-谷氨酸钠含量（mg/100g）

食品名称	L-谷氨酸	食品名称	L-谷氨酸	食品名称	L-谷氨酸
猪肉（腰部）	23	干鱿鱼	42	蚬	23
牛肉（腰部）	33	鲫鱼	16	蛤仔	233
小鸡肉	44	泥鳅	22	扇贝	151
金枪鱼	4～9	鳗鱼	10	沙丁鱼	280
鲱鱼	7	对虾	51	牡蛎	264
秋刀鱼	36	文蛤	249	大鲍鱼	109
胡萝卜	3.0	柑橘	9.7	菠菜	3.85
番茄	4.0	葡萄	34.3	苹果	3.6
茄子	0.84	海带（干）	1780	紫菜（干）	640

味精在以谷氨酸单钠形式存在时鲜味最强，二钠盐形式则完全失去鲜味。故而，它在pH6.0左右鲜味最强，pH<6时鲜味下降，pH>7时失去鲜味。北方地区饮用水呈碱性，因而略加少量醋可使食品的鲜味增强。谷氨酸单钠在碱性条件下受热可发生外消旋化失去鲜味，120℃以上加热时分子脱水生成焦性谷氨酸。

食品中的各种鲜味氨基酸均与鲜味核苷酸具有协同作用，特别是谷氨酸单钠与5'-肌苷酸（IMP）和5'-鸟苷酸（GMP）等核苷酸共用时，鲜味物质的呈味阈值会大幅度下降，因而使食物中潜在的鲜味显示出来，整体鲜味得到强化。目前5'-IMP和5'-

GMP 均已工业化生产，与氨基酸类鲜味剂配合起着很好的助鲜效果，味感交强而且自然适口，添加量为味精的0.01% ~0.03%即可达到此效果。用95%的谷氨酸钠加2.5%的肌苷酸钠及2.5%的鸟苷酸钠可配成强力味精，市场上已有销售。然而各种核苷酸之间没有协同作用。

目前市场上销售的“鸡精”、“牛肉精”等复合鲜味调味品中含有味精、鲜味核苷酸、糖、盐、肉类提取物、蛋类提取物、香辛料和淀粉等成分，调味后能赋予食品以复杂而自然的美味，增加食品鲜味的浓厚感和饱满度，消除硫磺味和腥臭味等异味。需要注意的是，核苷酸类物质容易被食品中的磷酸酯酶分解，最好在菜肴加热完成之后再加入这类含有鲜味核苷酸的调味品。

(四) 盐

咸味是食物中最基本的味道，而膳食中咸味的来源是食盐，也就是氯化钠。钠离子可以提供最纯正的咸味，而氯离子为助味剂。钾盐、铵盐、锂盐等也具有咸味，但咸味不正而且具有一定苦味。

食盐按照来源可以分为海盐、井盐、矿盐和池盐。按加工精度，可以分为粗盐(原盐)、洗涤盐和精盐（再制盐)。粗盐中含有氯化镁、氯化钾、硫酸镁、硫酸钙以及多种微量元素，因而具有一定的苦味。粗盐经饱和盐水洗涤除去其中杂质后称为洗涤盐，经过蒸发结晶可制成精盐。精盐的氯化钠含量达 90%以上，色泽洁白，颗粒细小，坚硬干燥。

精制食盐经过调味或调配，可以制成各种盐产品。自 1996 年起我国普遍推广加碘食盐，其中每公斤食盐当中加入碘 20 ~ 50mg，可有效预防碘营养缺乏。低钠食盐当中加入 1/3 左右钾盐，包括氯化钾和谷氨酸钾等，可以在基本不影响调味效果的同时减少钠的摄入量。加入调味品制成的花椒盐、香菇盐、五香盐、加鲜盐等产品的营养价值与普通食盐基本一致。

盐每日必用，使用数量基本恒定，是营养强化的绝佳载体之一。目前已经开发出来的营养型盐制品包括钙强化营养盐、锌强化营养盐、硒强化营养盐、维生素 A 盐等及复合元素强化盐，还有富含多种矿物质的竹盐等。但其中钙和锌的强化数量较低，按每日摄入 8g 食盐计算，低于每日推荐摄入量的 1/3。

食盐不仅提供咸味，也是食品保存中最常应用的抑菌剂。每一类食品都具有被普遍认同的食盐浓度。在食品加工当中，单独食用的食物食盐浓度较低，与主食配合食用者则相对较高；低温或常温环境食用的食物食盐浓度较低，高温环境食用者则食盐浓度较高。此外，食盐浓度也需要与甜味剂、酸味剂、鲜味剂的浓度相协调。

健康人群每日摄入 6g 食盐即可完全满足机体对钠的需要。摄入食盐过量，与高血压病的发生具有相关性。由于我国居民平均摄盐量远高于推荐数值，因此在日常生活当中应当注意控制食盐数量，已经患有高血压病、心血管疾病、糖尿病、肾脏疾病和肥胖等疾病的患者应当选择低钠盐，并注意调味清淡。

一个需要注意的问题是，咸味和甜味可以相互抵消。在 1% ~2% 的食盐溶液中添加 10% 的糖，几乎可以完全抵消咸味。因而在很多感觉到甜咸两味的食品当中，食盐的浓度要比感觉到的水平更高。另一方面，酸味则可以强化咸味，在 1% ~2% 的食盐溶液中添加 0.01% 的醋酸就可以感觉到咸味更强，因此烹调中加入醋调味可以减少食盐的用量，从而有利于减少钠的摄入。

（五）糖和甜味剂

食品中天然含有的各种单糖和双糖都具有甜味，其中以果糖最高，蔗糖次之，乳糖甜度最低。日常使用的食糖主要成分为蔗糖，是食品中甜味的主要来源。蔗糖可以提供纯正愉悦的甜味，也具有调和百味的作用，为菜肴带来醇厚的味觉，在炖烧菜肴中还具有促进美拉德反应而增色增香的作用。

食品用蔗糖主要分为白糖、红糖两类，其中白糖又分为白砂糖和绵白糖两类。白砂糖纯度最高，达99%以上；绵白糖纯度仅为96%左右，此外含有少量还原糖类，其吸湿性较强，容易结块。红糖含蔗糖84%～87%，其中含水分2%～7%，有少量果糖和葡萄糖，以及较多的矿物质。其褐色来自羰氨反应和酶促褐变所产生的类黑素。

除蔗糖之外，很多小分子碳水化合物都能够提供甜味，也广泛地应用于食品当中。其中果糖和葡萄糖的甜味有清凉感，这是由于它们具有较大的负溶解热，可以带走口腔中的能量所致。果糖、葡萄糖、乳糖、麦芽糖等甜味来源具有和蔗糖相等的能量值。其中由于果糖甜度高于蔗糖，达到同样甜度时能量低于蔗糖。

木糖醇、山梨醇、甘露醇等糖醇类物质为糖类加氢制成，为保健型甜味剂，不升高血糖，不引起龋齿，然而保持了糖类的基本物理性质，已经广泛应用于糖尿病病人、减肥者食用的甜食，以及口香糖、糖果等食品当中。

现代食品工业经常使用淀粉水解生产的淀粉糖产品代替蔗糖提供甜味，其中主要包括淀粉糖浆和果葡糖浆。淀粉糖浆也常称玉米糖浆，是淀粉不完全水解的产物，其中含有糊精、麦芽糖、葡萄糖。水解程度用葡萄糖当量（DE值）来表示。果葡糖浆是淀粉糖浆中一部分葡萄糖异构为果糖所得的产品，以不同果糖含量来表示其甜度。此外，一些低聚糖也成为食用甜味剂的一部分，如帕拉金糖、低聚果糖、低聚麦芽糖等。

第二节 食用油脂

根据来源，食用油脂可分为植物油和动物油。常见的植物油包括豆油、花生油、菜籽油、芝麻油、玉米油等；常见的动物油包括猪油、牛油、羊油、鱼油等。

一、油脂的组成特点与营养价值

油脂是甘油和不同脂肪酸组成的酯。植物油含不饱和脂肪酸多，熔点低，常温下呈液态，消化吸收率高；动物油以饱和脂肪为主，熔点较高，常温下一般呈固态，消化吸收率不如植物油高（表2-3-3）。

植物油脂肪含量通常在99%以上，此外含有丰富的维生素E，少量的钾、钠、钙和微量元素，以菜籽油为例，每100g中含脂肪99.9g，维生素E60.89mg，钾2mg，钠7mg，钙9mg，铁3.7mg，锌0.5mg，磷9mg。

动物油的脂肪含量在未提炼前一般为90%左右，提炼后，也可达99%以上。动物油所含的维生素E不如植物油高，但含有少量维生素A，其他营养成分与植物油相似。

表 2-3-3　食用油脂肪酸组成及主要营养含量比较

食物名称	脂肪酸组成（%）							维生素 A	维生素 E	胆固醇
	16:0	18:0	18:1	18:2	18:3	22:0	22:1	(μg/100g)	(mg/100g)	(mg/100g)
菜籽油	4.0	1.3	20.2	16.2	8.4	6.2	34.6	–	60.89	–
豆　油	11.1	3.8	22.4	51.7	6.7	0.6	0.7	–	93.08	–
花生油	12.5	3.6	40.4	37.9	0.4	1.4	–	–	42.06	–
玉米油	12.6	1.3	27.4	56.4	0.6	0.1	–	–	51.94	–
猪油（炼）	26.0	15.7	44.2	8.9	–	–	–	27	5.21	93
牛　油	25.3	28.6	28.8	1.9	1.0	0.2	–	54	4.60	135
羊　油	18.2	31.9	33.0	2.9	2.4	–	–	33	–	107

二、油脂的合理利用

植物油是必需脂肪酸的重要来源，为了满足人体的需要，在膳食中不应低于总脂肪来源的50%。动物油的脂肪组成以饱和脂肪酸为主，长期大量食用，可引起血脂升高，增加心脑血管疾病的危险性，因此在高血脂病人中要控制食用。

植物油因含有较多的不饱和脂肪酸，易发生酸败，产生一些对人体有害的物质，因此不宜长时间存储。动物油脂虽然不如植物油容易发生酸败，但存储时间也不宜过长，一般存储温度在0℃时，可保存两个月左右；在 -2℃时，可保存 10 个月左右。

三、主要油脂的特点和营养价值

（一）豆油

豆油是利用大豆经过溶剂浸出而获得,其主要脂肪酸组成是:亚油酸 50% ~55%,油酸 22% ~25%,棕榈酸 10% ~12%,亚麻酸 7% ~9%。有研究认为(n-3)/(n-6) =1:5 ~1:10 时对健康有利，从这一观点看，豆油符合这一比例特点。

大豆毛油富含维生素 E，但是经过脱臭处理后，大部分维生素 E 以脱臭馏出物的形式被分离除去。精炼豆油中维生素 E 的含量为 60 ~110mg/100g，同时使豆油的不饱和脂肪酸含量提高，所以豆油也极易氧化酸败。

精炼豆油在储存过程中会出现色泽加深的现象，这种现象比其他油脂要明显得多。

（二）菜籽油

菜籽油取自油菜籽，其脂肪酸的组成受气候、品种等的影响较大，如一般寒带地区芥酸含量较低，亚油酸含量相对较高，气温较高的地区则相反。国内部分地区传统菜籽油的脂肪酸组成范围为：棕榈酸 2% ~5%，硬脂酸 1% ~2%，油酸 10% ~35%，亚油酸 10% ~20%，亚麻酸 5% ~15%，芥酸 25% ~55%，花生四烯酸 7% ~14%。

传统菜籽油的芥酸含量较高，一般为 20% ~60%，此外还含有芥子苷，含量 1% ~2%。由于芥酸大量存在，曾引起营养学领域的极大争议。有研究发现，用占膳食能量 5% 菜籽油（含芥酸 45%）的食物喂养幼鼠，发现其心肌出现脂肪沉积和纤维组织形成；但是也有人认为中国和其他一些国家已经食用菜籽油多年，并未出现类似的现象。尽管芥酸对人体的有害作用缺乏充足的科学依据，但很多科学家仍建议谨慎对待。目前已经培育出不含芥酸或低芥酸的菜籽品种。

传统菜籽油中存在一定量的硫氰化合物，这些化合物一般都有较大的毒性，如引起甲状腺肿大等。在油脂加工中，通过碱炼吸附、脱色吸附和真空脱臭等工序可使菜籽油中的含硫化合物降至5ppm以下。大部分的有毒的含硫化合物则留在了菜籽饼粕中，因此菜籽饼粕要经过脱毒后方可做饲料使用。精炼菜籽油是一种性能良好的烹调油、煎炸油。

（三）花生油

花生油具有独特的花生气味和风味，一般含有较少的非甘油酯成分，色浅质优，可直接用于制造起酥油、人造奶油和蛋黄酱，也是良好的煎炸油。

花生油的脂肪酸组成比较独特，含有6%～7%的长碳链脂肪酸（二十烷酸、二十二烷酸、二十四烷酸），因此花生油在冬季或冰箱中一般呈固体或半固体，它的熔点为5℃，比一般的植物油要高。

花生油具有良好的氧化稳定性，是良好的煎炸油。但花生油中含有少量磷脂，若不将其去除，在煎炸食品时易起泡沫而溢锅，因此须将其中的大部分磷脂去除才能用于煎炸食品。

（四）棉籽油

棉籽油是皮棉加工的副产品，其整籽含油17%～26%，籽仁含油40%左右。精炼的棉籽油又称为棉清油。

棉籽油的主要脂肪酸组成为：棕榈酸22%，油酸18%，亚油酸56%，与花生油的主要脂肪酸相似，与其他油的不同之处是棉籽油中含有0.1%～0.3%的环丙烯酸，一般认为对生物体有不利作用。环丙烯酸加入母鸡饲料，产下的鸡蛋很难贮存，也不能孵小鸡。采用脱臭工序可使其失活，氢化也可使之失活。因此，高级棉籽烹调油中不含有环丙烯酸。

棉籽油中有16%～23%的饱和脂肪酸，较其他食用油脂如葵花子油，豆油等含量稍高，其熔点也较高，因此棉籽油在较低温度下呈浑浊分层现象，有固体析出。制造棉籽油色拉油必须经过冬化处理，冬化后分出的固态脂是制造人造奶油及起酥油的很好原料。

棉籽仁含有棉酚1%左右，棉酚有抗氧化作用，但是游离的棉酚对非反刍动物有抗生育效能。棉籽油经过精炼后可使棉酚的含量降为0.01%左右，同时也使维生素E的含量降低。因此，精炼棉籽油的货架寿命很短，一般要添加抗氧化剂来提高它的保存期。

（五）玉米油

玉米油又称为玉米胚芽油、粟米油。玉米胚芽占全玉米粒7%～14%，胚芽含油36%～47%。

玉米胚芽油的脂肪酸组成中饱和脂肪酸占15%，不饱和脂肪酸占85%，在不饱和酸中主要是油酸及亚油酸，其比例约为1∶2.5。玉米油的脂肪酸组成一般比较稳定，亚油酸含量为55%～60%，油酸含量25%～30%，棕榈酸10%～12%，硬脂酸2%～3%，亚麻酸含量极少（2%以下），其他如豆蔻酸、棕榈油酸、花生酸等脂肪酸含量极微或不存在。玉米不同部分提取的油脂脂肪酸组成略有差别，与其他部分相比，胚芽油的亚油酸含量较高，饱和酸含量较低。成熟期中玉米各部分制取的油脂的脂肪酸组成也有不同的变化。玉米油的亚油酸含量高，其降低血清胆固醇的效能优于其他油脂。

玉米油富含维生素 E，虽然不饱和程度高，但热稳定性较好。

（六）向日葵油

向日葵油（sunflower oil）又叫葵花籽油，盛产于前苏联、加拿大、美国等，我国东北和华北地区也有较大量生产。向日葵的籽仁含油 20% ~40%。

向日葵油含饱和脂肪酸 15% 左右，不饱和脂肪酸 85%。不饱和脂肪酸中油酸和亚油酸的比例约为 1∶3.5，所以向日葵油是为数不多的高亚油酸油脂之一。因此，有人将它与玉米油列为“健康保健油脂”。我国北部地区向日葵油的主要脂肪酸组成为：棕榈酸 6% ~8%、硬脂酸 2% ~3%、油酸 14% ~17%、亚油酸 65% ~78%。

向日葵油一般呈淡琥珀色，精炼后与其他油相似，呈淡黄色。向日葵油为良好的食用油之一，但它不宜单独用于煎炸食品。

向日葵油富含维生素 E（100mg/100g），还含有绿原酸（水解可生成咖啡酸，具有抗氧化作用），因此向日葵油的氧化稳定性很好。

（七）芝麻油

芝麻油（sesame oil）是我国最古老的食用油之一，产量位居世界之首。芝麻品种众多，有白、褐、黄及黑色等芝麻。各类芝麻平均含油约 45% ~58%。

目前有不同工艺加工芝麻油，方法不同，其色味也不同。压榨法提取的油色泽浅、香味不浓；而水代法制备的芝麻油（常被称作为小磨香油）色泽深、香味浓；而采用浸出法在芝麻饼中提取的芝麻油，经过碱炼、脱臭等工艺处理后，其香味几乎完全消失。芝麻中的香味成分主要是 C_4-C_9 直链的醛及乙酰吡嗪等。近来日本改进了压榨方法（130℃以上），也能从压榨法取得与水代法色香味类似的芝麻油。

芝麻油的主要脂肪酸组成与花生油和棉籽油相似，含饱和脂肪酸 20%，不饱和脂肪酸中油酸和亚油酸基本相当。芝麻油的脂肪酸组成比较简单，典型的组成为：棕榈酸 9%、硬脂酸 4%、油酸 40%、亚油酸 46%，其他如棕榈酸、亚麻酸及花生酸等含量较少。油脂制取方式对脂肪酸组成影响不大。

芝麻油的维生素 E 的含量不高（50mg/100g），但是它的稳定性很高，保质期也很长。这是由于芝麻粗油中含有 1% 左右的芝麻酚、芝麻素等天然抗氧化剂。

芝麻油一般不作为烹调油使用，通常作为凉拌菜用油。根据芝麻油的性质，它也适合制取人造奶油、起酥油及煎炸油。

（八）猪脂

猪脂是我国动物油脂中食用量最大的一种。猪脂是指从猪的特定内脏的蓄积脂肪（猪杂油）及腹背部等皮下组织中提取的油脂（猪板油）。内脏蓄积的脂肪一般较硬，腹背部等皮下组织中的脂肪较软；前者的熔点高（35 ~40℃），后者的熔点低（27 ~30℃）。

从猪的含脂肪组织中提取脂肪的方法，一般有干法和湿法两种。干法即是在 120℃熬煮；湿法是在加少量水，在较低温度（105℃左右）下熬煮的油。湿法提取油的质量比干法要好。采用湿法得到的油通常称为优质蒸煮猪油。

猪油中的饱和脂肪酸的含量很高，具有独特的风味，一般无需精制。经过精制的猪油称为精制猪油。

猪油具有独特的香味，在我国主要用于烹调食用。在西方，猪油早期主要用作煎炸油和糕点起酥油使用。但是由于构成的甘油三酯非常特殊（2-棕榈酸甘油三酯占75%，油酸和亚油酸分布于1，3位）及单一不饱和脂肪酸，使猪油的结晶多为β型，结晶颗粒粗大。对某些焙烤食品如面包等而言，它不是良好的起酥油。但β型结晶的猪油对馅饼及酥皮的层状食品的起酥性有很好的作用。目前，通过酯交换后的改性猪油是一种性能良好的起酥油，广泛应用于食品工业。

猪油中含有100mg/100g左右的胆固醇，精制猪油中胆固醇的含量要降低一半。此外，猪油中的天然抗氧化剂的含量很低，致使其保质期很短，但是可以通过添加维生素E等抗氧化剂来延长它的储存期。

第三节 其他食品

一、酒

酒有着悠久的历史渊源，我国和古埃及至少有5000年的酿造饮用历史。酒和人类的社会、文化和生活密切交融，形成了独特的酒文化。在有些国家和地区，酒已成为生活必需品。

（一）酒的分类和命名

酒类品种繁多，分类方法也不一致，一般按酿造方法、酒度、原料来源、总糖含量、香型、色泽、曲种等进行分类。

（1）按酿造方法分类：按此法，酒可分为发酵酒、蒸馏酒和配制酒，此分类法得到了学术界大多数人的认同。

1）发酵酒（酿造酒）：此类酒酿造后，只经过简单澄清、过滤、贮藏以后即作为成品，如黄酒、葡萄酒、啤酒、果酒等；另外，马奶酒、牛奶酒、醪糟等民间发酵的、不经过蒸馏工艺的含酒精饮品也在此列。

此类酒的特点是酒度低，一般在3%～18%（V/V）之间，酒中除酒精以外，富含糖、氨基酸和多肽、有机酸、维生素、核酸和矿物质等营养物质。由于营养成分丰富，所以保质期短，不宜长期贮存。

此类酒受到营养学界和政府营养和卫生部门的肯定，产量占世界酒类总量的70%以上。

2）蒸馏酒：此类酒是用各种原料的发酵液、发酵醪或酒醅等，经过蒸馏、冷凝工艺，提取其中酒精等易挥发性物质，再经过勾兑和陈酿等技术制成。中国白酒、威士忌、伏特加、白兰地、金、朗姆号称世界六大蒸馏酒系列。我国北方民间还有蒸馏型马奶酒、牛奶酒，但酒精度数较低，通常在30%（V/V）以下。

此类酒的共同特点是含酒精高，一般在30%（V/V）以上；酒中其他成分均是易挥发的组分，如醇类、酯类、醛酮类、挥发酸类等；能量密度至少在962kJ（230kcal）/100ml以上，但几乎不含人类必需的营养成分。此类酒蒸馏冷凝后的原酒，必需经过长期陈酿，短则2～3年，长的达8～15年以上，酒的芳香更强烈，致醉性强。

3）配制酒：此类酒品种多，制造技术也极为不同，它是以发酵酒（如黄酒、葡萄酒）、或蒸馏酒、或食用酒精为酒基，用混合蒸馏、浸泡、萃取等各种技术、工艺，混入香料、药材、动植物、花等组成，使之形成独特的风格。此类酒差异很大，但共同特点是：经过风味物质、营养物质或药性物质等的强化。我国的配制酒划分为露酒和调配酒两类。我国著名的露酒有竹叶青、红茅药酒，蛇酒、鹿心血酒、麝香酒、参茸酒等。鸡尾酒则是典型的调配酒。此类酒酒精浓度通常介于发酵酒和蒸馏酒之间，一般在18%～38%（V/V），个别品种更低或更高。

（2）按酒度分类：酒饮料中酒精含量称作“酒度”。酒度有三种表示法：①容积百分比，以%（V/V）为酒度，即每100ml酒中含有纯酒精毫升数；②质量百分数，以%（m/m）为酒度，即每100g酒中含有纯酒精的克数；③标准酒度，欧美常月此表示蒸馏酒中酒精含量。通常规定50°(v/v）作为标准酒度100°，对优质伏特加常把容积百分数乘以2作为标准酒度。

酒度常用测定方法是蒸馏酒在标准温度20℃，用盖吕萨克比重计（GL又称酒精比重表）直接读出酒度%GL(即%，v/v)。其他酒则先蒸出酒精，用比重瓶在20℃下称出比重，再查盖吕萨克比重换算表，得到%（V/V）或%（m/m）的酒度。

按酒度，酒可分低度酒、中度酒和高度酒。

1）低度酒：乙醇含量在20%（V/V）以下的酒类，发酵酒均在此类，某些配制酒也在此类；

2）中度酒：乙醇含量20%～40%（V/V）的酒类，多数配制酒均在此范围。

3）高度酒：乙醇含量在40%（V/V）以上的酒类，各种蒸馏酒均属此类，某些配制酒也在此类。

中度酒这一名称在习惯上很少采用。另外，我国传统白酒的酒精含量一般在50%～65%（V/V），近几年为了适应国家和消费者降度（酒精度）要求，推出了“低度白酒”，现在一般把含酒精度40%（V/V）以下的白酒称低度白酒。

啤酒也有按酒度分类的习惯。国外啤酒税率是以啤酒含酒精多少而定，所以在标签上常常明显指出酒精含量，过去均以质量分数（m/m）表示，现在均以容积分数（V/V）表示。我国至今都以酒精质量分数表示。

正常啤酒，含酒精3.0%～4.6%（m/m）或3.8%～5.9%（V/V）；高醇啤酒，含酒精>5.0%（m/m）或6.4%（V/V）；低醇啤酒，含酒精1.5%～2.6%（m/m）或2.0%～3.3%（V/V）；微醇啤酒（也称无醇啤酒），含酒精0.5%（V/V）以下。

（3）按原料分类：按原料，酒可分为白酒、黄酒和果酒。

1）白酒：粮食白酒，以粮食（如高粱、玉米、稻米等）为原料制造的白酒；薯干白酒，以薯干或鲜薯为原料制造的白酒；代粮白酒，以非粮食原料，如麸皮、米糠、高粱糠及野生淀粉质原料等酿造的白酒。

2）黄酒：稻米黄酒，以稻米为原料的黄酒；玉米黄酒，以玉米为原料的黄酒；小米（黍米）黄酒，以黍、粟等为原料的黄酒。

3）果酒：果酒也可根据原料水果不同，分成葡萄酒、梨酒、苹果酒、猕猴桃酒、山楂酒等。

（4）按总糖含量分类：这是葡萄酒、黄酒、果酒等发酵酒的一种分类方法。通常总糖含量以葡萄糖计，可分为干型、半干型、半甜型、甜型、浓甜型（如蜜酒）。

(5) 按香型分类：酒香和酒色通常也是酒亚类和等级的区分依据。中国白酒评比是以香型分类，有四种基本香型：

1) 茅香型（又称酱香型）：以茅台酒为代表，酱香突出，香味幽雅细腻、酒体醇厚、回味悠长、空杯留香。茅台酒的主体香味物质尚未查明，酿造工艺采用整粒高粱为原料、高温大曲、石壁泥底窖发酵、清蒸回沙工艺，一次循环长达10个月，陈酿期3年以上。

2) 泸香型（又称浓香型）：以泸州老窖和五粮液为代表，我国曲酒中产量最大的一类香型。其特点是窖香浓郁、绵甜甘冽、香味协调，尾净余长。主体香是己酸乙酯、乙酸乙酯、丁酸乙酯等酯类。以粉碎高粱为主要原料，以中温大曲为糖化发酵剂，混蒸续糟法，以肥泥老窖为发酵容器，发酵周期长达2~3月，酒陈酿1~3年。

3) 汾香型（又称清香型）：以汾酒为代表。清香纯正，五味协调，醇甜柔和，余味爽净。主体香味物质是乙酸乙酯和乳酸乙酯。这类酒以高粱为主要原料，以低温曲为糖化发酵剂，采用清蒸清烧、二遍清工艺，以陶缸为发酵容器，发酵周期21~28天，陈酿期1年。

4) 米香型：以桂林三花酒为代表。蜜香清雅、入口绵柔、落口爽洌、回味怡畅。主体香是乳酸乙酯、乙酸乙酯、β-苯乙醇。以稻米为原料，以小曲为糖化发酵剂，以水泥池为发酵容器，半固态发酵，液态蒸馏。发酵周期1周左右，陈酿期6个月以上。

5) 其他香型：除上述四种基本香型外，近几年被认定独特香型有：①药香型，以董酒为代表，香味幽雅，药香协调舒畅；②凤香型，以西凤酒为代表，具有清、浓等多类香味，均不露头，五味俱全、协调；③兼香型，以白云边酒为代表，浓、酱香兼有之而且协调；④豉香型，以五冰烧为代表，玉洁冰清、豉香独特、醇厚中润、余味爽净；⑤特香型，以江西四特酒为代表，三香（浓、清、酱香）兼有，香味幽雅舒畅，分层协调；⑥芝麻香型，以景芝特曲白干为代表，轻微酱香和浓香，旁出类如焦香、炒芝麻的幽香。

按香型分类，主要是针对中国白酒中以大曲或小曲酿造的“曲酒”。葡萄酒也以按是否加香分类。凡以葡萄原酒为原料，浸泡葡萄以外的浆果或花，使葡萄酒增加香味称“加香葡萄酒”，如丁香葡萄酒；凡不加外来香为正常葡萄酒。

(6) 按色泽分类：不同的酒其名称也不同。

1) 啤酒：通常划分为三类：①浅色啤酒，啤酒色泽从几乎无色至深黄色；②深色啤酒，啤酒色泽从深黄到棕色；③黑啤酒，啤酒色泽从咖啡色至深黑色。

2) 葡萄酒：可分类为三种：①白葡萄酒，色泽近似无色或微黄绿色、麦秆黄色、金黄色；②红葡萄酒，又有紫红、深红、宝石红、棕红色；③桃红葡萄酒，桃红、玫瑰红、浅红色。

(7) 按曲种分类：中国的白酒和黄酒通常按酒曲分类。

1) 白酒：按用曲种分类为：①大曲酒；②小曲酒；③麸曲酒；④混曲酒，以大曲、小曲、麸曲等混合曲为糖化发酵剂；⑤其他糖化剂，近代有些白酒常以生物酶制剂，淀粉酶、糖化酶等为糖化剂，以酿酒活性干酵母（或生香酵母）为发酵剂，经糖化、发酵酿制的白酒。

2) 黄酒：以曲种分为：①麦曲黄酒，以传统典型小麦麦曲为糖化发酵剂生产的黄酒，包括自然发酵麦曲和纯种麦曲；②红曲酒，包括红曲、乌衣红曲，此两种曲是由黑曲霉、红曲霉培养在米饭粒上发酵制成的米曲，用此曲代替麦曲生产的黄酒称红曲酒，酒的色泽也带有暗红色。

（二）酒中的营养与非营养成分

1. 酒的能量和营养成分

（1）酒的能量：酒都含有不同数量的乙醇、糖和微量肽类或氨基酸，这些都是酒的能量来源。每克乙醇可提供29.2kJ（7kcal）的能量，远高于同质量的碳水化合物和蛋白质的能量值。酒提供能量主要取决于酒所含乙醇的量。

蒸馏酒的能量主要来自乙醇，能量密度通常都在962kJ（230kcal）/100ml以上，高的可达1673kJ（400kcal）/100ml。发酵酒的能量也相当高，这类酒的能量一方面来自乙醇，另一方面主要来自碳水化合物及其他成分。啤酒和汽水、水果汁、脱脂奶一样，都属于“糖性饮料”。每升啤酒可提供1680kJ（400kcal）左右的能量，相当于200g面包，或500g土豆，或45g植物油，或60g奶油。因此，历史上埃及人称啤酒为“液体面包”。而每升甜葡萄酒和黄酒提供的能量是啤酒的1.5倍以上。

酒类的能量来源都是一些小分子物质，如乙醇、葡萄糖、蔗糖、麦芽糖、糊精，及氨基酸、挥发酸、高级醇等，极容易被机体吸收利用，因此酒提供的能量高效而且迅速。运动员经过较长时间的比赛或训练之后，可适当饮用一些啤酒，就是这个道理。肥胖者过多地饮用啤酒、葡萄酒、黄酒等可能对维持体重或减肥不利。

（2）酒中的营养成分：糖是发酵酒类的主要营养成分，也是这类酒能量的主要来源。酒中的糖不仅具有营养作用，也影响和决定酒的口味。如葡萄酒中糖可增加甘甜、醇厚的味感，如果糖度高而酸度低，则呈现甜得发腻。

酒中的糖的种类很多，主要有葡萄糖、麦芽糖、麦芽三糖、麦芽四糖、糊精等；另外还含有阿拉伯糖、木糖、鼠李糖、棉子糖、蜜二糖、兰乳糖等。

酒中的蛋白质主要以其降解产物如氨基酸和短肽的形式存在。由于酒的配料和酿造方法不同，含量相差较大。黄酒、葡萄酒、啤酒等发酵酒类中，氨基酸和短肽的含量较多，而在葡萄酒等果酒含量则较少，在蒸馏酒类几乎不含氨基酸。

矿物质的含量与酿酒的原料、水质和工艺有着密切的关系。葡萄酒、黄酒和啤酒中矿物元素含量最多，其中钾的含量较为丰富，一般含量为0.3～0.8g/L；其他矿物元素，如钠、镁、钙、锌等都有不同程度存在。

在啤酒和葡萄酒中还含有各种维生素，据国内外食物成分数据资料，啤酒和葡萄酒内含有多种B族维生素，如维生素B_1、维生素B_2、维生素B_6、维生素B_{12}、烟酸、泛酸、叶酸、生物素及维生素C等，每升葡萄酒中还含有220～730mg（平均为436mg）的肌醇。啤酒中维生素B_1的含量很低，而维生素B_2、烟酸含量丰富。

2. 酒中的非营养成分　酒类除了上述常见营养成分外，还有很多其他非营养化学成分，虽然含量较少，但这些成分一方面直接或间接赋予酒的色泽、香型、风味、口感等各种品质特性，从而决定着酒类的种类、档次和质量；而另一方面，也影响和决定着酒的营养作用、保健作用或其他生理作用。

（1）有机酸：无论是发酵酒、蒸馏酒都含有很多种类的有机酸，它们是在酿酒过程中糖类和氨基酸分解而产生的。许多有机酸可以和乙醇一同蒸馏出来，是赋予蒸馏酒特殊香型和口味的主要物质之一。有机酸具有营养价值，也是供能物质。

酒中的有机酸分为挥发和不挥发有机酸。不挥发酸是指发酵酒类中不随水蒸气挥发的有机酸。如天然存在于葡萄汁的酒石酸、苹果酸和小量柠檬酸，发酵过程中产生的琥珀酸、乳酸等。酒石酸是葡萄酒中含量较多的酸，占总酸的1/3～1/4，其含量为1.5～4.0g/L。琥珀酸系酒精发酵副产物，在葡萄酒中含量为0.2～0.5g/L，乳酸在发酵过程中产生，一般在葡萄酒中为0.5～18g/L。挥发酸指能随水蒸气而挥发的脂肪酸，如乙酸、甲酸、丁酸、丙酸等，不包括用水蒸气蒸馏的乳酸、琥珀酸和山梨酸。挥发酸对各类酒的香味和滋味有很大的影响。

（2）酒中的酯类：酯类是酒类重要香气成分，作为口味的构成物质也起到重要作用，在酒中含量较少。酯的种类和含量决定于酒的品系、成分与年限。新酒一般含量较少，如新鲜葡萄酒含量在176～264mg/L；老酒含量有所增加。酒中的酯可分为中性酯与酸性酯。酒中的酯类种类很多，仅白酒中发现的就多达99种，主要的酯类有乙酸乙酯、乳酸乙酯、琥珀酸乙酯、酒石酸乙酯、酸性酒石酸乙酯等。乙酸乙酯为最主要的酯，含量在200mg/L以下时有很好的香味，超过此限，会产生酸败味。

（3）酒中的醇：乙醇是酒类的主要成分，是形成酒类特有口感的物质基础。烈性白酒中的含量为50%～60%（V/V），在黄酒中为10%～20%（V/V），在啤酒中为3%～6%（V/V）。乙醇是小分子化合物，少部分乙醇可以直接在胃中吸收，饮后很快进入血液循环，80%以上在小肠内吸收。

乙醇除了产生能量外对人体还有多方面的影响。适量饮酒有一定的精神兴奋作用，可以产生愉悦感；据多项研究表明对心血管健康有一定的保护作用，但过量的饮酒，特别是长期过量饮酒对健康有多方面的危害。

血液中的乙醇浓度在饮酒后1～1.5小时达最高峰，以后逐渐下降，分布在全身各组织中的乙醇，大部分（约90%）在肝脏中氧化分解，只有很少一部分在其他组织中分解，约10%乙醇直接从肺呼出或尿中排出。如乙醇在每100ml血液内含量40mg以下时，尿及脑脊液中含量未见明显变化，超过40mg以上，尿及脑脊液皆含有大量乙醇，就对身体产生不良影响，表2-3-4为乙醇在体液内含量对人产生的影响。

表2-3-4 体液乙醇含量与症状关系

体液乙醇含量（mg/100ml）			发生症状
血液	尿	脑脊液	
20	–	–	头胀、愉快而健谈
40	–	–	精神振作、说话流利、行动稍笨、手微震颤
60～80	100	70～90	谈话絮絮不休、行动笨拙
80～100	100	100～120	情感冲动、自言自语、反应迟钝、步履蹒跚
120～160	135～250	130～175	倦睡，呈明显酒醉状态
200～400	250～500	220～440	意识朦胧，言语含糊，大多数呈木僵状
400～500	500～700	450～550	深度麻醉，少数致死亡

由此可见，血液中酒精浓度在40mg/100ml以下，是有一定的兴奋作用，达到100mg/100ml以上则可有明显的抑制甚至麻醉作用，故应避免醉酒。另外，少数人对酒产生过敏反应，应当避免饮酒。

酒中除了乙醇外，还有许多其他一元醇类，如甲醇、丙醇和各种杂醇油等。此外酒中可能还有一些多元醇。

（4）酒中的醛和酮：酒中的羰基化合物种类也不少，对酒的香味和口味影响也较大，酒中的醛和酮是在发酵过程由糖和氨基酸等转变而来的，啤酒的乙醛被认为主要来自麦芽汁煮沸时的美拉德反应（糖氨反应）。酒中的醛类主要为甲醛、乙醛、糠醛、丁醛、戊醛、乙缩醛等。羰基化合物含量不宜太高，甲醛、糠醛也是酒中的嫌忌成分。白酒的羰基化合物有 30 余种，缩醛有 20 余种。

（5）酒中的酚类化合物：酒中含有一定量的酚类，并且多数是多酚化合物。许多多酚物质具有很强的抗氧化性，如黄酮类，具有预防心血管疾病的功能。酒中的酚类含量很不一致，葡萄酒的酚类物质最为丰富。我国白酒含有 13 种以上酚类化合物，用橡木桶储存和陈酿的白兰地也含有酚类。葡萄酒中的酚类通常被分成色素物质（包括黄酮类）和单宁两部分。黄酒和啤酒的酚类在资料中未见描述。

3. 酒类的嫌忌成分和毒副作用

（1）甲醇：蒸馏酒的甲醇主要来自酿酒原料的果胶物质，果胶物质受糖化和发酵微生物的作用发生分解，最终产生甲醇，而甲醇几乎可以完全被蒸馏到成品酒中。薯干类酒的果胶质含量高，因此这类酒中甲醇含量也较高。葡萄酒中的甲醇不是由发酵产生，而是葡萄中的果胶质在甲酯酶的作用下产生的。葡萄中的果胶质大部分集中在果皮上，带皮发酵的红葡萄酒中甲醇含量高于不带皮发酵的白葡萄酒。甲醇的另一个来源是甘氨酸脱羧。我国白酒卫生标准中规定，谷类为原料的白酒甲醇含量应≤0. 04g/100ml（0. 4g/L），以薯干等果胶物质含量高的原料酿造的白酒甲醇应≤0. 12g/100ml（1. 2g/L）。

甲醇在人体的氧化分解很慢，在人体内可经呼吸道、胃肠道吸收。甲醇在水和液体中的溶解度极高，当甲醇被人体吸收后，可迅速分布在机体组织内。其含量与该组织内的含水量成正比，在脑脊液、血、胆汁和尿中甲醇含量最高，骨髓和脂肪组织中含量低。由于甲醇氧化分解慢，从体内排出也慢，因此在人体内作用时间长。未被氧化的甲醇可经呼吸道及胃肠道排出体外。

甲醇具有明显的麻醉作用，故甲醇在体内蓄积呈现出来的中毒症状，比乙醇大得多。严重中毒时，脑部血管扩张或痉挛，引起出血使脑组织功能紊乱以至组织病变，直至局部瘫痪，深度麻痹、体温下降、衰竭死亡。

眼内眼房和玻璃体内含水量达 99% 以上。中毒后，甲醇含量很高，甲醇转化为甲醛，甲醛作用于视网膜上的糖原酵解酶，抑制了视网膜的氧化磷酸化过程，使膜内不能合成三磷酸腺苷，细胞发生退行型变化，引起视网膜及视神经病变，最后引起视神经萎缩。此外，甲醇氧化后，还可变为甲酸，也能影响视网膜，使视网膜受损。

（2）甲醛：酒中也可能含有甲醛，白酒中含量较高，但很少有人对此进行化验。如含有甲醛，则对人体是有害的。甲醛和甲酸都是甲醇氧化后的产物，都含有毒性。甲醛为无色可燃性气体，有辛辣窒息臭味，对黏膜有强烈刺激性。甲醛毒性比甲醇高。

甲醛轻度中毒有烧灼感、头晕、意识丧失，甲酸中毒也是急性甲醇中毒引起的症状之一。轻度酸中毒会降低二氧化碳结合力，但无临床症状表现；严重中毒，会出现深而快呼吸，二氧化碳结合力常在 30% 以下。

(3) 杂醇油：杂醇油是较高级醇类化合物，包括异戊醇、正丁醇、异丁醇、丙醇、异丙醇等。因其在液体里以油状出现，所以叫杂醇油。在酒精发酵过程中，除由糖类产生外，氨基酸分解也能产生杂醇油。

杂醇油含量多少及各种醇之间的组成比例，直接影响白酒的风味。除了异戊醇微甜以外，其他如异丁醇、正丙醇、正丁醇都是苦的。适量的杂醇油是酒类的香味物质，但白酒中的杂醇油不能过高，否则带有较重的苦涩味。如缺少杂醇油，则使酒的味道淡薄。故醇与酯的比例非常重要。一般高级醇与酯的比例应小于1。试验证明酸:酯:高级醇比例为1:2:1.5较为适宜。

杂醇油的毒性比乙醇大，其中丙醇的毒性相当于乙醇的8.5倍。异丁醇为乙醇的8倍。杂醇油能抑制神经中枢，饮后有头痛、头晕症状，故对人是有害的。按国家规定（GB2757-1981）蒸馏酒及配制酒的杂醇油含量（以异丁醇和异戊醇计）应≤0.2g/100ml。各类酒中，蒸馏酒的杂醇油含量最高，如中国白酒、白兰地、威士忌等。

二、茶　　叶

茶是世界三大饮料之一。追本溯源，茶已有数千年的历史。中国是茶树的原产地，我国的茶区东起台湾基隆，南沿海南琼崖。西至西藏察隅河谷，北达山东半岛，产地共有19个省上千个县（市）。平面分布在北纬18°~37°，东经94°~122°的广阔范围，垂直分布上茶树最高种植在海拔2600m高地上，而最低距海平面几十米。不同地区，生长着不同类型和不同品种的茶树。

（一）茶叶的分类

茶叶品类的划分尚无规范化的方法，以茶叶加工过程中发酵程度的不同，分为发酵茶，半发酵茶和不发酵茶；以茶叶的色泽不同而分红、绿、青、黄、白和黑茶；以茶叶商品形式而分为条茶、碎茶、包装茶、速溶茶和液体茶；也有以采制工艺和茶叶品质特点为主，结合其他条件划分为绿茶、红茶、乌龙茶、白茶、花茶和黑茶和再加工茶共七大类。

1. 绿茶类　绿茶属不发酵茶，制造过程主要采用高温杀青（蒸青或炒青）以钝化酶的活性，在短时间内阻止茶叶内含化学物质的酶促氧化、分解，将有效成分迅速固定下来，构成了绿茶的特征，即香醇、清汤、绿叶。我国主要有炒绿茶、晒青绿茶（滇青、川青、陕青等）和蒸青绿茶（煎茶、玉露）等品种。炒绿茶的品种较多，包括眉茶（炒青、特珍、珍眉、凤眉、秀眉、贡熙等）、珠茶（珠茶、雨茶等）、细嫩炒青（龙井、大方、碧螺春、雨花茶、松针等）、曾通烘青（闽烘青、浙烘青、徽烘青、苏洪青等）和细嫩烘青（太平猴魁、华顶去雾、高桥银峰）等。

2. 红茶类　红茶属发酵茶，是酶性氧化最充分的茶叶，发酵过程中水溶性茶多酚的保留量一般在50%~55%。茶叶中茶多酚类物质经过酶促氧化聚合和其他一系列的特质转化，形成了有色的茶黄素、茶红素和茶褐素。茶黄素是汤色亮的主要成分，也是汤味强度和鲜爽度的重要成分，同时形成茶汤的金圈的主要物质；茶红素是茶汤色红的主要成分，收敛性较强，滋味甜醇，占红茶干物质的5%~27%；茶褐素是红茶汤暗的主因，占红茶干物质的3%~9%。在茶多酚氧化聚合的同时伴随着芳香物质的形成和转化。我国红茶主要有小种红茶（正山小种、烟小种）、工夫红茶和红碎茶（叶茶、碎茶、片茶、末茶）等品种。

3. 乌龙茶类　乌龙茶属半发酵茶，乌龙茶品质的形成是经晒青、凉青、和青等工序逐步完成的。对鲜叶原料要求要有一定的成熟度，一般在顶芽全部开展而开始形成驻芽时采摘，所以乌龙茶的原料比红茶、绿茶的原料偏老些，含氮量比嫩叶少，而醚浸出物则有显著增加。我国乌龙茶主要有闽北乌龙（武夷岩茶、水仙、大红袍、肉桂）、闽南乌龙（铁观音、奇兰、水仙、黄金桂）、广东乌龙（凤凰单枞、凤凰水仙、岭头单枞）和台湾乌龙（冻顶乌龙、包种，乌龙）等品种。

4. 黑茶类　黑茶类是我国边疆少数民族日常生活中不可缺少的饮料，初加工包括杀青、揉捻、渥堆、干燥四道工序，鲜叶中原料较为粗老，多为立夏前后采摘。我国主要有湖南黑茶（安化黑茶）、湖北老青茶（蒲圻老青茶）、四川边茶（南路边茶、西路边茶）和滇桂黑茶（普洱茶、六堡茶）等品种。

5. 黄茶类　按鲜叶老嫩分为黄芽茶、黄小茶和黄大茶，是经绿茶发展而来的。初加工有杀青、闷黄、干燥三道基本工序。品质特点是黄叶、黄汤、香气清悦、味厚爽口。我国主要有黄芽茶（君山银针、蒙顶黄芽）、黄小茶（北港毛尖、沩山毛尖、温州黄汤）和黄大茶（霍山黄大茶、广东大叶青）等品种。

6. 白茶类　按茶树品种不同可分为大白、水仙白和小白；按采摘标准不同可分为白毫亮银针、白牡丹、贡眉和寿眉。传统的白茶初制有萎凋与干燥两道工序，加工的突出特点是经长时间的萎凋工序而发生一系列复杂的理化变化，逐步形成白茶特有的品质，即芽变成银针状，叶变成垂卷形，嫩芽白毫银光，叶片色泽正面灰绿，背面白色，毫香显露，汤色杏黄，滋味鲜醇。我国主要有白芽茶（银针）和白叶茶（白牡丹、贡眉）等品种。

7. 再加工茶　再加工茶包括花茶类、茶饮料和药用保健茶等。花茶是配以香花窨制而成，即保持了纯正的茶香，又兼备鲜花馥郁的香气。所用的香花有茉莉花、白兰花、珠兰花、玳玳花、栀子花、桂花、玫瑰花等，其中以茉莉茶为主。茶饮料是茶叶的新型加工品种，包括固体和液体茶饮料制品，如罐装饮料茶、浓缩茶和速溶茶。药用保健茶是茶和某些中草药或食品拼和调配后制成各种保健茶，使本来就有营养和保健作用的茶叶更加强了某些防病治病的功效。保健茶种类繁多，功效也有不同。

（二）茶叶中的营养与非营养成分

1. 营养成分　茶叶中的营养成分包括蛋白质、脂质、碳水化合物、多种维生素和矿物质。蛋白质含量一般为20%～30%，但能溶于水而被利用的只有1%～2%；所含的多种游离氨基酸约2%～4%，则易溶于水而被吸收利用。脂肪含量2%～3%，包括磷脂、硫脂、糖脂和各种脂肪酸，其中亚油酸和亚麻酸含量较多，部分可为人体所利用。碳水化合物含量20%～25%，多数是不溶于水的多糖，能溶于水可为机体所利用的糖类仅占4%～5%。维生素含量丰富，以一般绿茶为例，每100g中含胡萝卜素5800μg，维生素 $B_1$0.02mg、维生素 $B_2$0.35mg，烟酸8.0mg，维生素C19mg，维生素E9.6mg。矿物质有30多种，含量约4%～6%，包括钙、镁、铁、钠、锌、铜、磷、铁、硒等。每100g中钾1661mg、钠28.2mg，钙325mg，镁196mg，铁14.4mg，锰32.6mg，锌4.3mg，铜1.7mg，磷191mg，硒3.2μg。

2. 非营养成分　茶叶中的非营养成分较多，主要包括多酚类、色素、茶氨酸、生物碱，芳香物质，皂苷等。

（1）多酚类物质：茶鲜叶中多酚类的含量一般在18%～36%（干重）之间，包括儿茶素、黄酮及黄酮苷类、花青素和无色花青素类、酚酸和缩酚酸类等，其中儿茶素在茶叶中含量达12%～24%（干重），是茶叶中多酚类物质的主体成分。黄酮类也称花黄素，由茶鲜叶中分离出三种主要的黄酮醇，其中山柰素含量为1.42～3.24mg/g，槲皮素为2.72～4.83mg/g杨梅素为0.73～2.00mg/g。花青素又称花色素，一般在茶叶中占干重的0.01%左右，无色花青素又称隐色花青素或4-羟基黄烷醇，在茶鲜叶中含量为干物的2%～3%。酚酸是具有羧基和羟基的芳香族化合物，而缩酚是由酚酸上羧基与另一分子酚酸上的羟基相互缩合而成，茶没食子素是一类重要的酚酸衍生物，在茶叶中的含量约1%～2%（干重）、没食子酸0.5%～1.4%（干重）、绿原酸约0.3%（干重）。

（2）色素：是一类存在于茶树鲜叶或成品茶中的有色物质，是构成茶叶外形、色泽、汤色及叶底色泽的成分，其含量及变化对茶叶品质起着重要作用。

（3）嘌呤碱：茶叶中嘌呤碱类衍生物的结构特点是有共同的嘌呤环结构，即由一个嘧啶环和一个咪唑环稠合而成，这类化合物主要有咖啡因、可可碱和茶叶碱。

咖啡因是茶叶生物碱中含量最多的，一般含量为2%～4%，夏茶比春茶含量高。它与茶黄素以氢键缔合后形成复合物，具有鲜爽味。咖啡因对人有兴奋作用。

可可碱是茶叶碱的同分异构体，是咖啡因重要的合成前体，茶叶中的含量一般为0.05%，4～5月份含量最高，随后逐渐下降。茶叶碱在茶叶中的含量只有0.002%左右，对人体有利尿作用。

（4）芳香物质：茶叶香气是决定茶叶品质的重要因素之一，但香气物质在茶叶的绝对含量很少，一般只占干重的0.02%，在绿茶中占0.05%～0.02%，在红茶中占0.01%～0.03%，在鲜叶中占0.03%～0.05%。茶中含有的香气物质，大部分是在茶叶加工过程中形成的，绿茶中有260余种，红茶则有400多种，而鲜叶中含有大约80余种。芳香物质的组成包括碳氢化合物、醇类、酮类、酸类、醛类、酯类、内酯类、酚类、过氧化物类、含硫化合物类、吡啶类、吡嗪类、喹啉类、芳胺类等。

脂肪族醇类一般在春茶中含量较高，是新茶香气代表物质之一。萜稀醇类是茶叶中含量较高的香气物质之一，醛类在红茶高于绿茶。芳香族醛类如苯甲醛具杏仁香气，橙花醛有浓厚的柠檬香，主要存在于红茶中。苯乙酮具有强烈而稳定的令人愉快的香气，存在于成品茶中。β-紫罗酮与红茶香气形成关系较大，茉莉酮是构成新茶香气的重要成分。成品茶含羧酸类物质较鲜叶高，尤其是红茶中占精油总量的30%左右，绿茶中仅有2%～3%，是形成红、绿茶香型差别的因素之一。酯类在茶叶具有强烈而令人愉快的花香，较重要的是醋酸与萜烯醇形成的萜烯族酯类及醋酸与芳香族形成的芳香族酯类。茉莉内酯具有特殊的茉莉香味，是乌龙茶和茉莉花茶的主要香气成分，含量的高低与乌龙茶的品质成正相关。含硫化合物主要是二甲硫，具有清香，大量存在于日本蒸青茶中，亦存在于红茶中，是绿茶新茶香的重要成分。噻唑则具烘炒香。

（三）茶叶的保健作用

我国饮茶至少有3000多年的历史，早就有饮茶健身的记载。李时珍《本草纲目》载“茶苦而寒，阴之阳，沉也降也，最能降火，火为百病，火降则上清矣”。现代科学研究发现，茶有抗老延年、抗突变、抑癌、降血压、消炎、杀菌等功效。

1. 预防肿瘤　动物模型和流行病学调查研究证明，茶有防癌和抗癌作用。意大利南部的一项调查研究表明，茶对人类口腔癌、咽癌有保护效果。我国研究证实，常饮绿茶者食管癌发生率减少50%，患胃癌危险性降低20%～30%，胰腺癌和直肠癌发生的危险性降低40%，结肠癌减少20%，肺癌发生率危险性降低近40%，而且随饮茶量的增多癌症发生率下降。还有研究报道，常饮绿茶有显著降低肝癌死亡率的作用，而饮用各种茶都能降低吸烟所致的氧化损伤和DNA损伤。试验结果表明，茶的各种成分均能显示出不同程度的效果。根据作用强度和在茶叶中的含量，认为主要有效成分为茶多酚及儿茶素单体和茶色素，且呈明显的剂量-反应关系。

2. 预防心血管疾病　体外试验证明，绿茶提取物具有良好的抗血凝、促纤维蛋白原溶解和显著抑制血小板聚集的作用，从而可能帮助抑制主动脉及冠状动脉内壁粥样硬化斑块的形成，达到防治心血管疾病的目的。动物试验结果表明，在高脂饲料条件下，饮用乌龙茶的动物形成动脉粥样硬化斑块较轻。有临床观察报告，绿茶多酚有预防冠心病的保健作用，冠心病和高血压患者连服30天绿茶多酚后，冠心病人自觉症状、微循环流态和心电图等得到改善，血中胆固醇显著降低，高密度脂蛋白胆固醇明显增加，高血压患者收缩压及舒张压均低于试验前。临床研究还表明，乌龙茶有防止红细胞聚集、降低血液黏度、降低红细胞沉积等作用，并能降低毛细血管脆性，改善血液流动，防止血栓形成，具有活血化淤的良好作用。流行病学调查也证明，饮绿茶者血胆固醇低密度脂蛋白明显低于不饮茶者，提示饮茶对心血管病有一定预防作用。

茶对心血管疾病的预防机制可能与其抗氧化作用有关，即能阻断脂质过氧化、清除超氧化物自由基和羟自由基。茶色素可抑制LDL氧化修饰和血管细胞粘附，降低血浆内皮素水平，增加GSH-Px活性，具有良好的抗血凝、促纤维蛋白原溶解和显著抑制血小板聚集，从而抑制主动脉及冠状动脉内壁粥样硬化斑块的形成，达到防治心血管疾病的目的。

3. 抑菌、消炎、解毒和抗过敏　茶多酚具有广谱抗菌作用，并有极强的抑菌能力，且不会产生抗药性。茶多酚浓度在100～1000mg/kg即可抑制细菌的生长。茶多酚可预防龋齿，能使致龋链球菌JC-2活力下降。调查结果表明，长期饮茶者患龋齿率较不饮茶或少饮茶者低。儿童中进行的试验证明，每天早晨用绿茶茶汤刷牙，两学期后其患龋齿病人数较对照组减少70%。这些作用可能与茶叶中所含的茶皂甙等有关。

4. 其他作用　茶叶所含的咖啡因能促进人体血液循环、兴奋中枢神经及强心利尿。所含的茶多糖有降血糖、降血脂、提高机体免疫力功能、抗辐射、抗凝血及抗血栓等功能。所含的芳香族化合物能溶解脂肪，去腻消食；所含单宁酸可抑制细菌生长及肠内毒素的吸收，可用于防治腹泻等。

（四）茶叶的合理利用

因茶叶含有咖啡因，故容易失眠的人睡前不宜饮浓茶。咖啡因能促进胃酸分泌，增加胃酸浓度，故患溃疡病的人饮茶会使病情加重。营养不良的人也不宜多饮茶，因茶叶中含茶碱和鞣酸，可影响人体对铁和蛋白质等的吸收，对缺铁性贫血患者尤其不宜。茶叶苦寒，宜喝热茶，喝冷茶会伤脾胃。体形肥胖者宜多饮绿茶，体质瘦弱者宜多饮红茶和花茶。夏季饮绿茶，可清热去火降暑；秋冬季节最好饮红茶，以免引起胃寒腹胀。青壮年时期，应以饮绿茶为佳；进入老年，因脾肾功能趋于衰退，故以饮红茶和花茶为宜。正确的泡茶方法是将沸水稍凉后（约90℃左右）冲入壶或杯中，茶经泡后5分钟即可饮用，但不可一次饮干，而应保留1/3的茶液作底，以便续水之后能保持一定浓度。

泡茶也有很多讲究。茶的用量各有不同。如冲泡一般红、绿、花茶，与水的比例大致掌握在1∶50～60，即每杯放3g左右的干茶加入沸水150～200ml。如饮用普洱茶，每杯放5～10g。用茶量最多的是乌龙茶，每次投入量几乎为茶壶容积的1/2，甚至更多。另外用茶量多少与消费者的饮用习惯、年龄、饮茶历史有关，中老年人往往饮茶年限长，喜喝较浓的茶，故用量较多，年轻人初学饮茶，多喜爱较淡的茶，故用量宜少。

泡茶水温要看泡饮什么茶而定。高级绿茶特别是各种芽叶细嫩的名茶，不能用100℃的沸水冲泡，一般以80℃左右为宜，茶叶愈嫩、愈绿、冲泡水温越要低，这样泡出的茶汤一定嫩绿明亮，滋味鲜爽，茶叶中维生素C也较少破坏。在高温下茶汤容易变黄，滋味变苦（茶中咖啡因容易浸出）。泡饮乌龙茶、普洱茶和沱茶，每次用茶量较多，且茶叶较粗老，必须用100℃沸滚开水冲泡。为了保持和提高水温，还要在冲泡前用开水烫热茶具，冲泡后在壶外淋开水。少数民族饮用砖茶，则要求水温更高，需将砖茶敲碎，放在锅中熬煮。一般来说泡茶水温愈高溶解度愈大，茶汤就愈浓。一般60℃，温水只相当于100℃沸水浸出量的45%～65%。

三、糖果和巧克力制品

糖果是以砂糖和液体糖浆为主体，经过熬煮，配以部分食品添加剂，再经调和、冷却、成型等工艺操作，构成具有不同物态、质构和香味的、精美而耐保藏的甜味固体食品。巧克力是一种由可可脂、可可质和结晶蔗糖为基本组成的、添加乳固体或香味料，具有独特的色泽、香气、滋味和精细质感、精美而耐保藏，并具有很高热值的甜味固体食品。

糖果和巧克力的主要成分

1. 糖果的主要成分

（1）甜味剂：甜味剂是糖基糖果中的主要成分。常用的甜味剂有各种糖类、糖浆等，属于天然甜味剂，亦称营养甜味剂。人工甜味剂用得较少，只在特殊用途的糖果中应用。

（2）转化糖：转化糖与蔗糖有关，在糖果中应用广泛。蔗糖可被酸或酶水解为两种单糖—葡萄糖和果糖。

（3）玉米糖浆：玉米糖浆是含有葡萄糖、麦芽糖、高糖和糊精的粘性液体，也称为淀粉糖浆，它们是用酸或酸-酶水解玉米淀粉而制成的。

（4）糖的代用品：蔗糖能导致龋齿并且具有较高的能量，因而在一些糖果中需要使用蔗糖代用品，包括填充甜味剂和高强度甜味剂两种。填充甜味剂是糖的醇类衍生物，由蔗糖化学还原成醇而制成。糖醇不被口腔中的细菌发酵，因此不会导致龋齿。常用的糖醇有山梨糖醇、木糖醇和甘露糖醇。

（5）糖果中的其他成分：为了使糖果具有人们所期望的色泽、香气、滋味、形态和质构，还需向糖果中添加其他辅料。如为了增加糖果的韧性和弹性而添加明胶和树胶，为增加稠度而添加淀粉及改性淀粉，为增加润滑性和搅打性而添加蛋清和油脂。通过加入其他食品，如牛奶、水果、坚果、巧克力、可可、茶等来增加糖果的花色和改善糖果的风味。同时这些成分也影响到糖果的营养价值，如牛奶糖含有较多的蛋白质和钙，而巧克力中含有较多的脂肪，加入坚果可提供脂肪、蛋白质和多种矿质元素。

根据加工工艺，还要用到乳化剂、发泡剂、着色剂、香精香料、防腐剂、抗氧化剂、缓冲剂、保湿剂、强化剂等。

2. 巧克力的主要成分　巧克力是一种营养成分比较全面（表2-3-5）和能量比较高的食品，它特别适合于儿童的生长发育，也能作为成年人的营养素和能量的补充。

表2-3-5　黑巧克力和牛奶巧克力的营养成分（每100g）

营养成分	单位	黑巧克力	牛奶巧克力	营养成分	单位	黑巧克力	牛奶巧克力
能量	kcal	479.00	513.00	维生素C	mg	0.00	0.40
能量	kJ	2004.00	2146.00	维生素 B_1	mg	0.06	0.08
蛋白质	g	4.20	6.90	维生素 B_2	mg	0.09	0.30
总脂	g	30.00	30.70	烟酸	mg	0.43	0.32
碳水化合物	g	63.10	59.20	泛酸	mg	0.11	0.42
总纤维	g	5.90	3.40	维生素 B_6	mg	0.034	0.04
总糖	g	56.90	52.00	叶酸	μg	3.00	80
钙	mg	32.00	191.00	维生素 B_{12}	μg	0.00	0.39
铁	mg	3.13	1.39	维生素A	IU	21.00	182.00
镁	mg	115.00	60.00	维生素A	μgRE	6.36	55.12
磷	mg	132.00	216.00	维生素E	mg	1.19	1.24
钾	mg	365.00	385.00	饱和脂肪酸	g	17.75	18.48
钠	mg	11.00	82.00	单不饱和脂肪酸	g	9.97	9.59
锌	mg	1.62	1.38	多不饱和脂肪酸	g	0.97	1.06
铜	mg	0.70	0.39	胆固醇	mg	0.00	22.00
锰	mg	0.80	0.30	咖啡因	mg	62.00	26.00
硒	μg	3.10	3.90	可可碱	mg	486.00	169.00

此外，巧克力中还含有可可碱和咖啡因，可可碱占巧克力总成分的1.2%左右，远远超过咖啡因（0.2%）。

第四章 食品污染及其预防

食品污染是指食品被外来的、有害人体健康的物质所污染。按照污染物的性质，可分为生物性、化学性及物理性污染三类。

生物性污染包括微生物、寄生虫、昆虫和生物战剂污染。其中以微生物污染范围最广、危害也最大，主要有细菌与细菌毒素、真菌与真菌毒素。寄生虫和虫卵主要有囊虫、蛔虫、绦虫、中华支睾吸虫等。昆虫污染主要有甲虫类、螨类、谷蛾、蝇、蛆等。战时生物武器的使用可造成生物战剂对食品的污染。

化学性污染种类繁多，来源复杂，主要是食品受到各种有害的无机或有机化合物或人工合成物的污染。如农药使用不当，残留于食物；工业三废（废气、废水、废渣）不合理排放，致使汞、镉、砷、铬、酚等有害物质对食物的污染；食品容器包装材料质量低劣或使用不当，致使其中的有害金属或有害塑料单体等溶入食品；*N*-亚硝基化合物、多环芳烃化合物、二噁英（dioxin）等污染食品；滥用食品添加剂和化学战剂的污染。

物理性污染主要来自于多种非化学性杂物，主要为食品产、存、储、运等过程中的污染杂物和食品掺杂掺假；放射性物质的开采、冶炼、生产以及在生活中的应用与排放；核爆炸、核废物的污染。

第一节 生物性污染及其预防

一、细菌性污染与食品腐败变质

（一）常见细菌性污染的菌属及其危害

1. 致病菌　致病菌对食品的污染有两种情况，第一种是生前感染，如奶、肉在禽畜生前即潜存着致病菌。主要有引起食物中毒的肠炎沙门菌、猪霍乱沙门菌等沙门菌；也有能引起人畜共患的结核病的结核杆菌、布氏病（波状热）的布鲁杆菌、炭疽病的炭疽杆菌。第二种是外界污染，致病菌来自外环境，与畜体的生前感染无关。主要有痢疾杆菌、副溶血性弧菌、致病性大肠杆菌、伤寒杆菌、肉毒梭菌等。这些致病菌通过带菌者粪便、病灶分泌物、苍蝇、工（用）具、容器、水、工作人员的手等途径传播，造成食品的污染。

2. 条件致病菌　通常情况下不致病，但在一定的特殊条件下才有致病力的细菌。常见的有葡萄球菌、链球菌、变形杆菌、韦氏梭菌、蜡样芽胞杆菌等。能在一定条件下引起食物中毒。

3. 非致病菌　在自然界分布极为广泛，在土壤、水体、食物中更为多见。食物中的细菌绝大多数都是非致病菌，这些非致病菌中，有许多都与食品腐败变质有关。能引起食品腐败变质的细菌，称为腐败菌，是非致病菌中最多的一类。

（二）食品腐败变质

食品的腐败变质是指食品在一定环境因素影响下，由微生物的作用而引起食品成分和感官性状发生改变，并失去食用价值的一种变化。

1. 食品腐败变质的原因

（1）食品本身的组成和性质：动植物食品本身含有各种酶类，在适宜温度下酶类活动增强，使食品发生各种改变，如新鲜的肉和鱼的后熟，粮食、蔬菜、水果的呼吸作用。这些作用可引起食品组成成分分解，加速食品的腐败变质。

（2）环境因素：主要有气温、气湿、紫外线和氧等。环境温度不仅可加速食品内的化学反应过程，而且有利于微生物的生长繁殖。水分含量高的食品易于腐败变质。紫外线和空气中的氧均有加速食品组成物质氧化分解作用，特别是对油脂作用尤为显著。

（3）微生物的作用：在食品腐败变质中起主要作用的是微生物。除一般食品细菌外尚包括酵母与真菌，但在一般情况下细菌常比真菌和酵母占优势。微生物本身具有能分解食品中特定成分的酶，一种是细胞外酶，可将食物中的多糖、蛋白质水解为简单的物质；另一种是细胞内酶，能将已吸收到细胞内的简单物质进行分解，产生的代谢产物使食品具有不良的气味和味道。

2. 食品腐败变质的化学过程与鉴定指标　食品腐败变质实质上是食品中的营养成分的分解过程，其程度常因食品种类、微生物的种类和数量以及其他条件的影响而异。

（1）食品中蛋白质的分解：肉、鱼、禽、蛋和大豆制品等富含蛋白质的食品，主要是以蛋白质分解为其腐败变质的特性。蛋白质在微生物酶的作用下，分解为氨基酸，再在细菌酶的作用下氨基酸通过脱羧基、脱氨基、脱硫作用，形成多种腐败产物。在细菌脱羧酶的作用下，组氨酸、酪氨酸、赖氨酸、鸟氨酸脱羧分别生成组胺、酪胺、尸胺和腐胺，后两者均具有恶臭。在细菌脱氨基酶的作用下氨基酸脱去氨基而生成氨；脱下的氨基与甲基构成一甲胺、二甲胺和三甲胺。色氨酸可同时脱羧、脱氨基形成吲哚及甲基吲哚，均具有粪臭。含硫氨基酸在脱硫酶的作用下脱硫产生恶臭的硫化氢。氨与一甲胺、二甲胺、三甲胺均具有挥发性和碱性，因此称为挥发性碱基总氮（total volatile basic nitrogen，简称 TVBN），所谓挥发性碱基总氮是指食品水浸液在碱性条件下能与水蒸气一起蒸馏出来的总氮量。据研究，挥发性碱基总氮与食品腐败变质程度之间有明确的对应关系。

食品腐败变质的鉴定，一般是从感官、物理、化学和微生物等四个方面进行评价。由于蛋白质分解，食品的硬度和弹性下降，组织失去原有的坚韧度，以致各种食品产生外形和结构的特有变化或发生颜色异常，蛋白质分解产物所特有的气味更明显。蛋白质含量丰富的食品，目前仍以感官鉴定为主，通过嗅觉可以判定食品是否有极轻微的腐败变质。人的嗅觉刺激阈，在空气中的浓度（mol/L）为：氨为 2.14×10^{-8}、三甲胺 5.01×10^{-9}、硫化氢 1.91×10^{-10}、粪臭素 1.29×10^{-11}。有关物理指标，主要是根据蛋白质分解时低分子物质增多的现象，可采用食品浸出物量、浸出液电导度、折光率、冰点下降、粘度上升及pH等指标。化学指标主要有三项，一是挥发性盐基总氮，目前已列入我国食品卫生标准；二是二甲胺与三甲胺，主要用于鱼虾等水产品；三是K值（K value），指ATP分解的低级产物肌苷（HxR）和次黄嘌呤（Hx）占ATP系列分解产物ATP + ADP + AMP + IMP + HxR + Hx的百分比，主要适用于鉴定鱼类早期腐败。若K≤20%说明鱼体绝对新鲜，K≥40%鱼体开始有腐败迹象。微生物学的常用的指标是细菌总数和大肠菌群值。

（2）食品中脂肪的酸败：食用油脂与食品脂肪的酸败受脂肪酸饱和程度、紫外线、氧、水分、天然抗氧化物质以及食品中微生物的解脂酶等多种因素的影响。食品中的中性脂肪分解为甘油和脂肪酸，脂肪酸可进一步断链形成酮和酮酸，多不饱和脂肪酸可形成过氧化物，进一步分解为醛和酮酸，这些产物都有特殊的臭味。脂肪分解早期酸败时，首先是过氧化值上升，这是脂肪酸败早期指标。其后由于生成各种脂肪酸，以致油脂酸度（酸价）增高。过氧化值和酸价是脂肪酸败的常用指标。脂肪分解时，其固有碘价（值）、凝固点（熔点）、比重、折光系数、皂化价等也发生明显改变。醛、酮等羧基化合物能使酸败油脂带有"哈喇味"。这些都是油脂酸败较为敏感和实用的指标。

（3）食品中碳水化合物的分解：含碳水化物较多的食品主要是粮食、蔬菜、水果和糖类及其制品。这类食品在细菌、真菌和酵母所产生的相应酶作用下发酵或酵解，生成双糖、单糖、有机酸、醇、羧酸、醛、酮、二氧化碳和水。当食品发生以上变化时，食品的酸度升高，并带有甜味、醇类气味等。

3. 食品腐败变质的卫生学意义　食品腐败变质时，首先使感官性状发生改变，如刺激气味、异常颜色、酸臭味以及组织溃烂、黏液污染等。其次食品成分分解，营养价值严重降低，不仅蛋白质、脂肪、碳水化物，而且维生素、无机盐等也有大量破坏和流失。再者，腐败变质的食品一般都有微生物的严重污染，菌相复杂和菌量增多，因而增加了致病菌和产毒真菌存在的机会，极易造成食源性疾病和食物中毒。

至于食品腐败后的分解产物对人体的直接毒害，迄今仍不够明确。然而这方面的报告与中毒却越来越多，如某些鱼类腐败产物的组胺与酪胺引起的过敏反应、血压升高，脂质过氧化分解产物刺激胃肠道而引起胃肠炎，食用酸败的油脂引起食物中毒等。腐败的食品还可为亚硝胺类化合物的形成提供大量的胺类（如二甲胺）。有机酸类和硫化氢等一些产物虽然在体内可以进行代谢转化，如果在短时间内大量摄入，也会对机体产生不良影响。

4. 食品腐败变质的控制措施

（1）低温防腐：低温可以抑制微生物的繁殖，降低酶的活性和食品内化学反应的速度。低温防腐一般只能抑制微生物生长繁殖和酶的活动，使组织自溶和营养素的分解变慢，并不能杀灭微生物，也不能将酶破坏，食品质量变化并未完全停止，因此保藏时间应有一定的期限。一般情况下，肉类在4℃可存放数日，0℃可存放7～10天，-10℃以下可存放数月，-20℃可保存更长时间。但鱼类如需长时间保存，则需在-25～-30℃为宜。

（2）高温灭菌防腐：食品经高温处理，可杀灭其中绝大部分微生物，并可破坏食品中的酶类。如结合密闭、真空、迅速冷却等处理，可有效地控制食品腐败变质，延长保存时间。高温灭菌防腐主要有高温灭菌法和巴氏消毒法两类。高温灭菌法的目的在于杀灭微生物，如食品在115℃左右的温度，大约20分钟，可杀灭繁殖型和芽孢型细菌，同时可破坏酶类，获得接近无菌的食品，如罐头的高温灭菌常用100～120℃。巴氏消毒法是将食品在60～65℃左右加热30分钟，可杀灭一般致病性微生物，亦有用80～90℃加热30秒或1分钟的高温短时巴氏消毒法以130～135℃加热3～4秒的超高温瞬时灭菌法。巴氏消毒法多用于牛奶和酱油、果汁、啤酒及其他饮料，其优点是能最大限度地保持食品原有的性质。

（3）脱水与干燥防腐：将食品水分含量降至一定限度以下（如细菌为10%以下，霉菌为13%～16%以下，酵母为20%以下），微生物则不易生长繁殖，酶的活性也受抑制，从而可以防止食品腐败变质。这是一种保藏食品较常用的方法。脱水采取日晒、阴干、加热蒸发，减压蒸发或冰冻干燥等方法。日晒法虽然简单方便，但其中的维生素几乎全部损失。冰冻干燥（又称真空冷冻干燥、冷冻升华干燥、分子干燥）是将食物先低温速冻，使水分变为固冰，然后在较高的真空度下使固态变为气态而挥发。此种方法可使大多数食品几乎可长期保藏，既保持食品原有的物理、化学、生物学性质不变，又保持食品原有的感官性状。食用时，加水复原后可恢复到原有的形状和结构。

（4）提高渗透压防腐：常用的有盐腌法和糖渍法。盐腌法可提高渗透压，微生物处于高渗状态的介质中，可使菌体原生质脱水收缩并与细胞膜脱离而死亡。食盐浓度为8%～10%时，可停止大部分微生物的繁殖，但不能杀灭微生物。杀灭微生物需要食盐的浓度达到15%～20%。糖渍食品是利用高浓度（60%～65%）糖液，作为高渗溶液来抑制微生物繁殖。不过此类食品还应在密封和防湿条件下保存，否则容易吸水，降低防腐作用。糖渍食品常见的有甜炼乳、果脯、蜜饯和果酱等。

（5）提高氢离子浓度防腐：大多数细菌一般不能在pH4.5以下正常发育，故可利用提高氢离子浓度的办法进行防腐。提高氢离子浓度的方法有醋渍和酸发酵等。多用于各种蔬菜和黄瓜。醋渍法是向食品内加食醋，酸发酵法是利用乳酸菌和醋酸菌等发酵产酸来防止食品腐败。

（6）添加化学防腐剂：化学防腐剂属于食品添加剂，其作用是抑制或杀灭食品中引起腐败变质的微生物。由于化学防腐剂中某些成分对人体有害，因此在使用时只能应限于我国规定允许使用的几种防腐剂，例如苯甲酸及其钠盐、山梨酸及其钠盐、亚硫酸及其盐类以及对羟基苯甲酸酯类等。

（7）辐照保藏防腐：食品辐照（food irradiation）保藏是20世纪40年代开始发展起来的一种新的保藏技术，主要利用^{60}Co、^{137}Cs产生的γ射线及电子加速器产生的电子束作用于食品进行灭菌、杀虫、抑制发芽，从而达到食品保鲜并延长食品保存期限的目的。

（三）细菌性污染预防要点

1. 加强防止食品污染的宣传教育，在食品生产、加工、贮存、销售过程以及食用前的各个环节应保持清洁卫生，防止细菌对食品的污染。

2. 合理贮藏食品，控制细菌生长繁殖。

3. 采用合理的烹调方法，彻底杀灭细菌。

4. 细菌学监测　常监测的指标有食品中菌落总数、大肠菌群、致病菌。

（四）食品细菌污染指标及其卫生学意义

评价食品卫生质量的细菌污染指标常用菌落总数和大肠菌群表示。

1. 菌落总数　菌落总数是指被检测样品单位重量（g）、单位容积（ml）或单位表面积（cm^2）内，所含能在严格规定的条件下（培养基、pH、培养温度与时间、计数方法等）培养所生长的细菌菌落总数。

食品中细菌主要来自食品生产、运输、贮存、销售各环节的外界污染，它反映食品卫生质量的优劣以及食品卫生措施和管理情况。食品中菌落总数是判断食品清洁状态的标志并可预测食品的耐保藏性。我国和许多国家的食品卫生标准中规定了各类食品的菌落总数最高允许限量，以保证食品的卫生质量。食品中细菌在繁殖过程中可分解食物成分，所以食品中细菌数量越多，食品腐败变质的速度就越快。例如，菌落在牛肉中达到$10^5/cm^2$时，在0℃可保存7天，而当菌落在$10^3/cm^2$时，在同样条件下可保存18天；鱼中菌落在$10^5/cm^2$时，在0℃可保存6天，而在$10^3/cm^2$时可保存12天。

2. 大肠菌群　大肠菌群包括肠杆菌科的埃希菌属、柠檬酸杆菌属和克雷伯菌属。这些菌属的细菌，均系直接或间接来自人和温血动物肠道，需氧与兼性厌氧、不形成芽孢，在35～37℃下能发酵乳糖产酸产气的革兰阴性杆菌，仅极个别菌种例外。大肠菌群现已被多数国家包括我国在内用作食品卫生质量鉴定指标。食品中检出大肠菌群，表明食品曾受到人和动物粪便的污染。但大肠菌群是嗜中温菌，5℃以下基本不能生长，所以对低温菌占优势的水产品，特别是冷冻食品未必适用。因而近年来有研究用肠球菌（即粪链球菌）作为水产品和冷冻食品粪便污染指示菌。

二、真菌与真菌毒素污染及其预防

真菌在自然界分布很广，种类繁多。有些真菌对人类是有益的，如在发酵酿造工业和抗菌素医药制造等方面起着重要的作用。但有些真菌污染食品后能迅速繁殖，导致食品腐败变质，失去食用价值。甚至有些真菌在一定条件下产生毒素，使人和畜中毒。真菌毒素与细菌毒素不同，它不是复杂的蛋白质分子，不会产生抗体。它的形成受菌粒、菌株、环境、气候、生态学等因素的影响，在0℃以下和30℃以上多数真菌产毒能力减弱或消失。因此，造成真菌毒素人畜中毒常有地区性和季节性的特点。

目前已知的真菌毒素大约为200种，一般按其产生毒素的主要真菌名称来命名，比较重要的有黄曲霉毒素、杂色曲霉毒素、镰刀菌毒素、展青霉素、黄绿青霉素以及黄变米毒素。其中黄曲霉毒素尤为重要。

（一）黄曲霉毒素（aflatoxin，AF）

是结构相似的一类化合物，是由黄曲霉和寄生曲霉产生的一类代谢产物，具有极强的毒性和致癌性。早在1960年英国苏格兰火鸡饲料中毒事件中，从鸡饲料中的发霉花生粉分离出黄曲霉菌，1961年经动物实验证明，用污染了黄曲霉的花生粉喂养大鼠可诱发大鼠肝癌。1962年鉴定出了致癌物，命名为黄曲霉毒素。

1. 黄曲霉毒素的化学结构与特性　黄曲霉毒素其结构均为二呋喃香豆素的衍生物，目前已分离鉴定出20余种，共分为B系和G系两大类。其化学结构见图2-4-1。

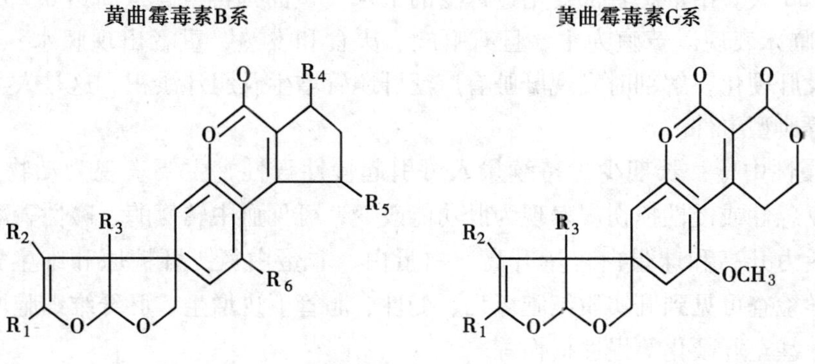

图 2-4-1　黄曲霉毒素的结构式

黄曲霉毒素的毒性与结构有一定的关系。二呋喃环双键极易产生环氧化反应形成 2、3-环氧化物。该环氧化物与核酸大分子中的亲核基团结合而影响核酸的结构与功能，所以凡二呋喃环的末端有双键者，其毒性较强，并有致癌性，如黄曲霉毒素 B_1、黄曲霉毒素 G_1 和黄曲霉毒素 M_1。在粮油食品天然污染中以黄曲霉毒素 B_1 最多见，而且其毒性和致癌性最强，因此，在食品卫生监测中常以黄曲霉毒素 B_1 作为污染指标。

黄曲霉毒素能够溶解于氯仿、甲醇及乙醇等，但不溶解于水、己烷、石油醚和乙醚中。在紫外线照射下产生荧光，可利用该特性测定黄曲霉毒素。根据荧光颜色、Rf 值及结构的不同加以鉴定。分别命名为黄曲霉毒素 B_1、B_2、G_1、G_2、M_1、M_2、P_1 及 Q_1 等。B_1 及 B_2 产生蓝紫色荧光；G_1 及 G_2 产生黄绿色荧光。

黄曲霉毒素耐热，在一般的烹调加工温度下，不能被破坏。在 280℃时发生裂解，其毒性被破坏。在加氢氧化钠的碱性条件下，黄曲霉毒素的内酯环被破坏，形成香豆素钠盐，该钠盐溶于水，故可通过水洗予以去除。

2. 易污染食品　黄曲霉毒素在自然界分布十分广泛，土壤、粮食、油料作物、种子均可见到。我国 26 个省市食品中黄曲霉毒素 B_1 的污染普查发现，受黄曲霉毒素污染较重的地区是长江流域以及长江以南的广大高温高湿地区，北方各省污染较轻。污染的品种以花生、花生油、玉米最严重，大米、小麦、面粉较轻，豆类一般很少受污染。其他食品如白薯干、甜薯、胡桃、杏仁等也有报道曾受到污染。

3. 危害

（1）急性中毒：黄曲霉毒素是剧毒物质，其毒性为氰化钾的 10 倍，对鱼、鸡、鸭、大鼠、豚鼠、兔、猫、狗、猪、牛、猴及人均有强烈毒性，以最敏感的雏鸭而言，其 LD_{50} 为 0.333μg/kg（0.267～0.390μg/kg）。黄曲霉毒素属于肝脏毒。除抑制肝细胞 DNA、RNA 的合成外，也抑制肝脏蛋白质的合成，一次口服中毒剂量后，2～3 天可出现肝实质细胞坏死、胆管上皮增生、肝脂肪浸润及肝出血等急性病变。人体组织的体外试验证实黄曲霉毒素对人体组织有毒性，如含 10mg/L 黄曲霉毒素的组织培养液可使人胚肝细胞 RNA 减少，细胞核形状改变，1mg/L 可阻止肝细胞 DNA 和 RNA 的合成。

黄曲霉毒素引起人类急性中毒，国内外都发生过。我国台湾省有三家农民因食用黄曲霉毒素含量高（225.9μg/kg）的发霉大米，导致 39 人中有 25 人中毒，其中有 3 名儿童死亡。1974 年印度两个邦中有 200 个村庄暴发黄曲霉毒素中毒性肝炎，397 人发病，死亡106人。中毒患者都食用过霉变的玉米（黄曲霉毒素含量高达6.25～15.6mg/kg）。中毒临床表现以黄疸为主，且有呕吐、厌食和发热，重者出现腹水、下肢水肿、肝脾肿大及肝硬化，解剖时发现肝脏有广泛肝胆管增生及胆汁淤积。这是人类急性黄曲霉毒素中毒典型事件。

（2）慢性中毒：长期少量持续摄入可引起慢性毒性，主要表现为动物生长障碍，肝脏出现亚急性或慢性损伤。表现为肝功能改变，可见血中转氨酶、碱性磷酸酶、异柠檬酸酶的活力升高和球蛋白含量升高，白蛋白、非蛋白氮、肝糖原和维生素A降低。肝脏组织学检查可见到肝实质细胞坏死、变性、胆管上皮增生、肝纤维细胞增生、形成再生结节，甚至肝硬化等慢性损伤等。

（3）致癌性：在猴、大鼠、鱼类及家禽等多种动物诱发实验性肝癌。不同的动物致癌的剂量差别很大，其中以大白鼠最为明显。实验证实，用黄曲霉毒素含量为15μg/kg的饲料喂大鼠，经68周，12只雄性大鼠全部出现肝癌；黄曲霉毒素诱发肝癌的能力比二甲基亚硝胺大75倍，是目前公认的最强的化学致癌物质之一。黄曲霉毒素不仅可诱发动物肝癌，对其他部位也可致肿瘤，如胃腺瘤、肾癌、直肠癌及乳腺、卵巢、小肠等部位肿瘤。

黄曲霉毒素对人类是否有致癌性，虽然目前尚不能肯定。但从亚非国家及我国肝癌流行病学调查研究发现，人群膳食中黄曲霉毒素污染程度与居民原发性肝癌的发生率呈正相关。例如，非洲撒哈拉沙漠以南的高温高湿地区，黄曲霉毒素污染食品比较严重，当地居民肝癌发病较多。相反，埃及等干燥地区，黄曲霉毒素污染食品较轻，肝癌发病较少。在菲律宾某些玉米和花生酱受黄曲霉毒素污染较严重的地区，肝癌的发生率较一般地区高7倍以上。我国调查（广西、江苏、上海）也见到类似的情况。提示黄曲霉毒素有可能与人的肝癌发病有关。

4. 预防要点　主要是防霉、去毒、经常性食品卫生监测，并以防霉为主。

（1）防霉：食品中真菌生长繁殖的条件，主要是有适宜的湿度、温度和氧气，尤以湿度最为重要。所以控制粮食中的水分是防霉的关键。在粮食收获后，必须迅速将水分含量降至安全水分以下，所谓安全水分，就是使粮食不易发霉的最高水分含量。不同的粮粒其安全水分不同，如一般粮粒含水分在13%以下，玉米在12.5%以下，花生在8%以下，真菌不易生长繁殖。粮食入仓之后，应注意通风，保持粮库内干燥。采用除氧充氮的方法对防霉也有较好的效果。

（2）去毒：粮食污染黄曲霉毒素后，可采用下列方法去毒：①挑出霉粒：对花生、玉米去毒效果较好；②研磨加工：发霉的大米加工成精米，可降低毒素含量；③加水反复搓洗、或用高压锅煮饭；④加碱破坏：适用于含黄曲霉毒素较高的植物油；⑤吸附去毒：在含毒素的植物油中加入活性白陶土或活性炭等吸附剂，经搅拌、静置，毒素可被吸附而去除。

（3）经常性食品卫生监测：根据国家有关食品卫生要求和规定，加强食品卫生监测，限制各种食品中黄曲霉毒素含量，是控制黄曲霉毒素对人体危害的重要措施。我国规定的几种食品中黄曲霉毒素 B_1 的允许量标准见表2-4-1。

表2-4-1　我国几种食品的黄曲霉毒素 B_1 允许量标准（μg/kg）

品　种	允许量标准
玉米、花生米、花生油	≤20
玉米及花生仁制品（按原料折算）	≤20
大米、其他食用油	≤10
其他粮食、豆类、发酵食品	≤5
牛乳	≤0.5
婴儿代乳食品	不得检出

（二）赭曲霉毒素（ochratoxin）

是由曲霉属和青霉属产生的一组真菌代谢产物，包括赭曲霉毒素A、赭曲霉毒素B、赭曲霉毒素C和赭曲霉毒素D。其中赭曲霉毒素A是已知毒性最强的，可由赭曲霉、洋葱曲霉、鲜绿青霉、圆弧青霉、变幻青霉等产生。赭曲霉毒素A耐热，在正常烹调条件下不能被破坏，微溶于水，在紫外光照射下可产生微绿色荧光。该毒素相当稳定，溶于乙醇后在冰箱内避光可保存1年。

1. 产毒条件及对食品的污染　赭曲霉毒素A在30℃和水分活性（供微生物利用的水分，water activity，a_w）为0.95条件下生成量最多，但不同的菌种产毒条件也有一定差异。例如家禽饲料温度为30℃的条件下，赭曲霉产生赭曲霉毒素A的最低 a_w 为0.85；而在24℃条件下，最适 a_w 为0.99。而圆弧青霉产生赭曲霉毒素A的最适温度为12～37℃，a_w 为0.95～0.99。

赭曲霉毒素主要污染玉米、大豆、可可豆、大麦、柠檬类水果，腌制的火腿、花生、咖啡豆等。赭曲霉在天然食物基质、合成或半合成的培养基中都能产生毒素，将产毒强的赭曲霉菌株在碎麦粒上培养，可产生大量的赭曲霉毒素A，而用含有4%蔗糖和20%酵母浸膏的半合成培养基培养赭曲霉也可产生赭曲霉毒素A。

食品受赭曲霉污染后，主要检出的是赭曲霉毒素A。美国最先从玉米中检出赭曲霉毒素A，含量为110～150μg/kg；其后各国在小麦、大麦、发霉饲料、干豆和咖啡豆中也先后检出了赭曲霉毒素A。我国部分省市进行调查的结果表明，谷类食品赭曲霉毒素A的污染不太普遍，污染率分别为小麦2%、玉米1.25%，而在大米中未检出。我国除个别样品中赭曲霉毒素A含量超过了某些国家制定的限量标准外，大部分阳性样品中赭曲霉毒素A的含量较低。

2. 赭曲霉毒素A的毒性　赭曲霉毒素A的急性毒性很强，大鼠经口 LD_{50} 为20～22mg/kg。动物中毒的靶器官主要为肾脏和肝脏，可见到肾曲管上皮细胞萎缩、间质细胞纤维化及肾小球透明变性等；肝脏可见脂肪变性及肝细胞透明样变、点状坏死及灶性坏死等。

大鼠和仓鼠试验发现赭曲霉毒素还有胚胎毒性和致畸性，如吸收胎增加、胎仔发育迟缓或者脑积水、额小及心脏缺损等。有报道给猴染毒赭曲霉毒素A后可诱导肾细胞的异常分裂，提示其有致突变的可能。一些动物试验还显示赭曲霉毒素A是一种肾脏致癌剂，用含40mg/kg赭曲霉毒素A的饲料喂养小鼠2年，动物全部出现肾病，部分动物还出现肾癌和肾腺瘤。

流行病学资料表明，巴尔干地方性肾病可能与居民膳食受赭曲霉毒素 A 污染有关。近年已有报道，阿尔及利亚及突尼斯人的肾病发病与赭曲霉毒素 A 摄入量高有明显相关性。1993 年国际癌症研究机构（IARC）已将赭曲霉毒素 A 定为人类可能的致癌剂。

3. 预防措施　对赭曲霉毒素污染食品的预防除要对食品采取防霉去毒措施外，还要限制食品中赭曲霉毒素 A 的含量。根据动物试验的最低有害作用剂量及考虑到必需的安全系数，1995 年 FAO/WHO 的食品添加剂与污染物法典委员会（CCFAC）第 44 次会议上，确定了赭曲霉毒素 A 暂定的每周耐受摄入量（PTWI）为 100ng/kg，相当于每日 14ng/kg。我国食品中的限量标准目前正在制定之中。

（三）展青霉素

是一种可由多种真菌产生的有毒代谢产物，如扩展青霉、荨麻青霉、细小青霉、棒曲霉、土曲霉和巨大曲霉以及丝衣霉等。

展青霉素为无色结晶，熔点约 110℃，在 70～100℃可真空升华。可溶于水和乙醇。在碱性溶液中展青霉素不稳定，可丧失其生物活性；在酸性溶液中较稳定。

展青霉素可存在于霉变的面包、香肠、水果、苹果汁、苹果酒和其他产品中。在苹果汁中曾检测其存在水平为 440～3990μg/L，而苹果酒中可高达 45mg/kg。德国有报道，展青霉素曾与赭曲霉毒素 A 一起从霉变的食品中被检测出来。我国对水果制品中展青霉素的污染情况调查结果显示，水果制品的半成品（原汁、原酱）阳性检出率为 76.9%，平均含量为 214μg/kg；而水果制成品的阳性检出率为 19.6%，平均含量为 28μg/kg。

展青霉毒素对小鼠经口 LD_{50} 为 35mg/kg。大鼠经口投予 30mg，共 3 次即可引起死亡。小鼠中毒死亡的主要病变为肺水肿、出血，肝、脾、肾淤血，中枢神经系统亦有水肿和充血。日本曾发生展青霉素污染饲料引起的奶牛中毒事件，主要表现为上行性神经麻痹、脑水肿和灶性出血。展青霉素对大鼠和小鼠未显示出致畸作用，但对鸡胚却有明显的致畸作用。展青霉素在组织培养中能抑制细胞及组织的生长，如在组织培养液中含 1.25μg/ml 浓度的展青霉素可抑制血细胞的生长。它也能抑制肿瘤细胞的生长和分裂，如 60μg/ml 的展青霉素可抑制小鼠腹水瘤细胞的生长；100μg/ml 可使小鼠腹水瘤细胞分化为二倍体的时间由 1.2～2.0 天 延长至 4.7～5.5 天。展青霉素能抑制细胞核有丝分裂，但机制尚不十分明确。虽然在离体试验中展青霉毒素可能抑制恶性肿瘤细胞的生长，但也能诱发实验肿瘤。例如给雄性大鼠 0.2mg 展青霉素皮下注射，每周 2 次，共 61～64 周，注射部位可出现纤维肉瘤，将瘤细胞移植于小鼠皮下，仍可继续生长。但考虑到很多物质都可在大鼠注射部位形成纤维肉瘤，所以对展青霉素的致癌作用尚需进一步研究。

展青霉素预防的首要措施仍然是防霉，并制定食品限量标准。国外对多数食品制定的展青霉素限量标准为 50μg/kg。我国现有的限量标准是原料果汁和果酱为 100μg/kg，果汁、果酱、果酒、罐头及果脯为 50μg/kg。

（四）单端孢霉烯族化合物

单端孢霉烯族化合物（trichothecenes）是一组由某些镰刀菌种产生的生物活性和化学结构相似的有毒代谢产物。其基本化学结构是倍半萜烯，因在碳 12、13 位上形成环氧基，故又称12，13环氧单端孢霉烯族化合物（12，13-epoxytrichothecenes）。目前已知在谷物中存在的单端孢霉烯族化合物主要有T-2毒素、二醋酸蔗草镰刀菌烯醇（diacetoxyscirpenol，DAS）、雪腐镰刀菌烯醇（nivalenol，NIV）和脱氧雪腐镰刀菌烯醇（deoxynivalenol，DON）。该类化合物化学性质稳定，可溶于中等极性的有机溶剂，难溶于水。紫外光下不显荧光，耐热，在烹调过程中不易破坏。

1. 单端孢霉烯族化合物的毒性　该类化合物毒作用的共同特点是有较强的细胞毒性、免疫抑制作用及致畸作用，部分有弱的致癌作用。

（1）T-2毒素：是三线镰刀菌和拟枝孢镰刀菌产生的代谢产物。研究表明它是食物中毒性白细胞缺乏症（ATA）的病原物质。本病的特点是发热，鼻、喉及齿龈出血，有坏死性咽炎，进行性白细胞减少，严重时可导致败血症。根据ATA的临床症状及食物中分离出的镰刀菌认为，ATA与T-2毒素有关。T-2毒素的毒性作用极为广泛，可导致多系统多器官的损伤，尤其是淋巴组织受损最为严重，可造成淋巴细胞变性坏死，说明T-2毒素具有免疫损伤作用。T-2毒素可致胃黏膜出血及软骨损伤；并能抑制蛋白质和DNA合成；对小鼠有胚胎毒性；也有报道T-2毒素具有致癌和促癌的效应。

（2）二醋酸蔗草镰刀菌烯醇：该毒素主要由蔗草镰刀菌和木贼镰刀菌产生。其毒性与T-2毒素相似，可损害动物造血器官、使血细胞持续减少、心肌蜕变出血等。

（3）脱氧雪腐镰刀菌烯醇：该毒素也称致呕毒素（vomitoxin），主要由禾谷镰刀菌、黄色镰刀菌及雪腐镰刀菌产生。脱氧雪腐镰刀菌烯醇（DON）是赤霉病麦中毒的主要病原物质。有报道成人食入250g含有10%病麦的面粉，食后30～60分钟即可发生中毒。表现为恶心、眩晕、头痛、呕吐、手足发麻、全身乏力、颜面潮红。停止食用病麦后1～2天即可恢复。症状严重者可见呼吸、脉搏、体温及血压的波动，四肢发软、步态不稳、形似醉酒，故有地方称其为“醉谷病”，但未见死亡报道。DON的毒性除表现为致呕吐作用外，一些研究还表明其有明显的胚胎毒性和一定的致畸、致突变作用。但关于DON的致癌作用目前尚无明确报道。

（4）雪腐镰刀菌烯醇与镰刀菌烯酮-X：这两者均为B型单端孢霉烯族化合物，可引起人的恶心、呕吐、头痛、疲倦等症状，也可引起小鼠体重下降、肌肉张力下降及腹泻等。

2. 单端孢霉烯族化合物污染的预防措施　在欧美各国，单端孢霉烯族化合物对谷物、饮料均有不同程度的污染，T-2毒素和DON在北美和欧洲的谷物和饲料中污染较为普遍，而NIV和DAS的污染调查较少。国外资料表明玉米受NIV污染较多，小麦受DON污染较多，而大麦却常受以上两种毒素的污染。DON和NIV在谷物中的污染量有明显的地区性差异，如在日本南部，DON对谷物污染较NIV普遍，而在日本北部则相反。1986年我国在部分省市对正常小麦中DON的含量进行了检测，结果安徽、甘肃、河南和上海DON的阳性检出率分别为53.3%、57.0%、57.7%和100%。甘肃的小麦样品受DON污染最严重，平均含量为2050μg/kg，最高含量达20000μg/kg。

预防措施仍应是防霉去毒、加强检测及制定食品中限量标准。防霉首先要注意田间管理，预防赤霉病；粮储期间注意通风，控制粮谷水分在11%～13%以下。要设法减少粮食中赤霉病麦粒和毒素，如可采用比重分离法、稀释法或碾磨去皮法等减少食用病麦或去除病麦的毒素；用病麦制成油煎薄饼，因其温度高可略微减少毒素含量；而用病麦发酵制醋或酱油，则可较好地去除毒素。1996 年我国制定了小麦、玉米及其制品中 DON 的限量标准，均为 1000μg/kg。

（五）与食品污染关系密切的其他真菌毒素

与食品污染关系密切的霉菌毒素除前述几种外，还有杂色曲霉毒素、烟曲霉震颤素、桔青霉素、黄绿青霉素、黄天精、红天精、皱褶青霉素、环氯素、青霉酸、串珠镰刀菌素等，这些真菌毒素易污染谷类、大米、大麦、玉米等作物，对动物均有较强的毒性，尤其是以下几种。

1. 玉米赤霉烯酮　该毒素主要由禾谷镰刀菌、黄色镰刀菌、木贼镰刀菌等产生，是一类结构相似的二羟基苯酸内酯化合物。因有类雌激素样作用，可表现出生殖系统毒性作用。猪为敏感动物，雌性猪表现为外阴充血、乳房肿大，甚至不孕；雄性小猪表现为睾丸萎缩、乳腺肿大等雌性变化。该毒素主要污染玉米，其次是小麦、大麦、大米等粮食作物。西方国家玉米中赤霉烯酮含量在 0.1～100mg/kg。我国曾对南方几个地区的小麦进行过调查，发现污染较轻，目前我国尚未制订食品中的限量标准。

2. 伏马菌素　主要由串珠镰刀菌产生，可分伏马菌素 B_1（FB_1）和伏马菌素 B_2（FB_2）两类。食品中以 FB_1 污染为主，主要污染玉米和玉米制品。目前已知 FB 最主要的毒作用是神经毒性，可引起马的脑白质软化；此外 FB 还具有慢性肾脏毒性，可引起肾病变；另外还可引起狒狒心脏血栓等。FB 不仅是促癌剂，其本身还有致癌作用，主要引起动物原发性肝癌。1996 年我国对玉米、小麦等粮食作物中 FB_1 的污染情况进行调查，发现不同地区均有不同程度污染，目前我国尚无其在食品中的限量标准。

3. 3-硝基丙酸　是曲霉属和青霉属等少数菌种产生的有毒代谢产物。我国从引起中毒的变质甘蔗中分离到的节菱孢霉具有产生 3- 硝基丙酸的作用。该化学物对多种动物具有毒性作用，表现为神经系统、肝、肾和肺损伤。变质甘蔗中毒在我国北方常有发生，发病急，潜伏期从十几分钟至十几小时。发病初期为消化功能紊乱，随后出现神经系统症状，如头痛、头晕等，重者可伴有抽搐。抽搐时四肢强直、手足呈鸡爪样、牙关紧闭、瞳孔散大、面部发绀等，每日发作可达数十次，随后可进入昏迷期。中毒者常死于呼吸衰竭，存活者多有椎外系统神经损害，留下终生残疾。对 3- 硝基丙酸中毒的预防措施是甘蔗必须成熟后收割，收割后需防冻，防霉菌污染，贮存期不可过长。宣传教育不吃霉变的甘蔗，一旦发生中毒，因无特效疗法而应尽快洗胃或灌肠排除毒物，控制脑水肿，促进脑功能恢复并采取其他对症及支持疗法。

第二节　化学性污染及其预防

一、农药污染及其预防

农药能防治病、虫、草、鼠害，提高农畜产品产量，是获取农业丰收的重要措施。但如果使用不当，对环境和食品会造成污染。施用农药后，在食品表面及食品内残存的农药及其代谢产物、降解物或衍生物，统称为农药残留。食用含有农药残留的食品，大剂量可能引起急性中毒或慢性中毒，低剂量长期摄入可能有致畸、致癌和致突变作用。

目前世界上使用的农药原药多达一千多种，我国目前使用的农药也有近两百种原药和近千种制剂。我国原药年产量近40万吨，在世界上排第二位。农药按化学结构可分为有机氯类、有机磷类、有机氮类、氨基酸酯、有机硫、拟除虫菊酯、有机砷、有机汞等多种类型。如按用途可分为杀虫剂、杀菌剂、除草剂、杀线虫剂、杀螨剂、杀鼠剂、落叶剂和植物生长调节剂等类型。使用较多的是杀虫剂、杀菌剂和除草剂三大类。

1. 农药污染途径

（1）直接污染：因喷洒农药可造成农作物表面沾附污染，被吸收后转运至各个部分而造成农药残留。污染的程度与农药的性质、剂型、施用方法及浓度和时间有关。内吸性农药（如内吸磷、对硫磷）残留多，而渗透性农药（如杀螟松）和触杀性农药（如拟除虫菊酯类）残留少；易降解的品种如有机磷残留时间短，不易降解的品种如有机氯、重金属制剂则残留时间长；油剂比粉剂更易残留，喷洒比拌土施撒残留高；施药浓度高，次数频、距收获间隔期短则残留高。其他与气象因素、农作物的品种等也有一定关系。

（2）间接污染：由于大量施用农药以及工业“三废”的污染，大量农药进入空气、水体和土壤，成为环境污染物。农作物长期从污染的环境中吸收农药，可引起食品二次污染。

（3）生物富集作用与食物链：生物富集作用是指生物将环境中低浓度的化学物质，通过食物链的转运和蓄积达到高浓度的能力。食物链是指在生物生态系统中，由低级到高级顺次作为食物而连结起来的一个生态链条。某些化学物质在沿着食物链转移的过程中产生生物富集作用，即每经过一种生物体，其浓度就有一次明显的提高。某些理化性质比较稳定的农药，如有机氯、有机汞和有机砷制剂等，脂溶性强，与酶和蛋白质有较大的亲和力，不易排出体外，在食物链中通过生物富集作用逐级在生物体内浓缩，可使其残留量增高。

生物富集作用以水生生物最为明显。如原来水体仅含 DDT3×10^{-5}ppm 时，通过浮游生物、小鱼、大鱼、水鸟等捕食生物逐渐富集，最终在水鸟体内 DDT 含量可高达25ppm，为原水中 DDT 含量的833万倍（表2-4-2）。

表2-4-2　DDT在食物链中的富集和浓缩

食物链	DDT含量（ppm）	浓缩倍数
水	3×10^{-5}	1
浮游生物	0.04	1.3万
小鱼体内	0.5	17万
大鱼体内	2.0	66.7万
水鸟体内	25.0	833万

2. 食品中农药残留及其毒性

（1）有机氯农药对人体危害：有机氯是最早使用的一种农药，主要有六六六及DDT等，在环境中稳定性强，不易降解，在环境和食品中残留期长，如DDT在土壤中消失95%的时间需3～30年（平均10年），通过食物链进入体内后，因是脂溶性物质，主要蓄积于脂肪组织中。

有机氯农药多数属于中等毒或低毒。急性中毒时，主要表现为神经毒作用，如震颤抽搐和瘫痪等。有机氯农药的慢性毒性作用主要侵害肝、肾和神经系统等。用浓度5ppm的DDT给大鼠或小鼠灌胃，可引起肝脂肪浸润和肝小叶中心增生。人在慢性中毒时，初期有知觉异常，进而出现共济失调，精神异常，肌肉痉挛，肝、肾损害，如肝肿大，蛋白尿等。

有机氯农药能诱发细胞染色体畸变，因为有机氯可通过胎盘屏障进入胎儿，部分品种及其代谢产物具有一定致癌作用。人群流行病学调查资料表明，使用有机氯农药较多的地区畸胎发生率和死亡率比使用较少的地区高10倍左右。关于其致癌作用，一般认为高剂量DDT可使小鼠肝癌增多，但对一些接触者进行的流行病学调查和一些自愿者每天口服DDT 35mg，时间长达21.5个月，体内DDT的蓄积量为一般人的几十至几百倍时，未见致癌的证据。

关于六六六的致癌作用也有很多报道。给小鼠20mg/(kg·d)，可引起肝癌。工业品六六六，纯α、β、γ异构体在较大剂量时也可引起肝癌。但对大量长期接触六六六和DDT的工人作肝脏活体组织检查，仅发现慢性肝损害。

由于有机氯农药化学性质稳定，不易降解，在环境和食品上长期残留，并通过食物链逐级浓缩，具有一定的潜在危害，因此许多国家已停止生产和使用，我国已于1983年停止生产，1984年停止使用。

（2）有机磷农药对人体的危害：有机磷农药是目前使用量最大的一种杀虫剂，常用产品是敌百虫、敌敌畏、乐果、马拉硫磷等。大多数有机磷农药的性质不稳定，易迅速分解，残留时间短，在生物体内也较易分解，故在一般情况下少有慢性中毒。有机磷农药对人的危害主要是引起急性中毒。有机磷属于神经性毒剂，可通过消化道、呼吸道和皮肤进入体内，经血液和淋巴转运至全身。其毒性作用机制主要是与生物体内胆碱酯酶结合，形成稳定的磷酰化乙酰胆碱酯酶，使胆碱酯酶失去活性，从而导致乙酰胆碱在体内大量堆积，引起胆碱能神经纤维高度兴奋。

（3）拟除虫菊酯类：本类产品是人工合成的除虫菊酯，可用作杀虫剂和杀螨剂，具有高效、低毒、低残留、用量少的特点。目前大量使用的产品有数十个品种，如溴氰菊酯（敌杀死）、丙炔菊酯、苯氰菊酯、三氟氯氰菊酯等。其毒性作用机制是通过对钠泵的干扰使神经膜动作电位的去极化期延长，阻断神经传导。另外，还具有改变膜的流动性，增加兴奋性神经介质和cGMP的释放，干扰细胞色素C和电子传递系统功能。此类农药由于施用量小，残留低，一般慢性中毒少见，急性中毒多由于误服或生产性接触所致。

（4）氨基甲酸酯类：这类农药属中等毒农药，目前使用量较大，主要用作杀虫剂（如西维因、速灭威、混灭威、呋喃丹、克百威、灭多威、敌克松、害扑威等）或除草剂（如丁草特、野麦畏、哌草丹、禾大壮等）。该类农药的特点是药效快，选择性高，对温血动物、鱼类和人的毒性较低，容易被土壤中的微生物分解，在体内不蓄积，属于可逆性胆碱酯酶抑制剂。急性中毒主要表现为胆碱能神经兴奋症状，慢性毒性和三致（致癌、致畸、致突变）毒性方面报道不一，目前尚无定论。有实验报道，此类农药在弱酸条件下可与亚硝酸盐结合生成亚硝胺，有潜在致癌作用。

3. 预防措施

（1）发展高效、低毒、低残留农药：所谓高效就是用量少，杀虫效果好；而低毒是指对人畜的毒性低，不致癌、不致畸、不产生特异病变。低残留是农药在施用后降解速度快，在食品中残留量少。

（2）合理使用农药：我国已颁布《农药安全使用标准（GB4285-1989）》和《农药合理使用准则（GB4321.1～3－1987～1989）》，对主要作物和常用农药规定了最高用药量或最低稀释倍数，最高使用次数和安全间隔期（最后一次施药到距收获时的天数），见表2-4-3。

（3）加强对农药的生产经营和管理：许多国家都有严格的农药管理和登记制度。我国国务院1997年发布的《农药管理条例》中规定由国务院农业行政主管部门负责全国的农药登记和农药监督管理工作。同时还规定了我国实行农药生产许可制度。未取得农药登记和农药生产许可证的农药不得生产、销售和使用。

（4）限制农药在食品中的残留量：见表2-4-4、表2-4-5。

表2-4-3 农药安全使用标准（蔬菜部分）

农药	最高用药量	施药方法	最多使用次数	安全间隔期
乐果	100ml/亩	喷雾	6	≥7天
敌百虫	100g/亩	喷雾	5	≥7天
敌敌畏	200ml/亩	喷雾	2	≥5天
二氧苯醚菊酯	24ml/亩	喷雾	8	≥2天
辛硫磷	100ml/亩	喷雾	2	≥6天
氰戊菊脂	20ml/亩	喷雾	3	≥5天

表2-4-4 各种食品中DDT和六六六残留量标准

食品名称	总体六六六(mg/kg)	总体DDT(mg/kg)
粮食（成品粮）	≤0.3	≤0.2
蔬菜、水果	≤0.2	≤0.1
鱼类	≤2	≤1
肉类，脂肪含量在10%以下（以鲜重计）	≤0.4	≤0.2
脂肪含量在10%以上者（以脂肪计）	≤4.0	≤0.2
蛋类（去壳）	≤1.0	≤1.0
蛋制品	按蛋折算	按蛋折算
牛乳	≤0.1	≤0.1
乳制品	按牛乳折算	按牛乳折算
绿茶和红茶	≤0.4	≤0.2

表2-4-5 食品中有机磷农药残留限量标准（mg/kg）

品种	敌敌畏	乐果	马拉硫磷	对硫磷
原粮	≤0.1	≤0.05	≤3	≤0.1
成品粮	-	-	-	3
蔬菜、水果	≤0.2	≤1.0	不得检出	不得检出
食用油	不得检出	不得检出	不得检出	≤0.1

二、有毒金属污染及其预防

环境中的金属元素大约有80余种，进入人体主要是通过消化道，也可通过呼吸道和皮肤接触等途径进入人体。有些金属是构成人体组织必需的元素，如钙、铁、磷、钾、钠等，而某些金属元素在较低摄入量的情况下对人体即产生毒性作用，如铅、汞、镉、砷等，常称为有毒金属。

（一）污染途径

1. 工业三废　含有金属毒物的工业三废排入环境中，可直接或间接污染食品，而污染水体和土壤的金属毒物，还可通过生物富集作用，使食品中的含量显著增高。

2. 食品生产加工过程污染　食品在生产加工过程中，接触不符合卫生要求的机械设备、管道、容器或包装材料，在一定的条件下，其有害金属可溶出污染食品；在食品运输过程中，由于运输工具被污染，也可污染食品。

3. 农药和食品添加剂污染　某些金属农药（如有机汞、有机砷等），或农药不纯含有金属杂质，在使用过程中均可污染食品。食品在生产加工过程中，使用含有金属杂质的食品添加剂，也可造成对食品的污染。

4. 某些地区自然环境中本底含量高　生物体内的元素含量与其所生存的空气、土壤、水体这些元素的含量成明显正相关关系。高本底的有毒金属元素的地区，生产的动、植物食品中有毒金属元素含量高于其他低本底的地区。

（二）汞、镉、铅、砷对食品的污染及危害

1. 汞对食品的污染及危害

（1）污染来源：汞及其化合物广泛应用于工农业生产和医疗卫生行业，可通过废水、废气、废渣等途径污染食品。另外，用有机汞拌种，或在农作物生长期施用有机汞农药均可污染农作物。除职业接触外，进入人体的汞主要来源于受污染的食品。据我国对各类食品中汞的化学形式研究，发现水产品中的汞主要以甲基汞形式存在，而植物性食品中的汞则以无机汞为主。水产品中特别是鱼、虾、贝类食品中甲基汞污染对人体的危害最大。例如，日本的水俣病，由于当地水域受汞污染，经食物链的生物富集作用使鱼体内汞含量高达20～60mg/kg，为生活水域汞含量的数万倍。

（2）对人体的危害：微量汞对人体不致引起危害，但进入体内的数量过多，则会损害人体的健康。汞由胃肠道吸收与其存在形式有关。金属汞很少由胃肠道吸收，故其经口毒性极小。二价无机汞化物在胃肠道内的吸收率为1.4%～15.6%，平均为7%。吸收后经血液转运，约以相等的量分布于红细胞和血浆中，并与血红蛋白和血浆蛋白的巯基结合。二价无机汞化物不易通过胎盘屏障，主要由尿和粪排出。有机汞的吸收率较高，如甲基汞的胃肠道吸收率为95%。血液中的汞90%与红细胞结合，10%与血浆蛋白结合，并通过血液分布于全身，血液中汞含量可反映近期摄入体内的水平，也可作为体内汞负荷程度的指标，通常以0.5μmol/L（100μg/L）作为正常值上限。

甲基汞脂溶性较高，易于扩散并进入组织细胞之中，主要蓄积于肾脏和肝脏，并通过血脑屏障进入脑组织。大脑对甲基汞有特殊的亲和力，其浓度比血液浓度高3～6倍。甲基汞也可随头发的生长而进入毛发，血液中浓度与头发浓度之比为1∶250。毛发中甲基汞含量与摄入量成正比，因此发汞值可以反映体内汞的水平。甲基汞主要由粪排出，

由尿排出很少。一般认为血汞在200μg/L以上，发汞在50μg/g以上，尿汞在2μg/L以上，即表明有汞中毒的可能。

汞由于存在形式的不同，其毒性亦异，无机汞化物多引起急性中毒，有机汞多引起慢性中毒。有机汞在人体内的生物半衰期平均为70天左右，而在脑内半衰期为180～250天。甲基汞可与体内含巯基的酶结合，成为酶的抑制剂，从而破坏细胞的代谢和功能。慢性甲基汞中毒的病理损害主要为细胞变性、坏死，周围神经髓鞘脱失。中毒表现起初为疲乏、头晕、失眠，而后感觉异常，手指、足趾、口唇和舌等处麻木，严重者可出现共济失调、发抖，说话不清，失明，听力丧失，精神紊乱，严重者可因疯狂痉挛而死。

（3）食品中汞的允许限量　我国食品卫生标准（GB2726-1994）规定，食品中汞允许限量为（≤mg/kg）：鱼和其他水产品0.3（其中甲基汞为0.2），肉、蛋0.05，粮食0.02，蔬菜、水果、薯类、牛奶0.01，油0.05。

2. 镉对食品的污染及危害

（1）污染来源：镉对食品的污染主要是工业废水的排放造成的。含镉工业废水污染水体，经水生生物浓集，使水产品中镉含量明显增高。含镉污水灌溉农田亦可污染土壤，经作物吸收而使食品中镉残留量增高。用含镉金属作容器存放酸性食品或饮料时，可使大量的镉溶出，造成对食品的严重污染。日本某镉污染严重的地区，稻米平均含量为1.41mg/kg（非污染区为0.08mg/kg），贝类含镉量高达420mg/kg（非污染区为0.05mg/kg）。食品被镉污染后，含镉量有很大差别，海产品和动物食品（尤其是肾脏）高于植物性食品，而植物性食品中以谷类、根茎类、豆类含量较高。

（2）对人体的危害：进入人体的镉以消化道摄入为主，镉在消化道的吸收率为1%～12%，一般为5%，低蛋白、低钙和低铁的膳食有利于镉的吸收，维生素D也可促进镉的吸收。吸收的镉经血液运至全身。血液中的镉一部分与红细胞结合，一部分与血浆蛋白结合。红细胞中的镉部分与血红蛋白结合，部分可能以金属硫蛋白的形式与低分子蛋白质结合。这些结合的镉主要分布于肾和肝。肾脏含镉量约占全身蓄积量的1/3，而肾皮质镉浓度是全肾脏镉浓度的1.5倍。这是因为含镉的金属硫蛋白可经肾小球过滤进入肾小管，或者排出体外，或重吸收，从而造成了镉在肾近小曲管的选择性蓄积。因此，肾脏是慢性镉中毒的靶器官。体内的镉可通过粪、尿、毛发等途径排出，半衰期为15～30年。正常人血镉<50μg/L，尿镉<3μg/L。如血镉>250μg/L或尿镉>15μg/L，则表示有过量镉接触和镉中毒的可能。

镉对体内巯基酶具有较强的抑制作用，长期摄入镉后可引起镉中毒，主要损害肾脏、骨骼和消化系统，特别是损害肾近曲小管上皮细胞，影响重吸收功能，临床上出现蛋白尿、氨基酸尿、高钙尿和糖尿，使体内呈负钙平衡而导致骨质疏松症。日本神通川流域的"骨痛病"（痛痛病）就是由于镉污染造成的一种典型的公害病。此病的主要特征是背部和下肢疼痛，行走困难、蛋白尿、骨质疏松和假性骨折。

此外，摄入过多的镉还可引起高血压、动脉粥样硬化、贫血等。锌、镉是相互拮抗的元素，镉可以干扰结合锌的酶。进入体内的镉可置换含锌酶中的锌，并抑制该酶活性。提高锌的摄入，能拮抗镉的毒性作用。

（3）食品中残留镉的卫生标准　我国食品卫生标准（GB15201－1994）规定，食品中镉容许限量为（≤mg/kg）：大米0.2，面粉0.1，杂粮和蔬菜0.05，肉、鱼0.1，蛋0.05，水果0.03。

3. 铅对食品的污染及其危害

（1）污染来源：含铅工业三废的排放和汽车尾气是铅污染食品的主要来源；食品加工用机械设备和管道含铅，在适宜的条件下，可移行于食品中；食品的容器和包装材料也是铅的重要来源，如陶瓷食具的釉彩、铁皮罐头盒的镀焊锡含铅，用这些食具盛酸性食品，或是涂料脱落时，铅易溶出污染食品，用铁桶或锡壶盛酒也可将铅溶出；印刷食品包装材料的油墨、颜料，儿童玩具的涂料也是铅的来源；某些食品添加剂或生产加工中使用的化学物质含铅杂质，亦可污染食品。含铅农药（如砷酸铅等）的使用，可造成农作物的铅污染。

（2）对人体的危害：人体内的铅主要来源于食物。据国外报道，每天进入人体的铅来自食物者大约有400μg，水10μg，城市空气26μg，农村空气1μg，估计目前人体内铅的总量是古代人的100倍。

进入消化道的铅约有5%～10%被吸收，吸收部位主要是十二指肠，吸收率受食物中蛋白质、钙、植酸等影响。体内铅主要经过肾和肠道排出。铅在体内的半衰期较长，故可长期在体内蓄积。尿铅、血铅、发铅是反映体内铅负荷的常用指标。血铅正常值上限为2.4μmol/L，尿铅为0.39μmol/L（0.08mg/L）。

铅的毒性作用主要是损害神经系统、造血系统和肾脏。食物铅污染所致的中毒主要是慢性损害作用，主要表现为贫血、神经衰弱、神经炎和消化系统症状，如食欲不振、胃肠炎、口腔金属味、面色苍白、头昏、头痛、乏力、失眠、烦躁、肌肉关节疼痛、便秘、腹泻等。严重者可导致铅中毒性脑病。儿童摄入过量铅可影响其生长发育，导致智力低下。

（3）食品中铅的允许限量：我国食品卫生标准（GB14935-1994）规定，食品中铅容许限量为（≤mg/kg）：蔬菜和水果为0.2，粮食和薯类为0.4，豆类0.8，肉类和鱼虾类0.5，蛋类0.2，鲜奶0.05。

4. 砷对食品的污染及其危害

（1）污染来源：砷是一种非金属元素，但由于其许多理化性质类似于金属，故常将其归为“类金属”之列。砷及其化合物广泛存在于自然界，并大量用于工农业生产中，故食品中通常含有微量的砷。食品中的砷污染主要来源于含砷农药、空气、土壤和水体。如使用含砷农药过量或使用时间距收获期太近，可致农作物中砷含量明显增加。如水稻孕穗期施用有机砷农药，收获的稻米中砷残留量可达3～10mg/kg，而正常稻谷含砷不超过1mg/kg。用含砷废水灌溉农田后，可使小白菜含砷量高达60～70mg/kg，而一般蔬菜中砷平均含量在0.5mg/kg以下。

（2）对人体的危害：食品中砷的毒性与其存在的形式有关。食品中的砷有无机砷和有机砷两种形式。一般认为三价砷的毒性大于五价砷，无机砷的毒性大于有机砷。砷化物是一种原浆毒，对体内蛋白质有很强的亲和力。食物和饮水中的砷经消化道进入体内后与多种含巯基的酶结合，使之失去活性，抑制细胞的正常代谢，从而出现一系列症状。长期摄入砷化物可引起慢性中毒，表现为腹泻、便秘、食欲减退、消瘦等消化道症状。皮肤可出现色素沉着，手掌和足底过度角化。血管受累时呈肢体末梢坏疽，即所谓慢性砷中毒黑脚病。神经系统为多发性神经炎，神经衰弱综合征。

目前已证实多种无机砷化合物具有致突变性，可导致体内外基因突变、染色体畸变并抑制 DNA 损伤的修复。流行病学调查表明，无机砷化合物可能与人类的皮肤癌和肺癌的发生有关。

（3）食品中砷的允许限量：我国食品卫生标准（GB4810-1994）规定，食品中砷的允许限量为（≤mg/kg，按 As 计）：粮食 0.7，食用食物油 0.1，酱油、食盐、醋、酒类、蔬菜、水果、淡水鱼、肉类、蛋类 0.5，鲜奶 0.2。

（三）预防措施

1. 消除污染源　有毒金属污染食品后，由于残留期较长，不易去除。因此，消除污染源是降低有毒金属元素对食品污染的最主要措施。应重点作好工业三废的处理和严格控制三废的排放，加强卫生监督。禁用含砷、铅、汞的农药和不符合卫生标准的食品添加剂、容器包装材料、食品加工中使用的化学物质等。

2. 制订各类食品中有毒金属元素的最高允许限量标准，加强食品卫生质量检测和监督工作。

3. 严格管理有毒有害金属及其化合物，防止误食、误用、投毒或人为污染食品。

三、N-亚硝基化合物污染及其预防

（一）结构与分类

N-亚硝基化合物（N-nitroso compounds）是一类毒性和致癌性很强的物质。根据其化学结构分为亚硝胺和亚硝酰胺两大类。

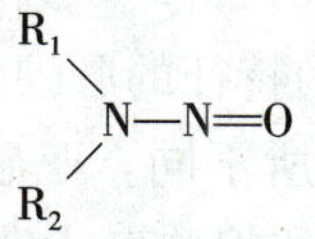

亚硝胺的基本结构

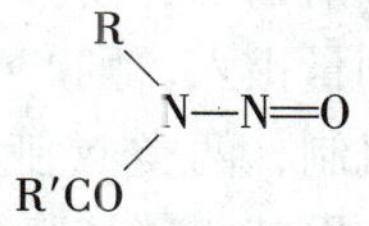

亚硝酰胺的基本结构

上式亚硝胺中的 R_1 和 R_2 为烷基或芳香基，R_1 和 R_2 相同者称为对称的亚硝胺，如甲基亚硝胺；R_1 和 R_2 不相同者，称为不对称的亚硝胺，如甲基苯基亚硝胺。亚硝酰胺的 R 为烷基，R′CO 为酰基。

（二）N-亚硝基化合物的合成及影响因素

1. 合成的前体物质　形成 N-亚硝基化合物的前体包括 N-亚硝化剂和可亚硝化的含氮有机化合物。N-亚硝化剂包括硝酸盐和亚硝酸盐以及其他氮氧化物，还包括与卤素离子或硫氰酸盐产生的复合物；可亚硝化的有机含氮化合物主要涉及胺、氨基酸、多肽、脲、脲烷、呱啶、酰胺等。硝酸盐广泛存在于人类的环境中，如水、土壤和植物；在一定条件下硝酸盐可转变为亚硝酸盐，因此亚硝酸盐常伴随硝酸盐而存在。可亚硝化的含氮有机化合物在人类食物中广泛存在，特别是胺和酰胺。在海鱼组织中，二甲胺（仲胺）含量多在 100mg/kg 以上，三甲胺和氧化三甲胺含量更高（通常为 1000mg/kg）。鱼中的氧化三甲胺在加热时可转变为二甲胺。

2. 影响合成的因素

（1）pH：除反应浓度外，氢离子浓度对反应影响较大。在酸性环境中极易反应。

例如，仲胺亚硝基化的最适宜 pH 为 2.5～3.4，胃液酸度 pH 为 1～3，故适宜于亚硝基化合物的合成。

（2）胺的种类与亚硝基程度：过去认为仲胺反应速度最快，伯胺、叔胺很难反应，但近年来已证实，在有硫氰酸根存在的条件下，伯胺与亚硝酸的反应也很快。人的唾液中有大量的硫氰酸根，所以，此途径备受重视。

（3）微生物：在微生物的作用下可将硝酸盐还原为亚硝酸盐，又参与胺的形成，故能促进 N-亚硝基化合物的生成。另外，肠道硝酸盐还原菌能将仲胺及硝酸盐合成亚硝胺；某些霉菌如黄曲霉、黑曲霉菌也能促进亚硝胺的合成。

（三）食品的污染来源

食品中天然存在的亚硝胺含量极微，一般在 10ppb 以下，但其前身亚硝酸盐及仲胺等则广泛存在于自然界。施用硝酸盐化肥可使蔬菜中含有较多的硝酸盐，蔬菜腌渍时，因时间、盐分不够，蔬菜容易腐败变质，腐败菌可将硝酸盐还原为亚硝酸盐，导致亚硝酸盐含量增高。食物在烹调、烟熏、制罐过程中可使仲胺含量增高，食物霉变后，仲胺含量可增高数十倍至数百倍；肉、鱼类食品加工时，常用硝酸盐做防腐剂、发色剂，食品中的硝酸盐在细菌硝基还原酶的作用下，可形成亚硝酸盐。仲胺和亚硝酸盐在一定条件下，可在体内，也可在体外合成亚硝胺。

有些加工食品，如熏鱼、腌肉、酱油、酸渍菜、腌菜、发酵食品、啤酒以及油煎咸肉均含有一定量的 N-亚硝基化合物。

（四）对人体的危害

N-亚硝基化合物对动物具有致癌性是公认的。N-亚硝基化合物可通过消化道、呼吸道、皮肤接触或皮下注射诱发肿瘤。一次大剂量摄入，可产生以肝坏死和出血为特征的急性肝损害。长期小剂量摄入，则产生以纤维增生为特征的肝硬化，并在此基础上发展为肝癌。关于致癌的机制，两类 N-亚硝基化合物有所不同。亚硝酰胺（如甲基亚硝基脲、甲基亚硝基脲烷、甲基亚硝基胍）本身为终末致癌物，无需体内活化就有致癌作用，而亚硝胺（如二甲基亚硝胺、吡咯烷亚硝胺）本身是前致癌物，需要在体内活化、代谢产生自由基，使核酸或其他分子发生烷化而致癌。

N-亚硝基化合物对人类直接致癌还缺少证据。但许多学者认为 N-亚硝基化合物对人致癌的可能性很大，其理由是：在体外实验中发现人和大鼠的肝脏对二甲基亚硝胺的代谢性质和速度极为相似，均有近相同数量的核酸被甲基化，在人胚肾细胞培养液中加入二甲基亚硝胺，发现很快出现上皮增生，且有剂量反应关系。据流行病学调查资料表明，人类某些癌症可能与 N-亚硝基化合物摄入量有关。如智利胃癌高发可能与当地大量使用硝酸盐化肥有关，日本人胃癌高发可能与其爱吃咸鱼和咸菜有关。我国林县食管癌高发，经现场研究发现，该县食物中亚硝胺检出率为 23.3%（低发区检出率仅 1.2%），并且该县食物中亚硝胺类物质可以使正常人胚肺成纤维细胞发生转化，证实它具有致癌性。N-亚硝基化合物还对动物具有致畸作用。

至今，在 300 多种 N-亚硝基化合物中，已发现大约有 80% 以上能对动物诱发出肿瘤，最多见的是肝、食管及胃癌；肺、膀胱及鼻咽癌偶见。

（五）预防要点

1. 制订食品中硝酸盐、亚硝酸盐使用量及残留量标准　我国规定在肉类罐头及肉类制品中硝酸盐最大使用量为每千克食物0.5g，亚硝酸盐每千克食物0.15g，残留量以亚硝酸钠计，肉类罐头为每千克食物不得超出0.05g，肉制品每千克不得超过0.03g。

2. 防止微生物污染及食物霉变　作好食品保藏，防止蔬菜、鱼肉腐败变质，产生亚硝酸盐及仲胺。这对降低食物中亚硝基化合物的含量极为重要。

3. 阻断亚硝胺合成　维生素C具有阻断N-亚硝基化合物合成的作用。抗坏血酸盐与亚硝酸盐在一起能很快起作用，抗坏血酸被氧化，生成脱氢抗坏血酸，亚硝酸盐则被还原生成氧化氮（NO），使硝酸盐离子浓度降低，胺的亚硝化作用从而受到阻断。据研究资料表明，维生素E、维生素A、大蒜及大蒜素可抑制亚硝胺的合成，茶叶、猕猴桃、沙棘果汁也有阻断亚硝胺合成的作用。

4. 施用钼肥　施用钼肥可以使粮食增产，而且粮食中钼含量增加，硝酸盐含量下降。如大白菜和萝卜施用钼肥后，维生素C含量比对照组高38.5%，亚硝酸盐平均下降26.5%。钼在植物中的作用主要是固氮和还原硝酸盐。如植物内缺钼，则硝酸盐含量增加。

四、多环芳烃类化合物污染及其预防

多环芳烃类（PAH）是由二个以上苯环稠合在一起并在六碳环中杂有五碳环的一系列芳香烃化合物及其衍生物。目前，已发现约200种，其中多数具有致癌性。苯并(a)芘［benzo (a) pyrene，B(a)P］是多环芳烃类化合物中的一种主要的食品污染物。

（一）B(a)P的理化特性

B(a)P是一种由5个苯环构成的多环芳烃，分子式为$C_{20}H_{12}$，分子量252，常温下为针状结晶，浅黄色，可为单斜晶或斜方晶，性质稳定，沸点310～312℃，熔点178℃，在水中溶解度仅为0.5～6μg/L，稍溶于甲醇和乙醇，溶于苯、甲苯、二甲苯和烷己环等有机溶剂中。日光和荧光都可使之发生光氧化作用。臭氧也可使之氧化。与NO或NO_2作用则发生硝基化。在苯溶液中呈蓝色或紫色荧光，在浓硫酸中呈带绿色荧光的橘红色。

（二）食品中B(a)P污染来源

1. 熏烤食品污染　熏烤食品时所使用的熏烟中含有多环芳烃（包括B(a)P）。烤制时，滴于火上的食物脂肪焦化产物热聚合反应，形成B(a)P，附着于食物表面，这是烤制食物中B(a)P的主要来源。食物炭化时，脂肪因高温裂解，产生自由基，并相互结合（热聚合）生成B(a)P，例如烤焦的鱼皮，B(a)P可高达53.6～70μg/kg。

2. 油墨污染　油墨中含有炭黑，炭黑含有几种致癌性多环芳烃。有些食品包装纸的油墨未干时，炭黑里的多环芳烃可以污染食品。

3. 沥青污染　沥青有煤焦沥青及石油沥青两种。煤焦油的蒽油以上的高沸点馏分中含有多环芳烃，石油沥青B(a)P含量较煤焦沥青少。我国一些地方的农民常将粮食晒在用煤焦沥青铺的马路上，从而使粮食受到污染。

4. 石蜡油污染　通过包装纸上的不纯石蜡油，可以使食品污染多环芳烃。不纯的石蜡纸中的多环芳烃还可污染牛奶。

5. 环境污染食物　大气、水和土壤如果含有多环芳烃，则可污染植物。一些粮食作物、蔬菜和水果受污染较突出。

（三）对人体的危害

B(a)P 主要是通过食物或饮水进入机体，在肠道被吸收，入血后很快分布于全身。乳腺和脂肪组织可蓄积 B(a)P。动物实验发现，经口摄入 B(a)P 可通过胎盘进入胎仔体内，引起毒性及致癌作用。B(a)P 主要经过肝脏、胆道从粪便排出体外。

B(a)P 对兔、豚鼠、大鼠、小鼠、鸭、猴等多种动物，均能引起胃癌，并可经胎盘使子代发生肿瘤，造成胚胎死亡及仔鼠免疫功能下降。B(a)P 是许多短期致突变实验的阳性物，但它是间接致突变物，在 Ames 试验及其他细菌突变、细菌 DNA 修复、姐妹染色单体交换、染色体畸变、哺乳类细胞培养及哺乳类动物精子畸变等实验中均呈阳性反应。

关于 B(a)P 致癌的机制与其代谢活化过程有关。B(a)P 在体外并不能与 DNA、RNA 或蛋白质以共价结合，但是进入体内后，即被微粒体混合功能氧化酶氧化成环氧化物，则可与核酸大分子中的亲核基团结合而诱发肿瘤。

B(a)P 对人的致癌作用，至今尚无肯定的结论。目前关于流行病学的调查研究，多集中在探讨多环芳烃与胃癌的发生的关系方面。

（四）预防措施

1. 减少污染　改进食品的烤熏工艺；使用纯净的食品用石蜡做包装材料；加强环境质量监控，减少多环芳烃对环境及食品的污染。

2. 限制食品中 B(a)P 的含量　有人估计每人每年从食物中摄入的 B(a)P 总量为 1～2mg，也有人认为在 40 年内，人体摄入 B(a)P 的总量 8mg 时，就有可能致癌，因此人体每日摄入 B(a)P 的量不宜超过 10μg。如果每人每日进食 1kg 食物，则在食物中 B(a)P 的含量不应超出 6μg/kg。我国目前制订的卫生标准要求：熏烤动物性食品中 B(a)P 含量≤5μg/kg(GB7104-1986)，食用油中 B(a)P 含量≤10μg/kg(GB2716-1988)。

五、杂环胺类化合物污染及其预防

杂环胺（heterocyclic amines）类化合物包括氨基咪唑氮杂芳烃（AIAs）和氨基咔啉两类。AIAs 包括喹啉类（IQ）、喹噁啉类（IQx）和吡啶类。AIAs 咪唑环的 α 氨基在体内可转化为 N-羟基化合物而具有致癌和致突变活性。AIAs 亦称为 IQ 型杂环胺，其胍基上的氨基不易被亚硝酸钠处理而脱去。氨基咔啉类包括 α 咔啉、γ 咔啉和 δ 咔啉，其吡啶环上的氨基易被亚硝酸钠脱去而丧失活性。

（一）危害性

杂环胺类化合物主要引起致突变和致癌。Ames 试验表明杂环胺在 S_9 代谢活化系统中有较强的致突变性，其中 TA98 比 TA100 更敏感，提示杂环胺是移码突变物。除诱导细菌基因突变外，还可经 S_9 活化系统诱导哺乳动物细胞的 DNA 损害，包括基因突变、染色体畸变、姊妹染色体交换、DNA 断裂、DNA 修复合成和癌基因活化。但杂环胺在哺乳动物细胞体系中致突变性较细菌体系弱。杂环胺需代谢活化才具有致突变性，Ames试验中杂环胺的活性代谢物是 N-羟基化合物，细胞色素 P450 IA2 将杂环胺进行 N-氧化，其后 O-乙酰转移酶和硫转移酶将 N-羟基代谢物转变成终致突变物。

杂环胺对啮齿动物均具不同程度的致癌性，致癌的主要靶器官为肝脏，有些可诱导小鼠肩胛间及腹腔中褐色脂肪组织的血管内皮肉瘤及大鼠结肠癌。最近发现 IQ 对灵长类也具有致癌性。

（二）杂环胺的生成

食品中的杂环胺类化合物主要产生于高温烹调加工过程，尤其是蛋白质含量丰富的鱼、肉类食品在高温烹调过程中更易产生。影响食品中杂环胺形成的因素主要有以下两方面。

1. 烹调方式　杂环胺的前体物是水溶性的，加热反应主要产生 AIAs 类杂环胺。这是因为水溶性前体物向表面迁移并被加热干燥。加热温度是杂环胺形成的重要影响因素，当温度从 200℃升至 300℃时，杂环胺的生成量可增加 5 倍。烹调时间对杂环胺的生成亦有一定影响，在 200℃油炸温度时，杂环胺主要在前 5 分钟形成，在 5 ~ 10 分钟形成减慢，进一步延长烹调时间则杂环胺的生成量不再明显增加。而食品中的水分是杂环胺形成的抑制因素。因此，加热温度愈高、时间愈长、水分含量愈少，产生的杂环胺愈多。故烧、烤、煎、炸等直接与火接触或与灼热的金属表面接触的烹调方法，由于可使水分很快丧失且温度较高，产生杂环胺的数量远远大于炖、焖、煨、煮及微波炉烹调等温度较低、水分较多的烹调方法。

2. 食物成分　在烹调温度、时间和水分相同的情况下，营养成分不同的食物产生的杂环胺种类和数量有很大差异。一般而言，蛋白质含量较高的食物产生杂环胺较多，而蛋白质的氨基酸构成则直接影响所产生杂环胺的种类。肌酸或肌酐是杂环胺中 α-氨基-3-甲基咪唑部分的主要来源，故含有肌肉组织的食品可大量产生 AIAs 类（IQ 型）杂环胺。

食品的成分美拉德反应与杂环胺的产生有很大关系，该反应可产生大量杂环物质（可多达 160 余种），其中一些可进一步反应生成杂环胺。如美氏反应生成的吡嗪和醛类可缩合为喹噁啉类；吡啶可直接产生于美拉德反应；而咪唑环可产生于肌苷。由于不同的氨基酸在美拉德反应中生成杂环物的种类和数量不同，故最终生成的杂环胺也有较大差异。

（三）预防措施

1. 改变不良烹调方式和饮食习惯　杂环胺的生成与不良烹调加工有关，特别是过高温度烹调食物。因此，应注意不要使烹调温度过高，不要烧焦食物，并应避免过多食用烧烤煎炸的食物。

2. 增加蔬菜水果的摄入量　膳食纤维有吸附杂环胺并降低其活性的作用，蔬菜、水果中的某些成分有抑制杂环胺的致突变性和致癌性的作用。因此，增加蔬菜水果的摄入量对于防止杂环胺的危害有积极作用。

3. 灭活处理　次氯酸、过氧化酶等处理可使杂环胺氧化失活，亚油酸可降低其诱变性。

4. 加强监测　建立和完善杂环胺的检测方法，加强食物中杂环胺含量监测，深入研究杂环胺的生成及其影响条件、体内代谢、毒性作用及其阈剂量等，尽快制定食品中的允许限量标准。

六、二噁英类化合物污染及其预防

二噁英类（Dioxins）是由2个或1个氧原子连接2个被氯取代的苯环组成的三环芳香族有机化合物，包括多氯二苯并二噁英（PCDDs）和多氯二苯并呋喃（PCDFs），共有210种同类物，统称为二噁英类。二噁英类的分子结构如图2-4-2所示，每个苯环上可以取代1～4个氯原子，存在众多的同系物异构体，其中PCDDs有75种同系物异构体，PCDFs有135种同系物异构体。

二噁英类是一类非常稳定的亲脂性固体化合物，其熔点较高，分解温度大于700℃，极难溶于水，可溶于大部分有机溶剂，所以二噁英类容易在生物体内积累。自然界的微生物降解、水解和光解作用对二噁英类的分子结构影响较小，故可长期存在于环境中，其平均半衰期约9年。在紫外线的作用下可发生光解作用。

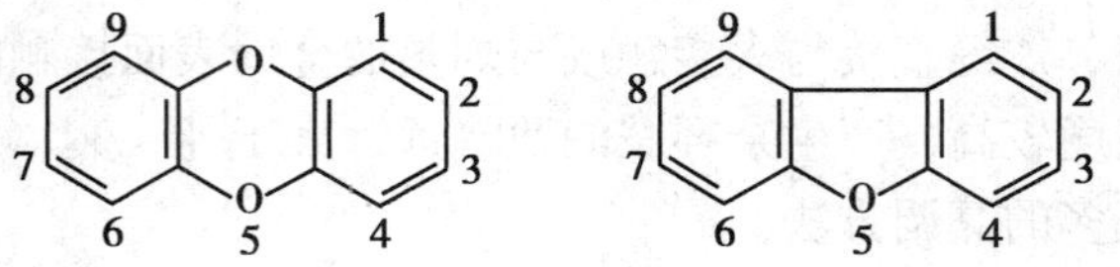

图2-4-2 二噁英类的分子结构

（一）食品中二噁英类化合物来源

食品中的二噁英类化合物主要来自环境污染，尤其是经过食物链的富集作用，可在动物性食品中达到较高的浓度。此外，食品包装材料中的二噁英类污染物的迁移以及意外事故，也可造成食品二噁英类化合物的污染。

二噁英类化合物在自然界基本上不会天然生成，也没有工业生产产品。除了科学工作者以科研为目的而进行少量合成之外，二噁英类来源大致有以下几种。

1. 城市垃圾和工业固体废物焚烧　调查表明，城市固体废物以及含氯的有机化合物如多氯联苯、五氯酚、PVC等焚烧时排出的烟尘中含有PCDDs和PCDFs，其产生机制目前尚不清楚，一般认为它是由于含氯有机物不完全燃烧通过复杂热反应形成的。例如，多氯联苯（PCBC）广泛使用于变压器、电容器和油墨中，这类物品的燃烧，特别是油墨和含油墨的物品混入生活垃圾进入焚烧厂，它们在不完全燃烧的条件下，将会产生PCDFs。五氯酚是一种木材防腐剂，经防腐处理的木材及其木屑、下脚料等，在加热制成合成板或焚烧时，也会产生PCDDs和PCDFs。聚氯乙烯（PVC）被广泛用于电缆线外覆及家用水管等，遇火燃烧亦会产生PCDDs和PCDFs。也有不少科学研究人员认为任何燃烧过程都可能或多或少地产生二噁英。

2. 农药生产　含氯化学品及农药生产过程可能伴随产生PCDDs和PCDFs，其生成条件为温度大于145℃，有邻卤酚类物质，碱性环境或有游离氯存在。苯氧乙酸类除草剂、五氯酚木材防腐剂等的生产过程常伴有二噁英类产生。

3. 氯气漂白　在纸浆和造纸工业的氯气漂白过程中也可以产生二噁英类，并随废水或废气排放出来。

以上三种过程均可导致环境二噁英类污染，但其产生的数量不同。日本1990年的调查结果显示，垃圾焚烧排放的二噁英类占总排放量的80%～90%，因此垃圾焚烧是二噁英的主要来源。另外，燃煤电站、金属冶炼、抽烟以及含铅汽油的使用等，是环境二噁英类的次要来源。

（二）二噁英类的危害

二噁英是一类剧毒物质，其急性毒性相当于氰化钾的1000倍。大量的动物实验表明很低浓度的二噁英类就能对动物表现出致死效应。从职业暴露和工业事故受害者身上已得到一些二噁英类对人体毒性数据及临床表现，暴露在含有PCDDs和PCDFs的环境中，可引起皮肤痤疮、头痛、失聪、忧郁、失眠等症，并可能导致染色体损伤、心力衰竭、癌症等。其最大危险是具有不可逆的致畸、致癌、致突变的毒性。

二噁英类有多种异构体，各异构体的毒性与所含氯原子的数量及氯原子在苯环上取代位置有很大关系。含有1～3个氯原子的异构体被认为无明显毒性；含4～8个氯原子的化合物有毒，其中毒性最强的是2，3，7，8-四氯二苯并二噁英类（2，3，7，8-TCDD），是迄今为止发现的最具致癌性的物质。

（三）预防措施

控制环境二噁英的来源是预防二噁英类化合物污染食品及对人体危害的根本措施。如减少含二噁英类化合物农药的使用；严格控制有关农药和工业化合物中杂质的含量，控制垃圾焚烧和汽车尾气对环境的污染等。

七、食品容器和包装材料污染及其预防

食品容器、包装材料是指包装、盛放食品用的纸、竹、木、金属、搪瓷、陶瓷、塑料、橡胶、天然纤维、化学纤维、玻璃等制品和接触食品的涂料。食品用工具设备是指食品在生产经营过程中接触食品的机械、管道、传送带、容器、用具、餐具等。随着化学工业与食品工业的发展，新的包装材料已越来越多，在与食品接触时，某些材料的成分有可能迁移于食品中，造成食品的化学性污染，将给人体带来危害。所以应该严格注意它们的卫生质量，防止产生有害物质向食品迁移以保证人体健康。目前我国已制订的食品容器、包装材料卫生标准有6类38种，包括塑料19种，橡胶2种，金属及搪陶瓷4种，涂料8种，其他品种5种。某些高分子食品容器、包装材料在生产加工过程中需要加入加工助剂。根据《食品容器、包装材料用助剂使用卫生标准》的规定，我国容许使用的食品容器、包装材料用助剂共有17类57种。

（一）塑料及其卫生问题

塑料是由大量小分子的单体通过共价键聚合成的一类以高分子树脂为基础，添加适量的增塑剂、稳定剂、抗氧剂等助剂，在一定的条件下塑化而成的。根据受热后的性能变化，可分为热塑性和热固性两类。前者主要具有链状的线型结构，受热软化，可反复塑制；后者成型后具有网状的体型结构，受热不能软化，不能反复塑制。目前我国容许使用的食品容器包装材料的热塑性塑料有聚乙烯、聚丙烯、聚苯乙烯、聚氯乙烯、聚碳酸酯、聚对苯二甲酸乙二醇酯、尼龙、苯乙烯-丙烯腈-丁二烯共聚物、苯乙烯与丙烯腈的共聚物等；热固性塑料有三聚氰胺甲醛树脂等。

1. 常用塑料

（1）聚乙烯和聚丙烯：均为饱和聚烯烃，故与其他元素的相容性很差，能加入其

中的添加剂的种类很少，因而难以印上鲜艳的图案。其毒性属于低毒级物质。

高压聚乙烯质地柔软，多制成薄膜，其特点是具透气性、不耐高温、耐油性亦较差。低压聚乙烯坚硬、耐高温，可以煮沸消毒。

聚丙烯有防潮性及防透性，有耐热性，透明度好。可制成薄膜、编织袋和食品周转箱等。

（2）聚苯乙烯（PS）：能耐酸碱，耐热性差，容易碎裂。常用品种有透明聚苯乙烯和泡沫聚苯乙烯两类，后者在加工中加入发泡剂制成，曾用作快餐饭盒，因可造成白色污染，现已禁用。

聚苯乙烯为饱和烃，故相容性亦较差。其主要卫生问题是单体苯乙烯及甲苯、乙苯和异丙苯等杂质具有一定的毒性。如每天给予 400mg/kg 体重苯乙烯可致动物肝、肾重量减轻，并可抑制动物的繁殖能力。用聚苯乙烯容器贮存牛奶、肉汁、糖液及酱油等可产生异味；贮放发酵奶饮料后，可有少量苯乙烯移入饮料，其移入量与贮存温度和时间成正相关。

（3）聚氯乙烯（PVC）：透明度高，易分解及老化。可制成薄膜（大部分供工业用）及盛装液体的瓶子。硬聚氯乙烯可制管道。

PVC 本身无毒，主要的卫生问题有三个方面：① 氯乙烯单体和降解产物的毒性：氯乙烯经胃肠道吸收后，部分可分解成氯乙醇和一氯醋酸。氯乙烯在体内可与 DNA 结合产生毒性，主要表现在神经系统、骨髓和肝脏。研究表明，氯乙烯单体及其分解产物具有致癌作用，甚至有引起血管肉瘤的人群报告。我国国家标准规定，食品包装用 PVC 树脂和成型品中氯乙烯单体含量应分别控制在 5mg/kg 和 1mg/L 以下。②氯乙烯单体的来源：聚氯乙烯的生产可分为乙炔法和乙烯法两种，由于合成工艺不同，聚氯乙烯中所含的卤代烃也不同。乙炔法聚氯乙烯含有 1，1-二氯乙烷，而乙烯法聚氯乙烯中含有 1，2-二氯乙烷，后者的毒性是前者的 10 倍。③增塑剂和助剂：PVC 成型品中要使用大量的增塑剂，有些增塑剂的毒性较大。除增塑剂以外，生产聚氯乙烯成型品时还要添加稳定剂和紫外线吸收剂等助剂，这些助剂也会向食品迁移。

（4）聚碳酸酯塑料（PC）：具有无味、无毒、耐油的特点，广泛用于食品包装。可用于制造食品的模具、婴儿奶瓶。美国允许此种塑料接触多种食品。

（5）三聚氰胺甲醛塑料与脲醛塑料：前者又名密胺塑料，为三聚氰胺与甲醛缩合热固而成；后者为脲素与甲醛缩合热固而成，称为电玉，二者均可制食具，且可耐 120 ℃高温。由于聚合时，可能有未充分参与聚合反应的游离甲醛，后者仍是此类塑料制品的卫生问题。甲醛含量则往往与模压时间有关，时间短则含量高。

（6）聚对苯二甲酸乙二醇酯塑料：可制成直接或间接接触食品的容器和薄膜，特别适合于制复合薄膜。在聚合中使用含锑、锗、钴和锰的催化剂，因此应防止这些催化剂的残留。

（7）不饱和聚酯树脂及玻璃钢制品：以不饱和聚酯树脂加入过氧甲乙酮为引发剂，环烷酸钴为催化剂，玻璃纤维为增强材料制成玻璃钢。主要用于盛装肉类、水产、蔬菜、饮料以及酒类等食品的贮槽，也大量用作饮用水的水箱。

2. 塑料添加剂　添加剂种类很多，对于保证塑料制品的质量非常重要，但有些添加剂对人体可能有毒害作用，必须加以注意选用。

（1）增塑剂：增加塑料制品的可塑性，使其能在较低温度下加工的物质。一般多采用化学性质稳定，在常温下为液态并易与树脂混合的有机化合物。如邻苯二甲酸酯类是应用最为广泛的一种，其毒性较低。

（2）稳定剂：防止塑料制品在空气中长期受光的作用，或长期在较高温度下降解的一类物质。大多数为金属盐类，如三盐基硫酸铅、二盐基硫酸铅或硬脂酸铅盐，钡盐和镉盐；其中铅盐耐热性强。铅盐、钡盐和镉盐对人体危害较大，一般不得用于食品容器和用具的塑料中。锌盐稳定剂在许多国家均允许使，其用量规定为1%～3%。有机锡稳定剂工艺性能较好，毒性较低（除二丁基锡外）。一般二烷基锡碳链越长，毒性越小。二辛基锡可以认为经口无毒。

（3）其他：此外还有抗氧化剂、抗静电剂、润滑剂和着色剂等。常用的抗氧化剂有丁基羟基茴香醚（BHA）、二丁基羟基甲苯（BHT），均较安全。

3. 卫生要求

（1）塑料本身应纯度高，禁止使用有可能游离出有害物质（例如酚、甲醛）的塑料，如酚醛树脂。酚具有凝结组织中蛋白质的作用。酚中毒时，口腔、咽喉及胃有烧灼感，发生呕吐，重者脉搏快而弱，呼吸困难。我国过去曾发生过因使用酚醛树脂食具，而出现酚中毒的事例，现已禁止使用该塑料食具。

（2）树脂和成型品应符合国家规定的塑料卫生标准（表2-4-6）。卫生标准的主要指标为溶出试验。餐饮业在选购食具和食品包装材料时应注意选择符合国家卫生标准的塑料制品，不得使用再生塑料。

表2-4-6 几种常用塑料卫生标准（mg/L）

项　目	聚乙烯	聚丙烯	聚苯乙烯	三聚氰胺
4%醋酸中浸泡蒸发残留物	≤30	≤30	≤30	-
蒸馏水浸泡液中蒸发残留物	-	-	-	≤10
65%乙醇浸泡液中蒸发残留物	≤30	-	≤30	-
正己烷浸泡液中蒸发残留物	≤60	≤30	-	-
水浸液中高锰酸钾消耗量	≤10	≤10	≤10	≤10
重金属	≤1	≤1	≤1	≤1

（二）橡胶及涂料的卫生问题

橡胶的卫生问题主要是单体和添加剂。合成橡胶根据单体不同，有很多种类，但多为二烯结构的单体聚合而成。品种有丁二烯橡胶、苯乙烯丁二烯橡胶、氯丁二烯橡胶、丁腈橡胶等。其中丁腈橡胶由丙烯腈及丁二烯合成。其单体丙烯腈毒性较强，大鼠经口LD_{50}为78～93mg/kg，可引起溶血，并有致畸作用。

橡胶添加剂有硫化促进剂、防老化剂和填充剂。促进剂的种类很多，大体分为无机促进剂和有机促进剂。接触食品的橡胶不可使用氧化铅作硫化促进剂。有机的促进剂中，有一些不宜使用于接触食品的橡胶制品，如乌洛托品、乙撑硫脲。乌洛托品加温时可分解出甲醛。乙撑硫脲对动物有致癌性。

防老剂的目的是提高橡胶的耐曲折性和耐热性。防老剂中的苯基β-萘胺、联苯胺对动物均有致癌性，应禁止在食品用橡胶中使用。

橡胶填充剂中，白色的为氧化锌、黑色的为炭黑。炭黑为石油产品，在燃烧过程中，由于原料脱氢和聚合反应可产生苯并（a）芘，因此炭黑在使用前，应用苯类溶剂将苯并（a）芘去除。

目前在食品工业中使用的环氧树脂涂料和罐头内壁环氧酚醛涂料已颁布国家卫生标准，可按此标准进行监督。用环氧酚醛涂料作水果、蔬菜、肉类等食品罐头的内壁涂料时，应控制游离酚的含量不超过3.5%。接触酸性液态食品的工具、容器不得涂有干性油涂料，以防止催干剂中金属盐类或防锈漆中的红丹（Pb_3O_4）溶入食品。

第三节 食品物理性污染及其预防

根据污染物的性质将物理性污染分为两类，即食品的杂物污染和食品的放射性污染。

一、食品的杂物污染及其预防

（一）污染途径

1. 生产时的污染 如生产车间密闭不好而又处于锅炉房的附近，在大风天气时食品可能会受到灰尘和烟尘的污染；在粮食收割时常有不同种类和数量的草籽的混入；动物在宰杀时血污、毛发及粪便对畜肉污染；加工过程中设备的陈旧或故障引起加工管道中金属颗粒或碎屑对食品污染。

2. 食品储存过程中的污染 如苍蝇、昆虫的尸体和鼠、雀的毛发、粪便等对食品污染，还有食品包装容器和材料的污染，如大型酒池、水池、油池和回收饮料瓶中昆虫、动物尸体及脱落物品、承装物品等杂物的污染。

3. 食品运输过程的污染 如运输车辆、装运工具、不清洁铺垫物和遮盖物对食品的污染。

4. 意外污染 如戒指、头上饰物、头发、指甲、烟头、废纸、杂物的污染及抹布、拖把头、线头等清洁卫生用品的污染。

5. 掺杂掺假 食品掺杂掺假的是一种人为故意向食品中加入杂物的过程，其掺杂的主要目的是非法获得更大利润。掺杂掺假所涉及的食品种类繁杂，掺杂污染物众多，如粮食中掺入的沙石，肉中注入的水，奶粉中掺入大量的糖，牛奶中加入的米汤、牛尿、糖、盐等。掺杂掺假严重破坏了市场的秩序危害人群健康，有的甚至造成人员中毒和死亡，必须加强管理，严厉打击。

（二）预防措施

1. 加强食品生产、储存、运输、销售过程的监督管理，执行良好生产规范。

2. 通过采用先进的加工工艺设备和检验设备，如筛选、磁选和风选去石，清除有毒的杂草籽及泥沙石灰等异物，定期清洗专用池、槽，防尘、防蝇、防鼠、防虫，尽量采用食品小包装。

3. 制定食品卫生标准，如GB1355-1986《小麦粉》中规定了磁性金属物的限量。

二、食品的放射性污染及其预防

食品放射性污染是指食品吸附或吸收了外来的（人为的）放射性核素，使其放射性高于自然放射性本底，称为食品的放射性污染。

（一）食品天然放射性核素

食品中天然放射性核素是指食品中含有的自然界本来就存在的放射性核素本底。由于自然界的外环境与生物进行着物质的自然交换，因此地球上的所有生物，包括食物在内都存在着天然放射性核素。天然放射性核素有两个来源，一是来自宇宙射线，它作用于大气层中稳定性元素的原子核而产生放射性核素，这些核素有^{14}C、^{3}H、^{35}S等；另一方面来自地球的辐射，这部分核素有铀系、钍系、及锕系元素及^{40}K、^{87}Rb等。

（二）食品放射性污染的来源

1. 核爆炸试验　一次空中的核爆炸可产生数百种放射性物质，包括核爆炸时的核裂变产物、未起反应的核原料以及弹体材料和环境元素受中子流的作用形成的感生放射性核素等，统称为放射性尘埃。其中颗粒较大的可在短期内沉降于爆炸区附近地面，形成局部放射性污染；而颗粒较小者可进入对流层和平流层向大范围扩散，数月或数年内逐渐的沉降于地面，产生全球性污染。含大量放射性核素的尘埃可以污染空气、土壤和水。土壤污染放射性核素后，可进入植物使食品遭受污染。

2. 核废物排放不当　核废物一般来自核工业中的原子反应堆、原子能工厂、核动力船以及使用人工放射性核素的实验室等排放的三废。对核废物的处理，有毡地埋藏和深海投放两种方式。陆埋或向深海投弃固体性废物时，如包装处理不严或者贮藏废物的钢罐、钢筋混凝土箱出现破痕时，都可以造成对环境乃至对食品的污染。

3. 意外事故核泄漏　1957 年英国温次盖尔原子反应堆发生事故，使大量放射性核素污染环境，影响到食用作物及牛奶。1988 年前苏联地区切尔诺贝利核电站发生重大事故，大量的放射性沉降灰飘落到东欧和北欧一些国家，污染了土壤、水源、植物和农作物。事后，瑞典国家食品管理局和其他的官方机构分析了瑞典全部食品，发现食物中^{137}Cs（铯）活性与当地放射性沉降的剂量间呈密切的正相关。凡吃了受放射性沉降灰污染的草的羊以及生长在该灰污染水域中的鱼肉中，^{137}Cs的活性均较高。

（三）对人体的危害

食品放射性污染对人体的危害在于长时期体内小剂量的内照射作用。对人体健康危害较大的放射性核素有^{90}Sr、^{137}Cs和^{131}I等。

^{90}Sr是一种裂变元素，核爆炸时大量产生，广泛存在于环境中，经食物链进入人体，半衰期为 28 年。^{90}Sr可经肠道吸收，吸收率为 20% ~40%。进入人体内后主要蓄积在骨骼中，形成内照射，损害骨骼和造血器官，动物实验证明，放射性核素^{90}Sr可诱发骨骼恶性肿瘤，并能引起生殖功能下降。

^{137}Cs也是一种裂变元素，核爆炸时大量产生，其半衰期为 30 年。铯与钾的化学性质很相似，对肌肉有亲和力。在体内参与钾的代谢。^{137}Cs进入人体后主要分布于肌肉和软组织中，形成内照射，可引起动物遗传过程障碍和生殖功能下降。

^{131}I属于裂变元素，进入消化道可被全部吸收，并浓集于甲状腺内。其半衰期短，仅 6 ~8 天，^{131}I可通过牧草使牛奶受到污染。由于^{131}I的半衰期短，对食品的长期污染较

轻，但对蔬菜的污染则对人影响比较大。如摄入量过大可能损伤甲状腺组织，并可诱发甲状腺癌。

（四）预防要点

1. 加强卫生防护和食品卫生监督　食品加工厂和食品仓库应建立在从事放射性工作单位的防护监测区以外的地方，对产生放射性废物和废水的单位应加强监督，对单位周围的农、牧、水产品等应定期进行放射性物质的监测。

2. 严格执行国家卫生标准　我国 1994 年颁布的《食品中放射性物质限制浓度标准》（GB14882-1994）中规定了粮食、薯类、蔬菜水果、肉鱼虾类和鲜奶等食品中人工放射性核素的限制浓度，应严格执行。

3. 妥善保管食品　战时应充分利用地形或构筑食品掩蔽工事贮存食品；选择坚固，不易燃烧、表面光滑和防护性能好的包装材料包装食品；在没有掩蔽条件下堆放的食品应严密覆盖；受放射性污染的食品必须消除污染后方可食用。

第五章 各类食品的卫生要求

食品从生产到运输、存储、销售等环节中，均可能受到生物性、化学性和物理性等有毒有害物质污染，出现卫生问题，威胁人体健康，因此需要了解各类食物及食品加工的卫生问题及要求，采取适当的措施，确保食用安全。

第一节 植物性食品卫生要求

一、粮 豆 类

（一）主要卫生问题

1. 真菌和真菌毒素污染　粮豆类在农田生长期、收获及贮藏过程中的各个环节均可受到真菌污染。当环境湿度较大、温度增高时，真菌易在粮豆中生长繁殖并使粮豆发生霉变，不仅使粮豆的感官性状改变，降低和失去其营养价值，而且还可能产生相应的真菌毒素，对人体健康造成危害。常见污染粮豆的真菌有曲霉、青霉、毛霉、根霉和镰刀菌等。

2. 农药残留　粮豆中农药残留可来自防治病虫害和除草时直接施用的农药和通过水、空气、土壤等途径将环境中污染的农药残留物吸收到粮豆作物中。我国目前使用的农药 80% ~90% 为有机磷农药，1993 年我国曾报道谷类中残留的敌敌畏和甲胺磷分别占最大残留限量标准的 7.87% 和 39.15%。

3. 有毒有害物质的污染　主要是汞、镉、砷、铅、铬、酚和氰化物等。其原因主要是用未经处理或处理不彻底的工业废水和生活污水对农田、菜地的灌溉所造成。一般情况下，污水中的有害有机成分经过生物、物理及化学方法处理后可减少甚至消除，但以金属毒物为主的无机有害成分或中间产物难以去除。

4. 仓储害虫　我国常见的仓储害虫有甲虫（大谷盗、米象、谷蠹和黑粉虫等）、螨虫（粉螨）及蛾类（螟蛾）等 50 余种。当仓库温度在 18 ~21℃、相对湿度 65% 以上时，适于虫卵孵化及害虫繁殖；当仓库温度在 10℃以下时，害虫活动减少。仓储害虫在原粮、半成品粮豆上都能生长并使其降低或失去食用价值。

5. 其他污染　包括无机夹杂物和有毒种子的污染，其中泥土、砂石和金属是粮豆中的主要无机夹杂物，可来自田园、晒场、农具和加工机械等，这些夹杂物不但影响粮豆的感官性状，而且可能损伤牙齿和胃肠道组织。麦角、毒麦、麦仙翁籽、槐籽、毛果洋茉莉籽、曼陀罗籽、苍耳子等均是粮豆在农田生长期和收割时可能混杂的有毒植物种子。

6. 掺伪 粮食的掺伪有以下几种：①为了掩盖霉变，在大米中掺入霉变米、陈米。将陈小米洗后染色冒充新小米；煮食这类粮食有苦辣味或霉味。②为了增白而掺入有毒物质，如在米粉和粉丝中加入有毒的荧光增白剂；在面粉中掺入滑石粉、太白粉、石膏，在面制品中掺入禁用的吊白块等。③以次充好，如在粮食中掺入砂石；糯米中掺入大米、藕粉中掺入薯干淀粉等。还有的从面粉中抽出面筋后，其剩余部分还冒充面粉或混入好面粉中出售。

（二）卫生要求

不同品种的粮豆都具有固有的色泽及气味，有异味时应慎食，霉变的不能食用，尤其是成品粮。为了保证食用安全，我国对粮豆类食品已制定了许多卫生标准，如原粮有害物质容许量的规定，见表2-5-1。

表2-5-1 原粮有害物质容许量

项　　目	mg/kg
马拉硫磷不得超过	8
氰化物（以 HCN 计）不得超过	5
氯化苦不得超过	2
二硫化碳不得超过	10
砷（以 As 计）不得超过	0.7
汞：粮食（加工粮）不得超过	0.02
薯类（土豆、白薯）不得超过	0.01
六六六不得超过	0.3
DDT	0.2
黄曲霉毒素	（见第四章有关内容）

豆制品含水量高，营养成分丰富，若有微生物污染，极易繁殖引起腐败变质。而目前不少豆制品生产以手工加工为主，卫生条件比较差，生产器具、管道和操作人员等多种因素，只要其中有一环没有按卫生标准做好清洁工作，就会成为污染源头。另外，产品的保存方式也很重要，豆制品成品能够新鲜存放的时间很短，特别是夏季，如果豆制品成品不及时冷藏很快就会变质。因此，要注意搞好豆腐、豆浆等豆制品的卫生管理。通常豆制品在销售和贮藏时最好用小包装。豆制品中使用的添加剂也要按照有关规定，作为凝固剂的葡萄糖酸内酯的最大使用量为3.0mg/kg；消泡剂硅酮树脂使用量为50 mg/kg；防腐剂有双乙酸钠、山梨醇、丙酸钙，使用量分别为1.0g/kg、1.0g/kg和2.5g/kg。

豆制品感官上的变化能灵敏地反映出豆制品的新鲜程度。新鲜的豆腐块形整齐、软硬适宜、质地细嫩、有弹性，随着鲜度下降，颜色开始发暗、质地溃散、并有黄色液体析出、产品发粘、变酸并产生异味。

二、蔬菜和水果

（一）主要卫生问题

1. 微生物和寄生虫卵污染 蔬菜在栽培中可因利用人畜的粪、尿作肥料，而被肠道致病菌和寄生虫卵所污染。国内外每年都有许多因生吃蔬菜而引起肠道传染病和肠寄生虫病的报道。蔬菜、水果在收获、运输和销售过程中若卫生管理不当，也可被肠道致病菌和寄生虫卵所污染，一般表皮破损严重的水果大肠菌检出率高。所以，水果与肠道传染病的传播也有密切关系。

2. 工业废水和生活污水污染 用工业废水和生活污水灌溉菜田可增加肥源和水源，

提高蔬菜产量；还可使污水在灌溉循环中得到净化，减少对大自然水体的污染。但用未经无害化处理的工业废水和生活污水灌溉，可使蔬菜受到其中有害物质的污染。工业废水中的某些有害物质还可影响蔬菜的生长。

3. 农药残留　使用过农药的蔬菜和水果在收获后，常会有一定量农药残留，如果残留量大将对人体产生一定危害。绿叶蔬菜尤其应该注意这个问题。我国常有生长短期的绿叶蔬菜在刚喷洒农药后就上市，结果造成多人农药中毒的报道。

4. 腐败变质与亚硝酸盐含量　蔬菜和水果因为含有大量的水分、组织脆弱等，当储藏条件稍有不适，极易腐败变质。蔬菜和水果的腐败变质，除了本身酵解的酶起作用外，主要与微生物大量的生长繁殖有关。

肥料和土壤中的氨氮，除大部分参与了植物体内的蛋白质合成外，还有一小部分通过硝化及亚硝化作用形成硝酸盐及亚硝酸盐。正常生长情况下，蔬菜和水果中硝酸盐与亚硝酸盐的含量是很少的，但在生长时碰到干旱，收获后不恰当的环境存放或腌制方式等，都会使硝酸盐与亚硝酸盐的含量有所增加。过量的硝酸盐与亚硝酸盐含量，一方面会引起作物的凋谢枯萎，另一方面人畜食用后就会引起中毒。减少蔬菜和水果中硝酸盐与亚硝酸盐含量的办法，主要是合理的田间管理和低温储藏。

（二）卫生要求

1. 保持新鲜　为了避免腐败和亚硝酸盐含量过多，新鲜的蔬菜和水果最好不要长期保藏，采收后及时食用不但营养价值高，而且新鲜、适口。如果一定要贮藏的话，应剔除有外伤的蔬菜和水果并保持其外形完整，以小包装形式进行低温保藏。

2. 清洗消毒　为了安全食用蔬菜，既要杀灭肠道致病菌和寄生虫卵，又要防治营养素的流失，最好的方法是先在流水中清洗，然后在沸水中进行极短时间的热烫。食用水果前也应彻底洗净，最好用沸水烫或消毒水浸泡后削皮再吃。为了防止二次污染，严禁将水果削皮切开出售。

常用的药物消毒有：①漂白粉溶液浸泡；②高锰酸钾溶液浸泡法及其他低毒高效消毒液等，均可按标识规定方法对蔬菜和水果进行消毒浸泡，应注意的是浸泡消毒后要及时用清水冲洗干净。

3. 蔬菜、水果卫生标准　我国食品卫生标准规定：蔬菜、水果中汞的含量不得超过0.01mg/kg；六六六不得超过0.2mg/kg；DDT不得超过0.1mg/kg。

第二节　动物性食品卫生要求

一、畜　禽　肉

（一）主要卫生问题

1. 腐败变质　肉类在加工和保藏过程中，如果卫生管理不当，往往会发生腐败变质。健康的畜肉的pH值较低（pH 5.6~6.2），具有一定的抑菌能力；而病畜肉pH值较高（pH 6.8~7.0），且在宰杀前即有细菌侵入机体，由于细菌的生长繁殖，可使宰杀后的病畜肉迅速分解，引起腐败变质。

2. 人畜共患传染病　对人有传染性的牲畜疾病，称为人畜共患传染病，如炭疽、布氏杆菌病和口蹄疫等。有些牲畜疾病如猪瘟、猪出血性败血症虽然不感染人，但当牲畜患病以后，可以继发沙门菌感染，同样可以引起人的食物中毒。

（1）炭疽：是对人畜危害最大的传染病，病原体是炭疽杆菌。炭疽杆菌在未形成芽孢前，对外界环境的抵抗力很弱，经55℃ 10～15分钟即可死亡；但形成芽孢以后，抵抗力增强，需经140℃ 3分钟干热或100℃蒸气5分钟才能杀灭。

炭疽主要是牛、羊和马等牲畜的传染病。眼、耳、鼻及口腔出血，血液凝固不全，呈暗黑色沥青样。猪一般患局部炭疽，宰前一般无症状，主要病变为颌下淋巴结、咽喉淋巴结与肠系膜淋巴结剖面呈砖红色，肿胀变硬。炭疽杆菌在空气中经6小时即可形成芽孢，因此发现炭疽后，必须在6小时内立即采取措施，进行隔离消毒。发现炭疽的饲养及屠宰场所及其设备必须用含20%有效氯的漂白粉澄清液进行消毒，亦可用5%甲醛消毒。病畜应就地用氢氧化钠或5%甲醛消毒，不放血焚烧或在2米以下深坑加生石灰掩埋。同群牲畜应立即用炭疽杆菌芽孢菌苗和免疫血清。预防注射，并进行隔离观察。表现为全身出血、脾脏肿大，病畜人感染炭疽的主要方式是皮肤接触或空气吸入，也可由被污染的食品使人感染胃肠型炭疽屠宰人员应进行青霉素预防注射，并用2%来苏尔液对手、衣服进行消毒。工具可用煮沸消毒。

（2）鼻疽：是马、骡、驴比较多发的一种烈性传染病，病原体为鼻疽杆菌，可经消化道、呼吸道及损伤的皮肤和结膜感染。患鼻疽病的牲畜可见鼻腔、喉头和气管有粟粒状大小结节以及高低不平、边缘不齐的溃疡，肺、肝和脾有粟粒至豌豆大结节。病死牲畜的处理同炭疽病。

（3）口蹄疫：病原体为口蹄疫病毒。以牛、羊、猪等偶蹄兽最易感染是高度接触性人畜共患传染病，病畜主要表现是口角流涎呈线状，口腔黏膜、齿龈、舌面和鼻翼边缘出现水泡，水泡破裂后形成烂斑；猪的蹄冠、蹄叉也发生水泡。

凡患口蹄疫的牲畜，应立即屠宰，同群牲畜也应全部屠宰。体温升高的病畜肉、内脏应高温处理；体温正常的牲畜的去骨肉及内脏需经后熟处理方可食用。屠宰场所、工具和衣服应进行消毒。

（4）猪瘟：猪丹毒及猪出血性败血症是猪的常见传染病。猪丹毒可经皮肤接触传染给人；猪瘟和猪出血性败血症对人都不感染，但猪患上述病时，全身抵抗力下降，其肌肉和内脏往往伴有沙门菌继发感染。易引起人的食物中毒。

（5）囊虫病：病原体在牛为无钩绦虫，在猪为有钩囊虫。牛、猪是绦虫的中间宿主，幼虫在猪和牛的肌肉组织内形成囊尾蚴。并多寄生在舌肌、咬肌、臀肌、深腰肌和膈肌中。肉眼可见白色、绿豆大小、半透明的水泡状包囊，受感染的猪肉一般称为“米猪肉”。人食入含有囊尾蚴的病畜肉后，即可感染患绦虫病，并成为绦虫的终末宿主。病畜肉凡在40cm^2肌肉上发现囊尾蚴少于3个的，可用冷冻或盐腌法处理后再食用；凡在40cm^2肌肉上发现4～5个的，应采用高温处理；如发现多于6个以上者，禁止食用，可销毁或做工业用。

（6）旋毛虫病：病原体是旋毛虫，多寄生在猪、狗、猫、鼠等体内，主要寄生在膈肌、舌肌和心肌，而以膈肌最为常见。当人食入含有旋毛虫包囊的病畜肉后，约1周左右会在肠道内发育为成虫，并产生大量新幼虫钻入肠壁经血流向肌肉移行到身体各部分，损害人体健康。患者逐渐出现恶心、呕吐、腹泻、高热、肌肉疼痛。人患旋毛虫病在临床诊断和治疗上均比较困难，故必须加强肉类食品的卫生管理。

取病畜两侧膈肌角各一块，约20g重，分剪成24个肉块，在低倍镜下观察，在24个检样中旋毛虫不得超过5个，肉可以经高温处理后食用，超过5个的则销毁或做工业用，脂肪可炼食用油。

（7）结核：由结核杆菌引起，牛、羊、猪和家禽等均可感染，特别是牛型和禽型结核杆菌可传染给人。患畜表现为全身消瘦、贫血、咳嗽、呼吸音粗糙。颌下、乳房及其他体表淋巴结肿大变硬。局部病灶有大小不一的结节，呈半透明或白色，也可呈干酪样钙化或化脓等。如结核杆菌侵犯淋巴结，可见肿大化脓，切面呈干酪样。患全身性结核时，脏器及表面淋巴结可同时呈现病变。

病畜肉的处理原则是：全身性结核且消瘦的病畜全部销毁，不消瘦者则病变部分切除销毁，其余部分经高温处理后食用。个别淋巴结或脏器有结核病变时，局部废弃，其他部位仍可食用。

3. 宰前死因不明　首先应检查肉尸是否放过血，如放过血就是活宰；如未放过血，则为死畜肉。死畜肉的特点是肉色暗红，肌肉间毛细血管淤血，切开肌肉用刀背按压，可见暗紫色淤血溢出。死畜肉可来自病死、中毒或外伤死亡牲畜。如为一般疾病或外伤死亡，又未发生腐败变质的，废弃内脏可经高温处理后可食用，如为人畜共患疾病，则不得任意食用；死因不明的畜肉，一律不准食用。

4. 药物残留　动物用药包括抗生素、抗寄生虫药、激素及生长促进剂等。常见的抗生素类有内酰胺类（青霉素、头孢菌素）、氨基糖苷类（庆大霉素、卡那霉素、链霉素、新霉素）、四环素类（土霉素、金霉素、四环素、多西环素）、大环内酯类（红霉素、螺旋霉素）、多肽类（粘菌素、杆菌肽）以及氯霉素、新生霉素等；合成的抗生素有磺胺类、喹啉类、呋喃唑酮、抗原虫药；天然型激素有雌二醇、黄体酮；抗寄生虫药有苯异咪唑类等。

畜禽的治疗一般用药量大、时间短，而饲料中的添加用药则量虽少，但持续时间长。两者都可能会在畜禽肉体中残留，或致中毒，或使病菌耐药性增强，危害人体健康。WHO于1969年建议各国对动物性食品中抗生素残留量提出标准。我国已相继制定出畜禽肉中土霉素、四环素、金霉素残留量标准和畜禽肉中乙烯雌酚的测定方法。

表2-5-2　鲜猪肉卫生标准（感官指标）

项目	新鲜肉	次鲜肉	变质肉（不能食用）
色泽	肌肉有光泽，红色均匀，脂肪洁白	肉色稍暗，脂肪缺乏光泽	肌肉无光泽，脂肪灰绿色
粘度	外表微干或微湿润，不粘手	外表干燥或粘手，新切面湿润	外表极度干燥，新切面发粘
弹性	指压后的凹陷立即恢复	指压后的凹陷恢复慢或不能完全恢复	指压后的凹陷不能恢复，留有明显痕迹
气味	具有鲜猪肉的正常气味	有氨味或酸味	有臭味
肉汤	透明澄清，脂肪团聚于表面，有香味	稍有浑浊，脂肪呈小滴浮于表面，无鲜味	浑浊，有黄色絮状物，脂肪极少浮于表面，有臭味

5. 使用违禁饲料添加剂　常见的有往老牛身上注射番木瓜酶以促进肌纤维的软化，

冒充小牛肉卖高价；给圈养的鸡饲以砷饲料，使鸡皮发黄而冒充散放鸡卖高价；近年来还有人给畜禽肉注水以加大重量等。

（二）肉类食品的卫生标准

在我国食品卫生标准中，对鲜猪肉、鲜羊肉、鲜牛肉、鲜兔肉以及各类肉制品均订有卫生标准。现仅摘录《鲜猪肉卫生标准》于表2-5-2和表2-5-3。

表2-5-3 鲜猪肉卫生指标（理化指标）

指　标		标　准
挥发性盐基氮（mg/100g）	新鲜肉	<15
	次鲜肉	15~30
	变质肉	>30
汞（mg/kg）		<0.05
六六六（mg/kg）	肥瘦肉（鲜重）	<0.5
	纯肥肉（脂肪）	<4
DDT（mg/kg）	肥瘦肉（鲜重）	<0.5
	纯肥肉（脂肪）	<2

二、水　产　品

（一）主要卫生问题

1. 腐败变质　活鱼的肉一般是无菌的，但鱼的体表、鳃及肠道中均含有一定量细菌。当鱼体开始腐败时，体表层的黏液蛋白被细菌酶分解，呈现浑浊并有臭味；表皮结缔组织被分解，会致使鱼鳞易于脱落；眼球周围组织被分解，会使眼球下陷、浑浊无光；鳃部则在细菌的作用下由鲜红变成暗褐色并带有臭味；肠内细菌大量繁殖产气，使腹部膨胀，肛门膨出；可导致最后肌肉与鱼骨脱离，发生严重的腐败变质。

2. 寄生虫病　食用被寄生虫感染的水产品可引起寄生虫病。在我国主要有华枝睾吸虫（肝吸虫）及卫氏并殖吸虫（肺吸虫）两种。预防华枝睾吸虫应当采取治疗病人、管理粪便、不用新鲜粪便喂鱼，不吃“鱼生粥”等综合措施。预防卫氏并殖吸虫病最好的方法是加强宣传不吃“鱼生”（即生鱼片）不吃生蟹、生泥螺，石蟹或蝲蛄要彻底煮熟方可食用。

3. 工业废水污染　工业废水中的有害物质未经处理排入江河、湖泊，污染水体进而污染水产品，食用后可引起中毒。选购时尽量避免来自严重污染地区的产品。近年国外有鱼类等水产品被放射性污染的报告，亦应引起重视。

（二）卫生要求

我国食品卫生标准对各类水产食品均有规定。现摘录黄花鱼卫生标准见表2-5-4、表2-5-5和表2-5-6。其他鱼种与黄花鱼大同小异。

在我国水产品卫生管理办法中对供食用的水产品还规定：①黄鳝、甲鱼、乌龟、河蟹、青蟹、小蟹、各种贝类等，已死亡者均不得鲜售和加工；②含有自然毒素的水产品：鲨鱼、鲅鱼、旗鱼必须除去肝脏，鳇鱼应去除肝、卵，河豚鱼有剧毒，不得流入市场；③凡青皮红肉的鱼类，如鲣鱼、参鱼、鲐鱼、金枪鱼、秋刀鱼、沙丁鱼等易分解产生大量组胺，出售时必须注意鲜度质量；凡因化学物质中毒致死的水产品均不得供食用。

表 2-5-4　黄花鱼卫生标准（感官指标）

部位	新鲜鱼	次鲜鱼
体表	金黄色，有光泽，鳞片完整，不易脱落	淡黄，淡苍黄或白色，光泽较差，鳞片不完整，易脱落
鳃	色鲜红或紫红（小黄鱼多为暗红），无异臭或稍有腥臭，腮丝清晰	色暗红、暗紫或带棕黄，灰红，有腥臭，但无腐败臭，腮丝粘连
眼	眼球饱满凸出，角膜透明	眼球平坦或稍凹陷，角膜稍浑浊
肌肉	坚实，有弹性	松弛，弹性差
黏膜	呈鲜红色	呈淡红色

表 2-5-5　黄花鱼卫生标准（理化指标）

项目	指标
挥发性盐基氮（mg/100g）新鲜鱼	<15
次鲜鱼	<35
汞（mg/kg）	<0.3
六六六（mg/kg）	<2
DDT（mg/kg）	<1

表 2-5-6　黄花鱼卫生标准（细菌指标）

项目	指标
细菌总数（每克中细菌数）新鲜鱼	<10000
次鲜鱼	<106

咸鱼和鱼松的卫生要求：咸鱼的原辅料应为良质鱼，食盐不得含嗜盐沙门菌，氯化钠含量应在95%以上。盐腌场所和咸鱼体内不得含有干酪蝇及鲣节甲虫的幼虫。制作鱼松的原料鱼质量必须得到保证，先经冲洗清洁并干蒸后，用溶剂抽去脂肪再进行加工，其水分含量为12%～16%，色泽正常、无异味。

三、蛋　类

（一）主要卫生问题

1. 微生物污染　微生物可通过不健康的母禽及附着在蛋壳上而污染禽蛋。患病母禽生殖器的杀菌能力减弱，当吃了含有病菌的饲料后，病原菌可通过血液循环侵入卵巢，在蛋黄形成过程中造成污染。常见的致病菌是沙门菌，如鸡白痢沙门菌、鸡伤寒沙门菌等。鸡、鸭、鹅都易受到病菌感染，特别是鸭、鹅等水禽的感染率更高。为了防止由细菌引起的食物中毒，一般不允许用水禽蛋作为糕点原料。水禽蛋必须煮沸10分钟以上方可食用。

附着在蛋壳上的微生物主要来自禽类的生殖腔、不洁的产蛋场所及储放容器等。污染的微生物可从蛋壳上的气孔进入蛋体。常见细菌有假单胞菌属、无色杆菌属、变性杆菌属、沙门菌等16种之多。受污染蛋壳表面的细菌可达400万～500万个，污染严重者可高达1亿个以上。真菌可经蛋壳的裂纹或气孔进入蛋内。常见的有分支孢霉、黄霉、曲霉、毛霉、青霉、白霉等。

微生物的污染可使禽蛋发生变质、腐败。新鲜蛋清中含有溶菌酶，有抑菌作用，一旦作用丧失，腐败菌在适宜的条件下迅速繁殖。蛋白质在细菌蛋白水解酶的作用下，逐渐被分解，使蛋黄系带松弛和断裂，导致蛋黄移位，如果蛋黄贴在壳上称为“贴壳蛋”；随后蛋黄膜分解，使蛋黄散开，形成“散黄蛋”；如果条件继续恶化，则蛋清和蛋黄混为一体，称为“浑汤蛋”。这类变质、腐败蛋若进一步被细菌分解，蛋白质则变为蛋白胨、氨基酸、胺类和羧酸类等，某些氨基酸则分解形成硫化氢、氨和胺类化合物以及粪臭素等产物，而使禽蛋出现恶臭味。禽蛋受到真菌污染后，真菌在蛋壳内壁和蛋膜上生长繁殖，形成肉眼可见的大小不同暗色斑点，称为“黑斑蛋”。

2. 化学性污染　鲜蛋的化学性污染物主要是汞，其来源可由空气、水和饲料等进入禽体内，致使所产的蛋中含汞量超标。此外，农药、激素、抗生素以及其他化学污染物均可通过禽饲料及饮水进入母禽体内，残留于所产的蛋中。

3. 其他卫生问题　鲜蛋是一种有生命的个体，可不停地通过气孔进行呼吸，因此它具有吸收异味的特性。如果在收购、运输、储存过程中与农药、化肥、煤油等化学物品以及蒜、葱、鱼、香烟等有异味或腐烂变质的动植物放在一起，就会使鲜蛋产生异味，影响食用。

受精的禽蛋在25～28℃条件下开始发育，在35℃时胚胎发育较快。最初在胚胎周围产生鲜红的小血圈形成血圈蛋，以后逐步发育成血筋蛋、血环蛋，若鸡胚已形成则成为孵化蛋，若在发育过程中鸡胚死亡则形成死胚蛋。胚胎一经发育，则蛋的品质就会显著下降。

（二）卫生要求

1. 蛋类感官指标　蛋壳清洁完整，灯光透视时，整个蛋呈桔黄色至橙红色，蛋黄不见或略见阴影。打开后蛋黄凸起、完整、有韧性，蛋白澄清、透明、稀稠分明。无异味。

2. 理化指标　汞（以Hg计）≤0.03mg/kg。

四、奶及奶制品

（一）主要卫生问题

奶类食品的主要卫生问题是微生物污染以及有毒有害物质污染等。

1. 奶中存在的微生物　一般情况下，刚挤出的奶中存在的微生物可能有细球菌、八联球菌、萤光杆菌、酵母菌和真菌；如果卫生条件不好，还会有枯草杆菌、链球菌、大肠杆菌、产气杆菌等。这些微生物主要来源于乳房、空气和水；所以即使在较理想的条件下挤奶也不会是完全无菌的。但刚挤出的奶中含有溶菌酶，有抑制细菌生长的作用。其时间与奶中存在的菌量和放置温度有关，当奶中细菌数量少，放置环境温度低，抑菌作用保持时间就长，反之就短。一般生奶的抑菌在0℃可保持48小时，5℃时可保持36小时，10℃时可保持24小时，25℃时可保持6小时，而在30℃时仅能保持3小时。因此，奶挤出以后应及时冷却，以免微生物大量繁殖以致使奶腐败变质。

2. 致病菌对奶的污染

（1）挤奶前的感染：主要是动物本身的致病菌，通过乳腺进入奶中。常见的致病菌有牛型结核杆菌、布氏杆菌、口蹄疫病毒、炭疽杆菌和能引起牛乳房炎的葡萄球菌、放线菌等。

（2）挤奶后的污染：包括挤奶时和奶挤出后至食用前的各个环节均可能受到的污染。致病菌主要来源于挤奶员的手、挤奶用具、容器、空气和水，以及畜体表面。致病菌有伤寒杆菌、副伤寒杆菌、痢疾杆菌、白喉杆菌及溶血性链球菌等。

3. 奶及奶制品的有毒有害物质残留　病牛应用抗生素，饲料中真菌的有毒代谢产物、农药残留、重金属和放射性核素等对奶的污染。

4. 掺伪　在牛奶中除掺水以外，还有许多其他掺入物。

（1）电解质类：盐、明矾、石灰水等。这些掺伪物质，有的为了增加比重，有的为中和牛奶的酸度以掩盖牛奶变质。

（2）非电解质类：以真溶液形式存在于水中的小分子物质，如尿素。或对腐败因乳糖含量下降，而掺蔗糖等。

（3）胶体物质：一般为大分子液体，以胶体溶液、乳浊液形式为存在，如米汤、豆浆等。

（4）防腐剂：如甲醛、硼酸、苯甲酸、水杨酸等，少数人为掺入青霉素等抗生素等。

（5）其他杂质：掺水后为保持牛奶表面活性而掺入洗衣粉，也有掺入白广告色、白硅粉、白陶土的。更严重的是掺入污水和病牛奶。

（二）卫生要求

1. 消毒奶　消毒牛奶的卫生质量应达到《巴氏杀菌乳》（GB5408.1-1999）的要求。

（1）感官指标：色泽为均匀一致的乳白或微黄色，具有乳固有的滋味和气味，无异味，无沉淀，无凝块，无粘稠物的均匀液体。

（2）理化指标：脂肪≥3.1%，蛋白质≥2.9%，非脂固体≥8.1%，杂质度≤2mg/kg，酸度（^{0}T）≤18.0。

（3）卫生检验：硝酸盐（以$NaNO_3$计）≤11.0mg/kg，亚硝酸盐（以$NaNO_2$计）≤0.2mg/kg，黄曲霉毒素M_1≤0.5μg/kg，菌落总数≤30000cfu/ml；大肠菌群MPN≤90个/100ml；致病菌不得检出。

2. 奶制品　奶制品包括炼乳、各种奶粉、酸奶、复合奶、奶酪和含奶饮料等。各种奶制品均应符合相应的卫生标准，卫生质量才能得以保证。如在乳和乳制品管理办法中规定，在乳汁中不得掺水和加入其他任何物质；乳制品使用的添加剂应符合《食品添加剂使用卫生标准》，用作酸奶的菌种应纯良、无害；乳制品包装必须严密完整，乳品商标必须与内容相符，必须注明品名、厂名、生产日期、批量、保存期限及食用方法。

（1）全脂奶粉：感官性状应为浅黄色、具纯正的乳香味、干燥均匀的粉末，经搅拌可迅速溶于水中不结块。全脂乳粉卫生质量应达到《全脂乳粉、脱脂乳粉、全脂加糖乳粉和调味奶粉》(GB5410-1999)的要求。凡有苦味、腐败味、霉味、化学药品和石油等气味时禁止食用，作废弃品处理。

(2)炼乳：为乳白色或微黄色、有光泽、具有牛乳的滋味、质地均匀、粘度适中的粘稠液体。酸度(^{0}T)≤48，铅≤0.5mg/kg、铜≤4mg/kg、锡≤10mg/kg。其他理化及微生物指标应达到《全脂无糖炼乳和全脂加糖炼乳》(GB5417-1999)的要求。凡具有苦味、腐败味、霉味、化学药品和石油等气味或胖听炼乳应作废弃品处理。

(3)酸奶：是以牛奶为原料添加适量砂糖，经巴氏杀菌和冷却后加入纯乳酸菌发酵剂，经保温发酵而制成的产品。酸奶呈乳白色或略显微黄色，具有纯正的乳酸味，凝块均匀细腻，无气泡，允许少量乳清析出。制果味酸奶时允许加入各种果汁，加入的香料应符合食品添加剂使用卫生标准的规定。酸牛奶在出售前应贮存在2~8℃的仓库或冰箱内，贮存时间不应超过72小时。当酸奶表面生霉、有气泡和有大量乳清析出时不得出售和食用。其他理化微生物等指标详见国家卫生标准(GB2746-1999)。

(4)奶油：正常奶油为均匀一致的乳白色或浅黄色，组织状态柔软、细腻、无孔隙和无析水现象，具有奶油的纯香味。凡有霉斑、腐败、异味(苦味、金属味、鱼腥味等)的作废品处理。其他理化指标微生物等指标应达到奶油的国家卫生标准(GB5415-1999)要求。

第三节 冷饮食品

一、主要卫生问题

冷饮食品包括冰棍(冰糕)、冰淇淋、汽水、人工配制的果味水和果味露、果子汁、酸梅汤、食用冰、散装低糖饮料、盐汽水、矿泉水、发酵饮料、可乐型饮料及其他类似的冷饮和冷食。大多数冷饮食品的主要原料为水、糖、有机酸或各种果汁。另外加有少量的甜味剂、香料、色素等食品添加剂。因而除少量奶、蛋、糖和天然果汁外，一般考虑的重点不是它的营养价值，而是其卫生质量和安全性。

冷饮食品的主要卫生问题是微生物和有害化学物质污染。被细菌污染的原因主要是适于细菌繁殖的原辅料。因此，一般在加热前污染较严重，虽经熬料后细菌显著减少；但在制作过程中，随着操作工序的增多，污染又会增加。细菌污染可来自空气中杂菌的自然降落；使用不清洁的用具和容器及制作者个人卫生较差和手的消毒不彻底等。此外，销售过程也是极易被污染的一个环节。

有害化学物质污染主要来自所使用不合格的食品添加剂，如食用色素、香料、食用酸味剂、人工甜味剂和防腐剂等。若这些添加剂质量不合格，就可能造成对冷饮食品的污染。另外，在含酸较高的冷饮食品中有从模具或容器上溶出有害金属而造成化学性污染的可能。

二、冷饮食品的卫生要求

对冷饮食品的卫生管理，一是要管好原辅料，所使用的原辅料必须符合《食品卫生标准》、《食品添加剂使用卫生标准》和《生活饮用水卫生标准》的要求；二是要管理好生产过程，这是减少细菌污染和保证产品卫生质量的关键；三是要管理好销售网点；四是严格执行产品的检验制度。我国冷饮食品卫生标准如下：

1. 感官指标　产品应该具有该物质的纯净色泽、滋味，不得有异味、异臭和杂物。

2. 理化指标　见表 2-5-7。

表 2-5-7　冷饮食品卫生标准（理化指标）

项　目	(mg/kg)
铅（mg/kg，以 Pb 计）	≤1
砷（mg/kg，以 As 计）	≤0.5
铜（mg/kg，以 Cu 计）	≤10
食品添加剂	（按 GB2760-81 规定）

3. 细菌指标　见表 2-5-8。

表 2-5-8　冷饮食品卫生标准（细菌指标）

品　种	细菌总数（个/ml）	大肠菌群（个/100ml）
瓶装汽水、果味汽水及果汁饮料	≤100	≤6
仅含淀粉和果类的冰冻、散装低糖饮料	≤3000	≤100
含豆类冷冻食品、含乳、蛋 10% 以下的冷冻食品	≤10000	≤250
含乳蛋 10% 以上的冷冻食品	≤30000	≤450

第四节　罐头食品的卫生要求

罐头食品是指密封包装、经严格热杀菌能在常温条件下长期保存的食品。罐头食品所使用的容器种类很多，常用的有马口铁罐及玻璃罐两种。因为罐头食品长期保存在容器内，食品与容器内壁紧密地接触，故要求罐装容器严密坚固，使内容物与外界空气隔绝。容器内壁材料应不与食品起任何化学反应，不致使食品感官性质发生改变。所有罐装容器材料不应含有对人体有毒的物质。

马口铁罐头内常用化学性质不活泼的锡层作为保护层，但罐头内壁的锡层仍会受高酸性内容物的腐蚀而发生缓慢溶解，大量的溶出锡会引起中毒。番茄酱、酸黄瓜、茄子等少数蔬菜和大部分水果罐头均有较强的侵蚀力，国外报道了多起由果汁罐锡含量过高引起的锡中毒事件。少量锡对人体无明显毒害，但会使食品中的天然色素变色；铁皮镀锡应该均匀完整，罐头底盖之间的橡皮圈必须是食品工业用橡胶。

玻璃罐头不易腐蚀，能保持食品原有风味。罐壁透明，可以看到内容物的色泽形状；其缺点是易碎、导热性和稳定性较差，内容物易变色和褪色，在杀菌和冷却过程中容易破裂。

罐头内容物中重金属的含量规定：锡≤200mg/kg，铅＜3mg/kg，铜＜10mg/kg。

每批罐头食品出厂前先经保温试验，后通过敲击和观察，将胖听、漏斗及有鼓音的罐头剔除。保温试验后出现胖听的有三种情况：一种是微生物引起的变化，又称生物性气胀，是罐头在灭菌过程中不够彻底，以致微生物在罐内生长繁殖，产生气体，形成生物性气胀；另一种是化学性气胀，主要是马口铁受到食品的侵蚀，释放出氢，在氢的压力下，罐头发生膨胀，这种罐头重金属含量往往比较高；第三种胀气比较少见，叫做物理性气胀，当罐头放在低温下，发生冰冻而引起的膨胀。这种罐头食品质量一般没有什么变化。区分此类罐头的保温检测法是：37℃中保温7天，若胖听程度增大，可能是生物性气胀；若胖听程度不变，可能是化学性膨胀；若胖听消失，可能是物理性膨胀。

第六章 食物中毒及其预防

第一节　概　述

一、食物中毒的概念

食物中毒系指摄入了含有生物性和化学性有毒有害物质的食品，或把有毒有害物质当作食品摄入后出现的非传染性急性或亚急性疾病。食物中毒既不包括因暴饮暴食而引起的急性胃肠炎、食源性肠道传染病（如伤寒）和寄生虫病（如旋毛虫、猪囊尾蚴病），也不包括因一次大量或长期少量摄入某些有毒、有害物质而引起的以慢性毒害为主要特征（如致癌、致畸、致突变）的疾病。

二、食物中毒的特点

食物中毒发生的原因各不相同，但发病具有如下共同特点：①发病呈暴发性，潜伏期短，来势急剧，短时间内可能有多数人发病，发病曲线呈上升的趋势；②中毒病人一般具有相似的临床表现，常常出现恶心、呕吐、腹痛、腹泻等消化道症状；③发病与食物有关，患者在近期内都食用过同样的食物，发病范围局限在食用该有毒食物的人群，停止食用该食物后很快停止，发病曲线在突然上升之后即突然呈下降趋势，无余波；④食物中毒病人对健康人不具传染性。

有的食物中毒具有明显的地区性和季节性，例如，我国肉毒梭菌毒素中毒 90% 以上发生在新疆地区；副溶血性弧菌食物中毒多发生在沿海各省；而霉变甘蔗和酵米面食物中毒多发生在北方。食物中毒全年皆可发生，但第二、第三季度是食物中毒的高发季节，尤其是第三季度。

在我国引起食物中毒的各类食物中，动物性食品引起的食物中毒较为常见，占 50% 以上。其中肉及肉制品引起的食物中毒居首位。

三、食物中毒分类

按病原物质可分为四类：①细菌性食物中毒，主要有沙门菌食物中毒、变形杆菌食物中毒、副溶血性弧菌食物中毒、葡萄球菌肠毒素食物中毒、肉毒梭菌食物中毒、蜡样芽胞杆菌食物中毒、韦梭菌食物中毒、致病性大肠杆菌食物中毒、酵米面椰毒假单胞菌毒素食物中毒、结肠炎耶尔森菌食物中毒、链球菌食物中毒、志贺菌食物中毒等；②有毒动植物中毒，指误食有毒动植物或摄入因加工、烹调不当未除去有毒成分的动植物食物而引起的中毒，其发病率较高，病死率因动植物种类而异。有毒动物中毒，如河豚鱼、有毒贝类等引起的中毒；有毒植物中毒，如毒蕈、含氰苷果仁、木薯、四季豆等中毒等；③化学性食物中毒，指误食有毒化学物质或食入被其污染的食物而引起的中毒，发病率和病死率均比较高，如某些金属或类金属化合物、亚硝酸盐、农药等引起的食物中毒；④真菌毒素和霉变食品中毒（fungous toxin poisoning），食用被产毒真菌及其毒素污染的食物而引起的急性疾病，其发病率较高，死亡率因菌种及其毒素种类而异，如赤霉病麦、霉变甘蔗等中毒。

第二节　细菌性食物中毒

细菌性食物中毒是由于吃了含有大量细菌或细菌毒素的食物而引起的中毒，是食物中毒中最常见的一类。由活菌引起的食物中毒称感染型，由菌体产生的毒素引起的食物中毒称毒素型。有的食物中毒既有感染型，又有毒素型。

细菌性食物中毒发生的基本条件是：①细菌污染食物；②在适宜的温度、水分、pH 及营养条件下，细菌急剧大量繁殖或产毒；③进食前食物加热不充分，未能杀灭细菌或破坏其毒素。

细菌性食物中毒全年皆可发生，但在夏秋季节发生较多，引起细菌性食物中毒的食物主要为动物性食品。一般病程短、恢复快、预后良好，对抵抗力低的人群，如老人、儿童、病人和身体衰弱者，发病症状常较为严重。

一、沙门菌食物中毒

沙门菌属种类繁多，目前国际上已发现 2300 多个血清型，我国有 255 个。其中引起食物中毒的主要有鼠伤寒沙门菌、猪霍乱沙门菌、肠炎沙门菌等。沙门菌进入肠道后大量繁殖，除使肠黏膜发炎外，大量活菌释放的内毒素同时引起机体中毒。

（一）流行病学特点

1. 中毒全年都可发生，但多以夏季为主，主要在 5 ~ 10 月，7 ~ 9 月最多。

2. 中毒食品以动物性食品为多见。主要是肉类，如病死牲畜肉、冷荤、熟肉等，也可由鱼、禽、奶、蛋类食品引起。

3. 中毒原因主要是由加工食品用具、容器或食品存储场所生熟不分、交叉污染，食前未加热处理或加热不彻底引起。

（二）发病机制

沙门菌随同食物进入机体，一般要达到 10^4 ~ 10^8 个时才出现临床症状。在肠道内繁殖，破坏肠黏膜，并通过淋巴系统进入血液，出现菌血症，引起全身感染；释放出毒力较强的内毒素，内毒素和活菌共同侵害肠黏膜继续引起炎症，出现体温升高和急性胃肠症状。

（三）中毒表现

沙门菌食物中毒有多种多样的中毒表现，临床有 5 种类型，即胃肠炎型、类霍乱型、类伤寒型、类感冒型和败血症型。其共同特点如下：

1. 潜伏期一般为 12 ~ 36 小时。短者 6 小时，长者 48 ~ 72 小时。

2. 中毒初期表现为头痛、恶心、食欲不振，以后出现呕吐、腹泻、腹痛、发热，重者可引起痉挛、脱水、休克等。

3. 腹泻一日数次至十余次，或数十次不等，主要为水样便，少数带有黏液或血。

（四）预防措施

1. 防止污染　不食用病死牲畜肉，加工冷荤熟肉一定要生熟分开。要采取积极措施控制感染沙门菌的病畜肉类流入市场。

2. 高温杀灭　如烹调时肉块不宜过大，禽蛋煮沸 8 分钟以上等。

3. 控制繁殖　沙门菌繁殖的最适温度为 37℃，但在 20℃以上即能大量繁殖，因此低温储存食品是一项重要预防措施。冷藏食品如果控制在 5℃以下，并做到避光、断氧，则效果更佳。

二、葡萄球菌食物中毒

葡萄球菌在空气、土壤、水、粪便、污水及食物中广泛存在，主要来源于动物及人的鼻腔、咽喉、皮肤、头发及化脓性病灶。葡萄球菌可产生多种毒素（A、B、C、D、E 型）和酶类。引起食物中毒的主要是能产生肠毒素的葡萄球菌，其中以金黄色葡萄球菌致病力最强。此菌耐热性不强，最适生长温度为 37℃，最适 pH 为 7.4，大约 50% 以上的金黄色葡萄球菌菌株可在实验室条件下产生两种或两种以上的葡萄球菌肠毒素。食物中的肠毒素耐热性强，一般烹调温度不能将其破坏，218～248℃油温下经 30 分钟才能被破坏。

（一）流行病学特点

1. 中毒多发生在夏、秋季节，其他季节亦可发生。

2. 中毒食品主要为乳及乳制品、蛋及蛋制品、各类熟肉制品，其次为含有乳制品的冷冻食品，个别也有含淀粉类食品。

3. 中毒原因主要是被葡萄球菌污染后的食品在较高温度下保存时间过长，如在 25～30℃环境中放置 5～10 小时，就能产生足以引起食物中毒的葡萄球菌肠毒素。

（二）发病机制

葡萄球菌肠毒素引起食物中毒的机制目前尚未全部阐明。有研究认为，葡萄球菌肠毒素对小肠黏膜细胞无直接破坏作用，而以完整的分子经消化道吸收入血，到达中枢神经后刺激呕吐中枢致病。

（三）中毒表现

1. 起病急，潜伏期短，一般在 2～3 小时，多在 4 小时内，最短 1 小时，最长不超过 10 小时。

2. 中毒表现为典型的胃肠道症状，表现为恶心、剧烈而频繁地呕吐（严重者可呈喷射状，呕吐物中常有胆汁、黏液和血）、腹痛、腹泻（水样便）等。

3. 年龄越小对本葡萄球菌肠毒素的敏感性越强，因此儿童发病较多，病情较成人严重。

4. 病程较短，一般在 1～2 天痊愈，很少死亡。

（四）预防措施

1. 防止污染　①防止带菌人群对各种食物的污染，定期对食品加工人员、饮食从业人员、保育员进行健康检查，对患局部化脓性感染（疖疮、手指化脓）、上呼吸道感染（鼻窦炎、化脓性咽炎、口腔疾病等）者，应暂时调换其工作；②防止葡萄球菌对奶的污染，要定期对奶牛的乳房进行检查，患化脓性乳腺炎时其奶不能食用，健康奶牛的奶在挤出后，除应防止葡萄球菌污染外，亦应迅速冷却至10℃以下，防止在较高温度下，该菌的繁殖和毒素的形成，此外，奶制品应以消毒奶为原料；③患局部化脓性感染的畜、禽肉尸应按病畜、病禽肉处理，将病变部位除去后，按条件可食肉经高温处理以熟制品出售。

2. 防止肠毒素的形成 在低温、通风良好条件下储存食物不仅可防止葡萄球菌生长繁殖，亦是防止毒素形成的重要条件。因此，食物应冷藏或置阴凉通风的地方，如剩饭在常温下存放应置阴凉通风的地方，其放置时间亦不应超过6小时，在气温较高的夏、秋季节，食前还应彻底加热。

三、肉毒梭菌毒素食物中毒

肉毒梭菌是一种革兰阳性厌氧菌，具有芽孢，主要存在于土壤、江河湖海的淤泥及人畜粪便中。食物中毒是由肉毒梭菌产生的外毒素（exotoxin）即肉毒毒素（botulinum toxin）所致。肉毒梭菌可产生A、B、C_{α}、C_{β}、D、E、F、G等8型肉毒毒素，引起人类中毒的有A、B、E、F_4型，其中A、B型最为常见。该类毒素是一种强烈的神经毒素，毒性比氰化钾强1万倍，对人的致死量约为10^{-9}mg/kg。

肉毒梭菌芽孢能耐高温，干热180℃ 5～15分钟方能杀死芽孢。杀死A型肉毒梭菌芽孢需要湿热：100℃ 6小时，120℃ 4分钟。肉毒梭菌的各菌型之间对温度的抵抗力略有差别，E型肉毒梭菌芽孢不耐高热，100℃ 1分钟、90℃ 5分钟、80℃ 30分钟即死亡，但70℃ 2小时仍能存活。F型的芽孢在110℃经10分钟，可被杀灭。

（一）流行病学特点

1. 四季均可发生中毒，多发生在冬、春季节。

2. 中毒食品与饮食习惯有关，主要为家庭自制的豆类制品（发酵豆、面酱、臭豆腐），其次为肉类和罐头食品。

3. 中毒原因主要是被污染了肉毒毒素的食品在食用前未进行彻底的加热处理。

（二）发病机制

随食物进入肠道的肉毒毒素在小肠内被胰蛋白酶活化并释放出神经毒素，后者被小肠黏膜细胞吸收入血，作用于周围神经与肌肉接头处、自主神经末梢及颅神经核，可阻止胆碱能神经末梢释放乙酰胆碱，使神经冲动的传递受阻，终致肌肉麻痹和瘫痪。重症者可见脑神经核及脊髓前角退行性变，脑及脑膜充血、水肿及血栓形成。

（三）中毒表现

1. 潜伏期数小时至数天不等，一般为12～48小时，最短者6小时，长者可达8～10天。

2. 中毒主要表现为运动神经麻痹症状，如头晕、无力、视物模糊、眼睑下垂、复视、咀嚼无力、步态不稳、张口和伸舌困难、咽喉阻塞感、饮食发呛、吞咽困难、呼吸困难、头颈无力、垂头等。

3. 病人症状的轻重程度可有所不同，病死率较高。

（四）预防措施

1. 停止食用可疑中毒食品。

2. 自制发酵酱类时，原料应清洁新鲜，腌前必须充分冷却，盐量要达到14%以上，并提高发酵温度。要经常日晒，充分搅拌，使氧气供应充足。

3. 不吃生酱。

4. 肉毒梭菌毒素不耐热，加热80℃经30分钟或100℃经10~20分钟，可使各型毒素破坏，所以对可疑食品进行彻底加热是破坏毒素预防肉毒梭菌毒素中毒的可靠措施。

四、副溶血弧菌食物中毒

副溶血弧菌是一种嗜盐性细菌。存在于近岸海水、海底沉积物和鱼、贝类等海产品中，为革兰阴性，有鞭毛，兼性厌氧菌；在含2%~4%氯化钠的普通培养基上生长最佳，在无食盐培养基上不生长，但在营养成分丰富的无机盐培养基上，此菌仍能良好生长。生长的pH范围为5.0~9.6，最适为7.5~8.5；温度范围为15~40℃，最适合为37℃。副溶血性弧菌中毒是我国沿海地区最常见的一种食物中毒。

副溶血弧菌不耐热，75℃加热5分钟或90℃加热1分钟即可杀灭。对酸敏感，在稀释1倍的食醋中经1分钟即可死亡。在淡水中生存不超过2天，海水中能生存47天以上。繁殖的最适温度为30~37℃。带有少量细菌的食品，在适宜温度下经3~4小时，细菌可急剧增加，并可引起食物中毒。

（一）流行病学特点

1. 副溶血弧菌食物中毒多发生在6~9月份高温季节，海产品大量上市时。

2. 中毒食品主要是海产品，其次为咸菜、熟肉类、禽肉、禽蛋类，约半数为腌制品。

3. 中毒原因主要是烹调时未烧熟、煮透，或熟制品污染后未再彻底加热。

（二）发病机制

主要因副溶血弧菌的活菌所致。人体摄入致病活菌10^6个以上，几小时后即可发生胃肠炎。细菌在胃肠道繁殖，引起组织病变，并可产生耐热溶血毒素对肠道共同作用。

（三）中毒表现

1. 潜伏期一般在6~10小时左右，最短者1小时，长者24~48小时。

2. 发病急，主要症状为恶心、呕吐、腹泻、腹痛、发热，尚有头痛、多汗、口渴等症状。

3. 呕吐、腹泻严重，腹泻多为水样便，重者为黏液便和粘血便，失水过多者可引起虚脱并伴有血压下降。

4. 大部分病人发病后2~3天恢复正常；少数重症病人可休克、昏迷而死亡。

（四）预防措施

1. 停止食用可疑中毒食品。

2. 加工海产品，如鱼、虾、蟹、贝类一定要烧熟煮透。蒸煮时间需加热100℃ 30分钟。海产品用盐渍也可有效的杀死细菌。

3. 烹调或调制海产品生冷拼盘时可加适量食醋。

4. 加工过程中生熟用具要分开，宜在低温下储藏。对烹调后的鱼虾和肉类等熟食品，应放在10℃以下存放，存放时间最好不超过两天。

五、O_{157}: H_7 大肠杆菌食物中毒

O_{157}: H_7 大肠杆菌是致泻性大肠埃希菌中肠出血性大肠杆菌的一种最常见的血清型，可寄居于牛、猪、羊、鸡等家畜家禽的肠内，一旦侵入人的肠内，便依附肠壁，产生类志贺样毒素和肠溶血毒素，导致人类发生出血性结肠炎和溶血性尿毒综合征。我国早在1987年就从腹泻病人粪中分离出 O_{157}: H_7 菌株，但一直未发生暴发流行。美国于1982年以后频频出现由 O_{157}: H_7 菌株引发的食物中毒，至今已记载了60多起。1996年5~8月日本发生了迄今为止世界上最大规模的 O_{157}: H_7 暴发流行，9000多名儿童感染，11名死亡。O_{157}: H_7 毒力极强，很少量的病菌即可使人致病，对细胞破坏力极大，主要侵犯小肠远端和结肠，引起肠黏膜水肿出血，同时可引起肾脏、脾脏和大脑的病变。该菌不耐高温，60℃ 20分钟可灭活；耐酸不耐碱；对氯敏感。

（一）流行病学特点

1. 流行地区以欧美日等发达国家多见，北方较南方多见，提示感染流行与饮食习惯有关。病菌基本上是通过食品和饮品传播，且多以暴发形式流行，尤以食源性暴发更多见。

2. 常见中毒食品和饮品是肉及肉制品、汉堡包、生牛奶、奶制品、蔬菜、鲜榨果汁、饮水等，传播途径以通过污染食物经口感染较为多见，直接传播较罕见。

3. 中毒多发生在夏秋季，尤以6~9月更多见。人类对此菌普遍易感，其中小儿和老人更易感。

（二）中毒表现

1. 起病急骤，潜伏期为2~9天，最快仅5小时。

2. 中毒表现主要为突发性的腹部痉挛，有时为类似于阑尾炎的疼痛。有些病人仅为轻度腹泻，有些有水样便，继而转为血性腹泻，腹泻次数有时可达每天十余次，低热或不发热；许多病人同时有呼吸道症状。

3. 严重者可造成溶血性尿毒综合征、血栓性血小板减少性紫癜、脑神经障碍等多器官损害，危及生命，老人和儿童患者死亡率较高。

（三）预防措施

1. 停止食用可疑中毒食品。

2. 不吃生的或加热不彻底的牛奶、肉等动物性食品。不吃不干净的水果、蔬菜。剩余饭菜食用前要彻底加热。防止食品生熟交叉污染。

3. 养成良好的个人卫生习惯，饭前便后洗手。避免与患者密切接触，在接触时应特别注意个人卫生。

4. 食品生产、加工企业尤其是餐饮业应严格保证食品的安全性。

5. 大力提倡体育锻炼，提高身体素质，增强机体免疫力，以抵御细菌的侵袭。

六、其他细菌性食物中毒

其他细菌性食物中毒见表2-6-1。

表2-6-1　其他细菌性食物中毒

中毒名称	病原体	临床表现	中毒食物	预防措施
变形杆菌食物中毒	普通变形杆菌、莫根变形杆菌	毒素型、过敏型潜伏期10～12小时，表现为急性胃肠炎症状、水样便有黏液、恶臭、体温一般在39℃以下	动物性食品尤其是水产类	注意食堂卫生严格做到生熟用具分开
链球菌食物中毒	D族链球菌中的粪链球菌	感染型、毒素型或混合型，潜伏期6～24小时，急性胃肠炎症状，体温略高，偶有头痛、头晕等	动物性食品尤其熟肉制品	防止对熟肉制品再污染
志贺菌属食物中毒	宋内志贺菌及其肠毒素	感染型、毒素型或混合型，潜伏期6～24小时，剧烈腹痛，腹泻，水样，血样或黏液便，体温40℃，里急后重	肉、奶及其制品	防止肉、奶及其制品的污染
致病性大肠杆菌食物中毒	致病性大肠杆菌及其产生的肠毒素	感染型潜伏期4～48小时，表现为急性胃肠炎型、急性菌痢型、体温38～40℃	动物性食品特别是熟肉制品、凉拌菜	防止对熟肉制品再污染
空肠弯曲菌食物中毒	空肠弯曲菌及其霍乱样肠毒素	感染型，毒素型或混合型，潜伏期3～5天，急性胃肠炎症状，体温38～40℃	动物性食品、奶制品	重点为幼儿食品及奶类食品卫生管理

第三节　有毒动植物中毒

一、河豚鱼中毒

河豚鱼中毒是指食用了含有河豚毒素的鱼类引起的食物中毒。在我国主要发生在沿海地区及长江、珠江等河流入海口处。

（一）毒性物质

河豚鱼的有毒成分为河豚毒素，是一种神经毒，有河豚素、河豚酸、河豚卵巢毒素及河豚肝脏毒素。河豚毒素对热稳定，220℃以上可分解。河豚鱼的卵巢和肝脏毒性最强，其次为肾脏、血液、眼睛、鳃和皮肤。鱼死后较久时，内脏毒素可渗入肌肉，使本来无毒的肌肉也含毒。河豚的毒素常随季节变化而有差异，每年2～5月为卵巢发育期，毒性最强；6～7月产卵后，卵巢萎缩，毒性减弱。故河豚鱼中毒多发生于春季。

（二）中毒表现

1. 发病急，潜伏期一般10～45分钟，长者达3小时。

2. 先感觉手指、口唇、舌尖麻木或有刺痛感，然后出现恶心、呕吐、腹痛、腹泻等胃肠道症状，并有四肢无力、口唇、舌尖及肢端麻痹，进而四肢肌肉麻痹，以致身体摇摆、行走困难，甚至全身麻痹成瘫痪状。

3. 严重者眼球运动迟缓，瞳孔散大，对光反射消失，然后言语不清、青紫、血压和体温下降，呼吸先迟缓、浅表，而后呼吸困难，最后呼吸衰竭而死亡。

（三）预防措施

1. 捕捞时必须将河豚鱼剔除。

2. 水产部门必须严格执行《水产品卫生管理办法》，严禁出售鲜河豚鱼。加工干制品必须严格执行规定大操作程序。

3. 加强宣传河豚鱼的毒性及危害，学会识别河豚鱼，不擅自吃沿海地区捕捞或捡拾的不认识的鱼。

4. 严禁饭店、酒店自行加工河豚鱼。

二、鱼类引起的组胺中毒

引起此类中毒的鱼大多是含组胺高的鱼类，主要是海产鱼中的青皮红肉鱼类，如金枪鱼、秋刀鱼、竹荚鱼、沙丁鱼、青鳞鱼、金线鱼、鲐鱼等。当鱼不新鲜或腐败时，鱼体中游离组氨酸经脱羧酶作用产生组胺。当组胺积蓄至一定量时，食后便可引起中毒。

（一）中毒表现

1. 潜伏期一般为0.5～1小时，最短可为5分钟，最长达4小时。

2. 以局部或全身毛细血管扩张、通透性增强、支气管收缩为主，主要症状为脸红、头晕、头痛、心慌、脉速、胸闷和呼吸窘迫等，部分病人出现眼结膜充血、瞳孔散大、视物模糊、脸发胀、唇水肿、口和舌及四肢发麻、恶心、呕吐、腹痛、荨麻疹、全身潮红、血压下降等。

3. 中毒特点是发病快、症状轻、恢复迅速，偶有死亡病例报道。

（二）预防措施

1. 不吃腐败变质的鱼，特别是青皮红肉的鱼类。市售鲜鲐鱼等应冷藏或冷冻，要有较高的鲜度，其组胺含量应符合GB2733规定。

2. 选购鲜鲐鱼等要特别注意其鲜度，如发现鱼眼变红、色泽不新鲜、鱼体无弹性时，则不得食用。选购后应及时烹调，如盐腌，应劈开鱼背并加25%以上的食盐腌制。

3. 食用鲜、咸鲐鱼时，烹调前应去内脏、洗净，切成两寸段，用水浸泡4～6小时，可使组胺量下降44%，烹调时加入适量雪里蕻或红果，组胺可下降65%，不宜油煎或油炸。

4. 有过敏性疾患者，以不吃此类鱼为宜。

三、毒蕈中毒

毒蕈又称毒蘑菇，是指食后可引起中毒的蕈类。在我国目前已鉴定的蕈类中，可食用蕈近300种，有毒蕈类约有100种，可致人死亡的至少有10种，它们是褐鳞小伞、肉褐鳞小伞、白毒伞、褐柄白毒伞、毒伞、残托斑毒伞、毒粉褶蕈、秋生盔孢伞、包脚黑褶伞、鹿花蕈。由于生长条件的差异，不同地区发现的毒蕈种类、大小、形态不同，所含毒素亦不一样。

毒蕈的有毒成分十分复杂，一种毒蕈可以含有几种毒素，而一种毒素又可存在于数种毒蕈之中。毒蕈中毒全国各地均有发生，多发生在高温多雨的夏秋季节，以家庭散发为主，有时在一个地区连续发生多起，常常是由于误采毒蘑菇食用而中毒。

（一）中毒表现

毒蕈中毒的临床表现复杂多样，因毒蕈种类不同，其有毒成分、临床表现也不同。目前，一般将毒蕈中毒临床表现分为5种类型。

1. 胃肠炎型　引起此型中毒的毒蕈多见于红菇属、乳菇属、粉褶蕈属、黑伞蕈属、白菇属和牛肝蕈属中的一些毒蕈，其中以红菇属国内报道最多。有毒物质可能为类树脂、甲醛类的化合物，对胃肠道有刺激作用。潜伏期一般为半小时至6小时，多在食后2小时左右发病，最短仅10分钟。主要症状为剧烈恶心、呕吐，阵发性腹痛，有的呈绞痛，以上腹部和脐部为主，剧烈腹泻，水样便，每日可多达10余次，不发热。该型中毒病程较短，经过适当对症处理可迅速恢复，一般病程2~3天，预后良好，死亡率低。

2. 神经精神型　引起该型中毒的毒蕈约有30种，所含毒性成分多种多样，多为混合存在，目前尚在研究之中。潜伏期一般为半小时至4小时，最短仅10分钟。临床表现最为复杂多变，以精神兴奋、精神抑制、精神错乱、矮小幻觉或以上表现交互出现为特点。病人常狂笑、手舞足蹈、行动不稳、共济失调，可出现“小人国幻觉症”，闭眼时幻觉更明显，还可有迫害妄想，类似精神分裂症。重症病人出现谵妄、精神错乱、抽搐、昏迷等。可有副交感神经兴奋症状，如流涎、流泪、大量出汗、瞳孔缩小、脉缓、血压下降等。也可引起交感神经兴奋，如瞳孔散大、心跳加快、血压上升、颜面潮红。部分病人有消化道症状。病程1~2天，病死率低。

3. 溶血型　引起该型中毒的多为鹿花蕈（又为马鞍蕈）、褐鹿花蕈、赭鹿花蕈等。潜伏期6~12小时，最长可达2天，初始表现为恶心、呕吐、腹泻等胃肠道症状，发病3~4天后出现溶血性黄疸、肝脾肿大、肝区疼痛，少数病人出现血红蛋白尿。严重者出现心律不齐、谵妄、抽搐或昏迷。也可引起急性肾功能衰竭，导致预后不良。给予肾上腺皮质激素治疗可很快控制病情，病程2~6天，一般死亡率不高。

4. 脏器损害型　此型中毒最为严重，病情凶险，如不及时抢救，死亡率极高。毒素主要成分为毒肽类和毒伞肽类，存在于毒伞属（如毒伞、白毒伞、鳞柄白毒伞）、褐鳞小伞及秋生盔孢伞蕈。按病情发展可分为5期，但有时分期并不明显。

（1）潜伏期：一般10~24分钟，最短可为6~7分钟。

（2）胃肠炎期：恶心、呕吐、脐周腹痛、水样便腹泻，每日十余次，甚至更多，一般多在持续1~2天后逐渐缓解，部分严重病人继胃肠炎后病情迅速恶化，出现休克、昏迷、抽搐、惊厥、全身广泛出血，呼吸衰竭，在短时间内死亡。

（3）假愈期：病人症状暂时缓解或消失，约持续1~2天。此期毒素由肠道吸收，通过血液进入脏器与靶细胞结合，逐渐侵害实质脏器。轻度中毒病人肝损害不严重，可由此期进入恢复期。对假愈期的病人，一定要注意观察，提高警惕，以免误诊误治。

（4）脏器损害期：病人突然出现肝、肾、心、脑等脏器损害，出现肝脏肿大、黄疸、肝功能异常，甚至发生急性肝坏死、肝昏迷。也可出现弥漫性血管内凝血（DIC），表现有呕吐、咯血、鼻出血、皮下和黏膜下出血。肾脏受损，尿中出现蛋白、管型、红细胞，个别病人出现少尿、尿闭或血尿，甚至尿毒症、肾功能衰竭。此期还可出现内出血和血压下降。患者烦躁不安、淡漠、嗜睡，甚至惊厥、昏迷、死亡。病死率一般为60%～80%。部分病人出现精神障碍，如时哭时笑等。

（5）恢复期：经积极治疗，一般在2～3周后进入恢复期，中毒症状消失、肝功好转，也有的病人6周以后方可痊愈。

5. 日光性皮炎型　引起该型中毒的毒蘑菇是胶陀螺（猪嘴蘑），潜伏期一般为24小时左右，开始多为颜面肌肉震颤，继之手指和脚趾疼痛，上肢和面部可出现皮疹。暴露于日光部位的皮肤，可出现肿胀，指甲部剧痛、指甲根部出血，病人的嘴唇肿胀外翻、形似猪嘴。少有胃肠炎症状。

（二）预防措施

1. 停止食用并销毁毒蘑菇和用毒蘑菇制作的食品，加工盛放毒蘑菇食品的容器炊具也应洗刷干净。

2. 毒蘑菇中毒的原因主要是误食，由于毒蘑菇难以鉴别，在中毒发生后应及时通过新闻媒体进行广泛宣传，教育当地群众不要采集野蘑菇食用，以免中毒再次发生。

3. 关于毒蕈与食用蕈的鉴别，目前尚缺乏简单可靠的方法，一般认为毒蕈有如下一些特征可供参考：颜色奇异鲜艳，形态特殊，蕈盖有斑点、疣点，损伤后流浆、发粘，蕈柄上有蕈环、蕈托，气味恶劣，不长蛆，不生虫，破碎后易变色，煮时能使银器变色、大蒜变黑等。

四、含氰苷类植物中毒

引起食物中毒的往往是一些核仁和木薯。苦杏仁中含有苦杏仁苷，木薯和亚麻籽中含有亚麻苦苷。此外苦桃仁、枇杷仁、李子仁、樱桃仁也都含有毒成分氰苷。氰苷可在酶或酸的作用下释放出氢氰酸。含氰苷类植物中毒以散发为主。

（一）中毒表现

苦杏仁中毒潜伏期为半小时至数小时，一般1～2小时。主要症状为口内苦涩、头晕、头痛、恶心、呕吐、心慌、脉速、四肢无力，继而出现胸闷、不同程度的呼吸困难，有时呼出气可闻到苦杏仁味，严重者意识不清、呼吸微弱、四肢冰冷、昏迷，常发出尖叫。继之意识丧失，瞳孔散大，对光反射消失，牙关紧闭，全身阵发性痉挛，最后因呼吸麻痹或心跳停止而死亡。空腹、年幼及体弱者中毒症状重，病死率高。

（二）预防措施

加强宣传教育，不生吃各种苦味果仁，也不能食用炒过的苦杏仁。若食用果仁，必须用清水充分浸泡，再敞锅蒸煮，使氢氰酸挥发掉。不吃生木薯，食用时必须将木薯去皮，加水浸泡2天，再敞锅蒸煮后食用。

五、其他有毒动植物食物中毒

见表2-6-2。

表 2-6-2　其他有毒动植物食物中毒

中毒名称	有毒成分	临床表现	预防措施
甲状腺中毒	甲状腺素	潜伏期 10～24 小时，头痛、乏力、抽搐、四肢肌肉痛，重者狂躁、昏迷	屠宰时去除甲状腺
有毒蜂蜜中毒	雷公藤碱及其他生物碱	潜伏期 1～2 天，口干、舌麻、恶心、呕吐、心慌、腹痛，肝肿大，肾区痛	加强蜂蜜检验
四季豆中毒	皂素、植物血凝素	潜伏期 2～4 小时，恶心、呕吐等胃肠症状，四肢麻木	充分煮熟至失去原有生绿色
发芽马铃薯中毒	龙葵素	潜伏期数十分钟至数小时，咽喉瘙痒烧灼感，胃肠炎，重者有溶血性黄疸	马铃薯应储存于干燥阴凉处，食用前削皮去芽，烹调时加醋
鲜黄花菜中毒	类秋水仙碱	潜伏期 0.5～4 小时，以胃肠症状为主	食鲜黄花应用水浸泡或用开水烫后弃水炒煮食用
贝类中毒	石房蛤毒素	潜伏期数分钟至数小时，开始唇、舌、指尖麻，继而腿、臂和颈部麻木，运动失调	在贝类生长的水域采取藻类检查

第四节　化学性食物中毒

一、亚硝酸盐食物中毒

亚硝酸盐食物中毒是指食用了含硝酸盐及亚硝酸盐的蔬菜或误食亚硝酸盐后引起的一种高铁血红蛋白血症，也称肠源性青紫病。

（一）亚硝酸盐的来源

1. 蔬菜中硝酸盐　新鲜的叶菜类，如菠菜、芹菜、大白菜、小白菜、圆白菜、生菜、韭菜、甜菜、菜花、萝卜叶、灰菜、荠菜等，含有较多的硝酸盐，在肠道内硝酸盐还原菌的作用下转化为亚硝酸盐。新鲜蔬菜贮存过久，腐烂蔬菜及放置过久的煮熟蔬菜，亚硝酸盐的含量明显增高。

2. 刚腌不久的蔬菜中含有大量亚硝酸盐，尤其是加盐量少于 12%、气温高于 20℃ 的情况下，可使菜中亚硝酸盐含量增加，第 7～8 天达高峰，一般于腌后 20 天消失。

3. 苦井水含较多的硝酸盐，当用该水煮粥或食物，再在不洁的锅内放置过夜后，则硝酸盐在细菌作用下可还原成亚硝酸盐。

4. 食用蔬菜过多时，大量硝酸盐进入肠道，对于儿童胃肠功能紊乱、贫血、蛔虫症等消化功能欠佳者，其肠道内的细菌可将蔬菜中硝酸盐转化为亚硝酸盐，且在肠道内过多过快的形成以致来不及分解，结果大量亚硝酸盐进入血液导致中毒。

5. 腌肉制品加入过量硝酸盐及亚硝酸盐。

6. 误将亚硝酸盐当作食盐。

（二）中毒表现

1. 潜伏期 一般为10～15分钟，大量食入蔬菜或未腌透菜类者，一般为1～3小时，个别可长达20小时后发病。

2. 症状体征 有头痛、头晕、无力、胸闷、气短、嗜睡、心悸、恶心、呕吐、腹痛、腹泻，口唇、指甲及全身皮肤、黏膜青紫等。严重者可有心率减慢，心律不齐，昏迷和惊厥，常因呼吸循环衰竭而死亡。

（三）急救处理

1. 消除毒物 催吐、洗胃和导泻。

2. 解毒剂 氧化型亚甲蓝（美蓝）可使高铁血红蛋白还原为低铁血红蛋白，恢复携氧功能。剂量以1～2mg/kg，加入50%葡萄糖液20～40ml中，缓慢静脉注射，一般30分钟后症状即可缓解。1～2小时后可重复半量或全量，以后根据病情适当延长用药间隔或减少用量，直至青紫消失。此外，维生素C亦可还原高铁血红蛋白，故可口服大量维生素C或静脉注射维生素C 500mg。临床上用美蓝、维生素C和葡萄糖三者合用，效果较好。

3. 对症治疗 出现严重发绀应吸氧。若经美蓝、维生素C及输液治疗后，症状仍明显存在者，可输入适量新鲜血液。

（四）预防措施

1. 保持蔬菜新鲜，禁食腐烂变质蔬菜。短时间不要进食大量含硝酸盐较多的蔬菜；勿食大量刚腌的菜，腌菜时盐应稍多，至少待腌制15天以上再食用。

2. 肉制品中硝酸盐和亚硝酸盐的用量应严格按国家卫生标准的规定，不可多加。

3. 不喝苦井水，不用苦井水煮饭、煮粥，尤其勿存放过夜。

4. 妥善保管好亚硝酸盐，防止错把其当成食盐或碱而误食中毒。

二、砷化物中毒

砷和砷化物广泛应用于工业、农业、医药卫生业。砷（As）本身毒性不大，而其化合物一般均有剧毒，特别是三氧化二砷的毒性最强。三氧化二砷（As_2O_3）又名亚砷酐、砒霜、信石、白砷、白砒。为白色粉末，可用于杀虫剂、杀鼠剂、药物、染料工业、皮毛工业及消毒防腐剂等。

（一）中毒原因

常见原因是食品加工时，使用的原料或添加剂中含砷量过高，或误食含砷农药拌种的粮食及喷洒过含砷农药不久的蔬菜，食用盛过含砷杀虫剂的容器或袋子盛放的食品和粮食，或食用碾磨过农药的工具加工过的米面等。或将三氧化二砷当作食盐、面碱、小苏打等使用。

（二）临床表现

潜伏期为十几分钟至数小时，中毒后患者口腔和咽喉部有烧灼感，口渴及吞咽困难，口中有金属味，常表现为剧烈恶心、呕吐（甚至吐出血液和胆汁）、腹绞痛、腹泻（水样或米汤样，有时混有血）。由于毛细血管扩张及剧烈吐泻而脱水，血压下降，严重者引起休克、昏迷和惊厥，并可发生中毒性心肌病，心脑综合征，中毒性肝病和急性肾功能衰竭，若抢救不及时，常因呼吸循环衰竭，肝肾功能衰竭，于1~2日内死亡。

（三）急救治疗

1. 排除毒物　由于毒物在胃内停留时间较长，不易排空，故无论中毒时间长短，发现早晚，均应催吐，彻底洗胃。洗胃后可口服或从洗胃管导入30g活性炭或新配制的氢氧化铁溶液30ml 2~3次，使三氧化二砷与之结合成不溶性砷酸铁，随后用硫酸钠导泻。

2. 特效解毒剂　巯基类药物如二巯丙醇、二巯丙磺酸钠和二巯丁二酸钠的巯基与砷有较强的结合力，不仅能同未与组织结合的砷络合，且能夺取已与组织中酶系统结合的砷，从而释放组织酶系统中的巯基，使酶重新恢复活性。反应所形成的无毒物质，随同尿液排出而解毒。

3. 血液透析　对病情严重，特别是伴有肾功能衰竭者作用，可起到既排砷又可减轻因肾功能衰竭造成的后果。

4. 对症治疗。

（四）预防措施

1. 严格保管好砷化物、砷制剂农药。实行专人专库，领用登记，而且要有明显的标记，并不得与食品、调料、粮食等混放在一起。

2. 盛放过砷化合物的容器严禁存放粮食和食品。

3. 蔬菜、果树收获前半个月内停止使用含砷农药，防止蔬菜、水果农药残留量过高。

4. 食品加工过程所使用的酸、碱、添加剂等，含砷量严格控制在国家允许标准范围内。

三、有机磷农药中毒

有机磷农药是当前使用最广、品种最多的农药之一。其具有杀虫效率高、应用范围广、成本低，在植物内残留时间短、残留量较少的优点。有机磷农药遇碱易分解。但是有机磷农药具有毒性，在生产和使用过程中如不注意防护，或者由于误食均可引起食物中毒。

（一）中毒原因

1. 水果、蔬菜等食品中的农药残留。

2. 误食用装过农药的容器、包装袋盛放的食品。

3. 因农药保管不善、管理不严而误食。

（二）临床表现

1. 潜伏期　10分钟~2小时。

2. 症状体征

（1）毒蕈碱样表现：恶心、呕吐、多汗、流涎、腹痛、视物模糊、瞳孔缩小、支气管痉挛、呼吸道分泌物增多、心率变慢，严重者发生肺水肿。

（2）烟碱样表现：肌束震颤、肌无力、肌肉痉挛等，严重者可发生呼吸麻痹。

（3）中枢神经系统表现：头痛、头晕、嗜睡、烦躁不安、神志恍惚、语言不清，严重者可发生昏迷、脑水肿。

3. 中毒分级 根据临床表现及胆碱酯酶活力降低程度，可将有机磷中毒大致分为4级。

（1）潜在性中毒：此时无临床表现。血液胆碱酯酶活性下降至正常值的70%～90%。一般不需治疗，但由于病情可能进展，需继续观察12小时以上。

（2）轻度中毒：表现为无力、头痛、头晕、恶心、呕吐、多汗、流涎、腹痛、视物模糊、瞳孔缩小、四肢麻木。血液胆碱酯酶活性下降至正常值的50%～70%。

（3）中度中毒：轻度中毒症状进一步加重，出现肌束震颤、轻度呼吸困难、共济失调等。血液胆碱酯酶活性下降至正常值的30%～50%。

（4）重度中毒：发病后很快发生昏迷、心跳加快、血压上升、发热、瞳孔极度缩小、对光反射消失、呼吸困难、肺水肿、青紫、抽搐、大小便失禁、呼吸麻痹。血液胆碱酯酶活性下降至正常值的30%以下。

（三）急救治疗

1. 催吐、洗胃 迅速用2%碳酸钠洗胃（敌百虫禁用，因其遇碱可转变为毒性更强的敌敌畏），口服蛋清、豆浆、牛奶等。

2. 特效解毒剂

（1）生理拮抗剂：阿托品，其可阻断乙酰胆碱受体，使乙酰胆碱不能与之结合使机体不致因乙酰胆碱大量蓄积而产生严重症状，对毒蕈碱症状效果较好，对中枢神经症状效果次之，对烟碱样症状及恢复胆碱酯酶活性无效。

（2）胆碱酯酶复活剂：碘解磷定、氯磷定和双复磷等。由于它们化学结构上的特点，可接近被有机磷作用后形成的磷酰化胆碱酯酶，并与有机磷部分相结合，而将胆碱酯酶释放出来使之恢复活性。复活剂也能直接与有机磷结合，使它不能发挥毒性作用。用药后可迅速见到胆碱酯酶活性的恢复和烟碱样症状的缓解，但对毒蕈碱症状无效。

3. 对症治疗

（四）预防措施

1. 有机磷农药必须专人保管，单独贮存，喷药及拌种用的容器应专用。

2. 喷洒农药须遵守安全间隔期，如防治果树害虫，必须在收获前30天使用，防柑橘害虫采用喷雾法时，须在收获2个月前使用。

3. 配药、拌种的操作地点应远离畜圈、饮水源和瓜菜地，以防污染。禁止食用因剧毒农药致死的各种畜禽。

第五节 食物中毒的调查与处理

一、食物中毒的调查

食物中毒调查的目的主要是通过调查确定食物中毒的类型和中毒原因；为中毒后病人处理、食品处理和现场处理提供科学依据；总结经验教训，以利于加强食物中毒的预防。

（一）食物中毒类型调查

首先要确定疾病的发生是否是食物中毒，如果是食物中毒，就要确定属于何种类型的食物中毒，为此，要进行三方面的工作，即流行病学调查、临床诊断和实验室诊断。

流行病学调查的核心问题是了解发病与进食的关系。要调查发病者在发病前24～48小时所进食的食物以及在同一场所进食而未发病者的进食食物，以初步确定可疑的有毒食品，并调查发病人数、发病时间及病程变化等情况，同时还要进行食品卫生质量、食堂厨房卫生状况等卫生学调查。

临床诊断要特别注意病人发病的潜伏期和特有的中毒表现。潜伏期对于判断中毒类型是重要的线索和依据。患者的临床症状虽有某些共同之处，但也有一定的特点，如亚硝酸盐中毒时的青紫症，肉毒中毒特有的如眼睑下垂、吞咽困难等神经症状，砷中毒时咽喉烧灼感和米泔水样便等。

实验室诊断是验证流行病学调查和临床诊断结果的有效手段，为此要及时采集现场的可疑食品、餐具炊具涂拭样品及病人呕吐物、排泄物和血尿样品，并尽快地准确地进行实验室检验，提出检验报告。采样过程中要注意样品应具有批量代表性，如液态食品要经搅拌均匀后取样，散堆样品应分层定点采集后混匀，大包装样品按比例采样后混匀，小包装样品按生产日期或批号采样等。注意样品采集要有足够数量，如熟肉制品、冷荤制品等固体食品采样500g，流质、半流质食品采样300～600g，病人呕吐物或排泄物10～15g，尿液50～100ml、血液5ml等，如只有残余食物或生物样品，亦应尽量多采集。要注意样品的代表性和可信性，为此必须严格遵守无菌操作规程，在采样后至送检前不得发生污染或变质，对用于微生物检验的样品和易腐坏食品应低温保存运送，于4小时内送至化验室检验。实验室检验虽很重要，但不是确定食物中毒的惟一依据，因食物中毒的发生有时环节多，较为复杂，尤其是可疑食物常被有意或无意销毁，或餐具已被消毒等，故检验结果阴性，不能完全排除是食物中毒，要综合流行病学调查，临床诊断及实验室检验进行全面分析作出正确判断。

（二）有毒食品调查

有毒食品是指含有毒性物质，引起食物中毒的食品。包括细菌性、真菌性、动物性、植物性和化学性有毒食品。在食物中毒调查中，调查并确定有毒食品是进行食物中毒的诊断和处理的极为重要环节，确定可疑有毒食品的基本原则是进食该食品者发病，未进食者不发病。这里要注意进食过可疑有毒食品者的食物中毒罹患率并非100%，但进食者中的大多数人会发病，而未进食者均不会发病。如一时难以确定可疑有毒食品，应先确定造成中毒的可疑餐次，确定可疑餐次后，再确定该餐次中的可疑有毒食品。调查最早发病者的发病情况，是推断可疑餐次的重要线索。初步确定可疑有毒食品后，应迅即采集样品送检，以检验出有毒物质或微生物污染食品情况。

（三）中毒原因调查

中毒原因调查是指对可疑有毒食品的来源、被污染的环节、运转的途径以及造成中毒的条件等情况的调查。中毒原因调查的结果，对进一步确定有毒食品的存在，处理剩余的有毒食品，总结食品被污染的原因和途径以及加强预防、防止类似情况发生都具有重要意义。

具体调查方法，一般是以发生中毒的单位为起点，按食品的来源途径进行追溯调查。如怀疑一起沙门菌食物中毒是由熟肉制品引起，而熟肉的细菌污染不是在中毒单位造成的，则应在供销部门、熟肉加工制造部门逐步调查，以确定污染的环节和情况；如已初步确定一起化学性食物中毒为亚硝酸盐引起，则应调查亚硝酸盐是怎样混入食物中的，是误食或容器污染，还是食物中的硝酸盐在一定条件下转变成亚硝酸盐的。经过细致深入地调查，一般可以查清中毒原因。

（四）中毒患者个案调查

中毒患者个案调查是对中毒者的一般情况、进食有毒食物情况、发病情况和症状表现、实验室检验结果和病程愈后等情况进行调查，一般采用调查表形式，并进行所有中毒者调查结果的汇总分析。此项调查的意义在于通过个案调查可以总结分析出一次食物中毒的全面情况，总结出具有规律性的现象以及经验教训，以利于上报和积累经验，加强该类食物中毒的预防。这项调查分析一般是在一起食物中毒的调查处理后期进行。

二、食物中毒的处理

食物中毒发生后，即面临对病人、单位、食品、现场和责任的处理问题，进行各项处理的目的是防止所造成的危害进一步扩大，也是为了预防今后类似食物中毒的发生，是一项技术性很强，政策性也很强的工作，处理原则包括以下 4 个方面。

（一）病人的处理

对病人要采取紧急处理，并及时报告当地卫生行政部门，具体的处理包括：①停止食用有毒食品；②采集病人的标本，以备送检；③对病人的急救治疗，主要包括急救（催吐、洗胃和灌肠）、对症治疗和特殊治疗。

（二）有毒食品的处理

有毒食品可能剩余很少，也可能很多，处理包括：①保护现场、封存有毒食品或疑似有毒食品；②追回已售出的有毒食品或疑似有毒食品；③对有毒食品进行无害化处理或销毁。

（三）中毒场所的处理

要根据不同的有毒食品，对中毒场所采取相应的消毒措施。处理主要包括：①接触过有毒食品的炊具、食具、容器和设备等，应予煮沸或蒸气消毒，或用热碱水、0.2%～0.5%漂白粉溶液浸泡擦洗；②对病人的排泄物用 20%石灰乳或漂白粉溶液消毒；③中毒环境现场，在必要时进行室内外彻底地卫生清理，以 0.5%漂白粉溶液冲刷地面。属于化学性食物中毒，对包装有毒化学物质的容器应销毁或改作非食用用具。

（四）责任处理

食物中毒，尤其是造成重大人员伤残死亡的食物中毒，要进行严肃的法律责任处理。要依据《食品卫生法》和各有关具体法规，对造成食物中毒的个人或单位，进行相应的处理。在提出处理意见时，要严格依据法律法规条文并有充分的科学依据。

第三篇　人群营养

生命的发生、发展到衰老是一个连续的过程,为便于认识和理解营养与生命发生发展的规律,常常将生命的过程按照生理特点分成不同的阶段,如婴儿、幼儿、学龄前、学龄及青少年,成年及老年。本篇讨论不同人群的营养需要和膳食指南,包括不同生理状态的人群,身处特殊环境或从事特殊作业的人群。

第一章　孕妇乳母营养与膳食

孕妇乳母是指处于妊娠和哺乳特定生理状态下的人群，孕期妇女通过胎盘转运供给胎儿生长发育所需营养，经过 280 天，将一个肉眼看不见的受精卵孕育成体重约 3.2kg 的新生儿。乳母必需分泌乳汁哺喂婴儿，并保证 6 个月以内婴儿的全面的营养需要。与非孕同龄妇女相比，孕妇、乳母生殖器官以及胎儿的生长和发育、乳汁分泌，都需要更多的营养。孕期哺乳期营养干预和指导是公共营养工作的重要内容。

第一节　孕妇营养与膳食

孕期营养不良对妊娠结局和母体产生多种影响。对胎儿的影响主要包括胎儿在母体内生长停滞，宫内发育迟缓，其结局包括：①早产及新生儿低出生体重发生率增加；②胎儿先天性畸形发生率增加；③围生期婴儿死亡率增高；④影响胎婴儿的体格和智力发育。

近年来，新生儿低出生体重受到特别关注。研究证实低出生体重新生儿与成年后高血压、糖耐量异常发生率增高有关，是除吸烟、饮酒和其他危险因素外的独立危险因素。①低出生体重人群成年后易发生糖耐量减低、高胰岛素血症和胰岛素抵抗；②血压与出生体重负相关，这一相关性贯穿于儿童期、青年期以及成年期的各阶段；③有文献报道出生体重 2500g 者的冠心病发病率 18%，而出生体重 3000g 者，冠心病发病率 4%。

新生儿低出生体重的相关因素包括：孕前母体体重和身高不够、母体孕期蛋白质-能量营养不良、孕期增重不够、孕期血浆总蛋白和白蛋白水平低下、孕期贫血、孕妇吸烟或酗酒等。

一、孕期生理特点及代谢的改变

与非孕妇女不同，孕期妇女生理状态及代谢有较大的改变，以适应妊娠期孕育胎儿的需要。随妊娠时间的增加，这些改变通常越来越明显，至产后又逐步恢复至孕前水平。

（一）孕期内分泌的改变

母体内分泌发生改变的目的之一，是对营养素代谢进行调节，增加营养素的吸收或利用，以支持胎儿的发育，保证妊娠的成功。

1. 母体卵巢及胎盘激素分泌增加　胎盘催乳激素可刺激胎盘和胎儿的生长以及母体乳腺的发育和分泌；胎盘催乳激素刺激母体脂肪分解，提高母血游离脂肪酸和甘油的浓度，使更多的葡萄糖运送至胎儿，在维持营养物质由母体向胎体转运中发挥重要作用。雌二醇调节碳水化合物和脂类代谢，增加母体骨骼更新率，有研究发现，钙的吸收、钙的储留与孕期雌激素水平正相关。

2. 孕期甲状腺素及其他激素水平的改变　孕期血浆甲状腺素 T_3、T_4 水平升高，但游离甲状腺素升高不多，体内合成代谢增加，基础代谢率至孕晚期升高约 15% ~20%，孕晚期基础代谢耗能约增加 0.63MJ/d（150kcal/d）。孕妇的甲状腺素不能通过胎盘，胎儿依赖自身合成的甲状腺素。妊娠期胰岛素分泌增多，循环血中胰岛素水平增加，使孕妇空腹血糖值低于非孕妇，但糖耐量试验时血糖增高幅度大且回复延迟，致糖耐量异常及妊娠糖尿发生率升高。

（二）孕期消化功能改变

受孕酮分泌增加的影响，胃肠道平滑肌细胞松弛，张力减弱，蠕动减慢，胃排空及食物肠道停留时间延长，孕妇易出现饱胀感以及便秘；孕期消化液和消化酶（如胃酸和胃蛋白酶）分泌减少，易出现消化不良；由于贲门括约肌松弛，胃内容物可逆流入食管下部，引起反胃等早孕反应。另一方面，消化系统功能的上述改变，延长了食物在肠道停留时间，使一些营养素，如钙、铁、维生素 B_{12} 及叶酸等的肠道吸收量增加，与孕妇、胎儿对营养素的需要增加相适应。

（三）孕期血液容积及血液成分的改变

血浆容积随孕期进展逐渐增加，至孕 28 ~32 周时达峰值，最大增加量为 50%，约 1.3 ~1.5L；红细胞和血红蛋白的量也增加，至分娩时达最大值，增加量约 20%。血浆容积和红细胞增加程度的不一致性，导致血红蛋白浓度下降 20% 以上，红细胞比容（hematocrit）下降约 15%，约为 0.31 ~0.34（非孕为 0.38 ~0.47）；红细胞计数下降为 3.6×10^{12}/L（非孕为 4.2×10^{12}/L），形成血液的相对稀释，称为孕期生理性贫血。世界卫生组织建议，孕早期和孕末期贫血的界定值是 Hb≤110g/L，孕中期是 Hb≤105g/L。血浆总蛋白浓度由平均 70g/L 降至 40g/L，血浆白蛋白浓度由 40g/L 下降至 25g/L。孕期血浆葡萄糖、氨基酸、铁以及水溶性维生素，如维生素 C、叶酸、维生素 B_6、维生素 B_{12}、生物素含量均降低。但某些脂溶性维生素如胡萝卜素、维生素 E 的血浆水平在孕期上升，如维生素 E 血浆浓度上升约 50%，而维生素 A 变化不大。

（四）孕期肾功能改变

有效肾血浆流量及肾小球滤过率增加，但肾小管再吸收能力未有相应增加，尿中葡萄糖、氨基酸和水溶性维生素如维生素 B_2、叶酸、烟酸、吡哆醛的代谢终产物排出量增加。其中葡萄糖的尿排出量可增加 10 倍以上，尤其是在餐后 15 分钟可出现糖尿，尿中葡萄糖排出量的增加与血糖浓度无关，应与真性糖尿病鉴别。尿氨基酸日平均排出量约 2g，尿中氨基酸的构成与血浆氨基酸谱也无关。叶酸的排出比非孕时高出 1 倍，约为 10 ~ 15μg/d。

（五）孕期体重增加

1. 孕期体重的增加及其构成　Hytten 和 Leitch 在 20 世纪 70 年代初已报道，不限制进食的健康初孕妇女体重增长的平均值为 12. 5kg，经产妇可能比该平均值低 0. 9kg。胎儿、胎盘、羊水、增加的血浆容量及增大的乳腺和子宫被称为必要性体重增加，发达国家妇女孕期必要性体重增加约 7. 5kg，发展中国家约 6kg。详见表 3-1-1。

表 3-1-1　孕期体重增加及构成

	体重增加（g）			
	第 10 周	20 周	30 周	40 周
胎儿、胎盘及羊水	55	720	2530	4750
子宫、乳房	170	765	1170	1300
血液	100	600	1300	1250
细胞外液	—	—	—	1200
脂肪及其他	325	1915	3500	4000
合计	650	4000	8500	12500

2. 孕期适宜增重

（1）按孕前 BMI 推荐孕期增重：根据孕前体质指数（BMI）推荐孕期增重值被认为适合于胎儿和母体双方（表 3-1-2）。

表 3-1-2　按孕前 BMI 推荐孕期体重增长的适宜范围

	BMI	推荐体重增长范围（kg）
低	<19. 8	12. 5 ~ 18
正常	19. 8 ~ 26. 0	11. 5 ~ 16
超重	>26 ~ 29	7 ~ 11. 5
肥胖	>29	6 ~ 6. 8

（2）按孕前体重、受孕年龄、是否哺乳或双胎推荐孕期增重：①孕前体重超过标准体重 120% 的女性，孕期体重增加以 7 ~ 8kg 为宜，因其孕前体重超过正常，孕期只需考虑必要性体重增加，孕后 20 周，每周体重增加不得超过 300g。②孕前体重正常，不计划哺乳的女性，其适宜的孕期增重为 10kg，孕后 20 周，周增加体重约 350g。③妊娠时体重正常，计划哺乳的女性，孕期增重的适宜值为 12kg。在孕后 20 周，每周增重值为 400g。④青春期怀孕或体重低于标准体重 10% 的女性，孕期体重增加的目标值为 14 ~ 15kg。在孕后 20 周，周增重为 500g。⑤双胎妊娠女性，孕期体重增加目标为

18kg，在孕后 20 周，周增重为 650g。

二、孕期营养需要及膳食参考摄入量

（一）能量

与非孕相比，孕期的能量（energy）消耗还包括胎儿及母体生殖器官的生长发育以及母体用于产后泌乳的脂肪储备。2000 年《中国居民膳食营养素参考摄入量》再次推荐孕中期后能量在非孕基础上增加 836kJ(200kcal)/d。

由于孕期对营养素需要的增加大于对能量需要的增加，通过增加食物摄入量以增加营养素摄入极易引起体重的过多增长。而保证适宜能量摄入的最佳方法是密切监测和控制孕期每周体重的增长。

（二）宏量营养素

1. 蛋白质　妊娠期间，胎儿、胎盘、羊水、血容量增加及母体子宫、乳房等组织的生长发育约需 925g 蛋白质（protein），其中胎儿体内约 440g，胎盘 100g，羊水 3g，子宫 166g，乳腺 81g，血液 135g。分布在孕早、中、晚期的日增加量分别为 1g、4g、6g；由于胎儿早期肝脏尚未发育成熟而缺乏合成氨基酸的酶，所有氨基酸均是胎儿的必需氨基酸，需母体提供。

以蛋白质的利用率为 70% 估计，孕末期每日需增加蛋白质 8.5g，再考虑个体差异，蛋白质增加的变异系数约 15%，孕期蛋白质供给增加的推荐值为 10g/d。在我国，传统居民膳食及推荐的居民膳食仍以谷类为主，谷类蛋白质的利用率通常较低，2000 年《中国居民膳食营养素参考摄入量》建议孕早、中、晚期膳食蛋白质增加值分别为 5g/d、15g/d、20g/d。

2. 脂类　脂类（lipids）是人类膳食能量的重要来源，孕期需 3 ~ 4kg 的脂肪积累以备产后泌乳，此外膳食脂肪中的磷脂（phospholipids）及其中的长链多不饱和脂肪酸对人类生命早期脑和视网膜的发育有重要的作用，决定了孕期对脂肪以及特殊脂肪酸的需要。

孕 20 周开始，胎儿脑细胞分裂加速，作为脑细胞结构和功能成分的磷脂增加是脑细胞分裂加速的前提，而长链多不饱和脂肪酸如花生四烯酸（archidonic acid，ARA，C20：4，n-6）、二十二碳六烯酸（docosahexaenoic acid，DHA，C22：6，n-3）为脑磷脂合成所必需。相当数量的 ARA 和 DHA 是在子宫内和出生后数月迅速积累在胎儿和婴儿脑及其他组织中的，毫无疑问，妊娠母体是胎儿期 DHA 的唯一提供者。

2000 年《中国居民膳食营养素参考摄入量》推荐孕妇膳食脂肪供能百分比为 20% ~ 30%，其中饱和脂肪酸、单不饱和脂肪酸、多不饱和脂肪酸分别为 <10%、10% 和 10%，多不饱和脂肪酸 n-6 与 n-3 的比值为 4 ~ 6：1。n-3 系多不饱和脂肪酸 DHA 的母体是 α-亚麻酸，n-6 系多不饱和脂肪酸 ARA 的母体是亚油酸，二者均不能在人体内合成，必须从食物中摄取。亚油酸几乎存在于所有植物油中，而 α-亚麻酸仅存于大豆油、亚麻籽油、低芥酸菜子油等少数油种。但 α-亚麻酸的重要代谢产物 DHA 和 EPA 也可来源于鱼、鱼油及鸡蛋黄中。

（三）微量营养素

1. 矿物质

（1）钙：与非孕相比，在雌激素作用下，妊娠期间钙吸收率增加，以保障胎儿获得充足的钙。胎盘对钙的转运是主动的逆浓差进行，其过程涉及到维生素D及其依赖的钙结合蛋白的作用。

1）孕期钙营养状况：营养调查显示，我国孕期妇女膳食钙的实际摄入量约500～800mg/d。研究显示，孕期钙的补充可降低母体高血压、妊高征和先兆子痫的危险。而孕期钙供给不足，还可影响母体的骨密度。

2）钙的参考摄入量及食物来源：一个成熟胎儿体内含钙约30g，在孕早、中、晚期日均积累量分别为7mg、110mg和350mg，加上母体钙代谢平衡对钙的需要量约300mg/d，再考虑到食物中钙的吸收率约30%。2000年《中国居民膳食营养素参考摄入量》对孕中期妇女钙的推荐值为1000mg/d,孕晚期为1200mg/d，UL值为2000mg/d。过多钙摄入可能导致孕妇便秘，也可能影响其他营养素的吸收。钙的最好来源是奶及奶制品、豆类及制品；此外芝麻和小虾皮等海产品也是钙良好的食物来源。

（2）铁：在许多国家，孕妇贫血仍然是一个常见的疾病。美国疾病控制中心（CDC）对低收入妇女孕期营养调查显示，在孕早、中、晚期缺铁性贫血患病率分别为10%、14%和33%。已有大量的证据表明，孕早期的铁缺乏与早产和低出生体重有关。

1）孕期铁的需要：估计孕期体内铁的储留量为1g，其中胎儿体内约300mg，红细胞增加约需450mg，其余储留在胎盘中。随着胎儿娩出，胎盘娩出及出血，孕期储留铁的80%被永久性丢失，仅200mg的铁保留到母体内。孕期妇女每日平均需储备铁3.57mg。孕30～34周，铁的需要达到高峰，即每天需要7mg铁。在孕后期小肠对铁的吸收从10%增加至50%。

2）孕期铁的参考摄入量及食物来源：2000年《中国居民膳食营养素参考摄入量》推荐孕妇铁AI为25mg/d，UL值为60mg/d。动物肝脏、动物血、瘦肉是铁的良好来源，含量丰富吸收好，此外，蛋黄、豆类、某些蔬菜，如油菜、芥菜、雪里红、菠菜、莴笋叶等也提供部分铁。

（3）碘：碘缺乏使母体甲状腺素合成减少，从而导致母亲甲状腺功能减退，降低了母亲的新陈代谢，并因此减少了胎儿的营养。孕妇碘缺乏也可致胎儿甲状腺功能低下，从而引起以生长发育迟缓、认知能力降低为标志的不可逆转的克汀病。孕早期碘缺乏引起的甲状腺功能低下导致的神经损害更为严重。估计世界上有8亿人面临碘缺乏所造成的危害，其中我国约为4亿。WHO估计，全世界有两千万人因孕期母亲碘缺乏而大脑损害。

2000年《中国居民膳食营养素参考摄入量》推荐孕期碘RNI为200μg/d，UL值为1000μg/d。我国目前采用食盐强化碘预防高危人群的碘缺乏，已取得成功并得到世界卫生组织的肯定。此外，在孕期也建议每周进食一次富碘的海产品。

（4）锌：据估计妊娠期间储留在母体和胎儿组织中的总锌量为100mg，其中约53mg储存在胎儿体中。血浆锌的75%与白蛋白结合，其余25%与α_2-巨球蛋白结合。孕妇血浆锌通常在孕早期开始持续下降，致产前达低点，约下降35%。胎儿与母体血浆锌的比值约为1.5，母体和胎儿之间锌的转运是逆浓差的主动运载，在孕末期母体经胎盘转运至胎儿的锌约0.6～0.8mg/d。食物锌的吸收率约20%。母体摄入充足的锌可促进胎儿的生长发育和预防先天性畸形。

2000 年《中国居民膳食营养素参考摄入量》推荐非孕妇女膳食锌 RNI 为 11.5mg/d，孕中期后为 16.5mg/d，UL 值为 35mg/d。有专家建议对素食、高纤维素膳人群，大量吸烟者，多次妊娠者，大量摄入钙剂、铁剂者，应额外补锌 15mg/d。铁剂补充 > 30mg/d 可能干扰锌的吸收，故建议妊娠期间治疗缺铁性贫血的孕妇同时补充锌 15mg/d。

2. 维生素

（1）维生素 A：有文献报道母体维生素 A 营养状况低下与贫困人群中的早产、宫内发育迟缓及婴儿低出生体重有关。受孕前每周补充维生素 A 可降低母亲死亡率。而孕早期过量摄入用于治疗严重囊性痤疮的异维甲酸，可导致自发性流产和新生儿先天性缺陷，包括中枢神经系统畸形，颅面部和心血管畸形。6000～15000μg 大剂量维生素 A 也导致类似的缺陷。相应剂量的类胡萝卜素则没有毒性。

2000 年《中国居民膳食营养素参考摄入量》推荐孕中、晚期维生素 A 的 RNI 为 900μg/d。UL 值为 2400μg/d。视黄醇来源于动物肝脏、牛奶、蛋黄，β-胡萝卜素来源于深绿色、黄红色蔬菜和水果。目前市场上销售的孕妇奶粉绝大多数都强化了维生素 A，摄入时应注意补充的总量。

（2）维生素 D：孕期维生素 D 缺乏可导致母体和出生的子代钙代谢紊乱，包括新生儿低钙血症、手足搐搦、婴儿牙釉质发育不良以及母体骨质软化症。维生素 D 主要来源于紫外光照下皮内的合成，在高纬度、缺乏日光的北方地区，尤其在冬季几乎不能合成维生素 D，导致母体和胎儿血中 25-OH-D_3 浓度降低，由于含维生素 D 的食物有限，维生素 D 补充极为重要。2000 年《中国居民膳食营养素参考摄入量》推荐孕期维生素 D 的 RNI 为 10μg/d，安全摄入的上限水平 UL 值为 20μg/d。

（3）维生素 E：由于维生素 E 对细胞膜，尤其是对红细胞膜上长链多不饱和脂肪酸稳定性的保护作用，孕期维生素 E 的补充可能对预防新生儿溶血产生有益的影响。2000 年《中国居民膳食营养素参考摄入量》推荐孕期维生素 E 的参考摄入量为 14mg/d。维生素 E 广泛存在于各种食物，谷、豆、果仁中含量丰富。加上脂溶性并能在体内储存，较少出现缺乏症。未见维生素 E 过量摄入致中毒的报道。

（4）维生素 K：维生素 K 是与凝血有关的维生素，凝血过程中至少有 4 种因子依赖维生素 K 在肝脏内合成，因此缺乏维生素 K 的动物凝血酶原下降，凝血过程受阻。维生素 K_1（叶绿醌，phylloquinone），存在于绿叶蔬菜中。维生素 K_2 称为甲基萘醌，多由细菌合成。

常见的维生素 K 缺乏性出血症见于：①孕期服用维生素 K 抑制药者，如阿司匹林、抗癫痫药；②早产儿，维生素 K 不易通过胎盘，胎儿肝内储存量少，早产儿体内更少；③新生儿，初乳中维生素 K 的含量低，加上初生婴儿开奶迟肠道细菌少不能有效合成维生素 K 等。产前补充维生素 K，或新生儿补充维生素 K 均可以有效地预防。有专家推荐成人维生素 K 摄入量为每天 2μg/kg 体重。

（5）B 族维生素：

1）维生素 B_1：孕期缺乏或亚临床缺乏维生素 B_1 可致新生儿维生素 B_1 缺乏症，尤其在以米食为主的长江中下游地区农村。维生素 B_1 缺乏也影响胃肠道功能，这在孕早期特别重要，因为早孕反应使食物摄入减少，极易引起维生素 B_1 缺乏，并因此导致胃肠道功能下降，进一步加重早孕反应，引起营养不良。2000 年《中国居民膳食营养素参考摄入量》中孕期维生素 B_1 的 RNI 为 1.5mg/d。动物内脏如肝、心、肾，瘦肉、豆类和粗加工的粮谷类是维生素 B_1 的良好来源。

2）维生素 B_2：孕期维生素 B_2 缺乏，胎儿可出现生长发育迟缓。缺铁性贫血也与维生素 B_2 缺乏有关。2000 年《中国居民膳食营养素参考摄入量》孕期维生素 B_2 的 RNI 为 1.7mg/d。肝脏、蛋黄、肉类、奶类是维生素 B_2 的主要来源，谷类、蔬菜水果也含有少量的维生素 B_2。

3）维生素 B_6：在临床上，有使用维生素 B_6 辅助治疗早孕反应，也使用维生素 B_6、叶酸和维生素 B_{12} 预防妊高征。2000 年《中国居民膳食营养素参考摄入量》孕期维生素 B_6 的 AI 为 1.9mg/d。食物来源主要是动物肝脏、肉类、豆类以及坚果（瓜子、核桃）等。

4）叶酸：叶酸摄入不足对妊娠结局的影响包括，出生低体重、胎盘早剥和神经管畸形，在发展中国家还有常见的孕妇巨细胞性贫血。此外，血清、红细胞叶酸水平降低也和血浆总同型半胱氨酸浓度升高与妊娠并发症有关。由于血容量增加致血浆稀释以及尿中叶酸排出量增加，母体血浆及红细胞中叶酸水平通常下降，胎盘富含与叶酸结合的蛋白质，可逆浓度梯度主动将母体的叶酸转运至胎儿体内。我国每年约有 8 万～10 万神经管畸形儿出生，其中北方高于南方，农村高于城市，夏秋季高于冬春季。

按胚胎组织分化，受精卵植入子宫的第 16 天脊索管形成，18 天脊索管、神经板发育，19～20 天神经沟、神经褶形成，21～22 天神经沟闭合成神经管。因此，叶酸的补充需从计划怀孕或可能怀孕前开始。2000 年《中国居民膳食营养素参考摄入量》建议围孕期妇女应多摄入富含叶酸的食物，孕期叶酸 RNI 为 600μg/d。叶酸可来源于肝脏、豆类和深绿色叶菜，但食物叶酸的生物利用率仅为补充剂的 50%，因此补充 400μg/d 叶酸或食用叶酸强化食物更为有效。在美国 1998 年开始在面粉中强化叶酸的政策得到肯定和推广。

三、孕期膳食指南

1997 年中国营养学会颁布《中国居民膳食指南》。对孕妇的膳食有特别的推荐。包括孕 4 个月后补充充足的能量；孕后期保持体重的正常增长；孕期增加鱼、肉、蛋、奶、海产品的摄入。

（一）孕早期营养与膳食

1. 孕早期膳食要点　孕早期胚胎生长速度较缓慢，所需营养与孕前没有太大的差别。值得注意的是早孕反应对营养素的摄入的影响。特别注意以下几点。①按照孕妇的喜好，选择促进食欲食物。②选择容易消化的食物以减少呕吐，如粥、面包干、馒头、饼干、甘薯等。③想吃就吃，少食多餐。比如睡前和早起时，坐在床上吃几块饼干、面包等点心，可以减轻呕吐，增加进食量。④为防止酮体对胎儿早期脑发育的不良影响，孕妇完全不能进食时，也应静脉补充至少 150g 葡萄糖。⑤为避免胎儿神经管畸形，在计划妊娠时就开始补充叶酸 400～600μg/d。

2. 孕早期食谱举例　早餐：馒头或面包＋酸奶＋鲜橙；加餐：核桃或杏仁几粒；

午餐：米饭（米粉）+糖醋红杉鱼+清炒荷兰豆+西红柿鸡蛋汤；加餐：牛奶芝麻糊；晚餐：面条+胡萝卜、甜椒、炒肉丝+盐水菜心（油菜）+豆腐鱼头汤；加餐：苹果。

（二）孕中期营养与膳食

1. 孕中期膳食要点

（1）补充充足的能量：孕4~6个月时，胎儿生长开始加快，母体子宫、胎盘、乳房等也逐渐增大，加上早孕反应导致的营养不足，孕中期需要补充充足的能量。

（2）注意铁的补充：孕中期血容量及红细胞迅速增加，并持续到分娩前，对铁需要量增加。富含铁，吸收率又较高的食物包括动物肝脏和血、肉类，鱼类。

（3）保证充足的鱼、禽、蛋、瘦肉和奶的供给。

2. 膳食构成及食谱举例

（1）膳食构成：谷类约350~450g；大豆制品50~100g；鱼、禽、瘦肉交替选用约150g，鸡蛋每日1个；蔬菜500g（其中绿叶菜300g），水果150~200g；牛奶或酸奶250g；每周进食1次海产食品，以补充碘、锌等微量元素；每周进食1次（约25g）动物肝脏，以补充维生素A和铁；1次动物血，以补充铁。由于孕妇个体有较大的差异，不可机械地要求每位孕妇进食同样多的食物。

（2）食谱举例：早餐：麻酱肉末卷，小米红豆粥；加餐：酸奶；中餐：米饭，清蒸鲈鱼，蒜茸油麦菜，豆角炒鸡蛋，胡萝卜、马蹄煲瘦猪肉；加餐：橙；晚餐：米饭，豆腐干芹菜炒牛肉，虾米煲大芥菜，海带猪骨汤；加餐：牛奶，面包。

（三）孕末期营养与膳食

孕7~9个月胎儿体内组织、器官迅速增长，脑细胞分裂增殖加快，骨骼开始钙化，同时孕妇子宫增大、乳腺发育增快，对蛋白质、能量以及维生素和矿物质的需要明显增加。

1. 营养要点　①补充长链多不饱和脂肪酸；②增加钙的补充；③保证适宜的体重增长。

2. 膳食构成及食谱举例

（1）膳食构成：保证谷类、豆类、蔬菜、水果的摄入；鱼、禽、蛋、瘦肉合计每日250g，每周至少3次鱼类（其中至少1次海产鱼类），每日1个鸡蛋。每周进食动物肝脏1次，动物血1次；每日饮奶至少250ml，同时补充钙300mg。

（2）食谱举例：早餐：肉丝鸡蛋面；零食：牛奶，杏仁或核桃；中餐：米饭，红白萝卜焖排骨，虾皮、花菇煮菜心（油菜，小白菜），花枝片（鱿鱼）爆西蓝花；花生煲猪展（猪腱肉）汤；零食：苹果（或纯果汁）；晚餐：米饭，芹菜豆腐皮（千张，百叶）炒肉丝，蒜茸生菜，清蒸鲈鱼，黑豆煲生鱼（黑鱼）汤；零食：酸奶，饼干。

第二节　乳母营养与膳食

由于要分泌乳汁哺育婴儿，乳母需要的能量及各种营养素较多。孕前营养不良而孕期和哺乳期摄入的营养素又不足的情况下，乳汁分泌量就会下降。当乳母的各种营养素摄入量不足，体内的分解代谢将增加，以尽量维持泌乳量，此时泌乳量下降可能不明显，但已存在母体内营养的不平衡，最常见的指征是乳母的体重减轻，或可出现营养缺乏病的症状。

一、乳母营养状况对乳汁分泌及母体健康状况的影响

乳汁分泌是一个十分复杂的神经内分泌调节过程。除精神方面的刺激影响到乳汁分泌的质和量外，乳母的饮食、营养状况是影响乳汁分泌量的重要因素，患营养不良的乳母将会影响到乳汁的分泌量和泌乳期的长短。一般营养较差的乳母在产后前6个月每日泌乳量约为500～700ml，后6个月每日约为400～600ml；当乳母能量摄入很低时，可使泌乳量减少到正常的40%～50%；严重营养不良乳母的泌乳量可降低到每天100～200ml；饥荒时营养不良的乳母甚至可能完全终止泌乳。

（一）营养状况对乳汁营养成分的影响

乳母的营养状况对乳汁中营养成分有一定的影响，特别当营养素的摄入量变动范围较大时影响更明显。表3-1-3中列出了哺乳期母体微量营养素缺乏和补充对母乳和婴儿微量营养素状况的影响。

（二）哺乳对母体健康的影响

产后应尽快用母乳喂养新生儿，由于哺乳过程中婴儿对乳房的不断吮吸，刺激母体内缩宫素的分泌而引起子宫收缩，减少产后子宫出血的危险，还可促进产后子宫较快地恢复到孕前状态，并可避免乳房肿胀和乳腺炎的发生。

1. 哺乳与肥胖　妊娠期间，母体脂肪沉积约99MJ（23740kcal）的能量，用母乳喂养婴儿，可有效地消耗妊娠期间贮存的这部分能量，有利于乳母的体重尽快复原，预防产后肥胖。就生理学而言，产后没有哺乳且食物摄入量正常的母亲，过多的脂肪将蓄积在体内。

2. 哺乳与骨质疏松　按每天泌乳750ml计，持续6个月的哺乳妇女经乳汁丢失钙约50g，或约占5%的总体钙。假设哺乳期间钙的吸收效率没有变化，平均每天约需要660mg的膳食钙补充经乳汁丢失的262mg钙，如果母亲膳食钙摄入量不能满足需要，一般不会影响泌乳量及乳汁中钙含量，因为母体会动用骨骼中的钙用于维持乳汁中钙的稳定，其结果乳母可因缺钙而患骨质软化症，骨质疏松等。哺乳期母体钙的适宜摄入，对降低骨质疏松症的危险有重要意义。

3. 哺乳与乳腺癌　大量的研究结果提示，母乳喂养可以降低发生乳腺癌和卵巢癌的危险。

二、乳母的营养素推荐摄入量

概括乳母的营养需要，其一是为泌乳提供物质基础和正常泌乳的条件；另一个是恢复或维持母体健康的需要。

（一）能量

产后1个月内乳汁分泌每日约500ml，乳母的膳食能量适当供给即可，至3个月后每日泌乳量增加到750～850ml，对能量的需求增高。人乳的能量平均为290 kJ（70kcal）/100ml。每升乳汁含能量为2900kJ（700kcal），机体转化乳汁的效率约为80%，故共约需3661kJ（875kcal）才能合成1L的乳汁。虽然孕期的脂肪储备可为泌乳提供约1/3的能量，但是另外的2/3就需要由膳食提供。

表 3-1-3 哺乳期母体微量营养素缺乏和补充对母乳和婴儿微量营养素状况的影响

营养素	正常母乳浓度	母体缺乏对母乳中含量的影响	母体缺乏对婴儿的影响	母体补充对母乳含量的影响	母体补充对婴儿的影响
维生素 A（μg RE/L）	500	↓至 170～500	低血清视黄醇，耗竭	↑	大剂量补充后血清视黄醇↑和肝脏储备用于 2～3 个月
维生素 D（μg/L）	0.55	↓至 0.25	依赖于 UV 暴露，佝偻病危险性增加↑	↑	如剂量＞2000IU/d，血清 25（OH）D↑
维生素 B_1（mg/L）	0.21	↓至 0.11	维生素 B_1 缺乏病	↑至正常	婴儿维生素 B_1 缺乏病↓
维生素 B_2（mg/L）	0.35	↓至 0.2	EGRAC 升高	↑	母亲和婴儿的 EGRAC↓
维生素 B_6（mg/L）	0.93	↓至 0.9	神经问题	↑	神经问题↓
叶酸（μg/L）	85	无变化	未知	↑	无，但母亲状况↑
维生素 B_{12}（μg/L）	0.97	↓至＜0.5	尿 MMA↑，神经问题，发育迟缓	↑	MMA↓
维生素 C（mg/L）	40	↓至 25	未知	↑（微）	未知
钙（mg/L）	280	↓至 215	骨矿物质↓，但相对于宫内对产后的影响尚不清楚	↑	无
铁（mg/L）	0.3	无变化	无	无	无
锌（mg/L）	1.2	无变化	无	无	无
铜（mg/L）	0.25	无变化	无	无	无
碘（μg/L）	110	无变化/轻度↓	不确定；妊娠期缺乏更为重要	↑	未知
硒（μg/L）	20	↓至≤10	血浆和红细胞含量↓	↑	未知

缩写：血清 25（OH）D：25－羟胆骨化醇；EGRAC：红细胞谷胱甘肽还原酶活性系数；MMA：甲基丙二酸；UV：紫外线

摘自 Allen 和 Brown 等

中国营养学会2000年提出的乳母每日能量推荐摄入量，在非孕成年妇女的基础上每日增加2090kJ（500kcal），轻体力劳动的哺乳期妇女应摄入能量12.5MJ（3000kcal）/d，蛋白质、脂肪、碳水化合物的供热比分别为13%～15%、20%～30%、55%～60%。

（二）宏量营养素

1. 蛋白质 人乳蛋白质平均含量为1.2g/100ml，正常情况下每日泌乳量约为750ml，所含蛋白质9g左右，但是母体内膳食蛋白质转变为乳汁蛋白质的有效率为70%，故分泌750ml的乳汁需要消耗膳食蛋白质13g。如果膳食蛋白质的生物学价值不高，则转变成乳汁蛋白质的效率更低。按我国营养学会的建议，乳母应每日增加蛋白质20g，达到每日85g，其中一部分应为优质蛋白质。某些富含蛋白质的食品，如牛肉、鸡蛋、肝和肾等，有促进泌乳的作用。

2. 脂肪 一般而言，每次哺乳过程中后段乳中脂肪含量比前段乳的含量高，这样有利于控制婴儿的食欲。乳母能量的摄入和消耗相等时，乳汁中脂肪酸与膳食脂肪酸的组成相似，乳中脂肪含量与乳母膳食脂肪的摄入量有关。脂类与婴儿的脑发育有密切关系，尤其是其中的不饱和脂肪酸，例如二十二碳六烯酸（DHA），对中枢神经的发育特别重要。目前我国乳母脂肪推荐与成人相同，膳食脂肪供给为20%～30%。

（三）微量营养素

1. 矿物质

（1）钙：为了保证乳汁中钙含量的稳定及母体钙平衡，应增加乳母钙的摄入量。乳母膳食钙参考摄入量为每日1 200mg，可耐受的最高摄入量每日为2000mg。在2001年中国营养学会妇幼分会提出的《改善我国妇女儿童钙营养状况的建议》中，建议乳母要注意膳食多样化，增加富含钙的食品，例如豆类及豆制品等，建议每日饮奶至少250ml，以补充约300mg的优质钙，摄入100g左右的豆制品和其他富钙食物，可获得约100mg的钙，加上膳食中其他食物来源的钙，摄入量可达到约800mg，剩余不足部分可增加饮奶量或采用钙剂补充。此外，还要注意补充维生素D（多晒太阳或服用鱼肝油等），以促进钙的吸收与利用。

（2）铁：尽管母乳中铁含量极少，仅为0.05mg/100ml，为恢复孕期缺铁的状况，应注意铁的补充，膳食中应多供给富含铁的食物。乳母膳食铁的适宜摄入量每日为25mg，可耐受的最高摄入量每日为50mg。由于食物中铁的利用率低，可考虑补充小剂量的铁以纠正和预防缺铁性贫血。

2. 维生素

（1）维生素A：由于维生素A可以通过乳腺进入乳汁，乳母膳食维生素A的摄入量可以影响乳汁中维生素A的含量。乳母维生素A的膳食推荐摄入量每日为1200μg（4000IU），可耐受最高摄入量每日为3000μg。乳母需要注意膳食的合理调配，多选用富含维生素A的食物。

（2）维生素D：由于其几乎不能通过乳腺，母乳中维生素D的含量很低。乳母膳食维生素D的推荐摄入量每日为10μg（400IU），可耐受最高摄入量每日为50μg。由于膳食中富含维生素D的食物很少，建议多进行户外活动来改善维生素D的营养状况以促进膳食钙的吸收，必要时可补充维生素D制剂。

（3）B族维生素：母乳中维生素B_1含量平均为0.02mg/100ml。已证明维生素B_1

能够改善乳母的食欲和促进乳汁分泌，预防婴儿维生素 B_1 缺乏病。膳食中硫胺素被转运到乳汁的效率仅为50%，乳母膳食维生素 B_1 的参考摄入量为每日 1.8mg，应增加富含维生素 B_1 食物，如瘦猪肉、粗粮和豆类等。母乳中维生素 B_2 的含量平均为 0.03mg/100ml。乳母膳食维生素 B_2 的参考摄入量为每日 1.7mg，多吃肝、奶、蛋以及蘑菇、紫菜等食物可改善维生素 B_2 的营养状况。

（4）维生素 C：据世界卫生组织报告全球平均母乳中维生素 C 含量为 5.2mg/100ml，我国报告的北京市城乡母乳中维生素 C 平均含量为 4.7mg/100ml。乳汁中维生素 C 与乳母的膳食有密切关系。我国膳食维生素 C 推荐摄入量为每日 130mg，只要经常吃新鲜蔬菜与水果，特别是鲜枣与柑橘类，容易满足需要，维生素 C 的可耐受最高摄入量为每日 1000mg。

三、乳母的膳食

在中国营养学会发布的《中国居民膳食指南及平衡膳食宝塔》中，关于乳母的膳食指南中特别增加了保证供给充足的能量，增加鱼、肉、蛋、奶、海产品摄入量两方面的内容。

（一）产褥期膳食

正常分娩后产妇可进食适量、易消化的半流质食物。例如：红糖水、藕粉、蒸蛋羹、蛋花汤等。分娩时若会阴撕伤Ⅲ度缝合，应给无渣膳食 1 周左右，以保证肛门括约肌不会因排便再次撕裂。做剖宫手术的产妇术后 24 小时给予术后流食 1 天，但忌用牛奶、豆浆、大量蔗糖等胀气食品，以后再转为普通膳食。

母体在分娩过程中失血很多，需要补充造血的重要物质，如蛋白质和铁等。鸡蛋含有很高的蛋白质，但每日进食鸡蛋的量不要多于 6 个，以免增加肾脏负担。此外，我国的习惯往往只强调动物性食物的摄入，如鸡、肉、鱼、蛋，而忽视蔬菜与水果的摄入，容易造成维生素 C 与膳食纤维的不足。

（二）哺乳期的膳食

1. 食物种类齐全多样化　一日以 4～5 餐为宜，如主食不能只吃精白米、面，应该粗细粮搭配，每天食用一定量粗粮，并适当调配些杂粮、燕麦、小米、赤小豆、绿豆等，每日 300～500g。

2. 供给充足的优质蛋白质　动物性食品如鱼类、禽、肉等可提供优质的蛋白质，每日 200～250g。在受经济条件限制的地区，充分利用大豆类食品提供蛋白质和钙质。

3. 多食含钙丰富的食品　乳及乳制品（如牛奶、酸奶、奶粉、奶酪等）含钙量最高，并且易于吸收利用，每天至少摄入 250g。此外，小鱼、小虾米（皮）含钙丰富，可以连骨带壳食用。深绿色蔬菜、豆类也可提供一定数量的钙。

4. 多食含铁丰富的食品　如动物的肝脏、肉类、鱼类、某些蔬菜（如油菜、菠菜等），大豆及其制品等。

5. 摄入足够的新鲜蔬菜、水果和海产品　每天要保证供应 500g 以上。乳母还要多选用绿叶蔬菜。有的地区产后有禁吃蔬菜和水果的习惯，应予以纠正。

6. 注意烹调方法　对于动物性食品，如畜、禽、鱼类的烹调方法以煮或煨为最好，多汤水。烹调蔬菜时，注意尽量减少维生素 C 等水溶性维生素的损失。

第二章 婴幼儿营养与科学喂养

出生1~12个月为婴儿期，包括新生儿期（断脐至生后28天）；1~3岁为幼儿期。前一时期是一生中生长发育最快的时期，也是婴儿完成从子宫内生活到子宫外生活的过渡期；后一时期是养成良好饮食习惯的关键时期，也是完成从以母乳为营养到以其他食物为营养的过渡期。婴幼儿期良好的营养，是一生体格和智力发育的基础，亦是预防成年慢性疾病如动脉粥样硬化，冠心病等的保证。由于婴幼儿期的生长极为迅速，对营养素的需要极高，而各器官的发育尚未成熟，对食物的消化吸收能力有限，因此，如何科学喂养确保婴幼儿的生长发育就显得极为重要。

第一节 婴儿营养与科学喂养

一、婴儿发育特点

（一）体格发育

1. 体重　新生儿出生体重平均为3.3kg（2.5~4.0kg）。出生后，婴儿开始沿着其遗传因素预先决定的生长曲线（或称为生长轨迹）生长。

前6个月的婴儿，体重平均每月增长0.6kg，在头4~6个月时体重增至出生时的2倍。后6个月平均每月增长0.5kg，1岁时到达或超过出生时的3倍（>9kg）。婴儿体重可按下面公式估计，前半岁体重（kg）=出生体重+月龄×0.6；后半岁体重（kg）=出生体重+3.6+（月龄-6）×0.5。

2. 身长　是反映骨骼系统生长的指标，为从头顶部至足底的垂直长度。足月新生儿平均身长为50cm。在1岁时增长约50%，达75cm。

3. 头围和胸围　头围是指自眉弓上方最突出处，经枕后结节绕头的周长。它反映脑及颅骨的发育状态。出生时头围平均月34cm（男略大于女），比胸围略大1~2cm。婴儿期平均每月增长1cm。胸围是胸廓及胸肌发育程度的指标。出生时比头围小，但增长速度快，6个月至1岁时，胸围和头围基本相等，称之为胸围交叉。

（二）消化系统发育

新生儿的消化器官发育未成熟，功能未健全，口腔狭小，嘴唇黏膜的皱褶很多，颊部有丰富的脂肪，有利于婴儿吸吮。新生儿的涎腺欠成熟，唾液分泌较少，唾液中淀粉酶含量低，不利于消化淀粉。到3~4个月时涎腺逐渐发育完善，唾液中的淀粉酶也逐渐增加，6个月起唾液的作用增强。

1. 胃及其酶 新生儿的胃容量较小约为25～50ml，出生后第10天时可增加到约100ml，6个月约为200ml，1岁时达300～500ml。胃贲门的括约肌弱，而幽门部肌肉较紧张，在吸饱奶后受振动则易导致胃中奶的溢出或呕吐。胃蛋白酶的活力弱，凝乳酶和脂肪酶含量少，因此消化能力受限，胃排空延迟。胃排空人乳的时间为2～3小时。

2. 肠及其酶 新生儿的小肠约为自身长度的6～8倍，肠壁肌层薄弱，弹力较小，肠黏膜的血管及淋巴丰富，通透性强。黏膜的绒毛较多，吸收面积与分泌面积均较大，有利于食物的消化和吸收。新生儿消化道已能分泌消化酶，但消化酶的活力相对较差，特别是淀粉酶，胰淀粉酶要到出生后第4个月才达到成人水平。胰腺脂肪酶的活力亦较低，肝脏分泌的胆盐较少，因此脂肪的消化与吸收较差。

二、婴儿的营养需要

为了使婴儿的体重正常增长，能量及营养素摄入必需满足消耗及正常生长所需，正常母乳的营养构成及营养素含量是最适宜婴儿营养需要的食品。

（一）能量需要

婴儿的能量需要包括基础代谢、体力活动、食物的特殊动力作用、能量储存、排泄耗能，以及生长发育所需。依据年龄、体重及发育速度来估计总能量的需要。2000年我国营养学会建议的0～12个月的婴儿的能量摄入量均为95kcal/(kg·d)。初生儿第1周时约为251kJ/(kg·d)[60kcal/(kg·d)]。第2、第3周时约需419kJ/(kg·d)[100kcal/(kg·d)]，第2～6个月时约需461～502kJ/(kg·d)[110～120kcal/(kg·d)]。6～12月约需419kJ/(kg·d)[100kcal/(kg·d)]。

（二）宏量营养素

1. 蛋白质 婴儿生长迅速，不仅蛋白质的量按每单位体重计大于成人，而且需要更多优质蛋白质。婴儿比成人所需必需氨基酸的比例大。6个月的婴儿对必需氨基酸的需要量比成人多5～10倍。除成人的八种必需氨基酸外，婴儿早期肝脏功能还不成熟，还需要由食物提供组氨酸、半胱氨酸、酪氨酸以及牛磺酸。人乳中必须氨基酸的比例最适合婴儿生长的需要。对于蛋白质的需要量，人乳喂哺的婴儿，每日需要蛋白质2.0g/kg。牛乳喂养者为3.5g/kg，大豆或谷类蛋白供应时为4.0g/kg。

2. 脂肪 0～6月龄的婴儿按每日摄入人乳800ml计，则可获得脂肪27.7g，占总能量的47%。我国营养学会推荐摄入量为总能量的45%～50%。每100kcal婴儿食品含脂肪应不少于3.8g，和不多于6g（能量比30%～54%）。6个月后虽然添加一些辅助食品，但还是以奶类食品为主，脂肪提供的能量比仍然较高，推荐的脂肪摄入量占总能量比约为35%～40%。n-6系亚油酸及其代谢产物γ-亚麻酸及花生四烯酸（ARA）、n-3多不饱和脂肪酸α-亚麻酸及其代谢产物二十碳五烯酸（EPA）和二十二碳六烯酸（DHA），这些脂肪酸对婴儿神经、智力及认知功能发育有促进作用。参照母乳中的含量，FAO/WHO于1994年推荐婴儿亚油酸提供的能量不低于膳食总能量的3%。

3. 碳水化合物 婴儿碳水化合物的提供的能量应占总能量的30%～60%。人乳喂养的婴儿平均每日摄入量约为12g/kg（供能比约37%），人工喂养儿略高（约40%～50%）。4个月以下的婴儿消化淀粉的能力尚未成熟，但乳糖酶的活性比成人高，4个月以后的婴儿，能较好地消化淀粉食品。婴儿食物中含碳水化合物过多，则碳水化合物在肠内经细菌发酵，产酸、产气并刺激肠蠕动引起腹泻。如果蛋白质供给不足，则引起虚胖和水肿，导致营养不良。

（三）微量营养素

1. 矿物质　婴儿必需而又容易缺乏的矿物质和微量元素主要有钙、铁、锌。此外，内陆地区甚至部分沿海地区碘缺乏病也较为常见。

（1）钙：人乳中含钙量约为350mg/L。以一天800ml人乳计，能提供300mg左右的钙。由于人乳中钙吸收率高，出生后前6个月的全母乳喂养的婴儿并无明显的缺钙。尽管牛乳中钙量是母乳的2～3倍，钙磷比例不适合婴儿需要，而且吸收率低。婴儿钙的适宜摄入量6个月前为300mg/d，6个月后为400mg/d。

（2）铁：足月新生儿体内约有300mg左右的铁储备，通常可防止出生后4个月内的铁缺乏。早产儿及低出生体重儿的铁储备相对不足，在婴儿期容易出现铁缺乏。母乳1～3个月时的铁含量为0.6～0.8mg/L，4～6个月时约为0.5～0.7mg/L。牛乳中铁含量约0.45mg/L低于母乳，且吸收率亦远低于人乳。婴儿在4～5个月后急需从膳食中补充铁，如强化铁的配方奶、米粉、肝泥及蛋黄等。我国6月龄以上婴儿铁的每日适宜摄入量是10mg。

（3）锌：足月新生儿体内也有较好的储备。人乳中锌含量相对不足，成熟乳约为1.18mg/L。母乳喂养的婴儿在前几个月内因可以利用体内储存的锌而不会缺乏，但在4～5个月后也需要从膳食中补充。肝泥、蛋黄、婴儿配方食品是较好的锌的来源。我国推荐0～6月龄锌的RNI为1.5mg/d，6月龄以上为8mg/d。

（4）碘：婴儿期碘缺乏可引起以智力低下、体格发育迟缓为主要特征的、不可逆性智力损害。我国大部分地区天然食品及水中含碘较低，如孕妇和乳母不使用碘强化食品，则新生儿及婴儿较容易出现碘缺乏病。

其他矿物质，如钾、钠、镁、铜、氯、硫及其他微量元素也为机体生长发育所必需，但母乳及牛奶喂养健康婴儿均不易缺乏。

2. 维生素　母乳中的维生素尤其是水溶性维生素含量受乳母的膳食和营养状态的影响。膳食均衡的乳母，其乳汁中的维生素一般能满足婴儿的需要。用非婴儿配方奶喂养婴儿时，则应注意补充各种维生素。

（1）维生素A：婴儿维生素A推荐摄入量约400μg/d。母乳中含有较丰富的维生素A，用母乳喂养的婴儿一般不需额外补充。牛乳中的维生素A仅为母乳含量的一半。用牛乳喂养的婴儿需要额外补充大约150～200μg/d维生素A。用浓缩鱼肝油补充维生素A时应适量，过量补充会导致维生素A、维生素D中毒。出现呕吐、昏睡、头痛、骨痛、皮疹等症状。

（2）维生素D：人乳及牛乳中的维生素D含量均较低，从出生2周到1岁半之内都应添加维生素D。婴儿每天维生素D的参考摄入量为10μg（400IU）。富含维生素D的食物较少，肝、乳类及蛋含量亦不高。因此，给婴儿适量补充富含维生素A、维生素D的鱼肝油或维生素D制剂及适当晒太阳，可以预防维生素D缺乏所致的佝偻病。

（3）维生素E：早产儿和低出生体重儿容易发生维生素E缺乏，引起溶血性贫血、血小板增加、及硬肿症。我国2000年修订的膳食营养素参考摄入量中婴儿的维生素E

适宜摄入量为3mg维生素E当量/d。膳食中不饱和脂肪酸增加时，维生素E的需要量也增加。人乳初乳维生素E含量为14.8mg/L，过渡乳和成熟乳分别含8.9mg/L和2.6mg/L。牛乳中维生素E含量远低于人乳，约0.6mg/L。

（4）维生素K：新生儿肠道内正常菌群尚未建立，肠道细菌合成维生素K较少，容易发生维生素K缺乏症（出血）。母乳约含维生素K 15μg/L，牛乳及婴儿配方奶约为母乳的4倍，母乳喂养的新生儿较牛乳或配方食品喂养者更易出现出血性疾病。因此，对新生儿尤其是早产儿出生初期要注射补充维生素K。出生1个月以后，一般不容易出现维生素K缺乏。但长期使用抗生素时，则应注意补充维生素K。

（5）维生素C：母乳喂养的婴儿可从乳汁获得足量的维生素C。牛乳中维生素C的含量仅为母乳的1/4（约11mg/L），又在煮沸过程中有所损失，因此，纯牛乳喂养儿应及时补充富含维生素C的果汁如橙子、深绿色叶菜汁或维生素C制剂等。我国2000年制定的婴儿维生素C的推荐摄入量为40～50mg/d。

三、母乳喂养

在分娩后的5天内所分泌的乳汁呈淡黄色，质地粘稠，称之为“初乳”。之后第6～10天的乳汁称为过渡乳，大约2周后为成熟乳。初乳具有如下特点：①蛋白质含量约10%，成熟乳仅1%。②含丰富的抗体，尤以分泌性免疫球白A（SIgA）为多，此外还含乳铁蛋白，亦含有较多的白细胞、溶菌酶及抗菌因子。③为婴儿提供较多特殊的营养素，例如锌，长链的多不饱和脂肪酸在初乳也比成熟乳多。④初乳中的脂肪及乳糖都比成熟乳少，以适应新生儿脂肪和糖消化能力较差的特点。

（一）母乳的营养特点

与人类的进化同步，母乳也不断地进化，与现代人类生命发展相适应，人类的乳汁保留了人类生命发展早期所需要的全部营养成分，这是人类生命延续所必需，是其他任何哺乳类的乳汁无法比拟的。

1. 蛋白质及氨基酸　尽管人乳所含蛋白质比牛奶少，约1.1g/100ml，但人乳中蛋白质以易于消化吸收的乳清蛋白为主。乳清蛋白与酪蛋白之比为70∶30，而牛乳为18∶82。在乳清蛋白中，人乳以α-乳清蛋白为主。乳清蛋白易于消化吸收，而α-乳清蛋白又可促进乳糖的合成。与牛乳不同，人乳在婴儿的胃中被胃酸作用后，能形成柔软絮状的凝块，为胃酸及肠道蛋白酶充分分解。

人乳中胱氨酸含量为240mg/L，高于牛乳130mg/L。因新生儿及早产儿肝及脑组织中胱蛋氨酸酶较低，不能利用其他含硫氨基酸合成胱氨酸，故有人认为胱氨酸是新生儿及早产儿的必需氨基酸。此外，人乳中的牛磺酸（氨基乙磺酸）（taurine）的含量也较多（425mg/L），为成人血清的10倍。由于婴儿的肝脏尚未成熟，半胱氨酸脱羧酶的活性低，不能将半胱氨酸合成牛磺酸，必须由食物提供，而牛磺酸为婴儿大脑及视网膜发育所必须。

2. 脂肪　人乳的脂肪数量和种类都比牛乳多，在能量上也高于牛乳。人乳脂肪酸构成包括短链、中链及长链脂肪酸，尤其是必需脂肪酸亚油酸和α亚麻酸及其衍生物二十二碳六烯酸（DHA）等。这是因为婴儿从亚麻酸合成二十二碳六烯酸的能力有限，必须由母乳提供。

人乳含有丰富的脂酶，它能在4℃或更低的温度下将甘油三酯分解为游离的脂肪酸，使人乳中的脂肪比牛乳脂肪更易于消化与吸收。人乳甘油三酯的第二位上含有更多比例的棕榈酸，它在肠道中作为2-甘油单酯而被吸收，相反，脂酶从牛乳脂肪分解游离出的1及3位的棕榈酸，这种游离的脂肪酸在肠腔可被钙沉淀，形成钙-棕榈酸皂，导致脂肪及钙的吸收不良，便秘，甚至可能引起婴儿的低钙血症。

3. 糖类　人乳中的乳糖含量约7%，高于牛乳，且以α-乙型乳糖为主。乳糖不仅提供婴儿相当一部分的能量，而且它在肠道中被乳酸菌利用后产生乳酸。乳酸在肠道内可抑制大肠杆菌的生长，同时亦可促进钙的吸收。

4. 矿物质　由于婴儿肾脏的排泄和浓缩能力较弱，食物中的矿物质过多或过少都不适于婴儿的肾脏及肠道对渗透压的耐受能力，会导致腹泻或对肾的过高负荷。人乳的渗透压比牛乳低，更符合婴儿的生理需要。牛乳的肾溶质负荷比人乳大，喂以牛乳的婴儿血浆尿素的水平较高，也较易出现钠潴留。临床上高尿素血症和高钠血症引起婴儿的脱水也多见于以牛乳喂养的婴儿。人乳中的钙含量比牛乳低，但钙磷比例恰当，为2∶1，有利于钙的吸收。铁的含量人乳与牛乳接近，但人乳中铁的吸收率达50%，而牛乳仅10%。另外，人乳中的锌、铜含量远高于牛乳，有利于婴儿的生长发育。

5. 维生素　人乳中维生素的含量易受乳母的营养状态的影响，尤以水溶性维生素和脂溶性的维生素A。营养良好乳母的乳汁中维生素能满足1～6个月婴儿的需要，而不需要额外补充维生素。但维生素D例外，尤以日照较少的地区。

（二）母乳中的免疫活性物质

1. 白细胞和淋巴细胞　人乳中的白细胞主要是嗜中性粒细胞和巨噬细胞，存在于前3～4个月的母乳中。

2. 抗体　母乳中的抗体主要存在于初乳中，以SIgA为主，占初乳中免疫球蛋白的89.8%。产后1～2天的初乳也含有较高水平IgM，其含量达到甚至超过正常人血清水平，但持续时间较短，至产后7天下降至微量。母乳中也含有少量的IgG，其浓度不到血液浓度的1%，但持续时间较长，能维持到产后6个月。

3. 乳铁蛋白　人类初乳含乳铁蛋白丰富，可达5～6mg/ml，4周后下降至2mg/ml，以后一直维持1mg/ml。

4. 溶菌酶　在喂哺第一个月时约含20μg/ml。第六个月为250μg/ml，人乳的含量约为牛乳制品含量的8倍。

5. 补体　初乳中含有较高含量的补体C_3和C_4，但随后迅速下降。补体不能直接杀灭细菌，但能辅助SIgA和溶菌酶降解细菌。

6. 低聚糖和共轭糖原　低聚糖和共轭糖原是母乳中一类能抵抗细菌的碳水化合物，其中，单唾液神经苷酯可以中和大肠杆菌和霍乱弧菌的不耐热毒素的受体；含低聚糖的岩藻能阻断霍乱弧菌与黏膜蛋白结合；含甘露糖的糖蛋白能阻断霍乱弧菌的EL Tor株的结合点。另外，人乳中的低聚糖还可与流感和肺炎病原体粘附，促进直肠中乳酸杆菌的生长与乙酸的生产，从而抑制致病性革兰阴性菌的生长。

7. 其他抗感染物质　初乳中含量较高的纤维结合素能促进吞噬细胞的吞噬作用；双歧因子可助乳酸杆菌在肠道中生长并产生乙酸和乳酸，降低肠道pH值；维生素B_{12}和叶酸结合蛋白能抑制细菌利用这些维生素；蛋白酶抑制剂能抑制母乳中生物活性蛋白被消化；抗炎因子如前列腺素 E 和 F，α-1 抗胰岛素，及糜蛋白酶，抗氧化物质如 β-胡萝卜素、α-生育酚、过氧化物酶、自由基清除剂等具有抗炎症反应和抗氧化作用；此外，母乳中干扰素具有抗病毒等作用。

（三）母乳中的激素和生长因子

母乳含有表皮生长因子（EGF）、神经生长因子（NGF）、胰岛素样生长因子Ⅰ和Ⅱ，转移生长因子（TGF）等。这些生长因子可以调节婴儿的生长发育，参与中枢神经系统及其他组织的生长分化。母乳中还含有甲状腺素 T_3，T_4、胸腺刺激素（TSH）、前列腺素 、促甲状腺素释放激素（TRH）、皮质激素和促肾上腺皮质激素（ACTH）、胰岛素、生长激素抑制素 、垂体激素 、泌乳刺激素 、催乳素 、胃抑素 、胃肠调肽 、胃泌素 、促红细胞生成素 、降血钙素等。这些激素对于维持、调节和促进婴儿的各器官的生长、发育与成熟有重要作用。

（四）母乳喂养的优越性

母乳喂养是人类最原始的喂养方法，也是最科学、最有效的喂养方法。世界卫生组织和儿童基金会提出，鼓励、支持、保护、帮助母乳喂养，母乳喂养不仅仅是母子之间的相互行为，而且是整个社会的行为，母乳喂养需要全社会的支持。我国为了推动和普及母乳喂养，大力推广爱婴医院和母婴同室。每个母亲都有能力用母乳喂养她的孩子。

1. 母乳中营养成分能满足生后 4 ~6 个月内婴儿的营养需要　母乳是婴儿最佳的天然食物和饮料，母乳含有 4 ~6 个月内的婴儿所需全部营养素。母乳中所含有的各种营养成分最适宜婴儿的消化与吸收。尽管从 4 ~6 个月起，就要给婴儿及时合理地添加辅助食物，但是到孩子出生后的第二年，母乳仍是某些营养物质的重要来源，并且能帮助孩子抵抗疾病；婴儿吸吮母乳还有助于其颌骨和牙齿的发育。因此，母乳喂养应持续到 1 ~2 周岁。

2. 母乳喂养降低发病率和死亡率

（1）感染性疾病：母乳喂养可减少或消除婴儿暴露于污染的食物及容器的机会；其次是母乳中含有分泌型抗体及其他具有抗微生物、促进免疫系统成熟、及保护新生儿消化系统的活性因子，从而抵抗对感染性疾病，特别是呼吸道及消化道的感染。研究证实，在婴儿出生后的前 6 个月，给予全母乳喂养可明显降低婴儿的发病率及死亡率，对防止婴儿腹泻的证据最多。

（2）成年慢性病：母乳喂养有利于预防成年期慢性病，有研究报道婴儿期母乳喂养持续时间较长者 2 型糖尿病发病的危险相对较低。给 <4 月龄婴儿喂牛奶似乎是较早发生 2 型糖尿病的触发因素。亦有研究表明，母乳喂养对克隆病（Crohn 病）、溃疡性结肠炎、儿童的肿瘤及儿童期肥胖、婴儿突然死亡症等疾病具有一定保护作用。

3. 母乳喂养增进母子之间的感情，有助于婴儿的智力发育　母亲在哺乳过程中，通过每日对婴儿皮肤的接触、爱抚、目光交流、微笑和语言，可增进母婴的感情交流，有助于乳母和婴儿的情绪安定，有益于婴儿的智力发育。

4. 母乳喂养经济方便又不易引起过敏　母乳喂养婴儿经济方便、任何时间母亲都能提供温度适宜的乳汁给婴儿；母乳喂养的婴儿极少发生过敏；也不存在过度喂养的问题。从远期效应来说母乳喂养的儿童很少发生肥胖症，糖尿病的发生率也比较低。

四、人工喂养与婴儿配方食品

因各种原因不能用母乳喂养婴儿时，可采用牛乳、羊乳等动物乳或其他代乳品喂养婴儿，这种非母乳喂养婴儿的方法即为人工喂养。由于不同种动物的乳严格来讲只适合相应种类动物的幼子，并不适宜人类婴儿的生长发育，同时亦不适宜直接喂养婴儿。因此，特别是对0～4个月的婴儿，只有在实在无法用母乳喂养时才采用人工喂养。

（一）常用的婴儿代乳品

1. 配方奶粉　绝大多数婴儿配方奶是在牛奶的基础上，降低蛋白质的总量，以减轻肾负荷；调整蛋白质的构成以满足婴儿的需要，如将乳清蛋白的比例增加至60%，同时减少酪蛋白至40%，以利于消化吸收；并模拟母乳增加婴儿需要的牛磺酸和肉碱。在脂肪方面，脱去部分或全部富含饱和脂肪的奶油，代之以富含多不饱和脂肪的植物油，并调配其脂肪酸的构成和比例，使之接近母乳，以满足婴儿对脂肪酸的需要，如调整n-3与n-6系列脂肪酸的比例，并添加有助于大脑发育的长链多不饱和脂肪酸，如二十二碳六烯酸（DHA），使脂肪成分更接近于母乳。在矿物质和维生素上，减少矿物质总量，调整钙/磷比例至1.3～1.5∶1，增加铁、锌等矿物质及维生素A和维生素D。婴儿配方奶粉一般按容积1∶4，即1平匙奶粉加4平匙水或按容量1∶8配制。

婴儿配方奶粉主要分为两类：①起始婴儿配方（starting infant formulas）：主要适用于1～6个月的婴儿。②后继配方或较大婴儿配方（follow-up formula）：适用于6个月以后的婴儿，作为他们混合食物中的组成部分。③医学配方（medical formulas）：用于特殊生理上的异常所需，例如为早产儿，先天性代谢缺陷（如苯丙酮酸尿症）儿设计的配方，对牛乳过敏儿设计采用豆基配方粉等。

参照国际婴儿配方食品标准并结合我国国情于1989年制订了我国婴幼儿食品的国家标准，并于1997和1999年进行了修订。现有婴儿食品标准包括婴儿奶粉Ⅰ（GB10765-97）、婴儿配方奶粉Ⅱ、Ⅲ（GB10766-97）、以及婴幼儿配方及婴幼儿补充米粉通用技术条件（GB10767-97）。另外也有婴儿期过渡食品或补充食品的标准，如婴儿营养米粉（GB10770-97）、高蛋白营养米粉（GB10769-97）、以及婴幼儿辅助食品如汁、泥、糊类食品标准（GB10775-80-89）。

2. 牛乳

（1）鲜牛乳：鲜牛乳是比较常用的母乳代乳品。由于牛乳营养成分与人乳有较大差异，需要适当配制后才适宜给婴儿喂养。

1）牛乳的配制：牛奶稀释方法：新生儿期采用2份牛奶加1份水稀释（牛奶∶水＝2∶1，v/v），以后过渡到3份奶加1份水、4份奶1份水，第二个月可以吃全奶。由于牛乳中的乳糖仅为人乳的60%，牛乳稀释后还需加5%～8%的葡萄糖或蔗糖。

2）消毒：配好的牛乳在喂给婴儿之前应煮沸3～4分钟以杀细菌，另外亦可使牛乳的蛋白质变性有助于婴儿消化。但煮沸的时间过长亦会破坏牛乳中的维生素，使短链脂肪酸挥发。

3）奶量：0～1岁的婴儿平均每kg体重需95kcal/d能量。牛乳能量约为55kcal/100ml。平均每公斤体重需2∶1＋5%糖的牛奶170ml，或3∶1＋5%糖的牛奶155ml，或4∶1＋5%糖牛奶150ml。每天分6～8次喂养。

(2) 全脂奶粉：是用鲜乳制成的干粉，含蛋白质20%～28%，脂肪20%～28%。用水按体积比1（奶粉）:4（水）或重量比1:8溶解后成分同鲜牛奶。再按上述鲜牛奶的方法配置进一步稀释、加糖、煮沸，冷却后即可喂养婴儿。

3. 豆制代乳粉 是以大豆为主体蛋白的代乳制品。如“5410乳粉”，是用加热处理的大豆粉，添加蛋黄粉以增补植物蛋白的不足、添加米粉、蔗糖、骨粉、矿物质和维生素等。另外也可在大豆蛋白提取物的基础上，加入甲硫氨酸和L-肉碱以及矿物质和维生素等组成配方粉。其特点不含乳糖，适用于对牛乳过敏或乳糖酶活性低下的婴儿使用。

（二）人工喂养

人工喂养所用乳量可根据婴儿的能量需要量来计算。新生儿第一周的能量需要量为60kcal/(kg·d)，第二周以后新生儿及婴儿的能量约需95kcal/(kg·d)，再根据代乳品每100ml（直接喂养的浓度）提供的能量来确定一日所需的奶量。开始每天分6～8次喂养，较大婴儿可逐渐减少喂养次数。由于代乳品营养丰富，容易滋生细菌，特别是开封后应盖好，并注意低温冷藏。代乳品配制后应煮沸消毒。喂养前将乳液温度调至接近体温，并排除乳嘴里的空气，以免烫伤和吸入空气。婴儿食品配好后应立即喂养，如配好后在30℃以上室温放置超过2小时以上应废弃。奶瓶、奶头及其他调配食具每次使用后应彻底洗净消毒。

（三）混合喂养

因各种原因母乳不足或不能按时喂养，在坚持用母乳喂养的同时，用婴儿代乳品喂养以补充母乳的不足。对于6个月以下，特别是0～4个月的婴儿，这比完全不吃母乳的人工喂养要好。母乳不足，也仍应坚持按时给婴儿喂奶，让婴儿吸空乳汁，这样有利于刺激乳汁的分泌。如母亲因故不能按时喂奶时，可用代乳品或收集的母乳代替喂养一次。乳母应将多余的乳汁及时挤出或吸空，一方面可以维持乳汁的分泌，另外也可用清洁的奶瓶收集，低温储存，煮沸后可以用来在不能按时喂奶时喂给婴儿。混合喂养时代乳品补充用量应以婴儿吃饱为止，具体用量应根据婴儿体重、母乳缺少的程度而定。

五、婴儿辅助食品

（一）添加辅助食品的科学依据

1. 满足婴儿的营养需求 在人类的进化过程中，由于直立行走和劳动进化，受地球引力的影响，使人类乳房不能大量的储存乳汁，WHO以及我国进行的乳母泌乳量的调查表明，营养良好的乳母平均泌乳量为700～800ml/d。毫无疑问，这一数量能满足0～6个月内婴儿的全面营养需要。6个月的婴儿每天需要能量约700～900kcal，以母乳量分泌800ml计，约提供560kcal的能量，仅能满足此时婴儿需要量的80%。补充食物是唯一的选择。此外，孕期为婴儿储备的铁，4月龄时已用尽，此时婴儿需铁约6～10mg/d，800ml母乳所提供的铁不到1mg。以食物补充铁势在必行。

2. 学习吃食物，为断奶作准备 断乳是一个很长的过程，是一个继续保持母乳喂养过程，也称为断奶过渡期。一般在母乳喂哺的4或6个月以后开始，使婴儿逐步地认识并适应母乳以外的食物，进行咀嚼和吞咽的训练等，时间可延长到孩子1岁甚至以上。

3. 适应婴儿消化系统以及心理发育的需要　4～6个月以后的婴儿消化系统的逐步成熟，对食物的质和量也有新的要求。如随着齿龈黏膜的坚硬及以后乳牙的萌出，喂养婴儿用软的半固体食物，有利于乳牙的萌出和训练婴儿的咀嚼功能。在喂养工具上，从用奶瓶逐步改变为用小茶匙、小杯、小碗，以利于婴幼儿的心理成熟。婴儿食品从0～6个月食用母乳或代乳品逐渐过渡到2～3岁时接近成人食品，婴儿从全流质能逐步适应半流质，并过渡到幼儿时的流质、半流质和固体都有的混合饮食。过早添加淀粉类高碳水化合物的食物，容易使婴儿肥胖，而辅助食品添加太迟，会影响婴儿咀嚼和吞咽功能及乳牙的萌出。

4. 培养良好的饮食习惯　断奶过渡期正确的辅食添加，使其在婴儿期就接触、尝试和感受各种成人的食物，这对于儿童正确饮食行为的培养是极其必要的。母乳喂养儿正确地辅食添加，其儿童期和成年后挑食、偏食的毛病较少。

（二）添加辅助食品的时间与原则

1. 适宜时间　在通常情况下，4～6个月时应逐步添加辅助食品，但因婴儿个体差异，开始添加辅食并没有一个严格时间规定。一般有下列情形时可以开始添加辅食：

（1）婴儿体重增长已达到出生时的2倍。

（2）婴儿在吃完约250ml奶后不到4小时又饿了。

（3）婴儿可以坐起来了。

（4）婴儿在24小时内能吃完1000ml或以上的奶。

（5）婴儿月龄达6个月。

2. 添加辅助食品的原则　①逐步适应：1种辅食应经过5～7天的适应期，再添加另一种食物，然后逐步扩大添加的辅食的品种。第一个添加的辅食是米粉类，因为大米蛋白质很少过敏。每种新的食物可能尝试多次才会被婴儿接受。②由稀到稠：如刚开始添加米粉时可冲调稀一些，使之更容易吞咽。当婴儿习惯后就可以逐步变稠。③量由少到多，质地由细到粗：开始的食物量可能仅1勺，逐渐增多。食物的质地开始要制成泥或汁，以利吞咽；当乳牙萌出后可以适当粗一些和硬一点，以训练婴儿的咀嚼功能。由液体到半固体再到固体。④因人而异：婴儿的生长发育有较大的个体差异，这也决定了婴儿对食物摄入量的差异。

（三）添加辅助食品的顺序

添加辅助食品的顺序参照表3-2-1。

表3-2-1　婴儿辅助食品添加顺序

月　龄	添加的辅食品种	供给的营养素
2～3	鱼肝油（户外活动）	维生素A、维生素D
4～6	米粉糊、麦粉糊、粥等淀粉类	能量（训练吞咽功能）
	蛋黄、无刺鱼泥、动物血、肝泥、奶类、大豆蛋白粉或豆腐花或嫩豆腐	蛋白质、铁、锌、钙、B族维生素
	叶菜汁（先）、果汁（后）、叶菜泥、水果泥	维生素C，矿物质，纤维素
	鱼肝油（户外活动）	维生素A、维生素D
7～9	稀粥、烂饭、饼干、面包、馒头等	能量（训练咀嚼功能）

续表

月 龄	添加的辅食品种	供给的营养素
	无刺鱼、全蛋、肝泥、动物血、碎肉末、较大婴儿奶粉或全脂牛奶、大豆制品	蛋白质、铁、锌、钙等矿物质、维生素B族
	蔬菜泥、水果泥	维生素C，矿物质，纤维素
	鱼肝油（户外活动）	维生素A、维生素D
10～12	稠粥、烂饭、饼干、面条、面包、馒头等	能量
	无刺鱼、全蛋、肝、动物血、碎肉末、较大婴儿奶粉或全脂牛奶、黄豆制品	蛋白质、铁、锌、钙等矿物质、维生素B族
	鱼肝油（户外活动）	维生素A、维生素D

第二节　幼儿营养与膳食

1周岁到满3周岁之前为幼儿期。幼儿生长发育虽不及婴儿迅速，但亦非常旺盛。尽管幼儿胃的容量已从婴儿时的200ml增加至300ml，但牙齿的数目有限，胃肠道消化酶的分泌及胃肠道蠕动能力也远不如成人。此外，营养物质的获得需从以母乳为主过渡到以谷类等食物为主，这些矛盾的出现提示我们不可过早的让他们进食一般家庭膳食。

一、幼儿期生长发育特点

幼儿期也是处于生长发育的重要阶段，大脑皮质的功能进一步完善，语言表达能力也逐渐丰富，模仿性增强，智能发育快，要求增多，能独立行走、活动，见识范围迅速扩大，接触事物增多，但仍缺乏自我识别能力。

（一）体格发育

1. 体重　1岁后增长速度减慢，全年增加2.5～3.0kg，平均每月增长约0.25kg，至2岁时体重约12kg，为出生时的4倍。2岁以后的体重增长变慢，每年增长2.3kg左右，增长的速度趋于缓慢（表3-2-2）。

2. 身长　幼儿期身长增长的速度减慢，1～2岁全年增加约10cm，2～3岁平均增加约5cm，在整个幼儿期共增长25cm，因此，3岁时身长约为100cm，为出生时身长的2倍（表3-2-2）。

表3-2-2　1～3岁儿童体格心智发育评价标准参考值（WHO）

年 龄	体重（kg）	身高（cm）	心智发育
12个月	8.5～10.6	71.5～77.1	独立行走，有意识叫爸爸、妈妈，用杯喝水，能辨别家人的称谓和家庭环境中的熟悉物体
15个月	9.1～11.3	74.8～80.7	走得稳，能说三个字的短句，模仿做家务，能叠两块积木，能体验与成人一起玩的愉快心情
18个月	9.7～12.0	77.9～84.0	能走梯，理解指出身体部分，能脱外套，自己能吃饭，能认识一种颜色

续表

年　龄	体重（kg）	身高（cm）	心智发育
21个月	10.2～12.6	80.6～87.0	能踢球，举手过肩抛物，能叠四块积木，喜欢听故事，会用语言表示大小便
2岁	10.6～13.2	83.3～89.8	能两脚并跳，穿不系带的鞋，区别大小，能认识两种颜色，能认识简单形状
2.5岁	11.7～14.7	87.9～94.7	能独脚立，说出姓名，洗手会擦干，能叠八块积木，常提出“为什么”，试与同伴交谈，相互模仿言行
3岁	12.6～16.1	90.2～98.1	能从高处往下跳，能双脚交替上楼，会扣钮，会折纸，会涂浆糊粘贴，懂饥、累、冷，会用筷，能一页页翻书

3. 头围、胸围、上臂围　1岁时儿童的头围增至46cm，而第二年头围只增长2cm，第三年与第四年共增加1.5cm，5岁时达50cm，头围的大小与脑的发育有关。出生时胸围比头围小1～2cm，1岁时与头围基本相等，2岁以后胸围超过头围，反映出胸廓和胸背肌肉的发育。上臂围在出生后第1年内由11cm增至16cm，随后维持到5岁左右。上臂围可用以反映皮下脂肪厚度和营养状况，早期发现营养不良。

（二）脑和神经系统的发育

所有哺乳动物脑组织都有一个生长发育的关键时期。人类自孕中期开始，持续到出生后的第二年甚至第3年。人脑的神经细胞分裂增殖至140亿个，脑组织的重量也增至成人的2/3以上。出生时脑重量约370g，6个月时脑重约600～700g，2岁时达900～1000g，为成人脑重的75%，至3岁时脑重超过出生时的3倍。6个月后，脑细胞增殖速度开始减慢，但细胞的体积开始增大。到出生后12～15个月时，脑细胞一次性分裂完成。进入幼儿期后，大脑发育速度已显著减慢，但并未结束。出生时连接大脑内部与躯体各部分的神经传导纤维还为数很少，婴儿期迅速增加，在幼儿期，神经细胞间的联系也逐渐复杂起来。而在神经纤维外层起绝缘作用的髓鞘，则在出生后4年才完全发育成熟。婴幼儿期，由于神经髓鞘形成不全，外界的刺激信号因无髓鞘的隔离，被传至大脑多处，难以在大脑特定的区域形成兴奋灶，同时信号传导在无髓鞘隔离的神经纤维也较慢，因此小儿对外来刺激反应慢且易于泛化。

（三）消化系统发育

1岁萌出上下左右第一乳磨牙，1.5岁时出尖牙，2岁时出第二乳磨牙，2岁时共出18～20颗牙，全部20颗乳牙出齐应不迟于2.5岁。到2岁半时乳牙仍未出齐属于异常，如克汀病、佝偻病、营养不良等患儿出牙较晚。2岁内乳牙数的计算：乳牙数＝月龄－6。由于幼儿的牙齿还处于生长过程，故咀嚼功能尚未发育完善，这个时期的幼儿容易发生消化不良及某些营养缺乏病。儿童的咀嚼效率随年龄增长而逐渐增强，6岁时达到成人的40%，10岁时达到75%。18月龄胃蛋白酶的分泌已达到成人水平；1岁后胰蛋白酶、糜蛋白酶、羧肽酶和脂酶的活性接近成人水平。

二、幼儿的营养需要和膳食营养素参考摄入量

由于幼儿仍处于生长发育的旺盛时期，对蛋白质、脂肪、碳水化合物及其他各营养

素的需要量相对高于成人。

（一）能量

幼儿对能量的需要通常包括基础代谢，生长发育，体力活动以及食物的特殊动力作用的需要。婴幼儿时期基础代谢的需要约占总能量需要量的60%。由于幼儿的体表面积相对较大，基础代谢率高于成年人，但男女孩之间的差别不大。生长发育所需能量为小儿所特有，每增加1g的体内新组织，约需要18.4～23.8kJ（4.4～5.7kcal）的能量。好动多哭的幼儿比年龄相仿的安静孩子，需要的能量可高达3～4倍。不同食物的生热效应不同，蛋白质约占其产生能量的30%，脂肪和碳水化合物约占其产生能量的4%～6%，混合食物在幼儿期一般占总能量摄入的5%～6%。1～、2～和3～4岁能量每日推荐摄入量：男孩分别为4600kJ（1100kcal）、5020kJ（1200kcal）和5650kJ（1350kcal）；女孩分别为4340kJ（1050kcal）、5440kJ（1150kcal）和5440kJ（1300kcal）。

（二）宏量营养素

1. 蛋白质　幼儿对蛋白质的不仅量相对需要比成人多，而且质量要求也比成人高。一般要求蛋白质所供能量应占膳食总能量的12%～15%，其中有一半应是优质蛋白质。我国2000年新修订的1～、2～和3～4岁幼儿蛋白质推荐摄入量为35g、40g和45g。膳食蛋白质供给占总能量的12%～14%。蛋白质虽分布很广，但以动物性食物、豆类和硬果类食物含量高，且质量较好。如肉类、鱼类、禽类含蛋白质约15%～20%，鲜奶约3%，奶粉20%～28%；蛋类11%～14%；干豆类20%～40%；谷类6%～10%；硬果类15%～30%。

2. 脂肪　对于1～3岁的幼儿，由脂肪提供的能量在30%～35%为宜，幼儿膳食中含有适量的脂肪也有助于增加食欲。幼儿膳食脂肪中必需脂肪酸应占总能量的1%，才能保证正常生长，预防发生脱屑性皮炎。必需脂肪酸中，亚油酸富含于所有植物油，较少出现缺乏，而含α-亚麻酸的油仅限于大豆油、低芥酸菜子油等少数油，应注意补充。补充时还应注意二者的适宜比例。

3. 碳水化合物　活动量大的幼儿，因身体消耗的能量多，对碳水化合物的需要量也多，所以提供的量也较多。尽管幼儿已能产生消化各种碳水化合物的消化酶，但对于2岁以下的幼儿，较多的能量来自于淀粉和糖是不合适的，因为富含碳水化合物的食物占体积较大，可能不适当地降低了食物的营养密度及总能量的摄入。2岁以后，要逐渐增加来自淀粉类食物的能量，供能为总能量的50%～55%。同时相应地减少来自脂肪的能量。美国对于2岁以上幼儿，推荐每天膳食纤维最低摄入量应该是其年龄加5g。例如，一个3岁的幼儿，每天应该摄入8g，4岁的儿童应该是9g。由于过高膳食纤维和植酸盐对营养素吸收利用的影响，应该尽量避免选择含有太多膳食纤维和植酸盐的食物，特别是2岁以下的幼儿。

（三）微量营养素

1. 矿物质

（1）钙：从1岁到10岁，据估计平均每日用于骨骼生长需要储留钙从70mg上升到150mg，膳食中钙吸收率仅有35%。奶及其制品是膳食钙的最好来源。1～3岁幼儿的钙AI为600mg/d。

（2）铁：幼儿期每天从各种途径损失的铁不超过1mg，加上生长需要，每天平均需要1.0mg的铁。因我国儿童（尤其是农村）膳食铁主要以植物性铁为主，吸收率低，幼儿期缺铁性贫血成为常见和多发病。1～3岁幼儿铁的AI为12mg/d。膳食中良好的食物来源是动物的肝脏和血，其中禽类的肝脏和血含量达40mg/100g以上，牛奶含铁很少。蛋黄中虽含铁较高，但因含有干扰因素，吸收率仅有3%。

（3）锌：婴幼儿缺锌时会出现生长发育缓慢、味觉减退、食欲不振、贫血、创伤愈合不良、免疫功能低下等表现。1～3岁幼儿锌的RNI为9.0mg/d。锌最好的食物来源是蛤贝类、如牡蛎、扇贝等每100g可达10mg以上的锌。其次动物的内脏（尤其是肝）、蘑菇、坚果类（如花生、核桃、松子等）和豆类，肉类和蛋也含有一定量的锌，其他食物含量低。

（4）碘：碘对婴幼儿的生长发育影响很大，幼儿期缺碘会影响生长发育，1～3岁幼儿碘的RNI为50μg/d。

2. 维生素

（1）维生素A：维生素A与机体的生长、骨骼发育、生殖、视觉及抗感染有关。1～3岁幼儿每日维生素A的AI为500μg视黄醇当量。由于维生素A可在肝内蓄积，过量时可出现中毒，不可盲目给小儿服用。

（2）维生素D：幼儿也是是特别容易发生维生素D缺乏的易感人群，维生素D缺乏可引起佝偻病。维生素D的膳食来源较少，主要来源是户外活动时由紫外线照射皮肤，使7-脱氢胆固醇转变成维生素D。我国的RNI为10μg/d，幼儿也可适量补充含维生素D的鱼肝油。

（3）其他维生素：维生素B_1为水溶性维生素，在体内储存极少，需每日从膳食中补充。幼儿每日维生素B_1的RNI为0.6mg/d。幼儿维生素B_2的RNI为0.6mg/d。幼儿维生素C的RNI为60mg/d。

三、幼儿的膳食

（一）幼儿食物选择的基本原则

1. 粮谷类及薯类食品　进入幼儿期后，粮谷类应逐渐成为小儿的主食。谷类食物是碳水化合物和某些B族维生素的主要来源，同时因食用量大，也是蛋白质及其他营养素的重要来源。在选择这类食品时应以大米、面制品为主，同时加入适量的杂粮和薯类。在食物的加工上，应粗细合理，加工过精时，B族维生素、蛋白质和无机盐损失较大，加工过粗、存在大量的植酸盐及纤维素，可影响钙、铁、锌等营养素的吸收利用。一般以标准米、面为宜。

2. 乳类食品　乳类食物是幼儿优质蛋白、钙、维生素B_2、维生素A等营养素的重要来源。奶类钙含量高、吸收好，可促进幼儿骨骼的健康生长。同时奶类富含量赖氨酸，是粮谷类蛋白的极好补充。但奶类铁、维生素C含量很低，脂肪以饱和脂肪为主，需要注意适量供给。过量的奶类也会影响幼儿对谷类和其他食物的摄入，不利于饮食习惯的培养。

3. 鱼、肉、禽、蛋及豆类食品　这类食物不仅为幼儿提供丰富的优质蛋白，同时也是维生素A、维生素D及B族维生素和大多数微量元素的主要来源。豆类蛋白含量高，质量也接近肉类，价格低，是动物蛋白的较好的替代品，但微量元素（如铁、锌、铜、硒等）低于动物类食物，所以在经济条件允许时，幼儿还是应进食适量动物性食品。

4. 蔬菜、水果类　这类食物是维生素 C、β-胡萝卜素的惟一来源，也是维生素 B_2、无机盐（钙、钾、钠、镁等）和膳食纤维的重要来源。在这类食物中，一般深绿色叶菜及深红、黄色果蔬、柑橘类等含维生素 C 和 β-胡萝卜素较高。蔬菜水果不仅可提供营养素，而且具有良好的感官性状，可促进小儿食欲，防治便秘。

5. 油、糖、盐等调味品及零食　这类食品对于提供必需脂肪酸、调节口感等具有一定的作用，但过多对身体有害无益，应少吃。

（二）幼儿膳食的基本要求

1. 营养齐全、搭配合理　幼儿膳食应包括上述五类食物。在比例上蛋白质、脂肪、碳水化合物的重量比接近 1∶1∶4～1∶1∶5，所占能量比分别为 12%～15%、25%～35%、50%～60%。动物蛋白（或加豆类）应占总蛋白的 1/2。平均每人每天各类食物的参考量为粮谷类 100～150g，鲜牛奶不低于 350ml 或全脂奶粉 40～50g，鱼、肉、禽、蛋类或豆制品（以干豆计）100～130g，蔬菜、水果类 150～250g，植物油 20g，糖 0～20g。此外应注意在各类食物中，不同的食物轮流使用，使膳食多样化，从而发挥出各类食物营养成分的互补作用，达到均衡营养的目的。

2. 合理加工与烹调　幼儿的食物应单独制作，质地应细、软、碎、烂，避免刺激性强和油腻的食物。食物烹调时还应具有较好的色、香、味、形，并经常更换烹调方法，以刺激小儿胃酸的分泌，促进食欲。加工烹调也应尽量减少营养素的损失，如淘米次数及用水量不宜过多、应避免吃捞米饭。以减少 B 族维生素和无机盐的损失。蔬菜应整棵清洗、焯水（飞水）后切，以减少维生素 C 的丢失和破坏。

3. 合理安排进餐　幼儿的胃容量相对较小、且肝储备的糖原不多，加上幼儿活泼好动，容易饥饿，故幼儿每天进餐的次数要相应增加。在 1～2 岁每天可进餐 5～6 次，2～3 岁时可进餐 4～5 次，每餐间相隔 3～3.5 小时。一般可安排早、中、晚三餐，午点和晚点两点。

4. 营造幽静、舒适的进餐环境　安静、舒适、秩序良好的进餐环境，可使小儿专心进食。环境嘈杂、尤其是吃饭时看电视，会转移幼儿的注意力，并使其情绪兴奋或紧张，从而抑制食物中枢，影响食欲与消化。另外，在就餐时或就餐前不应责备或打骂幼儿，发怒时，消化液分泌减少降低食欲。进餐时，应有固定的场所，并有适于幼儿身体特点的桌椅和餐具。

5. 注意饮食卫生　幼儿抵抗力差，容易感染，因此对幼儿的饮食卫生应特别注意。餐前、便后要洗手；不吃不洁的食物，少吃生冷的食物；瓜果应洗净才吃，动物性食品应彻底煮熟煮透。从小培养小儿良好的卫生习惯。

（三）幼儿食谱举例

见表 3-2-3。

表 3-2-3　幼儿 3 天食谱举例

餐次	星期一		星期二		星期三	
	食物名称	食物原料及重量	食物名称	食物原料及重量	食物名称	食物原料及重量
早餐	牛奶	鲜奶 200ml 或全脂奶粉 50g	牛奶	鲜奶 200ml 或全脂奶粉 50g	牛奶	鲜奶 200ml 或全脂奶粉 50g
	蛋黄	1 个 17g	肉末粥	大米 15g 碎瘦肉 10g	肉包	面粉 30g 混合肉 15g
	白粥	大米 15g				
午餐	西红柿猪肝泥汤	猪肝 20g 西红柿 50g	冬菇炖鸡	鸡肉 30g 香菇（干）5g	花生炖排骨	排骨 40g 花生 20g
	盐水油菜	碎油菜叶 30g	蒸鸡蛋	鸡蛋 50g	红烧鱼腩	草鱼腩 20g
	蒸草鱼	去刺鱼肉 30g	炒白菜	碎白菜 50g	炒芥菜	碎芥菜 40g
	软米饭	大米 25g	软米饭	大米 25g	软米饭	大米 25g
午点	蛋糕	鸡蛋 15g 面粉 25g	肉包子	面粉 25g 混合肉 10g	红豆糖水	红豆 10g 白糖 10g
	水果	桔子 50g		香蕉 80g	水果	苹果 60g
晚餐	鸡蛋瘦肉丸汤	碎瘦肉 20g 鸡蛋 15g	黄瓜炒肉末	黄瓜 40g 瘦肉末 20g	苦瓜炒肉	苦瓜 40g 碎瘦肉 20g
	豆腐	嫩豆腐 50g	鱼丸汤	鲩鱼肉 30g	蒸鸡蛋	鸡蛋 30g
	炒白菜	小白菜 50g			菠菜汤	菠菜 30g
	软米饭	大米 30g	软米饭	大米 30g	软米饭	大米 30g
晚点	牛奶	鲜奶 150ml 白糖 10g	豆浆	大豆 10g 白糖 15g	牛奶	鲜奶 150g 或奶粉 30g
	植物油	20g	植物油	20g	植物油	20g

注：植物油为一日烹调用油

第三章 学龄前儿童营养与膳食

小儿3周岁后至6~7岁入小学前称为学龄前期。与婴幼儿期相比，此期生长发育速度减慢，脑及神经系统发育持续并逐渐成熟。而与成人相比，此期儿童仍然处于迅速生长发育之中，加上活泼好动，需要更多的营养。由于学龄前期儿童具有好奇、注意力分散、喜欢模仿等特点而使其具有极大的可塑性，是培养良好生活习惯、良好道德品质的重要时期。影响此期儿童良好营养的因素较多，如挑食，贪玩，不吃好正餐而乱吃零食，咀嚼不充分，食欲不振，喜欢饮料而不喜欢食物等。因此，供给其生长发育所需的足够营养，帮助其建立良好的饮食习惯，将为其一生建立健康膳食模式奠定坚实的基础。

第一节 学龄前儿童的生理特点

一、体格发育特点

（一）生长发育的一般规律

生长发育是连续的过程，但各阶段速度不同，一般而言，年龄越小发育越快。与婴儿期相比，学龄前儿童体格发育速度相对减慢，但仍保持稳步地增长，此期体重增长约5.5kg（年增长约2kg），身高增长约21cm（年增长约5cm）。体重、身高增长的粗略估计公式为，2岁~青春前期，体重（kg）= 年龄 ×2 +7（或8）；身高（cm）= 年龄 ×7 +70。

（二）生长发育的个体差异

生长发育在一定的范围内受遗传、环境等因素的影响而出现相当大的个体差异，儿童生长发育的水平在一定范围内波动，儿童身高、体重的正常参考值是群体儿童的平均水平。在评价个体儿童生长时需考虑影响其生长的多种因素，如遗传、性别等内在因素，以及包括营养、教育、训练在内的环境因素等。此外，儿童在生长发育过程中难免会遭遇到这样或那样的疾病，如感冒、发热、咳嗽或腹泻等，常引起营养素消耗增加，也影响儿童的食欲和营养素摄入，患病儿童的体重、身高可明显低于同龄儿童，出现明显或不明显的生长发育迟缓。当疾病等障碍其生长发育的不良因素克服后，会出现加速生长，即“赶上生长”（catch growth），也称“生长追赶”。要实现“赶上生长”需要在疾病恢复期的较长一段时间内为儿童做好营养准备，即供给富含蛋白质、钙、铁和维生素丰富的食物。

（三）生长发育评价

1. Z 评分法

$$Z分 = \frac{体格指标实际测定值 - 体格指标参考值中位数}{体格指标参考值标准差}$$

Z 评分法（Z scores）评价年龄别体重，年龄别体重 Z 分（weight for age Z scores，WAZ），以 < -2Z 界定低体重，示近期营养不良；Z 评分法评价年龄别身高，年龄别身高 Z 分（height for age Z scores，HAZ），以 < -2 界定生长迟缓，反映较长期的营养状况；也可将体重和身高结合起来评价，身高别体重 Z 分（weight for height Z scores，WHZ），反映体格均称状况，以 < -2 界定为消瘦，>2 界定为超重和肥胖。在用 Z 分评价体格发育状况时，多采用 WHO 推荐的美国国家卫生统计中心（NCNS/WHO）的参考值。

2. 年龄别 BMI 法　WHO 专家委员会认为，年龄别体质指数（BMI）是评价儿童生长发育最好的指标，既能反应年龄特征，又能反应体质构成，还能与成人体格评价相连贯，但目前尚未建立其正常参考值。

3. 其他方法　包括百分位法、中位数法，指数法、生长曲线图评价法。体格发育状况评价可参考我国 1995 年 9 市城区体格发育测量值（中华医学杂志，1998，78(3):187-191)。

二、脑及神经系统发育特点

神经系统的发育在胎儿期先于其他各系统。新生儿脑重 370g 已达成人脑重的 25%，1 岁时达 900g，为成人脑重的 60%，4～6 岁时，脑组织进一步发育，达成人脑重的 86%～90%。3 岁时神经细胞的分化已基本完成，但脑细胞体积的增大及神经纤维的髓鞘化仍继续进行。随神经纤维髓鞘化的完成，运动转为由大脑皮质中枢调节，神经冲动传导的速度加快，从而改变了婴儿期各种刺激引起的神经冲动传导缓慢，易于泛化、疲劳而进入睡眠的状况。

三、消化功能发育特点

3 岁儿童 20 颗乳牙已出齐。6 岁时第一颗恒牙可能萌出。但咀嚼能力仅达到成人的 40%，消化能力也仍有限，尤其是对固体食物需要较长时间适应，不能过早进食家庭成人膳食，以免导致消化吸收紊乱，造成营养不良。尤其是 3 岁小儿。

四、心理发育特征

5～6 岁儿童具有短暂地控制注意力的能力，时间约 15 分钟。但注意力分散仍然是学龄前儿童的行为表现特征之一，这一特征在饮食行为上的反应是不专心进餐，吃饭时边吃边玩，使进餐时间延长，食物摄入不足而致营养素缺乏。

学龄前儿童个性有明显的发展，生活基本能自理，主动性强，好奇心强。在行为方面表现为独立性和主动性。变得不那么“听话”了，什么事都要“自己来”，在饮食行为上的反应是自我做主，对父母要求其进食的食物产生反感甚至厌恶，久之导致挑食、偏食等不良饮食行为和营养不良。3～6 岁小儿模仿能力极强，家庭成员，尤其是父母的行为常是其模仿的主要对象。家庭成员应有良好的膳食习惯，为小儿树立良好榜样。

第二节 学龄前儿童的营养需要及参考摄入量

一、能 量

3～6岁儿童基础代谢耗能每日每公斤体重约104kJ（44kcal）。基础代谢的能量消耗约为总能量消耗的60%。3～6岁较婴儿期生长减缓，能量需要相对减少，约每日21～63kJ（5～15kcal）/kg。好动小儿的需要比安静小儿需要可能高3～4倍，一般而言，为每日84～126kJ（20～30kcal）/kg。一般而言，学龄前儿童食物生热效应的能量消耗约为总能量的5%。

考虑到基础代谢耗能、活动耗能可能降低，加上流行病学证实，儿童肥胖发生率的增加，儿童总的能量需要估计量可能较以往有所下降。2000年《中国居民膳食营养素参考摄入量》推荐3～6岁学龄前儿童总能量供给范围是5439～7113kJ/d（1300～1700kcal/d），其中男孩稍高于女孩，详见表3-3-1。

表3-3-1 3～6岁儿童能量、蛋白质的RNIs及推荐脂肪供能比

年龄（岁）	能量（RNI）				蛋白质（RNI）		脂肪占能量百分比%
	MJ/d		kcal/d		g/d		
	男	女	男	女	男	女	
3～	5.64	5.43	1350	1300	45	45	30～35
4～	6.06	5.83	1450	1400	50	50	30～35
5～	6.70	6.27	1600	1500	55	55	30～35
6～	7.10	6.67	1700	1600	55	55	30～35

摘自《中国居民膳食营养素参考摄入量》，2000年

学龄前儿童能量的营养素来源与1岁以内稍有不同，即脂肪提供的能量相对减少，由1岁时占总能量的35%～40%逐渐减少，至7岁时，占总能量比为25%～30%。蛋白质提供的能量为14%～15%，碳水化合物供能比为50%～60%。

二、宏量营养素

（一）蛋白质

1. 蛋白质和氨基酸需要量　学龄前儿童生长发育每增加1 kg体重约需160g的蛋白质积累。学龄前儿童摄入蛋白质的最主要的目的是满足细胞、组织的增长，因此，对蛋白质的质量，尤其是必需氨基酸的种类和数量有一定的要求。一般而言，儿童必需氨基酸需要量占总氨基酸需要的36%。1985年，FAO/WHO提出每日每千克体重氨基酸需要量的估计值，以2岁幼儿为例，异亮氨酸31mg、亮氨酸73mg、赖氨酸64mg、蛋氨酸+胱氨酸27mg、苯丙氨酸+酪氨酸69mg、苏氨酸37mg、色氨酸12.5mg、缬氨酸38mg。

2. 蛋白质缺乏　儿童蛋白质营养不良，不仅影响儿童的体格和智力发育，也使免疫力低下，患病率增加。典型的蛋白质营养不良包括以水肿为特征的蛋白质营养不良（kwashiorkor）和以干瘦为特征的混合型蛋白质-能量营养不良（marasmus）。前者主要

临床表现为全身水肿、虚弱、表情淡漠、生长滞缓、头发变色、变脆、易脱落、易感染等。后者主要的临床表现为体重下降、消瘦、血浆蛋白下降、免疫力下降、贫血、血红蛋白下降等。

随我国经济的发展，严重的蛋白质营养不良发病率已明显下降，但在边远山区和不发达地区，由于膳食蛋白质摄入不足，或膳食中优质蛋白质所占比例偏低引起的体重偏低以及生长发育迟缓仍然有一定的发病率。如1998年统计资料，我国农村低体重发生率为12.6%，生长迟缓发生率为22%。

3. 参考摄入量及食物来源 中国营养学会建议学龄前儿童蛋白质参考推荐入量为45～60g/d（表3-3-1）。蛋白质供能为总能量的14%～15%，其中来源于动物性食物的蛋白质应占50%，包括1个鸡蛋，约提供6.5g蛋白质，300ml牛奶，约提供9g蛋白质，100g鱼或鸡或瘦肉可提供约17g蛋白质。其余蛋白质可由植物性食物谷类、豆类等提供。在农村应充分利用大豆所含的优质蛋白质来预防儿童蛋白质营养不良引起的低体重和生长发育迟缓。

（二）脂肪

儿童生长发育所需的能量、免疫功能的维持、脑的发育和神经髓鞘的形成都需要脂肪，尤其是必需脂肪酸。学龄前儿童每日每千克体重需总脂肪约4～6g。由于学龄前儿童胃的容量相对较小，而需要的能量又相对较高，其膳食脂肪供能比高于成人，占总能量的30%～35%（表3-3-1），亚油酸供能不应低于总能量的3%，亚麻酸供能不低于总能量的0.5%。建议使用含有α-亚麻酸的大豆油、低芥酸菜籽油或脂肪酸比例适宜的调和油为烹调油，在对动物性食品选择时，也可多选用鱼类等富含n-3长链多不饱和脂肪酸的水产品。

（三）碳水化合物

经幼儿期的逐渐适应，学龄前期儿童的膳食基本完成了从以奶和奶制品为主到以谷类为主的过渡。谷类所含有的丰富碳水化合物是其能量的主要来源。每日每公斤体重约需碳水化合物15g，约为总能量的50%～60%，但不宜用过多的糖和甜食，而应以含有复杂碳水化合物的谷类为主，如大米、面粉、红豆、绿豆等各种豆类。有专家建议，学龄前期儿童蛋白质、脂肪、碳水化合物供能比为1∶1.1∶6。

适量的膳食纤维是学龄前儿童肠道所必需的。美国对于2岁以上幼儿膳食纤维的每天最低推荐量是年龄加5g。例如，3岁儿童，每天至少摄入8g，4岁儿童至少摄入9g，以此类推。粗麦面包、麦片粥、蔬菜、水果是膳食纤维的主要来源。但过量的膳食纤维在肠道易膨胀，引起胃肠胀气、不适或腹泻，影响食欲和营养素的吸收。膳食纤维的来源包括谷类、水果和蔬菜。

三、微量营养素

（一）矿物质

1. 钙 为满足学龄前儿童骨骼生长，每日平均骨骼钙储留量为100～150mg，钙需要量3岁为350mg/d，4～6岁为450mg/d。食物钙的平均吸收率为35%。2000年《中国居民膳食营养素参考摄入量》推荐学龄前儿童钙的AI为800mg/d（表3-3-2）。UL为2000mg/d。奶及奶制品钙含量丰富，吸收率高，是儿童最理想的钙来源。豆类及制品尤其是大豆、黑豆含钙也较丰富，此外，芝麻、小虾皮、海带等也含有一定的钙。要保证学龄前儿童钙的适宜摄入水平，每日奶的摄入量应不低于300ml/d，但也不宜超过600ml/d。

表3-3-2 3~6岁儿童常量和微量元素的RNIs或AIs

年龄（岁）	钙 AI（mg）	磷 AI（mg）	钾 AI（mg）	钠 AI（mg）	镁 AI（mg）	铁 AI（mg）	碘 RNI（μg）	锌 RNI（mg）	硒 RNI（μg）	铜 AI（mg）	氟 AI（mg）	铬 AI（μg）	钼 AI（μg）
3~	600	450	1000	650	100	12	50	9.0	20	0.8	0.6	20	15
4~	800	500	1500	900	150	12	90	12	25	1.0	0.8	30	20
5~6	800	500	1500	900	150	12	90	12	25	1.0	0.8	30	20

摘自《中国居民膳食营养素参考摄入量》，2000年

2. 碘 WHO估计，世界有8亿人口缺碘，我国约4亿，孕妇、儿童是对缺碘敏感的人群。为减少因碘缺乏导致的儿童生长发育障碍，2000年，《中国居民膳食营养素参考摄入量》提出学龄前儿童碘的RNI为50μg/d（表3-3-2），UL是800μg/d。含碘较高的食物主要是海产品，如海带、紫菜、海鱼、虾、贝类。为保证这一摄入水平，除必需使用碘强化食盐烹调食物外，还建议每周膳食至少安排1次海产食品。

3. 铁 铁缺乏引起缺铁性贫血是儿童期最常见的疾病。学龄前儿童铁缺乏有如下几方面的原因，一是儿童生长发育快，需要的铁较多，约每公斤体重需要1mg的铁；另一方面，儿童与成人不同，内源性可利用的铁较少，其需要的铁更依赖食物铁的补充；学龄前儿童的膳食中奶类食物仍占较大的比重，其他富铁食物较少，也是铁缺乏产生的原因。

铁缺乏儿童行为异常，如对外界反应差、易怒、不安、注意力不集中以及学习能力差。铁缺乏，除可通过影响细胞色素酶类的活性而影响能量的产生外，也致脑内多巴胺D_2受体下降，并进而引起单胺氧化酶抑制剂和色氨酸、多巴胺、五羟色胺等水平下降，行为上表现为学习能力下降和睡眠时间延长。临床上表现为听力减弱、视力减弱，学习成绩不佳。铁缺乏还对儿童免疫力、行为和智力发育产生不可逆性影响。

2000年《中国居民膳食营养素参考摄入量》建议学龄前儿童铁的AI为12mg/d，UL为30mg/d。动物性食品中的血红蛋白铁吸收率一般在10%或以上。动物肝脏、动物血、瘦肉是铁的良好来源。膳食中丰富的维生素C可促进铁的吸收。

4. 锌 锌缺乏儿童常出现味觉下降、厌食甚至异食癖，嗜睡、面色苍白，抵抗力差而易患各种感染性疾病等，严重者生长迟缓。儿童期用于生长的锌每公斤体重约23~30μg。《中国居民膳食营养素参考摄入量》提出学龄前儿童锌RNI为12mg/d（表3-3-2）。除海鱼、牡蛎外，鱼、禽、蛋、肉等蛋白质食物锌含量丰富，利用率也较高。

（二）维生素

1. 维生素A 维生素A对学龄前儿童生长，尤其是对骨骼生长有重要的作用。维生素A缺乏是发展中国家普遍存在的营养问题，严重威胁着儿童的生存。在我国，仍有相当比例学龄前儿童维生素A亚临床缺乏或水平低于正常值，尤其是农村和边远地区。

《中国居民膳食营养素参考摄入量》建议学龄前儿童维生素A的RNI为500~

600μg/d（表3-3-3）。可考虑每周摄入1次含维生素A丰富的动物肝脏，每天摄入一定量蛋黄、牛奶，或在医生指导下补充鱼肝油，获得可直接利用的视黄醇，也可每日摄入一定量的深绿色或黄红色蔬菜补充维生素A原，即胡萝卜素，由于学龄前儿童的咀嚼能力有限，叶菜应切碎，煮软，这种烹调方法，对维生素C的破坏较大，但胡萝卜素的损失相对较低。维生素A的UL值为2000μg/d。

表3-3-3　3～6岁儿童维生素的RNIs或AIs

年龄（岁）	维生素A RNI（μgRE）	维生素D RNI（μg）	维生素E AI（mgα-TE）	维生素B_1 RNI（mg）	维生素B_2 RNI（mg）	维生素B_6 AI（mg）	维生素B_{12} AI（μg）	维生素C RNI（mg）	泛酸 AI（mg）	叶酸 RNI（μgDFE）	烟酸 RNI（mgNE）	胆碱 AI（mg）	生物素 AI（μg）
3～	400	10	4	0.6	0.6	0.5	0.9	60	2.0	150	6	200	8
4～	500	10	5	0.7	0.7	0.6	1.2	70	3.0	200	7	250	12
5～6	500	10	5	0.7	0.7	0.6	1.2	70	3.0	200	7	250	12

摘自《中国居民膳食营养素参考摄入量》，2000年

2. B族维生素　维生素B_1、维生素B_2和烟酸在保证儿童体内的能量代谢以促进其生长发育方面有重要的作用。这3种B族维生素常协同发挥作用，缺乏症可能混合出现。

亚临床维生素B_1缺乏影响儿童的食欲、消化功能。《中国居民膳食营养素参考摄入量》建议学龄前儿童维生素B_1的RNI为0.7mg/d（表3-3-3）。膳食中维生素B_1主要来源于非精制的粮谷类、坚果、鲜豆、瘦肉和动物内脏，发酵生产的酵母制品也含有丰富的维生素B_1。

维生素B_2缺乏引起口角炎、舌炎、唇炎以及湿疹。缺铁性贫血的儿童常伴有维生素B_2缺乏。维生素B_2主要来源于各种瘦肉、蛋类、奶类，蔬菜水果也含少量。《中国居民膳食营养素参考摄入量》建议学龄前儿童维生素B_2的RNI为0.7mg/d(表3-3-3)。

3. 维生素C　典型的维生素C缺乏症在临床上已不常见，但亚临床缺乏对健康的潜在影响受到特别的关注，如免疫能力降低，以及慢性病的危险增加等。维生素C主要来源于新鲜蔬菜和水果，尤其是鲜枣类、柑橘类水果和有色蔬菜，如柿子椒、油菜、韭菜、白菜、菜花等。鉴于维生素C对免疫功能以及慢性病的预防作用，2000年《中国居民膳食营养素参考摄入量》制订的RNI值较过去有所增加，3岁为60mg/d，4～6岁为70mg/d。

第三节　学龄前儿童的平衡膳食

给学龄前儿童安排合理的膳食是满足其营养素摄入的保证。对散居儿童和托幼机构的集体儿童均有重要的意义。

一、平衡膳食的原则

（一）多样食物合理搭配

每日膳食应由适宜数量的谷类、乳类、肉类（或蛋或鱼类）、蔬菜和水果类四大类食物组成，在各类食物的数量相对恒定的前提下，同类中的各种食物可轮流选用，做到

膳食多样化，从而发挥出各种食物在营养上的互补作用，使其营养全面平衡。

（二）专门烹调，易于消化

学龄前期儿童咀嚼和消化能力仍低于成人，他们不能进食一般家庭膳食和成人膳食。此外，家庭膳食中的过多调味品，也不宜儿童使用。因此，食物要专门制作，蔬菜切碎，瘦肉加工成肉末，尽量减少食盐和调味品的食用，烹调成质地细软、容易消化的膳食，随着年龄的增长逐渐增加食物的种类和数量，烹调向成人膳食过渡。

（三）制定合理膳食制度

学龄前儿童胃的容量小，肝脏中糖原储存量少，又活泼好动，容易饥饿。适当增加餐次以适应学龄前期儿童的消化能力。因此，学龄前期儿童以一日“三餐两点”制为宜。各餐营养素和能量适宜分配，早、中、晚正餐之间加适量点心。保证营养需要，又不增加胃肠道过多的负担。

（四）培养健康的饮食习惯

建立健康的膳食模式，包括养成不偏食、不挑食、少零食，细嚼慢咽，不暴饮暴食，口味清淡的健康饮食习惯，以保证足够的营养摄入，正常的生长发育，预防成年后肥胖和慢性病的发生。

二、食物选择

学龄前儿童已完成从奶类食物为主到谷类食物为主的过渡。食物种类与成人食物种类逐渐接近，无论集体还是散居儿童，均应按以下推荐选择食物。

（一）谷类

精加工碾磨谷类的维生素、矿物质、纤维素大多丢失。粗制面粉、大米是每日最基本的食物，每日200～250g可为孩子提供55%～60%的能量，约一半的维生素B_1和烟酸，如果每周有2～3餐以豆类（红豆、绿豆、白豆）、燕麦等替代部分大米和面粉，将有利于蛋白质、B族维生素的补充。高脂食品如炸土豆片，高糖和高油的风味小吃和点心应加以限制。

（二）动物性食物

适量的鱼、禽、蛋、肉等动物性食物主要提供优质蛋白质、维生素、矿物质，鱼类蛋白软滑细嫩而易于消化，鱼类脂肪中还含有DHA，蛋类提供优质易于消化的蛋白质、维生素A、维生素B_2以及有利于儿童脑组织发育的卵磷脂，鱼、禽、肉每日供给总量约100～125g，各种可交替使用。蛋1个，约50g。

奶类及其制品提供优质、易于消化的蛋白质，维生素A、维生素B_2及丰富的优质的钙。建议奶的每日供给量为250～400g，不要超过600～700g，在适宜奶量范围内可以是全脂奶。

（三）大豆及其制品

大豆蛋白质富含赖氨酸，是优质蛋白质。大豆脂肪含有必需脂肪酸亚油酸和α-亚麻酸，能在体内分别合成花生四烯酸和DHA。因此，每日至少供给相当于15～20g大豆的制品，以提供约6～10g的优质蛋白质。应充分利用大豆资源来解决儿童的蛋白质营养问题，尤其在较贫困的农村。

（四）蔬菜和水果类

蔬菜和水果是维生素、矿物质和膳食纤维的主要来源。每日供给量约 150～200g，可供选择的蔬菜包括椰菜、菜花、小白菜、芹菜、胡萝卜、黄瓜、西红柿、鲜豌豆、绿色和黄红色辣椒。可供选择的水果不限。

（五）烹调用油和食糖

按我国的饮食习惯，膳食脂肪约 40% 来源于烹调用油。应注意对烹调用油的选择。学龄前儿童烹调用油应是植物油，尤其应选用含有必需脂肪酸亚油酸和亚麻酸的油脂，如大豆油、低芥酸菜子油等。每日人均约 15g。

关于食糖（精制糖、蔗糖）对健康的影响有较多的争议。证据表明，减少学龄前儿童食糖的消耗可以减少龋齿和肥胖发生的危险。学龄前儿童每日可摄入约 10～15g 蔗糖，或含蔗糖的饮料。

三、膳 食 安 排

（一）学龄前儿童 1 日食物建议

建议每日供给 200～300ml 牛奶（不要超过 600ml），1 个鸡蛋，100g 无骨鱼或禽、或瘦肉及适量的豆制品，150g 蔬菜和适量水果，谷类已取代乳类成为主食，每日约需 150～200g。并建议每周进食 1 次富含铁和维生素 A 的猪肝和富含铁的猪血，每周进食 1 次富含碘、锌的海产品。

（二）学龄前儿童膳食制度

学龄前儿童宜采用 3 餐 2 点制供给食物，3 岁儿童可用 3 餐 3 点制。8～8:30 早餐，约占 1 日能量和营养素的 30%，11:30～12 点午餐，约供给 1 日能量和营养素的 40%（含 3 点的午点），6 点的晚餐，约占 1 日能量和营养素的 30%（含晚上 8 点的少量水果或牛奶）。

家庭作为整体，父母每天至少有 1 次与孩子一起进餐。让孩子自己吃，容许孩子进餐过程的脏乱，以保持孩子进餐的兴趣，提高食欲。进餐应该愉快，尽量减少争论。餐前可喝少量的果汁或汤以开胃。正餐的进餐时间不要超过 30 分钟。

（三）学龄前儿童膳食烹调

学龄前儿童的膳食需单独制作。烹调方式多采用蒸、煮、炖等，软饭逐渐转变成普通米饭、面条及包点。肉类食物加工成肉糜后制作成肉糕或肉饼，或加工成细小的肉丁使用；蔬菜要切碎、煮软；每天的食物要更换品种及烹调方法，1 周内不应重复，并尽量注意色香味的搭配。将牛奶（或奶粉）加入馒头、面包或其他点心中，用酸奶拌水果色拉也是保证膳食钙供给的好办法。

四、幼儿园膳食管理

幼儿园是学龄前儿童尤其是城镇学龄前儿童生活的主要场所，即使是日托制幼儿园，儿童膳食的 60%～70% 由幼儿园供给。因此，幼儿园对学龄前儿童营养以及体格发育负有最主要的责任。

（一）幼儿园膳食管理制度

1. 成立儿童膳食管理委员会　管理委员会应由主管园长任主任，成员包括营养师或监管儿童营养的卫生保健人员，膳食管理员（司务长）、炊事班长，保教人员以及财务人员共同组成。儿童膳食管理委员会每月应进行一次会议，对幼儿膳食计划、食谱制订、食物购买渠道等进行管理、监督、评价，定期每季度向家长汇报儿童膳食状况。

2. 食物营养与安全的培训 儿童膳食管理委员会授权营养师或卫生保健人员对炊管人员、保教人员定期进行食物营养和安全的培训。并对炊管人员、保教人员的食物营养和安全知识掌握和执行情况进行考核，将考核成绩纳入奖金分配计划。

3. 制订膳食计划 在营养师或卫生保健人员指导下按照儿童年龄、生理特点、幼儿园性质，根据《中国居民膳食营养参考摄入量》确定其营养需要的目标，制订膳食计划。缺乏营养师的幼儿园可在上级妇幼保健机构的指导下完成此项工作。

4. 按周编制食谱 《中国居民膳食营养参考摄入量》是编制食谱时儿童营养素摄入的目标值。食谱由营养师提出，司务长或食品采购员负责购买，炊事班长按营养要求和儿童的心理进行烹煮。一周食谱应做到不重复。每周的食谱应在上一周周末公布，以使家长了解，家长可根据幼儿园内的食谱进行食物安排，做到幼儿园膳食和家庭膳食互补，使幼儿获得最好的营养。

5. 食品卫生监督管理 儿童膳食管理委员会授权营养师或卫生保健人员对幼儿膳食实施过程的卫生进行全程监督和指导，包括食物购买渠道、食物储存、食物烹调前的处理、烹调过程、幼儿进餐环境等，以保证食品安全。

6. 幼儿膳食营养监测 膳食管理员（或司务长）应详细登记所购买食物的种类和数量，建立入库和出库登记制度，财务人员亦每日记录入院儿童进餐人数，儿童膳食管理委员会授权营养师或卫生保健人员按季度统计该季度的食物消耗及进餐人数，其目的是以记账法进行膳食调查，对该季度幼儿的膳食营养进行初略评估。

儿童膳食管理委员会授权营养师或卫生保健人员每学期进行一次称量法膳食调查，结合记账法对幼儿膳食营养状况进行评估，评估应以《中国居民膳食营养素参考摄入量》推荐值作为目标值。以不断改进幼儿的膳食和营养状况。并将结果向家长和向上级主管部门通报。

（二）食谱制定原则

1. 确定膳食制度 以3餐2点制为宜。食物及营养素分配原则如下，早上活动多，早餐、早点共30%，午餐宜丰盛，午点低能量，以避免影响晚餐，午餐加午点40%，晚餐较清淡，以避免影响睡眠，晚餐30%。

2. 制作食物归类表 营养师应将同类食物中主要营养素含量比较接近的不同种食物按季节归列成表，已便在采购食物、制作食谱时供管理员参考。食物以季节时令菜为主，尽可能选择营养价值高的食物。

3. 合理搭配各种食物 品种宜丰富多样化，一周内菜式、点心尽可能不重复。食物宜粗细搭配、粗粮细作，荤素搭配，色彩搭配，食物尽可能自然、清淡少盐。制作面制品可适当加入奶粉，以提高蛋白质的供给和营养价值，提高膳食钙的水平，满足幼儿生长发育对钙的需要。每周安排一次海产食物，以补充碘；安排一次动物的肝脏（约25g/人）以补充维生素A和铁。

第四章 学龄儿童与青少年的营养和膳食

儿童少年时期是由儿童发育到成年人的过渡时期，可以分为6岁到12岁的学龄期和13岁到18岁的少年期或青春期，这个时期正是他们体格和智力发育的关键时期。男女生青春发育期开始的年龄是不同的，女生比男生早，一般在10岁左右开始，17岁左右结束；男生一般在12岁前后开始，22岁左右结束。目前研究表明，我国城市男女青春发育期开始年龄要早于农村。在这个时期体格生长加速，第二性征出现，生殖器官及内脏功能日益发育成熟，大脑的机能和心理的发育也进入高峰，身体各系统逐渐发育成熟，是人一生中最有活力的时期。

第一节 学龄儿童与青少年的营养需要

由于儿童少年体内合成代谢旺盛，以适应生长发育的需要，所需要的能量和各种营养素的量相对比成人高，尤其是能量、蛋白质、脂类、钙、锌和铁等营养素。同年龄男生和女生在儿童时期对营养素需要的差别很小，从青春期生长开始，男生和女生的营养需要出现较大的差异。

一、能 量

生长发育中儿童少年的能量处于正平衡状态。各年龄组能量推荐摄入量列于表3-4-1。能量的来源分别为，碳水化合物55%～65%，脂肪25%～30%，蛋白质12%～14%。

表3-4-1 我国儿童少年膳食能量推荐摄入量

年龄（岁）	推荐摄入量				年龄（岁）	推荐摄入量			
	MJ/d		kcal/d			MJ/d		kcal/d	
	男	女	男	女		男	女	男	女
6～	7.10	6.70	1700	1600	10～	8.80	8.36	2100	2000
7～	7.53	7.10	1800	1700	11～	10.04	9.20	2400	2200
8～	7.94	7.53	1900	1800	14～18	12.13	10.04	2900	2400

摘自《中国居民膳食营养素参考摄入量》，2000年

二、宏量营养素

（一）蛋白质

儿童少年膳食蛋白质推荐摄入量列于表3-4-2。蛋白质提供的能量应占膳食总能量的12%～14%。动物性食物蛋白质含量丰富氨基酸构成好，如肉类为17%～20%，蛋类为13%～15%，奶类约为3%，植物性食物中大豆是优质蛋白质的来源，含量高达35%～40%，谷类含5%～10%，利用率较低。

表3-4-2 我国儿童少年膳食蛋白质推荐摄入量

年龄（岁）	推荐摄入量（g/d）男	推荐摄入量（g/d）女	年龄（岁）	推荐摄入量（g/d）男	推荐摄入量（g/d）女
6～	55	55	10～	70	65
7～	60	60	11～	75	75
8～	65	65	14～18	85	80

摘自《中国居民膳食营养素参考摄入量》，2000年

（二）脂类

儿童期脂肪适宜摄入量以占总能量的25%～30%为宜。少年时期是生长发育的高峰期，能量的需要也达到了高峰，因此一般不过度限制儿童少年膳食脂肪摄入。但脂肪摄入量过多将增加肥胖及成年后心血管疾病、高血压和某些癌症发生的危险性，脂肪适宜摄入量为占总能量的25%～30%。其中饱和脂肪酸、单不饱和脂肪酸和多不饱和脂肪酸的比例为<1∶1∶1，n-6和n-3多不饱和脂肪酸的比例为（4～6）∶1。在脂肪种类的选择上要注意选择含必需脂肪酸的植物油。

（三）碳水化合物

长期以来，碳水化合物一直是人类膳食中提供能量的主要来源，与蛋白质和脂肪相比，碳水化合物是更容易被机体利用的能量。

学龄前儿童致青少年膳食中碳水化合物适宜摄入量占总能量的55%～65%为宜。目前我国居民膳食中碳水化合物的主要来源是谷类和薯类，水果蔬菜也有一定量的碳水化合物，因此，保证适量碳水化合物摄入，不仅可以避免脂肪的过度摄入，同时谷类和薯类以及水果蔬菜摄入会增强膳食纤维及具有健康效用低聚糖。对预防肥胖及心血管疾病都有重要意义。但应注意避免摄入过多的食用糖，特别是含糖饮料。

三、微量营养素

（一）矿物质

1. 钙　青春前期及青春期正值生长突增高峰期，为了满足突增高峰的需要11～18岁青少年钙的适宜摄入量为1000mg/d，6～10岁钙的适宜摄入量为800mg/d。钙的可耐受摄入量为2000mg/d。奶和奶制品是钙的最好食物来源，其含钙量高，吸收率也高。发酵的酸奶更有利于钙的吸收。可以连骨壳吃的小鱼小虾及一些硬果类，含钙量也较高。绿色蔬菜、豆类也是钙的主要食物来源。

2. 铁　铁缺乏除引起贫血外，也可能降低学习能力、免疫和抗感染能力。青春期

贫血是女童常见的疾病，值得特别关注。儿童各年龄的铁推荐摄入量列于表3-4-3。动物血、肝脏及红肉是铁的良好来源，含铁高，吸收好。豆类、黑木耳、芝麻酱中含铁也较丰富。

表3-4-3　我国儿童少年膳食铁推荐摄入量

年龄（岁）	AI（mg/d）	UL（mg/d）	年龄（岁）	AI（mg/d）	UL（mg/d）
6～	12	30	7～	12	30
11～			14～18		
男	16	50	男	20	50
女	18	50	女	25	50

摘自《中国居民膳食营养素参考摄入量》，2000年

3. 锌　儿童缺锌的临床表现是食欲差，味觉迟钝甚至丧失，严重时引起生长迟缓，性发育不良及免疫功能受损。贝壳类海产品、红色肉类、动物内脏等都是锌的良好来源，干果类、谷类胚芽、麦麸、花生和花生酱也富含锌。儿童青少年锌的膳食推荐摄入量列于表3-4-4。

表3-4-4　我国儿童和青少年锌的膳食推荐摄入量

年龄（岁）	RNI（mg/d）	UL（mg/d）	年龄（岁）	RNI（mg/d）	UL（mg/d）
6～	12.0	23	7～	13.5	28
11～			14～18		
男	18.0	37	男	19.0	42
女	15.0	34	女	15.5	35

摘自《中国居民膳食营养素参考摄入量》，2000年

4. 碘　碘缺乏在儿童期和青春期的主要表现为甲状腺肿，尤其是青春期甲状腺肿发病率较高，需特别预防。儿童少年膳食碘RNI，6～10岁为90μg/d，11～13岁为120μg/d，14～18岁为150μg/d。含碘最高的食物是海产品包括海带、紫菜、海鱼等。应坚持食用碘盐，并注意碘盐的保存和烹调方法。碘摄入过多会对身体有害，引起高碘性甲状腺肿，儿童少年每日摄入碘量如超过800μg，就有可能造成过量，对健康带来危害。

（二）维生素

1. 维生素A　婴幼儿和儿童维生素A缺乏的发生率远高于成人。维生素A的RNI，6岁为600μg RE/d，7～13岁为700μg RE/d，14～18岁，男为800μg RE/d，女为700μg RE/d，UL为2000μg RE/d。动物肝脏，如羊肝、鸡肝、猪肝含有丰富的维生素A。植物性食物只能提供维生素A原——类胡萝卜素。胡萝卜素主要存在于深绿色或红黄色的蔬菜和水果中，如胡萝卜、青椒、芹菜、菠菜。与动物来源的维生素A比较，植物来源的胡萝卜素效价较低。

2. 维生素B_1　精加工谷类的普及，使儿童维生素B_1的缺乏，成为目前的营养问题。我国儿童少年膳食维生素B_1的RNI，6岁0.7mg/d，7岁0.9mg/d，11～13岁

1.2mg/d，14～18岁，男童1.5mg/d，，女童1.2mg/d，UL，不分年龄50mg/d。维生素B_1广泛存在天然食物中，动物内脏如肝、心、肾，肉类、豆类和没有加工的粮谷类。

3. 维生素B_2　儿童少年紧张的学习生活，使其易发生维生素B_2缺乏症。我国儿童少年膳食维生素B_2的RNI，6岁～0.7mg/d，7岁～1.0mg/d，11岁～1.2mg/d，14～18岁，男1.5mg/d，女1.2mg/d。富含维生素B_2的食物主要是，奶类、蛋类、肝脏，谷类、蔬菜水果含量较少。

4. 维生素C　我国儿童少年膳食维生素C参考摄入量6岁～70mg/d，7岁～80mg/d，11岁～90mg/d，14～18岁，100mg/d。新鲜的蔬菜、水果是维生素C丰富的食物来源。约150g油菜（菜心）可提供100mg的维生素C。

第二节　学龄儿童及青少年的膳食指南

一、学龄儿童的膳食指南

《中国居民膳食指南》专家委员会提出了《特定人群膳食指南》，作为《中国居民膳食指南》的补充。《中国居民膳食指南》中，除了“第7条饮酒应限量”外，其余原则也适用于儿童青少年。此外，还有如下特别指南。

1. 保证吃好早餐。让孩子吃饱和吃好每天的三顿饭，尤其是早餐，食量应相当于全日量的三分之一。

2. 少吃零食，饮用清淡饮料，控制食糖摄入。

3. 重视户外活动　少数孩子饮食量大而运动量少，故应调节饮食和重视户外活动以避免发胖。

二、青少年的膳食指南

1. 多吃谷类，供给充足的能量。青少年能量需要量大，每天约需谷类400～500g。

2. 保证鱼、肉、蛋、奶、豆类和蔬菜的摄入。青少年每天摄入的蛋白质应有一半以上为优质蛋白质，为此膳食中应含有充足的动物性和大豆类食物。

3. 参加体力活动，避免盲目节食。青少年尤其是女孩往往为了减肥盲目节食，正确的减肥办法是合理控制饮食，少吃高能量的食物如肥肉、糖果和油炸食品等，同时应增加体力活动，使能量的摄入和消耗达到平衡，以保持适宜的体重。

三、复习、考试期间的膳食

复习、考试期间生活和学习节奏较快，大脑活动处于高度紧张状态，在这种状态下，大脑对氧和某些营养素的消耗和需求比平时增多。但大脑良好的营养和功能状况主要依靠平时长期的膳食供应，在复习考试期间主要补充大脑因消耗增加的营养素如碳水化合物、维生素C、B族维生素以及铁。而且在此期间不应刻意注重“营养”而改变饮食习惯或进食过多，反而影响大脑功能的发挥。

1. 吃好早餐　复习、考试期间，血糖是大脑能直接利用的惟一能量。如果不吃早餐或早餐吃得不好，上午第三、四节课时血糖水平降低，就会产生饥饿感，反应迟钝，从而影响学习效率。如果因为某些原因没吃早餐，如孩子过于紧张，没有食欲时，可给孩子带上一小块巧克力或一片面包和一瓶牛奶或酸奶，在上午10点左右吃。食物的量不宜过多，以免影响午餐的进食。

2. 摄入充足的食物　由于天气炎热，加上学习紧张降低了孩子的食欲，此时家长应选择孩子平常爱吃的食物，变换花样做可口一些。主食数量充足，以保证充足的能量供应，含有丰富B族维生素的杂粮、豆类对增进食欲起到很好的作用。

3. 保证优质蛋白质的摄入　可选用鱼虾、瘦肉、肝、鸡蛋、牛奶、豆腐、豆浆等，这些食物不仅含有丰富的优质蛋白质，还富含钙、铁、维生素A、维生素B_2等。鱼、虾、贝类，尤其是深海鱼含有丰富的DHA，DHA可以提高大脑功能，增强记忆。

4. 每天食用新鲜的蔬菜和水果　新鲜的蔬菜和水果中含有丰富的维生素C和膳食纤维，维生素C既可促进铁在体内的吸收，还可增加脑组织对氧的利用。这类食物还可以帮助消化、增加食欲。

5. 注意色、香、味的搭配　食物的感观对孩子非常重要，色、香、味俱全的食物可促进消化液分泌，增进食欲。

6. 卫生问题不容忽视　在复习、考试期间，不要在街头小摊上买东西吃，不吃或少吃冷饮，家长可在家中准备一些绿豆汤、凉白开水或新鲜的水果等供孩子解渴。在吃东西前将手洗干净，注意卫生，以免引起肠道传染病。

7. 给学生创造一个轻松、愉快的就餐环境　在进餐过程中谈一些轻松、愉快的话题，有利于消化液的分泌和食物的消化。

8. 不可过分迷信和依赖“健脑品”、“益智品”等对智力和考试成绩的作用　因为人的智力受许多因素的影响，营养只是诸多因素之一，而各类天然食物中已经包含了人体所需的各种营养素，只要不挑食、偏食就能满足身体和紧张学习的需要。

第五章

老年人营养与膳食

按2002年的统计，中国60岁以上的老龄人已占总人口的10%以上，可以认为，中国已进入老龄社会。如何加强老年保健、延缓衰老进程、防治各种老年常见病，达到健康长寿和提高生命质量，已成为医学界注重的研究课题。老年营养是其中至关重要的一部分，合理的营养有助于延缓衰老，而营养不良或营养过盛、紊乱则有可能加速衰老的速度。因此，从营养学的角度探讨老年人生理变化，研究老年期的营养和膳食非常重要。

人类的衰老过程和地球上一切生物一样，都是一个不可逆转的发展过程。这个过程受多种因素影响及制约而出现加速和减缓等倾向，但这种倾向或过程在总体上是连续的过程。

人的衰老从人的成熟开始，只是这个过程随着年龄的加大可能加速。维持和发展人的潜能，实际上应该从壮年以前就开始，老年是人类生命过程中的一个段落。老年人的营养需要与青壮年有共同点，也有其特殊性。研究老年人营养应当注意到，“老年”这一阶段包括了几十岁的年龄跨度，而且由于每个人的老化过程受到遗传、环境等多方面因素的影响，老年人个体之间的差异比其他年龄段的人更为显著。

第一节　老年人的生理特点

一、老年人的生理及代谢改变

（一）身体成分改变

1. 细胞数量下降，突出表现为肌肉组织的重量减少而出现肌肉萎缩。

2. 身体水分减少，主要为细胞内液减少，影响体温调节，降低老年人对环境温度改变的适应能力。

3. 骨组织矿物质和骨基质均减少，骨密度降低、骨强度下降易出现骨质疏松症。

（二）代谢功能降低

1. 基础代谢降低，老年人体内的去脂组织或代谢活性组织减少，脂肪组织相对增加。与中年人相比，老年人的基础代谢大约降低15%～20%。

2. 合成代谢降低，分解代谢增高，合成与分解代谢失去平衡，引起细胞功能下降。

（三）器官功能改变

1. 消化系统　消化液和消化酶及胃酸分泌减少，使食物的消化吸收受影响，胃肠扩张和蠕动能力减弱，易发生便秘。多数老人因牙齿脱落而影响食物的咀嚼和消化。

2. 血管功能　心律减慢，心脏搏出量减少，血管逐渐硬化，高血压患病率随年龄增加而升高。

3. 脑、肾和肝脏功能及代谢能力　均随年龄增加而有不同程度的功能下降。

二、老年妇女的特殊生理改变

妇女绝经后雌激素水平下降，比男性更容易罹患心血管疾病和骨质疏松症，因此，在一定意义上，老年妇女的营养和膳食更应该受到重视。绝经是指女性月经的最后停止，可分为自然绝经和人工绝经，临床上将连续 12 个月无月经后才认为是绝经。而绝经最明显的生理改变是卵巢的衰老和生殖系统的萎缩性改变。

（一）卵巢形态改变，卵泡的减少和卵巢形态老化（体积缩小）。

（二）卵巢功能衰退，生殖功能的衰退及内分泌功能衰退和紊乱，包括雌、孕激素的合成分泌减少、垂体促性腺激素、促卵泡生成素和黄体生成素的分泌增加，导致潮热、出汗等血管舒张和收缩功能不稳定的症状。

三、影响老年人营养状况的因素

（一）生理因素

1. 多数老年人有牙齿脱落或对假牙不适应，影响食物的咀嚼，因此不愿选用蔬菜、水果和瘦肉一类的食物。

2. 老年人由于消化吸收功能减弱，摄入营养素不能很好的被吸收。

3. 由于肝、肾功能的衰竭，维生素 D 不能在体内有效地转化成具有活性的形式。

4. 老年人由于慢性病，常服用各种药物，干扰了营养物质的吸收利用。

（二）环境因素

1. 部分老年人由于经济状况拮据，购买力下降，或行动不便外出采购困难，影响了对食物的选择。

2. 丧偶老人、空巢老人由于生活孤寂，缺少兴趣，干扰了正常的摄食心态。

3. 有些老人因退休而离开工作岗位和工作环境，一时尚不能适应，引起食欲下降。

第二节　老年人营养需要与膳食

一、能　　量

作为老年群体，中国营养学会按 60、70 及 80 岁细分为三种推荐量。60 及 70 岁段又分为轻体力与中等体力两大类，但三者的相差幅度不大。这是因为在一般情况下 60 岁以上的人，很可能在基础代谢方面下降，而体力活动也相对减少，就算有劳动作业，一些部门已机械化或电器化，所以实际上以轻度劳动者计。从 60 岁到 80 岁男性的推荐摄入量都是 7.94MJ（1900kcal）/d，女性在 60 岁为 7.53 MJ（1800kcal）/d，70 岁后减低 418.4kJ（100kcal）/d。老年人能量推荐摄入量见表 3-5-1。

对于老年的个体而言，生活模式和生活质量不同，对能量的需要有较大的差异。如60岁的老年人，体力活动量并未减少，或退休后每日步行1/2～1小时，其每日能量的平均消耗会大于7.94MJ（1900kcal）。

表3-5-1 老年人能量与蛋白质推荐摄入量（RNI）

年龄	能量MJ（kcal）/d		蛋白质（g/d）	
	男	女	男	女
60岁～				
轻体力活动	7.94（1900）	7.53（1800）	75	65
中等体力活动	9.20（2200）	8.36（2000）	83	75
70岁～				
轻体力活动	7.94（1900）	7.10（1700）	75	65
中等体力活动	8.80（2100）	8.00（1900）	79	75
80岁～	7.74（1900）	7.10（1700）	75	65

脂类占总能量的25%；摘自《中国居民膳食营养素参考摄入量》，2000年

60岁以上的老年人，如果能够保持良好的心态，在医学认可的条件下进行适当的体力活动，或是能持之以恒地进行原已习惯的有氧运动，这对营养状况将是非常有益的，这可以说是“营”的一种。老龄人如果终日不出门，或是只是坐着看电视、书本，或是伏案工作，其每日能量的推荐值，就有可能高于需要。也可以说，老年人的均衡营养，是与其生活模式分不开的，老年人参与其本人喜爱的，习惯采用的，或是身体能接受的运动项目，对健康极为有利。

二、宏量营养素

（一）蛋白质

1. 蛋白质对老年机体的重要性　由于体内细胞衰亡和体内各种代谢不可避免地蛋白质丢失，及随机体老化，体内分解代谢的加强，氮的负平衡就难以避免，加上蛋白质摄入量不足，器官蛋白质合成代谢与更新就受到更大的影响，从而影响功能。而老年人可以因为种种原因，摄入的蛋白质的质与量比较难以达到要求，更加重了人体器官的衰老。

2. 蛋白质的推荐量　按男性每日1900kcal，女性1800kcal的能量摄入推算，要达到男性每日75g，女性65g的蛋白质是不容易的，如果能量主要从粮食提供，其蛋白质的含量，只能达到推荐量的一半左右，如果除粮食外，主要以动物性食物，包括肉、蛋、奶类提供，那么动物脂肪在膳食中的比例就会偏高，需要选择适宜的比例。老年人蛋白质推荐摄入量详见表3-5-1。

3. 蛋白质的来源　如果谷类食物在膳食中占70%的能量，那么谷类在膳食中约占330g，亦即约为6两半的粮食5565kJ（1330kcal），其中蛋白质占20～30g，视粮食的品种不同而异，余下的40g～50g蛋白可以从动物性食物或大豆类食品取得。因此，大豆及其制品是老龄人最佳的选择之一，大豆类及其制品相对容易取得，而且品种很多，可选择性很大，也比较容易消化。在这个基础上补充其他优质蛋白可以作为长久之计。大豆中脂肪、卵磷脂、植物固醇以及大豆异黄酮对人体有利，尤其是女性。此外，鲜豆类

也是在蔬菜中可以首选的食物之一，这些食物可以制成数以百计的菜肴，并且可与适量鱼、肉类搭配烹调，因而强调老龄人中选择豆类、是符合当前消费条件及均衡膳食要求的。

（二）脂类

《中国居民膳食营养素参考摄入量》认为脂肪在全日总能量中的百分比宜设在20%～30%，亦即在7351～7950kJ（1800～1900kcal）的总能量中，脂肪供能约450kcal，在全日食物中所有脂肪，包括食物内和烹调用的油料总计在50g之内。我国人民习惯于使用植物油作为烹调油，必需脂肪酸是可以从这些油料中达到要求的，但需考虑脂肪酸类型与机体需要之间的均衡，至少脂类中含有饱和脂肪酸、单不饱和脂肪酸及多不饱和脂肪酸三大类。就不饱和脂肪酸来说，主要有n-3，n-6及n-9三个类型，各自都有其生理的功能；而饱和脂肪酸却不宜多于总能量的10%，这种脂肪酸在动植物油脂中都存在，在动物油脂中较多，而且动物脂肪同时也含有胆固醇。动物的瘦肉中也含有脂肪，例如猪肉在非常瘦的状态下也有20%左右的动物脂肪，而这些脂肪是肉眼看不见的，故老年人食用畜肉宜有节制，而植物油中，尤其是人们常用的菜子油、玉米油、大豆油及花生油都含有多不饱和脂肪酸，也各有长处，混合食用会比单独一类好处大，鱼类，尤以海洋鱼类含有多种脂类，合理加工后，鱼类也适用于老龄人的脂肪需要，同时也可以提供优良的蛋白质。在正常条件下，脂类在总能量中也不宜少于20%或高于30%，每日食物中的胆固醇含量，不宜多于300mg。

（三）碳水化合物

碳水化合物是膳食能量的主要来源，宜占膳食总能量的50%～60%，老年人的脂肪摄入量减少，相应地碳水化合物的量应适当增多。应选择复合碳水化合物的淀粉类为主食，且多选择粗杂粮，不宜使用蔗糖等简单的糖类，而果糖易被吸收利用，宜多吃水果、蔬菜等富含膳食纤维的食物，增强肠蠕动，防止便秘。

三、微量营养素

就各种微量营养素来说，老龄人与中年人并无差别，只是老龄人因生理条件（牙齿、消化能力等）的限制，摄取食物的总量和种类会比中年人少，要达到中国营养学会推荐量，可能存在着一定的难度。在经济还未发达的地区，或边远的山区，经济、文化、习俗等都可能成为制约老年人食物摄入和微量营养素状况的因素。因此，中国居民膳食指南中强调要多吃蔬菜，水果和薯类，尽量多摄食绿色及红黄色的蔬菜，因为这类食物可以补充必要的微量营养素，如类胡萝卜素、维生素C和各种矿物质。即便是这类食物在烹调中维生素会大量丢失，但还能保留相当多的膳食纤维，及各种天然抗氧化物，对预防慢性病和维持肠道健康状态是有利的。因为我国蔬菜品种极多，水果的供应在四季不断，因而可以改善老年人的口味以及增加食物的形式和品种，我国农民有自种青菜的习惯和经验，只要强化认识，在广大农村也是能够达到的。

合理而廉价的强化多种微量营养素的食物，或复合的膳食补充剂可以缓解多种微量元素不足的问题，有条件时，适当补充多种微量营养素的制剂对老人也是有益的。

（一）矿物质

1. 钙　由于胃肠功能降低，肝肾功能衰退及老年人活化维生素D的功能下降，加上户外活动减少和缺乏日照，使皮下7-脱氢胆固醇转变为维生素D的来源减少。老年人对钙的吸收利用能力下降，钙的吸收率一般在20%左右，钙摄入不足使老年人出现钙的负平衡，体力活动的减少又可增加骨钙的流失，以致骨质疏松症较常见，尤其是女性老人。我国营养学会推荐钙的RNI为800~1000mg/d，应以食物钙为主，牛奶及奶制品是最好的来源，其次为大豆及豆制品、深绿色叶菜、海带、虾皮等。钙的补充不宜过多，每日摄入钙的总量不应超过2g。

2. 铁 老年人对铁的吸收利用能力下降，造血功能减退，血红蛋白含量减少，易出现缺铁性贫血，其原因除铁的摄入量不足，吸收利用差外，还可能与蛋白质合成减少、维生素B_{12}、维生素B_6及叶酸缺乏有关，故铁的摄入量应充足，其RNI为12mg/d。应选择血红素铁含量高的食品（如动物肝脏、瘦肉、牛肉等），同时还应多食用富含维生素C的蔬菜、水果，以利于铁的吸收。

（二）维生素

老年人由于体内代谢和免疫功能降低，需要充足的各种维生素以促进代谢、延缓衰老及增强抵抗力。中国营养学会为老年人推荐的微量营养素摄入量与50岁的成年人基本一致。

1. 维生素A 胡萝卜素是我国居民膳食维生素A的主要来源。老年人进食量少，如果牙齿不好，摄入蔬菜的数量更有限，易出现维生素A缺乏。我国老年人的RNI为800μg/d视黄醇当量，老人应注意多食用黄绿色蔬菜、水果。

2. 维生素D 老年人户外活动减少，由皮肤形成的维生素D量降低，而且肝肾转化为活性1，25-$(OH)_2$维生素D的能力下降，易出现维生素D缺乏而影响钙、磷吸收及骨骼矿化，出现骨质疏松症，故老年人维生素D的RNI为10μg/d，高于中年和青年人。

3. 维生素E 老年人每日膳食维生素E的RNI为30mg/d，当多不饱和脂肪酸摄入量增加时，应相应地增加维生素E的摄入量，一般每摄入1g多饱和脂肪酸应摄入0.6mg的维生素E。维生素E的摄入量不应超过300mg/d。

4. 维生素B_1 老年人对维生素B_1利用率降低，因此摄入量应达到1.3mg/d。富含维生素B_1的食物有肉类、豆类及各种粗粮。

5. 维生素B_2 维生素B_2的RNI与硫胺素相同，为1.3mg/d。

6. 维生素C 维生素C可促进胶原蛋白的合成，保持毛细血管的弹性，减少脆性，防止老年血管硬化，并可降低胆固醇、增强免疫力、抗氧化，因此老年人应摄入充足，其RNI为130mg/d。

目前，一部分人开始关心自己的血脂状况与动脉粥样硬化的关系，尤其是极低与低密度脂蛋白胆固醇与动脉硬化的关系，此外，高同型半胱氨酸血症也是动脉粥样硬化的独立危险因素。同型半胱氨酸是蛋氨酸代谢的中间产物，维生素B_{12}、叶酸、维生素B_6的不足可引起高同型半胱氨酸血症。因此，这三种B族维生素的及时补充，将有助于降低动脉硬化的危险。

四、水和液体

老年人对水分的要求不低于中青年，有时还比其他年龄组要求高，因为老人对失水与脱水的反应会迟钝于其他年龄组，加之，水的代谢有助于其他物质代谢以及排泄代谢废物，目前老龄人每日每千克体重应摄入 30ml 的水。有大量排汗、腹泻、发热等状态下还必须按情况增加。关键是老年人不应在感到口渴时才饮水，而应该有规律地主动饮水，其中可包括不太浓的茶。

五、老年人的膳食

(一) 饮食多样化

吃多种多样的食物才能利用食物营养素互补的作用，达到全面营养的目的。不要因为牙齿不好而减少或拒绝蔬菜或水果，可以把蔬菜切细、煮软、水果切细，以使容易咀嚼和消化。

(二) 主食中包括一定量的粗粮、杂粮

粗杂粮包括全麦面、玉米、小米、荞麦、燕麦等，比精粮含有更多的维生素、矿物质和膳食纤维。

(三) 每天饮用牛奶或食用奶制品

牛奶及其制品是钙的最好食物来源，摄入充足的奶类有利于预防骨质疏松症和骨折，虽然豆浆在植物中含钙量较多，但远不及牛奶，因此不能以豆浆代替牛奶。

(四) 吃大豆或其制品

大豆不但蛋白质丰富，对老年妇女尤其重要的是其丰富的生物活性物质大豆异黄酮和大豆皂甙，可抑制体内脂质过氧化、减少骨丢失，增加冠状动脉和脑血流量，预防和治疗心脑血管疾病和骨质疏松症。

(五) 适量食用动物性食品

禽肉和鱼类脂肪含量较低，较易消化，适于老年人食用。

(六) 多吃蔬菜、水果

蔬菜是维生素 C 等几种维生素的重要来源，而且大量的膳食纤维可预防老年便秘，番茄中的番茄红素对老年男性常见的前列腺疾病有一定的防治作用。

(七) 饮食清淡、少盐

选择用油少的烹调方式如蒸、煮、炖、焯，避免摄入过多的脂肪导致肥胖。少用各种含钠高的酱料，避免过多的钠摄入引起高血压。

第三节　老年妇女常见疾病的营养防治

老年妇女绝经后雌激素水平下降，比男性更容易患心血管疾病和骨质疏松症，因此，在一定意义上，老年妇女的营养和膳食更应该受到重视。

一、骨质疏松症

骨质疏松症是一种与衰老有关的常见病，其后果是骨折，以及由骨折引起的疼痛、

骨骼变形，严重者出现合并症，甚至死亡等问题，严重损害老年人的健康和生活质量。

（一）影响骨质疏松的因素

雌激素缺乏是绝经后骨质疏松的主要病因。妇女绝经后，体内雌激素水平下降，骨代谢发生明显变化，主要是骨吸收作用增强，虽然骨重建也增强，但骨吸收和骨破坏过程远远超过骨形成的过程，进而造成不断的骨量丢失，绝经后妇女发生骨质疏松症的比例显著高于男性。绝经后 10 年内骨丢失速度最快。

营养因素对骨质疏松症也有一定的影响，低钙摄入会加速绝经后骨质的丢失，特别是骨峰值低的妇女更易发生骨质疏松症；维生素 D 摄入不足可影响肠道钙的吸收和转运，而且长期维生素 D 缺乏可引起骨软化症，增加骨折的风险；营养不足或蛋白质摄入过多、高磷及高钠饮食、大量饮酒、过量咖啡等均为骨质疏松症的危险因素。

（二）骨质疏松症的防治

1. 提高峰值骨量　从儿童期开始注意补充足够的钙量，青春期应摄入 1000mg/d 以上的钙。

2. 适度体力活动　负重运动有利于骨骼发育及骨量增加，同时户外活动接受日光照射可增加维生素 D 的合成。

3. 避免不良习惯　如吸烟、过量饮酒、咖啡都不利于提高骨峰值，在更年期更会增加骨矿丢失。

4. 钙的补充　绝经后妇女钙的 RNI 为 1000mg/d（用雌激素者）~1500mg/d（不用雌激素者），钙来源应以饮食为主，但从饮食中不易达到上述推荐量可选用加钙食品和钙补充剂。

5. 补充维生素 D　注意每日有一定时间的户外活动，并可适当补充维生素 D。可使用维生素 D 400IU/d 或 1α-羟基维生素 D（阿法 D_3）0.25 ~ 1μg/d，或钙三醇（罗钙全）0.25 ~ 0.5μg/d。

6. 补充大豆异黄酮类　依普拉封 600mg/d 和大豆异黄酮 80mg/d 或以上有可能减少骨量的丢失。

7. 使用治疗骨质疏松症的药物　如雌激素类、双磷酸盐类、活性维生素 D 类等可减低骨折的发生率，应在医生指导下使用。

二、高血压病、高血脂与冠心病

妇女绝经后高血压病发生率高于男性；绝经后雌激素下降使血脂异常、糖代谢异常等，冠心病的发病率快速增加。冠心病是 50 岁以上妇女首要死因，女性心猝死率为男性的 1/3，而心肌梗死病死率高于男性。与冠心病有关的营养因素包括能量、饱和脂肪摄入过高所导致的肥胖，以及维生素、膳食纤维摄入不足。

1. 控制能量摄入，控制体重　推荐低脂肪（供能比 25%）高碳水化合物（供能比≥50% ~60%）的膳食。建议采用含油酸及多不饱和脂肪酸的油脂，如茶油、橄榄油、鱼油、玉米油等，胆固醇摄入≤300mg/d。

2. 高纤维、高营养、低盐膳食　食盐摄入控制在 6g/d 以下；相对的高维生素、高钙、高镁、高钾膳食，多食蔬菜、水果和薯类；钙供给 1g/d 以上。

3. 增加大豆类食品的摄入　大豆蛋白干扰肠道胆固醇的吸收，大豆异黄酮的植物雌激素作用，大豆卵磷脂、植物固醇均有利于血脂正常。

4. 补充维生素　补充叶酸400～800μg/d，吡多醇（维生素B_6）2～4mg/d，以降低血浆同型半胱氨酸浓度。补充烟酸（维生素B_5，20mg/d），维生素C（100mg/d），以降血脂。

第六章 特殊环境与特种作业人群营养与膳食

在一定情况下，人们可能不可避免地要在特殊的环境条件下（高温、低温、高原等）生活和工作，甚至不可避免的接触各种有害因素（重金属铅、汞、镉，芳香类苯、苯胺、硝基苯等）。前者可引起人体内代谢的改变，后者更可干扰、破坏机体正常的生理过程，或干扰、破坏营养物质在体内的代谢，或损害特定的靶组织或靶器官，危害人体健康。而适宜的营养和膳食可能增加机体对特殊环境的适应能力，或增加机体对有毒有害因素的抵抗。

第一节 高温环境人群营养与膳食

在工农业生产和生活中经常遇到各种高温环境，如冶金工业中的炼焦、炼铁、炼钢、轧钢，机械工业的铸造、锻造、陶瓷、搪瓷，玻璃等工业的炉前作业，印染、缫丝、造纸厂的蒸煮场所，各种工厂的锅炉间，农业、建筑、运输业、夏季露天作业等。

高温环境通常指32℃以上的工作环境或35℃以上的生活环境。与机体处于一般常温下不同，高温环境使体温和环境温度之间温差缩小，高温下的机体不可能像常温下通过简单的体表辐射来散发代谢所产生的热，而必须通过生理上的适应性改变，来维持体温的相对恒定，这种适应性改变导致机体对营养的特殊要求。

一、高温环境下机体生理上的适应性改变

人体在高温环境下劳动和生活时，高温刺激体温调节中枢，体温调节中枢通过神经和体液的共同调节作用引起机体大量出汗，通过出汗及汗液的蒸发来散发机体代谢所产生的热，以维持体温的相对恒定。高温环境下出汗的多少，因气温及劳动强度不同而异。一般每1.5L/h，最高可达4.2L/h。大量出汗可引起下列生理改变：

（一）水及无机盐的丢失

人体汗液的99%以上为水分，0.3%为无机盐，包括钠、钾、钙、镁、铁等多种。其中最主要的为钠盐，约80mmol/L，约占汗液无机盐总量的54%～68%。一般情况下损失的氯化钠可达15～25g/d。如不及时补充水和氯化钠，将引起严重的水盐丢失，当丢失量超过体重的5%时则可引起血液浓缩，出现体温升高、出汗减少、口干、头晕、心悸等中暑症状。

在丢失的无机盐中，钾的丢失仅次于钠，有人估计每日从汗液丢失的钾可达100mmol以上，高温环境下作业又不适当补钾时，可使血钾及红细胞内钾浓度下降，而

使机体对热的耐受能力下降。临床上也有中暑患者血钾浓度低于正常的报道。此外，通过汗液损失的钙量为0.17～0.21mmol/h，损失的镁量可达0.065～0.3mmol/h。

（二）水溶性维生素的丢失

高温环境下大量出汗也引起水溶性维生素的大量丢失。有文献报道，汗液中维生素C可达到10μg/ml，以每日出汗5升计，从汗液丢失的维生素C可达50mg/d。此外，据报道每升汗液含硫胺素约0.14mg，以每日出汗5L计，可丢失维生素$B_1$0.7mg，其他B族维生素，如维生素B_2、烟酸等也有相应量的丢失。

（三）可溶性含氮物丢失

有文献报道，高温作业时汗液中可溶性氮含量为0.2～0.7g/L，其中主要是氨基酸，为206～229mg/h。此外，由于机体处于高温及失水状态，加速了组织蛋白质的分解，使尿氮排出亦增加。

（四）消化液分泌减少，消化功能下降

高温环境下大量出汗引起的失水是消化液分泌减少的主要原因；出汗伴随的氯化钠的丢失使体内氯急剧减少，这也将影响到胃中盐酸的分泌；另一方面，高温刺激下的体温调节中枢兴奋及伴随而致的摄水中枢兴奋也将对摄食中枢产生抑制性影响。其共同作用的结果使高温环境下机体消化功能减退及食欲下降。

（五）能量代谢增加

一方面高温引起机体基础代谢的增加，另一方面机体在对高温进行应激和适应的过程中，通过大量出汗、心律加快等进行体温调节，可引起机体能量消耗的增加。

二、高温环境下的营养需要

（一）水和无机盐

水的补充以补偿出汗丢失的水量保持体内水的平衡为原则。高温作业者凭口渴感饮水是主要的依据，再参照其劳动强度及具体生活环境建议的补水量范围，如中等劳动强度、中等气象条件时日补水量需3～5L。强劳动及气温或辐射热特别高时，日补水量需5L以上。补水方法以少量多次为宜，以免影响食欲。补充饮料的温度以10℃左右为宜。

无机盐的补充以食盐为主，日出汗小于3L者，日补盐量需15g左右。日出汗超过5L者，日补盐量需20～25g。以含盐饮料补充食盐时，其中氯化钠的浓度以0.1%为宜。钾盐及其他无机盐的补充以食用含无机盐的各种蔬菜、水果、豆类为宜。对那些在气温及辐射热特别高的环境下作业的人群，尤其是在刚进入高温环境的头几天，机体对高温还无法适应时，应补充含钠、钾、钙、镁等多种盐的混合盐片。

（二）水溶性维生素

维生素C的供给量为每日150～200mg，硫胺素的供给量为2.5～3mg/d，维生素B_2的日供给量为2.5～3.5mg。

（三）蛋白质和能量

因高温环境下机体分解代谢的增加及氨基酸从汗液的丢失，蛋白质摄入量亦适当增加，由于高温作业人群食欲下降，建议补充优质蛋白质占总蛋白质比例不低于50%，能量的供给以中国营养学会2000年制订的“DRIs”为基础，当环境的温度在30℃以上

时，每上升1℃应增加能量供给0.5%。

三、高温环境下人群的膳食

高温环境下人群的能量及营养素的供给要适当增加，但高温环境下人群的消化功能及食欲下降，由此形成的矛盾需通过合理膳食的精心安排来加以解决。

（一）合理搭配、精心烹制谷类、豆类及动物性食物鱼、禽、蛋、肉，以补充优质蛋白质及B族维生素。

（二）补充含无机盐尤其是钾盐和维生素丰富的蔬菜、水果和豆类，其中水果中的有机酸可刺激食欲并有利于食物胃内消化。

（三）以汤作为补充水及无机盐的重要措施。由于含盐饮料通常不受欢迎，故水和盐的补充以汤的形式较好，菜汤、肉汤、鱼汤可交替选择，在餐前饮少量的汤还可增加食欲。对大量出汗人群，宜在两餐进膳之间补充一定量的含盐饮料。

第二节 低温环境人群营养与膳食

低温环境多指环境温度在10℃以下的环境，常见于寒带及海拔较高地区的冬季及冷库作业等。低温环境下机体的生理及代谢的改变导致其对营养的特殊要求。

一、低温下宏量营养素的需要

低温环境下生活或作业人群能量需要增加包括如下的因素，寒冷刺激使甲状腺素分泌增加，机体散热增加，以维持体温的衡定，这需消耗更多的能量，故寒冷常使基础代谢率增高10%～15%；低温下机体肌肉不自主的寒战，以产生热量，这也使能量需要增加；笨重的防寒服亦增加身体的负担使活动耗能更多，也是能量消耗增加的原因。因此，在低温环境下，人群能量供给较常温下应增加10%～15%，低温环境下机体营养素代谢发生明显改变的是从以碳水化合物供能为主，逐步转变为以脂肪和蛋白质供能为主。低温环境下机体脂肪利用增加，较高脂肪供给可增加人体对低温的耐受，脂肪供能比应提高至35%～40%。碳水化合物也能增强机体短期内对寒冷的耐受能力，作为能量的主要来源，供能百分比应不低于50%。蛋白质供能为13%～15%，其中含蛋氨酸较多的动物蛋白质应占总蛋白质的45%，因为蛋氨酸是甲基的供体，甲基对提高耐寒能力极为重要。

二、低温下微量营养素的需要

北极地区及我国东北地区营养调查表明，低温环境下人体对维生素的需要量增加，与温带地区比较，增加量为30%～35%。随低温下能量消耗的增加，与能量代谢有关的维生素B_1、维生素B_2及尼克酸需要增加，尼克酸、维生素B_6及泛酸对机体暴寒也有一定的保护作用。专家建议硫胺素供给量2～3mg/d，核黄素2.5～3.5mg/d，尼克酸15～25mg/d。给低温生活人群补充维生素C，可提高机体对低温的耐受。此外，寒冷地区因条件的限制，蔬菜及水果供给通常不足，维生素C应额外补充，日补充量为70～120mg。

有关脂溶性维生素对机体暴露在寒冷中的作用研究发现，在寒冷环境中，体内维生素A含量水平降低。维生素A也有利于增强机体对寒冷的耐受，日供给量应为1500μg。寒冷地区户外活动减少，日照短而使体内维生素D合成不足，每日应补充10μg维生素D。

寒带地区居民极易缺乏钙和钠，低温环境下摄入较多的食盐，可使机体产热功能增强。寒带地区居民营养调查亦表明，其食盐摄入量高达26～30g/d，相当温带居民的2倍，寒带居民高食盐的摄入量是否引起高血压尚有不同意见。寒带地区居民钠盐的供给可稍高于温带居民。寒带地区居民钙缺乏的主要原因是由于膳食钙供给不足，故应尽可能增加寒冷地区居民富钙食物，如奶或奶制品的供给。

三、低温环境人群的膳食

（一）供给充足的能量

低温环境下对能量的需求应比同一人群常温下增加10%～15%。蛋白质、脂肪、碳水化合物的供能比分别为总能量的13%～15%、35%～40%、45%～50%。其中脂肪供能比显著高于其他地区。

（二）保证蛋白质的供给

在膳食安排时，特别注意鱼类、禽类、肉类、蛋类、豆类及其制品的供应。同时还可适当选择含高蛋白、高脂肪的坚果类（核桃仁、花生仁等）食品。

（三）提供富含维生素C、胡萝卜素和无机盐钙、钾等的新鲜蔬菜和水果，适当补充维生素C、维生素B_1、维生素B_2、维生素A和烟酸等。对低温环境工作人群，推荐摄入量比常温环境同工种增加30%～50%。

（四）食盐的推荐摄入量每日每人大约15～20g/d，高于非低温地区。

第三节　高原环境人群的营养与膳食

一般将海拔3000m以上地区称为高原。因在这一高度，由于大气氧分压的降低，人体血氧饱和度急剧下降，常出现低氧症状。我国高原地域辽阔约占全国面积的1/6，人口约有1000万。

一、高原环境作业人群的营养需要

（一）能量需要量

人体对高原地区的反应，首先是为了从低氧空气中争取到更多的氧而提高机体的呼吸量，因此必然呼出过量的CO_2，影响机体正常的酸碱平衡。严重低氧情况下食欲减退，能量供给不足，线粒体功能受到影响，因而代谢率降低。但在同等劳动强度条件下，在高原的能量需要量高于在海平面者。一般情况下，从事同等强度的劳动，在高原适应5天后，比在海平面上的能量需要量高3%～5%，9天后，将增加到17%～35%；重体力劳动时，增加更多。

（二）各种营养素需要量

1. 碳水化合物　在3种产能营养素中，碳水化合物代谢能最灵敏地适应高原代谢变化。碳水化合物膳食能使人的动脉含氧量增加，能在低氧分压条件下增加换气作用。有研究证明，高碳水化合物膳食能将动脉氧分压提高6.6±3.7mmHg，肺扩张能力可增加13.9%。机体摄食量不足，心脏线粒体上三羧酸循环中脱氢酶特异性活力和细胞色素C氧化酶的活力均下降。可见在高原地区，应保证充足的能量摄入，特别是碳水化合物摄入量，对维持体力非常重要。有人建议，碳水化合物占供给量的比例，可提高到65%~75%。在6 200m高度膳食中应含有80%碳水化合物、10%蛋白质和10%的脂肪，以便提高机体耐低氧的能力。

糖和糖原是机体在紧急情况下首先被动用的能源物质，并且维持血糖水平对脑功能是至关重要的。研究发现，碳水化合物能提高对急性低氧的耐力，有利于肺部气体交换，使肺泡和动脉氧分压及血氧饱和度增大。有人证实，4300m高度口服葡萄糖110g，可提高肺动脉弥散率13.9%，进食高碳水化合物和高脂膳食的动物耐受低氧程度大于高蛋白膳食，并且高碳水化合物对低氧动物的高级神经活动有良好作用。高糖膳食可减轻高山反应症状（头痛、恶心、嗜睡等）的严重性，补糖有助于防止初到高原时头24小时人体力的下降，而且可防止高原暴露24小时内的负氮平衡。碳水化合物提高低氧耐力的原因包括：①其分子结构中含氧原子多于脂肪和蛋白质；②消耗等量氧时，产能高于脂肪、蛋白质；③碳水化合物代谢能产生更多CO_2，有利于纠正低氧过度通气所致碱中毒。

2. 脂肪　在高原低氧情况下，机体利用脂肪的能力仍保持相当程度。甚至有人提出，在高原上人体能量来源可能由碳水化合物转向脂肪。

3. 蛋白质　在登山过程中，往往观察到负氮平衡，但提高氮的摄取量，即可恢复平衡。

在高原低氧适应过程中，毛细血管可出现缓慢新生，红细胞增加，血红蛋白增高和血细胞总容积增加的过程，以提高单位体积血液的氧饱和度，这决定了高原作业人员对蛋白质的需要。

4. 维生素　低氧时，辅酶含量下降，呼吸酶活性降低，补充维生素后可促进有氧代谢，提高机体低氧耐力。所以有人主张在低氧情况下，除应提高膳食中碳水化合物的比例外，还应增加维生素摄入量，加速对高原环境的适应。从事体力劳动时，维生素A、维生素C、维生素B_1、维生素B_2和烟酸应按正常供给量的5倍给予。另外，对登山运动员补充维生素E可防止出现红细胞溶解肌酸尿症、体重减轻和脂肪不易被吸收等。

5. 水和无机盐　初登高原者，体内水分排出较多，体内水分可减少2~3 kg。一般认为，此种现象是一种适应性的反应。这一阶段如因失水严重影响进食，则应设法使饭菜更为可口，并增加液体，以促进食欲，增加进食，保证营养，防止代谢紊乱。但在低氧情况下，尚未适应的人应避免饮水过多，防止肺水肿。未能适应高原环境的人，还要适当减少食盐摄入量，可有助于预防急性高山反应。

二、高原作业人群的膳食要点

1. 高原作业人员能量供给在非高原作业基础上增加10%。

2. 高原作业膳食中蛋白质、脂肪、碳水化合物构成适宜比例为1∶1.1∶5，占总能量比12%～13%、25%～30%和55%～65%。

3. 每日微量营养素的建议摄入量，维生素A 1000μg RE，维生素 B_1 2.0～2.6mg，维生素 B_2 1.8～2.4mg，烟酸20～25mg，维生素C 80～150mg，钙800mg，铁25mg，锌20mg。

第四节　接触电离辐射人员的营养与膳食

天然存在的电离辐射主要来自宇宙射线及地壳中的铀、镭、钍等。非天然的电离辐射可以来自核试验、核动力生产、医疗照射和职业照射等。联合国原子辐射效应科学委员会（UNSCEAR）2000年给出人均年有效剂量（mSv）为天然辐射水平为2.4［宇宙射线0.4，陆地γ射线0.5，吸入1.2（主要是氡），摄入0.3］。此外，医学检查辐射0.4，原子核试验0.005，切尔诺贝利事故0.002，核动力生产0.002。

一、电离辐射对健康和营养代谢的影响

电离辐射可以直接和间接损伤生物大分子，造成DNA损伤。DNA损伤是电离损伤的主要危害，辐射导致DNA单链或双链断裂。电离辐射也可以作用于水，引起水分子电离并形成大量自由基，如·OH和·H，·OH可以从DNA碱基上抽取氢，造成碱基损伤和形成二聚体。辐射也可以影响RNA的合成，从而影响蛋白质的合成。

（一）对能量代谢的影响

电离辐射可以抑制脾脏和胸腺线粒体的氧化磷酸化。大鼠受到50R的全身照射就可引起胸腺线粒体氧化磷酸化抑制。线粒体氧化磷酸化的抑制是辐射损伤早期的敏感指标。辐射也影响三羧酸循环，枸橼酸合成受到抑制，苹果酸、琥珀酸、异枸橼酸的脱氢酶活性显著降低，造成机体耗氧量增加。

（二）对蛋白质的影响

蛋白质的生理功能是由蛋白质的构象决定的，当辐射引起蛋白质构象变化时，功能也会受到影响。蛋白质对辐射的相对敏感性较低，高剂量辐射才能引起蛋白质分子空间构象改变和酶的失活。照射后，由于DNA的损伤和mRNA的生成不足，蛋白质的合成代谢受到抑制。哺乳动物受到电离辐射后，血清白蛋白和γ球蛋白合成减少，α球蛋白和β球蛋白有所增加。虽然蛋白质合成有升有降，但是蛋白质净合成下降。抗体和胶原蛋白的合成也减少。照射后动物出现负氮平衡，尿氮排出增加，尿中出现氨基酸，肌酸、肌酐、牛磺酸和尿素排出增加，表明氨基酸分解增加。

人受到25R以上全身照射后12小时，尿中氨基酸排出量增加，尤其是羟脯氨酸与甘氨酸排出量增加，同时牛磺酸排出量也增加。受到全身照射或受放射线治疗时的局部照射后，尿氮排出增多，出现负氮平衡。机体受到较小剂量的照射后可见到血浆中蛋氨酸和赖氨酸含量下降。小鼠在受到0.5Gy辐射后即可出现尿氮排出增加。

（三）对脂肪代谢的影响

电离辐射作用于脂肪，在·OH和·H作用下，使多不饱和脂肪酸发生过氧化并生成氢过氧化物，从而影响生物膜的功能和促进生物膜的老化。同时，照射后体内自由基的生成与清除失去平衡，自由基浓度增高，也会加重脂质过氧化。

接受较大剂量射线照射后，由于组织分解增加，甘油三酯的合成加快，分解减少，血清中总脂、甘油三酯、磷脂和胆固醇含量增加，出现高脂血症。有人认为，全身照射后血液中脂肪、磷脂、胆固醇或脂蛋白含量的增高程度可以作为判断放射损伤预后的指标。脂肪受到辐射后可以产生奇数碳的脂肪酸，成为辐照食品检测的一个指标。

（四）对碳水化合物代谢的影响

碳水化物的羟基在·OH 和·H 作用下被抽取氢，形成自由基。虽然照射后由于胃肠功能改变和吸收功能的障碍，可使得血糖和糖原含量降低，实际上，照射可以引起肝糖原增加，甚至在禁食时也有这种现象，表明糖原异生作用增强，常出现高血糖症。主要是由于组织分解代谢增强，氨基酸的糖原异生作用增强。

全身受照射后 2~3 天小肠碳水化合物吸收减少，葡萄糖激酶活性受抑制，使葡萄糖分解成 CO_2 的效率降低，在对电离辐射敏感的组织中（如淋巴组织），三羧酸循环受到影响，糖酵解增加。但电离辐射不影响果糖的利用，因为果糖代谢不依靠葡萄糖激酶。

（五）对维生素代谢的影响

辐射产生大量的自由基，对有抗氧化作用的维生素影响较大，维生素 C 和 E 损失较多。照射后，维生素 B_1 的消耗增加，同时尿中排出增加，造成血液中维生素 B_1 含量下降。其他维生素的损失不甚明显。腹部进行放射治疗的病人照射治疗 4~10 周后，血中维生素 C、叶酸、维生素 B_{12} 及维生素 E 含量都减少。

（六）对矿物元素代谢的影响

大剂量射线照射后由于组织分解和细胞损伤，出现高血钾症，尿中 K^+、Na^+、Cl^- 排出增多。放射损伤时伴有呕吐和腹泻，Na^+、Cl^- 丢失较多，可使水盐代谢发生紊乱。照射后血清中锌、铁、铜增加，锌/铜比值下降。

二、接触电离辐射人员的营养需要

（一）能量

长期受到小剂量照射的放射性工作人员应摄取适宜的能量。以防能量不足造成辐射敏感性增加。急性放射病患者在疾病初期、假愈期、极期可适当增加能量供给，在恢复期应供给充足的能量，可使体重显著增加，有助于恢复。

（二）蛋白质

高蛋白膳食可以减轻机体的辐射损伤。特别是补充利用率高的优质蛋白，可以减轻放射损伤，促进恢复。一些研究报道，补充胱氨酸、蛋氨酸和组氨酸可减少电离辐射对机体的损伤。

（三）脂肪

放射性工作人员应增加必需脂肪酸和油酸的摄入，降低辐射损伤的敏感性，由于辐射可引起血脂升高，不宜增高脂肪占总能量的百分比。

（四）碳水化合物

因为果糖防治辐射损伤的效果较好，放射性工作人员可以多增加水果摄入，提供果糖和葡萄糖。

（五）无机盐

电离辐射的全身效应可以影响无机盐代谢。需要补充适量的无机盐。

（六）维生素

电离损伤主要是自由基引起的损伤，因此在接受照射之前和受到照射之后，应该补充大量的维生素 C、维生素 E 和 β-胡萝卜素，以及维生素 K、维生素 B_1、维生素 B_2、维生素 B_6 或泛酸减轻自由基带来的损伤，有人已将一些维生素作为电离辐射损伤防护剂，但是必须强调，维生素对放射损伤的防治效果是有限的。

三、接触电离辐射人员的膳食

应该供给充足的能量，蛋白质可占总能量的 12% ~18%。蛋白质以优质蛋白质为主，以肉、蛋、牛奶、酸牛奶为佳，可以减轻小肠吸收功能障碍，改善照射后产生的负氮平衡。膳食中要有适量的脂肪，脂肪选用富含必需脂肪酸和油酸的油脂，如葵花子油、大豆油、玉米油、茶子油或橄榄油。碳水化合物供给应占能量的 60% ~65%。碳水化合物应适当选用对辐射防护效果较好的富含果糖和葡萄糖的水果。此外，还应选用富含维生素、无机盐和抗氧化剂的蔬菜，如卷心菜、马铃薯、番茄和水果，改善照射后维生素 C、维生素 B_2 或烟酸代谢的异常。酵母、蜂蜜、杏仁、银耳等食物的摄入对辐射损伤有良好的防护作用。

有专家建议，从事放射作业的人员其营养素供给量：能量 10.5MJ（约 2500kcal），蛋白质 80 ~100g（其中动物性蛋白质占 30%），脂肪 50g，钙 1g，铁 15mg，碘 150 ~200μg，维生素 A 660μg RE，维生素 B_1 2mg，维生素 B_2 2mg，维生素 B_6 2.5mg，烟酸 20mg，叶酸 0.5mg，维生素 B_{12} 3μg，维生素 C 100mg。

第五节　接触化学毒物人员的营养与膳食

职业接触涉及的大多数有毒、有害化合物进入机体后在肝脏经肝微粒体混合功能氧化酶代谢，其中绝大多数经代谢减毒后经胆汁或尿排出体外，部分有毒有害化学物质可直接与还原性谷胱甘肽结合而解毒。机体营养状况良好时，可通过对酶活性的调节来增加机体的解毒能力，提高机体对毒物的耐受和抵抗力。

一、营养素与毒物

（一）蛋白质

良好的蛋白质营养状况，既可提高机体对毒物的耐受能力，也可调节肝微粒体酶活性至最佳状态，增强机体解毒能力。尤其是含硫氨基酸充足的优质蛋白质供给，可提高谷胱甘肽还原酶的活性，增加机体对铅及其他重金属、卤化物、芳香烃类毒物的解毒作用。蛋白质影响毒物毒性的主要机理，膳食蛋白质缺乏时可影响毒物体内代谢转化所需的各种酶的合成或活性。此外，蛋白质中的含硫氨基酸如甲硫氨酸、胱氨酸和半胱氨酸等，能给机体提供—SH。—SH 能结合某些金属毒物，可影响其吸收和排出，或拮抗其对含—SH 酶的毒性作用，并为体内合成重要解毒剂如谷胱甘肽、金属硫蛋白等提供原料，这些均有利于机体的解毒和防癌作用。

1. 谷胱甘肽　已知谷胱甘肽（GSH）是由谷氨酸、半胱氨酸和甘氨酸组成的三肽。

半胱氨酸残端有—SH，它是一种强亲核性物质。外源毒物经代谢活化后产生的亲电子代谢物，既可成为生物大分子的进攻对象，使细胞受损，亦可与GSH结合，形成无毒的结合物，再经代谢后形成惰性产物硫醚氨酸排出体外。

2. 金属硫蛋白　金属硫蛋白（MT）是一种富含半胱氨酸的低分子量蛋白质，被认为是某些二价金属的解毒剂。动物体内的MT主要在肝脏中合成，MT分子量为6000～10 000，每摩尔的MT中含有约60个氨基酸分子。其中含-SH的氨基酸有18个，占总数的1/3。能与镉、汞、锌、铜、铁等结合。每三个-SH键可结合一个二价金属离子，使金属暂时失去毒性作用。目前重金属中毒的治疗亦较多使用巯基络合物。如二巯基丙醇（BAL）、二巯基丙磺酸钠和二巯基丁二酸钠等。

（二）脂肪

膳食中脂肪能增加脂溶性毒物在肠道吸收和体内蓄积。膳食中脂肪的供能比>30%时，使脂溶性毒物有机氯、苯以及铅、饱和烃类、卤代烃类、芳香烃类等在肠道的吸收及体内蓄积增加。但磷脂作为肝内质网生物膜的重要成分，适量的补充又有助于提高混合功能氧化酶（MFO）的活性，加速生物转化及毒物的排出。食物中缺少亚油酸等必需脂肪酸或胆碱都可能影响微粒体中磷脂的产生。这不仅影响MFO功能，也影响诱导作用，使与毒物代谢有关的酶系统不能根据毒物代谢的需要而适应地增加活性，从而影响毒物的代谢。

（三）碳水化合物

“结合”反应是人体对毒物的解毒反应，需要耗能，糖类的生物氧化能快速地提供能量，并供给结合反应所需的葡萄糖醛酸。增加膳食中碳水化合物的供给量，可以提高机体对苯、卤代烃类和磷等毒物的抵抗力。糖原的减少对肝脏解毒功能有不良影响。饥饿引起肝糖原减少，加剧四氯化碳、三氯甲烷的毒性。

（四）维生素

1. 维生素A　维生素A缺乏改变内质网的结构，影响混合功能氧化酶的作用。动物实验证明，维生素A能降低某些毒物的致癌性。例如：二甲基肼、黄曲霉毒素B_1、3，4-苯并芘，二甲基蒽、7，12-二甲基-1，2苯并蒽等。有实验表明，有14种维生素A的衍生物，能抑制肝微粒体酶对3，4-苯并芘和其他多环芳烃的代谢活化，从而阻止它们转变为终致癌物。维生素A的前体β-胡萝卜素，是已知的能消除自由基的物质之一。

有多种毒物能影响维生素A的代谢，降低其在动物和人体中的含量，甚至造成维生素A缺乏症。例如有机氯农药DDT和狄氏剂、有机磷农药、多氯联苯、苯巴比妥、乙醇、二苯蒽等均能使动物或人肝中维生素A含量降低。机制是毒物可能通过对混合功能氧化酶系统的诱导，促进维生素A的分解。而DDT等农药还可抑制维生素A的肠道吸收。因此毒物接触者应摄入较多的维生素A。

2. 维生素C　维生素C具有良好的还原作用，能清除毒物代谢时所产生的自由基，保护机体免受大多数毒物造成的氧化损伤。维生素C还可使氧化型谷胱甘肽再生成还原型谷胱甘肽，继续发挥对毒物的解毒作用。此外，维生素C可提供活泼的羟基，有利于毒物解毒过程的羟化反应，也被认为对大多数毒物有解毒作用。维生素C可以提高肝微粒体混合功能氧化酶（MFO）的活性，促进氧化或羟化反应，这是许多有机毒物解毒的重要途径。

（五）微量元素

1. 铁　铁与机体能量代谢和防毒能力有直接或间接关系。体内含铁的血红素酶有线粒体中的细胞色素 b、c1、a、a_3、微粒体中的细胞色素 P-450 和 b5 以及过氧化氢酶等。缺铁使上述酶活性降低，进而影响线粒体的生物氧化和解毒反应。某些毒物亦能干扰铁的吸收和利用，直接或间接地引起缺铁性贫血。例如镉、锰、铅等，补充铁对这些毒物有一定的防治作用。

2. 锌　锌对金属毒物有直接、间接的拮抗作用。锌在消化道可拮抗镉、铅、汞、铜等的吸收。在体内可恢复被铅等损害的一些酶的活性。锌能诱导肝脏合成金属硫蛋白，后者能结合镉、汞等毒物，使之暂时隔离封闭，减少其毒性。锌亦可使还原型谷胱甘肽生成增多，升高谷胱甘肽过氧化物酶（GSH-Px）和谷胱甘肽转硫酶的活性。因此锌具有抗氧化能力，保护机体不受或少受自由基的攻击。锌能提高机体免疫功能，而许多毒物的致病机理之一就是损害机体的免疫功能。故补锌能提高抗毒能力。

3. 硒　硒以硒胱氨酸的形式存在于谷胱甘肽过氧化物酶（GSH-Px）分子中。硒的主要生理功能是以 GSH-Px 的形式发挥抗氧化作用，保护细胞生物膜的结构。GSH-Px 能将过氧化物（ROOH）还原为无毒的羟基化合物，将过氧化氢（H_2O_2）还原为水，从而起到保护细胞膜的作用。硒亦参与抗氧化剂辅酶 Q 的组成。缺硒使肝微粒体酶活性下降，影响毒物的转化。硒在元素周期表中与硫同族，化学性质相似，能与某些金属毒物如汞、镉、铅等，形成难溶的硒化物，减轻这些毒物的毒性。

二、接触化学毒物人员的膳食营养原则

（一）补充富含含硫氨基酸的优质蛋白质

专家建议职业接触铅的人群蛋白质供给量占总能量的 14% ~15%，其中动物蛋白质宜占总蛋白质的 50%。

（二）补充 B 族维生素

适当补充对中毒靶组织和靶器官有保护作用的营养素，如维生素 B_1、B_{12}及叶酸，维生素 B_1 的食物来源主要包括豆类、谷类、瘦肉；叶酸来源于绿叶蔬菜；维生素 B_{12}的来源主要为动物肝脏及发酵制品。临床上维生素 B_1、维生素 B_{12}、维生素 B_6 通常作为神经系统的营养物质用于铅中毒人群。

（三）供给充足的维生素 C

多数专家建议职业接触毒物人群应供给 150 ~200mg/d 的维生素 C。除每日供给 500g 蔬菜外，至少还应补充维生素 C 100mg/d。

（四）镉作业人员补充足够的钙和维生素 D

镉使肾不能将 25-OH-D_3 羟化 1,25-$(OH)_2D_3$，从而阻碍钙结合蛋白的形成，影响钙的吸收和利用，尿钙排出亦增加。机体缺钙又可增加镉在肠道的吸收及其在骨骼组织中的沉积，引起镉对骨骼的损害，因此，维生素 D 对镉毒有一定的防治作用。临床上，慢性镉中毒每天可用大剂量（1250 ~2500μg，约含 50000 ~100000IU）的维生素 D 治疗，同时每天补充 4g 葡萄糖酸钙，可获显著效果。

（五）对于铅和苯中毒人员，补充促进造血的有关营养素

鉴于铅和苯对造血系统的毒性，在其中毒的预防和治疗时，要在平衡膳食的基础上适当补充铁、维生素 B_{12}及叶酸，以促进血红蛋白的合成和红细胞的生成。对因毒性而引起的出血倾向者除补充维生素 C 外也应补充维生素 K。

（六）保证硒、铁、钙等矿物元素的膳食供应

以抵抗有毒金属的吸收并促进其排出。

（七）保证蔬菜和水果的摄入量

蔬菜水果中丰富的维生素和矿物元素不仅有利于增加机体解毒功能，而其中丰富的植物纤维、果胶、植酸等成分，对于促进毒物排出具有重要作用。例如：胡萝卜含有大量的果胶物质，这种物质能与重金属结合，加速离子排出，降低体内毒物的浓度。

（八）适当限制膳食脂肪的摄入

为避免高脂肪膳食所导致的毒物在小肠吸收的增加，专家建议的脂肪供能比不宜超过25%。

第四篇　公共营养

第一章　概　论

第一节　公共营养的概念和历史

一、公共营养的概念

1997 年第 16 届国际营养大会为公共营养确定的定义是：“公共营养是以人群营养状况为基础，有针对性地提出解决营养问题的措施，它阐述人群或社区的营养问题，以及造成和决定这些营养问题的条件。与临床营养相比，其工作重点从个体水平转向群体水平，从微观营养研究转向范围广泛的宏观营养研究，如营养不良的消除策略、政策与措施等。”

二、公共营养的特点

（一）实践性

营养学是实践性很强的一门学问，公共营养工作者要真正使人民受益，就不能停留在营养状况的分析评价上，而必须在社会实践中寻找改善居民营养状况的措施并分析其效果。

（二）宏观性

公共营养研究以整个国家、省或地区的各种人群为对象，不限于给个别人或个别人群一个营养素失衡的总结表，也不限于给人一个改善食谱的建议，需要进一步分析营养与购买力、食品经济结构、经济发展趋势、国家或地区的营养政策、食品经济政策之间的关系。

（三）社会性

公共营养对人群营养问题的思考、研究涉及到政治、经济发展、农业政策、环境、人道援助等以及营养改善法律规章的制订、修订与执行。解决营养问题的方法更是考虑到卫生领域之外（贸易、农业等）与食物相关的公共政策等。

（四）多学科性

公共营养是营养学的一个部分，它在研究中部分地结合预防医学、临床医学、基因学、农学及社会科学如人类学、社会学、经济学和政治学。当前，公共营养专业人员所从事的食品与家庭安全、食品和营养政策等工作，正是应用了上述的多种学科理论。

三、公共营养的历史

（一）世界公共营养的历史

第二次世界大战之后，国际上即开始研究宏观营养，营养工作的社会性不断得到加强；随后在世界卫生组织和联合国粮农组织的努力下，加强了全球营养工作的宏观调控性质，于是，公共营养学应运而生，并进一步发展了公共营养事业。

第二次世界大战期间，美国政府为了保障士兵不得营养缺乏病而建立起来的战时食物配给制度，调整食物结构政策以及战时预防营养缺乏的社会性措施为公共营养的发展奠定了基础。

1943 年，美国首次公布膳食营养素供给量建议，成为人群合理营养的科学依据。到 20 世纪 50 年代，美国基本完成了包括膳食调查、人体测量、临床检查和用生化技术检测人体营养水平的营养调查。战后几十年间，公共营养得到很大发展，其涉及的范围有人群营养调查与监测、营养素供给量标准的制订、膳食结构调整、营养性疾患的预防、营养教育与宣传咨询以及营养立法等。20 世纪 60 年代末，美国营养指导机构倡议应以多样化、平衡和适度的膳食结构代替长期以来的高能量、高脂肪、高蛋白的“三高”膳食结构。

近年来，国外改善公众食物营养状况主要是通过开发利用植物蛋白质资源、食品的营养强化以及利用基因工程改造食用动植物来进行的。许多国家制定了营养指导方针，采取营养立法手段，建立国家监督管理机构，推行农业经济政策、社会食品经济政策等，使现代公共营养学更富于宏观性和社会实践性。

（二）我国公共营养的历史

在遥远的古代，我国著名的中医论著《黄帝内经·素问篇》就曾提出“五谷为养，五果为助，五畜为益，五菜为充”的膳食理论。20 世纪初，我国开始建立现代营养学，1913 年前后首次发表了我国的营养状况调查报告。1917 年前后，许多医学院校曾开展膳食调查等研究。1925～1936 年期间，公共营养的教学与科研有较大发展。在抗日战争的艰难时期，我国老一辈营养科学工作者仍然对当时的一般市民、学生、工人、农民等的营养状况作了调查研究工作，并编著一本当时仅有的《实用营养学》。

我国公共营养事业的快速发展是从 20 世纪 80 年代开始的。1983 年 10 月 19 日在南京召开了首届公共营养专题研讨会，并在同年正式成立了中国营养学会公共营养专业组。经过十多年的努力公共营养事业得到很大发展，因而于 1994 年将公共营养专业组上升为二级学会，正式成立了中国营养学会公共营养委员会，同年在中国预防医学科学院营养与食品卫生研究所创建了我国第一个公共营养研究室。20 年来，公共营养专业人员与全国 30 多个省、市、自治区卫生部门积极合作，组织和开展了多项公共营养工作，在营养调查、营养监测、营养教育、营养改善以及制定我国居民膳食指南等方面开展了全国性的研究。在我国经济体制改革过程中，公共营养研究以宏观营养的观点追踪和研究社会经济等综合因素对人体健康的影响，从而进一步拓展了我国公共营养事业。

1939 年，中华医学会提出了我国历史上第一个营养素供给量建议，1955 年开始制定“每日膳食中营养素供给量”，1997 年正式公布《中国居民膳食指南》、《中国居民平衡膳食宝塔》，2000 年出版了《中国居民膳食营养素参考摄入量　Chinese DRIs》。

1959 年，我国在全国范围内（包括 26 个省、市、自治区）作了比较全面和深入的营养调查，从而基本掌握了全国人民的营养状况，为国家当时制定粮食定量分配政策和粮食加工质量指标提供了科学依据。随后在 1982 年、1992 年、2002 年分别进行了我国第二、三、四次全国营养调查，旨在了解我国各类人群膳食营养状况及其发展趋势，研究当前存在的问题以及为今后的政策干预及消费导向提供依据。

在联合国行政直辖市委员会/营养分委会（ACC/SCN）的食物与营养监测合作规划（IFNS）及联合国儿童基金会的支持下，中国预防医学科学院和国家统计局于 1985 ~ 1992 年实施了食物与营养监测，1995 年、2000 年均进行了监测，其目的是就食物保障及其对健康与营养的影响问题及时向政府各有关部门提供决策依据。

自 1989 年，我国与美国北卡罗来纳大学人口中心协作于 1989 年、1991 年、1993 年、1997 年、2000 年、2004 年追踪调查我国 9 个省的食物供应、食物消费、人口结构和医疗卫生服务的变化对人群营养和健康状况所带来的影响，其结果在国内外具有深远的意义。

卫生部与联合国儿童基金会合作开展了“较贫困农村地区学龄前儿童营养监测与改善”项目，1985 ~ 1989 年在我国 7 个省开展，1990 ~ 1995 年扩大到全国 27 个省 101 个县。这是首次在全国范围内进行的儿童营养监测改善项目，旨在利用当地条件通过开展各种营养干预活动，改善儿童的营养、生长和发育状况。与此同时在全国范围内强化了基层营养工作队伍，也为有关部门提供了改善儿童营养状况的信息和经验。

第二节　公共营养的目的与内容

一、公共营养的工作目的

公共营养是一个新的领域，新近国际上提出公共营养的目的：“公共营养旨在阐述人群基础上的膳食及营养问题，并解释这些问题的程度、影响因素、结果以及如何制定政策、采取措施予以解决。”

发展公共营养的目标是为了更好地改善营养状况，尤其是那些正受到营养不良严重影响的人群。实现这个目标需要有效地运用现有的知识、方法和制定有关营养的政策及项目措施。另外，它侧重于因地制宜地解决营养问题，应依据其改善营养条件的有效性衡量公共营养工作成效。

二、公共营养的工作内容

公共营养发展至今，其工作内容、范围日益扩大。公共营养的工作内容主要包括以下几方面：膳食营养素参考摄入量和居民膳食指南的制订；营养配餐与食谱编制；营养调查与评价；营养教育；食物与营养的政策和法规。

（一）膳食营养素参考摄入量

制订、修订与执行膳食营养素参考摄入量是公共营养工作的基础。营养学家根据有关营养素需要量的知识，提出了适用于各年龄、性别及劳动、生理状态人群的膳食营养素参考摄入量，并随着科学知识的积累及社会经济的发展予以更新。我国于2000年10月出版了《中国居民膳食营养素参考摄入量 Chinese DRIs》，成为公共营养工作不可或缺的工作基础。

（二）膳食指南

膳食结构是指膳食中各类食物的数量及其在膳食中所占的比重。既反映了人们的饮食习惯、生活水平高低，也反映出一个国家的经济发展水平和农业发展状况，是社会经济发展的重要特征。中国营养学会先后出版第一版和第二版膳食指南，在第二版中对指南进行了量化，并设计了“中国居民平衡膳食宝塔”，以简明扼要、通俗易懂的宝塔图形方式提出了每日食物指导方案，以便于群众理解和真正实行。

（三）营养配餐与食谱编制

营养配餐就是按人们身体的需要，根据食物中各种营养物质的含量，为公共食堂和餐厅设计一天、一周或一个月的食谱，使人体摄入的蛋白质、脂肪、碳水化合物、维生素和矿物质等几大营养素比例合理。营养配餐是均衡膳食的一种措施，膳食的原则通过食谱才得以表达出来，充分体现其实际意义。

（四）营养调查与营养监测

营养调查与营养监测是公共营养的主要工作内容和方法之一，是营养工作者进行科学研究工作的依据，也是农业、食品工业制定发展计划的依据。营养调查是以个体为基础的人群膳食摄取情况和人体营养水平的调查。我国曾于1959年、1982年、1992年、2002年分别进行了4次全国性的营养调查，有助于全面了解我国不同经济发展时期人们的膳食组成变化、营养状况。作为公共营养的主要工作内容和方法，营养调查是横断面的调查人群的营养状况，而营养监测是不同于营养调查的另一种纵向了解人群宏观的营养信息的方法。营养监测的内容包括数据的收集、数据分析、资料分析利用。

（五）营养教育

营养教育是健康教育的一个分支和组成部分，主要是通过营养信息交流和行为干预，帮助个人和群体掌握食物与营养知识和健康生活方式的教育活动与过程。其目的是消除或减轻影响健康的膳食营养因素，改善营养状况，预防与膳食相关的营养性疾病的发生。它以有计划、有组织、有系统和有评价的干预活动，提供人们改变不良膳食行为所必需的知识、技能和社会服务，普及营养知识，养成良好的膳食行为与生活方式，使人们在面临营养方面的问题时有能力做出有益于健康的选择。常见的营养教育方式包括专题研讨会、普及培训班、大众传媒交流。

（六）食物与营养的政策和法规

随着营养科学的发展及一些国家采取的营养政策不断取得成就，越来越多的营养学家及政策制定者认识到，不能使营养学的社会实践停留在说明人群营养现状上，必须分析社会人群营养制约因素和营养问题的形成条件，包括环境条件和社会经济条件，并制定相应改善营养的政策，落实营养措施，改善营养状态，促进人民健康。

国家食物与营养的政策、法规可对食物的生产、消费、人群营养与健康、增强综合国力提供强有力的法律保障。

三、公共营养的地位与作用

（一）公共营养是事关国家发展的战略性问题

过去的30年间，中国在发展社会经济、减轻贫困方面迈出了一大步，在人均收入水平、食物供应、降低婴儿及儿童死亡率、提高文化水平和男女平等方面都取得了巨大成就。但目前世界范围内，就拥有营养不良人口的绝对数量来说，我国是最多的几个国家之一；就结构看，营养素摄入不足与营养结构失调两类问题同时存在，既存在着发展中国家由于贫困造成的问题，也存在一些发达国家由于富裕而带来的新问题。营养素摄入不足与营养结构失调这两类营养不良问题造成的双重负担，给我们的社会进步和国民经济发展带来了不可低估的影响，对公共营养工作提出了挑战。

营养不良通过多种途径阻碍社会经济发展，经济发展水平迟滞又通过多种途径进一步造成营养不良。现代发展经济学越来越认识到，物质财富的增长只不过是人类谋求发展的手段，而不是发展的目的，发展的最终目的是实现人的全面发展。营养与健康是人的全面发展最基本的要求。

（二）保护社会生产力，提高人口素质

美国农业部的调查曾指出，采取正确的营养教育和营养措施能使许多疾病的发病率和死亡率大幅度降低。实际表明，近年来美国和日本儿童身高增长等主要是发展了公共营养改善项目的缘故。中国尽管社会经济发生了巨大变化，但这种发展给营养带来的收益在国家内部并不平衡，人们尚未很好地应用现有的营养学知识。为了促使人们改变不良的饮食习惯和食物结构，必须大力发展公共营养。

经济学相关研究认为，营养不良导致贫困增加，贫困增加降低经济发展水平；营养不良导致生产能力下降，生产能力降低必然降低经济发展水平；营养不良还会导致人力资本投资能力不足，进而降低生产能力和经济发展水平。营养状况对人口素质的影响是多方面的，而且这些方面相互交织，构成错综复杂的关系，主要体现在以下几个方面：①体力不足、劳动能力降低。②智力受损，受教育的能力低下，创新能力不足。③营养不良与传染病互为因果。④营养不良是许多慢性病的潜在原因。⑤营养不良会世代相传，形成恶性循环。⑥与贫困互为因果。

提高民族素质，改善人民营养状况，增强大众体质是一项推动我国社会进步与经济发展的基本国策，而在我国实现减轻营养不良，提高整个人口素质的发展任务相当繁重，我国的公共营养工作还需大力推动，使其发挥更大的作用。

（三）为社会和经济发展提供决策依据

公共营养工作是一件涉及社会发展和经济发展两大领域、综合性很强、十分复杂的系统工程。现举例说明营养在经济发展中的作用：由于营养对经济带来的效益或损失是潜在的、不可见的，统计者和决策者对其效益或损失的程度缺乏重视。许多营养学和经济学领域的学者正量化地阐明营养与经济发展的关系。根据PROFILES模型所做的保守估计，中国每年因碘缺乏给国家造成1.6亿美元损失，贫血损失约为1.06亿美元，因

儿童发育迟缓估计损失0.96亿美元。此外，每年32万婴儿及5岁以下儿童的死亡与营养因素有关。可见，当前的营养不良将产生无法估算的远期损失。正如诺贝尔奖金获得者 Amartye Sen 所说，健康是人类生活体现价值的基本潜能之一。向决策者展示这一潜能的大小是科学家的职责，公共营养工作者必须据此唤起全社会对营养不良问题的高度重视，并作为政策制订的科学依据。

许多国家都已经认识到公共营养的地位与作用，它关系到民族健康昌盛、国民经济的长远发展，也是社会发展、文明进步程度的重要标志。公共营养的投资应作为人力资源发展的重要战略，这将是功在当代、代代受益的战略。

第三节 公共营养的现状与发展趋势

一、国外公共营养现状

公共营养工作涉及国家经济体制、国民经济收入、国际经济政策。不同国家、不同社会制度、不同经济发展水平，公共营养的工作重点及工作方式都有明显差别。美国、日本等国家的公共营养工作经验值得参考和借鉴。

（一）美国的公共营养

美国是世界上经济最发达的国家之一，尽管营养不良问题不是那么严重，但政府对这个问题仍然非常重视。主要包括以下几个方面：

1. 营养保健机构 美国农业部下设人类营养情报学院、营养研究所等部门；各州以州立农学院为中心开展国民营养宣传教育及培训工作；州政府设有营养部门，开展营养监测工作及从事国民营养状况的研究工作。

2. 营养保健制度 全国营养监测体系由中央疾病控制中心制定统一规划，有一套完整的工作制度，通过营养监测网进行经常性、连续性的营养监测工作。营养工作的重点是青少年、孕妇和5岁以下儿童，尤其是贫困人群中的妇女和儿童。对低收入孕妇、乳母和5周岁以内的儿童采取营养补助措施；美国基层保健中心还为低收入营养不良者发放领取食物的票证。设立和实施的干预项目中影响较大的是综合儿童保健项目和妇女、婴儿、儿童营养干预项目。美国所有的营养项目都得到卫生、财政、农业、食品销售部门以及社会各方面力量的积极参与和配合。

3. 营养教育 美国十分重视营养教育，既有基础雄厚的正规学校培养专业人才，也广泛开展群众性的普及教育。每个州立农学院设有营养专业，其他如公共卫生学院、师范学院及一些综合大学也设有营养系。美国各级政府对妇幼卫生教育投入大量资金，还设立青少年联合会吸引青少年参加各类营养知识活动。学校是青少年营养教育的重要场所，教育的内容根据年龄不同而异。

4. 营养立法及政策 美国先后出台若干有关公共营养的立法，包括《美国学校午餐法》、《美国学校早餐法》、《儿童营养法》、《学生奶行动计划》等。

美国采取的成效显著的社会性措施就是国家制定营养政策和与营养有关的食品经济政策。美国从20世纪30年代以来陆续实行了3个方面的改善营养的政策：①食品补贴政策；②食品券政策；③特殊人群补贴。

（二）日本的公共营养

1. 营养保健机构和人员　中央一级的国民营养工作由厚生省及文部省负责，各地方的卫生部门，如都、道、府、县都有国家任命的营养调查员。基层保健所直接负责居民的保健和营养调查，保健所设有营养士。

文部省系统在都、道、府、县各级地方政府机构中都设有供餐科，指导学校供餐事宜，向中小学生下达标准食谱等。在日本每10万人口有一个保健所，有专职的营养指导员和非专职的营养调查员。这些机构和人员按照法律规定的职责和义务常年进行国民营养管理工作，再加上法律规定的各公共饮食企业中的营养师，就构成了一个庞大的国民营养工作网。

2. 立法及政策　日本的《营养法》是厚生省公共卫生局于1952年制定并颁布的。这是世界上第一部完备的营养法。二战前后颁布了《学校给食奖励规定》、《学校给食法》，还颁布了公共营养工作机构组织法如厚生省《设置法》、《保健所法》，改善营养的实体法如《营养改善法》，营养专业职员职责与资格方面的法律如《营养师法》、《厨师法》等。除了对群众进行营养宣传教育，还制定与营养有关的营养政策如学校午餐补贴。

3. 营养保健制度　1952年的营养法规定，每年于11月份进行营养调查（膳食调查）。全国每5年进行一次人体的营养生理状况调查，根据人体的营养状况变化修订一次营养需要量的标准。目前日本的营养调查，已修订为每年进行1次。每10年进行一次营养性疾病的调查，监测30岁以上的成年人的营养状况。

4. 营养保健的具体措施

（1）学校供餐制：日本部分地区从1946年开始对小学生提供午餐，1947年扩展到全国，1949年扩大到初中学生。1954年颁布了学校午餐法。日本每建一个学生食堂，都要配备一定比例的营养士和调理士（炊事员）。

（2）强化营养食品：日本的强化食品有200多种，如用维生素B_1强化的大米、小麦粉；用维生素A和维生素B_2强化的黄豆酱、黄豆酱油，以及低能量的食品、高蛋白食品、婴儿配方奶等。每种强化食品都经过严格的审批制度以保证强化食品的质量。

5. 营养教育　重视培养营养专业人才，设高级营养管理专业的大学达31所。到目前为止（据2003年统计），日本全国二年制大专以上资历的营养师总数将近77.9万人，管理营养师10.6万人。日本在大学设立营养系，以及全国营养师培训机构。重视营养普及教育，学生从小学五年到高中都要学习营养知识。

（三）其他国家的公共营养

1. 菲律宾

（1）健全的各级营养委员会：1974年，菲律宾颁布的题为《1974年营养行动》总统令中确立了营养优先发展的地位，并在总统办公室下设立国家营养委员会（NNC），是菲律宾营养工作的中央级协调机构。国家营养委员会的领导小组成员分别来自农业部、卫生部、社会福利与发展部、地方政府部、教育文化与体育部等部门的部（局）长。

（2）菲律宾食物与营养规划（PFNP）：菲律宾食物与营养规划旨在提高居民食物消费水平，降低营养不良患病率，改善居民的生活质量。通过国家级、地区、省、市、城镇、乡村/社区各级营养委员会得以贯彻实施。

（3）改善营养状况的途径：通过治疗改善是传统做法，但是，营养得不到应有的重视；通过干预来改善是初级卫生保健的重要组成部分；只有通过国家食物与营养政策的制订和实施才能从根本上改善人民的营养状况。

（4）营养政策：为了促进食物生产、消费以及营养素利用，营养改善需要有能够改变食物生产和消费的政策和项目。菲律宾采取的与营养改善相关的重要政策和项目有：增加食物与农业生产（如水稻生产、混合作物生产、家畜和禽肉生产）；食物贮存、流通和分配项目（如国家储备、价格调节、紧急救济及喂养项目、婴幼儿喂养及食物补充项目、食物补贴、家庭食物生产、食物强化和营养素补充、提高就业和增加收入项目等）。

2. 泰国　泰国国家食物与营养委员会由10个部门的代表组成，即农业合作部、卫生部、工业部、商业部、教育部、内务部、国家经济与社会发展局、预算局、高等院校及非政府组。技术委员会和卫生部下属的营养处是国家食物与营养委员会及其办公室的技术支持部门。各省、地区都设有相应的省级和地区级食物与营养委员会。

3. 印度　印度是一个低收入、多人口的发展中国家，贫困和营养不良很严重，其经验对发展中国家更具借鉴意义。

（1）发展、提高粮食供给能力：印度从1965年开始实施“绿色革命”，即开展以推广高产品种为中心、综合采用各种现代农业技术的农业发展“新战略”。

（2）“白色革命”：始于1974年，目的是抓好奶类生产供应、流通分配、消费利用三大环节。

（3）公共分配系统（PDS）：是政府搞好食物流通分配环节的重要举措，以出售面粉、稻米、食用油、食糖、煤油、焦炭、布料7种生活必需品为主，通过散布在全国的35万个公平价格商店来运作，由于80%公平价格商店分布在农村，因此成为农村低收入较贫困人群用较少的花费获得必需营养以维持生存的重要保障。

（4）政府粮食配售制：通过政府补贴和加强消费管理来保证城镇居民特别是低收入者稳定地按低价获得粮食供应。

（5）儿童营养干预计划：改善儿童营养项目的内容主要是开展和实施学校午餐计划、儿童照顾食品计划以及其他营养补助计划等。

二、中国的公共营养

（一）公共营养的管理机构和人员队伍

我国的公共营养机构正在逐步完善，卫生部是国家营养工作的行政管理机构，对公共营养工作实施统一管理；中国疾病预防控制中心营养与食品安全所（原中国预防医学科学院营养与食品卫生研究所）是我国的营养学术研究、技术指导和管理机构；全国各省、市、县（区）疾病预防控制中心或卫生防疫站是开展公共营养工作的主要执行单位。

国家统计局、农业部、教育部、国务院妇女儿童工作委员会等部门下设食物监测、食物消费及有关公共营养等的管理和指导部门。中国营养学会公共营养委员会广泛开展学术交流活动，进一步推动了公共营养事业的发展。

中国疾病预防控制中心营养与食品安全所、中国营养学会公共营养委员会还重视开展相关人力资源的培训工作，所培养的不同层次的人员队伍、自上而下的工作网络为全国公共营养工作的发展奠定了基础。

（二）公共营养的成就

多年来，我国的公共营养工作取得了显著的社会效果。1959 年的第一次全国营养调查开创了我国全国营养调查的先河，随后 1982 年、1992 年的营养调查和 2002 年的中国营养与健康调查都获得了我国人民营养状况的基本数据。从 1989 年开始的中国 9 省居民膳食模式的动态研究已完成第五轮的调查。完备的中国食物与营养监测系统、科学的食物计划与营养改善、中国居民营养与体质数据库的建立都为改善居民的膳食结构、提高国民身体素质提供了切实可靠的科学基础和政策依据。为保证食品安全、改善居民营养，我国还制定了一系列相关法规和政策。

公共营养研究成果已达到了国际上本研究领域的同等水平。通过开展全国性的营养教育、营养干预工作，人群营养不良率、贫血患病率明显下降。随着《中国居民膳食指南》的颁布与普及，中国居民的营养知识水平明显提高。

近几年，我国公共营养还广泛深入地研究营养与精神发育；营养与社会经济发展的关系，包括公共营养改善计划与社会费用、收益的关系；国家发展政策规划对公共营养的影响；公共营养对社会生产力的影响；营养指导方针在社会发展的地位与应用等。

（三）当前发展的主要特点

我国公共营养社会实践过程中的主要特点是：①密切结合国情，具有中国特色；②注重并借鉴国外发展动态，取其所长为我所用。

（四）取得成就的原因

1. 政府高度重视　中国政府极为强调提高全民族素质的重要性，始终把温饱解决以后的营养改善与膳食结构调整，尤其是提高儿童营养水平作为一项推动社会进步和促进经济发展的重要工作来抓。1991 年 3 月，李鹏总理代表中国政府签署了 1990 年召开的世界儿童问题首脑会议上通过的《儿童生存、保护和发展世界宣言》及《执行九十年代儿童生存、保护和发展世界宣言行动计划》。1992 年，我国在意大利罗马对《世界营养宣言》和《世界营养行动计划》作出承诺。1996 年 3 月，第八届全国人民代表大会第四次会议批准了《中华人民共和国国民经济和社会发展“九五”计划和 2010 年远景目标纲要》。同时，政府和有关部门还先后采取了必要的行动来展示加强营养，改善营养膳食结构，减轻儿童营养不良的决心。制定《九十年代中国食物结构与发展纲要》和 2001～2010《中国食物与营养发展纲要》；颁布并实施《九十年代中国儿童发展规划纲要》；1997 年，国务院颁布了“中国营养改善行动计划”；开展中、小学生营养午餐工作；“大豆行动计划”取得初步成效等。以上这些都是中国政府加强与促进营养、食物与膳食结构改革的重要步骤。

2. 部门积极配合　营养不仅仅是卫生部门的事情，它与国民经济、农业生产、食品加工、商业流通、扶贫、食品安全和疾病预防密切相关，需要各部门合作和社会各界的关心、重视和共同努力。我国有关的科学研究机构、统计部门正在密切合作，配合政府跟踪、了解、分析中国人民营养动态变化，为有关部委制定国民经济和社会发展计划提供依据。

3. 社会普遍动员 在温饱问题基本解决的基础上，我国通过舆论宣传媒介来传播营养科学知识，引导人民实现科学合理的消费行为，讲求科学合理的营养，建立符合实际收入水平的膳食结构。

（五）改善公共营养的社会性措施

事实证明，一个国家的营养状况在很大程度上取决于政府的政策，如农产品价格政策、工资政策、关税政策、民用计划（道路及信贷）政策，均直接或间接地与食品供应有关。

1. 建立公共营养管理机构 新中国成立后，特别是改革开放以来，营养界努力推动政府将改善国民营养的社会性措施纳入各级主管部门，建立政府部门的与地方的公共营养管理机构。近年来我国把营养管理纳入了政府部门的任务，在社会性、政策性措施方面取得了初步成效。

2. 制订营养及相关政策 国家制定营养政策和与营养有关的食品经济政策是一项成效显著的社会性措施。我国政府采取了许多包括发展生产、保障供给、提高收入、增加补贴、广泛宣传、加强教育等在内的社会经济发展政策，如增加农产品供给的农业发展政策、提高农村居民收入的分配政策、适度的财政补贴政策、合理科学的消费政策、加强健康保健的医疗卫生政策。我国的社会主义制度决定了国家在改善居民营养上通过政策调节食品生产经营有很大的作用。

（1）营养政策：我国的食物补贴政策已实行多年，补贴额与国民收入对比，我国比外国高得多。从1985年起，为了发展商品经济，国家逐步把补贴由补给卖方转为补给买方，有计划地使其融进社会经济发展的大潮中。

（2）参与制定食品经济政策：营养工作者从营养学理论上提出根据，同时对经济体制、经济政策与营养的关系进行调查研究，参与国家食品政策的制订，促进社会主义商品经济的健康发展。

3. 营养立法 日本1952年出台《营养改善法》，1947年实施《营养师法》，1954年颁布《学校供餐法》，1958年公布《日本厨师法》。美国总统杜鲁门于1946年签署《学校午餐法》，《儿童营养法》、《妇女、婴幼儿特殊营养补充规划》、《儿童夏季食物供应规划》等也相继出台，对推动该国营养工作起到了很大作用。

中国在20世纪90年代就由11个部委联合制定了“中国营养改善行动计划”，近年又相继推出国家大豆行动计划与东北中小学校豆奶计划、学生饮用奶计划。党的十六大提出的“以人为本”为营养立法创造了空前的支持性环境。随着各地各部门相关工作的陆续展开，营养立法的时机已经成熟。2004年，在专家呼吁和领导支持下，卫生部专门召开“中国营养改善法立法工作研讨会”，国务院法制办人员认真听取了专家意见。目前，卫生部委托中国营养学会承担营养法规的起草工作。中国营养学会正组织全国营养专家进行《中华人民共和国营养条例》的编写工作。

三、公共营养的发展趋势

展望未来，随着社会各学科领域的不断发展，在人们物质、文化生活将有更高需求的形势下，公共营养的发展趋势为：

（一）学科理论的研究

当前，世界范围内正展开对公共营养的定义、原则、目的、内容等的讨论与界定。公共营养还需要进一步研究有关的科学理论基础和方法。在现在及未来的公共营养工作中，营养经济和营养政策将成为必要的工具。

（二）发展必要的社会性措施

为了保障我国公共营养事业的进展，并将之有效地应用于人民生活实践，急需大力发展必要的社会性措施，如公共营养的国家管理体制、机构、立法和工作程序方式等。采取各种保障措施，如建立营养指导消费、消费带动生产的机制；利用市场机制引导和鼓励居民增加各种优质食物消费；通过价格机制引导居民平衡膳食；加强食物与营养法规建设，完善食物营养标准体系；实施国家营养改善行动计划、国家大豆行动计划、国家学生饮用奶计划等；在经济落后、严重营养不良地区如西部地区的营养干预行动与扶贫工作结合；加强城乡食物协调发展和不同地区居民营养水平的均衡改善；加强食物营养监测，建立食物安全防御系统。

（三）发展各项必需的基础性工作

1. 主要的基础性工作　完善食物成分表，反映我国传统食品和地方特色食品，逐步出版各地区的食物成分表；研究并定期修订我国居民营养素参考摄入量；研究特殊人群和特殊劳动条件下人群的合理营养；制定评价不同人群营养状况的标准。中国营养学会提出的《中国居民膳食指南》和《平衡膳食宝塔》为改善中国居民膳食营养状况提供了科学依据，但仍有待进一步推广应用。

2. 健全营养工作人员队伍　公共营养是帮助我们促进健康的实践。为了支持这个实践，应发展人员教育和培训。目前，美国 Tufts 大学根据公共营养新的概念框架已经开始了研究生教育的尝试，我国迫切需要解决各类学校对公共营养专业人才的培养和课程设置，尤其是加强高、中级营养专业人员的培训。

3. 营养立法　急需加快营养立法以及尽早把国民营养改善工作纳入法制化轨道，形成一个全社会重视营养的氛围。

（四）营养知识宣传教育

将科学知识转变为针对群众需要的宣传教育和战略干预，大力开展营养宣传教育，普及科学知识，通过各种宣传媒介、中小学课本、卫生部门的咨询服务等各种渠道，提高人民营养知识水平。

新世纪要提高人的整体素质，加强中华民族参与国际竞争的能力，就必须不断地使全社会共同关注国民营养问题，加强公共营养的社会实践工作。相信在各级政府的支持下，通过全国营养工作者的共同努力和辛勤耕耘，我国公共营养事业必将得到更大发展。

第二章 膳食营养素参考摄入量

人体每天都要从饮食中获得所需的各种营养素。不同的个体由于其年龄、性别、生理及劳动状况不同对各种营养素的需要量可能不同。一个人如果长期摄入某种营养素不足就可能产生相应的营养缺乏的危害；如果长期摄入某种营养素过多就可能产生相应的毒副作用。因此，必须科学的安排每日膳食以获得品种齐全、数量适宜的营养素。用什么作标准来衡量所摄入的营养素是否适宜呢？营养学家通过研究提出了适用于不同年龄、性别及劳动、生理状态人群的膳食营养素参考摄入量（dietary reference intakes，DRIs）。膳食营养素参考摄入量既是衡量所摄入的营养素是否适宜的尺度，又是帮助个体和人群制订膳食计划的工具。

第一节 概 述

早期的膳食营养素推荐摄入量比较简单，而且是和膳食指南混在一起，直到20世纪30年代才逐渐分开。对能量及各种营养素需要量的研究成果是制定膳食营养素参考摄入量的主要科学依据。不同时期的社会需求也推动了这一领域的进展。

一、外国的膳食营养素参考摄入量

（一）美国的膳食营养素参考摄入量

美国国家研究院（NRC）于1943年发布了第一个推荐的膳食营养素供给量（recommended dietary allowances，RDAs）。当时正值第二次世界大战期间，美国政府为了保障士兵不患营养缺乏病要求科学界提出的食物营养供应标准，并相继作为评价膳食质量标准和计划膳食供应的科学依据被广泛的应用。此后几十年中，在国家研究院食物与营养委员会（FNB）的组织领导下，对RDAs进行了多次修订，直到1989年发表第10版。RDAs已成为不同时期美国人营养素供给领域的权威性指导文件，同时对许多国家制定RDAs产生了重要的影响。

美国第10版RDAs发表后的几年中，FNB陆续收到多方面的质疑，认为第10版RDAs已经不能适应当前的需要，应当进行修改。主要的理由包括：①如何应用RDAs各个推荐值需要更具体的说明和详细指导；②近年来对某些营养素促进健康的作用有了新认识，传统的RDAs概念已经不能涵盖这些观点；③对某些营养素和人群组的研究已积累了足够的新知识，提示RDAs需要更新和扩展。FNB于1996年确定了分步制定膳食营养素参考摄入量的计划，与加拿大卫生和福利部合作，组成了DRIs科学评价常设委员会，下设2个分委员会及7个专题组，逐步开展了相关主题的研究。

（二）欧洲国家的膳食营养素参考值

英国的膳食参考值（dietary reference values，DRVs）工作组于1979年就建议提出了英国人的营养素摄入量，称为推荐每日量（recommended daily amounts）。20世纪80年代后期，DRVs工作组认识到原来的“推荐每日量”定义不够清楚，并于1991年决定采用3个新的术语来表达不同水平的营养需要：①平均需要量（estimated average requirement，EAR），表示一个人群的平均需要量；②营养素参考摄入量（reference nutrient intake，RNI），表示摄入量在此水平以上几乎可以肯定是适宜的；③低营养素参考摄入量（low reference nutrient intake，LRNI），表示摄入量低于此水平几乎可以肯定对大多数个体是不适宜的。

这一新的发展在欧洲引起了广泛兴趣。欧洲共同体食物科学委员会（EC-SCF）于1992年提出了欧共体能量和营养素摄入的建议，也主张从单一的RDAs转向使用3个不同的术语表达不同水平的需要。即：①平均需要量（average requirement，AR）；②人群参考摄入量（population reference intake，PRI）；③最低阈摄入量（lowest threshold intake，LTI）。欧共体所使用的3个术语和上述英国DRVs工作组的建议有所不同，但其代表的意义是一样的。欧共体主张这些推荐量适用于所有成员国，有利于食物自由流通，可应用于食品标签。

北欧诸国于1996年发表了北欧人营养推荐量（nordic nutrition recommendations，NNR），它以满足人体生长和生理功能的需要为前提，同时考虑了如何降低膳食相关慢性病的危险。NNR包括4个水平的推荐量：①推荐营养素振入量；②推荐营养素密度（recommended nutrient density）；③每日营养素摄入量低限；④成人每日营养素摄入量上限。

尽管欧洲共同体食物科学委员会（EC-SCF）于1992年提出了欧共体能量和营养素摄入量的建议，但所属各国并没有遵循这一建议，大多数国家又各自制定了自己的营养素推荐摄入量。自1993年起，意大利、西班牙等发表了各自的每日能量和营养素需要量建议；德国、奥地利、法国和荷兰也陆续制定和修订本国的需要量建议。

欧洲各国的人群虽然在生物学、社会文化、饮食习惯以及科学技术水平等许多方面都比较接近，但从以上的资料可以看出他们的营养素推荐摄入量有很大的差别。造成这些差别的原因主要是：不同国家在制订“推荐摄入量”的过程中采用的概念及结构框架不尽相同；设置的目标、选择的指标和资料处理方法等也存在差别。

（三）亚洲国家推荐的膳食营养素供给量（RDAs）

亚洲各国制订本国RDA的时间、人群年龄分组及建议营养素摄入量等方面都有很多差别。菲律宾是较早制订RDA的国家，1947年由菲律宾营养协会发表第一版，并于1953～1989年间由食物与营养研究所修订了6次。日本卫生福利部于1969年首次发布RDA，以后每5年修订一次。泰国于1970年制订RDA。若干亚洲国家的RDAs得到政府有关部门的高度重视，马来西亚的RDA是1975由卫生部长亲自签发；印度尼西亚1994年版RDA作为卫生部的公告发布；越南虽然迟至1996年才制订自己的RDA，但作为越南营养改善行动计划的组成部分，由卫生部长正式签署。基于社会经济、饮食文化及科学研究等多方面的差异，亚洲各国在人群年龄分组、包含的营养素及推荐的摄入量也有所不同。但从总体看，各国RDAs所包含的主要营养素基本是相同的。

二、中国“推荐的每日膳食中营养素供给量”和“膳食营养素参考摄入量”

(一) 中国“推荐的每日膳食中营养素供给量（RDAs)”的发展

我国于1937年开始研制膳食营养素需要量标准，第一个膳食营养素供给量《中国民众最低限度之营养需要》是由侯祥川主要负责制订的。1938年，中华医学会公共卫生委员会公布了这一标准，提出了在温带居住的成年人、非体力劳动者，每人每日最低能量需要2400kcal，蛋白质需要为每日每千克体重1.5g。对矿物质及维生素未作规定，只提出膳食中的能量至少应有25%来自富含矿物质及维生素的食物，儿童的膳食中这类食物所占比例应更高。当时蛋白质的需要量定得比较高，是因为考虑到中国人的膳食以植物性食物为主，蛋白质的消化率比较低，生物价也较差。对矿物质和维生素的需要则因为研究不够，还没有足够的材料来支持定量建议。1941年，郑集发表了《中国民众最低限度营养需要之管见》，主张应当根据中国人生理及营养方面的研究结果，对各年龄组人群的能量和蛋白质需要量进行调整。

1952年，中央卫生研究院营养学系编著出版的《食物成分表》中附录的“营养素需要量表（每天膳食中营养素供给标准)”纳入钙、铁和5种维生素（维生素A、维生素B_1、维生素B_2、烟酸和维生素C）的需要量。中国医学科学院营养学系于1955年修改了1952年的建议，定名为“每日膳食中营养素供给量（RDA)”。此后在有关文献中均使用这一术语来表达“适宜”营养素摄入水平。

1962年，中国生理科学会生物化学、营养学学术讨论会对1955年制定的RDA作了进一步的修订，对劳动强度分级作了说明，并提出了根据年龄和气候变化校正能量需要量的方法，增加了“氨基酸需要量的估计值”及“每日膳食中微量元素的供给量”。在1976年和1981年又分别进行了修订工作，直到1988年10月中国营养学会对RDAs作了最近一次修订，定名为“推荐的每日膳食中营养素供给量”，中国营养学会常务理事会于次年通过了“推荐的每日膳食中营养素供给量的说明”。这次修订根据新的科学知识和我国的具体情况，对年龄分组、宏量营养素的供能比及某些微量营养素的建议值作了一些调整或说明。

(二) 制定《中国居民膳食营养素参考摄入量 Chinese DRIs》

随着科学研究和社会实践的发展，国际上自20世纪90年代初期就逐渐开展了关于RDA的性质和适用范围的讨论。英国、欧洲共同体和北欧诸国先后使用了一些新的概念或术语。美国和加拿大的营养学界进一步发展了RDA的包容范围，形成了比较系统的新概念“膳食营养素参考摄入量（dietary reference intakes，DRIs)”。

中国营养学会研究了这一领域的新进展，决定引入DRIs这一新概念，制订中国居民膳食营养素参考摄入量。为此，中国营养学会成立了“制订中国居民DRIs专家委员会”及秘书组。并组成5个工作组，即：①能量及宏量营养素工作组，②常量元素工作组，③微量元素工作组，④维生素工作组，⑤其他膳食成分工作组，分别负责5个部分的撰写工作。

由于DRIs概念的发展，在营养学界沿用了数十年的RDA已经不能适应当前多方面的应用需要了。为了便于读者理解及避免在使用时与原RDA混淆，决定不再使用“推荐的每日膳食营养素供给量（RDA）”，而用“推荐营养素摄入量（recommended nutrient intakes，RNIs）”来表达推荐的每日营养素摄入量。

制订DRIs的基本根据是关于营养素的生理、营养和毒性等方面的科学研究结果。在制订中国居民的DRIs时强调使用国内资料。如果我国有相关的研究资料则重点依据国内资料制订，并参考国际资料进行必要的调整。在没有国内资料时，则有选择的参考国际资料，多数营养素都重点参考了美国最近几年的有关出版物。

经过专家们的努力，2000年10月出版了《中国居民膳食营养素参考摄入量 Chinese DRIs》，对各种营养素的理化性质、代谢、功能、推荐值、营养状况评价及主要食物来源等方面进行了系统论述。“专家委员会”还进一步将一些主要数据集中和简化，附上各项推荐值的定义和应用原则，制成“中国居民膳食营养素参考摄入量表”以便各界参考。

第二节　需要量与摄入量

一、营养素摄入不足或摄入过多的危险性

人体每天都需要从膳食中获得一定量的各种必需营养成分。如果人体长期摄入某种营养素不足就有发生该营养素缺乏症的危险；当通过膳食、补充剂或药物等途径长期大量摄入某种营养素时就可能产生一定的毒副作用。下面的图解以蛋白质为例说明摄入水平与随机个体摄入不足或过多的概率。

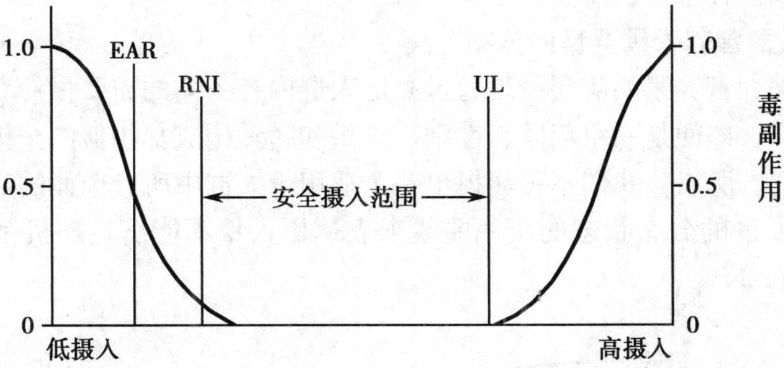

图4-2-1　摄入不足和过多的危险

如图4-2-1所示，当日常摄入量为0时，摄入不足的概率为1.0。就是说如果一个人在一定时间内不摄入蛋白质就一定会发生蛋白质缺乏病，如果一群人长期不摄入蛋白质他们将全部发生蛋白质缺乏病。随着摄入量的增加，摄入不足的概率相应降低，发生缺乏的危险性逐渐减少。当摄入量达到EAR水平时，发生营养素缺乏的概率为0.5，即有50%的机会缺乏该营养素；摄入量达到RNI水平时，摄入不足的概率变得很小，也就是绝大多数的个体都没有发生缺乏症的危险。摄入量达到UL水平后，若再继续增加就可能开始出现毒副作用。RNI和UL之间是一个“安全摄入范围”，日常摄入量保持在这一范围内，发生缺乏和中毒的危险性都很小。摄入量超过安全摄入范围继续增加则产生毒副作用的几率随之增加，理论上可以达到某一水平，机体出现毒副反应的概率等于1.0。

当然机体摄入的食物和营养素量每天都不尽相同，这里使用的“摄入量”是指在

一段时间，譬如几天、几周甚至几个月期间内的平均摄入水平。机体有很强的调节作用，不一定每天都必须准确的摄入每日的需要量。

二、营养素需要量的定义和概念

（一）营养素需要量的定义

营养素需要量是机体为了维持“适宜的营养状况”在一段时间内平均每天必须“获得的”该营养素的最低量。“适宜的营养状况”是指机体处于良好的健康状态并且能够维持这种状态。“获得的”营养素量可能是指摄入的营养素量也可能是指机体吸收的营养素量。群体的需要量是通过个体的需要量研究得到的，在任何一个人群内个体需要量都是处于一种分布状态。

（二）不同水平的营养素需要量

机体如果由膳食中摄入某种营养素不足时，首先动用组织中储存的该营养素，维持其相关的生理功能。当组织中储存的营养素已经耗空而仍得不到外界的补充，机体就可能出现临床上可以察知的功能损害，如血液化学方面的改变。缺乏再进一步发展，就会出现明显的与该营养素有关的症状、体征，发生了营养缺乏病。可见，维持“良好的健康状态”可以有不同的层次标准，机体维持“良好的健康状态”对营养素的需要量也可以有不同的水平。

预防明显的临床缺乏症的需要，满足某些与临床疾病现象有关或无关的代谢过程的需要，以及维持组织中有一定储存的需要是3个不同水平的需要。所以在讨论需要量时应当说明是指何种水平的需要。

（三）人群营养素需要量的分布

人群对某种营养素的需要量是通过测定人群内各个体的需要量而获得的。由于生物学方面的差异，即便是一组年龄、性别、体重和膳食构成都相似的个体，他们的需要量也都是不同的。所以，我们不可能提出一个适用于人群中所有个体的需要量，只能用人群内个体需要量的分布状态的概率曲线来表达摄入量不能满足随机个体需要的概率变化。（见图4-2-2）

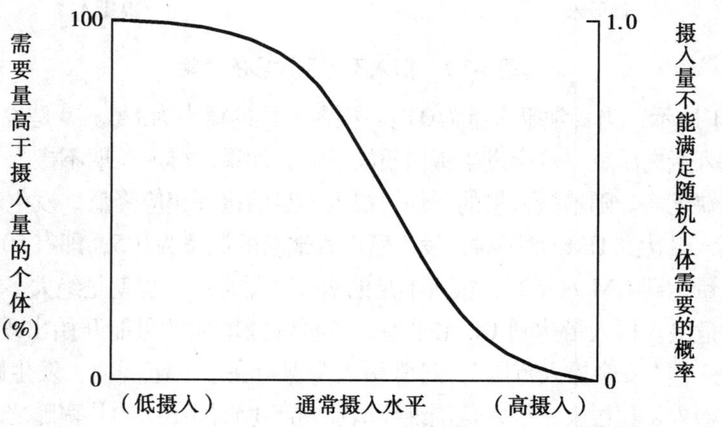

图4-2-2 需要量分布状态的概率表达

为确定一个人群的营养素需要量，首先必须了解该群体中个体需要量的分布状态。如果资料充足，应尽可能以“平均需要量±标准差”来表示。

（四）需要摄入的量和需要吸收的量

在营养素需要量定义中已经提到“需要量”可能是指需要由膳食中摄入的量，也可能是指机体需要吸收的量。有些营养素吸收率很低，需要由膳食摄入的量远高于机体需要吸收的量，在讨论时就必须明确是需要摄入的量还是需要吸收的量。例如铁的吸收率只有膳食摄入量的5%～15%，一个体重65kg的成年男子，每天需要吸收铁0.91mg，而他需要摄入的铁则应为每天6.1～18.2mg（随膳食类型而异）。有些营养素的吸收率很高，如维生素A、维生素C等，通常可以吸收膳食中摄入量的80%～90%。所以在实际应用中就没有必要区分是需要摄入的量还是需要吸收的量而笼统的称为“需要量”。

（五）能量推荐摄入量的特点

能量不同于蛋白质和其他营养素，人群的能量推荐摄入量等于该人群的能量平均需要量，而不是像其他营养素那样等于平均需要量加两倍标准差。假定个体的摄入量与需要量之间并无联系，当某一群体的平均能量摄入量达到其推荐摄入量时，随机个体摄入不足和摄入过多的概率各占50%（图4-2-3）。而当某一群体的平均蛋白质摄入量达到推荐摄入量时，随机个体摄入不足的概率仅为2%～3%（图4-2-2）。因为个体间需要量的差异相当大，推荐的摄入量只能建立在某种概率的基础上。能量推荐摄入量等于该人群的平均需要量；而蛋白质及其他营养素的推荐摄入量是能满足第95百分位的需要，或97%～98%的个体需要的水平。

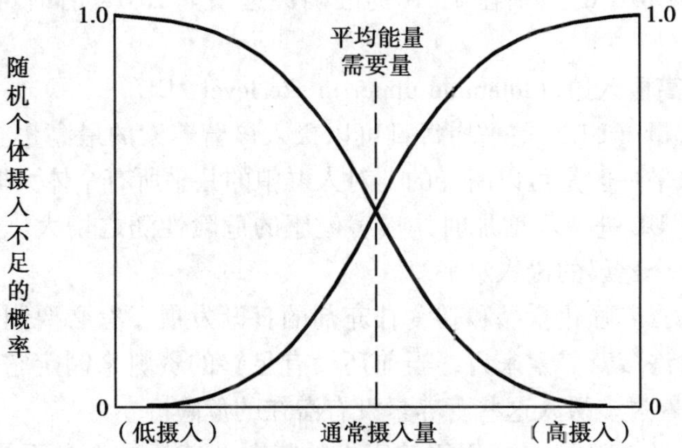

图4-2-3　能量摄入水平与随机个体摄入量不足或过多的概率

第三节　膳食营养素参考摄入量（DRIs）

一、膳食营养素参考摄入量的定义和概念

膳食营养素参考摄入量（dietary reference intakes，DRIs）是一组每日平均膳食营养素摄入量的参考值，它是在“推荐的每日膳食营养素供给量（RDAs）”基础上发展起

来的，但在表达方式和应用范围方面都已发生了根本变化。包括四项内容：

（一）平均需要量（estimated average requirement，EAR）

EAR是群体中各个体需要量的平均值，是根据个体需要量的研究资料计算得到的。EAR是能够满足群体中50%的成员的需要，不能满足另外50%的成员的需要的水平。EAR是制定RNI的基础。

（二）推荐摄入量（recommended nutrient intake，RNI）

RNI相当于传统使用的RDA，是可以满足某一群体中绝大多数（97%～98%）个体需要量的摄入水平。长期摄入RNI水平，可以满足身体对该营养素的需要，保持健康和维持组织中有适当的储备。RNI的主要用途是作为个体每日摄入该营养素的目标值。

RNI是以EAR为基础制订的。如果已知EAR的标准差，则RNI定为EAR加两个标准差，即RNI = EAR + 2SD。如果关于需要量变异的资料不够充分，不能计算SD时，一般设EAR的变异系数为10%，这样RNI = 1.2 × EAR。

（三）适宜摄入量（adequate intake，AI）

当某种营养素的个体需要量的资料不足，没有办法计算出EAR，因而不能求得RNI时，可设定适宜摄入量来代替RNI。AI不是通过研究营养素的个体需要量求出来的，而是通过对健康人群摄入量的观察或实验获得的。例如纯母乳喂养的足月产健康婴儿，从出生到4～6个月，他们的营养素全部来自母乳。母乳中供给的各种营养素量就是他们的AI值。AI的主要用途是作为个体营养素摄入量的目标。

AI与RNI相似之处是二者都用作个体摄入量的目标，能够满足目标人群中几乎所有个体的需要。AI和RNI的区别在于AI的准确性远不如RNI，有时可能明显的高于RNI。

（四）可耐受最高摄入量（tolerable upper intake level，UL）

可耐受最高摄入量（UL）是平均每日可以摄入该营养素的最高量。“可耐受”的含义是指这一摄入水平一般是可以耐受的，对人群中的几乎所有个体大概都不至于损害健康。当摄入量超过UL进一步增加时，损害健康的危险性随之增大。UL是日常摄入量的高限，并不是一个建议的摄入水平。

鉴于我国近年来营养强化食品和膳食补充剂的日渐发展，有必要制定营养素的UL来指导安全消费。对许多营养素来说，当前还没有足够的资料来制定它们的UL，所以没有UL值并不意味着过多摄入这些营养素没有潜在的危险。

应当特别强调的是：DRIs是应用于健康人的膳食营养标准，它不是一种应用于患有急性或慢性病的人的营养治疗标准，也不是为患有营养缺乏病的人设计的营养补充标准。

二、制定营养素参考摄入量的依据资料来源和评价

制定营养素参考摄入量的依据可能涉及动物实验研究资料，人体代谢研究资料，人群观测研究资料和随机临床研究资料等。这些不同来源的资料各有其优缺点，使用时要充分考虑其各自的特点。

（一）动物实验研究

用动物模型进行营养素需要量的研究有明显的优势，可以很好的控制营养素摄入水平、环境条件，甚至遗传特性等因素，获得准确的数据。动物实验研究的缺点是动物和人体需要的相关性可能不清楚，即难以确定由动物实验得到的数据怎样应用到人体是合理的。而且，某些剂量水平和给予途径对动物可以使用，在人体可能是不适用的。

（二）人体代谢研究

在代谢实验室中进行人体研究可以得到很有价值的资料。预防营养素缺乏病的人体需要量资料多数是通过这种研究获得的。代谢研究可以严格掌握受试者营养素的摄入量和排出量，并且可以重复采取血样等来测定营养素摄入量和有关生物标志物间的关系。通常研究者用“营养素平衡实验”探讨该营养素的适宜营养状况，用“耗竭-饱和”实验测定受试对象在膳食营养素缺乏或边缘缺乏时的表现，以及补充已知量的营养素纠正缺乏症的效果。

代谢实验资料在制订 DRI 中受到特别的重视。但是，这一类的资料也有一定的缺陷，或者说这类资料在应用中也有一定的局限性。首先，这类实验的期限只能从数日至数周，所得结果是否能代表长时期的代谢状态难以确定；其次，受试对象的生活受到明显的限制，所得结果不一定能代表完全自由生活的人们。而且代谢试验费时费钱，受试者的数目不可能很多，观测的营养素摄入水平也只能是有限的。

（三）人群观测研究

对特定的人群进行流行病学观测的结果能够比较直接的反映自由生活的人们的情况，可以比较有力的表明营养素摄入量与疾病风险的相关性。但是，相关并不能说明是因果关系，如果在不同的人群中重复观察到同样的相关性也可以判断有因果关系。近年来，实验技术迅速发展，使用暴露、敏感性和疾病有关的生物标志物的研究增多。这一发展在膳食和健康关系研究中有广阔的前景，预期可以更准确的评估营养素及其他膳食成分对健康的影响。

这种研究方法的弱点是：在人群流行病学研究中，难以控制各种混杂因素，人们日常膳食的组成十分复杂，包含多种与观察的营养素密切相关的因素，分析或排除混杂因素的影响相当困难；在每一个特定的人群中营养素摄入水平彼此差别不大，即使该营养素确实对人群发生某种疾病有重要影响，也往往不能观察到明显的差别；而且许多群体或个案对照研究要依靠受试者本人提供膳食资料，重复调查发现同一个体在不同时间报告的食物摄入量差别很大。另外，由于种族、年龄及体型等方面的差异，报告者在食物种类和数量的描述中也可能有系统性偏差，例如肥胖者倾向于低估自己的能量摄入。因此，依赖自我报告膳食资料的分析流行病学方法有一定的限制。使用客观指标（生物标志）进行群体研究可以避免主观的系统误差，但也还不能有效的解决混杂因素的影响。

（四）随机性临床研究

随机性临床研究，即把受试对象随机分组，摄入不同水平的营养素，进行临床试验，可以限制在人群观测研究中遇到的混杂因素的影响。这种研究，如果观测的例数足够，不仅可以控制已知混杂因素，而且可以控制未知的可能有关的因素，因而可以更为敏感的发现在人群观测研究中不能发现的影响。

此类研究也有它的缺陷，接受试验的对象可能是一个选择性的亚人群，实验结果不一定适用于一般人群；一个试验只能研究少数营养素或营养素组合，一两个摄入水平；膳食补充实验一般观察期间较短。我们知道，膳食的影响都是长期的结果，尤其在研究慢性病时，在试验前长时间的膳食营养状况可能比试验膳对疾病有更强的影响。

总之，每一种研究资料都有其优势和缺陷。在探讨暴露因素与机体反应的因果关系时要综合考虑各种证据，并对资料的质量及形成的基础，即可信性进行适当的评估。

第四节 用膳食营养素参考摄入量评价膳食

膳食营养素参考摄入量的应用包括评价膳食和计划膳食两个方面。在评价膳食工作中，用它作为一个尺度，来衡量人们实际摄入的营养素量是否适宜；在计划膳食工作中，用它作为营养状况适宜的目标，建议如何合理的摄取食物来达到这个目标。

一、应用 DRIs 评价个体摄入量

膳食评价是营养状况评价的重要组成部分。虽然根据膳食这一项内容不足以确定一个人的营养状况，但把一个人的营养素摄入量与其相应的 DRIs 进行比较还是合理的。为了获得可靠的结果，需要准确的收集膳食摄入资料，正确选择评价参考值，并且合理的解释所得的结果。评价一个人的营养状况的理想方法是把膳食评价结果和体格测量、生化检验及临床观察资料结合起来进行分析。

（一）用平均需要量（EAR）评价个体摄入量

对某个体的膳食进行评价是为了说明该个体的营养素摄入量是否能满足其需要量。但是，要直接比较一个人的摄入量和需要量是很困难的。我们不可能对观察的个体进行各种营养素的需要量研究，所以不知道这个特定个体的需要量；我们也几乎得不到个体真正的日常摄入量，因为他/她每天的摄入量都是不同的，而且对摄入量进行测定总会有误差。理论上一个人摄入某营养素不足的几率可以用日常摄入量及该营养素的平均需要量和标准差进行计算。实际上我们只能评估在一段时间内观察到的摄入量是高于还是低于相应人群的平均需要量进行判断。

在实际应用中，观测到的摄入量低于 EAR 时可以认为必须提高，因为摄入不足的几率高达 50%；通过很多天的观测，摄入量达到或超过 RNI 时，或虽系少数几天的观测但结果远高于 RNI 时可以认为摄入量是充足的。摄入量在 EAR 和 RNI 之间者要确定摄入量是否适宜相当困难，为了安全起见，还是应当进行改善。

（二）用最高可耐受摄入量（UL）评价个体摄入量

用 UL 衡量个体摄入量是将观测到的摄入量和 UL 进行比较，推断该个体的日常摄入量是否过高，以致可能危及健康。对于某些营养素，如维生素 B_1 和叶酸摄入量可以只计算通过补充、强化和药物途径的摄入，而另外一些营养素如铁及维生素 A 等，则应把食物来源也包括在内。

UL 是一个对一般人群中绝大多数个体（包括敏感个体），大概不会危害健康的摄入量上限。如果日常摄入量超过了 UL 就有可能对某些个体造成危害。有些营养素过量摄入的后果比较严重，有的后果甚至是不可逆的。所以摄入量一旦超过了 UL 一定要认真对待。

总体来说，在任何情况下一个人的真正需要量和日常摄入量只能是一个估算结果，因此对个体膳食适宜性评价结果都是不够精确的，应当结合该个体其他方面的材料谨慎地对结果进行解释。

二、应用 DRIs 评价群体摄入量

评价群体营养素摄入量需要关注两个方面的问题：一是人群中多大比例的个体对某种营养素的摄入量低于其需要量？二是有多大比例的人日常摄入量很高，可能面临健康风险？要正确评价人群的营养素摄入量，需要获得准确的膳食资料、选择适当的参考值、调整个体摄入量变异的分布及影响因素、并对结果进行合理的解释。

人群中个体对某营养素的摄入量和需要量都彼此不相同。如果我们知道人群中所有个体的日常摄入量和需要量，就可以直接算出摄入量低于其需要量的人数百分数，确定有多少个体摄入不足。但实际上我们不可能获得此种资料，只能用适当的方法来估测人群摄入不足的几率。

（一）用 EAR 评价群体营养素摄入量

在实际工作中，评价群体摄入量是否适宜有两种方法，即“概率法”和“平均需要量切点法”。不管何种方法都是用 EAR 来估测摄入不足的可能。

1. 概率法（probability method）　这是一种把群体内需要量的分布和摄入量的分布结合起来的统计学方法。它产生一个估测值，表明有多大比例的个体面临摄入不足的风险。本法的概念很简单，即摄入量极低时摄入不足的几率很高，而摄入量很高时摄入不足的几率可以忽略不计。概率法由人群需要量的分布获得每一摄入水平的摄入不足危险度，由日常摄入量的分布获得群体内不同的摄入水平及其频数。为了计算每一摄入水平的摄入不足危险度，需要知道需要量分布的平均值（EAR）或中位需要量，变异度及其分布形态。实际上，有了人群需要量的分布资料以后，对每一摄入水平都可以计算出一个摄入不足危险度，再加权平均求得人群的摄入不足的概率。没有 EAR 的营养素，不能用概率法来计算群体中摄入不足的概率。

2. 切点法（cut-off method）　EAR 切点法比概率法简单。如果条件合适，效果也不亚于概率法。使用这种方法的条件是：营养素的摄入量和需要量之间没有相关；群体需要量的分布可以认为呈正态分布；摄入量的变异要大于需要量的变异。根据现有的知识，我们可以假定凡已制定了 EAR 和 RNI 的营养素都符合上述条件，都可以用本法进行评价。

EAR 切点法不要求计算每一摄入水平的摄入不足危险度，只需简单的计数在观测人群中有多少个体的日常摄入量低于 EAR。这些个体在人群中的比例就等于该人群摄入不足个体的比例。

3. 对摄入量分布资料的调整　不管采用何种方法来评估群体中营养素摄入不足的概率，日常摄入量的分布资料是必不可少的。为获得此资料必须对观测到的摄入量进行调整以排除个体摄入量的日间差异（个体内差异）。经过调整后的日常摄入量分布应当能够更好地反映个体间的差异。要对摄入量的分布进行调整至少要观测一个有代表性的亚人群，其中每一个体至少有连续三天的膳食资料或者至少有两个独立的日膳食资料。如果摄入量的分布没有得到适当的调整（包括个体内差异调整和调查有关因素如访谈

方法，询问顺序等的调整）则不论用上述的哪种方法均难以正确估测摄入不足的比例。

4. 用EAR评价群体营养素摄入量举例 某小学校调查7~10岁儿童458人，膳食锌摄入量平均为10.2mg/d，范围为4.3~19.2mg/d，其中139人的摄入量<9.7mg/d（7~10岁儿童的EAR值），占30.3%；61人的摄入量>13.5mg/d（7~10岁儿童的RNI值），占13.3%；218人的摄入量>9.7mg/d <13.5mg/d，占47.6%。

那么，对于该人群锌营养状况就可以这样评价：该校7~10岁学生的锌摄入量偏低，有大约30%的学生摄入不足，应当积极改善；只有约13%的学生摄入量充足；其余约48%的学生摄入量处于不足和充足之间，可能也需要加以改善。

（二）用适宜摄入量（AI）评估群体摄入量

1. AI值在评价群体膳食中的作用 一种营养素的AI值可能是根据实验研究推演来的，也可能是依据实验资料和人群流行病学资料结合制定的，在有关报告中对某营养素AI值的来源及选用的评估标准都应当有具体的说明。当人群的平均摄入量或中位摄入量等于或大于该人群的营养素AI时，可以认为人群中发生摄入不足的几率很低。当平均摄入量或中位摄入量在AI以下时，则不可能判断群体摄入不足的程度。营养素的AI和EAR之间没有肯定的关系，所以不要试图从AI来推测EAR。

2. 实际应用AI值评价举例 实际上有些重要的营养素目前还只有AI值，而人群的平均摄入量又往往在AI之下。理论上我们不能评价这些营养素的摄入量是否适宜，但实际工作往往还有必要作一定的评估。在这种情况下，可以把摄入量的分布状况用百分位表示，对其是否适宜进行一个描述性的评估。例如：

对某大学新生（18~19岁）520名进行膳食调查，发现其钙高摄入量偏低，平均为466mg/d，范围为218mg/d~1048mg/d。这些学生的钙摄入量的分布状态，用百分位法表示如表4-2-1所示：

表4-2-1 某大学新生钙摄入量的分布状态（百分位）

分位数	3	10	25	50	75	90	97
mg/d	243	303	368	422	664	782	1002

这组学生的平均摄入量远低于其相应的AI值（800mg/d），理论上不能评价这个人群的钙营养状况，但是在观察其分布状况后（假定第208人的摄入量为399mg/d，第471人的摄入量为801mg/d），我们可以进行如下描述：该人群的平均钙摄入量远低于推荐的适宜水平（800mg/d），在观察的520人中有208人（占40%）的摄入量低于推荐量的半数，只有49人（占7.9%）摄入量达到了适宜水平。

（三）用UL评估群体摄入量

UL用于评估摄入营养素过量而危害健康的风险。根据日常摄入量的分布来确定摄入量超过UL者所占的比例，日常摄入量超过UL的这一部分人可能面临健康风险。进行此种评估时，有的营养素需要准确获得各种来源的摄入总量，有的营养素只需考虑通过强化、补充剂和作为药物的摄入量。

在人群中要根据日常摄入量大于UL的资料来定量评估健康风险是很困难的，因为在推导UL时使用了不确定系数。不确定系数反映在推导过程的多个环节上都可能存在一定程度的不准确，这些环节包括：相关的营养素摄入量资料，健康危害的剂量反应关系资料，由动物实验资料外推的过程，健康危害作用的严重程度评估以及人群的敏感性差异等方面。当前只能把UL作为安全摄入量的切点来使用。必须取得更多、更准确的人体研究资料之后，才有可能比较有把握地预测摄入量超过UL所带来的危害程度。

三、减少应用DRIs进行膳食评估的潜在差误

应用DRIs进行膳食评价，有若干环节可以影响其准确性，如：参考值的选择是否恰当，膳食资料是否完全，食物成分资料是否准确，取样设计和方法是否适当等。在实际工作中要特别注意以下几点：

1. 不宜用平均摄入量来评估人群摄入水平　平均摄入量或中位摄入量一般不能用于评估人群摄入量是否适宜。过去经常把平均摄入量和RDA比较，特别是当平均摄入量等于或大于RDA时就得出“本人群的膳食营养素摄入量达到了推荐的标准，因而是适宜的”的结论。这种用法是不正确的，因为摄入不足的概率决定于日常摄入量的分布形态和变异程度，而不决定于平均摄入量。但是，对于大多数营养素来说为了要保证摄入不足者的比例很低，的确平均摄入量要超过RNI；而且，日常摄入量的变异比需要量的变异越大，则平均摄入量超过RNI也要越多才能保证人群中只有少数个体有摄入不足的危险。如果人群的平均摄入量等于RNI则人群中会有相当比例的个体其日常摄入量低于需要量，因为人群对某种营养素摄入量的变异一般总会大于其需要量的变异。如果用平均摄入量和EAR比较就需要更加小心，如果平均摄入量等于EAR，大概有半数的人该营养素的摄入量低于其需要量。

2. 不宜用RNI来评估人群摄入不足的流行　根据定义，RNI是一个能满足人群中97%～98%的个体需要的摄入水平（假定人群的需要量呈正态分布）。如果用RNI作为切点，把摄入量低于RNI的个体判断为摄入不足，结果必然严重的高估了摄入不足的比例。摄入量在RNI和EAR之间的人，绝大部分应当属于摄入量适宜的范畴，所以不能用RNI来评估人群摄入营养素不足的流行。

3. 不宜用食物频数问卷资料评价人群摄入量　评估人群的膳食营养素摄入必须有人群日常摄入量的分布资料，因而需要每一个体的定量的膳食资料。半定量的食物频数问卷资料一般不宜用于评价人群摄入量是否适宜。

4. 要特别注意能量与蛋白质及其他营养素不同　能量没有EAR和RNI的区别，或者说它的EAR等于它的RNI。为了避免混淆，近期文献上使用了“平均能量需要量（EER）”来表述能量的参考摄入量，不再使用EAR或RNI来表述能量参考值。

总之，对群体膳食资料进行评价需要掌握营养素摄入量的分布和营养素需要量分布资料，选择适当的参考值来评估摄入不足或摄入过多的危险。对于有EAR的营养素，摄入量低于EAR者在群体中占的百分数即为摄入不足的比例数。不宜把人群的平均摄入量和RNI直接比较来评估群体营养素摄入水平。对于有AI的营养素，最多就是比较群体平均摄入量或中位摄入量和AI的关系；但当平均摄入量低于AI时，没有办法判断摄入不足的比例。日常摄入量超过UL者所占的百分数就是人群中有过量摄入风险的比例。

第五节 用膳食营养素参考摄入量计划膳食

计划膳食的目的是让消费者获得营养充足而又不过量的饮食。计划膳食工作可以在不同的水平上进行，可以是简单的为个体计划食物采购和餐饮配制；可以为群体编排食谱和计划食物采购；可以是更大规模的计划，如一个政府部门制定地区性营养改善计划或食物援助项目等。

一、用膳食营养素参考摄入量为个体计划膳食

为个体计划膳食的目的是使个体的营养素摄入量接近其推荐摄入量或者是适宜摄入量，包括设定适宜的营养素摄入目标和制定食物消费计划两个步骤。

（一）设定营养素摄入目标

设定适宜的营养素摄入目标要考虑到已经建立了DRIs的所有营养素。应当使各种营养素的摄入量都在安全摄入范围之内，即都能达到各自的RNI或AI，而又不超过它们的UL。能量的RNI等于它的EAR，所以在计划膳食中能量摄入量时，应当用平均能量需要量（EER）作为惟一参考值。而且要随时检测体重，根据体重的情况适时的调整能量目标，使保持适宜体重。同时要考虑膳食的构成，使能量的来源分布合理。如中国营养学会根据中国人的饮食实际，建议成年人来自脂肪的能量应在20%～30%之间。

（二）制定膳食计划

制定膳食计划常用以食物为基础的膳食指南作依据。以往营养学界都用RDA作标准，通过多种途径指导人们的食物消费。在欧美发达国家，食物的营养成分标注比较规范，计划者常利用食物标签来计划膳食。这种方法方便快捷，容易使用。但是，用食品标签上的资料可以估算宏量营养素的情况，却难以反映微量营养素含量及其与当前的推荐摄入量的符合程度。特别是当膳食参考标准进行修改以后，食品标签上的标注必然和新标准脱节。在这种情况下个体进行膳食计划就必须依靠更加详细的食物营养成分资料，如食物成分表。

我国的食物营养标签系统还未成熟，尚不足以作为计划膳食的工具。计划人员在实际工作中可以使用《中国居民膳食指南》和《平衡膳食宝塔》制定食物消费计划，然后再根据食物营养成分数据复查计划的膳食是否满足了RNI和AI又不超过UL水平。就全国来讲，还需要根据各地食物生产和供应的实际情况，调整《平衡膳食宝塔》所列举的各类食物中各种具体食物品种的搭配。如果有本地的食物成分表，最好根据当地的食物营养成分来验证计划的膳食能否提供了充足的营养素。在特定的情况下，也可能需要用强化食品甚至用一些营养补充剂来保证特定营养素的供给。

二、用膳食营养素参考摄入量为群体计划膳食

为群体计划膳食的目的是确定一种日常摄入量的分布，在这种分布状态下摄入不足或摄入过量的概率都很低。计划群体膳食需要分步骤进行，即确定营养目标、计划怎样达到这些目标及评估这些目标是否都达到了。为人群计划膳食的方法要根据人群的特点来决定，主要看该人群是一个均匀的群体（如年龄、性别、劳动状况等比较一致），还

是由若干营养素需要量不同的亚人群组成的不均匀的群体。

（一）为均匀性群体计划膳食

为一个均匀性群体计划膳食，主要步骤包括：确定计划目标，即对每一种营养素确定一个摄入不足和摄入过量风险的概率；计算每一种营养素的“靶日常营养素摄入量分布”（target usual nutrient intake distribution）；设计食谱使它能够达到“靶日常营养素摄入量分布”；评估计划的结果。

1. 确定计划目标　确定计划目标就是要确定可以允许人群中有多大比例的个体有摄入不足的危险和有多大的比例有摄入过量的潜在危险。对于每一种有 EAR 和 UL 的营养素都要作出这种决定。惯常的做法是允许有 2% ~3% 的人有摄入不足的危险，另有 2% ~3% 的人有摄入过量的危险。但是对于不同的营养素或针对特定的人群，这个百分数可以由计划者根据需要和可能进行调整。对于只有一个 AI 值的营养素，应当设置人群摄入量的中值等于 AI 值。能量摄入量的目标应该设定为这个人群的平均能量需要量（EER）。另外，计划者一般都需要考虑宏量营养素的分配目标，如蛋白质、脂肪各自提供的能量百分数应当是适宜的。

2. 设置“靶日常营养素摄入量分布”　设置“靶日常营养素摄入量分布”，是为了能保证这一个群体中在绝大多数情况下摄入不足的概率和摄入量过多的概率都很低。对于有 EAR 和 UL 的营养素，都可以用群体中摄入量低于平均需要量的个体所占的比例表示摄入不足的概率，摄入量超过 UL 的个体所占的比例表示摄入量过多的概率。

为了设置“靶日常营养素摄入量分布”，需要使用对相关人群的日常营养素摄入量分布资料。如果计划人员没有该人群的摄入量分布资料，就需要借用类似群体的摄入量分布资料来设计一个摄入量分布的资料。人群营养素摄入量分布极少有正态分布，不可能根据平均值和标准差来确定其分布状态，所以一般都需要了解营养素摄入量的百分位分布。

已有的营养素摄入量分布资料，一般不可能刚好处于满足确定的计划目标的位置，所以计划者必须把它上移或下移，也就是要加上或减去一定量的营养素，使经过处理以后的摄入量分布状态能够满足确定的计划目标。这个经过调整的，处于正确位置的摄入量分布就变成了“靶日常营养素摄入量分布”，也可称为营养素摄入量期望分布。假定：9 ~13 岁女孩锌的 EAR 是 7mg/d，某学校营养状况调查结果显示，9 ~13 岁女孩有 10% 摄入量低于 EAR，如果确定的计划目标是让只有 3% 的孩子摄入量低于 EAR，那么摄入量就需要增加。需要增加的量就是当前摄入量分布的第三百分位和摄入量期望分布的第三百分位之间的差。当前分布和期望分布的第三百分位分别是 6. 1mg/d 和 7. 0mg/d，差别为 0. 9mg，这就需要把当前摄入量的分布向上移动 0. 9mg/d，以便使只有 3% 的孩子的摄入量低于 EAR。

为了使摄入量的分布能够保证摄入营养素过量的概率也很低，需要采用同样的步骤。再次使用上述锌的例子，9 ~13 岁女孩锌的 UL 是 23mg/d，她们当前摄入量分布的第 97 分位是 15. 5mg，所以即便摄入量的分布向上移动 0. 9mg/d，这个新产生的摄入量分布第 97 分位是 16. 4mg，还是低于她们的锌的 UL。这样经过调整得到的“靶日常营养素摄入量分布”可以满足计划设置的摄入量不足和过量的概率目标。

“靶日常营养素摄入量分布”的中值是一个有用的数据，可以用来作为编制食谱的基本依据。假定摄入量分布的形态不因计划过程而改变，“靶日常营养素摄入量分布”的中间值应该是当前摄入量分布的中间值加上一个量，这个量是为了达到“靶日常营养素摄入量分布”所需要移动的量。继续使用上面锌的例子，这个需要移动的量是每天加上0.9mg；女孩当前摄入量分布的中值是9.4mg/d，所以“靶日常营养素摄入量分布”中值应当是9.4mg+0.9mg，即10.3mg/d。

3. 编制“靶日常营养素摄入量分布”食谱　在每一种我们关心的营养素都已经设置出一个“靶日常营养素摄入量分布”以后，就需要把这个“靶”通过食谱来变为现实。编制食谱涉及到以下步骤：

（1）为食谱确定营养素含量目标：一般可以用“靶日常营养素摄入量分布”的中值作为食谱营养素含量的目标。食谱的营养素含量应该计划的比较富裕，因为在绝大多数集体供餐的条件下，营养素的摄入量都要一定程度的低于食物所提供的营养素含量，也就是食物并没有被全部摄入。

在确定食谱的营养素含量目标的时候，必须对所有观察的营养素都设立一个目标。对于只有AI的营养素没有办法评价摄入不足的概率，可以直接用AI作为计划这些营养素含量的目标。食谱的营养素含量应能达到消费人群的AI值。确定食谱的能量含量目标，需要计算人群平均能量需要量（EER）或当前能量摄入量分布的平均值。同时必须对体重进行检测。

（2）决定供应什么食物实现摄入量目标：这一过程计划者一般都要靠以食物为基础的膳食指南来完成，如“中国居民平衡膳食宝塔”就是把营养素目标转换成食物消费量的良好范例。另外还需要参考已经出版的或用过的一些食谱，选择那些提供的营养素大概能够达到适宜摄入水平的设计作为参考。通常需要用一定的营养计算软件来进行计算，完成食物和营养素的互相转换。对宏量营养素的合理分配也应同时加以考虑。

4. 评估计划膳食的结果　结果评估是计划群体膳食中一个非常重要的环节，需要根据“应用DRIs评价群体摄入量”中所说的方法，判定是否达到了计划的目标。计划膳食是一个多环节的连续性的工作过程，有许多因素能够影响结果的可靠性。所以必须根据评价的结果对计划进行相应的修改。

（二）为不均匀的群体计划膳食

如果群体当中对营养素或/和能量需要不是一致的，可以用不同的方法进行计划。可以把最脆弱的亚人群，即营养素的需要量相对他们的能量需要最高的亚人群作为目标制定计划。在不可能把最脆弱人群作为目标的情况下可以用营养素密度法进行计划。营养素密度的定义是一种食物或膳食中所含有的营养素和它的能量含量比，它的表示方法是每1000kcal的营养素重量单位数，例如：50mg/1000kcal。

1. 简单营养素密度法（simple nutrients density method）　这种方法要求首先确定一个营养素摄入目标中值与平均能量需要量之比最高的亚人群，再用这个亚人群的营养素摄入量目标中值作为计划这个不均匀人群食谱的营养素密度目标。例如一个由男、女混合组成的人群，假设男人的维生素C摄入量目标中值为138mg/d，女人的维生素C摄入量目标中值为116mg/d，假如男性的平均能量需要量为2600kcal/d，女人的平均能量需要量是1800kcal/d，男性维生素C摄入量目标中值，用密度表示即52mg/1000kcal，女性的摄入目标中值即64mg/1000kcal。女性需要膳食中的维生素C的密度高于男性，计划者就用女性的维生素 C 摄入量目标中值 64mg/1000kcal 作为计划食谱的依据，而且推测这个食谱也可以满足男性维生素 C 的摄入目标。

2. 靶营养素密度分布法（target nutrients density distribution method）　靶营养素密度分布法是一种为不均匀人群计划膳食的新方法，即为每一个亚人群建立一个“靶营养素密度分布”，从这些靶分布当中再选择最高的那个密度分布中值，作为计划这个群体膳食的营养素密度目标。本方法要求：获得每一个亚人群日常营养素摄入量的靶分布；把每个亚人群的日常营养素摄入量的靶分布和日常能量摄入量分布相结合，得到一个用密度表示的日常营养素摄入量的靶分布；比较每一个亚人群的摄入量密度目标中值，找出最高的营养素密度中值，设定为整个人群的计划目标。

根据需要量最高的亚人群来确定摄入量中值有可能大大超过其他亚人群的需要。在需要量较低的亚人群当中，可能超过了有些成员的可耐受最高摄入量，计划者必须考虑到这种危险性。在这种情况下可考虑采用营养教育或者营养素补充的途径来满足需要量最高的亚人群的需要更为适宜。

第三章 膳食结构与膳食指南

第一节　膳食结构概论

一、膳食结构的基本概念

膳食结构是指膳食中各类食物的数量及其在膳食中所占的比重。一般可以根据各类食物所能提供的能量及各种营养素的数量和比例来衡量膳食结构的组成是否合理。一个地区膳食结构的形成与当地生产力发展水平，文化、科学知识水平以及自然环境条件等多方面的因素有关。不同历史时期、不同国家或地区、不同社会阶层的人们，膳食结构往往有很大的差异。膳食结构不仅反映人们的饮食习惯和生活水平高低，同时也反映一个民族的传统文化，一个国家的经济发展和一个地区的环境和资源等多方面的情况。从膳食结构的分析上也可以发现该地区人群营养与健康、经济收入之间的关系。由于影响膳食结构的这些因素是在逐渐变化的，所以膳食结构不是一成不变的，通过适当的干预可以促使其向更利于健康的方向发展。但是这些因素的变化一般是很缓慢的，所以一个国家、民族或人群的膳食结构具有一定的稳定性，不会迅速发生重大改变。

二、不同类型膳食结构的特点

膳食结构类型的划分有许多方法，但最重要的依据仍是动物性和植物性食物在膳食构成中的比例。根据膳食中动物性、植物性食物所占的比重，以及能量、蛋白质、脂肪和碳水化合物的供给量作为划分膳食结构的标准，可将世界不同地区的膳食结构分为以下四种类型。

（一）动植物食物平衡的膳食结构

该类型以日本为代表。膳食中动物性食物与植物性食物比例比较适当。其特点是：谷类的消费量为年人均约94kg；动物性食品消费量为年人均约63kg，其中海产品所占比例达到50%，动物蛋白占总蛋白的42.8%；能量和脂肪的摄入量低于以动物性食物为主的欧美发达国家，每天能量摄入保持在2000kcal左右。宏量营养素供能比例为：碳水化合物57.7%，脂肪26.3%，蛋白质16.0%。

该类型的膳食能量能够满足人体需要，又不至于过剩。蛋白质、脂肪和碳水化合物的供能比例合理。来自于植物性食物的膳食纤维和来自于动物性食物的营养素如铁、钙等均比较充足，同时动物脂肪又不高，有利于避免营养缺乏病和营养过剩性疾病，促进健康。此类膳食结构已经成为世界各国调整膳食结构的参考。

（二）以植物性食物为主的膳食结构

大多数发展中国家如印度、巴基斯坦、孟加拉和非洲一些国家等属此类型。膳食构成以植物性食物为主，动物性食物为辅。其膳食特点是：谷物食品消费量大，年人均为200kg；动物性食品消费量小，年人均仅10～20kg，动物性蛋白质一般占蛋白质总量的10%～20%，低者不足10%；植物性食物提供的能量占总能量近90%。该类型的膳食能量基本可满足人体需要，但蛋白质、脂肪摄入量均低，来自于动物性食物的营养素如铁、钙、维生素A摄入不足。营养缺乏病是这些国家人群的主要营养问题，人的体质较弱、健康状况不良、劳动生产率较低。但从另一方面看，以植物性食物为主的膳食结构，膳食纤维充足，动物性脂肪较低，有利于冠心病和高脂血症的预防。

（三）以动物性食物为主的膳食结构

是多数欧美发达国家如美国、西欧、北欧诸国的典型膳食结构。其膳食构成以动物性食物为主，属于营养过剩型的膳食。以提供高能量、高脂肪、高蛋白质、低纤维为主要特点，人均日摄入蛋白质100g以上，脂肪130～150g，能量高达3300～3500kcal。食物摄入特点是：粮谷类食物消费量小，人均每年60～75kg；动物性食物及食糖的消费量大，人均每年消费肉类100kg左右，奶和奶制品100～150kg，蛋类15kg，食糖40～60kg。

与植物性为主的膳食结构相比，营养过剩是此类膳食结构国家人群所面临的主要健康问题。心脏病、脑血管病和恶性肿瘤已成为西方人的三大死亡原因，尤其是心脏病死亡率明显高于发展中国家。

（四）地中海膳食结构

该膳食结构以地中海命名是因为该膳食结构的特点是居住在地中海地区的居民所特有的，意大利、希腊可作为该种膳食结构的代表。膳食结构的主要特点是：①膳食富含植物性食物，包括水果、蔬菜、土豆、谷类、豆类、果仁等；②食物的加工程度低，新鲜度较高，该地区居民以食用当季、当地产的食物为主；③橄榄油是主要的食用油；④脂肪提供能量占膳食总能量比值在25%～35%，饱和脂肪所占比例较低，在7%～8%；⑤每天食用少量适量奶酪和酸奶；⑥每周食用少量/适量鱼、禽，少量蛋；⑦以新鲜水果作为典型的每日餐后食品，甜食每周只食用几次；⑧每月食用几次红肉（猪、牛和羊肉及其产品）；⑨大部分成年人有饮用葡萄酒的习惯。此膳食结构的突出特点是饱和脂肪摄入量低，膳食含大量复合碳水化合物，蔬菜、水果摄入量较高。

地中海地区居民心脑血管疾病发生率很低，已引起了西方国家的注意，并纷纷参照这种膳食模式改进自己国家的膳食结构。

第二节　中国居民的膳食结构

一、中国居民传统的膳食结构特点

中国居民的传统膳食以植物性食物为主，谷类、薯类和蔬菜的摄入量较高，肉类的摄入量比较低，豆制品总量不高且随地区而不同，奶类消费在大多地区不多。此种膳食的特点是：

（一）高碳水化合物

我国南方居民多以大米为主食，北方以小麦粉为主，谷类食物的供能比例占70%以上。

（二）高膳食纤维

谷类食物和蔬菜中所含的膳食纤维丰富，因此我国居民膳食纤维的摄入量也很高。这是我国传统膳食最具备优势之一。

（三）低动物脂肪

我国居民传统的膳食中动物性食物的摄入量很少，动物脂肪的供能比例一般在10%以下。

二、中国居民的膳食结构现状及变化趋势

当前中国城乡居民的膳食仍然以植物性食物为主，动物性食品为辅。但中国幅员辽阔，各地区、各民族以及城乡之间的膳食构成存在很大差别，富裕地区与贫困地区差别较大。而且随着社会经济发展，我国居民膳食结构向“富裕型”膳食结构的方向转变。

2002年第四次全国营养调查资料表明，我国居民膳食质量明显提高，城乡居民能量及蛋白质摄入得到基本满足，肉、禽、蛋等动物性食物消费量明显增加，优质蛋白比例上升。城乡居民动物性食物分别由1992年的人均每日消费210g和69g上升到248g和126g。与1992年相比，农村居民膳食结构趋向合理，优质蛋白质占蛋白质总量的比例从17%增加到31%，脂肪供能比由19%增加到28%，碳水化合物供能比由70%下降到61%。（详见表4-3-1、表4-3-2）。

表4-3-1 1982年，1992年，2002年全国城乡居民的食物摄入量（克/标准人日）

	城乡合计			城市			农村		
	1982年	1992年	2002年	1982年	1992年	2002年	1982年	1992年	2002年
米及其制品	217	226.7	238.3	217	223.1	217.8	217	255.8	246.2
面及其制品	189.2	178.7	140.3	218	165.3	131.9	177	189.1	143.5
其他谷类	103.5	34.5	23.6	24	17	16.3	137	40.9	26.4
薯类	179.9	86.6	49.1	66	46	31.8	228	108	55.7
干豆类	8.9	3.3	4.2	6.1	2.3	2.6	10.1	4	4.9
豆制品	4.5	7.9	11.8	8.2	11	12.9	2.9	6.2	11.4
深色蔬菜	79.3	102	90.8	68	98.1	88.1	84	107.1	91.8
浅色蔬菜	236.8	208.3	185.4	234	221.2	163.8	238	199.6	193.8
腌菜	14	9.7	10.2	12.1	8	8.4	14.8	10.8	10.9
水果	37.4	49.2	45.0	68.3	80.1	69.4	24.4	32	35.6
坚果	2.2	3.1	3.8	3.5	3.4	5.4	1.7	3	3.2
畜禽类	34.2	58.9	78.6	62	100.5	104.5	22.5	37.6	68.7
奶及其制品	8.1	14.9	26.6	9.9	36.1	65.8	7.3	3.8	11.4
蛋及其制品	7.3	16	23.7	15.5	29.4	33.3	3.8	8.8	20.0
鱼虾类	11.1	27.5	29.6	21.6	44.2	44.9	6.6	19.2	23.7
植物油	12.9	22.4	32.9	21.2	32.4	40.2	9.3	17.1	30.1
动物油	5.3	7.1	8.7	4.6	4.5	3.8	5.6	8.5	10.6
糖、淀粉	5.4	4.7	4.4	10.7	7.7	5.2	3.1	3	4.1
食盐	12.7	13.9	12.0	11.4	13.3	10.9	13.2	13.9	12.4
酱油	14.2	12.6	8.9	32.5	15.9	10.7	6.5	10.6	8.2

标准人：成年男子，体重60kg，从事轻体力劳动

表 4-3-2 1982 年，1992 年，2002 年全国城乡居民平均营养素的摄入量（每标准人日）

	城乡合计			城市			农村		
	1982 年	1992 年	2002 年	1982 年	1992 年	2002 年	1982 年	1992 年	2002 年
能量（kcal）	2491.3	2328.3	2250.5	2450.0	2394.6	2134.0	2509.0	2294.0	2295.5
（kJ）	10423.5	9740.3	9416.1	10250.8	10019	8928.7	10497.7	9598.1	9604.4
蛋白质（g）	66.7	68.0	65.9	66.8	75.1	69.0	66.6	64.3	64.6
脂肪（g）	48.1	58.3	76.2	68.3	77.7	85.5	39.6	48.3	72.7
膳食纤维（g）	8.1	13.3	12.0	6.8	11.6	11.1	8.7	14.1	12.4
视黄醇（μg）	81.9	156.5	151.1	108.9	277.0	223.6	31.5	94.2	123.1
视黄醇当量(μg)	655.2	476.0	469.2	515.2	605.5	547.2	764.8	409.0	439.1
维生素 B_1（mg）	2.5	1.2	1.0	2.1	1.1	1.0	2.6	1.2	1.0
维生素 B_2（mg）	0.9	0.8	0.8	0.8	0.9	0.9	0.9	0.7	0.7
维生素 C（mg）	129.4	100.2	88.4	109.0	95.6	82.2	138.0	102.6	90.8
钙（mg）	694.5	405.4	388.8	563.0	457.9	438.6	750.0	378.2	369.6
铁（mg）	37.3	23.4	23.2	34.2	25.5	23.7	38.6	22.4	23.1
磷（mg）	1623.2	1057.8	978.8	1574.0	1077.4	973.2	1644.0	1047.6	981.0

标准人：成年男子，体重 60kg，从事轻体力劳动

同时，我国居民膳食结构还存在很多不合理之处，居民营养与健康问题仍需予以高度关注。城市居民膳食结构中，畜肉类及油脂消费过多，谷类食物消费偏低。2002 年城市居民每人每日油脂消费量由 1992 年的 37g 增加到 44g，脂肪供能比达到 35%，超过世界卫生组织推荐的 30% 的上限。城市居民谷类食物供能比仅为 47%，明显低于 55% ~65% 的合理范围。此外，奶类、豆类制品摄入过低仍是全国普遍存在的问题。一些营养缺乏病依然存在。儿童营养不良在农村地区仍然比较严重，5 岁以下儿童生长迟缓率和低体重率分别为 17.3% 和 9.3%，贫困农村分别高达 29.3% 和 14.4%。生长迟缓率以 1 岁组最高，农村平均为 20.9%，贫困农村则高达 34.6%，说明农村地区婴儿辅食添加不合理的问题十分突出。

铁、维生素 A 等微量营养素缺乏是我国城乡居民普遍存在的问题。我国居民贫血患病率平均为 15.2%，2 岁以内婴幼儿、60 岁以上老人、育龄妇女贫血患病率分别为 24.2%、21.5% 和 20.6%。3 ~12 岁儿童维生素 A 缺乏率为 9.3%，其中城市为 3.0%，农村为 11.2%；维生素 A 边缘缺乏率为 45.1%，其中城市为 29.0%，农村为 49.6%。全国城乡钙摄入量仅为每标准人日 389mg，还不到适宜摄入量的半数。

三、中国居民膳食结构存在的主要问题

中国地域广阔，人口众多，各地区生产力发展水平和经济情况极不均衡，城市与农村居民的膳食结构相比存在较大的差异，因此存在的弊端也各不相同，需要针对不同的特点进行合理的调整与改善。

随着中国经济的快速发展，人民的膳食结构也发生了较大变化。大多数城市脂肪供能比例已超过 30%，且动物性食物来源脂肪所占的比例偏高。中国城市居民的疾病模式由以急性传染病和寄生虫病居首位转化为以肿瘤和心血管疾病为主，膳食结构变化是影响疾病谱的因素之一。研究表明谷类食物的消费量与癌症和心血管疾病死亡率之间呈明显的负相关，而动物性食物和油脂的消费量与这些疾病的死亡率呈明显的正相关。因

此，城市居民主要是调整消费比例，减少动物性食物和油脂过量消费，主要应减少猪肉的消费量，脂肪供热比控制在20% ~25%为宜。农村居民的膳食结构已渐趋于合理，但动物性食物、蔬菜、水果的消费量还偏低，应注意多吃一些上述食物。

对于奶类食物的摄入量偏低，应正确引导，充分利用当地资源，使其膳食结构合理化。钙、铁、维生素A等微量营养素摄入不足是我们当前膳食的主要缺陷，也是我们建议食物消费量时应当重点改善的方面。

综上所述，中国人民的膳食结构应保持以植物性食物为主的传统结构，增加蔬菜、水果、奶类和大豆及其制品的消费。在贫困地区还应努力提高肉、禽、蛋等动物性食品的消费。此外，中国人民的食盐摄入量普遍偏高，食盐的摄入量要降低到每人每日6g以下。对于特定人群如老年人、孕妇、儿童及特殊职业人群应进行广泛的营养教育和分类指导，参照《中国居民膳食指南》所提供的膳食模式进行调整。

第三节 膳食指南

一、膳食指南的发展历史

膳食指南（dietary guidelines，DG）是根据营养学原则，结合国情，教育人民群众采用平衡膳食，以达到合理营养促进健康目的的指导性意见。

膳食指南并非营养学或公共卫生的新事物，作为卫生政策的一部分已有近百年的历史，它是由早期的食物目标，历经膳食供给量、膳食阶段目标演变而来的。1918年，英国推荐儿童膳食必须包含一定量的牛乳。20世纪30年代国联向大众推荐膳食应包含保健的食品——牛乳、叶菜、鱼、肉、蛋等。1968年，瑞典出版了第一部膳食目标。美国1977年也提出了膳食目标，1980年改为膳食指南，由政府颁布，每5年修订一次，至1995年出版第4版，2005年4月又修订出版，将体力活动以突出的形象表现加入膳食指南，予以强调。

其他国家也纷纷于20世纪七八十年代提出了各自的膳食指南，加拿大于1976年，法国、瑞典、挪威于1981年，新西兰于1982年，丹麦、英国于1983年，日本于1984年，德国于1985年，韩国、芬兰于1987年，匈牙利、印度于1988年，新加坡于1989年第一次制定自己国家的膳食指南。随后一些发展中国家也提出了各自的膳食指南，有些国家增加了预防缺乏病和食品卫生方面的内容，以后又陆续增加了各类人群的膳食指南。

二、中国居民膳食指南

中国居民膳食指南的核心是提倡平衡膳食与合理营养以达到促进健康的目的，也就是在现代生活中提倡均衡营养的概念。

中国营养学会于1989年制定了我国第一个膳食指南，共有以下8条内容：食物要多样；饥饱要适当；油脂要适量；粗细要搭配；食盐要限量；甜食要少吃；饮酒要节制；三餐要合理。该指南自发布后，在指导、教育人民群众采用平衡膳食，增强体质方面发挥了积极作用。

1992年全国营养调查和有关卫生统计资料结果和1989年到1995年的中国8省居民健康与营养调查结果表明，我国居民因食物单调或不足所造成的营养缺乏病如缺铁性贫血、维生素D缺乏病和儿童生长迟缓等虽在逐渐减少，但仍不可忽视；与此同时，与膳食结构不合理有关的慢性病如心血管疾病、脑血管疾病、恶性肿瘤等的患病率明显上升。膳食调查结果表明，我国居民膳食中维生素A、维生素B_2和钙摄入量普遍不足，部分居民膳食中谷类、薯类、蔬菜所占比例明显下降，油脂和动物性食品摄入过高、能量过剩、体重超常在城市成年人群中日渐突出，食品卫生问题也是有待改善的重要方面。为此，针对我国经济发展和居民膳食结构的不断变化，新的《中国居民膳食指南》于1997年4月由中国营养学会常务理事会通过并发布，包括以下8条内容：

1. 食物多样，谷类为主　人类的食物多种多样，各种食物所含的营养成分不完全相同，除母乳外，任何一种天然食物都不能提供人体所需的全部营养素。平衡膳食必须由多种食物组成，才能满足人体各种营养需要，达到合理营养、促进健康的目的。因而要提倡人们广泛食用多种食物。这也是与不同的经济水平和饮食习惯相适应的。多种食物应包括以下5大类：

第一类：谷类及薯类。谷类包括米、面、杂粮；薯类包括马铃薯、甘薯、木薯等。主要提供碳水化合物、蛋白质、膳食纤维、B族维生素。

第二类：动物性食物。包括肉、禽、鱼、奶、蛋等，主要提供蛋白质、脂肪、矿物质、维生素A和B族维生素。

第三类：豆类及制品。包括大豆及其他干豆类，主要提供蛋白质、脂肪、膳食纤维、矿物质和B族维生素。

第四类：蔬菜水果类。包括鲜豆、根茎、叶菜、茄果等，主要提供膳食纤维、矿物质、维生素C和胡萝卜素。

第五类：纯能量食物。包括动植物油、淀粉、食用糖和酒类，主要提供能量。植物油还可提供维生素E和必需脂肪酸。

谷类食物是中国传统膳食的主体，是最好的基础食物，也是最经济的能量来源，但随着经济的发展，人民生活水平的提高，人们倾向于吃更多的动物性食物。根据1992年全国营养调查的结果，在一些比较富裕的家庭中动物性食物的消费量甚至超过了谷类的消费量。这种膳食提供的能量和脂肪过高，膳食纤维过低，对一些慢性病的预防不利。提出谷类为主是为了提醒人们保持我国膳食的良好传统，防止发达国家的膳食弊端。另外要注意粗细搭配，经常吃一些粗粮、杂粮等。

2. 多吃蔬菜、水果和薯类　蔬菜和水果含有丰富的维生素、矿物质和膳食纤维。蔬菜的种类繁多，包括植物的叶、茎、花薹、茄果、鲜豆、食用蕈藻等。不同品种所含营养成分不尽相同，红、黄、绿等深色蔬菜和一般水果，它们是胡萝卜素、维生素B_2和叶酸、矿物质（钙、磷、钾、镁、铁）、膳食纤维和天然抗氧化物的主要或重要来源。我国近年来开发的野果如猕猴桃、刺梨、沙棘、黑加仑等也是维生素C和胡萝卜素的丰富来源。

有些水果中维生素及一些微量元素的含量不如新鲜蔬菜，但水果含有的葡萄糖、果酸、枸橼酸、苹果酸、果胶等物质又比蔬菜丰富。红黄色水果如鲜枣、柑橘、柿子和杏等是维生素C和胡萝卜素的丰富来源。

薯类含有丰富的淀粉、膳食纤维以及多种维生素和矿物质。我国居民近十年来吃薯类较少，应当鼓励多吃些薯类。

含丰富蔬菜、水果和薯类的膳食在保持心血管健康、增强抗病能力、减少儿童发生眼干燥症的危险及预防某些癌症等方面起着十分重要的作用。

3. 常吃奶类、豆类或其制品 奶类除含丰富的优质蛋白质和维生素外，含钙量较高，且利用率也很高，是天然钙质的极好来源，这是任何食物均不可比拟的。我国居民膳食提供的钙质普遍偏低，平均只达到推荐摄入量的一半左右。我国婴幼儿维生素 D 缺乏病的患病率也较高，这和膳食钙不足可能有一定的联系。大量的研究结果表明，给儿童、青少年补钙可以提高其骨密度，从而延缓其发生骨质丢失的速度。因此，应大力发展奶类的生产，促进奶类食物消费。豆类是我国的传统食品，含大量的优质蛋白质、不饱和脂肪酸、钙及维生素 B_1、维生素 B_2、烟酸等。为提高农村人口的蛋白质摄入量及防止城市中过多消费肉类带来的不利影响，应大力提倡豆类，特别是大豆及其制品的生产和消费。

4. 经常吃适量的鱼、禽、蛋、瘦肉，少吃肥肉和荤油 鱼、禽、蛋、瘦肉等动物性食物是优质蛋白质、脂溶性维生素和矿物质的良好来源。动物来源蛋白质的氨基酸组成更适合人体需要，且赖氨酸含量较高，有利于补充植物来源蛋白质中赖氨酸的不足。肉类中铁的利用较好，鱼类特别是海产鱼所含不饱和脂肪酸有降低血脂和防止血栓形成的作用。动物肝脏含维生素 A 极为丰富，还富含维生素 B_{12}、叶酸等，但有些脏器如脑、肾等所含胆固醇相当高，对预防心血管系统疾病不利。我国相当一部分城市和绝大多数农村居民平均吃动物性食物的量还不够，应适当增加摄入量。但部分大城市居民食用动物性食物过多，粮谷类食物不足，这对健康不利。

肥肉和荤油为高能量和高脂肪食物，摄入过多往往会引起肥胖，并成为某些慢性病的危险因素，应当少吃。目前猪肉仍是我国人民的主要肉食，猪肉脂肪含量高，应适当控制猪肉消费量。鸡、鱼、兔、牛肉等动物性食物含蛋白质较高，脂肪较低，产生的能量远低于猪肉。应大力提倡吃这些食物，特别是水产品。

5. 食量与体力活动要平衡，保持适宜体重 保持正常体重是一个人健康的前提。进食量与体力活动是控制体重的两个主要因素。如果进食过大而活动量不足，多余的能量就会在体内以脂肪的形式积存，即增加体重，久之发胖。因此，要避免毫无节制的饮食。相反若食量不足，劳动或运动量过大，可由于能量不足引起消瘦，造成劳动能力下降。所以人们需要保持食量与能量消耗之间的平衡。脑力劳动者和活动量较少的应加强锻炼，进行适宜的运动，如快走、慢跑、游泳等。而消瘦的儿童则应增加食量和油脂的摄入，以维持正常生长发育和适宜体重。体重过高或过低都是不健康的表现，可造成抵抗力下降，易患某些疾病，如老年人的慢性病或儿童的传染病等。经常运动会增强心血管和呼吸系统的功能，保持良好的生理状态，可提高工作效率、调节食欲、强壮骨骼以及预防骨质疏松。

6. 吃清淡少盐的膳食 吃清淡少盐的膳食有利于健康，即不要太油腻，也不要太咸，不要过多的动物性食物和油炸、烟熏食物。目前，我国城市居民油脂的摄入量一直呈上升趋势，这不利于健康。我国居民食盐摄入量过多，平均值是世界卫生组织建议值的两倍以上。大量研究表明，钠的摄入量与高血压病发病呈正相关，因而食盐不宜过多。世界卫生组织建议每人每日食盐用量以不超过 6g 为宜。膳食钠的来源除食盐外还包括酱油、咸菜、味精等高钠食品及含钠的加工食品等。应从小就培养清淡少盐的饮食习惯。

7. 如饮酒应限量　我国的酒文化源远流长，在节假日、喜庆和交际的场合人们往往饮一些酒，但要注意适量，特别是白酒。白酒除供给能量外，不含其他营养素。无节制地饮酒，会使食欲下降，食物摄入减少，以致发生多种营养素缺乏，严重时还会造成酒精性肝硬化；过量饮酒也会增加患高血压、脑卒中等疾病的危险；此外，饮酒还可导致事故及暴力的增加。因此，应严禁酗酒，成年人若饮酒可少量饮用低度酒，不应允许青少年饮酒。

8. 吃清洁卫生、不变质的食物　从食物的选择、烹调到就餐等各个过程都要注意卫生，集体用餐要提倡分餐制，以减少疾病传染的机会。

与原指南相比，新修订的《中国居民膳食指南》强调“常吃奶类、豆类或其制品”，以弥补我国居民膳食钙严重不足的缺陷；提倡居民注意食品卫生，增强自我保护意识。

三、中国居民平衡膳食宝塔

为了帮助群众把膳食指南的原则具体应用于日常膳食实践，中国营养学会专家委员会于 1997 年 4 月提出了《中国居民膳食指南》之后，又研究了中国居民各类食物消费量的有关问题。在学习外国经验及参考我国有关研究工作基础上，提出了中国居民的“平衡膳食宝塔”。宝塔是膳食指南的量化和形象化的表达，也是人们在日常生活中贯彻膳食指南的方便工具。

平衡膳食宝塔提出了一个营养上比较理想的膳食模式。它所建议的食物量，特别是奶类和豆类食物的量可能与大多数人当前的实际膳食还有一定距离，对某些贫困地区来讲可能距离还很远，但为了改善中国居民的膳食营养状况，这是不可缺的。应把它看作是一个奋斗目标，努力争取，逐步达到。

（一）平衡膳食宝塔说明

1. 平衡膳食宝塔共分 5 层，包含我们每天应吃的主要食物种类　宝塔各层位置和面积不同，在一定程度上反映出各类食物在膳食中的地位和应占的比重。谷类食物位居底层，每人每天应吃 300 ~ 500g；蔬菜和水果占居第二层，每天分别应吃 400 ~ 500g 和 100 ~ 200g；鱼、禽、肉、蛋等动物性食物位于第三层，每天应吃 125 ~ 200g（鱼虾 50g，畜、禽肉 50 ~ 100g，蛋类 25 ~ 50g）；奶类和豆类食物合占第四层，每天应吃奶类及奶制品 100g 和豆类及豆制品 50g；第五层塔尖是油脂类，每天不超过 25g。

宝塔没有建议食糖的摄入量。因为我国居民现在平均吃食糖的量还不多，少吃些或适当多吃些可能对健康的影响不大。但多吃糖有增加龋齿的危险，尤其是儿童、青少年不应吃太多的糖和含糖食品。食盐和饮酒的问题在《中国居民膳食指南》中已有说明。

2. 宝塔建议的各类食物的摄入量一般是指食物的生重　各类食物的组成是根据全国营养调查中居民膳食的实际情况计算的，所以每一类食物的重量不是指某一种具体食物的重量。

（1）谷类：谷类是面粉、大米、玉米粉、小麦、高粱等的总和。它们是膳食中能量的主要来源，在农村中也往往是膳食中蛋白质的主要来源。多种谷类掺着吃比单吃一种好，特别是以玉米或高粱为主要食物时，应当更重视搭配一些其他的谷类或豆类食物。加工的谷类食品如面包、烙饼、切面等应折合成相当的面粉量来计算。

（2）蔬菜和水果：蔬菜和水果经常放在一起，因为它们有许多共性。但蔬菜和水果终究是两类食物，各有优势不能完全相互替代。尤其是儿童，不可只吃水果不吃蔬菜。蔬菜、水果的重量按市售鲜重计算。

一般说来，红、绿、黄色较深的蔬菜和深色水果含营养素比较丰富，所以应多选用深色蔬菜和水果。

（3）鱼肉蛋：鱼、肉、蛋归为一类，主要提供动物性蛋白质和一些重要的矿物质和维生素。但它们彼此间也有明显区别。鱼、虾及其他水产品含脂肪很低，有条件可以多吃一些。这类食物的重量是按购买时的鲜重计算。肉类包括畜肉、禽肉及内脏，重量是按屠宰清洗后的重量来计算。这类食物尤其是猪肉含脂肪较高，所以生活富裕时也不应吃过多肉类。蛋类含胆固醇相当高，一般每天不超过一个为好。

（4）奶类和豆类食物：奶类及奶制品当前主要包含鲜牛奶和奶粉。宝塔建议的100g按蛋白质和钙的含量来折合约相当于鲜奶200g或奶粉28g。中国居民膳食中普遍缺钙，奶类应是首选补钙食物，很难用其他类食物代替。有些人饮奶后有不同程度的肠胃道不适，可以试用酸奶或其他奶制品。豆类及豆制品包括许多品种，宝塔建议的50g是个平均值，根据其提供的蛋白质可折合为大豆40g或豆腐干80g等。

（二）应用平衡膳食宝塔需注意的问题

1. 确定自己的食物需要　宝塔建议的每人每日各类食物适宜摄入量适用于一般健康成人，应用时要根据个人年龄、性别、身高、体重、劳动强度、季节等适当调整。例如年轻人、劳动强度大的人需要能量高，应适当多吃些主食；年老、活动少的人需要能量少，可少吃些主食。表4-3-3列出了三个能量水平各类食物的参考摄入量（g/d）。

表4-3-3　各类食物的参考摄入量（g/d）

食物	低能量 7531kJ（1800kcal）	中等能量 10042kJ（2400kcal）	高能量 11715kJ（2800kcal）
谷类	300	400	500
蔬菜	400	450	500
水果	100	150	200
肉、禽	50	75	100
蛋类	25	40	50
鱼虾	50	50	50
豆类及豆制品	50	50	50
奶类及奶制品	100	100	100
油脂	25	25	25

从事轻微体力劳动的成年男子如办公室职员等，可参照中等能量膳食来安排自己的进食量；从事中等强度体力劳动者如钳工、卡车司机和农田劳动者，可参照高能量膳食进行安排；不参加劳动的老年人可参照低能量膳食来安排；女性需要的能量往往比从事同等劳动的男性低。

平衡膳食宝塔建议的各类食物摄入量是一个平均值和比例，日常生活无须每天都样样照着“宝塔”推荐量吃。例如烧鱼比较麻烦就不一定每天都吃50g鱼，可以改成每周吃2～3次鱼、每次150～200g。平日爱吃鱼的多吃些鱼、愿吃鸡的多吃些鸡都无妨碍，重要的是要经常遵循宝塔各层各类食物的大体比例。

2. 同类互换，调配丰富多彩的膳食　应用平衡膳食宝塔应当把营养与美味结合起来，按照同类互换、多种多样的原则调配一日三餐。同类互换就是以粮换粮、以豆换豆、以肉换肉。例如大米可与面粉或杂粮互换；大豆可与相当量的豆制品或杂豆类互换；瘦猪肉可与等量的鸡、鸭、牛、羊、兔肉互换；鱼可与虾、蟹等水产品互换；牛奶可与羊奶、酸奶等互换。多种多样就是选用品种、形态、颜色、口感多样的食物，变换烹调方法。

3. 合理分配三餐食量　我国多数地区居民习惯于一天吃三餐。三餐食物量的分配及间隔时间应与作息时间和劳动状况相匹配。一般早、晚餐各占30%，午餐占40%为宜，特殊情况可适当调整。

4. 因地制宜充分利用当地资源　我国幅员辽阔，各地的饮食习惯及物产不尽相同，只有因地制宜充分利用当地资源才能有效地应用平衡膳食宝塔。例如牧区奶类资源丰富，可适当提高奶类摄取量；渔区可适当提高鱼及其他水产品摄取量；农村山区则可多利用山羊奶以及花生、瓜子、核桃等资源。在某些情况下，由于地域、经济或物产所限无法采用同类互换时，也可以暂用豆类替代乳类、肉类，或用蛋类替代鱼、肉。

5. 要养成习惯，长期坚持　膳食对健康的影响是长期的结果。应用平衡膳食宝塔需要自幼养成习惯，并坚持不懈，才能充分体现其对健康的促进作用。

四、特定人群的膳食指南

中国居民膳食指南是通用型的，适用于健康成人及2岁以上儿童。但不同生理状态的人群有其特定的营养需要，为保证特定人群对膳食营养的特殊需要，在第二版膳食指南中，制定了婴儿、幼儿及学龄前儿童、学龄儿童、青少年、孕妇、乳母、老年人七种不同人群的膳食指南。

（一）婴儿

1. 鼓励母乳喂养

2. 母乳喂养4～6个月后逐步添加辅助食品

婴儿是指从出生至一周岁的孩子，这段时期是生长发育最快的一年，一年内体重的增加为出生时的两倍，因此需要在营养上满足其快速生长发育的需求。

母乳是婴儿惟一理想的均衡食物，而且富含免疫物质，有利于婴儿的正常生长发育。母乳喂养也有利于母子双方的亲近和身心健康。提倡、保护和支持母乳喂养是全社会的责任。希望80%以上的婴儿获得母乳喂养至少在4～6个月以上，最好维持一年。

对于患先天性疾病或母亲因病不能哺乳的情况，应为婴儿选择合适的、各种营养素齐全的、符合国家标注的配方奶制品或其他同类制品，并根据产品使用说明喂养。

孕妇在孕期就应做好哺乳的准备，产后应尽早开奶，母婴同室，坚持喂哺。母乳一般可满足婴儿出生后6个月以内的营养需求，但为确保婴儿发育的需要与预防维生素D缺乏病的发生，应在出生一个月后，在哺乳的同时，补充安全量的维生素A及D（或鱼肝油)，但应避免过多。

在母乳喂哺4~6个月至一岁断奶之间，是一个长达6~8个月的断奶过渡期。此时应在坚持母乳喂哺的条件下，有步骤地补充为婴儿所接受的辅助食品，以满足其发育需求，保证婴儿的营养，顺利地进入幼儿阶段。过早或过迟补充辅助食品都会影响婴儿发育，但任何辅助食品均应在优先充分喂哺母乳的前提下供给。

补充断奶过渡食物，应该由少量开始到适量，还应由一种到多种试用，密切注意婴儿食后的反应，并注意食物与食具的清洁卫生。在通常的情况下，婴儿有可能对一些食物产生过敏反应或不耐受反应，例如皮疹、腹泻等。因此每开始供给孩子一种食物，都应从很少量开始，观察3天以上，然后才增加分量，或试用另一种食物。辅助食物往往从谷类，尤以大米、面粉的糊或汤开始，以后逐步添加菜泥、果泥、奶及奶制品、蛋黄、肝末及肉泥等。这些食物应该加入适量的食用油，但不必加入食盐。

(二) 幼儿及学龄前儿童

1. 每日饮奶

2. 养成不挑食、不偏食的良好饮食习惯

1~2岁的幼儿需要特别呵护。孩子的身体发育迅速，需要吸取许多营养物质，但是他们的胃肠功能还不够成熟，消化力不强，例如胃的容量只有250ml左右，牙齿也正在不断生长，咀嚼能力有限，故应增加餐次，供给富有营养的食物，食物的加工要细又不占太多空间。每日供给奶或相应的奶制品不少于350ml，也要注意供给蛋和蛋制品、半肥瘦的禽畜肉、肝类、加工好的豆类以及切细的蔬菜类。有条件每周给孩子吃一些动物血和海产品类食物。要引导和教育孩子自己进食，每日4~5餐，进餐应该有规律。吃饭时应培养孩子集中精力进食，暂停其他活动。应让孩子每日有一定的户外活动。

3~5岁的孩子有的进入幼儿园，他们活动能力也要大一些，除了上面照料幼儿的原则外，食物的分量要增加，并且逐步让孩子进食一些粗粮类食物，培养孩子有良好的饮食习惯。一部分餐次可以零食的方式提供，例如在午睡后，可以食用小量有营养的食物或汤水。

应该定时测量孩子的身高和体重，并做记录，以了解孩子发育状况，并注意孩子的血红蛋白是否正常。应该避免在幼年出现过胖，如果有这种倾向，可能是因为偏食含脂肪过多的食物，或是运动过少，应在指导下做适当的调整，改变不合适的饮食行为。

成人食物和儿童食物是有区别的，例如酒类绝不是孩子的食物，成人认为可用的“补品”，也不宜列入孩子的食谱。平衡膳食就是对孩子有益的滋补食物。

(三) 学龄儿童

1. 保证吃好早餐

2. 少吃零食，饮用清淡饮料，控制食糖摄入

3. 重视户外活动

学龄儿童指的是6~12岁进入小学阶段的儿童。他们独立活动的能力逐步加强，而且可以接受成人的大部分饮食。这一部分孩子，在饮食上，往往被家长误看作大人，其实他们仍应得到多方面的关心和呵护。

一般情况下，孩子应合理食用各种食物，取得平衡膳食。应该让孩子吃饱和吃好每天的三顿饭，尤应把早餐吃好，食量宜相当于全日量的1/3。孩子每年的体重约增加

2～2.5kg，身高每年可增高4～7.5cm。身高在这一阶段的后期增长快些，故往往直觉地认为他们的身体是瘦长型的。少数孩子饮食量大而运动量少，故应调节饮食和重视户外活动以避免发胖。

《中国居民膳食指南》中，除了不应该饮用酒精饮料外，其余原则也适用于这些孩子。要引导孩子吃粗细搭配的多种食物，但富含蛋白质的食物如鱼、禽、蛋、肉应该丰富些，奶类及豆类应该充足些，并应避免偏食、挑食等不良习惯。

应该引导孩子饮用清淡而充足的饮料，控制含糖饮料和糖果的摄入，养成少吃零食的习惯。吃过多的糖果和甜食易引起龋齿，应注意防止并重视口腔卫生和牙齿的保健。

（四）青少年

1. 多吃谷类，供给充足的能量
2. 保证鱼、肉、蛋、奶、豆类和蔬菜的摄入
3. 参加体力活动，避免盲目节食

12岁是青春期的开始，随之出现第二个生长高峰，身高每年可增加5～7cm，个别的可达10～12cm；体重年增长4～5kg，个别可达8～10kg。此时不但生长快，而且第二性征逐步出现，加之活动量大，学习负担重，其对能量和营养素的需求都超过成年人。

谷类是我国膳食中主要的能量和蛋白质的来源，青少年能量需要量大，每日约需400～500g，可因活动量的大小有所不同。蛋白质是组成器官增长及调节生长发育和性成熟的各种激素的原料。蛋白质摄入不足会影响青少年的生长发育。青少年每日摄入的蛋白质应有一半为优质蛋白质，为此膳食中应含有充足的动物性和大豆类食物。

钙是建造骨骼的重要成分，青少年正值生长旺盛时期，骨骼发育迅速，需要摄入充足的钙。据2002年全国营养与健康调查资料表明，我国中小学生钙的摄入量普遍不足，还不到推荐供给量的一半，为此青少年应每日摄入一定量奶类和豆类食品，以补充钙的不足。中小学生中缺铁性贫血也较普遍，应在此阶段进行补充含铁丰富的食物。青春发育期的女孩应时常吃些海产品以增加碘的摄入。

近年来，我国有些城市小学生肥胖发生率逐年增长，其主要原因是摄入的能量超过消耗，多余的能量在体内转变成脂肪而导致肥胖。青少年尤其是女孩往往为了减肥盲目节食，引起体内新陈代谢紊乱，抵抗力下降，严重者可出现低血钾、低血糖、易患传染病，甚至由于厌食导致死亡。正确的减肥方法是合理控制饮食，少吃高能量的食物如肥肉、糖果和油炸食品等，同时应增加体力活动，使能量的摄入和消耗达到平衡，以保持适宜的体重。

（五）孕妇

1. 自妊娠第4个月起，保证充足的能量
2. 妊娠后期保持体重的正常增长
3. 增加鱼、肉、蛋、奶、海产品的摄入

妊娠是一个复杂的生理过程，孕妇在妊娠期间需进行一系列生理调整，以适应胎儿在体内的生长发育和本身的生理变化。妊娠分为3期，每3个月为一期。怀孕头3个月为第一期，是胚胎发育的初期，此时孕妇体重增长较慢，故所需营养与非孕时近似。至第二期即第4个月起体重增长迅速，母体开始贮存脂肪及部分蛋白质，此时胎儿、胎

盘、羊水、子宫、乳房、血容量等都迅速增长。第二期增加体重约4~5kg，第三期约增加5kg，总体重增加约12kg。为此，在怀孕第4个月起必须增加能量和各种营养素，以满足合成代谢的需要。《中国居民膳食营养素参考摄入量》中规定孕中期能量每日增加200kcal，蛋白质4~6个月时增加25g，钙增加至1500mg，铁增加至28mg，其他营养素如碘、锌、维生素A、维生素D、维生素E、维生素B_1、维生素B_2、维生素C等也相应增加。膳食中应增加鱼、肉、蛋等富含优质蛋白质的动物性食物，含钙丰富的奶类食物，含无机盐和维生素丰富的蔬菜、水果等。蔬菜、水果还富含膳食纤维，可促进肠蠕动，防止孕妇便秘。孕妇应以正常妊娠体重增长的规律合理调整膳食，并要参加有益的体力活动。孕期营养低下使孕妇机体组织器官增长缓慢，胎儿的生长发育延缓，早产儿发生率增高，甚至影响胎儿的智力发育。但孕妇体重增长过度、营养过剩对母亲和胎儿也不利，一是易出现巨大儿，增加难产的危险性；二是易发生糖尿病、慢性高血压及妊娠高血压综合征。

（六）乳母

1. 保证供给充足的能量

2. 增加鱼、肉、蛋、奶、海产品的摄入

乳母每天约分泌600~800ml的乳汁来喂养孩子，当营养供应不足时，即会破坏本身的组织来满足婴儿对乳汁的需要，所以为了保护母亲和分泌乳汁的需要，必须供给乳母充足的营养。

乳母在妊娠期所增长的体重中约有4kg为脂肪，这些孕期贮存的脂肪可在哺乳期被消耗以提供能量。以哺乳期为6个月计算，则每日由贮存的脂肪提供的能量为200kcal。《中国居民膳食营养素参考摄入量》建议乳母能量每日增加800kcal，故每日还需从膳食中补充600kcal。

800ml乳汁约含蛋白质10g，母体膳食蛋白质转变为乳汁蛋白质的有效率为70%。因此，《中国居民膳食营养素参考摄入量》建议乳母膳食蛋白质每日应增加25g。

人乳的钙含量比较稳定，乳母每日通过乳汁分泌的钙近300mg。当膳食摄入钙不足时，为了维持乳汁中钙含量的恒定，就要动员母体骨骼中的钙，所以乳母应增加钙的摄入量。《中国居民膳食营养素参考摄入量》建议乳母钙摄入量每日为1500mg。钙的最好来源为牛奶，乳母每日若能饮用牛奶500ml，则可从中得到570mg钙。

此外，乳母应多吃些动物性食物和大豆制品以供给优质蛋白质，同时应多吃些水产品。海鱼脂肪富含二十二碳六烯酸（DHA），牡蛎富含锌，海带、紫菜富含碘，乳母多吃些海产品对婴儿的生长发育有益。

（七）老年人

1. 食物要粗细搭配，易于消化

2. 积极参加适度体力活动，保持能量平衡

随着年龄的增长，人体各种器官的生理功能都会有不同程度的减退，尤其是消化和代谢功能，直接影响人体的营养状况，如牙齿脱落、消化液分泌减少、胃肠道蠕动缓慢，使机体对营养成分吸收利用下降。故老年人必须从膳食中获得足够的各种营养素，尤其是微量营养素。

老年人胃肠功能减退，应选择易消化的食物，以利于吸收利用。但食物不宜过精，

应强调粗细搭配。一方面主食中应有粗粮细粮搭配，粗粮如燕麦、玉米所含膳食纤维较大米、小麦为多；另一方面食物加工不宜过精，谷类加工过精会使大量膳食纤维丢失，并将谷粒胚乳中含有的维生素和矿物质丢失。

膳食纤维能增加肠蠕动，起到预防老年性便秘的作用。膳食纤维还能改善肠道菌群，使食物容易被消化吸收。近年的研究还说明，膳食纤维尤其是可溶性纤维对血糖、血脂代谢都起着改善作用，这些功能对老年人特别有益。随着年龄的增长，慢性非传染性疾病如心脑血管疾病、糖尿病、肿瘤等发病率明显增加，膳食纤维有利于预防这些疾病的发生和发展，对改善中老年中常见的高血压、高血脂、高血糖的“三高”症状有明显的作用。

老年人基础代谢下降，从老年前期开始就容易发生超重或肥胖。肥胖将会增加非传染性慢性病的危险，故老年人要积极参加适宜的体力活动或运动，如走路、太极拳等，以改善其各种生理功能。但因老年人血管弹性减低，血流阻力增加，心脑血管功能减退，故活动不宜过量，否则超过心脑血管承受能力，反使功能受损，增加该类疾病的危险。因此老年人应特别重视合理调整进食量和体力活动的平衡关系，把体重维持在适宜范围内。

第四节　常见慢性病与特殊职业人群膳食指导

一、常见慢性病的膳食指导

20 世纪的前 30 年营养科学以查明营养状况和营养缺乏病为主，以后 20 年则运用已积累的科学知识来制订人体营养需要量，下半世纪在经济发达国家出现营养过剩以及慢性病成为人群总发病率的主要部分，营养科学与医学、生物科学联合研究查明膳食与这些主要慢性病有关，营养科学开始从预防营养缺乏转向如何预防慢性病的方向。以下是在综合国内外研究资料的基础上，对几种常见慢性病的膳食建议。

（一）心血管疾病

1. 冠心病

（1）控制总能量，维持正常的体重：碳水化合物在总能量中的比例应控制在 60% ~70%。宜多吃些粗粮，以增加膳食纤维、维生素的含量。单糖及双糖等应适当控制，尤其是高脂血症和肥胖者更应注意。

（2）限制脂肪：脂肪的摄入应限制在总能量的 30% 以下，以植物脂肪为主。适当的吃些瘦肉、家禽、鱼类。科学家们研究发现，海鱼的脂肪中含有的多不饱和脂肪酸能够影响人体脂质代谢，降低血清胆固醇和血清甘油三酯，从而保护心血管，预防冠心病。由此可见，多吃海鱼有益于冠心病的防治。膳食中应控制胆固醇的摄入，胆固醇的摄入量每天应少于 300mg，一个鸡蛋中的胆固醇接近于 300mg，当患有冠心病时，应控制鸡蛋及其他禽蛋的摄入。要限制动物油脂、全脂奶和肥肉等食物的摄入量。

（3）适量的蛋白质：蛋白质是维持心脏正常功能必需的营养物质，但摄入过多的蛋白质对冠心病不利，因蛋白质不易消化，能够加快新陈代谢，增加心脏的负担。有学者观察，过多的摄入动物蛋白，反而会增加冠心病的发病率。每日食物中蛋白质的含量以每公斤体重不超过1g为宜，多选用牛奶、酸奶、鱼类和豆制品，对防治冠心病有利。

（4）饮食宜清淡、低盐：这对患有高血压者尤为重要，食盐的摄入量每天控制在6g以下。夏季出汗较多，户外活动多，可适当增加盐的摄入量。冬季时，出汗少，活动量相应减少，应控制盐的摄入。

（5）多吃蔬菜和水果有益于心脏：蔬菜和水果是人类饮食中不可缺少的食物，含有丰富的维生素C、无机盐、膳食纤维和果胶。

（6）忌烟限酒：冠心病患者应当戒烟，减少饮酒量，当合并高脂血症时，应避免饮酒。

2. 高血压

（1）控制能量的摄入。

（2）限制脂肪的摄入：膳食中应限制动物脂肪的摄入，烹调时，多采用植物油，胆固醇限制在每日300mg以下。

（3）适量摄入蛋白质：以往强调低蛋白饮食，但目前认为，除合并有慢性肾功能不全者外，一般不必严格限制蛋白质的摄入量。高血压病人每日蛋白质摄入量以每公斤体重1g为宜，其中植物蛋白应占50%，最好用大豆蛋白。

（4）多吃含钾、钙丰富而含钠低的食品：含钾丰富的食品有土豆、芋头、茄子、海带、莴笋、冬瓜、西瓜等；含钙丰富的食品有牛奶、酸牛奶、芝麻酱、虾皮、绿色蔬菜等。

（5）膳食宜少盐清淡：适当的减少钠的摄入有助于降低血压，每日食盐的摄入量应在6 g以下（包含酱油、咸菜等含的盐）。

（6）多吃绿色蔬菜和新鲜水果。

（7）忌食用兴奋神经系统的食物：如酒、浓茶、咖啡等，吸烟者应戒烟。

（二）糖尿病

1. 控制总能量是糖尿病饮食治疗的首要原则。摄入的能量能够保持正常体重或略低于理想体重为宜。

2. 供给适量的碳水化合物。目前主张不要过严地控制碳水化合物，每日进食量可在250～300g，碳水化合物供能占总能量的60%左右，要重视选用血糖生成指数较低的碳水化合物。

3. 供给充足的膳食纤维。流行病学的调查结果显示膳食纤维能够降低空腹血糖、餐后血糖以及改善糖耐量。

4. 供给充足的蛋白质。糖尿病患者膳食中蛋白质的供给应充足，目前主张蛋白质应占总能量的10%～20%。当肾功能正常时，糖尿病的膳食蛋白质应与正常人近似；当合并肾脏疾病时，应在营养医生的指导下合理安排每日膳食的蛋白质量。乳、蛋、瘦肉、鱼、虾、豆制品含较丰富的优质蛋白质。

5. 控制脂肪摄入量。控制脂肪能够延缓和防止糖尿病并发症的发生与发展，目前主张膳食脂肪应减少至占总能量的25%，甚至更低，还要适当控制胆固醇。

6. 多食蔬菜，供给充足的维生素和无机盐。

7. 糖尿病患者不宜饮酒。

8. 糖尿病患者应合理安排每日三餐，每餐都应含有碳水化合物、脂肪和蛋白质，以有利于减缓葡萄糖的吸收。

（三）癌症

目前，预防医学和癌症研究方面的专家已有一个共识，那就是改变饮食结构可预防癌症。由亚、欧、美洲15个国家食品营养专家与癌症病理学家经过4年的研究提出以下12条饮食防癌的建议。

1. 注意膳食构成　摄取以植物性食物为主的营养充分且含多种食物品种的膳食。主要选择植物来源的食物，如蔬菜、水果、豆类和加工度比较低的谷类。

2. 保持适宜体重　成年人群的平均体质指数在21～23之间，个体的体质指数应保持在18.5～25之间，避免体重过低或超重。在成年期体重的增加限制在5kg以内。

3. 坚持体力活动　终身坚持体力活动。如果工作时体力活动较少，每天应步行1小时或进行相类似的活动量。每周还应适当安排较剧烈的活动至少1小时。

4. 蔬菜和水果　全年都吃各种不同的蔬菜和水果，每天400～800g。

5. 其他植物性食物　每天吃各种富含淀粉或富含蛋白质的加工度较低的谷类、豆类、根茎类食物600～800g，占总能量的45%～60%。少吃精制糖。

6. 含酒精饮料　鼓励不饮酒，不过量饮酒。如果饮酒，男性每天限饮两份，女性限饮一份（每份酒的定义为啤酒200ml，果酒100ml或白酒25ml）。

7. 肉类　如果吃肉，每日红肉（如猪、牛、羊等家畜肉）的摄取量应少于80g。最好选择鱼类、禽类或非家养动物代替畜肉。

8. 总脂肪和油类　限制摄入含脂肪较多的动物性食物，摄入适量的植物油。油脂的能量占总能量的15%至30%以下。

9. 盐和腌制食品　减少烹调用食盐和摄入腌制食品。成人食盐的总摄取量限制在每天6g以下。

10. 贮存　易腐败的食物应妥善贮存以减少污染。避免吃贮存期长、受真菌污染的食物。

11. 保藏　易腐败的食物，如不能及时吃掉，应冷冻或冷藏。

12. 添加剂及残留量　国家建立和监测对食物中食品添加剂、农药及其残留量和其他化学污染物的限量。在规定范围内的食品添加剂和农药残留量不致产生有害作用。

（四）肥胖

1. 控制总能量　当前最有效的减肥方法仍然是控制饮食和增加体力活动。控制能量的摄入时，要做到营养平衡，合理安排蛋白质、脂肪和碳水化合物，保证无机盐和维生素的充足供应。蛋白质应占总能量的15%～20%。完全采用素食不利于健康。

2. 限制脂肪摄入量　要控制烹调油的用量，每日用烹调油10～20g左右，同时还要控制含油脂过多的食物的摄入量。应限制脂肪摄入，使脂肪占总能量的20%～25%。

3. 碳水化合物的供给要适量　碳水化合物应限制在占总能量的40%～55%，应以谷类食物为主要来源，每日应摄入150～250g。应控制蔗糖、麦芽糖、果糖、蜜饯及甜点等的摄入量，尽量不吃这类食物。

4. 限制辛辣及刺激性食物及调味品（如辣椒、芥末、咖啡等）　这类食物可以刺激胃酸分泌增加，容易使人增加饥饿感，提高食欲。

5. 膳食中必须有足够量的新鲜蔬菜，尤其是绿叶蔬菜和水果。

6. 应注意烹调方法　多采用蒸、煮、炖、拌、汆、卤等方法，避免油煎、油炸和爆炒等方法。

7. 养成良好的饮食习惯　一日三餐要定时定量，早餐一定要吃，晚餐一定要少。

二、特殊职业的膳食指导

（一）苯作业人员

1. 苯作业人员在膳食上应首先保证合理的平衡膳食，在此基础上增加优质蛋白质的摄入。动物实验结果表明，在吸收苯蒸气的情况下，饲喂低蛋白饲料的动物其生长发育远比高蛋白组差。优质蛋白质有利于提高肝脏微粒体混合功能氧化酶的活性，进而提高机体对苯的解毒能力；另一方面苯可在肝脏直接与还原型谷胱甘肽结合而解毒。蛋白质中的含硫氨基酸是体内谷胱甘肽的来源，因此富含优质蛋白质的膳食对预防苯中毒有一定作用。建议动物性蛋白质占总膳食蛋白质的50%。

2. 苯作业人员膳食中脂肪含量不宜过高，因为苯属于脂溶性有机溶剂，摄入脂肪过多可促进苯的吸收，增加苯在体内的蓄积，并使机体对苯的敏感性增加。

3. 碳水化合物可以提高机体对苯的耐受性，因为碳水化合物代谢过程中可以提供重要的解毒剂葡萄糖醛酸。在肝、肾等组织内苯与葡萄糖醛酸结合，易于随胆汁排出。

4. 人体负荷试验表明苯作业人员体内维生素C贮量较普通人低。动物实验亦观察到苯中毒时对维生素C的需要量增加，血和尿中维生素C含量均降低。故苯作业工人应摄入更多的维生素C。

（二）铅作业人员

1. 提高维生素C的摄入量。由于铅可促进维生素C的消耗，使维生素C失去其生理作用，故长期接触铅可引起体内维生素C的缺乏，甚至出现齿龈出血等缺乏症状。在与铅接触时，若能同时给予大量的维生素C，则可延缓铅中毒的出现或使中毒症状减轻。这可能是由于大量维生素C补充了体内维生素C由于铅所造成的损失，并可与铅结合成浓度较低的抗坏血酸铅盐，降低铅的吸收。同时维生素C还直接参与解毒过程，促进铅从体内排出。铅作业者每日维生素C的供给量应为150mg。

2. 蛋白质供给量需充足。蛋白质不足会降低机体的排铅能力，增加铅在体内的潴留和机体对铅中毒的敏感性。而充足的蛋白质，尤其是含硫氨基酸丰富的优质蛋白质中的蛋氨酸、胱氨酸有利于发挥谷胱甘肽对铅的解毒作用。故蛋白质的供给量应占总能量的14%～15%，动物性蛋白质应占总蛋白质的50%。

3. 膳食脂肪摄入量应适当限制，以免脂肪促进铅在小肠中的吸收。建议脂肪供能比低于25%。

4. 接触铅的人员还应当多摄入水果、蔬菜，其所含的果胶、粗纤维等能降低肠道中铅的吸收。维生素B_1、维生素B_6和维生素B_{12}有保护神经系统的作用，应增加这些维生素的供给。

（三）高温作业人员

1. 水和无机盐　补充水分最好少量、多次补充，这样能使排汗减慢，减少水分蒸发，切忌暴饮。在高温下每日由汗水中排出的食盐可高达25g，若不及时补充，严重时可引起循环衰竭和热痉挛等。补充盐量一般每日在15～25g左右即可。随汗液排出的还有钾、钙、镁和锌，其中最应注意的是钾。在高温环境中长时间缺钾，最容易中暑，所以应及时补钾。可以多吃富含钾的食物，如黄豆、黑豆、绿豆、小豆等豆类，其次是甜瓜、黄瓜、倭瓜、土豆等。食物中所含钾易溶于水，在烹调或加工中要防止损失。锌在汗液中排出量相当多，如不及时补充，会使食欲减退，这样将影响许多营养素的摄入量，必然要导致耐暑力严重下降。高温环境中，每升汗液排出锌约 1mg，以每天排汗 5L 计算，则每日损失锌 5mg 左右。因此成年人在高温环境中工作，锌的供给量应提高到 20mg。

2. 蛋白质　高温 35～40℃时，人体可从汗液中排出大量的氮，从而出现负氮平衡，而失水又促进组织蛋白分解，尿氮排泄量增多。此外，高温下粪便中排出氮也增多。一般认为在高温条件下蛋白质的摄取量应占膳食中总能量的 14% 左右。蛋白质的供给量要充分，更重要的是蛋白质的生理价值要高。

3. 维生素　维生素 A 有抑制体温上升的作用，所以对高温环境中的人要增加维生素 A 的供给。维生素 B_1、维生素 B_2 和维生素 C 在高温环境中随汗液排出较多，应及时补充。

4. 能量　在高温环境中，基础代谢发生改变，一般认为膳食中能量的供给至少增加 10%。在高温环境中生活和劳动的人，应适当提高营养素的供给量。以成年男子轻体力劳动者为例，每日应供给能量 2800kcal 以上，蛋白质 90～105g，同时优质蛋白质应占一半。

（四）低温作业人员

1. 大量提供能量　一般来说，低温条件下作业的人员仅仅通过普通的饮食提供他们所需的能量是不够的。除正餐以外，每日适当地选用含能量高的食物，以提高摄入的能量。

2. 补充足量的维生素　低温地区的人员由于不易吃到新鲜蔬菜、水果、蛋、奶、肝等食物，容易发生维生素 C、维生素 A、维生素 B_2 等的缺乏。如条件许可，在低温环境下应该特别注意进食新鲜蔬菜和水果，如绿叶菜、胡萝卜等以及牛奶、鸡蛋、动物肝脏等。如条件不许可，可在医务人员指导下，补充维生素制剂。

3. 平衡膳食　谷类食物对低温环境下的人员较为重要，每日的摄入量应不低于 450～750g，脂肪的摄入量应高于常温下的作业人员，蛋白质食物同样应主要以优质的动物蛋白质为主。

4. 每餐应吃饱　空腹时人对寒冷较为敏感，容易被寒冷所伤。饱食时体内产热增多，机体的耐寒能力增强。

第四章

营养配餐与食谱编制

第一节 概 论

一、营养配餐的概念

平衡膳食、合理营养是健康饮食的核心。完善而合理的营养可以保证人体正常的生理功能，促进健康和生长发育，提高机体的抵抗力和免疫力，有利于某些疾病的预防和治疗。合理营养要求膳食能供给机体所需的全部营养素，并不发生缺乏或过量的情况。平衡膳食则主要从膳食的方面保证营养素的需要，以达到合理营养，它不仅需要考虑食物中含有营养素的种类和数量，而且还必须考虑食物合理的加工方法、烹饪过程中如何提高消化率和减少营养素的损失等问题。

营养配餐，就是按人们身体的需要，根据食物中各种营养物质的含量，设计一天、一周或一个月的食谱，使人体摄入的蛋白质、脂肪、碳水化合物、维生素和矿物质等几大营养素比例合理，即达到平衡膳食。营养配餐是实现平衡膳食的一种措施。平衡膳食的原则通过食谱才得以表达出来，充分体现其实际意义。

二、营养配餐的目的和意义

（一）营养配餐可将各类人群的膳食营养素参考摄入量具体落实到用膳者的每日膳食中，使他们能按需要摄入足够的能量和各种营养素，同时又防止营养素或能量的过高摄入。

（二）可根据群体对各种营养素的需要，结合当地食物的品种、生产季节、经济条件和厨房烹调水平，合理选择各类食物，达到平衡膳食。

（三）通过编制营养食谱，可指导食堂管理人员有计划的管理食堂膳食，也有助于家庭有计划地管理家庭膳食，并且有利于成本核算。

三、营养配餐的理论依据

营养配餐是一项实践性很强的工作，与人们的日常饮食直接相关，要做到营养配餐科学合理，需要以一系列营养理论为指导。

（一）中国居民膳食营养素参考摄入量（DRIs）

从第二章我们已经知道，中国居民膳食营养素参考摄入量（DRIs）是每日平均膳食营养素摄入量的一组参考值，包括平均需要量（EAR）、推荐摄入量（RNI）、适宜摄入量（AI）和可耐受最高摄入量（UL）。制定 DRIs 的目的在于更好地指导人们膳食实践，评价人群的营养状况并为国家食物发展供应计划提供依据。DRIs 是营养配餐中能量和主要营养素需要量的确定依据。DRIs 中的 RNI 是个体适宜营养素摄入水平的参考值，是健康个体膳食摄入营养素的目标。编制营养食谱时，首先需要以各营养素的推荐摄入量（RNI）为依据确定需要量，一般以能量需要量为基础。制定出食谱后，还需要以各营养素的 RNI 为参考评价食谱的制定是否合理，如果与 RNI 相差不超过 10%，说明编制的食谱合理可用，否则需要加以调整。

（二）中国居民膳食指南和平衡膳食宝塔

膳食指南本身就是合理膳食的基本规范，为了便于宣传普及，它将营养理论转化为一个通俗易懂、简明扼要可操作性指南，其目的就是合理营养、平衡膳食、促进健康。因此，膳食指南的原则就是食谱设计的原则，营养食谱的制定需要根据膳食指南考虑食物种类、数量的合理搭配。

平衡膳食宝塔则是膳食指南量化和形象化的表达，是人们在日常生活中贯彻膳食指南的工具。宝塔建议的各类食物的数量既以人群的膳食实践为基础，又兼顾食物生产和供给的发展，具有实际指导意义。同时平衡膳食宝塔还提出了实际应用时的具体建议，如同类食物互换的方法，对制定营养食谱具有实际指导作用。根据平衡膳食宝塔，我们可以很方便的制定出营养合理、搭配适宜的食谱。

（三）食物成分表

食物成分表是营养配餐工作必不可少的工具。要开展好营养配餐工作，必须了解和掌握食物的营养成分。中国疾病预防控制中心营养与食品安全所于 2002 年出版了新的食物成分表，所列食物仍以原料为主，各项食物都列出了产地和食部，包括了 1506 条食物的 31 项营养成分。“食部”是指按照当地的烹调和饮食习惯，把从市场上购买的样品去掉不可食的部分之后，所剩余的可食部分所占的比例。列出食部的比例是为了便于计算市品每千克（或其他零售单位）的营养素含量。市品的食部不是固定不变的，它会因食物的运输、储藏和加工处理不同而有改变。因此当认为食部的实际情况和表中食部栏内所列数字有较大出入时，可以自己实际测量食部的量。通过食物成分表，我们在编制食谱时才能将营养素的需要量转换为食物的需要量，从而确定食物的品种和数量。在评价食谱所含营养素摄入量是否满足需要时，同样需要参考食物成分表中各种食物的营养成分数据。

（四）营养平衡理论

1. 膳食中三种宏量营养素需要保持一定的比例平衡　膳食中蛋白质、脂肪和碳水化合物除了各具特殊的生理功能外，其共同特点是提供人体所必需的能量。所以在讨论能量时也把它们称为“产能营养素”。在膳食中，这三种产能营养素必须保持一定的比例，才能保证膳食平衡。若按其各自提供的能量占总能量的百分比计，则蛋白质占 10%～15%，脂肪占 20%～30%，碳水化合物占 55%～65%。打破这种适宜的比例，将不利于健康。

2. 膳食中优质蛋白质与一般蛋白质保持一定的比例　食物蛋白质中所含的氨基酸有 20 多种，其中有 8 种是人体需要，但是不能在体内合成，必须由食物供给的必需氨基酸，人体对这 8 种必需氨基酸的需要量需要保持一定的比例。动物性蛋白质和大豆蛋白质所含的必需氨基酸种类齐全、比例恰当，人体利用率高，称为优质蛋白质。常见食物蛋白质的氨基酸组成，都不可能完全符合人体需要的比例，多种食物混合食用，才容易使膳食氨基酸组成符合人体需要的模式。因此，在膳食构成中要注意将动物性蛋白质、一般植物性蛋白质和大豆蛋白质进行适当的搭配，并保证优质蛋白质占蛋白质总供给量的1/3以上。

3. 饱和脂肪酸、单不饱和脂肪酸和多不饱和脂肪酸之间的平衡　不同食物来源的脂肪，脂肪酸组成不同，有饱和脂肪酸、单不饱和脂肪酸及多不饱和脂肪酸。饱和脂肪酸可使血胆固醇升高，不饱和脂肪酸特别是必需脂肪酸以及鱼贝类中的二十碳五烯酸（EPA）和二十二碳六烯酸（DHA）则具有多种有益的生理功能。因此必须保证食物中多不饱和脂肪酸的比例。一般认为，在脂肪提供的能量占总能量的30%范围内，饱和脂肪酸提供的能量占总能量的7%左右，单不饱和脂肪酸提供的能量占总能量的比例在10%以内，剩余的能量均由多不饱和脂肪酸提供为宜。动物脂肪相对含饱和脂肪酸和单不饱和脂肪酸多，多不饱和脂肪酸含量较少。植物油主要含不饱和脂肪酸。两种必需脂肪酸亚油酸和亚麻酸主要存在于植物油中，鱼贝类食物含二十碳五烯酸和二十二碳六烯酸相对较多。为了保证每日膳食能摄入足够的不饱和脂肪酸，必须保证油脂中植物油的摄入。

最近有人强调食物的酸碱平衡问题，认为凡含硫、磷、氯等元素较高的食物，为成酸性食物，凡含钙、钾、钠、镁等元素较高的食物，为成碱性食物，如果酸、碱性食物搭配不当，容易引起人体酸碱平衡失调。这种说法从食物的化学性上看似乎有一定道理，但在营养学上没有实际意义。因为正常人体内有强大的调节功能，维持机体酸碱度处于稳定状态。人体的酸碱平衡状态不会因为摄入食物不同而被打破。只有在患代谢性疾病或患有严重疾病造成代谢紊乱时，才会在人体内出现酸碱不平衡问题。这种情况不是调整膳食能解决的，需要药物治疗。

四、营养配餐现状

（一）中小学生营养餐

学生营养餐是营养配餐中的一个重要组成部分，它由于关系到青少年一代的体质和健康而受到普遍关注。学生营养餐是一种营养科学与烹饪技术相结合配制的膳食，它是根据国家规定的不同年龄段学生每餐应摄取的各种营养素的量折合成各类食物量（包括主、副食和调味品）研制出科学的食谱，再根据食谱进行选料、加工、配制的卫生安全的营养配餐。

国际上实行学校供餐计划的国家约有47个，发达国家学校供餐时间都较长，有的已有100多年的历史。通过长期发展，这些国家形成了较为完善的管理体系与运作模式。许多国家对学校供餐专门立法，把这项计划纳入法制轨道，从而保持其持久稳定的开展。

我国的学生营养餐工作早在20世纪80年代中期就已开始实施，1993年，国务院印发的《90年代中国食物结构改革与发展纲要》中指出："今后要从中小学生抓起，增加食物和营养方面科普知识的教育"。1997年，国务院发布《中国营养改善行动计划》，明确提出：有计划有步骤地普及学生营养午餐。1998年，卫生部发布了学生营养午餐营养供给量的行业标准和学生营养餐生产企业卫生规范的标准。其中，着重指出："要逐步建立中小学生营养餐制度"。由于党和国家领导人的直接关怀，政府部门加大推行力度，自1999年起学生营养餐工作加快了发展的步伐，取得了可喜的成绩。目前，全国已经有30多个城市的学生营养午餐工作有了一定规模，以北京、上海规模最大，日供量在30万份以上。但是，普及学生营养餐的工作是一项艰苦细致、涉及多方面的系统工程，需要政府、社会各界、企业、学校和家庭多方配合，共同努力，才能持续稳定地发展下去。

（二）餐饮业的营养配餐

营养配餐在国外（如美国、日本、西欧等国）发展较早，它首先是从集体配餐开始的。例如：在美国，是由农业部统一制定营养配餐标准，建立集体食堂，统一餐具，国家给予财政补贴，供给平价原料，以中小学生、老年人等为主要对象，设有营养师配餐；日本颁布有中小学生午餐法，建立中心配餐工厂统一提供原料，学校设有营养士配餐，保证了学生的身体健康。事实上，学生营养餐的发展与餐饮业营养配餐的发展息息相关。

我国从20世纪90年代前后开始进行营养配餐的试验。十多年来，营养配餐越来越受到人们的重视。目前已出现了不少专业的营养配餐公司，有的已经实现了营养配餐工厂化生产。虽然还存在一些问题，如还没有一整套完善的、科学的、摆脱传统手工操作的工艺流程和良好的操作规范标准，营养配餐的专业人员还很短缺等，但是随着人们对膳食质量要求的提高，相关法规规范的完善，餐饮业的营养配餐将有很大的发展空间。

营养配餐并不只限于餐饮业和中小学校，在高校、餐厅、医院都需要根据营养平衡理论进行营养配餐，达到平衡膳食。随着大众保健意识的增强，营养配餐将成为日常饮食的一部分。

第二节　营养食谱的编制

一、营养食谱的编制原则

根据营养配餐的上述理论依据，营养食谱的编制可遵循以下原则。

（一）保证营养平衡

1. 按照《中国居民膳食指南》的要求，膳食应满足人体需要的能量、蛋白质、脂肪，以及各种矿物质和维生素。不仅品种要多样，而且数量要充足，膳食既要能满足就餐者需要又要防止过量。对于一些特殊人群，如生长儿童和青少年、孕妇和乳母，还要注意易缺营养素如钙、铁、锌等的供给。

2. 各营养素之间的比例要适宜。膳食中能量来源及其在各餐中的分配比例要合理。要保证膳食蛋白质中优质蛋白质占适宜的比例。要以植物油作为油脂的主要来源，同时还要保证碳水化合物的摄入。各矿物质之间也要配比适当。

3. 食物的搭配要合理。注意成酸性食物与成碱性食物的搭配、主食与副食、杂粮与精粮、荤与素等食物的平衡搭配。

4. 膳食制度要合理。一般应该定时定量进餐，成人一日三餐，儿童三餐以外再加一次点心，老人也可在三餐之外加点心。

（二）照顾饮食习惯，注意饭菜的口味

在可能的情况下，既使膳食多样化，又照顾就餐者的膳食习惯。注重烹调方法，做到色香味美、质地宜人、形状优雅。

（三）考虑季节和市场供应情况

主要是熟悉市场可供选择的原料，并了解其营养特点。

（四）兼顾经济条件

既要使食谱符合营养要求，又要使进餐者在经济上有承受能力，才会使食谱有实际意义。

二、营养食谱的制定方法

（一）计算法

1. 确定用餐对象全日能量供给量　能量是维持生命活动正常进行的基本保证，能量不足，人体中血糖下降，就会感觉疲乏无力，进而影响工作、学习的效率；另一方面能量若摄入过多则会在体内贮存，使人体发胖，也会引起多种疾病。因此，编制食谱首先应该考虑的是保证能从食物中摄入适宜的能量。

用膳者一日三餐的能量供给量可参照膳食营养素参考摄入量（DRIs）中能量的推荐摄入量（RNI），根据用餐对象的劳动强度、年龄、性别等确定。例如办公室男性职员按轻体力劳动计，其能量供给量为10.03MJ（2400kcal）。集体就餐对象的能量供给量标准可以以就餐人群的基本情况或平均数值为依据，包括人员的平均年龄、平均体重，以及80%以上就餐人员的活动强度。如就餐人员的80%以上为中等体力活动的男性，则每日所需能量供给量标准为11.29MJ（2700kcal）。

能量供给量标准只是提供了一个参考的目标，实际应用中还需参照用餐人员的具体情况加以调整，如根据用餐对象的胖瘦情况制定不同的能量供给量。因此，在编制食谱前应对用餐对象的基本情况有一个全面的了解，应当清楚就餐者的人数、性别、年龄、机体条件、劳动强度、工作性质以及饮食习惯等。

2. 计算宏量营养素全日应提供的能量　能量的主要来源为蛋白质、脂肪和碳水化合物，为了维持人体健康，这三种能量营养素占总能量比例应当适宜，一般蛋白质占10%～15%，脂肪占20%～30%，碳水化合物占55%～65%，具体可根据本地生活水平，调整上述三类能量营养素占总能量的比例，由此可求得三种能量营养素的一日能量供给量。

如已知某人每日能量需要量为11.29MJ（2700kcal），若三种产能营养素占总能量的比例取中等值分别为蛋白质占15%、脂肪占25%、碳水化合物占60%，则三种能量营养素各应提供的能量如下：

蛋白质　11.29MJ（2700kcal）×15%＝1.6935MJ（405kcal）

脂肪　　11.29MJ（2700kcal）×25%＝2.8225MJ（675kcal）

碳水化合物　11.29MJ（2700kcal）×60%＝6.774MJ（1620kcal）

3. 计算三种能量营养素每日需要数量　知道了三种产能营养素的能量供给量，还需将其折算为需要量，即具体的质量，这是确定食物品种和数量的重要依据。由于食物中的产能营养素不可能全部被消化吸收，且消化率也各不相同，消化吸收后，在体内也不一定完全彻底被氧化分解产生能量。因此，食物中产能营养素产生能量的多少按如下关系换算：即1g碳水化合物产生能量为16.7kJ（4.0kcal），1g脂肪产生能量为37.6kJ（9.0kcal），1g蛋白质产生能量为16.7kJ（4.0kcal）。根据三大产能营养素的能量供给量及其能量折算系数，可求出全日蛋白质、脂肪、碳水化合物的需要量。

如根据上一步的计算结果，可算出三种能量营养素需要量如下：

蛋白质　1.6935MJ ÷ 16.7kJ/g = 101g（405kcal ÷ 4kcal/g = 101g）

脂肪　2.8225MJ ÷ 37.6kJ/g = 75g（675kcal ÷ 9kcal/g = 75g）

碳水化合物　6.774MJ ÷ 16.7kJ/g = 406g（1620kcal ÷ 4kcal/g = 405g）

4. 计算三种能量营养素每餐需要量　知道了三种能量营养素全日需要量后，就可以根据三餐的能量分配比例计算出三大能量营养素的每餐需要量。一般三餐能量的适宜分配比例为：早餐占30%，午餐占40%，晚餐占30%。

如根据上一步的计算结果，按照30%、40%、30%的三餐供能比例，其早、中、晚三餐各需要摄入的三种能量营养素数量如下：

早餐：蛋白质　101g × 30% = 30g

脂肪　75g × 30% = 23g

碳水化合物　406g × 30% = 122g

中餐：蛋白质　101g × 40% = 40g

脂肪　75g × 40% = 30g

碳水化合物　406g × 40% = 162g

晚餐：蛋白质　101g × 30% = 30g

脂肪　75g × 30% = 23g

碳水化合物　406g × 30% = 122g

5. 主副食品种和数量的确定　已知三种能量营养素的需要量，根据食物成分表，就可以确定主食和副食的品种和数量了。

（1）主食品种、数量的确定：由于粮谷类是碳水化合物的主要来源，因此主食的品种、数量主要根据各类主食原料中碳水化合物的含量确定。

主食的品种主要根据用餐者的饮食习惯来确定，北方习惯以面食为主，南方则以大米居多。根据上一步的计算，早餐中应含有碳水化合物122g，若以小米粥和馒头为主食，并分别提供20%和80%的碳水化合物。查食物成分表得知，每100g小米粥含碳水化合物8.4g，每100g馒头含碳水化合物44.2g，则：

所需小米粥重量 = 122g × 20% ÷（8.4/100）= 290g

所需馒头重量 = 122g × 80% ÷（44.2/100）= 220g

（2）副食品种、数量的确定：根据三种产能营养素的需要量，首先确定了主食的品种和数量，接下来就需要考虑蛋白质的食物来源了。蛋白质广泛存在于动植物性食物中，除了谷类食物能提供的蛋白质，各类动物性食物和豆制品是优质蛋白质的主要来源。因此副食品种和数量的确定应在已确定主食用量的基础上，依据副食应提供的蛋白质质量确定。

计算步骤如下：

1）计算主食中含有的蛋白质重量。

2）用应摄入的蛋白质重量减去主食中蛋白质重量，即为副食应提供的蛋白质重量。

3）设定副食中蛋白质的2/3由动物性食物供给，1/3由豆制品供给，据此可求出各自的蛋白质供给量。

4）查表并计算各类动物性食物及豆制品的供给量。

5）设计蔬菜的品种和数量。

仍以上一步的计算结果为例，已知该用餐者午餐应含蛋白质40g、碳水化合物162g。假设以馒头（富强粉）、米饭（大米）为主食，并分别提供50%的碳水化合物，由食物成分表得知，每100g馒头和米饭含碳水化合物分别为44.2g和25.9g，按上一步的方法，可算得馒头和米饭所需重量分别为184g和313g。

由食物成分表得知，100g馒头（富强粉）含蛋白质6.2g，100g米饭含蛋白质2.6g，则：

主食中蛋白质含量 = 184g × (6.2/100) + 313g × (2.6/100) = 20g

副食中蛋白质含量 = 40g − 20g = 20g

设定副食中蛋白质的2/3应由动物性食物供给，1/3应由豆制品供给，因此：

动物性食物应含蛋白质重量 = 20g × 66.7% = 13g

豆制品应含蛋白质重量 = 20g × 33.3% = 7g

若选择的动物性食物和豆制品分别为猪肉（脊背）和豆腐干（熏），由食物成分表可知，每100g猪肉（脊背）中蛋白质含量为20.2g，每100g豆腐干（熏）的蛋白质含量为15.8g，则：

猪肉（脊背）重量 = 13g ÷ (20.2/100) = 64g

豆腐干（熏）重量 = 7g ÷ (15.8/100) = 44g

确定了动物性食物和豆制品的重量，就可以保证蛋白质的摄入。最后是选择蔬菜的品种和数量。蔬菜的品种和数量可根据不同季节市场的蔬菜供应情况，以及考虑与动物性食物和豆制品配菜的需要来确定。

6）确定纯能量食物的量。油脂的摄入应以植物油为主，有一定量动物脂肪摄入。因此以植物油作为纯能量食物的来源。由食物成分表可知每日摄入各类食物提供的脂肪含量，将需要的脂肪总含量减去食物提供的脂肪量即为每日植物油供应量。

6. 食谱的评价与调整　根据以上步骤设计出营养食谱后，还应该对食谱进行评价，确定编制的食谱是否科学合理。应参照食物成分表初步核算该食谱提供的能量和各种营养素的含量，与DRIS进行比较，相差在10%上下，可认为合乎要求，否则要增减或更换食品的种类或数量。值得注意的是，制定食谱时，不必严格要求每份营养餐食谱的能量和各类营养素均与DRIs保持一致。一般情况下，每天的能量、蛋白质、脂肪和碳水化合物的量出入不应该很大，其他营养素以一周为单位进行计算、评价即可。

根据食谱的制订原则，食谱的评价应该包括以下几个方面：

（1）食谱中所含五大类食物是否齐全，是否做到了食物种类多样化？

（2）各类食物的量是否充足？

（3）全天能量和营养素摄入是否适宜？

（4）三餐能量摄入分配是否合理，早餐是否保证了能量和蛋白质的供应？

（5）优质蛋白质占总蛋白质的比例是否恰当？

（6）三种产能营养素（蛋白质、脂肪、碳水化合物）的供能比例是否适宜？

以下是评价食谱是否科学、合理的过程：

（1）首先按类别将食物归类排序，并列出每种食物的数量。

（2）从食物成分表中查出每100g食物所含营养素的量，算出每种食物所含营养素的量，计算公式为：

食物中某营养素含量＝食物量（g）×可食部分比例×100g食物中营养素含量/100

（3）将所用食物中的各种营养素分别累计相加，计算出一日食谱中三种能量营养素及其他营养素的量。

（4）将计算结果与中国营养学会制订的“中国居民膳食中营养素参考摄入量”中同年龄同性别人群的水平比较，进行评价。

（5）根据蛋白质、脂肪、碳水化合物的能量折算系数，分别计算出蛋白质、脂肪、碳水化合物三种营养素提供的能量及占总能量的比例。

（6）计算出动物性及豆类蛋白质占总蛋白质的比例。

（7）计算三餐提供能量的比例。

以下以10岁男生一日食谱为例，对食谱进行评价。

表4-4-1　10岁男生一日食谱

餐次	食物名称	用　量	餐次	食物名称	用　量
早餐	面包	面粉150g			植物油5g
	火腿	25g		馒头	面粉150g
	牛奶	250g	晚餐	西红柿炒鸡蛋	西红柿125g
	苹果	100g			鸡蛋60g
午餐	青椒肉片	青椒100g			植物油5g
		瘦猪肉45g		韭菜豆腐汤	韭菜25g
		植物油6g			南豆腐30g
	熏干芹菜	熏干30g			植物油3g
		芹菜100g		米饭	大米125g

（1）按类别将食物归类排序，看食物种类是否齐全。

谷类薯类　　面包150g，面粉150g，大米125g

禽畜肉及鱼类　　火腿25g，瘦猪肉45g

豆类及其制品　　熏干30g，南豆腐30g

奶类　　牛奶250g

蛋类　　鸡蛋60g

蔬菜水果　　苹果100g，青椒100g，芹菜100g，西红柿125g，韭菜25g

纯热能食物　　植物油19g

（2）食物所含营养素的计算：首先从食物成分表中查出各种食物每100g的能量及各种营养素的含量，然后计算食谱中各种食物所含能量和营养素的量。

以计算150g面粉中所含营养素为例，从食物成分表中查出小麦粉100g食部为100%，含能量1439kJ（344kcal），蛋白质11.2g，脂肪1.5g，碳水化合物73.6g，钙31mg，铁3.5mg，维生素B_1 0.28mg，维生素B_2 0.08mg，故150g面粉可提供：

能量=1439×150/100=2158.5kJ（344×150/100=516kcal）

蛋白质=11.2×150/100=16.8g

脂肪=1.5×150/100=2.25g

碳水化合物=73.6×150/100=110.4g

钙=31×150/100=46.5mg

铁=3.5×150/100=5.25mg

维生素B_1=0.28×150/100=0.42mg

维生素B_2=0.08×150/100=0.12mg

其他食物计算方法和过程与此类似。计算出所有食物分别提供的营养素含量，累计相加，就得到该食谱提供的能量和营养素。如此食谱可提供：能量8841kJ（2113kcal），蛋白质77.5g，脂肪57.4g，钙602.9mg，铁20.0mg，维生素A 341.4μg，维生素B_1 0.9mg，维生素C 70mg。

参考10岁男生每日膳食营养素参考摄入量（DRIs）：能量8800kJ（2100kcal），蛋白质70g，钙800mg，铁12mg，维生素A 600μg，维生素B_1 0.9mg，维生素C 80mg。比较可见，除维生素A和维生素C不足之外，能量和其他营养素供给量基本符合需要。维生素A不足可通过1~2周补充一次动物肝脏来弥补，维生素C不足可用富含维生素C的蔬菜水果来补充，以弥补此食谱的不足之处。

（3）三种供能营养素的供能比例：由蛋白质、脂肪、碳水化合物三种营养素的能量折算系数可以算得：

蛋白质提供能量占总能量比例=77.5g×16.7kJ/g÷8841kJ=14.7%

脂肪提供能量占总能量比例=57.4g×37.6kJ/g÷8841kJ=24.4%

碳水化合物提供能量占总能量比例=1-14.7%-24.4%=60.9%

蛋白质、脂肪、碳水化合物适宜的供能比分别为10%~15%，20%~30%，55%~65%。该例食谱的蛋白质、脂肪、碳水化合物的摄入比例还是比较合适的。

（4）动物性及豆类蛋白质占总蛋白质比例：将来自动物性食物及豆类食物的蛋白质累计相加，本例结果为35g，食谱中总蛋白质含量为77.5g，可以算得：

动物性及豆类蛋白质占总蛋白质比例=35÷77.5=45.2%

优质蛋白质占总蛋白质的比例超过1/3，接近一半，可认为优质蛋白质的供应量比较适宜。

（5）三餐提供能量占全天摄入总能量比例：将早、中、晚三餐的所有食物提供的能量分别按餐次累计相加，得到每餐摄入的能量，然后除以全天摄入的总能量得到每餐提供能量占全天总能量的比例：

早餐：2980÷8841=33.7%

午餐：3181÷8841=36.0%

晚餐：2678÷8841=30.3%

三餐能量分配接近比较适宜的30%、40%、30%。

总的看来，该食谱种类齐全，能量及大部分营养素数量充足，三种产能营养素比例适宜，考虑了优质蛋白质的供应，三餐能量分配合理，是设计比较科学合理的营养食谱。需要强调的是以上的食谱制定和评价主要是根据宏量营养素的状况来进行讨论。在实际的食谱制定工作中还必须对各种微量营养素的适宜性进行评价（详见第二章 DRIs 在计划膳食中的应用），而且需要检测就餐人群的体重变化及其他营养状况指标，对食谱进行调整。

7. 营养餐的制作　有了营养食谱还必须根据食谱原料，运用合理的烹饪方法进行营养餐的制作。在烹饪过程中，食物中的蛋白质、脂肪、碳水化合物、维生素、矿物质、水等营养素发生着多种变化，了解这些变化，对于合理选用科学的烹调方法，严格监控烹饪过程中食物的质量，提高营养素在食物中的保存率和在人体中的利用率都有着重要作用。此外，营养餐的制作还应保证食物的色、香、味俱全，这样才能保证食物的正常摄入，达到营养配餐预期的营养素摄入量。

8. 食谱的总结、归档管理等　编制好食谱后，应该将食谱进行归档保存，并及时收集用餐者及厨师的反馈意见，总结食谱编制的经验，以便以后不断改进。

随着计算机技术的发展，营养食谱的确定和评价也可以通过计算机实现。目前出现了许多膳食营养管理系统软件，使用者只要掌握基本的电脑技能，就可以方便快捷的确定营养食谱，并且得出营养素的营养成分。膳食营养管理系统软件有很多种，一般膳食营养管理系统软件都具有如下功能：

（1）提供自动挑选食物种类界面，和挑选出的食物自动编制出代量食谱，计算出各类食物的用量并自动将其合理的分配到一日三餐或三餐一点中。

（2）进行食谱营养成分的分析计算，并根据计算结果进行调整。

（3）分析膳食的食物结构和计算分析各种营养素的摄入量、能量和蛋白质的食物来源等。

许多软件采取开放的计算机管理方式，可随时扩充食物品种及营养成分。有的软件还可对个体和群体的膳食营养状况做出综合评价，针对儿童青少年还可实现生长发育状况的评价。另外，特殊营养配餐应用软件还有减肥配餐的设计功能及常见病病人膳食的设计功能。

（二）食物交换份法

食物交换份法简单易行，易于被非专业人员掌握。该法是将常用食物按其所含营养素量的近似值归类，计算出每类食物每份所含的营养素值和食物质量，然后将每类食物的内容列出表格供交换使用，最后，根据不同能量需要，按蛋白质、脂肪和碳水化合物的合理分配比例，计算出各类食物的交换份数和实际重量，并按每份食物等值交换表选择食物。本法对病人和正常人都适用，此处仅介绍正常人食谱的编制。

1. 根据膳食指南，按常用食物所含营养素的特点划分为五大类食物。

第一类：谷类及薯类。谷类包括米、面、杂粮；薯类包括马铃薯、甘薯、木薯等。主要提供碳水化合物、蛋白质、膳食纤维、B 族维生素。

第二类：动物性食物。包括肉、禽、鱼、奶、蛋等，主要提供蛋白质、脂肪、矿物质、维生素 A 和 B 族维生素。

第三类：豆类及制品。包括大豆及其他干豆类，主要提供蛋白质、脂肪、膳食纤维、矿物质和B族维生素。

第四类：蔬菜水果类。包括鲜豆、根茎、叶菜、茄果等，主要提供膳食纤维、矿物质、维生素C和胡萝卜素。

第五类：纯能量食物。包括动植物油、淀粉、食用糖和酒类，主要提供能量。植物油还可提供维生素E和必需脂肪酸。

2. 各类食物的每单位食物交换代量表。

（1）谷类、薯类：表4-4-2每份谷、薯类食物大约可提供能量756kJ（180kcal）、蛋白质4g、碳水化合物38g。

（2）蔬菜、水果类：表4-4-3每份蔬菜、水果大约可提供能量336kJ（80kcal）、蛋白质5g、碳水化合物15g。

表4-4-2 谷类和薯类食物交换代量表

食物	重量（g）
面粉	50
大米	50
玉米面	50
小米	50
高粱米	50
挂面	50
面包	75
干粉丝（皮、条）	40
土豆（食部）	250
凉粉	750

表4-4-3 蔬菜、水果类食物交换代量表

食物(食部)	重量(g)
大白菜、油菜、圆白菜、韭菜、菠菜等	500~750
芹菜、莴笋、雪里蕻(鲜)、空心菜等	500~750
西葫芦、西红柿、茄子、苦瓜、冬瓜、南瓜等	500~750
菜花、绿豆芽、茭白、蘑菇(鲜)等	500~750
柿子椒	350
鲜豇豆	250
鲜豌豆	100
倭瓜	350
胡萝卜	200
萝卜	350
蒜苗	200
水浸海带	350
李子、葡萄、香蕉、苹果、桃、橙子、橘子等	200~250

表4-4-4 动物性食物交换代量表

食物（食部）	重量（g）
瘦猪肉	50
瘦羊肉	50
瘦牛肉	50
鸡蛋（500g约8个）	1个
禽	50
肥瘦猪肉	25
肥瘦羊肉	25
肥瘦牛肉	25
鱼虾	50
酸奶	200
牛奶	250
牛奶粉	30

表4-4-5 豆类食物交换代量表

食物	重量（g）
豆浆	125
豆腐（南）	70
豆腐（北）	42
油豆腐	20
豆腐干	25
熏干	25
腐竹	5
千张	14
豆腐皮	10
豆腐丝	25

（3）动物性食物：表4-4-4每份食物大约可提供能量378kJ（90kcal）、蛋白质10g、脂肪5g、碳水化合物2g。

（4）豆类：表4-4-5 每份豆类大约可提供能量188kJ（45kcal）、蛋白质5g、脂肪1.5g、碳水化合物3g。

（5）纯能量食物：表4-4-6 每份食物大约可提供能量188kJ（45kcal）、脂肪5g。

表4-4-6　纯能量食物食物交换代量表

食　物	重量（g）
菜籽油	5
豆油、花生油、棉籽油、芝麻油	5
牛油、羊油、猪油（未炼）	5

3. 按照中国居民平衡膳食宝塔上标出的数量安排每日膳食。

表4-4-7　平衡膳食宝塔建议不同能量膳食的各类食物参考摄入量（g/d）

食　物	低能量 约7.5MJ（1800kcal）	中等能量 约10.0MJ（2400kcal）	高能量 约11.7MJ（2800kcal）
谷类	300	400	500
蔬菜	400	450	500
水果	100	150	200
肉、禽	50	75	100
蛋类	25	40	50
鱼虾	50	50	50
豆类及豆制品	50	50	50
奶类及奶制品	100	100	100
油脂	25	25	25

根据个人年龄、性别、身高、体重、劳动强度及季节等情况适当调整。从事轻体力劳动的成年男子如办公室职员等，可参照中等能量膳食来安排自己的进食量；从事中等以上强度体力劳动者如一般农田劳动者，可参照高能量膳食进行安排；不参加劳动的老年人可参照低能量膳食来安排。女性一般比男性的食量小，因为女性体重较轻及身体构成与男性不同。女性需要的能量往往比从事同等劳动的男性低200kcal或更多些。一般说来，人们的进食量可自动调节，当一个人的食欲得到满足时，他对能量的需要也就会得到满足。

4. 根据不同能量的各种食物需要量，参考食物交换代量表，确定不同能量供给量的食物交换份数。

如对于在办公室工作的男性职员，根据中等能量膳食各类食物的参考摄入量，需要摄入谷类400g、蔬菜450g、水果150g、肉、禽类75g、蛋类40g、鱼虾类50g、豆类及豆制品50g、奶类及奶制品100g、油脂25g，这相当于8（400/50）份谷薯类食物交换份、1～2份果蔬类交换份、4份肉蛋奶等动物性食物交换份、2份豆类食物交换份、5份油脂类食物交换份。值得注意的是，食物交换代量表的交换单位不同，折合的食物交换份数也不同。这些食物分配到一日三餐中可以这样安排：

早餐：牛奶250g、白糖20g、面包150g、大米粥25g

午餐：饺子200g（瘦猪肉末50g、白菜300g）、小米粥25g、炝芹菜200g

加餐：苹果200g

晚餐：米饭150g、鸡蛋2个、炒莴笋150g（全日烹调用油25g）

还可以根据食物交换表，改变其中的食物种类，这样安排：

早餐：糖三角150g、高粱米粥25g、煎鸡蛋2个、咸花生米15g

午餐：米饭200g、瘦猪肉丝50g、炒菠菜250g

加餐：梨200g

晚餐：烙饼100g、大米粥25g、炖大白菜250g、北豆腐100g（全日烹调用油20g）

食物交换份法是一个比较粗略的方法，实际应用中，可将计算法与食物交换份法结合使用，首先用计算法确定食物的需要量，然后用食物交换份法确定食物种类及数量。通过食物的同类互换，可以以一日食谱为模本，设计出一周、一月食谱。

三、营养食谱举例

（一）幼儿一日食谱

幼儿的胃容量小，每日的餐次要比成人多，也就是一餐与一餐之间的间隔比成人短。最理想的办法，可以分为早餐、午餐、午点、晚餐四餐，有条件的话，睡前可加一些晚点（表4-4-8）。

表4-4-8 幼儿一日食谱举例

餐次	食物名称	用量	餐次	食物名称	用量
早餐	牛奶蛋花麦片粥	牛奶200ml	午点	香蕉	50g
		麦片25g		强化钙饼干	15g
		鸡蛋25g	晚餐	软饭	大米125g
		糖15g		鱼肉酿油豆腐	油豆腐30g
午餐	馒头	面粉50g			鱼肉25g
	土豆烧牛肉碎	牛肉30g			面粉5g
		土豆30g			葱3g
	西红柿蛋花汤	葱3g		蒜蓉炒时蔬	时菜70g
		鸡蛋25g	晚点	牛奶	150g
		西红柿50g		全日烹调用油	10g

（二）中小学生一日食谱

中小学生的营养需要有一个显著的特点，他们所获得的营养不仅仅是要维持生命和日常活动，更重要的是还要满足其迅速生长发育的需要。在整个发育期间，由于机体的物质代谢是合成代谢大于分解代谢，其所需的能量和各种营养素的数量相对比成人高，尤其是能量和蛋白质、脂类、钙、锌、铁等几种营养素。因此，中小学生应多吃谷类，供给充足的能量；保证鱼、肉、蛋、奶、豆类和蔬菜的摄入。此外，营养丰富的早餐对学生完成一上午紧张的学习有重要作用，要保证吃好早餐（表4-4-9至表4-4-11）。

表 4-4-9 6~9 岁小学生一日食谱举例

餐次	食物名称	用量	餐次	食物名称	用量
早餐	面包	100g		米饭	大米 125g
	牛奶	250g	晚餐	肉丝炒蒜苗	蒜苗 75g
	苹果	80g			瘦猪肉丝 35g
午餐	红烧鸡块海带	鸡肉 80g		芹菜炒豆干	芹菜 45g
		海带 30g			豆腐干 45g
		鲜香菇 10g		馒头	面粉 80g
	素炒笋片	莴笋 75g		小米粥	小米 25g
	西红柿鸡蛋汤	西红柿 20g		全日烹调用油	17g
		鸡蛋 10g			

表 4-4-10 10~12 岁小学生一日食谱举例

餐次	食物名称	用量	餐次	食物名称	用量
早餐	豆沙包	面粉 80g		馒头	面粉 125g
		红小豆 50g	晚餐	西红柿炒鸡蛋	西红柿 150g
		白糖 10g			鸡蛋 1 个
	拌香椿	香椿 35g		芫荽紫菜豆腐汤	紫菜 10g
	牛奶	250g			豆腐 25g
	苹果	80g			芫荽少许
午餐	素炒芹菜	芹菜 100g		米饭	大米 125g
	肉炒柿子椒	柿子椒 75g		全日烹调用油	19g
		瘦猪肉 50g			

表 4-4-11 13~18 岁学生一日食谱举例

餐次	食物名称	用量	餐次	食物名称	用量
早餐	馒头	面粉 125g		排骨萝卜汤	青萝卜 50g
	花生酱	15g			排骨 50g
	牛奶	250g		米饭	大米 150g
	煎鸡蛋	1 个	晚餐	鸡丁炒青椒	鸡肉 35g
	香蕉	100g			青椒 75g
午餐	鲜笋炒生鱼片	鱼肉 35g		小葱炖豆腐	小葱 25g
		春笋 75g			南豆腐 75g
	肉片炒青菜豆腐干	肥瘦猪肉 30g		米饭	大米 150g
		豆腐干 25g		全日烹调用油	20g
		青菜 75g			

（三）大学生一日食谱（表4-4-12）

表4-4-12 大学生一日食谱举例

餐次	食物名称	用量	餐次	食物名称	用量
早餐	馒头	面粉100g		米饭	大米200g
	小米粥	小米50g	晚餐	猪血豆腐葵菜汤	猪血50g
	豆腐乳	25g			豆腐100g
午餐	肉烧胡萝卜	瘦肉100g			葵菜200g
		胡萝卜100g		花卷	面粉200g
	炒卷心菜	卷心菜250g		全日烹调用油	25g

（四）中老年人一日食谱

中老年人因器官功能逐渐减退，活动减少，每日能量需要低于青壮年，有的营养素摄入量亦应稍低，而有些营养素则不能减少，如维生素、矿物质等微量营养素（表4-4-13至表4-4-15）。

表4-4-13 中年人一日食谱举例

餐次	食物名称	用量	餐次	食物名称	用量
早餐	小米粥	小米50g			虾皮8g
	花卷	面粉50g	晚餐	馒头	面粉150g
	茶鸡蛋	1个		葱爆羊肉	瘦羊肉50g
午餐	米饭	大米150g			大葱25g
	炒肉末豌豆	肥瘦猪肉30g		素拌菠菜	菠菜150g
		豌豆100g			麻酱10g
	肉丝炒芹菜	瘦猪肉20g		丝瓜汤	丝瓜25g
		芹菜150g			面筋20g
	虾皮黄瓜汤	黄瓜50g		全日烹调用油	25g
		紫菜2g			

表4-4-14 60岁老年人一日食谱举例

餐次	食物名称	用量	餐次	食物名称	用量
早餐	馒头	面粉40g	晚餐	米饭	粳米150g
	牛奶卧鸡蛋	牛奶250g		香菇烧小白菜	小白菜200g
		鸡蛋1个			香菇10g
午餐	烙春饼	面粉70g		炒胡萝卜丝	肥瘦猪肉10g
	炒合菜	猪肉25g			胡萝卜50g
		绿豆芽100g			冬笋50g
		菠菜100g		菠菜紫菜汤	菠菜50g
		韭菜20g			紫菜10g
		粉条20g	晚点	橘子	50g
	红豆小米粥	小米35g		全日烹调用油	20g
		红豆15g			

表 4-4-15 70岁老年人一日食谱举例

餐次	食物名称	用量	餐次	食物名称	用量
早餐	花卷	面粉 50g			胡萝卜 80g
	牛奶	200g	晚餐	米饭	大米 100g
午餐	发面饼	面粉 150g		葱烧带鱼	带鱼 75g
	肉丝炒韭菜	猪肉丝 25g		小白菜口蘑汤	小白菜 70g
		韭黄 120g			干口蘑 10g
	虾皮三丝	虾米皮 10g			粉条 20g
		菠菜 50g	晚点	橘子	50g
		土豆 70g		全日烹调用油	20g

(五)孕妇、乳母一日食谱

1. 妊娠初期一日食谱(孕 1 ~3 个月) 妊娠初期膳食中营养素供给量与怀孕前相同,为适应妊娠反应,要做到少食多餐,食物要多品种、色香味俱全(表 4-4-16)。

表 4-4-16 妊娠初期一日食谱举例

餐次	食物名称	用量	餐次	食物名称	用量
早餐	馒头	面粉 100g	晚餐	牛肉炒菜心	菜心 100g
	猪骨粥	大米 25g			牛肉 30g
		猪骨 50g		枸杞咸蛋汤	枸杞叶 150g
午餐	清蒸鲫鱼	鲫鱼 50g			咸鸭蛋 84g
	荷兰豆炒腰花	荷兰豆 150g		米饭	大米 100g
		猪腰 40g	晚点	牛奶	250g
	米饭	大米 100g		全日烹调用油	25g
午点	柑橘	100g			

2. 妊娠中期营养食谱(孕 4 ~6 个月) 妊娠中期需根据体重增长情况调节能量供给,应注意微量营养素的补充(表 4-4-17)。

表 4-4-17 妊娠中期一日食谱举例

餐次	食物名称	用量	餐次	食物名称	用量
早餐	馒头	面粉 50g			芝麻 25g
	稀饭	大米 50g	晚餐	炒青菜	青菜 100g
	煮鸡蛋	1 个		油豆腐烧肉	油豆腐 50g
	酱瓜	10g			猪肉 50g
午餐	炒蚕豆	鲜蚕豆 100g		米饭	大米 100g
	红烧带鱼	带鱼 100g	晚点	苹果	100g
	米饭	大米 100g		全日烹调用油	25g
午点	芝麻糊	米粉 25g			

3. 妊娠后期营养食谱(孕 7 ~9 个月) 此期胎儿发育极快,孕妇食量最大,但由

于腹部膨隆，一次不能饱餐，以免胃部胀满、横膈上升，使心脏移位。要补充足够的钙、适度的蛋白质，控制脂肪总量占供能比低于25%，有水肿者要控制食盐及饮食中的水分（表4-4-18）。

表4-4-18 妊娠后期一日食谱举例

餐次	食物名称	用量	餐次	食物名称	用量
早餐	滑生鱼片面	挂面 100g			牛肉 50g
		菜心 50g		莲藕眉豆猪骨汤	莲藕 100g
		生鱼片 50g			眉豆 20g
					猪骨 75g
	荷包蛋	鸡蛋 1 个		米饭	大米 150g
午餐	肉丝炒青椒	青椒 100g	晚点	豆沙包	面粉 50g
		瘦猪肉 50g			红小豆 10g
					白糖 10g
	鱼头紫菜汤	紫菜 10g		牛奶	奶粉 30g
		大鱼头 75g		煮鸡蛋	1 个
	米饭	大米 150g		全日烹调用油	25g
午点	柑橘	100g			
晚餐	牛肉炒白菜	白菜 15g			

4. 产褥期营养食谱 分娩过程中消耗能量很多，又有血性恶露，皮肤排泄功能也特别旺盛，出汗很多，因此需要及时补充营养素和水分。一般产后前两天用流质、半流质食物，后改软饭，产后开始哺乳，要注意蛋白质、必需脂肪酸、钙以及维生素 B_1、维生素 B_2、维生素 C 的供给（表4-4-19）。

表4-4-19 产褥期一日食谱举例

餐次	食物名称	用量	餐次	食物名称	用量
早餐	面包	面粉 100g		薯仔猪骨汤	猪骨 50g
	鸭蛋猪骨粥	大米 30g			薯仔 50g
		猪骨 50g			红萝卜 50g
		鸭蛋 1 个			番茄 20g
午餐	牛肉炒苦瓜	苦瓜 150g		米饭	大米 150g
		牛肉 50g	晚点	牛奶鸡蛋煮麦片	牛奶 250g
	菜心肉片汤	菜心 150g			鸡蛋 55g
		瘦猪肉 20g			麦片 25g
	米饭	大米 150g			红糖 20g
晚餐	炒黄鳝丝	黄鳝 75g		全日烹调用油	25g

5. 哺乳期营养食谱 哺乳期所需营养供应量，除必须保证自身的体能恢复外，要供给分泌乳汁的需要，还要保持较高的营养水平。其中蛋白质要充足，脂肪供给量可达总能量的27%，但不能超过30%，并要有充足的维生素和矿物质（表4-4-20）。

（六）补充营养素的食谱

我国传统膳食以植物性食物为主，这种膳食结构有它的优点，但也容易导致一些营养素的缺乏，在营养配餐时应注意合理补充，尤其是处在生长发育期的儿童青少年，如不及时补充，会影响正常的生长发育。下面介绍几种我国居民容易缺乏的营养素食谱，食物的量以11～13岁儿童为依据，成年人只需调整需要量。另外需要说明的是，动物内脏虽然富含多种营养素，但是由于其胆固醇含量较高，食用过多对健康也是不利的，因此，建议每1～2周食用一次含动物内脏的营养食谱，保证一定时期内的平衡膳食。

表4-4-20 哺乳期一日食谱举例

餐次	食物名称	用量	餐次	食物名称	用量
早餐	菜心肉片汤面	挂面150g		米饭	大米150g
		菜心50g	晚餐	姜葱炒猪肝	猪肝50g
		瘦猪肉20g		枸杞鲫鱼汤	鲫鱼50g
	煎荷包蛋	鸡蛋1个			枸杞150g
午餐	发菜鱼丸炒菜心	鲮鱼肉50g		米饭	大米150g
		发菜4g	晚点	面包	面粉75g
		菜心100g		牛奶	250g
	肉片荠菜	肥瘦猪肉25g		全日烹调用油	25g
		荠菜100g			

1. 富含维生素A的一日食谱 维生素A的食物来源有两个，一个来自动物性食物如动物肝脏、鱼肝油、奶及奶制品、禽蛋等；另一个来自植物性食物中的胡萝卜素，它在体内可转化为维生素A。绿色蔬菜、黄色蔬菜以及黄红色水果中富含胡萝卜素，如菠菜、豌豆苗、红心甜薯、胡萝卜、西兰花、芒果、杏等。从以下食物中，可以获得800μg左右视黄醇当量的维生素A（表4-4-21，表4-4-22）。

表4-4-21 富含维生素A的食物

食物名称	用量（g）	食物名称	用量（g）
羊肝	4	牛肝	4
鸡肝	8	猪肝	16
鹅肝	13	鸡心	90
奶油	80	鹌鹑蛋	240
鸡蛋黄	183	鸭蛋黄	40
胡萝卜	116	菠菜	164
冬寒菜	70	茴香	200
芥兰	140	西兰花	66
芒果	60		

2. 富含铁的一日食谱 膳食中铁的良好来源为动物肝脏、全血、肉类、鱼类等动物性食物，不仅铁含量高，而且生物利用率高。植物性食物中含铁量不高，仅油菜、菠菜、黑玉米、黑米等含铁量较高，但其生物利用率低。从以下食物中（表4-4-23），可以获得10mg左右的铁（表4-4-24）。

表 4-4-22 富含维生素 A 的一日食谱举例

餐次	食物名称	用量	餐次	食物名称	用量
早餐	面包	100g		酸辣汤	瘦肉丝、玉兰片各适量
	牛奶	250g		米饭	大米 150g
	西瓜	200g	晚餐	菠菜拌腐竹	菠菜 100g
午餐	爆三样	猪肝 25g			水发腐竹 25g
		猪腰花 25g		蒜蓉西兰花	西兰花 100g
		肥瘦猪肉 25g		花卷	面粉 100g
		黄瓜片 50g		绿豆汤	绿豆 15g
		水发木耳 5g			小米 15g
	干煸扁豆	扁豆 100g		全日烹调用油	20g

表 4-4-23 富含铁的食物

食物名称	用量（g）	食物名称	用量（g）
猪血	115	鸭血	30
鸡血	40	鸡肝	80
猪肝	45	鸭肝	40
猪肾	160	牛肾	106
牛肉干	60	猪心	233
瘦猪肉	330	鸡蛋	500
鲜扇贝	140	海参（鲜）	80
蚌肉	20	虾米	90
芹菜	150	菠菜	300

表 4-4-24 富含铁的一日食谱举例

餐次	食物名称	用量	餐次	食物名称	用量
早餐	面包	125g		米饭	大米 150g
	芝麻酱	10g	晚餐	尖椒炒肝	猪肝 60g
	牛奶	250g			尖椒 30g
	香蕉	100g		西红柿鸡蛋汤	西红柿 50g
午餐	猪瘦肉炒柿子椒	猪瘦肉 30g			鸡蛋 15g
		柿子椒 50g		馒头	面粉 100g
	香菇炒油菜	香菇 25g		红枣粥	红枣 15g
		油菜 50g			小米 25g
	海米冬瓜汤	虾米 10g		全日烹调用油	20g
		冬瓜 50g			

3. 富含钙的一日食谱　奶和奶制品是钙的主要来源，其含量和吸收率均很高。虾皮、海带、芝麻酱含钙量也很高。豆类、绿色蔬菜虽含钙较高，但人体吸收差。另外，禽、畜骨中含钙也十分丰富。从表 4-4-25 食物中，可以获得 800mg 左右的钙（表 4-4-26）。

表 4-4-25　富含钙的食物

食物名称	用量（g）	食物名称	用量（g）
牛乳	770	牛乳粉（全脂）	118
奶酪	100	虾皮	80
虾米	150	河虾	240
白米虾	200	石螺	20
鲜海参	175	小香干	80
北豆腐	400	海带	200
木耳	300	芝麻酱	68
黄豆	400	黑豆	350

表 4-4-26　富含钙的一日食谱举例

餐次	食物名称	用　量	餐次	食物名称	用　量
早餐	面包	125g			油菜心 25g
	奶酪	15g		米饭	大米 150g
	蛋花牛奶	牛奶 250g	晚餐	黄瓜拌千张	黄瓜 50g
		鸡蛋 60g			千张 30g
	苹果	100g		虾皮炒小白菜	虾皮 15g
午餐	猪肉炖海带	肥瘦猪肉 30g			小白菜 100g
		海带 25g		紫菜瘦肉汤	紫菜 15g
		粉条 15g			猪瘦肉 25g
	木须汤	鸡蛋 25g		花卷	面粉 125g
		水发木耳 15g		全日烹调用油	20g

4. 富含维生素 B_1 的一日食谱　维生素 B_1 广泛存在于天然食物中，含量较丰富的有动物内脏、肉类、豆类、花生及未加工的粮谷类，食品加工越细，维生素 B_1 含量越低。从表 4-4-27 所列的食物中，可获得 1.0mg 左右的维生素 B_1（表 4-4-28）。

表 4-4-27　富含维生素 B_1 的食物

食物名称	用量（g）	食物名称	用量（g）
稻米（粳）	300	黑米	300
小麦粉	360	小米	300
燕麦片	300	玉米面（白）	290
豆腐丝（皮）	300	豌豆	250
黄豆（干）	250	橘子	400
花生仁（生）	140	火腿	200
猪肉	200	猪肝	500
鸡肝	300	鸡心	200
鸭肝	400	牛肝	500

表 4-4-28 富含维生素 B_1 的一日食谱举例

餐次	食物名称	用 量	餐次	食物名称	用 量
早餐	馒头	面粉 125g		馒头	面粉 150g
	豆腐干	25g	晚餐	木耳炒鸡蛋	水发木耳 15g
	牛奶	250g			鸡蛋 50g
	橘子	100g		香菇炒油菜	香菇 25g
午餐	里脊肉末炒豌豆	猪里脊肉 50g			油菜 100g
		豌豆 150g		西红柿炒菠菜	西红柿 50g
	羊杂汤	羊肚 25g			菠菜 50g
		羊腰花 25g		米饭	大米 125g
		羊肝 25g		全日烹调用油	20g

5. 富含维生素 B_2 的一日食谱 维生素 B_2 含量较高的食物为动物内脏、乳及蛋类，大豆和各种绿叶菜也有一定含量。从表 4-4-29 所列的食物中，可获得 1. 0mg 左右的维生素 B_2（表 4-4-30）。

表 4-4-29 富含维生素 B_2 的食物

食物名称	用量（g）	食物名称	用量（g）
猪肝	50	鸡蛋	200
猪肾	90	鹌鹑蛋	200
猪心	200	扁豆（干）	200
鸡肝	100	黑豆	300
鸭肝	100	芸豆	380
牛肝	80	苜蓿	140
羊肝	60	枸杞菜	300
羊肾	60	芹菜	500
羊乳粉（全脂）	60	茄子	500
蘑菇（干）	100	蘑菇（鲜）	286

表 4-4-30 富含维生素 B_2 的一日食谱举例

餐次	食物名称	用 量	餐次	食物名称	用 量
早餐	馒头	100g		蒜苗炒豆干	蒜苗 50g
	茶鸡蛋	鸡蛋 1 个			豆腐干 25g
	牛奶	250g		米饭	大米 125g
	香蕉	80g	晚餐	炒菠菜	菠菜 50g
午餐	鱼香猪肝	猪肝 75g		肉片炒柿子椒	柿子椒 75g
		黑木耳 20g			肥瘦肉 25g
		黄瓜 50g		花卷	面粉 125g
	西红柿蛋花汤	西红柿 25g		玉米渣粥	玉米渣 50g
		鸡蛋 15g		全日烹调用油	20g

6. 富含维生素 C 的一日食谱 维生素 C 的主要来源为新鲜蔬菜与水果。从以下列

举的每份食物中，可以获得 50mg 左右的维生素 C（表 4-4-31）（表 4-4-32）。

表 4-4-31　富含维生素 C 的食物

食物名称	用量（g）	食物名称	用量（g）
灯笼椒	70	尖辣椒（红、小）	35
芫荽	100	圆白菜	125
红果	100	小白菜	180
柠檬	225	大白菜	180
鲜枣	20	菜花	80
蜜枣	100	豆角（白）	125
鲜荔枝	125	油菜	140
柚子	225	藕	100
橙	150	雪里蕻	160

表 4-4-32　富含维生素 C 的一日食谱举例

餐次	食物名称	用　量	餐次	食物名称	用　量
早餐	馒头	面粉 100g			鸡蛋 25g
	蛋花牛奶	牛奶 250g		米饭	大米 125g
		鸡蛋 60g	晚餐	韭菜炒豆干	韭菜 50g
	柑	100g			豆腐干 25g
午餐	肉丝炒青椒	青椒 100g		素炒菜花	菜花 75g
		瘦猪肉 50g		馒头	面粉 100g
	鲜蘑炒油菜	鲜蘑 25g		加餐	红果 50g
		油菜 100g		全日烹调用油	20g
	菠菜鸡蛋汤	菠菜 50g			

第五章 营养调查与评价

第一节 概　　述

营养调查（nutritional survey）是运用科学手段来了解某一人群或个体的膳食和营养水平，以此判断其膳食结构是否合理和营养状况是否良好的重要手段。50 年代初美国国防营养国际委员会（International Committee on Nutrition for National Defense，ICNND）提出一个营养调查方案，并据此在美国进行过全民抽样调查。此后，世界上大多数发达国家和若干发展中国家都在有计划地开展国民营养调查工作。我国曾于 1959 年、1982 年和 1992 年分别进行了三次全国性的营养调查，2002 年开展的“中国居民营养与健康状况调查”，将第四次全国营养调查与肥胖、高血压、糖尿病等慢性病调查一起进行。这些营养调查是对不同经济发展时期人们的膳食组成变化、营养状况进行的全面了解，为研究各时期人群膳食结构和营养状况的变化提供了基础资料，也为食物生产、加工及政策干预和对群众的消费引导提供了依据。

全面的营养调查工作，一般由四部分内容组成，即膳食调查、体格测量、营养缺乏病的临床检查、营养状况实验室检测。这四部分调查检测工作是互相联系和互相验证的，一般同时进行。营养评价（nutritional assessment）则是全面评价这四部分内容，客观地对其所发现人群中的营养问题提出解决措施。

一、营养调查与评价的目的

1. 了解不同地区、不同年龄组人群的膳食结构和营养状况。
2. 了解与食物不足和过度消费有关的营养问题。
3. 发现与膳食营养素有关的营养问题，为进一步监测或进行原因探讨提供依据。
4. 评价居民膳食结构和营养状况的发展，并预测今后的发展趋势。
5. 为某些与营养有关的综合性或专题性研究课题提供基础资料。
6. 为国家制定政策和社会发展规划提供科学依据。

二、营养调查与评价的方法

（一）膳食调查方法

膳食调查是调查被调查对象在一定时间内通过膳食所摄取的能量和各种营养素的数量和质量，以此来评定该调查对象正常营养需要能得到满足的程度。膳食调查通常采用的方法有称重法、记帐法、化学分析法、询问法和食物频数法等。这些方法可单独进行，也可联合进行。

（二）体格测量方法

体格的大小和生长速度是评价营养状况的灵敏指标。身体形态和人体测量资料可以较好地反映营养状况；通过体格测量得到的数据，是评价群体或个体营养状况的有用指标；特别是学龄前儿童的体测结果，因其敏感性及代表性好、测定方法规范、所需费用低，常被用来评价一个地区人群的营养状况。常用的体格测量项目有身高（身长）、体重、上臂围、腰围、臀围及皮褶厚度等。

（三）实验室检测方法

营养状况实验室检测指的是借助生化、生理实验手段，发现人体临床营养不足、营养储备水平低下或营养素过量状况，以便较早掌握营养失调征兆和变化动态，及时采取必要的预防措施。

（四）临床检查方法

医务人员运用自己的临床医学知识，借助于感观或有关的检查器具来了解机体营养以及健康状况的一组最基本的检查方法，其目的是观察被检查者是否有与营养状况有关的症状、体征等，从而做出营养正常或失调的临床诊断。

三、营养调查的设计

（一）调查人群的选择

营养调查根据目的不同对调查对象的选择主要有以下两种：

1. 一定地区范围内全民的抽样调查并对全国、全省、全市、全县等一定地区范围内全民的营养状况进行调查。这是各国家或地区安排食物生产供应、了解居民生活水平和研究居民体质健康水平等各方面所必需的资料，因而有必要定期举行。

2. 特定人群的抽样调查并只对按一定条件划分的人群进行调查，如儿童、中学生、运动员、农民等的营养调查。调查对象仅限于既定条件范围内的人员，首先要设定调查中的允许误差，按该允许误差确定调查对象人数。

（二）抽样设计

1. 大样本抽样设计　我国居民的基本经济单位和膳食单位是家庭，所以全国营养调查的样本是以家庭为单位抽取的。抽样方法采取多阶段分层整群随机抽样。以2002年中国居民营养与健康状况调查项目为例，对抽样设计方案进行描述，其他营养调查的抽样方案可以予以参考。

根据以往国家级调查的研究结果和经验，将我国分成6个不同经济类型地区，即大城市、中小城市、一类农村、二类农村、三类农村、四类农村。以市区/县为第一阶段抽样单位，按等容量抽样方法在各层分别随机抽取样本市（区）/县；第二、三、四阶段抽样按等概率原则在样本市（区）/县内抽取所需乡镇/街道、居委会/村及样本家庭。在充分考虑抽样可行性和科学性的基础上，本次调查样本的基本单位为住户，即调查对象为抽中的家庭中的所有成员。医学体检、实验室检测、膳食调查所需“子样本”按整群抽样原则在总样本中产生。

2. 确定样本量

（1）询问调查和医学体检所需最小样本量：本次调查以糖尿病患病率为确定样本

大小的计算标识，满足以下4个条件：

1）根据1997年的糖尿病调查结果：20岁以上人口糖尿病患病率为3.62%，标化率为3.21%，本次取3.0%作为总体人群糖尿病患病率。

2）允许误差控制在10%以内，取0.30%，以保证精确度。

3）取95%可信限，$\mu_\alpha=1.96$，以保证准确度。

4）主要考虑经济类型（6个水平）、性别（2个水平）两个分层分析因素，共12层。

1995年1%人口抽样调查20岁以上人口占66%；失访率按10%记，则本次全国营养调查的总样本量为：

$$149052 \div 0.66 \div 0.90 = 250929$$

约25万人，即本次调查为全国$\frac{1}{5000}$人口抽样。

（2）实验室检测和膳食调查所需样本量：实验室检测和膳食调查人群为总样本的一个子样本。样本量以每日能量摄入量、每日蛋白质摄入量为标识。经过对1992年全国营养调查的102021样本资料进行抽样实验后发现，60%的样本就可以满足95%以上精确度和准确度的要求。所以本次全国营养与健康状况调查实验室检测和膳食调查所需样本量定为：

$$110000 \times 0.60 \div 0.90 \approx 74000 \qquad \text{（失访率按10\%记）}$$

3. 样本量分配

（1）调查的样本要求对每个经济类型地区要有代表性，从而对全国也有代表性，所以每个经济类型地区最小样本量为每层分配22样本点。每个样本点的人数平均为：

城市：34509 ÷ 22 ≈ 1568 人

农村：44519 ÷ 22 ≈ 2024 人

（2）根据城市户均2.92人、农村户均3.82人，则每个样本点拟调查户数平均为：城市每点抽537户、农村每点抽533户。均调整为540户，调整各层样本量，见表4-5-1。

表4-5-1 样本量分配

经济类型	确定的样本点数	每个样本点的户数	每个样本点的人数	样本量
大城市	22	540	1578	34716
中小城市	22	540	1710	37620
一类农村	22	540	2052	45144
二类农村	22	540	2052	45144
三类农村	22	540	2052	45144
四类农村	22	540	2052	45144
合计	132	3240		252912

4. 抽样阶段

（1）第一阶段抽样：利用系统抽样的方法分别在6类地区中共确定132个调查县/区。

（2）第二阶段抽样：从抽到的样本县/区中抽取3个乡/街道。

（3）第三阶段抽样：采用随机整群抽样的方法从样本乡镇/街道中抽取2个村/居委会。

（4）第四阶段抽样：根据所需样本例数，采用整群抽样法，在抽中的村中随机抽取90户作为调查样本户，对抽中住户的全体成员进行询问调查与医学体检，按整群抽样原则对从中抽取的30户进行实验室检测和膳食调查。

第二节　膳食调查与评价

一、膳食调查的目的

膳食调查的目的是通过各种不同的方法对膳食摄入量进行评估，从而了解在一定时期内人群膳食摄入状况以及人们的膳食结构、饮食习惯，借此来评定营养需要得到满足的程度。膳食调查是营养调查中的一个基本组成部分，它本身又是相对独立的内容。随着营养学研究的深入进展，膳食对人体健康的重要影响越来越受到人们的关注。膳食调查所得到的摄入量数据用途很广，它是国家政府机构制定政策的依据，学术界从事科研工作的依据以及企业研发新产品的数据基础；营养教育部门针对居民的膳食问题进行正确的膳食指导也都需要膳食评价方面的数据。为了了解不同地区、不同生活条件下人群的膳食习惯，食物品种及每日从食物中所能摄取各种营养素的量，营养工作者经常选择适当的膳食调查方法对有关人群进行膳食评价。

二、膳食调查方法

进行膳食调查时，估计每日膳食摄入情况可根据调查研究的目的、研究人群、对方法精确性要求、所用经费以及研究时间的长短来确定适当的调查方法。膳食调查方法有多种，不同研究者对膳食调查方法的定义和解释不尽相同。表4-5-2列出了膳食调查方法的各个侧面。

表4-5-2　膳食调查方法的各个侧面

研究人群：
（1）个体
（2）家庭
（3）其他团体
调查操作方式：
（1）记录法：通过调查对象邮寄其食物记录，可经过或不经过检查核对
（2）询问法：可通过电话、直接面对面、计算机、电视媒体等进行询问
研究时限：
（1）调查被调查者通常一般的膳食情况
（2）调查被调查者近期具体的膳食情况
食物量的测量方法：
（1）称重：通过称量得到所摄入食物的量
（2）估计：通过估计，可能有或没有模型帮助估计
食物量向营养素转化的方法：
（1）利用营养素数据库
（2）直接应用化学法进行分析测定

总的来讲，这些膳食调查方法可以分为两大类别：记录法——对当时吃的食物量等数据进行记录，又称为称重/估计的食物记录法；另一类为询问法——询问调查对象刚刚吃过的食物或过去一段时间内吃过的食物的情况。询问法又分为24小时回顾法（调查最近吃过的食物），及膳食史法与食物频率法（了解膳食习惯）。这三种方法在许多方面有所不同，但是在实际操作方面总体是类似的，都要通过采访询问的方式获得信息。没有一种方法能适合所有的研究目的，因此研究者需要进行权衡，根据研究目的与要调查的目标人群选择适宜的调查方法。在选择一种膳食调查方法时，要认真考虑以下几个基本问题：

（1）“谁”：研究对象是谁，研究是想得到个体的还是群组的信息？

（2）“什么”：要得到什么信息，是关于食物、营养素还是别的什么食物成分的信息？

（3）“何时”：关注当前的膳食还是通常的膳食模式？感兴趣的是一天、一周内的几天，还是一年中某个季节？

（4）“在哪里”：在哪里消耗的食物？在家里还是饭店？

（5）“为什么”：研究目的决定了感兴趣信息的类型，例如是想得到群体平均摄入量还是观察个体摄入的分布情况与特征？也决定该收集数据的准确程度。

另外，最好能了解在类似研究中使用过的研究方法，以便于对各自的研究结果可靠地进行比较。当然还要考虑实际执行方面的具体事宜，如调查时间、训练有素的调查员、研究经费多少。这些直接指导研究者根据特定的研究问题选用最有效的方法。

实际调查时多采用多种方法的组合。每种方法都有其特殊的优点和不足，有时两种或多种方法相互结合能提供更准确的结果。例如，2天的食物记录结合应用食物频率表可以提供不同组别合理的绝对平均摄入量，包括个体内与个体间的变异、根据摄入量低或高对高危人群进行分类。当然，这样结合运用，对于一些小规模研究而言耗费太高，但在一些大规模多中心或全国性调查中常常采用。多种方法组合应用，需要应答者与现场工作人员付出更多的时间和精力。

我国自1959年以来进行全国膳食调查使用的方法详见表4-5-3。

表4-5-3 我国全国膳食调查方法的使用

年 代	调查名称	调查时间	膳食调查方法
1959年	第一次全国营养调查	1年4次，每季度1次	称重记帐法（5~7天）
1982年	第二次全国营养调查	秋季	称重记帐法（5天）
1989~2006年	中国居民健康与营养调查	秋季	全家称重记帐法（3天） 3天连续个体24小时回顾法
1992年	全国第三次营养调查	秋季	全家称重记帐法（3天） 3天连续个体24小时回顾法
2002年	全国第四次营养调查	秋季	全家称重记帐法（3天） （城市只称调味品） 3天连续个体24小时回顾法 食物频率法

（一）称重法

称重法是运用日常的各种测量工具对食物量进行称重或估计，从而了解被调查家庭当前食物消耗的情况；通常由调查对象或看护者（如母亲为孩子作记录）在一定时间内完成。

在进行称重食物记录法时，研究者要指导被调查对象在每餐食用前及时对各种食物进行记录并称量，吃完后也要将剩余或废弃部分称重加以扣除，从而得出准确的个人每种食物摄入量。调查时还要注意三餐之外所摄入的水果、糖果和点心、花生、瓜子等零食的称重记录。

在大多数膳食调查时并非所有东西都要称量。当称量可能会干扰影响被调查对象正常的饮食习惯时，对其所食用消耗的食物量进行描述也是可以接受的。例如营养研究者在对食用快餐或在饭店内吃饭的人进行膳食调查时，由于食物品种多，研究者只能靠被调查者描述来估计食物量。这种方法不同于估计食物记录法。后者是被调查对象不使用有度量衡的量具，但对食物仍保持记录，对其食用的所有食物按照份额大小进行记录。份额大小可以描述为在家庭中常常使用的各种器皿，如碗、杯等。

实际调查时记录膳食的天数，要根据研究目的与研究考关注的营养素摄入在个体的与个体间的变异来决定。实际上很少调查能超过连续 3 ~ 4 天，因为调查时间过长，会使被调查对象厌倦而放弃参加调查。特别是在那些食物品种少，季节变化不明显的地区，甚至仅调查 1 天就可以说明问题。但当每日膳食食物不同，要获得可靠的食物消耗量，就要考虑增加调查天数，但通常每次调查不超过一周。不同地区不同季节的人群膳食营养状况往往有明显差异，为了使调查结果具有良好的代表性和真实性，最好在不同季节分次调查，这样准确性较高。一般每年应进行 4 次（每季一次），至少应在春冬和夏秋各进行一次。调查对象的选择和样本量的大小应有足够的代表性。

膳食摄入记录的表格常用记录册的形式，可以是非开放式和开放式的。非开放式膳食记录表将所有通常食用的食物按照特定份额大小、单位与营养素成分，形成一系列事先进行编码的食物表。这种食物表考虑到快速编码，但是可能并不充分，因为它要求被调查对象按照已定义的单位来描述吃过的食物，而被调查对象对这种单位并不熟悉。开放式膳食记录表更为常用，可以提供一些食用频率不是很高的食物信息。膳食记录表应该在小范围研究中进行预调查试验。

当对习惯性饮食进行评价时，调查日常膳食会影响被调查对象，例如他（她）可能会限制能量摄入。为了避免这种应答偏倚，应该对所研究的营养素不要过多解释。膳食记录也可以由别人而非被调查对象本人完成。例如，10 岁以下儿童需要其看护者（常常为母亲）来帮助完成。

被调查对象一定要经过培训，掌握膳食记录的方法、需要记录的详细程度、需要充分描述的食物和消耗的食物量，还包括食物名称（可能的有商标名称）、制作方法和食谱等。在膳食记录完成前，要仔细核对记录，并对被调查对象表示感谢。这些记录应该尽可能及时编码，以供计算机计算时使用，必要时可以再次与被调查对象联系。

研究者需要准确掌握两方面的资料，一是厨房中每餐所用各种食物的生重，即烹调前每种食物原料可食部的重量，和烹调后熟食的重量，得出各种食物的生熟比值；二是称量个人摄入熟食重量，然后按上述生熟比值算出所摄入各种食物原料的生重，以饺子的生熟比值换算为例（见表 4-5-4），再通过食物成分表计算摄入的各种营养素。研究人员还应了解被调查地区的食物供应情况，了解市场主副食品种、供应情况及单位重量。食物的生重、熟重、体积等之间的关系，这三者之间的概念要明确。如一斤大米煮成多少米饭、生熟之间的比值等，要根据当地煮饭习惯作好调查。调查中使用的食物编码与记录食物量的食物名称要保持一致。如使用米饭的编码，记录的食物量应是熟米饭的量。换算比例搞清楚，才能对一定量的熟食（如一碗米饭，一个馒头）估计出其原料的生重。对于当地市售食品的单位重量（如一块饼干、一块蛋糕、一个面包的重量和街头食品、油饼、包子、面条等熟食）及所用原料重量均需了解清楚。

表 4-5-4 称重食物生熟比值换算法

原　料	饺子 5000g 所用原料（g）	原料比值	某人吃 500g 饺子相当原料量（g）
白菜	2500	0.5	250
肉	500	0.1	50
面粉	1000	0.2	100
油	100	0.02	10
盐	25	0.005	2.5

目前由于我国的食物成分表以食物原料为基础，因而在称重记录时调查多数食物要利用生熟比值换算成原料量，以便计算各种营养素摄入量。但我国食物成分表（2002 年版）也分析了一些熟食成品的食物成分含量。如馒头、面条、米饭、糕点及包装食品等，这类食物可直接利用熟食的重量进行调查和分析。

食物记录法的主要优点：能测定食物份额的大小或重量，获得可靠的食物摄入量。常把称重结果作为标准，评价其他方法的准确性。摄入的食物可量化，能计算营养素摄入量，能准确地分析每人每天食物摄入变化状况，是个体膳食摄入调查的较理想方法。

食物记录法的局限：此法对调查人员的技术要求高，而且被调查对象必须有文化且能很好地合作配合，这可能会产生应答偏倚，因为受教育较高的个体（他们对膳食与健康较关注）所占的比例会过大。其他缺点包括：在外就餐消耗的食物汇报的准确性差；食物记录过程可能影响或改变其日常的饮食模式；随记录天数的增加，记录的准确性可能降低；而且经常发生低报现象，大量的低报估计多发生在一些特定人群（如肥胖人群）；长期记录时会给被调查者带来较多的麻烦，有时甚至拒绝合作，影响应答率，不适合大规模调查。

食物记录法的应用　两天或更多天的食物记录可提供有关个体或个体间每日膳食摄入量的变异的数据；多天的食物记录有可能根据被调查对象通常摄入量对个体进行分类。在一年中断续地进行的 1 天或 2 天食物记录，可能对个体日常摄入量进行估计。

（二）记帐法

是最早、最常用的方法。这种方法是由被调查对象或研究者称量记录一定时期内的食物消耗总量，研究者通过查这些记录并根据同一时期进餐人数，计算每人每日各种食物的平均摄入量。在集体伙食单位如果不需要个人的数据，只要平均值（如托幼单位、学校和部队），可以不称量每人摄入的熟重，只称量总的熟食量，然后减去剩余量，再被进餐人数平均，即可得出平均每人的摄入量。

这种方法可以调查较长时期的膳食，如 1 个月或更长。有些研究为了了解慢性病与饮食的关系，可采用长达一年的膳食记录方法，时间长短根据要研究的项目的需求而定。该法适合于家庭调查，也适用于托幼机构、中小学校或部队的调查。如果食物消耗量随季节变化较大，不同季节内多次短期调查的结果比较可靠。具体方法如下：

1. 食物消耗量的记录　开始调查前称量家庭结存或集体食堂库存的所有食物，然后详细记录每日购入的各种食物和每日各种食物的废弃量，如有多少食物喂给动物，多少因变质或其他原因被丢弃等。在调查周期结束后称量剩余的食物（包括库存、厨房及冰箱内食物）。为了记录的准确性，调查中应对食物的品牌及主要配料详细记录；记录液体、半固体及碎块状食物的容积，可用标准量的杯和匙、盘、碗定量；糖或包装饮料可用食品标签上的重量或容积；对各种糕点可记录食物的重量。将每种食物的最初结存或库存量，加上每日购入量，减去每种食物的废弃量和最后剩余量，即为调查阶段该种食物的摄入量。在调查过程中，注意要称量各种食物的可食部。如果调查的某种食物为市品量（毛重），计算食物营养成分应按市品计算。根据需要也可以按食物成分表中各种食物的可食百分比转换成可食部数量，表 4-5-5 是某户居民的调查记录。调查期间，不要疏忽各种小杂粮和零食的登记，如绿豆、蛋类、糖果等。

2. 进餐人数登记　家庭调查要记录每日每餐进食人数，然后计算总人日数。为了对调查对象所摄入的食物及营养素进行评价，还要了解进餐人的性别、年龄、劳动强度及生理状态，如孕妇、乳母等。见表 4-5-6。对于有伙食帐目的集体食堂等单位，可查阅过去一定期间食堂的食物消费量，并根据同一时期的进餐人数，计算每人每日各种食物的摄入量，再按照食物成分表计算这些食物折合营养素的数量。

表 4-5-5　家庭食物量登记表

家庭编号____省/区(T1)____市/县(T2)____区/乡(T3)____居委会/村(T4)____调查户(T5)____

食物编码(V14)										
食物名称	米		标准粉		玉米面		土豆		芹菜	
结存数量(g)(V15)	10000		7500							
日期	购进量或自产量(g)(V24)	废弃量(g)(V25)	购进量或自产量(g)(V24)	废弃量(g)(V25)	购进量或自产量(g)(V24)	废弃量(g)(V25)	购进量或自产量(g)(V24)	废弃量(g)(V25)	购进量或自产量(g)(V24)	废弃量(g)(V25)
14 日(V16)					250		650			
15 日(V17)					250				500	
16 日(V18)							650		500	
17 日(V19)										
总量(g)(V20)	10000		7500		500		1300		1000	
余总量(g)(V21)	8100		6400		0		0		0	
实际消耗量(g)(V22)	1900		1100		500		1300		1000	

续表

食物编码(V14)										
食物名称	香椿		菠菜		油菜		绿豆		猪肉	
结存数量(g)(V15)										
日期	购进量或自产量(g)(V24)	废弃量(g)(V25)	购进量或自产量(g)(V24)	废弃量(g)(V25)	购进量或自产量(g)(V24)	废弃量(g)(V25)	购进量或自产量(g)(V24)	废弃量(g)(V25)	购进量或自产量(g)(V24)	废弃量(g)(V25)
14日(V16)	250				500				300	
15日(V17)	250		500		500				250	
16日(V18)					500				250	
17日(V19)			500		500				300	
总量(g)(V20)	500		1000		2000		500		1100	
余总量(g)(V21)	0		0		0		450		0	
实际消耗量(g)(V22)	500		1000		2000		50		1100	

表4-5-6 家庭成员每人每日用餐登记表

家庭编号____省/区(T1)____市/县(T2)____区/乡(T3)____居委会/村(T4)____调查户(T5)____

姓名(A1)	刘甲			郑乙			刘丙			刘丁					
序号*(A2)	01			02			03			04					
性别	男			女			女			男					
年龄(岁)(V26)	68			54			28			18					
工种	退休			家务			工人			中专生					
生理状况(V28) 劳动强度(V27)	1			3			3			2					
时间	早 V33	中 V34	晚 V35	早 V33	中 V34	晚 V35	早 V33	中 V34	晚 V35	早 V33	中 V34	晚 V35	早 V33	中 V34	晚 V35
9月14日	1	1	1	1	1	1	0	1	0	0	0	1			
9月15日	1	1	1	1	1	1	0	1	1	1	1	1			
9月16日	1	1	1	1	1	1	0	1	1	1	1	1			
9月17日	1	1	1	1	1	1	0	0	1	1	0	0			
用餐人次总数(V29)	4	4	4	4	4	4	0	3	3	3	2	3			
餐次比(V30)	20%	40%	40%	20%	40%	40%	20%	40%	40%	20%	40%	40%			
折合人日数(V31)	4			4			2.4			2.6					
总人日数(V32)	13														

注：(1) 序号为01～09 (2) 劳动强度 (V27)：1. 极轻体力劳动（一般指坐位工种，如办事员、修表工）2. 轻体力劳动（一般指站位工种，如售货员、实验员、教师）3. 中等体力劳动（学生、司机、电工、金属制造工等）4. 重体力劳动（农民、舞蹈演员、钢铁工人、运动员）5. 极重体力劳动（装卸工、伐木工、矿工、采石工等）6. 其他（无劳动能力及12岁以下儿童） (3) 生理状况 (V28)：0. 正常 1. 孕妇 2. 乳母 (4) 用餐记录 (V33～V35)：1. 在家用餐 0. 未在家用餐

该法的优点在于操作较简单，费用低，人力少，可适用于大样本；在记录精确和每餐用餐人数统计确实的情况下，能够得到较准确的结果；此法较少依赖记帐人员的记忆，食物遗漏少；伙食单位的工作人员经过短期培训可以掌握这种方法，能定期自行调查。其缺点是调查结果只能得到全家或集体中人均的摄入量，难以分析个体膳食摄入状况。与其他方法相比较，可以调查较长时期的膳食，适合于进行全年不同季节的调查。

（三）24 小时膳食回顾法

此法由受试者尽可能准确地回顾调查前一段时间，如前一日至数日的食物消耗量。询问调查前一天的食物消耗情况，称为 24 小时膳食回顾法。在实际工作中，一般选用 3 天连续调查方法（每天入户回顾 24 小时进餐情况，连续进行 3 天）。连续 3 个 24 小时回顾所得结果经与全家食物称重记录法相比较，差别不明显。不管是大型的全国膳食调查还是小型的研究课题，都可采用这一方法来估计个体的膳食摄入量。

24 小时一般是指从最后一餐吃东西开始向前推 24 小时。食物量通常用家用量具、食物模型或食物图谱进行估计。具体询问获得信息的方式有多种，可以通过面对面询问、使用开放式表格或事先编码好的调查表通过电话、录音机或计算机程序等进行。

典型的方法是用开放式调查表进行面对面询问。负责 24 小时回顾的调查员一定要认真培训，因为信息是通过调查员引导性提问获得的。24 小时回顾法经常要建立一种特定的引导方法以帮助应答者记住一天内所消耗的所有食物。有时在回顾后要用一个食物清单核对表，因为一些食物或快餐很容易被遗忘。

该法虽适合一些散居的特殊人群调查，但由于调查主要依靠应答者的记忆能力来回忆、描述他们的膳食，因此不适合于年龄在 7 岁以下的儿童与年龄≥75 岁的老人。24 小时回顾法也适合于描述不同组个体的平均摄入量。调查时一周的 7 天都应该平等对待；当然，这也不太现实，这时就应该报告回顾的是一周的哪些天，有时在哪个季节也要报告。调查时建议不要事先通知被调查者是否要或在什么时候来询问其食物摄入。尽管事先通知会有助于一些被调查者的回忆，但是许多人会因此改变他们的日常膳食。

24 小时回顾法可用于家庭中个体的食物消耗状况调查，近年来我国全国性的住户调查中个体食物摄入状况的调查均采用此方法，即采用 24 小时回顾法对所有家庭成员进行连续 3 天个人食物摄入量调查，记录消耗的所有食物量（在外用餐也包括在内），计算每人营养素的摄入量，可以得到比较准确的结果。此调查方法对调查员的要求较高，需要掌握一定的调查技巧，如要了解市场上主副食供应的品种和价格，食物生熟比值和体积之间的关系，即按食物的体积能准确估计其生重值；在家庭就餐时，一般是一家人共用几盘菜肴，因而在询问时要耐心询问每人摄入的比例，这样在掌握每盘菜所用原料的基础上，即能算出每人的实际摄入量。在询问过程中，要求调查人员不但要有熟练的专业技巧，还要有诚恳的态度，才能获得较准确的食物消耗资料。24 小时回顾法调查表举例见表 4-5-7。

24 小时回顾调查法一般需要 15～40 分钟即可完成；可以面对面进行调查，应答率较高；对于所摄入的食物可进行量化估计；2 天或更多天的回顾可提供个体的和个体间的膳食摄入量变异的数据，开放式询问可得到摄入频率较低的食物的信息；一年中还可多次回顾，提供个体日常食物的消费情况，以便与个体健康状况、职业、教育水平进行比较；能得到个体的膳食营养素摄入状况，便于与其他相关因素进行分析比较，这种调查结果对于人群营养状况的原因分析也是非常有价值的。但这种方法也有一定的局限性，如果回顾膳食不全面，可能对结果有很大的影响，当样本较大，膳食相对单调时，误差将被分散；对调查者要严格培训，不然调查者之间差别很难标准化。24 小时回顾法常用来评价全人群的膳食摄入量。

表 4-5-7 24 小时膳食回顾调查表

食物名称	原料名称	原料编码 D1	原料重量（两）D2	进餐时间 D3	进餐地点 D4

注：D3：1. 早餐 2. 上午小吃 3. 午餐 4. 下午小吃 5. 晚餐 6. 晚上小吃
D4：1. 在家 2. 单位/学校 3. 饭馆/摊点 4. 亲戚/朋友家 5. 幼儿园 6. 节日/庆典

（四）食物频率法/食物频数法

食物频率法是估计被调查者在指定的一段时期内吃某些食物的频率的一种方法。这种方法以问卷形式进行膳食调查，以调查个体经常性的食物摄入种类，根据每日、每周、每月甚至每年所食各种食物的次数或食物的种类来评价膳食营养状况。在实际使用中，可分为定性、定量和半定量的食物频率法。近年来被应用于了解一定时间内的日常摄入量，以研究既往膳食习惯和某些慢性疾病的关系。

在过去几十年里，食物频率法得到了广泛的应用。在流行病学研究膳食与慢性病关系时，可以用食物频率法得到的数据结果，根据被调查者特定食物摄入情况，对个体进行分级或分组。与膳食史法相比，食物频率法对调查员与被调查者的负担较小，工作量也小。使用食物频率法，因为调查表是标准化的，这大大减小了不同调查员之间调查的偏倚。如果采用邮寄食物频率调查表进行调查，一定要附带填写说明书。

食物频率问卷随着所列食物的不同、参考时间的长短、指定频率间隔的不同、估计食物份额的方法不同、食物频率法的管理方式的不同而有所差别。

食物频率法的问卷应包括两方面：一是食物名单；二是食物的频率，即在一定时期内所食某种食物的次数。食物名单的确定要根据调查的目的，选择被调查经常食用的食物、含有所要研究营养成分的食物或被调查者之间摄入状况差异较大的食物。如要进行综合性膳食摄入状况评价，则采用被调查对象常用食物；研究与营养有关的疾病和膳食摄入的关系，则采用与相关疾病有关的几种食物或含有特殊营养素的食物。

定性的食物频率法调查，通常是指得到每种食物特定时期内（例如过去 1 个月）

所吃的次数，而不收集食物量、份额大小的资料。调查期的长短可从几天、1 周、1 个月或是 3 个月到 1 年以上。被调查者可回答从 1 周到 1 年内的各种食物摄入次数，从每月吃 1 次到每天 1 次、每周 6 次或更多。食物频率调查表可由调查员填写，或是有一定文化水平的被调查者填写。

定量的食物频率法调查，可以得到不同人群食物和营养素的摄入量，并分析膳食因素与疾病的关系。定量方法要求受试者提供所吃食物的数量，通常借助于测量辅助物。采用半定量方法时，研究者常常提供标准（或准确）的食物份额大小的参考样品，供被调查者在应答时作为估计食物量的参考。如果一个调查是为了了解某些营养素（如钙、维生素 A）的摄入量，就要调查富含这种营养素的食物。为了计算这些营养素的摄入量，需要列出含这些营养素丰富的食物，通过估计平均食物份额大小来计算摄入量。

食物频率法的主要优点是能够迅速得到日常食物摄入种类和摄入量，反映长期营养素摄取模式；可以做为研究慢性病与膳食模式关系的依据；其结果也可作为在群众中进行膳食指导宣传教育的参考；在流行病学研究中可以用来研究膳食与疾病之间的关系。

食物频率法的缺点是需要对过去的食物进行回忆，应答者的负担取决于所列食物的数量、复杂性以及量化过程等；与其他方法相比，对食物份额大小的量化不准确。另外，编制、验证食物表会需要一定时间和精力；该法不能提供每天之间的变异信息；具有特定文化习俗地区人群的食物具有特殊性，在所列食物表中没有，因此对人群不同亚群组该法的适用性是有疑问的；较长的食物表、较长的回顾时间经常会导致摄入量偏高；而且回答有关食物频率问题的认知过程可能十分复杂，比那些关于每日食物模式的问题要复杂得多；当前的食物模式可能影响对过去的膳食回顾，从而产生偏倚，准确性差。

在估计膳食摄入量时三种膳食调查方法产生误差的主要来源，见表 4-5-8。

表 4-5-8　三种膳食调查方法在估计膳食摄入量时的误差来源

误差来源	食物称重记录法	24 小时回顾法	食物频率法
随时间增加的变异	+	+	−
应答误差			
遗漏食物	+	+	
增多食物	−	+	+
估计食物量	−	+	+
估计食物消耗频率	NA	NA	+
改变真实膳食	+	+/−	−
向营养素转化时产生的误差			
食物成分表	+	+	+
编码	+	+	−

注：+提示可能产生误差；−提示不可能产生误差；NA 不可用

（五）电话调查

即通过电话询问的方式就所关心的膳食营养问题对受访者进行提问。电话调查是国际上已广泛采用的先进的调查手段，并已开发出计算机辅助调查软件用于筛查和深入调查。在进行大规模的人群营养流行病学调查时，目前国际上经常采用电话调查方法。越来越多的国家在全国性的膳食与健康调查中采用该方法。美国USDA多年来对电话调查方法在膳食调查中的应用进行了系统深入的研究，在2002年合并后的NHANES（全国健康与营养评价调查）和CSFII（持续个人食物摄入情况调查）中，电话调查将成为最主要的数据收集方法。

开展住户电话调查必须基于较高的电话拥有率。我国于1999年北京、上海城区住户电话普及率已超过80%，已达到中等发达国家标准。未来的3~5年内，中国的城市和部分农村地区将具备进行电话调查的条件。在膳食营养调查中采用电话调查技术并非意味着完全取代面对面调查的形式，而是将二者结合使用。在没有家庭电话的低收入人群中仍以入户询问的方式作为主要调查手段。用电话调查在一年中可以进行3次或4次，分季节进行，与其他方法比较花费少，也可以得到相对可靠的结果。

电话膳食调查的优点是所用时间短、费用低、使用灵活便捷，高效。缺点是此调查方法覆盖人群低、可造成结果偏倚。调查时间受限，对收集信息的真实程度需要更深入论证。

（六）化学分析法

化学分析法主要目的常常不仅是收集食物消耗量，而且要在实验室中测定调查对象一日内全部食物的营养成分，准确地获得各种营养素的摄入量。样品的收集方法有两种，最准确的是双份饭菜法，即制作两份完全相同的饭菜，一份供食用，另一份作为分析样品。要求收集样品在数量和质量上一定与实际食用的食物一致。也可采用收集相同成分的方法，收集整个研究期间消耗的各种未加工的食物或从当地市场上购买相同食物作为样品。

化学分析法的优点是能够最可靠地得出食物中各种营养素的的实际摄入量。缺点是操作复杂，目前已很少单独使用，常与其他收集食物消耗量的方法（如称重法）结合使用。由于代价高，仅适于较小规模的调查。如营养代谢试验，了解某种或几种营养素的体内吸收及代谢状况等。

三、膳食调查结果评价

（一）平均每日食物摄入量的计算

1. 就餐人日数　人日数是代表被调查者用餐的天数。一个人吃早、中、晚3餐为1个人日。在现场调查中，不一定能收集到整个调查期间被调查者的全部进餐次数，应根据餐次比（早、中、晚三餐所摄入的食物量和能量占全天摄入量的百分比）来折算。若规定餐次比是早餐占20%，午餐、晚餐各占40%，如家庭中某一成员仅询问到早午两餐，其当日人日数为$1\times20\%+1\times40\%=0.2+0.4=0.6$人日。在做集体膳食调查时，例如在某托儿所调查，如果三餐能量比各占1/3，早餐有20名儿童进餐，午餐有30名，晚餐有25名，则总人日数等于$(20+30+25)\times1/3=25$人日；若该托儿所3餐能量分配比例为早餐20%，午餐40%，晚餐40%，则人日数计算为$(20\times0.2+30\times0.4+25\times0.4)=26$人日。

2. 平均每日食物摄入量的计算　即是将调查对象在调查期间所消耗的各种食物量被人日数除所得的平均食物摄入量，要求算成千克数，以便用食物成分表计算平均能量及营养素的摄入量。

首先计算全家食物实际消耗量：全家食物实际消耗量 = 食物结存量 + 每日购进食物量 – 每日废弃食物总量 – 剩余总量。

$$平均每人每日各种食物摄入量 = \frac{实际消耗量（kg）}{家庭总人日数}$$

3. 各类食物的进食量 在进行食物归类时应注意有些食物要进行折算才能相加，如计算乳类摄入量时，不能将鲜奶与奶粉直接相加，应按蛋白质含量将奶粉算出一个系数，相乘折算成鲜奶量再相加。其他类食物如各种豆制产品也同样进行折算后才能相加。常用食物分类方法可参照表 4-5-9。

表 4-5-9 常用的食物分类

食物类别	米及其制品	面及其制品	其他谷类	干豆类	豆制品	蔬菜	腌菜	水果	干果	猪肉	其他畜肉	动物内脏	禽肉	奶及其制品	蛋及其制品	鱼虾	植物油	动物油	淀粉及糖	食盐	酱油
重量（g）																					

（二）平均每日营养素摄入量的计算

1. 平均每人每日营养素摄入量的计算 平均每人每日营养素摄入量是根据食物成分表中各种食物的能量及营养素的含量来计算的。计算时要注意调查食物是生重还是熟重，若食物编码表中有熟食编码，尽量采用，注意食物的重量也要按熟重记录。还要注意调查的食物是净重还是市品（毛重）。如为市品先按食物成分表中各种食物的“可食部”换算成净重。食物成分表中查不到的食物可用近似食物的营养成分代替，但要注明。

2. 能量来源与蛋白质、脂肪的食物评价

表 4-5-10 能量、蛋白质、脂肪的食物来源分布

		摄入量	占总摄入量（%）
能量的食物来源	谷类		
	豆类		
	薯类		
	其他植物性食物		
	动物性食物		
	纯能量食物		
能量的营养素来源	蛋白质		
	脂肪		
蛋白质的食物来源	谷类		
	豆类		
	动物性食物		
	其他食物		
脂肪的食物来源	动物性食物		
	植物性		

从表4-5-10可以看出调查对象的基本食物结构，能量的食物来源可分为谷类、豆类、薯类、其他植物性食物、动物性食物及纯能量食物共6组。蛋白质的食物来源分为谷类、豆类、薯类、动物性食物和其他4组。能量的营养素来源分为蛋白质和脂肪2组。

根据《中国居民膳食营养素参考摄入量》和《中国居民膳食指南》，可以对上述结果进行评价。

（三）膳食模式分析

中国居民平衡膳食宝塔是根据中国居民膳食指南结合中国居民的膳食结构特点设计的，它提出了一个营养上比较理想的膳食模式，可以根据该膳食模式数据对人群的膳食模式进行评价。平衡膳食宝塔共分5层，谷类食物位于底层，每人每天应吃300～500g；蔬菜和水果占据第二层，每人每天应吃400～500g和100～200g；鱼、禽、肉、蛋等动物性食物位于第三层，每人每天应吃125～200g（鱼虾类50g，畜禽肉50～100g，蛋类25～50g）；奶类和豆类合占第四层，每人每天应吃奶及其制品100g和豆类及豆制品50g；第五层塔尖是油脂类，每天不超过25g。各类食物的摄入量一般指食物的生重，见表4-3-3。

（四）与DRIs比较评价

中国营养学会于2000年10月制定了“中国居民膳食营养素参考摄入量（DRIs）”。它是一系列评价膳食质量的参考值，包括：平均需要量（EAR）、推荐摄入量（RNI）、适宜摄入量（AI）和可耐受最高摄入量（UL）4项内容。能量的推荐摄入量等于其平均需要量；蛋白质和其他营养素的推荐摄入量等于平均需要量加2倍标准差。没有制定推荐摄入量的营养素有时可以用适宜摄入量代替推荐摄入量，但它的准确性低于推荐摄入量。膳食营养素的参考摄入量是为正常人群设计的，是保证正常人体或人群的良好营养状态和健康的日常摄入量，可以用来计划和评价健康个体或群体的膳食。

对个体膳食评价的核心是比较他/她的日常摄入量和需要量。在任何情况下一个人的真正需要量和日常摄入量只能是一个估算结果，因此对个体膳食适宜性评价都是不精确的。正确描述摄入量资料和恰当选择参考值对评价有重要意义。对结果进行解释需要谨慎，必要时应当结合该个体其他方面的材料，如体格测量或生化测定结果进行综合评价，以确定某些营养素的摄入量是否足够。

对群体的评价主要是评估人群中摄入不足或摄入过多的流行情况，以及亚人群间摄入量的差别；方法是比较日常营养素摄入量与需要量来评估摄入不足。对于有EAR的营养素，摄入量低于EAR者在群体中占的百分数即为摄入不足的比例数。对于有AI的营养素只能比较群体平均摄入量或中位摄入量和AI的关系。但当平均摄入量低于AI时，没有办法判断摄入不足的比例。日常摄入量超过UL者所占的百分数就是人群中有过量摄入风险的比例。

任何一个人群的营养素摄入量和需要量都处于一种分布状态，只能通过进行合理的比较得到摄入不足或摄入过多的概率。以往那种比较平均摄入量达到RDA%的百分数的做法是不恰当的，应当摒弃。怎样具体应用DRIs评价膳食质量请参阅本篇第二章“膳食营养素参考摄入量”。

（五）标准人食物和营养素摄入量的计算

由于被调查的不同人群的年龄、性别和劳动强度有很大差别，所以无法用营养素的平均摄入量进行相互间的比较。为此，一般将各个人群都折合成标准人进行比较。折合的方法是以体重60kg成年男子从事轻体力劳动者为标准人，以其能量供给量10.03MJ（2400kcal）作为1，其他各类人员按其能量推荐摄入量与10.03MJ之比得出各类人的折合系数。然后将一个群体各类人的折合系数乘以其人日数之和被其总人日数除即得出该群体的折合标准人的系数（混合系数）。人均食物或营养素摄入量除以混合系数即可得出该人群折合成标准人的食物和营养素摄入量。

第三节　体格测量指标与评价

一、目　　的

从身体形态和人体测量资料中可以较好地反映营养状况，体格的大小和生长速度是营养状况的灵敏指标。体格测量的数据，越来越被认为是评价群体或个体营养状况的有用指标，特别是学龄前儿童的体测结果，常被用来评价一个地区人群的营养状况。这是因为儿童在整个人群中最敏感，具有代表性，其测定方法比较规范，对人群营养状况的反映比较灵敏，而且所需费用相对较低。主要测量项目为身高（身长）、体重、上臂围、腰围、臀围及皮褶厚度等。

二、常用指标及测量方法

（一）身高（身长）

1. 身长　3岁以下儿童要量身长

（1）使用器材：为卧式量板（或量床），卧式量板由一长120cm的底板及在其一端与之垂直的顶板组成，另有一可以移动于底板纵槽上的足板。该足板必须与顶板平行，与底板垂直，在底板中线两侧要嵌有两条与长边平行的量尺，其刻度可读至0.1cm。

（2）测定步骤：① 将量板放在平坦地面或桌面；② 让母亲脱去小儿鞋帽和厚衣裤，使其仰卧于量板中线上；③ 助手固定小儿头部使其接触头板。此时小儿面向上，两耳在一水平上，两侧耳廓上缘与眼眶下缘的连线与量板垂直；④ 测量者位于小儿右侧，在确定小儿平卧于板中线后，将左手置于小儿膝部，使其固定，用右手滑动滑板，使之紧贴小儿足跟，然后读取读数至小数点后一位（0.1cm）。

2. 身高

（1）使用器材：为身高坐高计。注意使用前应校对零点，以钢尺测量基准板平面红色刻线的高是否为10.0cm，误差不得大于0.1cm。同时应检查立柱是否垂直，连接处是否紧密，有无晃动，零件有无松脱等情况并及时加以纠正。

（2）测试方法：① 上肢自然下垂，足跟并拢，足尖分开成60°，足跟、骶骨部及两肩间区与立柱相接触，躯干自然挺直，头部正直，耳屏上缘与眼眶下缘呈水平位。② 测试人员站在受试者右侧，将水平压板轻轻沿立柱下滑，轻压于受试者头顶。测试人员读数时双眼应与压板平面等高进行读数，以厘米（cm）为单位，精确到小数点后一位（0.1cm）。

（3）注意事项：① 身高坐高计应选择平坦靠墙的地方放置，立柱的刻度尺应面向光源。② 测试人员每天测试前检查身高坐高计，进行校正。③ 严格掌握“三点靠立柱”、“两点呈水平”的测量姿势要求，测试人员读数时两眼一定与压板等高，两眼高于压板时要下蹲，低于压板时应垫高。④ 水平压板与头部接触时，松紧要适度，头发蓬松者要压实、头顶的发辫、发结要放开，饰物要取下。⑤ 读数完毕，立即将水平压板轻轻推向安全高度，以防碰坏。

（二）体重

1. 使用仪器　为杠杆秤。注意使用前需检验其准确度和灵敏度。准确度要求误差不超过0.1%。其检验方法是：以备用的10kg、20kg、30kg标准砝码（或用等重标定重物代替），分别进行称量，检查指示读数与标准砝码误差是否在允许范围。灵敏度检验方法是：置100g重砝码观察刻度尺抬高了3mm或游标向远移动0.1kg而刻度尺维持水平位时则达到要求。

2. 测试方法　① 测试时，杠杆秤应放在平坦地面上，调整零点至刻度尺呈水平位。② 受试者身着短裤短袖衫，站立秤台中央。测试人员放置适当砝码并移动游码至刻度尺平衡。读数以kg为单位，精确到小数点后一位。记录员复诵后将读数填入方格内。测试误差不超过0.1kg。

3. 注意事项　① 每天使用时，要观察杠杆秤是否有螺丝松动，并及时拧紧。② 每天使用前均需校正杠杆秤。测试人员每次读数前都应校对砝码重量避免差错。③ 受试者站在秤台中央，上、下杠杆秤动作要轻。④ 测量体重前受试者不得进行体育活动和体力劳动。

（三）上臂围

利用上臂紧张围与上臂松弛围二者之差，表示肌肉的发育状况。一般此差值越大说明肌肉发育状况越好，反之说明脂肪发育状况良好。使用仪器：无伸缩性材料制成的卷尺，刻度需读至0.1cm。

1. 上臂紧张围　上臂紧张围指上臂肱二头肌最大限度收缩时的围度。

（1）测量方法：被测者上臂斜平举约45°角，手掌向上握拳并用力屈肘；测量者站于其侧面或对面，将卷尺在上臂肱二头肌最粗处绕一周进行测量。

（2）注意事项：① 测量时被测者要使肌肉充分收缩，卷尺的松紧度要适宜。② 测量误差不超过0.5cm。

2. 上臂松弛围　上臂松弛围指上臂肱二头肌最大限度松弛时的围度。

（1）测量方法：在测量上臂紧张围后，将卷尺保持原来的位置不动，令被测者将上臂缓慢伸直，将卷尺在上臂肱二头肌最粗处绕一周进行测量。

（2）注意事项：① 测量上臂松弛围时，要注意由紧张变换到放松时，勿使卷尺移位。② 测量误差不超过0.5cm。

（四）头围

对3岁以下儿童测量头围。头围测量以厘米为单位，精确到0.1cm。

1. 使用仪器　无伸缩性材料制成的卷尺，刻度需读至0.1cm。

2. 测量方法　测量者立于被测者的前方或右方，用拇指将软尺零点固定于头部右侧齐眉弓上缘处，软尺从头部右侧经过枕骨粗隆最高处回到零点，读到0.1cm。测量时软尺应紧贴皮肤，左右对称，长发者应将头发在软尺经过处向上下分开。

（五）皮褶厚度

是衡量个体营养状况和肥胖程度较好的指标。测定部位有上臂肱三头肌部、肩胛下角部、腹部、髂嵴上部等，其中前3个部位最重要，可分别代表个体肢体、躯干、腰腹等部分的皮下脂肪堆积情况，对判断肥胖和营养不良有重要价值。使用仪器：皮褶计。

1. 肱三头肌部皮褶厚度

（1）测试方法：① 受试者自然站立，被测部位充分裸露。② 测试人员找到肩峰、尺骨鹰嘴（肘部骨性突起）部位，并用油笔标记出右臂后面从肩峰到尺骨鹰嘴连线中点处。③ 用左手拇指和食、中指将被测部位皮肤和皮下组织夹提起来。④ 在该皮褶提起点的下方用皮褶计测量其厚度，把右拇指松开皮褶计卡钳钳柄，使钳尖部充分夹住皮褶；在皮褶计指针快速回落后立即读数。要连续测量3次，记录以毫米（mm）为单位，精确到0.1mm。

（2）注意事项：① 受试者自然站立，肌肉不要紧张，体重平均落在两腿上。② 把皮肤与皮下组织一起夹提起来，但不能把肌肉提夹住。③ 测量者每天工作开始前，及时从仪器箱中取走皮褶厚度测量计；每天工作完成后，装入皮褶厚度测量计盒中，并放入仪器箱中保存。

2. 肱二头肌部皮褶厚度

（1）测试方法：① 受试者自然站立，被测部位充分裸露。② 受试者上臂放松自然下垂，测试人员取肱二头肌肌腹中点处（基本与乳头水平），为肩峰与肘鹰嘴连线中点上1cm，并用油笔标记出该点。③ 顺自然皮褶方向，用左手拇指和食、中指将被测部位皮肤和皮下组织夹提起来。④ 同前1（1）④。

（2）注意事项：同上。

3. 肩胛下角皮褶厚度

（1）测试方法：① 受试者自然站立，被测部位充分裸露。② 测试人员用油笔标出右肩胛下角位置。③ 在右肩胛骨下角下方1cm处，顺自然皮褶方向（即皮褶走向与脊柱成45°角），用左手拇指和食、中指将被测部位皮肤和皮下组织夹提起来。④同前1（1）④。

（2）注意事项：同上。

4. 髂嵴上部皮褶厚度

（1）测试方法：① 受试者自然站立，被测部位充分裸露。② 在腋前线向下延伸与髂嵴上相交点垂直捏起皮褶。③同前1（1）④。

（2）注意事项：同上。

（六）腰围

1. 使用仪器　无伸缩性材料制成的卷尺，刻度需读至0.1cm。

2. 测量方法　①被测者自然站立，平视前方。② 要两名测试员配合。测试员甲选肋下缘最底部和髂前上嵴最高点，连线中点，以此中点将卷尺水平围绕腰一周，在被测者呼气末，吸气未开始时读数。测试员乙要充分协助，观察卷尺围绕腰的水平面是否与身体垂直，并记录读数。

3. 注意事项　① 注意被测者勿用力挺胸或收腹，要保持自然呼吸状态。② 测量误差不超过1cm。

（七）臀围

是臀部向后最突出部位的水平围度。

1. 使用仪器 无伸缩性材料制成的卷尺，刻度需读至0.1cm。

2. 测量方法 ① 被测者自然站立，臀部放松，平视前方。② 要两名测试员配合，测试员甲将卷尺置于臀部向后最突出部位，以水平围绕臀一周测量。测试员乙要充分协助，观察卷尺围绕臀部的水平面是否与身体垂直，并记录读数。

3. 注意事项 ① 注意被测者要放松两臀，保持自然呼吸状态。② 测量误差不超过1cm。

（八）坐高

1. 使用器材 身高坐高计。测试前校正坐高计零点，以三角尺一边平放于坐板上，尖端指向坐高标尺的零点，误差不大于0.1cm。

2. 测试方法 ① 受试者坐于身高坐高计的坐板上，使骶骨部、两肩胛区靠立柱，躯干自然挺直，头部正直，两眼平视前方，以保持耳屏的上缘与眼眶下缘呈水平位。两腿并拢，大腿与地面平行开与小腿呈直角。上肢自然下垂，双手不得支撑坐板，双足平踏在地面上。如受试者小腿较短，适当调节踏板高度以维持正确检测姿势。② 测试人员站在受试者右侧，将水平压板轻轻沿立柱下滑，轻压受试者头顶。测试人员两眼与压板呈水平位进行读数，以cm为单位，精确到小数点后一位。将读数记入方格内。测试误差不超过0.5cm。

3. 注意事项 ① 测量时，受试者应先弯腰使骶骨部紧靠立柱而后坐下，以保证测量姿势正确。② 较小儿童应选择宽度适宜的坐板和合适的足踏板高度，以免测量时受试者向前滑动，而影响测量值的准确性。③ 其他注意事项与身高测量相同。

（九）胸围

1. 使用器材 用无伸缩性材料制成的卷尺测量。使用前经钢卷尺校对，每米误差不超过0.2cm。

2. 测试方法 ① 受试者自然站立，两脚分开与肩同宽，双肩放松，两上肢自然下垂，平静呼吸。② 两名测试人员分别立于受试者面前与背后共同进行胸围测量。将带尺上缘经背部肩胛下角下缘向胸前围绕一周。男生及未发育女生，带尺下缘在胸前沿乳头上缘；已发育女生，带尺在乳头上方与第四肋骨平齐。③ 带尺围绕胸部的松紧度应适宜，以对皮肤不产生明显压迫为度。④ 应在受试者吸气尚未开始时读取数值，带尺上与零点相交的数值即为胸围值。以厘米为单位，精确到小数点后一位。

3. 注意事项 ① 两名测试人员应分工合作。站在受试者面前的测试人员甲进行测量，受试者背侧的测试人员乙协助找好背部测量标准点，并注意受试者姿势是否正确，有无低头、耸肩、挺胸、驼背等，及时予以纠正。② 测试人员应严格掌握带尺的松紧度，并做到检测全过程的一致性，以求减小误差。测量误差不超过1cm。③ 肩胛下角如摸不清，可令受试者挺胸，摸清后受试者应恢复正确测量姿势。

（十）膝高

膝高是胫骨平台上缘至胫骨内踝下缘之间的垂直距离。

1. 使用仪器 误差不超过 0.2cm 的直钢尺。

2. 测量方法 ① 被测者事先做好预备（脱右鞋和袜子，右裤腿卷膝部以上露出膝盖），自然站立。② 被测者右腿提起屈膝将脚踩在木凳上，全脚掌贴于凳面，小腿与凳面垂直。③ 测试者找准胫骨内踝和胫骨平台位点。将直钢尺固定齿端对准胫骨内踝下缘，测量胫骨内踝下缘至胫骨平台上缘之间的垂直距离。

三、体格测量的评价

身高、体重的测量是体格测量的主要内容，其表示方法有按年龄的身高，按年龄的体重及按身高的体重。按年龄的身高偏低，表示较长期的慢性营养不良，而按身高的体重偏低，表示较急性的营养不良。不同年龄和性别的人群其评价方法不同，特别是儿童评价方法较多，其评价标准各国也不一致。由世界卫生组织推荐，美国国家卫生统计中心（NCHS）提出的身高和体重数值，已被大多数国家采用，我国目前以此作为评价儿童生长发育状况的参考标准。常用的评价方法有以下几种：

（一）平均值法

对群体的调查结果按性别、年龄分组后，所得平均值与参考标准直接比较是一个最直接的评价方法，缺点是需要集较大的样本量，才能使各年龄组有足够的数量，以便进行比较说明差异，因此不常应用。

（二）中位数百分比法

即调查儿童的身高或体重的数值达到同年龄、性别参考标准中位数的百分比，以此来评价儿童生长情况。一般在儿科常用此方法，例如，常用的 GOMEZ 评价法为：

Ⅰ°营养不良——参考标准体重中位数的 90% ~74%

Ⅱ°营养不良——参考标准体重中位数的 75% ~60%

Ⅲ°营养不良——参考标准体重中位数的 60% 以下

这种方法的优点是意义比较明确，易为儿童家长理解，但缺点是不同指标的中位数百分比的数值意义不一样，如按年龄体重中位数 80% 与年龄身高中位数 80%，意义不同，临床上还有按身高的体重中位数百分比来评价营养状况，见表 4-5-11。

（三）标准差法

即将所用的评价参考数据按平均值加减 1 个标准差，加减 2 个标准差，分成 6 个等级范围，然后看所调查对象属于哪个等级范围，见表 4-5-12。

表 4-5-11 按身高的体重中位数百分比来评价营养状况

按身高的体重中位数(%)	营养状况
≥120	肥胖
90 ~ 119	适宜
80 ~ 89	轻度营养不良
70 ~ 79	中度营养不良
60 ~ 69	重度营养不良

表 4-5-12 标准差法评价人体营养状况

等级	标准
上等	$>\bar{X}+2SD$
中上等	$\bar{X}+SD \sim \bar{X}+2SD$
中等	$\bar{X}-SD \sim \bar{X}-SD$
中下等	$\bar{X}-2SD \sim \bar{X}-SD$
下等	$<\bar{X}-2SD$

国际上对群体儿童生长发育的评价一般有以下 3 个指标：

1. 体重不足　指儿童按年龄的体重（WT/A）低于参考标准体重中位数减两个标准差，为中度体重不足，低于参考标准体重中位数减3个标准差，为重度体重不足。体重不足率常被用来作为营养不良的患病率。

2. 发育迟缓　凡儿童年龄的身高（HT/A）低于参考标准身高中位数减两个标准差，为中度发育迟缓，低于参考标准身高中位数减3个标准差，为重度发育迟缓。这一指标主要反映慢性、较长期的营养不良。

3. 消瘦　凡儿童身高的体重（WT/HT）低于参考标准中位数减两个标准差，为中度消瘦，低于参考标准中位数减3个标准差，为重度消瘦。这一指标代表较急性的近期营养不良。

目前又根据标准差提出“标准差评分”（又称“Z评分”）来表示测量结果。即按调查数据与其相应性别及年龄组的儿童的参考标准的中位数的差值，相当该组儿童参考标准的标准差的倍数，其公式为：

$$\text{标准差评分或 Z 评分} = \frac{\text{儿童测量数据} - \text{参考标准的中位数}}{\text{参考标准的标准差}}$$

（四）百分位法

由于人的体格测量数据分布常不是正态，所以用平均值和标准差表示不太合理，故建议用百分位法评价。这种方法是将不同性别各年龄参考标准的原始数据从小到大分成100份，第1份的数据即第1百分位，第25份的数据即第25百分位。然后根据需要将其分成若干组段（或不同等级），例如0～25百分位、25～50百分位等。评价时将所测量的数值与相应性别年龄段的参考标准百分位数相比较，看属于哪一组段（等级）。优点是同时适用于正态、偏态分布的指标，其数字表达方式直观性，有利于人们理解儿童生长发育所达到的实际水平。这种方法的缺点是当调查的数据大于第100百分位或小于第1百分位时，就不能评价其离散程度，见表4-5-13。

应当注意：以上两种评价方法都是针对筛查营养不良的需要设计的。属于“上等”的亚人群很可能是肥胖者而不是营养状况优良的部分。

表4-5-13　百分位法评价人体营养状况

等　级	标　准
上等	$>P_{97}$
中上等	$P_{75} \sim P_{97}$
中等	$P_{25} \sim P_{75}$
中下等	$P_3 \sim P_{25}$
下等	$<P_3$

（五）体质指数法

体质指数（body mass index，BMI）是评价18岁以上成人群体营养状况的常用指标。它不仅对反映体型胖瘦程度较为敏感，而且与皮褶厚度、上臂围等营养状况指标的相关性也较高。体质指数的计算公式为：

$$\text{BMI} = \text{体重(kg)}/[\text{身高(m)}]^2$$

1. WHO对成人BMI的划分　18.5～24.9为正常范围，<18.5为低体重（营养不足），≥25.0为超重，肥胖前状态是25.0～29.9，一级肥胖30.0～34.9，二级肥胖35.0～39.9，三级肥胖≥40.0。这一标准为世界各国广泛采用。

2. 亚太地区BMI　世界卫生组织肥胖专家顾问组针对亚太地区人群的体质及其与

肥胖有关疾病的特点，在2002年提出亚洲成年人BMI<18.5为体重过低，18.5~22.9正常，≥23.0为超重，23.0~24.9肥胖前期，25.0~29.9一级肥胖，≥30.0为二级肥胖。这一标准很少人采用。

3. 我国BMI　最近国际生命科学学会中国办事处中国肥胖问题工作组提出对中国成人判断超重和肥胖程度的界限值，BMI<18.5是体重过低，18.5~23.9为体重正常，24.0~27.9为超重，≥28为肥胖。

为了便于进行国际间的相互比较；各国多推荐使用WHO对成人BMI的分级标准。

（六）腰臀比（WHR）

分别测量肋骨下缘至髂前上嵴之间的中点的径线（腰围）与股骨粗隆水平的径线（臀围），再计算出其比值。正常成人WHR男性<0.9，女性<0.85，超过此值为中央性（又称腹内型、内脏型）肥胖。中国人虽然BMI高者的数量不多，但实际上可能有脂肪堆积和（或）分布异常，值得进一步调查研究。

（七）体脂含量（BF）

是在研究肥胖时评价体脂常用的指标。体脂含量可以应用皮褶厚度测量、生物电阻抗法（BIA）及密度法（常用水下称重法）等方法，通过各自的回归方程计算求得。以水下称重法为例：

$$BF\% = (4.570/D - 4.142) \times 100 \quad \text{(Brozek 公式)}$$

$$D = M/Vt - RV$$

其中D为体密度，M为体重，Vt为人体总容积（吐气的排水量），RV为肺残气容积（人体在齐颈水面下测得）

按体脂含量判定肥胖的标准：Ⅰ轻度肥胖：男性BF%>20%~25%，女性BF%>25%~30%；Ⅱ中度肥胖男>25%~30%，女>30%~35%；Ⅲ重度肥胖男>30%，女>35%。

除上述评价方法外，还可以进行综合评价，即先对各项指标分别进行评价，然后根据结果再作出综合评价；应用多元统计分析方法对其营养状况、生长发育评价方法进行研究。多项指标综合评价更为全面，是今后研究营养状况、生长发育评价方法的主要方向。

四、体格测量评价的参考标准

由世界卫生组织推荐，美国国家卫生统计中心（NCHS）提出的身高和体重数值，已被大多数国家采用，作为评价参考值，见表4-5-14至表4-5-19。

表4-5-14　按年龄的体重（kg）（世界卫生组织推荐参考值）**0~24月**

年龄（月）	男		女	
	中位数-2SD	中位数	中位数-2SD	中位数
0	2.4	3.3	2.2	3.2
1	2.9	4.3	2.8	4.0
2	3.5	5.2	3.3	4.7
3	4.1	6.0	3.9	5.4
4	4.7	6.7	4.5	6.0
5	5.3	7.3	5.0	6.7
6	5.9	7.8	5.5	7.2

续表

年龄（月）	男		女	
	中位数-2SD	中位数	中位数-2SD	中位数
7	6.4	8.3	5.9	7.7
8	6.9	8.8	6.3	8.2
9	7.2	9.2	6.6	8.6
10	7.6	9.5	6.9	8.9
11	7.9	9.9	7.2	9.2
12	8.1	10.2	7.4	9.5
13	8.3	10.4	7.6	9.8
14	8.5	10.7	7.8	10.0
15	8.7	10.9	8.0	10.2
16	8.8	11.1	8.2	10.4
17	9.0	11.3	8.3	10.6
18	9.1	11.5	8.5	10.8
19	9.2	11.7	8.6	11.0
20	9.4	11.8	8.8	11.2
21	9.5	12.0	9.0	11.4
22	9.7	12.2	9.1	11.5
23	9.8	12.4	9.3	11.7
24	9.9	12.6	9.4	11.9

表4-5-15 按年龄的体重（kg）（世界卫生组织推荐参考值）2～5岁

年龄（岁）	年龄（月）	男		女	
		中位数-2SD	中位数	中位数-2SD	中位数
2	1	10.2	12.5	9.6	12.0
2	2	10.3	12.7	9.8	12.2
2	3	10.4	12.9	9.9	12.4
2	4	10.5	13.1	10.1	12.6
2	5	10.6	13.3	10.2	12.8
2	6	10.7	13.5	10.3	13.0
2	7	10.9	13.7	10.5	13.2
2	8	11.0	13.9	10.6	13.4
2	9	11.1	14.1	10.8	13.6
2	10	11.2	14.3	10.9	13.8
2	11	11.3	14.4	11.0	13.9
3	0	11.4	14.6	11.2	14.1
3	1	11.5	14.8	11.3	14.3
3	2	11.7	15.0	11.4	14.4
3	3	11.8	15.2	11.5	14.6
3	4	11.9	15.3	11.6	14.8
3	5	12.0	15.5	11.8	14.9
3	6	12.1	15.7	11.9	15.1
3	7	12.3	15.8	12.0	15.2

续表

年龄（岁）	年龄（月）	男 中位数-2SD	男 中位数	女 中位数-2SD	女 中位数
3	8	12.4	16.0	12.1	15.4
3	9	12.5	16.2	12.2	15.5
3	10	12.6	16.4	12.3	15.7
3	11	12.8	16.5	12.4	15.8
4	0	12.9	16.7	12.6	16.0
4	1	13.0	16.9	12.7	16.1
4	2	13.1	17.0	12.8	16.2
4	3	13.3	17.2	12.9	16.4
4	4	13.4	17.4	13.0	16.5
4	5	13.5	17.5	13.1	16.7
4	6	13.7	17.7	13.2	16.8
4	7	13.8	17.9	13.3	17.0
4	8	13.9	18.0	13.4	17.1
4	9	14.0	18.2	13.5	17.2
4	10	14.2	18.3	13.6	17.4
4	11	14.3	18.5	13.7	17.5
5	0	14.4	18.7	13.8	17.7

表4-5-16 按年龄的卧位身长（cm）（世界卫生组织推荐参考值）0～24个月

年龄（月）	男 中位数-2SD	男 中位数	女 中位数-2SD	女 中位数
0	45.9	50.5	45.5	49.9
1	49.7	54.6	49.0	53.5
2	52.9	58.1	52.0	56.8
3	55.8	61.1	54.6	59.5
4	58.3	63.7	56.9	62.0
5	60.5	65.9	58.9	64.1
6	62.4	67.8	60.6	65.9
7	64.1	69.5	62.2	67.6
8	65.7	71.0	63.7	69.1
9	67.0	72.3	65.0	70.4
10	68.3	73.6	66.2	71.8
11	69.6	74.9	67.5	73.1
12	70.7	76.1	68.6	74.3
13	71.8	77.2	69.8	75.5
14	72.8	78.3	70.8	76.7
15	73.7	79.4	71.9	77.9

续表

年龄（月）	男		女	
	中位数-2SD	中位数	中位数-2SD	中位数
16	74.6	80.4	72.9	78.9
17	75.5	81.4	73.8	79.9
18	76.3	82.4	74.8	80.9
19	77.1	83.3	75.7	91.9
20	77.9	84.2	76.6	92.9
21	78.7	85.1	77.4	83.8
22	79.4	86.0	78.3	84.7
23	80.2	86.8	79.1	85.6
24	80.9	87.6	79.9	86.5

表4-5-17 按年龄的身高（cm）（世界卫生组织推荐参考值）2～5岁

年龄（岁）	年龄（月）	男		女	
		中位数-2SD	中位数	中位数-2SD	中位数
2	1	79.9	86.4	78.8	85.4
2	2	80.6	87.2	79.6	86.2
2	3	81.3	88.1	80.3	87.0
2	4	80.0	88.9	81.0	87.9
2	5	82.7	89.6	81.8	88.7
2	6	83.4	90.4	82.5	89.5
2	7	84.1	91.2	83.1	90.2
2	8	84.7	92.0	83.8	91.0
2	9	85.4	92.7	84.5	91.7
2	10	86.0	93.5	85.2	92.5
2	11	86.7	94.2	85.8	93.2
3	0	87.3	94.9	86.5	93.8
3	1	87.9	95.6	87.1	94.6
3	2	88.6	96.3	87.7	95.3
3	3	89.2	97.0	88.4	96.0
3	4	89.8	97.7	89.0	96.6
3	5	90.4	98.4	89.6	97.3
3	6	91.0	99.1	90.2	97.9
3	7	91.6	99.7	90.7	98.6
3	8	92.1	100.4	91.3	99.2
3	9	92.7	101.0	91.9	99.8
3	10	93.3	101.7	92.4	100.4
3	11	93.9	102.3	93.0	101.0
4	0	94.4	102.9	93.5	101.6

续表

年龄		男		女	
（岁）	（月）	中位数-2SD	中位数	中位数-2SD	中位数
4	1	95.0	103.6	94.1	102.2
4	2	95.5	104.2	94.6	102.8
4	3	96.1	104.8	95.1	103.4
4	4	96.6	105.4	95.6	104.0
4	5	97.1	106.0	96.1	104.5
4	6	97.7	106.6	96.7	105.0
4	7	98.2	107.1	97.1	105.6
4	8	98.7	107.7	97.6	106.2
4	9	99.2	108.3	98.1	106.7
4	10	99.7	108.8	98.6	107.3
4	11	100.2	109.4	99.1	107.8
5	0	100.7	109.9	99.5	108.4

表4-5-18　按身长的体重（kg）（世界卫生组织推荐参考值）0～24个月

身长（cm）	男		女	
	中位数-2SD	中位数	中位数-2SD	中位数
49.0	2.5	3.2	2.6	3.4
49.5	2.5	3.2	2.6	3.3
50.0	2.5	3.3	2.6	3.4
50.5	2.6	3.4	2.7	3.5
51.0	2.6	3.5	2.7	3.5
51.5	2.7	3.6	2.8	3.6
52.0	2.8	3.7	2.8	3.7
52.5	2.8	3.8	2.9	3.8
53.0	2.9	3.9	3.0	3.9
53.5	3.0	4.0	3.1	4.0
54.0	3.1	4.1	3.1	4.1
54.5	3.2	4.2	3.2	4.2
55.0	3.3	4.3	3.3	4.3
55.5	3.3	4.5	3.4	4.4
56.0	3.5	4.6	3.5	4.5
56.5	3.6	4.7	3.6	4.6
57.0	3.7	4.8	3.7	4.8
57.5	3.8	5.0	3.8	4.9
58.0	3.9	5.1	3.9	5.0
58.5	4.0	5.2	4.0	5.0
59.0	4.1	5.4	4.1	5.3
59.5	4.2	5.5	4.2	5.4
60.0	4.4	5.7	4.3	5.5
60.5	4.5	5.8	4.4	5.7
61.0	4.6	5.9	4.5	5.8

续表

身长（cm）	男		女	
	中位数-2SD	中位数	中位数-2SD	中位数
61.5	4.8	6.1	4.7	6.0
62.0	4.9	6.2	4.8	6.1
62.5	5.0	6.4	4.9	6.2
63.0	5.2	6.5	5.0	6.4
63.5	5.3	6.7	5.2	6.5
64.0	5.4	6.8	5.3	6.7
64.5	5.6	7.0	5.4	6.8
65.0	5.7	7.1	5.5	7.0
65.5	5.8	7.3	5.7	7.1
66.0	6.0	7.4	5.8	7.3
66.5	6.1	7.6	5.9	7.4
67.0	6.2	7.7	6.0	7.5
67.5	6.4	7.8	6.2	7.7
68.0	6.5	8.0	6.3	7.8
68.5	6.6	8.1	6.4	8.0
69.0	6.8	8.3	6.5	8.1
69.5	6.9	8.4	6.7	8.2
70.0	7.0	8.5	6.8	8.4
70.5	7.2	8.7	6.9	8.5
71.0	7.3	8.8	7.0	8.6
71.5	7.4	8.9	7.1	8.8
72.0	7.5	9.1	7.2	8.9
72.5	7.7	9.2	7.4	9.0
73.0	7.8	9.3	7.5	9.1
73.5	7.9	9.5	7.6	9.3
74.0	8.0	9.6	7.7	9.4
74.5	8.1	9.7	7.8	9.5
75.0	8.2	9.8	7.9	9.6
75.5	8.3	9.9	8.0	9.7
76.0	8.4	10.0	8.1	9.8
76.5	8.5	10.2	8.2	9.9
77.0	8.6	10.3	8.3	10.0
77.5	8.7	10.4	8.4	10.1
78.0	8.8	10.5	8.5	10.2
78.5	8.9	10.6	8.6	10.3
79.0	9.0	10.7	8.7	10.4
79.5	9.1	10.8	8.7	10.5
80.0	9.2	10.9	8.8	10.6
80.5	9.3	11.0	8.9	10.7
81.0	9.4	11.1	9.0	10.8
81.5	9.5	11.2	9.1	10.9
82.0	9.6	11.3	9.2	11.0

续表

身长（cm）	男		女	
	中位数-2SD	中位数	中位数-2SD	中位数
82.5	9.6	11.4	9.3	11.1
83.0	9.7	11.5	9.4	11.2
83.5	9.8	11.6	9.5	11.3
84.0	9.9	11.7	9.6	11.4
84.5	10.0	11.8	9.6	11.5
85.0	10.1	11.9	9.7	11.6
85.5	10.2	12.0	9.8	11.7
86.0	10.3	12.1	9.9	11.8
86.5	10.4	12.2	10.0	11.8
87.0	10.5	12.3	10.1	11.8
87.5	10.5	12.4	10.2	12.0
88.0	10.6	12.5	10.3	12.2
88.5	10.7	12.7	10.4	12.3
89.0	10.8	12.8	10.5	12.4
89.5	10.9	12.9	10.6	12.5
90.0	11.0	13.0	10.7	12.6
90.5	11.1	13.1	10.8	12.7
91.0	11.2	13.2	10.9	12.8
91.5	11.3	13.3	11.0	12.9
92.0	11.4	13.4	11.1	13.0
92.5	11.5	13.5	11.2	13.1
93.0	11.6	13.7	11.3	13.3
93.5	11.7	13.8	11.4	13.4
94.0	11.9	13.9	11.5	13.5
94.5	12.0	14.0	11.6	13.6
95.0	12.1	14.1	11.8	13.8
95.5	12.2	14.3	11.9	13.9
96.0	12.3	14.4	12.0	14.0
96.5	12.4	14.5	12.1	14.2
97.0	12.5	14.7	12.2	14.3
97.5	12.7	14.8	12.4	14.4
98.0	12.8	14.9	12.5	14.6
98.5	12.9	15.1	12.6	14.7
99.0	13.0	15.2	12.8	14.9
99.5	13.1	15.4	12.9	15.0
100.0	13.3	15.5	13.1	15.2
100.5	13.4	15.7	13.2	15.3
101.0	13.5	15.8	13.3	15.5
101.5	13.6	16.0		
102.0	13.8	16.1		
102.5	13.9	16.3		
103.0	14.0	16.5		

表4-5-19 按身高的体重（kg）（世界卫生组织推荐参考值）0～24个月

身高（cm）	男		女	
	中位数-2SD	中位数	中位数-2SD	中位数
55.0	3.1	4.6	3.2	4.6
55.5	3.2	4.7	3.3	4.7
56.0	3.3	4.8	3.4	4.9
56.5	3.4	5.0	3.4	4.9
57.0	3.5	5.1	3.5	5.1
57.5	3.6	5.2	3.6	5.2
58.0	3.7	5.4	3.7	5.3
58.5	3.8	5.5	3.8	5.5
59.0	3.9	5.6	4.0	5.6
59.5	4.0	5.8	4.1	5.7
60.0	4.2	5.9	4.2	5.9
60.5	4.3	6.1	4.3	6.0
61.0	4.4	6.2	4.4	6.2
61.5	4.5	6.4	4.5	6.3
62.0	4.7	6.5	4.7	6.4
62.5	4.8	6.6	4.8	6.6
63.0	4.9	6.8	4.9	6.7
63.5	5.1	6.9	5.0	6.9
64.0	5.2	7.1	5.1	7.0
64.5	5.3	7.2	5.3	7.2
65.0	5.5	7.4	5.4	7.3
65.5	5.6	7.5	5.5	7.5
66.0	5.7	7.7	5.7	7.6
66.5	5.9	7.8	5.8	7.7
67.0	6.0	8.0	5.9	7.9
67.5	6.2	8.1	6.0	8.0
68.0	6.3	8.2	6.2	8.2
68.5	6.4	8.4	6.3	8.3
69.0	6.6	8.5	6.4	8.4
69.5	6.7	8.7	6.5	8.6
70.0	6.8	8.8	6.7	8.7
70.5	7.0	8.9	6.8	8.8
71.0	7.1	9.1	6.9	8.9
71.5	7.2	9.2	7.0	9.1
72.0	7.3	9.3	7.1	9.2
72.5	7.5	9.4	7.3	9.3
73.0	7.6	9.6	7.4	9.4
73.5	7.7	9.7	7.5	9.5
74.0	7.8	9.8	7.6	9.6
74.5	7.9	9.9	7.7	9.7
75.0	8.0	10.0	7.8	10.0
75.5	8.1	10.1	7.9	10.0

续表

身高（cm）	男		女	
	中位数-2SD	中位数	中位数-2SD	中位数
76.0	8.2	10.3	8.0	10.1
76.5	8.4	10.4	8.1	10.2
77.0	8.5	10.5	8.2	10.3
77.5	8.6	10.6	8.3	10.4
78.0	8.7	10.7	8.4	10.5
78.5	8.7	10.8	8.5	10.5
79.0	8.8	10.9	8.6	10.6
79.5	8.9	11.0	8.7	10.7
80.0	9.0	11.1	8.8	10.8
80.5	9.1	11.2	8.8	10.9
81.0	9.2	11.3	8.9	11.0
81.5	9.3	11.4	9.0	11.1
82.0	9.4	11.5	9.1	11.2
82.5	9.5	11.6	9.2	11.3
83.0	9.6	11.7	9.3	11.4
83.5	9.7	11.8	9.4	11.5
84.0	9.8	11.9	9.5	11.6
84.5	9.8	12.0	9.6	11.7
85.0	9.9	12.1	9.6	11.8
85.5	10.0	12.2	9.7	11.9
86.0	10.1	12.3	9.8	12.0
86.5	10.2	12.4	9.9	12.1
87.0	10.3	12.5	10.0	12.2
87.5	10.4	12.6	10.1	12.3
88.0	10.5	12.7	10.2	12.4
88.5	10.6	12.9	10.3	12.5
89.0	10.7	13.0	10.4	12.6
89.5	10.8	13.1	10.5	12.7
90.0	10.9	13.2	10.6	12.8
90.5	10.9	13.3	10.7	13.0
91.0	11.0	13.4	10.8	13.1
91.5	11.1	13.5	10.9	13.2
92.0	11.2	13.6	11.0	13.3
92.5	11.3	13.8	11.1	13.4
93.0	11.5	13.9	11.2	13.6
93.5	11.6	14.0	11.3	13.7
94.0	11.7	14.1	11.4	13.8
94.5	11.8	14.2	11.5	14.0
95.0	11.9	14.4	11.6	14.1
95.5	12.0	14.5	11.7	14.2
96.0	12.1	14.6	11.8	14.4
96.5	12.2	14.8	12.0	14.5

续表

身高（cm）	男		女	
	中位数-2SD	中位数	中位数-2SD	中位数
97.0	12.3	14.9	12.1	14.6
97.5	12.4	15.0	12.2	14.7
98.0	12.5	15.2	12.3	14.9
98.5	12.6	15.3	12.4	15.0
99.0	12.7	15.4	12.5	15.1
99.5	12.8	15.6	12.6	15.3
100.0	12.9	15.7	12.7	15.4
100.5	13.1	15.8	12.8	15.5
101.0	13.2	16.0	12.9	15.7
101.5	13.3	16.1	13.0	15.8
102.0	13.4	16.3	13.1	15.9
102.5	13.5	16.4	13.2	16.1
103.0	13.6	16.5	13.3	16.2
103.5	13.8	16.7	13.5	16.3
104.0	13.9	16.8	13.6	16.5
104.5	14.0	17.0	13.7	16.6
105.0	14.1	17.1	13.8	16.8
105.5	14.3	17.3	13.9	16.9
106.0	14.4	17.4	14.0	17.0
106.5	14.5	17.6	14.2	17.2
107.0	14.7	17.7	14.3	17.3
107.5	14.8	17.9	14.4	17.5
108.0	14.9	18.1	14.5	17.6
108.5	15.1	18.2	14.7	17.8
109.0	15.2	18.4	14.8	17.9
109.5	15.3	18.5	14.9	18.1
110.0	15.5	18.7	15.0	18.2
110.5	15.6	18.9	15.2	18.4
111.0	15.8	19.0	15.3	18.6
111.5	15.9	19.2	15.4	18.7
112.0	16.1	19.4	15.6	18.9
112.5	16.2	19.5	15.7	19.1
113.0	16.4	19.7	15.9	19.2
113.5	16.5	19.9	16.0	19.4
114.0	16.7	20.0	16.2	19.6
114.5	16.8	20.2	16.3	19.7
115.0	17.0	20.4	16.5	19.9
115.5	17.1	20.6	16.6	20.1
116.0	17.3	20.7	16.8	20.3
116.5	17.4	20.9	16.9	20.5
117.0	17.6	21.1	17.1	20.6
117.5	17.8	21.3	17.2	20.8

续表

身高（cm）	男		女	
	中位数-2SD	中位数	中位数-2SD	中位数
118.0	17.9	21.5	17.4	21.0
118.5	18.1	21.7	17.6	21.2
119.0	18.3	21.9	17.7	21.4
119.5	18.4	22.0	17.9	21.6
120.0	18.6	22.0	17.9	21.6
120.5	18.8	22.2	18.1	21.8
121.0	18.9	22.6	18.4	22.2
121.5	19.1	22.8	18.6	22.5
122.0	19.3	23.0	18.8	22.7
122.5	19.5	23.2	18.9	22.9
123.0	19.6	23.5	19.1	23.1
123.5	19.8	23.7	19.3	23.4
124.0	20.0	23.9	19.5	23.6
124.5	20.2	24.1	19.7	23.8
125.0	20.4	24.3	19.9	24.1
125.5	20.6	24.5	20.1	24.3
126.0	20.7	24.8	20.3	24.6
126.5	20.9	25.0	20.4	24.8
127.0	21.1	25.2	20.6	25.1
127.5	21.3	25.5	20.8	25.4
128.0	21.5	25.7	21.0	25.7
128.5	21.7	26.0	21.2	25.9
129.0	21.9	26.2	21.4	26.2
129.5	22.1	26.5	21.6	26.5
130.0	22.3	26.7	21.9	26.8
130.5	22.5	27.0	22.1	27.1
131.0	22.7	27.3	22.3	27.4
131.5	22.9	27.5	22.5	27.7
132.0	23.1	27.8	22.7	28.0
132.5	23.3	23.3	28.1	22.9
133.0	23.5	28.4	23.1	28.7
133.5	23.9	29.0	23.6	29.4
134.0	23.9	29.0	23.6	29.4
134.5	24.1	29.3	23.8	29.7
135.0	24.4	29.6	24.0	30.1
135.5	24.6	29.9	24.3	30.4
136.0	24.8	30.2	24.5	30.8
136.5	25.0	30.5	24.7	31.2
137.0	25.2	30.9	24.9	31.5
137.5	25.4	31.2		
138.0	25.7	31.5		
138.5	25.9	31.9		

第四节 实验室检查和临床检查

一、目　　的

营养状况的实验室检查指的是借助生化、生理实验手段，发现人体临床营养不足症、营养储备水平低下或营养过多，以便较早掌握营养失调征兆和变化动态，及时采取必要的常用的预防措施。有时为研究某些有关因素对人体营养状态的影响，也对营养水平进行研究测定。营养状况的实验室检查与膳食调查、临床检查资料结合进行综合分析，对于进行营养评价以及营养素缺乏病的正确诊断和制定防治措施等均有重要意义。

二、实验室检测常用指标

营养缺乏病在出现症状前即所谓亚临床状态时，往往先有生理和生化改变。正确选择相应的实验室检测方法，可以尽早发现人体营养储备低下的状况。评价营养状况的实验室测定方法基本上可分为：①测定血液中的营养成分或其标志物水平；②测定尿中营养成分排出或其代谢产物；③测定与营养素有关的血液成分或酶活性的改变；④测定血、尿中因营养素不足而出现的异常代谢产物；⑤进行负荷、饱和及同位素实验。营养状况的实验室检查目前常常测定的样品为血液、尿样等。

营养评价中常用的实验室检测指标很多，主要有下列一些（详见第五篇“营养缺乏与过量”）。

（一）蛋白质和氨基酸

血清总蛋白质，血清白蛋白，血浆前白蛋白，血浆视黄醇结合蛋白，血清运铁蛋白血浆游离氨基酸，空腹血浆必需氨基酸量/氨基酸总量比值，尿氨基酸等。

（二）脂类

血清总脂，血清总胆固醇，游离胆固醇和胆固醇酯，血清高密度脂蛋白胆固醇，血清低密度脂蛋白胆固醇，血清极低密度脂蛋白胆固醇，血清总甘油三酯，血清游离脂肪酸等。

（三）碳水化合物

血清葡萄糖，血浆胰岛素，血浆胰高血糖素，葡萄糖耐量实验，胰高血糖素耐量实验，尿糖定性，尿糖定量等。

（四）铁

血红蛋白，血浆游离血红蛋白，血清铁蛋白，红细胞游离原卟啉，血清运铁蛋白，血清运铁蛋白饱和度，血清铁，血清铁饱和度，血清总铁结合力，红细胞计数，网织红细胞计数，红细胞压积，平均红细胞血红蛋白含量，平均红细胞血红蛋白浓度，平均红细胞体积等。

（五）硒

全血硒，血浆硒，尿硒，发硒，全血/红细胞谷胱甘肽过氧化物酶等。

（六）锌

血清锌，红细胞锌，白细胞锌，金属硫蛋白，碱性磷酸酶等。

（七）铜

血清铜，全血铜，血清铜蓝蛋白，红细胞超氧化物歧化酶。

（八）碘

血浆无机碘，血清蛋白结合碘，血清甲状腺素（T_4），血清游离甲状腺素，血清三碘甲腺原氨酸（T_3），血清促甲状腺激素，血清反三碘甲腺原氨酸，血清甲状旁腺激素，血清甲状腺球蛋白。

（九）氟

全血氟，血清氟，尿氟。

（十）维生素A

血浆维生素A，血清β-胡萝卜素，相对剂量反应试验，血浆视黄醇结合蛋白。

（十一）维生素D　血清碱性磷酸酶，血浆25-OH D_3，血浆1，25-$(OH)_2D_3$。

（十二）维生素E

血清维生素E，红细胞维生素E，过氧化氢溶血。

（十三）维生素K

血浆纤维蛋白原，凝血酶原前体蛋白，凝血酶原活力，脱-γ-羧基-凝血酶原，血浆叶绿醌。

（十四）维生素C

血浆总维生素C，白细胞维生素C，全血维生素C，尿维生素C，4小时负荷尿总抗坏血酸，4小时负荷尿还原型维生素C。

（十五）维生素B_1

血清维生素B_1，白细胞维生素B_1，红细胞转酮醇酶活性系数，4小时负荷尿维生素B_1，尿维生素B_1。

（十六）维生素B_2

血清核黄素，红细胞核黄素，全血谷胱甘肽还原酶活力系数（BGR-AC），4小时负荷尿，尿核黄素。

（十七）烟酸

尿N^1-甲基烟酰胺（NMN），4小时尿负荷试验，标准膳食试验，红细胞辅酶Ⅰ/辅酶Ⅱ比值。

（十八）维生素B_6

血浆吡哆醛（PLP），尿维生素B_6，尿吡哆酸，尿黄尿酸，黄尿酸排出的净增加量。

（十九）叶酸

红细胞叶酸，血清叶酸，血浆同型半胱氨酸。

（二十）维生素B_{12}

血清维生素B_{12}，血清全转钴胺素Ⅱ含量，血清维生素B_{12}结合咕啉，血浆同型半胱氨酸。

三、营养缺乏病的常见体征

营养缺乏病是指由于机体内长期缺乏某一种或数种营养素引起的一系列临床症状。发病原因大致可分为：营养素摄入不足，消化道对某些营养素吸收障碍，机体代谢障碍，机体需要量增加，某些疾病对物质代谢的影响。

营养缺乏病的发病过程经历储存不足、生理生化改变、功能异常和组织形态改变4个阶段。在功能变化阶段以前，患者主诉或体检不易发现明显的异常，属于亚临床缺乏。营养缺乏病的临床表现与人体对营养素需要量的适应性有关。长期处于低营养供给水平，人体对营养素的需要可产生适应性，即可以降低其最低需要量和延迟缺乏症状的出现。反之，如长期处于高营养供给水平，则一旦降低，虽未达到最低需要量之下，亦易出现缺乏。

在体检中发现的许多症状和体征的病因并不是专一的。同时，营养素缺乏往往为多发性，发现一种营养素缺乏的表现时，常提示亦伴有其他营养素不足的可能。（详见第五篇“营养缺乏与营养过量”）

（一）蛋白质-能量营养不良

蛋白质和（或）能量的供给不能满足机体维持正常生理功能的需要，就会发生蛋白质-能量营养不良症（protein-energy malnutrition，PEM）。重度营养不良可分为3型：①水肿型营养不良（kwashiorkor）：以蛋白质缺乏为主而能量供给尚能适应机体需要，以全身浮肿为特征。②消瘦型营养不良（marasmus）：以能量不足为主，表现为皮下脂肪和骨骼肌显著消耗和内脏器官萎缩。③混合型：蛋白质和能量均有不同程度的缺乏，常同时伴有维生素和其他营养素缺乏。

（二）维生素A缺乏病

本病以儿童及青年较多。诊断依据主要有营养不良，四肢伸侧有毛囊性角化丘疹，同时合并暗适应障碍或夜盲症，结膜干燥，角膜软化，结合暗适应检查与血浆维生素A水平测定可以确诊。

学龄前儿童维生素A缺乏的主要表现症状为夜盲，眼睛会出现结膜干燥，结膜中的环状细胞消失，并出现毕脱氏斑（Bitot spot），继而角膜发生软化症（keratomalacia），严重者可出现穿孔以至导致失明。

（三）维生素D缺乏病

少年儿童维生素D缺乏导致佝偻病（rickets），初期和急性期可以出现神经精神症状，患儿不活泼、食欲缺乏、易激动、睡眠不安、多汗（头部更明显）。由于血钙低，6个月以下的幼儿经常出现肌肉痉挛或手足搐搦等症状。骨骼变化与年龄、生长速率及维生素D缺乏程度等因素有关。颅骨软化多发生在3～9个月的婴儿，病儿出牙迟缓，牙齿的排列和发育往往不良。2岁以上病儿可见有鸡胸、肋骨串珠等胸廓畸形。能站立行走时则发生下肢弯曲，形成“O”或“X”型腿。严重的佝偻病患儿易发生骨折。

骨软化症（osteomalacia）发生于成年人，多见于妊娠多产的妇女及体弱多病的老年人。最常见的症状是骨痛、肌无力和骨压痛，一般在活动时加重。重度者有脊柱压迫性弯曲、身材变矮、骨盆变形等现象。有些患者有自发性、多发性骨折或假性骨折。

骨质疏松症多见于老年人，因其肝肾功能降低、胃肠吸收欠佳、而且户外活动减少，容易造成骨质疏松症，严重者引起骨折。

（四）维生素 C 缺乏病

维生素 C 的摄入量减少时，开始可不出现任何临床症状和体征。当血浆维生素 C 的水平降到 2.0 mg/L（11.4 μmol/L）以下时，可出现维生素 C 缺乏的早期症状。血浆维生素 C 接近零时，便出现明显的维生素 C 缺乏的临床表现。

1. 前驱症状　多有体重减轻、四肢无力，衰弱、肌肉及关节疼痛等症状。成人患者除上述症状外，早期即有牙龈松肿，或有感染发炎。婴儿则有不安、四肢动痛、四肢长骨端肿胀以及有出血倾向等。

2. 出血　维生素 C 缺乏病患者可有全身点状出血（淤点），起初局限于毛囊周围及牙龈等处，进一步发展可有皮下组织、肌肉、关节、腱鞘等处出血，甚至血肿或淤斑。

3. 牙龈炎　牙龈可见出血、松肿、炎症，尤以牙龈尖端最为显著，稍加按压即可出血，并有溃疡及继发感染。牙龈出血是维生素 C 缺乏病的主要症状。

（五）维生素 B_1 缺乏病

维生素 B_1 缺乏病即脚气病，主要损害神经系统，依靠病史，临床症状和体征，心电图，X 光检查、实验室检查和实验性维生素 B_1 治疗而可做出诊断。

1. 成人维生素 B_1 缺乏病　前驱症状有下肢软弱无力、有沉重感。肌肉酸痛，尤以腓肠肌明显。厌食、体重下降、消化不良和便秘。此外，可有头痛、失眠、不安、易怒、健忘等神经精神系统的症状。病程长者有肌肉萎缩、共济失调，出现异常步态。

循环系统有心悸、气促、心动过速和水肿。常出现心界扩大，以右心明显。也可出现收缩期杂音，舒张压多降低，故脉压增大。

湿性维生素 B_1 缺乏病最显著的症状为水肿，可从下肢遍及全身。干性维生素 B_1 缺乏病以神经症状为主。以水肿和心脏症状为主的称为脚气性心脏病。混合型脚气病严重者可同时出现神经和心血管系统症状。

2. 婴儿维生素 B_1 缺乏病　多发生于出生数月的婴儿。病情急，发病突然，以心血管症状占优势，初期有食欲不振、呕吐、兴奋、腹痛、便秘、水肿、心跳快、呼吸急促及困难；由喉水肿而失声，形成独特的喉鸣。晚期有发绀、心脏扩大、心力衰竭，脑淤血、肺淤血及肝淤血均可发生。

（六）维生素 B_2 缺乏病

维生素 B_2 缺乏病是我国常见的营养缺乏病，其症状以口腔和阴囊病变为常见，即所谓“口腔生殖器综合征”。

阴囊症状在初发时发生阴囊瘙痒，夜间尤烈，以后出现皮肤病变，大致可分为红斑型、丘疹型和湿疹型 3 种，分别出现片状红斑、红色扁平丘疹和一般湿疹样病变。

口腔症状主要表现为口角炎、唇炎和舌炎；眼睛可以发生球结膜充血，角膜周围血管形成并侵入角膜。严重时角膜浑浊，下部有溃疡，眼睑边缘糜烂。此外患者还可发生脂溢性皮炎和某些神经症状，如四肢有周围神经症状，感觉过敏、发冷、疼痛及对触觉、温度不敏感等。

（七）烟酸缺乏病

人体缺乏烟酸和烟酰胺将产生糙皮病（也称癞皮病）。糙皮病患者常有前期症状，如疲劳乏力、工作能力减退、记忆力差和失眠等。如不及时治疗则可出现皮肤、胃肠道和神经系统的典型变化，即所谓的三 D 症状：皮炎（dermatitis）、腹泻（diarrhea）和痴呆（dementia）。

（八）叶酸缺乏病

叶酸缺乏与贫血的关系早已得到证实，近年叶酸与出生缺陷、心血管疾病及肿瘤的关系也随着研究的深入逐渐得到认识。

1. 巨幼红细胞贫血　患者表现为头晕、乏力、精神萎靡、面色苍白，并出现舌炎、食欲下降以及腹泻等消化系统症状。

2. 对孕妇胎儿的影响　叶酸缺乏可使孕妇先兆子痫、胎盘剥离的发生率增高。患有巨幼红细胞贫血的孕妇，易出现胎儿宫内发育迟缓、早产及新生儿低出生体重。孕早期叶酸缺乏可引起胎儿神经管畸形的发生率增加，主要有脊柱裂和无脑。

3. 高同型半胱氨酸血症　血中同型半胱氨酸增高是心血管疾病的危险因素。膳食中叶酸、维生素 B_6 和维生素 B_{12} 缺乏都可引起高同型半胱氨酸血症。

（九）维生素 B_{12} 缺乏病

1. 巨幼红细胞贫血　维生素 B_{12} 缺乏使蛋氨酸和四氢叶酸-五谷氨酸盐（THF-glu5）的合成减少，导致合成胸腺嘧啶所需的 5，10 亚甲基四氢叶酸形成不足，诱发巨幼红细胞贫血。维生素 B_{12} 缺乏引起的巨幼红细胞贫血正是细胞内叶酸缺乏的结果。

2. 神经系统损害　维生素 B_{12} 缺乏抑制蛋氨酸合成酶，甲基化反应不足导致髓磷脂蛋白质的合成不足。

3. 高同型半胱氨酸血症。

（十）碘缺乏病

常见的碘缺乏病为地方性甲状腺肿和克汀病，前者主要见于成人，后者见于儿童。地方性甲状腺肿可见甲状腺增生肥大，巨大肿块压迫气管可有呼吸困难。克汀病有智力低下和精神发育不全。

（十一）锌缺乏病

锌在体内参与多种代谢活动，能促进生长发育、提高机体免疫能力。生长期儿童锌缺乏的主要影响是生长迟缓、食欲不振、皮肤创伤不易愈合；性成熟延迟、第二性征发育障碍、性功能减退、精子产生过少等。

（十二）硒缺乏与克山病

我国营养学者经过多年的流行病学调查研究发现缺硒是克山病发病的主要原因之一。克山病主要症状有心脏扩大、急性心源性休克及严重心律失常，治疗不及时常可引起死亡。

常见体征与营养素缺乏病的关系见表 4-5-20。

表 4-5-20 常见营养缺乏病的临床体征

营养缺乏病	临床体征
蛋白质-能量营养不良	幼儿：消瘦，生长发育迟缓或停止，皮下脂肪少，皮肤干燥、无弹性、色素沉着、水肿，肝脾肿大，头发稀少等 儿童和成人：皮下脂肪减少或消失，体重降低，颧骨突起，水肿等
维生素A缺乏病	结膜、角膜干燥，夜盲症，毕脱斑，皮肤干燥、毛囊角化等
维生素 B_1 缺乏病	外周神经炎，皮肤感觉异常或迟钝，体弱、疲倦、失眠胃肠症状、心动过速、甚至出现心衰和水肿等
维生素 B_2 缺乏病	口腔-生殖系综合征。口角炎，唇炎、舌炎，口腔黏膜溃疡，脂溢性皮炎，阴囊皮炎及会阴皮炎等
烟酸缺乏病	皮肤炎、腹泻、抑郁或痴呆等三D症状。皮炎，舌炎，舌裂，胃肠症状、失眠头痛、精神不集中、肌肉震颤、有些患者甚至精神失常等
维生素C缺乏病	齿龈炎，齿龈出血；全身点状出血，皮下、黏膜出血，重者皮下，肌肉和关节出血、血肿出现等
维生素D缺乏病	幼儿佝偻病：骨骺肿大，串珠肋，前囟未闭，颅骨软化，肌张力过低等 儿童：前额凸出，“O”或“X”型腿，胸骨变形（哈氏沟，鸡胸），成人：骨质软化、骨痛、肌无力和骨压痛，骨质疏松等
碘缺乏病	地方性甲状腺肿：甲状腺增生肥大，巨大肿块压迫气管可有呼吸困难；克汀病：有智力低下和精神发育不全
锌缺乏病	生长迟缓、食欲不振、皮肤创伤不易愈合。性成熟延迟、第二性征发育障碍、性功能减退、精子产生过少等
硒缺乏与克山病	心脏扩大、急性心源性休克及严重心律紊乱，可引起死亡

第六章 营养教育

第一节 概　　述

一、营养教育的概念和主要工作内容

营养教育（nutrition education）已被各国政府和营养学家作为改善人民营养状况的主要有效手段之一。1995 年，Contento 提出，营养教育是“一套学习经验，它促使人们自愿采取有益健康的饮食及其他与营养相关的行为。”美国饮食协会提出：营养教育是“根据个体的需要与食物来源，通过认识、态度、环境作用以及对食物的理解过程，形成科学、合理的饮食习惯，从而达到改善人民营养状况的目的。”按照世界卫生组织的定义，营养教育是“通过改变人们的饮食行为而达到改善营养状况目的的一种有计划活动。”由此可见，营养教育主要指通过营养信息交流，帮助个体和群体获得食物与营养知识、培养成健康生活方式的教育活动和过程，也是健康教育的一个分支和重要组成部分。

（一）主要对象

1. 个体层，指公共营养和临床营养工作者的工作对象。

2. 各类组织机构层，包括学校、部队或企业。

3. 社区层，包括餐馆、食品店、医院、诊所等各种社会职能机构。

4. 政策和传媒层，包括政府部门、大众传播媒介等。

（二）主要内容

1. 有计划地对从事餐饮业、农业、商业、轻工、医疗卫生、疾病控制、计划等部门的有关人员进行营养知识培训。

2. 将营养知识纳入中小学的教育内容和教学计划，要安排一定课时的营养知识教育，使学生懂得平衡膳食的原则，培养良好的饮食习惯，提高自我保健能力。

3. 将营养工作内容纳入到初级卫生保健服务体系，提高初级卫生保健人员和居民的营养知识水平，合理利用当地食物资源改善营养状况。

4. 利用各种宣传媒介，广泛开展群众性营养宣传活动，倡导合理的膳食模式和健康的生活方式，纠正不良饮食习惯等。

（三）营养教育工作者需要具备的技能

1. 掌握营养学、食品卫生学、食品学、卫生经济学等方面的专业理论知识；了解经济、政策、社会与文化因素对膳食营养状况的影响。

2. 具有传播营养知识技能。

3. 具有社会心理学、认知、教育以及行为科学的基础。

4. 有一定组织现场协调和研究能力。

5. 能够运用定量技术评价和解释统计分析结果。

二、营养教育的目的与意义

营养教育的目的在于提高各类人群对营养与健康的认识，消除或减少不利于健康的膳食营养因素，改善营养状况，预防营养性疾病的发生，提高人们健康水平和生活质量。按照现代健康教育的观点，营养教育并非仅仅传播营养知识，还应提供促使个体、群体和社会改变膳食行为所必需的营养知识、操作技能和服务能力。

2002 年中国居民营养与健康现状调查结果表明，近 10 年我国城乡居民的膳食营养状况有了明显改善，营养不良和营养缺乏患病率继续下降，同时我国正面临着营养不良与营养过剩的双重挑战。一方面，微量营养素缺乏仍是城乡普遍存在的问题，其中钙、铁、维生素 A 的缺乏最为突出。城乡居民贫血患病率达 15.2%。另一方面，高血压患病率有较大幅度升高，糖尿病患病率增加，超重和肥胖患病率呈明显上升趋势。本次调查结果表明，膳食高能量、高脂肪和少体力活动与超重、肥胖、糖尿病和血脂异常的发生密切相关；高盐饮食与高血压的患病风险密切相关；饮酒与高血压和血脂异常的患病危险密切相关。

营养教育可通过有计划、有组织、有系统和有评价的干预活动，提供人们改变不良膳食行为所必需的知识、技能和社会服务，普及营养与食品卫生知识，养成良好的膳食行为与生活方式，使人们在面临营养与食品卫生方面的问题时，有能力作出有益于健康的选择。大量调查研究表明，营养教育具有多途径、低成本和覆盖面广等特点，对提高广大群众的营养知识水平、合理调整膳食结构以及预防营养相关疾病切实有效，对于提高国民健康素质、全面建设小康社会具有重要意义。

三、营养教育的现状与发展趋势

（一）国内外营养教育现状

1. 美国的营养教育　美国在实施营养教育时特别注重市场经济的需求，尽可能地应用口语化语言传播有效健康信息。

在美国，已基本完成了从营养不良到营养失衡的变迁，除吸烟外，超重和少体力活动已成为公共卫生的突出问题。虽然有许多营养教育活动成功的事例，但下面要结合对美国膳食指南的考察，讨论一个失败的事例——肥胖流行的预防，进而明确营养教育工作者的责任。

为了使膳食指导简便易行，美国农业部最早提出了乳酪类、肉鱼蛋类、果蔬类和粮谷类的食品分类法，以后每五年颁布一次膳食指南。2000 年版的最新膳食指南包含三大要点，即以健康为目的、建立一个健康的基础、理智地选择。近年来，针对营养过剩的实际，美国农业部、卫生部又对膳食指南进行了进一步修订，提出了食物金字塔，将各种食品分为四大群六小群，并按摄取量大小排列成金字塔形状。通过这种形象化的展示，目的是让大众知道每天应该多吃什么、少吃什么。食物金字塔由美国政府定期颁布并作为健康膳食推荐使用。现行的食物金字塔推荐美国人应该吃 2~3 份肉制品（包括肉、家禽、鱼、干豆、蛋和坚果），6~11 份面包、谷类、米或面食等。

美国人最为关注的一个营养建议就是减少脂肪的摄入量，但忽略了降低整个能量的摄入。他们的脂肪供能比例由 1977 年的 40% 降到了 1995 年的 34%；但因为能量的摄入在增加，膳食脂肪的绝对摄入量实际增加了 13%。可见，美国营养教育的一些教训在于：①大部分营养信息不是来自营养教育工作者，而且，并非所有“单一营养信息”均有益健康。“少吃脂肪”如果不和“减少能量摄入”一起使用，将有可能是有害的信息。②肥胖的预防不能只通过控制膳食，而必须与运动相结合。2005 年美国新版的膳食指南已把体力活动放到了显著的位置。

2. 日本的营养教育 日本的消费者协会、营养指导员和营养咨询室等经常通过电视、广播、出版物普及营养知识，引导人们科学消费、揭穿虚假广告。

在日本，有各种图文并茂、通俗易懂的营养书籍，这些书籍中营养教育的内容多用非常生动的图解演示，不仅有小麦、玉米和红薯等常见食物的图片，而且对这些食物中蛋白质、碳水化合物、水分、矿物元素等的含量均有标识。这样的营养图使读者可以很容易地了解某种食品哪方面营养素过多，哪方面营养素不足，有助于进行科学的膳食搭配。

为指导人们在日常膳食中均衡营养，日本厚生省在参考美国做法后，根据东方人的饮食习惯把食品群分为六类：第一类：鱼、肉、卵、大豆类；第二类：牛奶、乳制品、小鱼、虾、海藻类；第三类：黄绿色蔬菜类；第四类：其他蔬菜和水果类；第五类：粮食、薯类；第六类：油脂类。

由于六群分类法比较复杂，日本就把所有的食品按其颜色印象分成三类，称之为三色食品。即：①黄色食品：指粮谷类、坚果类、薯类、脂肪和砂糖等可提供能量的食物原料。②红色食品：即动物性食品、植物蛋白等提供生长发育所需要营养的食物。③绿色食品：即水果、蔬菜、海藻类等增强免疫功能、预防疾病的食物。

在日本的大学食堂宣传和实施三色食品的营养管理，指导学生每天掌握吃多少红的，多少绿的，多少黄的食品。当学生选好饭菜后会得到一张包含所点菜肴的价格与营养点数的饭菜账单。

3. 中国的营养教育

（1）幼儿园和学生营养教育现状

1）安徽医科大学以幼儿园大班和中班的儿童和家长为研究对象，完成了“在幼儿园开展早期营养教育的研究”。通过 1 学年的营养教学活动，儿童吃肥肉、睡前吃糖果和糕点、挑食和偏食、经常吃零食、边吃边玩的人数减少；早饭前和睡前刷牙、饮奶的人数增加。儿童面色苍白、唇苍白、唇干裂、舌乳头肥大的人数减少；血红蛋白、尿维生素 B_1 和维生素 C 的排出量、头发 Ca 和 Zn 的含量有增加的趋势。与对照组相比，头围、胸围、上臂围、握力的增值较大。家长在选择食物时，注重食物营养和孩子的营养需要的人数增加。

2）中山大学公共卫生学院开展了“多层面营养宣教对广州儿童 KAP 的影响及效果评价的研究”。对 1500 名儿童、家长及老师分别进行讲课、咨询，发放、张贴营养宣传材料等形式的营养教育。营养教育前后相比，家长、老师、学生营养认知较有很大提高，其中以教师提高最显著；食物选择及消费趋于合理；儿童挑食、偏食、零食不良行为改善。

3）北京大学儿童青少年卫生研究所应用 child-to-child（CTC）模式进行了促进学生营养教育的研究。该研究选取山西省大同市和浙江省绍兴市小学生 3635 人为教育对象，对少量实验组学生采用一套自编的集营养知识、课堂练习、课后实践为一体的教材，引导学生发现自己和他人不良的饮食行为、共同探索原因、主动学习和掌握营养知识。在参与自身营养促进的同时，运用调查、表演、广播、有线电视、板报等多种形式在学校范围内向同龄伙伴及其他年级的同学（辐射组）进行营养知识的传播和辐射。结果显示，应用 CTC 模式在小学生中开展营养教育具有良好效果，不仅实验组学生自身的 KAP 得分有了明显提高，对营养与健康问题持正向态度的比例增加，食品价值观及主要饮食行为明显改善；而且使辐射组学生的营养知识、态度和行为也获得了有效提高和转变。

4）中国疾病预防控制中心营养与食品安全所进行了“运用健康促进学校模式开展学生营养干预研究”。健康促进学校是指通过学校及学校所在社区成员的共同努力，解决学生健康问题，以达到提高学生健康水平的目的。该项目以营养问题为切入点，通过为期一年的干预，每天吃早餐学生的比例由 80. 2% 上升到 84. 6%，早餐营养质量“好”的比例由 10. 9% 上升到 24. 5%；每天饮用牛奶的比例也由 33. 9% 上升到 47. 9%；饮用豆奶的比例由 35. 5% 上升到 57. 1%，干预组上升幅度均显著高于对照组。同时，干预组学生身高、血红蛋白的增加也显著高于对照组。

（2）成人营养教育现状

1）华中科技大学同济医学院开展了“妇女产褥期饮食行为、营养知识水平调查及影响因素的研究”。研究得出的结论是：调查对象的营养知识水平普遍较低，部分妇女存在一些不合理的饮食行为习惯，可能直接或间接影响产妇的健康，应引起足够的重视。因此，在产妇及其家人中开展多种形式的营养宣教，以纠正错误的饮食行为是非常必要的。

2）上海市卢湾区疾病预防控制中心开展了“社区肥胖成人干预措施研究”。结果显示，接受健康教育者对肥胖危害认识和中国居民膳食指南的知晓率明显提高，脂肪摄入量明显降低；运动频率明显提高，完全不运动者由干预前的 52. 38% 下降至干预后的 19. 05%；血清，HDL-C 显著上升且明显高于对照组，而 LDL-C 明显下降。

3）复旦大学公共卫生学院开展了“社区人群高血压营养教育”研究。该研究对上海 6 个居委会的全体人群及该社区的高血压人群两个层次，分别开展与高血压有关的营养教育。经过教育干预对象的食盐摄入量普遍有所降低，每日摄入的钠/钾的比值显著降低，水果、乳类这些对高血压有保护作用的食物日摄入量较干预前上升；高血压人群膳食脂肪及胆固醇摄入量减少，水果、蛋类及奶类摄入量有所增加，动物性食品摄入量有所下降，血清 TC、LDL-C 水平显著下降。这说明社区营养干预活动对改善高血压人群不良的膳食习惯，树立平衡膳食观念是有效可行的。

（二）营养教育的发展趋势

工业现代化、市场全球化明显影响着社会政治、经济和文化的进步，也对人们的生活和健康状况产生了重大影响。在营养相关健康问题方面，既有与高能量、高糖、高脂等不良饮食习惯密切相关的肥胖、糖尿病、冠心病等慢性非传染性疾病，又存在与贫困、资源缺乏有关的营养不良、贫血等疾病。要科学地应对营养与健康问题，核心策略之一就是要使人们改变不合理的膳食习惯，建立有益于健康的行为生活方式。

近年在预防医学领域特别强调健康教育与健康促进的概念和实际应用，其目的就是通过一系列的干预手段，帮助人们改变不利于健康的行为，建立健康的生活方式，从而预防疾病、增进健康，提高生活质量。其中健康教育侧重于对影响人们行为生活方式的内在因素进行干预，即通过向人们进行健康信息传播、行为指导，使个体和群体了解卫生保健知识，树立健康观念，掌握保健技能，合理利用现有的卫生服务；而健康促进不仅强调了改变影响行为与生活方式的内因，同时也针对影响人们行为的外因进行干预，涉及环境、设施建设和政策、组织、财政支持两方面，如提供必要的资源、服务与法律保障等。因此，健康教育的产出表现为人们知识的增加、行为动机增强、自信心增强以及技能的发展；健康促进的产出则表现在多个层面：个体与群体卫生知识与能力的增加、采纳有益于健康的生活方式、社会舆论与准则的变化、社区能力的增加、政策与法规健全、资源配置的调整等。由此可见，健康促进策略对人们行为生活方式的影响比健康教育策略的影响更深远，更具有可持续性，是今后营养教育工作的主要努力方向。

无论作为独立的健康问题，还是作为其他健康问题的影响因素，营养都与个体和群体的行为生活方式有密切联系，运用健康教育与健康促进理论和方法改变人们的膳食行为不仅可行，而且有效。我国虽然已经进行了一些将健康教育与健康促进理论和方法运用于营养领域的探索，但无论对于营养学专业人员，还是对于健康教育与健康促进领域的专业人员，都面临着如何更好地将两个专业领域的知识和技能相融合的挑战。

第二节 营养教育相关理论

一、健康传播理论

随着传播学在公共卫生与健康教育领域的引入，健康传播（health communication）于20世纪70年代中期诞生。我国学者自上世纪90年代初确立健康传播的概念，将健康传播学研究纳入健康教育学科体系。进入21世纪，健康教育与健康促进已被确立为卫生事业发展的战略措施，在医疗预防保健中的作用日益加强。健康传播是健康教育与健康促进的基本策略和重要手段，是健康教育方法学研究的重要内容。

（一）传播的概念与要素

传播是人类通过符号和媒介交流信息，以期发生相应变化的活动。其特点是：社会性、普遍性、互动性、共享性、符号性和目的性。

一个基本传播过程的构成要素包括：①传播者，又称传者，是在传播过程中信息的发出者，可以是个人、群体或组织；②受传者即讯息的接收者和反应者。受传者可以是个人、群体或组织。大量的受传者称为受众；③讯息是由一组相关联的有完整意义的信息符号所构成的一则具体信息。通过讯息，传受双方发生有意义的交换，达到互动的目的；④传播媒介，又称传播渠道，是讯息的载体，也是将传播过程中各种要素相互联系起来的纽带；⑤反馈指传播者获知受传者接受信息后的心理和行为反应，是体现社会传播双向性和互动性的重要机制。

（二）传播的分类

1. 自我传播　又称人的内向传播、人内传播，指个人接受外界信息后，在头脑内进行信息加工处理的心理过程。自我传播是一切社会传播活动的前提和生物学基础。任何传播活动，任何信息必须经过个人的认知过程，才能引起心理-行为变化的反应。选择性认知是普遍存在的一种心理现象，主要表现为选择性注意、选择性理解和选择性记忆。选择性心理是人们倾向于注意、理解、记忆力和自己的观念、经验、个性、需求等因素相一致的信息，其正面意义在于，促进了对“重要信息”的认知；但如果信息处理不当，选择性心理就会成为一种影响信息交流的干扰因素。

2. 人际传播　又称亲身传播，是指人与人之间面对面直接的信息交流，这是个体之间相互沟通、共享信息最基本的传播形式和建立人际关系的基础。其主要形式是面对面的传播，也可借助书信、电话、电子邮件等一些有形的物质媒介。

人际传播的主要社会功能是：

（1）获得与个人有关的信息。

（2）建立与他人的社会协作关系。

（3）达到认知他人和自我认知。因此，人际传播是进行说服教育、劝导他人改变态度的重要策略。健康教育与健康促进中常用的人际传播形式包括：咨询、交谈或个别访谈、劝服、指导等。

3. 组织传播　现代社会是高度组织化的社会，也是组织传播高度发达的社会。组织传播的常用方法包括公共关系活动、公益广告等。健康教育与健康促进“社会动员”和“社区参与”目标的实现，健康促进“促成、赋权、协调”三大策略的实施，无不与组织传播息息相关。

4. 群体传播　是指组织以外的非组织群体的传播活动。具有以下特点：

（1）信息传播在小群体成员之间进行，这是一种双向性的直接传播。

（2）群体传播在群体意识的形成中起重要作用。

（3）在群体交流中形成的群体倾向能够改变群体中个别人的不同意见，产生从众行为。

（4）群体中的“舆论领袖”对人们的认知和行为改变具有引导作用。

目前国内常用的群体传播方法有专题小组讨论、自我学习、同伴教育等。以专题小组形式收集或传递健康相关信息；利用群体力量来帮助人们学习自我保健技能；改变健康相关态度和行为。利用家人、同伴、朋友的强化因素，为促进个人改变不良行为习惯、采纳和保持新行为提供良好的社会心理环境。

5. 大众传播　大众传播是指职业性信息传播机构通过广播、电视、电影、报刊、书籍等大众媒介和特定传播技术手段，向社会人群传递信息的过程。随着科技的发展，大众传播高度发达、发展神速，对大众传播媒介的占有与利用已成为社会文化发展的重要标志。但人们最常用和最灵活的传播手段仍然是人际传播和群体传播。在以促进全民健康为目标的健康教育与健康促进活动中，多种传播手段并用已被证明是最有效的干预策略之一。

（三）健康传播的概念与意义

健康传播是指以“人人健康”为出发点，运用各种传播媒介渠道和方法，为维护和促进人类健康的目的而获取、制作、传递、交流、分享健康信息的过程。健康传播是传播行为在卫生保健领域的具体和深化，既有一切传播行为共有的特性，同时又有其自身的特点和规律。它要求从业者不仅具备新闻与传播方面的素质，而且要掌握公共卫生、社会学、心理学、教育学、市场营销和公共政策等方面的知识。

1971 年，美国推行以社区为基础的健康促进运动——“斯坦福心脏病预防计划”，旨在通过减轻体重、减少吸烟、降低血压和血脂水平，从而降低心脏病的发病风险。这一历时 5 年的健康促进运动被大多数学者公认为美国现代健康传播的开端。20 世纪 80 年代，全球艾滋病的流行对以疾病预防为目标的健康传播研究产生了巨大推动力。

国际上以信息传播为主要干预手段的健康教育及作为采用综合策略的健康促进项目的一个部分而开展的传播活动，被称为健康传播活动或项目。健康传播活动是应用传播策略来告知、影响、激励公众、社区、组织机构人士、专业人员及领导，促使相关个人及组织掌握知识与信息、转变态度、做出决定并采纳有利于健康的行为的活动。

由于不良行为和生活方式与疾病之间的密切关系，健康教育与健康促进成为 21 世纪公共卫生战略性策略。健康传播活动作为医学研究成果与大众健康知识、态度和行为之间的重要联结，在内容上实现了从“提供生物医学知识”到“促进行为和生活方式改变”的重要改变。倡导合理营养和良好的饮食习惯等对慢性非传染性疾病的预防控制具有积极作用，健康传播在其中扮演着重要角色。

（四）传播理论在营养教育项目中的应用

一个信息传递过程比较复杂，它需要传播者将精心制作的核心信息通过一定的媒介渠道最终达到受试者，中间还会有些反映反馈到传播者的一段，并构成一个信息传递的环。首先要找到当前最主要的人群健康问题，在此基础上制定健康教育和健康促进的传播策略；再通过合适的传播者和有效的媒介渠道，将营养健康的核心信息向受传者传递，使其知识、态度、信念和行为发生有利于健康的转变，最终达到增进健康水平、提高生活质量的目的。

多项研究证实，营养信息传播理论对提高大众的营养知识水平、端正对营养科学的态度以及改变不良的饮食行为等方面具有极为重要的作用，并已成为公共营养事业改善和干预的重要方法。

1. 营养信息传播的概念　营养信息传播是健康传播的一个组成部分，是通过各种渠道，运用各种传播媒介和方法，为维护、改善个人和群体的营养状况与促进健康而制作、传递、分散和分享营养信息的过程。营养信息传播是一般传播行为在营养与食品卫生领域的具体和深化，是营养教育与营养改善行为的重要手段和策略之一。

2. 传播理论在营养教育项目中的应用

（1）为了具体地表现不同传播手段在营养教育中的应用，以中国疾病预防控制中心营养与食品安全所自 1998 年到 2003 年开展的 5 项营养教育项目为例，将其所应用的主要传播方式总结于表 4-6-1 中。

（2）项目执行中信息传播的特点

1）多种传播方式相结合：从上表中可以看出，各个项目中均包括人际传播和大众传播这两种主要的传播方式。人际传播主要以讲座、咨询、培训班和父母课堂的形式为主。人际传播的最大优势是通过传播者和受试者的互动使营养信息较为准确地传播到目标人群，并能得到及时的信息反馈。缺点是信息传播的覆盖面较大众传播小。而大众传播主要以宣传册、宣传画、黑板报、广播为主要形式，有些项目还运用了网络和 VCD 录像等新形式，其优势是传播面广、传播速度快，但是信息反馈少、针对性不强。因此，人际传播和大众传播各有所长，只有把二者有机结合起来，才能获得较好的社会效益。

表 4-6-1　不同营养教育项目所采取的传播方式

项目/传播方式	人际传播	大众传播
营养和食品安全教育	知识竞赛、培训班	报刊、广播、宣传册、网络
家乐士营养教育	咨询、讲座	宣传册、报刊专栏
儿童营养监测与改善	父母课堂、咨询	宣传画、折页、黑板报、广播
0~5 岁儿童营养改善	父母课堂、培训班、专题讨论	宣传册、播放 VCD 录像
食物与营养规划管理	培训班	宣传册

2）传播的广度和深度相结合：以上各项目在开展时均具有点面结合、以点带面的特点。如："营养和食品安全教育项目"通过国家级、省级和县乡级培训班逐级开展培训，再由乡村卫生人员通过入户的机会向居民宣传有关的营养知识，既有宣传的广度又有一定的深度。

3）信息传播的侧重点不同：由于各个营养教育项目的目的和目标不同，其宣传教育的侧重点自然不同，而且对不同的目标人群采用了不同的传播方式和教育途径。如营养和食品安全教育项目、家乐士营养教育项目是面向大众人群的，就采取了张贴宣传画、在报刊上开辟营养知识专栏和举办营养知识讲座等形式；对老年人则以咨询和知识讲座的方式来共同探讨生活中存在的营养与健康问题。儿童营养监测与改善项目、0~5 岁儿童营养改善项目主要是针对儿童家长的宣传教育，就通过播放录像使家长掌握儿童喂养和辅食制作的有关知识；再针对儿童营养不良和营养缺乏病等问题组织家长座谈，使其获得相关的营养与健康信息。食物与营养规划管理项目则是针对教育、计划、妇联、卫生、农业等不同政府部门的行政领导和相关工作人员开展的食物与营养规划方面的培训。

（3）对开展的营养教育项目的效果进行评价：多项结果显示，通过开展营养教育项目、传播营养与健康的信息，目标人群在营养知识、态度和行为等方面有了较大的改变。

综上可知，营养信息传播理论对营养教育项目的执行和有效完成具有重要的指导作用，也是广泛开展营养与健康知识宣传教育的理论基础。应进一步加强营养信息传播理论的研究，并通过普及和教育实践使其得到充实和发展。

二、行为改变理论

健康教育的目的是帮助人们形成有益于健康的行为和生活方式，进而通过行为生活方式的改善来预防疾病、增进健康、提高生活质量。为此，需要研究人们的行为生活方式形成、发展与改变的规律，发现影响健康相关行为的因素，为采取有针对性的健康教育干预措施提供科学依据。自上世纪50年代以来，健康教育相关行为理论不断被创立和发展，并在吸烟、运动、婴儿喂养方式、体重控制、低脂食物选择、口腔保健等人群预防保健行为研究中得到广泛应用，为改善健康相关行为提供了重要依据，使行为改善取得了良好效果。目前运用较多也比较成熟的行为理论包括知信行模式、健康信念模式、合理行动理论与计划行为理论等。

（一）知信行理论模式（knowledge，attitude，belief，and practice，KABP或KAP）

将人们行为的改变分为获取知识、产生信念及形成行为3个连续过程。“知”是知识和学习，“信”是正确的信念和积极的态度，“行”指的是行动。

知信行理论认为，信念是动力，行为改变过程是目标。知识是行为的基础，通过学习改变原有目标，消除过去旧观念的影响，重新学习获取达到新目标的知识和技能。信念或态度，是行为改变的动力，通过对知识进行有根据的独立思考，逐步形成信念与态度，由知识转变为信念和态度就能支配人的行动。所谓行动就是将已经掌握并且相信的知识付之行动，促成有利于健康的行为形成。

该理论模式认为行为的改变有两个关键步骤：确立信念和改变态度。以预防艾滋病为例，健康教育工作者通过多种方法和途径帮助人们了解艾滋病在全球蔓延趋势及其严重性、传播途径和预防方法等。人们接受了这些知识，通过思考加强了对保护自己和他人健康的责任感，确信只要杜绝作为艾滋病传播途径的行为，就一定能预防艾滋病。在这样的信念支配下，对象通过对行为结果的评价等心理活动，形成采纳预防艾滋病行为的态度，最终可能摒弃艾滋病相关危险行为。

知信行理论模式直观明了，应用广泛。但在实践中，要使获得的知识和信息最终转化为行为改变，仍然是一个漫长而复杂的过程。影响知识到行为顺利转化的因素很多，任何一个因素都有可能导致行为的顺利转化，也有可能导致行为形成/改变的失败。知、信、行三者之间的联系并不一定导致必然的行为反应。例如人们接收到信息，了解了知识，但感到这些知识与自身的健康需求无关，或者对信息来源不信任，都不能促使行为发生相应的改变，这也是知信行理论在预测和解释健康相关行为时的不足之处。因此，在健康教育实践中，只有全面掌握知、信、行转变的复杂过程，才能及时、有效地消除或减弱不利影响，促进形成有利环境，进而达到改变行为的目的。

（二）健康信念模式（health believe mode）

在20世纪50年代产生了健康信念模式，用于解释人们的预防保健行为。该理论强调感知在行为决策中的重要性，是运用社会心理学方法解释健康相关行为的理论模式。在健康信念模式运用和发展过程中，又加入了自我效能这一因素，自我效能被定义为成功执行某行为并导致所期望结果的信念，属于自信的范畴。基于上述基本观点，该理论认为信念是人们采纳有利于健康的行为的基础和动因，强调个体的主观心理过程，即期望、思维、推理、信念等行为的主导作用，认为人们如果具有与疾病、健康相关的信念，他们就会有意愿采纳健康行为，改变危险行为，而对采纳行为并能取得成功的信心则是行为实现的保障。

在健康信念模式中，是否采纳有利于健康的行为与下列因素有关：

1. 感知疾病的威胁　对疾病威胁的感知由对疾病易感性的感知和对疾病严重性的感知构成。对疾病易感性和严重性的感知程度高，即对疾病危险的感知程度高，是促使人们产生行为动机的直接原因。

（1）感知疾病的易感性：指个体对自身患某种疾病或出现某种健康问题的可能性的判断。人们越是感到自己患某疾病的可能性大，越有可能采取行动避免疾病的发生。

（2）感知疾病的严重性：疾病的严重性既包括疾病对躯体健康的不良影响，如疾病会导致疼痛、伤残和死亡，还包括疾病引起的心理、社会后果，如意识到疾病会影响到工作、家庭生活、人际关系等，人们往往更有可能采纳健康行为，以防止严重健康问题的发生。

2. 感知健康行为的益处和障碍

（1）感知健康行为的益处：指人体对采纳行为后能带来的益处的主观判断，包括对保护和改善健康状况的益处和其他边际收益。只有当人们认识到自己的行为有效时，比如可减缓病痛，减少疾病产生的社会影响等，才会自觉地采取行动。

（2）感知健康行为的障碍：指个体对采纳健康行为会面临的障碍的主观判断，包括行为复杂、时间花费以及经济负担等。如果感觉到障碍多，会阻碍个体对健康行为的采纳。

因此，个体对健康行为益处的感知越强，采纳健康行为的障碍越小，个体采纳健康行为的可能性越大。

3. 自我效能　也称为效能期待。是指对自己实施和放弃某行为的能力的自信。个体对能力的评价和判断，即是否相信自己有能力控制自己与外在因素而成功采纳健康行为，并取得期望结果。自我效能的重要作用在于当认识到采取某种行动会面临的障碍时，需要有克服障碍的信心和意志，才能完成这种行动。自我效能高的人，更有可能采纳所建议的有益于健康的行为。

4. 社会人口学因素　社会人口学因素包括人口特征（年龄、性别、种族）和社会心理因素（人格、社会地位、同事、团体等）。具有卫生保健知识的人更容易采纳健康行为。对不同类型的健康行为而言，不同年龄、性别、个体特征的个体采纳行为的可能性相异。

5. 提示因素　提示因素是指诱发健康行为发生的因素，如传媒活动、他人忠告、医护人员提醒、亲友的疾病经验、某种标志物等。提示因素越多，个体采纳健康行为的可能性越大。

上述因素均可作为预测健康行为发生与否的因素。Peilak 等“在进行和不进行麻疹疫苗免疫的大学生信念、态度、感知益处、感知障碍等四方面比较研究”中发现，感知易感性、感知严重性、感知障碍、提示因素、学生年龄等与接受免疫呈显著相关；感知易感性、感知障碍、提示因素及健康动机对行为预测的正确率为 84.7%。另外，关于低收入孕妇补充叶酸的知识与行为的研究也证实，孕妇关于叶酸的基本知识、感知益处、感知障碍及自我效能是叶酸摄入多少的一个很强的预测因素。在以健康信念模式为基础的研究中，不同健康行为其最强的预测变量不同。因此，在健康教育实施过程中应重视个体的主观心理过程；并在行为预测的基础上，制定有针对性的健康相关行为干预措施，以改变不利于健康的行为生活方式，增进健康。

健康信念模式已经得到大量实验结果的验证，对于解释和预测健康相关行为、帮助设计健康教育调查研究和问题分析、指导健康教育干预都有很高价值；但因设计因素较多，造成模式的效度和信度检验较困难。

（三）计划行为理论模式

计划行为理论自1985年建立以来，受到社会心理学领域及其相关领域，特别是健康领域研究人员的重视，成为社会心理学领域关于人类行为最具影响力的理论之一。社会心理学家认为，人的行为由意向所激发，而意向又受到信念和态度的调节。美国社会心理学家Ajzen在上述基本观点的基础上，引入了感知行为控制因素，形成了计划行为理论，该理论对行为意向及行为本身具有较强的预测能力。

在计划行为理论中，有几个重要概念：

1. 意向　是个体准备表现某一特定行为的内在倾向性，被认为是最直接的行为前身。

2. 对行为的态度　指对某行为表现出的肯定或否定评价的程度，而对行为的评价又取决于行为信念，行为信念反映的是个体对于某行为是否能产生特定结果的主观判断。

3. 主观准则　是个体感觉到的采纳或不采纳某行为时的社会压力，个体关于这些准则的基本信念又是主观准则的决定因素。必须指出的是，这种感受到的社会压力完全源于主观，是个体从自身角度去衡量的结果；而准则信念指的是个体感知到对自己关系密切的个体或群体对其行为的期望。

4. 感知到的行为控制　指个体对自己采纳某行为的能力的判别，取决于控制信念，而控制信念与感知到的可能促进或阻碍行为表现的因素有关。

根据计划行为理论，人的行为是意向和感知到的行为控制综合作用的结果，意向又受到对行为的态度、主观准则、感知到的行为控制的影响；而信念，包括行为信念、准则信念和控制信念则给意向的三个影响因素提供了认知个体情感的基础。三种信念内部整合后，分别形成对某一行为的态度、主观准则和感知到的行为控制，然后这三个因素在进行综合之后，形成了对某行为的意向，并促使行为发生。在现实中，由于各种因素的影响，感知到的行为控制有时并不能够全部实现，致使实际的行为控制与感知到行为控制有一定差距。但在研究中很难对实际的行为控制进行测量，再用感知到的行为控制替代实际的行为控制。

在英国的一项关于控烟研究中发现，戒烟意向主要由感知到的行为控制和感知到的健康问题的易感性所决定，意向可以对未来6个月的戒烟尝试进行预测；另有研究发现孕妇关于吸烟对胎儿危害的认识以及孕妇对自己控制吸烟能力的信念对孕妇的吸烟状态有显著影响。尽管计划行为理论已经在健康领域得到大量应用，并证实了该理论在健康领域的适用性，但由于健康相关行为特点各异，所以该理论对不同健康相关行为的预测能力也不尽相同；另外，在运用计划行为理论时，还需要与行为本身的特点结合，从而彻底理解人们健康相关行为的发生与变化。

第三节　营养教育的方法和步骤

一个健康促进传播活动的规范程序可以用传播金字塔模式加以形象化的说明。传播金字塔从塔底到塔顶共有8个层次：第一层是“评估危险因素”，即对目标人群进行调查和评估，相当于进行健康诊断；例如，某种营养缺乏病的危险因素有哪些？第二层是“确定和细分目标人群”，即营养健康传播项目的对象，如铁缺乏危险人群的特征是什么？分得越细针对性就越强，若营养健康信息适应其特殊需要，则其传播更为有效。第三层是“确定可转变的行为规范及态度”，如在碘缺乏或铁缺乏方面哪些行为可以改变？哪些行为不能改变或很难改变？均需要做调查研究。第四层是“制定初步计划”，应考虑确定行为改变的目标是什么？如何达到该目标？采取什么方法？转变的原因何在？第五层是“制定有效的核心信息”。第六层是“选择有效的传播渠道”，即仔细考虑这些信息如何传递出去？第七层是“进行预试验”，以确保信息与媒介能达到预期效果。第八层是“行为干预”，即如何制定、实施有效的传播策略。

具体到营养教育，主要包括以下主要步骤。

一、营养教育计划的设计

为确保某项营养教育活动有依据、有针对性、有目标地进行，首先必须制定一个好的营养教育计划。应通过专题小组讨论的方式，了解教育对象的需要和接受能力，有针对性地设计营养教育计划。

1. 设计营养教育计划的主要步骤

（1）发现和分析营养健康问题：应当了解；服务对象中存在哪些与营养健康有关的问题？其发病率、患病率、死亡率以及对生活质量的影响如何等？

（2）分析问题的深层次原因：分析与知识、态度、行为有关的营养健康问题，如是否与知识、态度、行为有明确的因果关系？该行为是否经常发生等？

（3）资源分析：包括人力资源、财力资源、物力资源、政策资源、信息资源和时间资源。

（4）确定优先项目：根据与知信行关系的密切程度、行为可改变性、外部条件、死亡率、伤残率、危害性以及受累人群数量确定优先项目。

（5）确定营养干预目标：包括总体目标与具体目标。

（6）制定传播、教育、干预策略和实施计划：包括确定与分析目标人群、制定干预策略、组织实施人员和实施机构以及设计活动日程等。

（7）制定评价计划：包括评价方法、评价指标、实施评价的机构和人员、实施评价的时间以及实施结果的使用等。

（8）经费预算：预算应与实际条件相符，并考虑实际需要与客观条件。

2. 学生早餐营养教育项目的设计　该项目的设计应考虑以下7个方面的内容：

（1）教育对象及其特征是什么？例如针对学生不吃早餐的问题，发现不吃早餐的问题在小学生中比较突出，确定教育对象是小学生：他们大部分因起床迟，或父母工作忙照顾不周而经常不吃早餐。

（2）教育计划的目的是什么？该项目的目的就是通过宣传营养知识，了解不吃早餐的危害，纠正不良的饮食行为，使小学生的早餐就餐率达95%。

（3）哪些知识应宣传给教育对象？要求教育对象了解营养需要量、营养与健康、合理的膳食结构和饮食行为方面的基本知识。

（4）关于这些知识，宣传对象已知多少？

(5) 他们还需要了解哪些信息？例如吃零食和吃保健食品等问题的相关信息。

(6) 制定什么目标能衡量项目成功与否？例如要求早餐就餐率达90%～100%。

(7) 如何进行评价？例如学生吃早餐率、体重、身高、学习成绩的变化等均可作为评价指标。

二、选择教育途径和资料

根据设计计划，在调查研究的基础上，明确教育目标和对教育对象的认识，选择适宜的交流途径和制作有效的教育材料。为此需要考虑以下几个方面：①是否有现成的、可选用的营养宣教材料？能收集到与不吃早餐相关的营养宣传材料可直接选用；如果收集不到，可以自行设计制作，如小册子、挂图、宣传传单等；②向教育对象进行营养宣教的最佳途径是哪种？如个体传播、面对面交流、讲课、大众传播等；③营养宣教的内容最适合哪种宣传途径？如小册子、幻灯、录相带、讲课等。

三、准备营养教育资料和预试验

根据要求编写相关的营养教育材料，要求内容科学、通俗易懂、图文并茂。为了宣传材料内容准确、合适，在大多数设计工作完成后，需要将准备好的宣传材料进行预试验，以便得到教育对象的反馈意见，进行修改完善。这时需要进行下列工作：①了解教育对象对这些资料的反映？有什么意见和要求？对宣教内容、形式、评价等有何修改意见？②了解教育对象能否接受这些信息？能否记住宣传的要点？是否认可这种宣传方式？一般可采用专题讨论或问卷调查了解有关情况。③根据教育对象的反映，需要对教育资料的形式做出哪些修改？例如宣教材料中宣传少吃动物性食物，画面是猪肉等食物，引起了某些忌食猪肉的宗教人士的不满，就需要及时进行修改。④信息如何推广？材料如何分发？如何追踪执行？

以往很多传播活动不做预试验，认为把传播材料往下一发就算传播完了，这是一个很大的误区。其实，预试验非常重要，它可为进一步修改和完善计划提供了依据。

四、实施营养教育计划

实施营养教育计划，包括制定宣传材料和活动时间表，让每个工作者都明白自己的任务，并通过所确定的传播途径把计划中要宣传的营养内容传播给教育对象。在教育传播的过程中，要观察教育对象对宣传材料有何反映？他们愿意接受还是反对这些新知识？如果反对，原因是什么？要按每一步骤查找原因，以便及时进行纠正。

五、营养教育的评价

可通过近期、中期和远期的效果评价说明营养教育的效果。①近期效果即目标人群的知识、态度、信息、服务的变化。②中期效果主要指行为和危险目标因素的变化。③远期效果指人们营养健康状况和生活质量的变化。例如反映营养状况的指标有身高、体重变化，影响生活质量变化的指标有劳动生产力、智力、寿命、精神面貌的改善以及卫生保健、医疗费用的降低等。

仍以学生早餐营养教育项目为例。评价时应包括：①该计划的目标是否达到了？例如学生早餐就餐率是否达到90% ~100%。②实施营养教育带来了什么改变？产生了什么效果？学生是否认识到吃早餐的重要性？能否按时吃早餐？身高、体重等指标是否改善？③每一阶段的活动是否按计划执行？④营养计划有效果或无效果的原因是什么？⑤根据执行中存在的问题，对原计划是否需要进行补充或修订？⑥取得了哪些成功的营养教育经验？

根据上述几个方面，以目标人群营养知识、态度、信息和行为的变化为重点，写出营养教育的评价报告。通过上述评价，总结项目成功与否，并将取得的经验总结归纳，以便进一步推广。

第四节　营养教育示例

为了对营养教育的实施过程及意义有更加形象、具体的认识，下面介绍两个具体实例。

一、《中国居民膳食指南》营养教育项目

《中国居民膳食指南》制定后曾在全国十几个省市开展了比较广泛的宣传，在上海、广州、黑龙江、山东、四川等地都取得了成功的经验。中国疾病预防控制中心营养与食品安全所牵头，先后进行了2次（1998~2000）相关的营养教育活动，现以此例进行具体说明。

（一）《中国居民膳食指南》营养教育项目

1. 调查和教育点　选定了山东的曲阜市、广东深圳市的宝安区、四川江油市的成衣街、黑龙江富锦市向阳路路西作为干预区；同时将山东的邹城市、广东深圳市的南山区、四川江油市的涪利街和黑龙江富锦市的向阳路路东作为相对应的对照区。

2. 调查和宣教方法　以整群随机抽样的方式分别在干预区的140000余人和对照区中随机抽选1个居委会、1所小学、1所中学和1个老年活动站作为住户调查和整群调查的调查点，于宣传教育前、后进行基线调查和终期调查，间隔时间为12个月。两次调查采用相同的调查问卷，在选定的干预区和对照区内随机抽取不同的人员，对他们进行营养知识、态度、行为以及膳食等方面的调查。在两次调查期间按计划开展系统的宣教活动。项目结束后分析比较人群的营养知识、态度、行为及膳食结构的现状及其变化情况。

3. 主要结果　通过对山东、广东、四川和黑龙江等四省五个城市抽样调查5145人的营养知识、态度、行为的结果分析，表明《膳食指南》营养教育项目的开展是具有成效的，尤其是在住户、中小学生及老年人群中取得了明显的宣传效果。例如在开展《膳食指南》营养教育宣传前后住户了解《膳食指南》的人数百分比从11.97%上升到93.38%；老年人也从29.15%上升到91.90%。中小学生了解《膳食指南》的人数百分比也从15.20%上升到91.90%。有近90%的住户和老年人是从项目所发放的宣传材料上获得《膳食指南》知识的。从营养知识得分情况可见，以上人群在项目开展宣传前后的营养知识水平得到了明显提高，他们具有良好的学习营养知识的态度，同时某些膳食行为和生活方式也有了一些改变，如吃早餐的人数、早餐的种类以及饮奶的人数明显

增加。这些结果充分说明营养教育对提高营养知识水平、改变人们不良的生活和饮食习惯发挥了重要作用。

(二)《中国居民膳食指南》推广应用研究项目(2002~2003)

1. 基本情况 《中国居民膳食指南》推广应用研究项目于2002年1月至2002年2月实施，选取了北京市的东城区、西城区和湖北武汉市的武昌区、洪山区；山西太原市迎泽区、小店区；安徽合肥市居巢区、全椒县等四省、市八个区县的小学生及其家长为研究对象。目的在于通过营养教育和营养培训活动的开展，使项目点学龄儿童和家长了解并掌握《中国居民膳食指南》和基本的营养知识，以指导和改变他们的不良饮食行为和生活方式，达到预防营养性疾病的目的。

2. 主要结果 营养教育前后比较，参与项目的1870名小学生在对营养与健康知识的认知上具有明显的变化，如知晓《中国居民膳食指南》的人数百分比从基线组的62.8%上升为终期组的89.8%；知道含钙多的食物为奶及其制品的人数百分比从基线组的41.8%上升到终期组的66.8%。特别是在对胡萝卜、奶类及其制品的营养价值、预防贫血等方面认识提高的幅度较大，均超过20%以上。参与调查的1654名家长在对营养与健康知识的认知上前后也具有较大的变化，说明学生和家长在营养教育以后营养知识水平有所提高。从学生早餐食物的构成来看，平时吃早餐的人数百分比从基线组的55.3%增加到终期组的90.8%。早餐中吃牛奶、鸡蛋、蔬菜和水果的人数百分比终期组比基线组有了明显的增加。家长组的调查结果与学生组相类似。教育前后小学生对零食的选择有了较大的变化，特别是对糖果、果冻、蜜饯、膨化食品、巧克力、冰淇淋等零食选择的人数百分比明显降低。而选择水果的人数百分比中期组明显高于基线组，说明学生的饮食习惯通过营养教育逐渐趋向于科学与合理。

3. 综合分析 结果表明，营养教育无论对学生还是家长在提高知识水平、端正学习态度和改变饮食行为等方面都具有一定的作用。特别是小学生这个特殊群体，正处于思维活跃、求知欲强、易于接受新知识的年龄段，比较容易接受科学知识，是营养教育的重点人群。

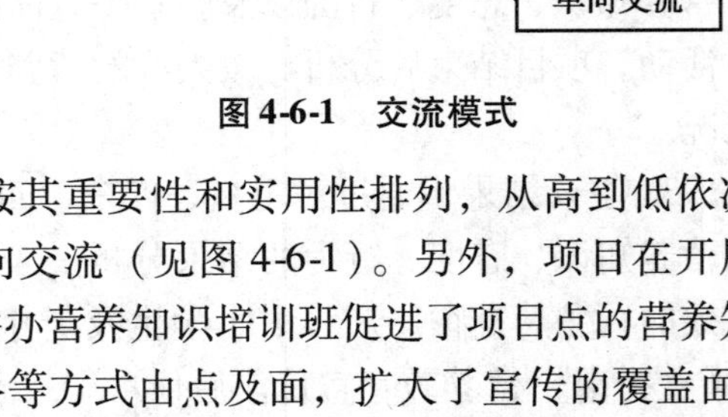

图4-6-1 交流模式

总之,《中国居民膳食指南》营养教育和推广应用项目综合运用了多种交流模式，取得了比较理想的效果。所采用的交流模式按其重要性和实用性排列，从高到低依次为：大众交流、参与式交流、双向交流及单向交流（见图4-6-1)。另外，项目在开展时具有点面结合、以点带面的特点。如通过举办营养知识培训班促进了项目点的营养知识的普及，又通过黑板报、发放营养教育材料等方式由点及面，扩大了宣传的覆盖面。而通过学校教育学生—学生教育家长的链式教育使营养信息以一传十、十传百的速度传播，收到了事半功倍的效果。

二、降低四川农村断乳期婴儿佝偻病发病率的营养教育计划

以我国四川某县为例，调查发现该县389名4~12个月婴儿中，佝偻病患病率高达

17.5%。该地婴儿佝偻病的发生与经济状况、父母文化程度、婴儿生长情况、贫血、腹泻或呼吸系统疾病无关，但与婴儿是否受母乳喂养有很明显的关系。在此基础上，营养工作者针对如何降低该社区断乳期婴儿的佝偻病发病率，认为采用营养教育是一个比较合适的干预措施。以下为开展营养教育项目的过程，包括5个方面：

（一）设计

1. 确定教育对象的营养问题是什么？谁患佝偻病？原因是什么？通过调查了解，该地区是婴儿患佝偻病的营养问题，原因是断乳期喂养不当，确定教育对象是婴儿的父母。整个营养教育计划的设计都围绕他而展开。在设计前需了解以下几个方面：

这个地区是否开展过针对佝偻病的活动？

现在这个地区是否正在开展针对佝偻病的活动？

这次活动想达到什么目的？

从哪儿可以得到营养教育有关的资源？

资料该发给谁？

解决这些问题有什么好处？

营养教育容易实施吗？

直到能回答这些问题之后，再进入下一步的工作，因为掌握的情况越多对采取正确的措施越有利。为了掌握和描述教育对象，应了解教育对象的年龄、性别、种族、教育程度、经济水平，营养知识、态度、行为、生活习惯及喜欢何种大众传播工具，何种渠道来的信息可能为教育对象最易接受。信息来源包括文献资料、健康资料（医院、保健部门等的统计资料）、政府部门、大学、居委会、医疗卫生工作者和被研究人群本身的有关的资料。同时查找一下是否有别的单位已经开始这方面的研究，如果有的话，可以和他们联系，了解有什么情况或什么建议有助于营养教育计划的设计，并且探讨有无合作的机会。

2. 确定目标　要求在营养教育项目结束时，受教育的父母对预防婴儿患佝偻病的知识和行为有明显改善。婴儿佝偻病患病率降低至10%。

3. 明确目的　通过营养教育项目，要求做到：

（1）90%的父母亲至少能说出两种可以预防婴儿患佝偻病的方法（晒太阳和一种饮食方法）。

（2）90%的母亲在婴儿4个月以前只进行母乳喂养。

（3）90%的母亲每天至少把她们的婴儿带到露天或阳光下活动60分钟。

在设计计划时，由于对具体情况了解不全面，所以需要通过“专题小组讨论”来收集更多的资料。例如，从调查中发现一部分母亲相信豆腐会阻碍婴儿牙齿的正常生长发育，不知道婴儿在室外晒太阳的合适时间等。另外，发现有的父母认为一个白白胖胖的孩子很漂亮，怕晒太阳将孩子皮肤晒黑了难看。所以必须知道如何去动员和激发他们改变观念，推广另外一种观念“黑娃娃健康”。在进一步设计教育计划时，必须通过一些座谈来了解父母亲知道多少关于佝偻病的知识，了解他们是否担心自己的婴儿患佝偻病。收集这些资料的目的是尽可能详细地描述教育对象，以便计划的设计能适应他们的需要。

在掌握了教育对象的足够资料后，必须建立教育对象追踪系统。教育计划越长，这个追踪系统就越重要。通过追踪系统可定期从教育对象那里得到有关情况，从而判断营养教育是否有效？还需要修改什么内容？在需求估计调查中，发现实际上农村母亲都很愿意把新的喂养方法教给她们的邻居，在营养教育计划中可利用这种现成的资源。

为了防治佝偻病，除了提倡母乳喂养外，必须针对断乳期的喂养问题，在断乳期喂养方面采取如下措施：

（1）改善断乳期婴幼儿的喂养状况。

（2）提高4~6个月内婴儿的纯母乳喂养比例。

（3）延长1岁以内婴儿的母乳喂养时间。

（4）将孕妇也列入教育对象，以便提高母乳喂养率。

（5）为断乳期婴儿的母亲提供系统的、特殊的喂养指导原则。例如4~6个月后，为了使婴儿健康成长，保持良好的体质和促进大脑发育，母亲根据每天的需要喂给婴儿一定数量的食物，尤其应该增加富含维生素D和钙的食物的摄入，如蛋类、奶类、豆类、绿叶蔬菜等。

（6）每天要在阳光下至少活动1小时，同时还要给孩子吃安全量的鱼肝油。

（7）对营养状况良好的母亲进行指导和培养，使其成为左邻右舍的义务营养教育员。

设计计划的最后，制定一个时间表，列出计划实施过程中要求完成每项活动的时间进度。时间表可按月或天来制定。

（二）选择教育途径和资料

完成调查工作和确定目标后，开始制作教育材料。制作宣教材料必须根据资金预算和其他的资源来选择使用何种材料、活动项目及教育途径，以便成功地使教育对象受到教育，促使他们改变其不良行为。有必要对教育对象的特征加以描述，他们是否识字？能否阅读印刷材料？是否拥有收音机或电视机？住得较集中还是较分散？哪些文化和家教习惯影响他们的饮食模式？他们已知道哪些营养与健康方面的知识？所有这些对制作宣教材料都是很有用的。

教育材料不必完全自己制作，可以对已有的材料（小册子、传单、宣传画、录像带等）进行修改后使用。例如妇幼保健系统、联合国儿童基金会或某些婴幼儿食品企业已有这方面的材料，如母乳喂养和婴儿生长方面的材料，可应用这些材料进行预防佝偻病和加强断乳期教育。并由世界上该领域最好的专家用最简单的语言编写。中国疾病控制中心营养与食品安全所已经有一个专门针对佝偻病的教育小册子。教育的途径选择应与所选择的传播途径协调一致，如面对面方式（如家访、演示、上课、医务工作者对病人等）、大众媒介（如广播、电视、报纸、杂志等）或是联合应用所有这些途径。每种途径各有优点，几种营养教育途径的优先顺序：电视、家访、书、报纸、杂志、广播、上课，医院宣传及其他。该项目执行过程中发现只有49%的人拥有电视，其中只有68%的人一天至少看一次电视。因此，尽管有很多人第一选择是电视，但对群体中的婴儿照看者还应通过别的途径进行教育。在计划中，可利用当地营养教育员进行家访作为主要途径，同时结合使用电视、有线广播、市场赶集等途径进行营养宣教。

（三）准备教育材料及预试验

制作电视节目、广播稿、小册子等教育材料，内容应有趣、清楚、重点突出和说服力强。对于这些教育对象不能用很长、很详细的专业资料阐明该营养问题的起因和解决办法，应采取简短、通俗的语言，或使用戏剧化的形式来讲述。如果使用电视或录像的形式，应考虑最能说服教育对象改变他们不良习惯的最佳人选。设计教育材料时，还要考虑以下有关营养教育对象对营养知识理解力方面的特征，他们想要一个绝对的回答还是一个概念性的回答？这些父母相信科学家或医生吗？营养对他们重要吗？教育对象担心自己的孩子患佝偻病吗？如何给他们提供这些材料？影响知识接受程度的主要因素：①清楚；②一致性；③重点性；④语气是否有吸引力；⑤可信度。

在准备营养教育材料过程中预试验是很重要的，需在一定数量的教育对象中预试教育材料初稿。因为它能快速准确地判断准备好的材料是否易于理解、切题、可靠，能否引起人们的注意并容易记住，有无吸引力，能否被教育对象接受。通过预试验，除了能评价教育材料外，还能发现材料中哪一部分最富有感染力？是否需要增加新内容？哪些内容意义不大而应删除？预试验可采取问卷调查、采访、分组试验、专题小组讨论等，这取决于材料的性质以及教育对象的特征。根据预试验的结果，修改和完善教育材料，然后再进行预试验，再修改，重复多次后定稿。中国疾病预防控制中心营养与食品安全所承担的中国营养学会《中国居民膳食指南》的不同人群的宣传资料的制定都是按此程序完成的。

（四）实施营养教育计划

准备工作就绪后开始实施计划。印材料，安排日程，培训每个参与工作的人员，明确每人的任务。为了使教育对象有所准备，在开始实施计划时，举行一个“开幕仪式”。在营养教育计划的实施过程中，建立一个监测系统及时识别出现的问题、缺陷、障碍等。定期与教育对象交谈或观察邻近母亲们的情况，并做好记录。判断这些母亲们是否愿意接受这些知识？如果不愿意，为什么？在计划中选用当地母亲进行工作很有好处，因为她们最了解当地群众的语言和状况，在相当程度上能提高教育的效果。

（五）评价

在营养教育项目结束时，需对项目进行评价。项目评价可以客观地分析项目的执行及效果。评价过程中必须围绕以下几个方面：

1. 是否达到了预期的目的？受教育后的父母对预防婴儿患佝偻病的知识和行为有无明显改善？婴儿的佝偻病发病率是否降低至10%？是否有90%的父母亲至少能说出两种可以预防婴儿患佝偻病的方法？是否90%的母亲在婴儿4～6个月以前进行纯母乳喂养？是否90%的母亲做到每天至少把她们的婴儿带到露天或阳光下活动60分钟？

2. 发生行为改变的原因是因为教育计划呢，还是别的因素？

3. 计划的设计、实施以及评价等各阶段进行得怎么样？包括各阶段的活动是否按时完成？实施过程是否符合要求？经费使用是否合理等？

4. 为什么此计划是成功的或是不成功的？

5. 是否需要对计划做些改动？

6. 从中可以吸取什么经验教训从而使下一次计划更成功？

7. 教育对象在营养宣教前后的营养知识、态度、行为发生了哪些变化？

通过营养教育项目的效果评价，最后写出一个评价报告，这对于项目本身和作为将来指导社区营养教育工作的开展都是非常有用的资料。

第七章 食物与营养的政策法规

第一节 引　言

政策是指国家或政党为实现一定历史时期的路线而制定的行动准则。

法是由国家制定或认可，并由国家强制力保证实施，它通过规定人们在社会关系中的权利和义务，确认、保护和发展有利于国家稳定和进步的社会关系和社会秩序。

我国法的形式主要有以下几种：

1. 宪法　是由国家最高权力机关全国人民代表大会制定的，规定国家的基本制度和根本任务，是国家的根本大法，具有最高的法律效力。

2. 法律　是由全国人民代表大会及其常务委员会，经一定立法程序制定的规范性文件。其法律效力仅低于宪法，是制定其他规范性文件的依据。如《中华人民共和国食品卫生法》。

3. 行政法规　是由国家最高行政机关国务院制定、发布的规范性文件。它通常冠以条例、办法、规定等名称。其效力仅次于宪法和法律，是一种重要的法的形式。如《食盐加碘消除碘缺乏危害管理条例》。

4. 地方性法规　省、自治区、直辖市的人民代表大会及其常务委员会在与宪法、法律和行政法规不相抵触的前提下，可以根据本地区情况制定、发布的规范性文件即地方性法规。如《湖北省街头食品卫生管理办法》、《上海市盒饭卫生管理办法》。

5. 民族自治地方的自治条例和单行条例　民族自治地方（自治区、自治州、自治县）的人民代表大会有权依照当地民族的政治、经济和文化特点，制定自治条例和单行条例。如《甘肃省肃北蒙古族自治县自治条例》。

6. 特别行政区的法　国家在必要时得设立特别行政区，全国人民代表大会制定的特别行政区基本法以及特别行政区依法制定并报全国人民代表大会常务委员会备案的、在该特别行政区内有效的规范性法律文件，属于特别行政区的法，如《香港基本法》。

7. 规章　国务院各部委，省、自治区、直辖市人民政府，省、自治区人民政府所在地的市和国务院批准的较大的市以及某些经济特区市的人民政府在其职权范围内依法制定、发布的规范性文件为规章。规章的效力低于宪法、法律和行政法规，在人民法院审理行政案件时仅起参考作用。如卫生部发布的《保健食品管理办法》和《学生集体用餐卫生监督办法》等。

8. 国际条约　国际条约不属于国内法的范畴，但我国签订和加入的国际条约对于国内的国家机关、社会团体、企事业单位和公民也有约束力。因此，这些条约就具有与国内法同样的约束力，如食品法典委员会提出的《辐照食品通用标准》。

一、我国历史上的食物营养政策的颁布与实施

（一）1953年10月，中共中央召开全国粮食会议，中央人民政府财政经济委员会主任陈云在会上做了“实行粮食统购统销”的报告，提出在农村实行粮食征购，在城市实行定量配给，严格管制私商，并调整内部关系。这个报告得到毛泽东主席、周恩来总理的赞同和会议代表的一致拥护。

（二）1953年10月16日，中共中央作出《关于实行粮食的计划收购与计划供应的决议》，决定在农村向余粮户实行粮食计划收购；对城市居民和农村缺粮户实行粮食计划供应；由国家严格管制，严禁私商自由经营粮食；在中央统一管理下，由中央与地方分工负责管理粮食。

（三）1953年11月19日，政务院通过了《关于实行粮食的计划收购和计划供应的命令》及《粮食市场管理办法》，并于11月23日正式颁布。其主要内容为：①粮农按照国家规定的收购粮种、价格和数量，将余粮交售给国家；②农民在交纳公粮和计划收购以外的余粮，可自由存储和使用，可售给国家粮食部门或合作社，或在国家设立的粮食市场上交易，也可以在农民之间进行少量的、互通有无的交易，但禁止投机倒把扰乱市场；③一切有关粮食经营和加工的国营、公私合营、合作社的粮店和工厂，统一归粮食部门领导。所有私营粮商、私营粮食加工厂一律不许私自经营粮食或自购原料、自销产品，但可在国家严格监管下，由国家粮食部门委托销售粮食或从事粮食加工；④城市居民凭证供应粮食，对集镇、经济作物区、灾区和一般农村的缺粮户，采取上级政府颁布控制数字和群众民主评议相结合的办法，确定需要供应的数量；⑤熟食业、食品工业所需粮食，旅店、火车、轮船等供应旅客膳食用粮和其他工业用粮，一律由国家粮食部门有计划地供应，不准私自采购或转售粮食。

（四）1955年5月，中共中央和国务院发出《关于加紧整顿粮食统销工作的指示》，全国共派出几十万干部到各地城乡开展整顿工作，及时解决了1954年国家多购350万吨粮食、农民留粮减少的问题。

（五）1955年8月，国务院发布《农村粮食统购统销暂行办法》，实行“三定”政策，即：①定产：按粮田常年产量评定，三年不变；②定购：农业合作社和农户按一定标准留下口粮、种子和饲料后，国家收购的粮食一般不超过余粮的80%～90%；③定销：对农村缺粮户按规定的用粮标准，分别核定粮食供应量，凭证、按月、定点、定量供应。

（六）与此同时，国务院发布了《市镇粮食定量供应暂行办法》，规定对非农业人口一律实行居民口粮分等级定量供应，按不同年龄、劳动性质、工种等确定每个市镇居民的每月粮食定量。各市镇粮食管理部门按户发给“购粮本”，其中记载了每个家庭成员的粮食定量，凭证在各地粮店购粮。

（七）为便于居民购买粮食加工制品和旅客在外就餐，粮食管理部门还按省发放了地方粮票和全国通用粮票。每张票面上除印有省份、发放年份外，还标明粮食的重量，按中国市制分为10斤、5斤、1斤、半斤、2两、1两、半两等数量（1斤=500克，1两=50克）。地方粮票（包括面票、米票）仅限本省市、自治区内使用，跨省购粮和就

餐必须使用全国通用粮票。居民使用全国通用粮票，必须持“购粮本”从当地粮店领取，其数量从个人粮食定量中扣除。

二、政策实施的效果

（一）粮食统购统销政策的实施和配套管理办法的推广，有效地打击了粮食投机倒把活动，及时地稳定了粮食市场，从而保证了城乡居民的粮食供应和营养改善的基本需要，有力地支援了国家经济建设，保障了社会安定。特别是 1960 ~ 1962 年经济困难时期，在粮食严重减产的情况下，粮食凭票供应不仅保障了居民的基本需要，而且中央政府还采取了一些有效的应对措施。例如，1962 年陈云副总理提出给城市居民每人每月供应 1. 5 公斤大豆，鱼和肉各 250 克，从而有效地缓解了当时蛋白质缺乏和居民浮肿问题。

（二）从 20 世纪 50 年代至 80 年代初，在中国食物短缺的情况下，粮食是保障居民营养需要的主要来源，大约 70% 以上的能量、60% 以上的蛋白质及大量其他营养素均来自粮食。自 1953 年实行粮食统购统销后，全国人均粮食消费量（口粮）由 1952 年的 198 公斤增加至 1957 年的 203 公斤，即使在经济严重困难的 1960 ~ 1962 年也保持在 160 公斤的水平，1966 ~ 1978 年基本稳定在 185 ~ 190 公斤，1979 ~ 1982 年间由 207 公斤增至 226 公斤。据 1982 年的膳食营养调查，全国人均能量摄入为 2484 千卡，蛋白质 66. 8 克，其中来自粮食的比重分别为 79% 和 66. 6%。这项调查结果从一个侧面反映了粮食统购统销的重大作用。1984 年居民基本解决温饱后，粮食直接消费量虽由上升转入逐步下降，但这项政策至今仍然在我国营养保障中占有举足轻重的地位，特别是在农村更为重要。

（三）中国是一个国土辽阔、地区发展不平衡的农业大国。粮食安全保障对于应对救灾和扶贫等紧急需要都具有十分重要意义。全国农田因旱涝等灾害每年受灾面积一般占 10% ~15% 左右，受灾人口往往达数千万甚至 1 亿以上。在实行统购统销期间，每年粮食征购和议购量在 4000 万吨左右，约占粮食总产量的 10%。20 世纪 80 年代初，购粮量虽达 5000 万吨以上，但随着粮食总产量的增长，其比重基本稳定。国家粮食征购与储备对于救灾、解困和应急需要，都是必不可少的一项战略举措。

（四）改革开放以来，中国农业和国民经济迅速发展，特别是粮食生产达到 5 亿吨后，曾出现供大于求的结构性过剩。在这种情况下，20 世纪 90 年代末各省逐步放开粮食价格，取消了凭票供应。实施 40 年来的粮食统购统销制度完成其历史任务。但它对国家经济与社会发展、居民营养改善的重大历史作用永载史册。

第二节　有关食物与营养的综合性政策和法规

建国以来，国家为保证全民的食物供给在不同历史时期做了许多具体规定，如按年龄性别的粮票定量规定、食物票证供给制度等，保证了全民的基本能量需求，都属于行政法规的范畴。现将我国今年制订的有关食物与营养的综合性政策和法规介绍如下。

一、中国营养改善行动计划

1992 年 12 月在罗马召开的全球性部长级营养会议通过了《世界营养宣言》和《世界营养行动计划》，包括中国在内的 159 个国家的代表作出承诺，要尽一切努力在 2000 年以前消除饥饿和营养不良。为了实现这一目标，尽快改善我国居民的营养状况，1997 年 12 月 5 日国务院办公厅发布了《中国营养改善行动计划》。

（一）目标

1. 总目标　通过保障食物供给，落实适宜的干预措施，减少饥饿的食物不足，降低能量—蛋白质营养不良的发生率，预防、控制和消除微量营养素缺乏症；通过正确引导食物消费，优化膳食模式，促进健康的生活方式，全面改善居民的营养状况，预防与营养有关的慢性病。

2. 具体目标

1）全国人均能量日供给量 10878kJ（2600kcal），蛋白质 72g，脂肪 72g。贫困地区人均能量日供给量 10878kJ（2600kcal），蛋白质 67g，脂肪 51g。

2）孕妇和儿童的缺铁性贫血患病率较 1990 年降低 1/3。

3）提高 4 ~6 个月以内婴儿的纯母乳喂养率，到 2000 年，使母乳喂养率以省为单位达到 80%。

4）5 岁以下儿童中度和重度营养不良患病率较 1990 年降低 50%。

5）基本消除 5 岁以下儿童维生素 A 缺乏病。

6）到 2000 年，全国消除碘缺乏病。

7）减缓与膳食有关的慢性病发病率上升的趋势。

8）2000 年全国主要农产品产量目标，见表 4-7-1。

表 4-7-1　2000 年全国主要农产品产量

农产品名称	产量（百万吨）	农产品名称	产量（百万吨）
粮食（含大豆）	490 ~ 500	水产品	40
大豆	17.8	油料	25
肉类	68	糖料	90 ~ 110
禽蛋类	22	蔬菜	260
奶类	8	水果	62

9）加工食品在食品中的比重由现在的 30% 提高到 40%。

10）增加生产符合国家标准的富含微量营养素的粮食加工品和营养强化食品。

11）全民食盐加碘。

（二）方针与政策

将提高居民的营养水平作为国家长期发展战略的一部分；加强部门间的合作。进一步加强促进农业发展的政策，实行引导消费和鼓励生产相结合的政策；重点解决贫困地区的营养改善问题。在坚持从经济开发入手开展扶贫工作的同时，重视健康及营养问题并将之纳入扶贫计划。在营养改善行动中，应特别注重改善儿童、妇女、残疾人、老年人及低收入人群的营养状况。

(三) 策略与措施

将营养目标纳入有关法律、法规、政策和计划；加强有关营养与食品卫生工作的法制建设；增加食物生产及改善家庭食物供应；提高食品和饮用水质量，预防传染性疾病；提倡母乳喂养，改善儿童营养；预防微量营养素缺乏症；保护处于困难条件下的人群；加强营养人才培训及营养教育。

二、九十年代中国食物结构改革与发展纲要

为了实现在《世界营养宣言》中的承诺，规范和指导我国食物生产与食物消费协调发展，提高人民食物消费水平，改善国民膳食营养结构，在国务院有关领导主持下，7个部委参与起草了《九十年代中国食物结构改革与发展纲要》。1993年第220次总理办公会议通过了《九十年代中国食物结构改革与发展纲要》，并由国发［1990］40号文件颁布实施。这是新中国成立以来第一部较为完善的食物与营养发展纲要。

根据这个文件第22条的规定，国家食物与营养咨询委员会于1993年6月成立。这个委员会主要由农业、食物、营养、卫生、加工、经济、贸易等相关领域的著名专家组成。其主要职能是对我国食物与营养工作及相关工作进行调查研究，向主管部门提出建议，提供咨询服务等。

第23条规定国务院各有关部门要按照纲要提出的各项基本目标和政策措施，积极配合，努力工作。各级人民政府都要高度重视和加强食物发展工作，要结合本地实际，充分考虑不同地区、不同民族、不同人群的差别和习惯，相应制订本地区的食物发展纲要，把食物发展纳入本地区的国民经济和社会发展规划之中。建立必要的食物与营养咨询机构与机制，协助政府主管部门共同落实国家和地方的发展纲要，努力保证我国90年代食物结构改革与发展目标的顺利实现。

《90年代中国食物结构改革与发展纲要》对指导90年代以来我国农业、卫生、食品、加工、科技等与食物生产相关部门和行业的发展，改善食物发展宏观环境，增强食物综合生产能力，提高居民食物消费和营养水平均发挥了积极的指导作用，对促进我国食物发展与世界接轨产生了重大影响。

三、中华人民共和国食品卫生法

经过10年的试行，1995年10月30日，第八届全国人民代表大会常务委员会第十六次会议审议通过了《中华人民共和国食品卫生法》，并公布实施。《中华人民共和国食品卫生法》共设九章五十七条，对食品卫生法律规范的适用条件、行为模式和法律后果都做了明确的规定，是我国食品卫生法律体系效力层级最高的规范性文件，是制定从属的食品卫生法规、规章以及其他规范性文件的依据。全文见附录1。

四、中国食物与营养发展纲要（2001～2010年）

为了指导我国食物结构调整，促进食物生产与消费的均衡协调发展以及改善营养结构，农业部、国家计委、卫生部、科技部、国家经贸部、教育部、财政部等有关部委联合起草，2001年11月3日，国务院办公厅由国办发［2001］86号文件颁布了《中国食物与营养发展纲要（2001～2010年）》。《纲要》对我国食物与营养发展中的基本情

况进行了分析，提出了今后10年食物与营养发展的指导思想、基本原则和目标，抓住事关全局以及具有主导性、带动性的若干关键内容和薄弱环节，确定今后10年的发展三个重点领域（加快发展奶业，大力发展大豆产业，加速发展食品工业），两个重点地区（农村地区、西部农村地区），三个重点人群（儿童青少年群体、妇婴群体、老年人群体），提出未来10年促进食物与营养发展所必须采取的若干政策措施，同时强调要加强食物与营养发展的组织领导。

《纲要》提出了我国食物与营养发展中目前存在的四个方面问题。一是食物生产、消费、营养不协调；二是近年来城乡居民食物发展不平衡；三是食品工业发展滞后；四是部分地区食物生产的生态环境恶化，部分食物质量和卫生安全存在隐患。

《纲要》提出了2010年我国的食物与营养发展目标：选择了营养水平目标、食物消费水平目标、食物供给水平目标和降低营养缺乏性疾病目标。

《纲要》提出了关于促进食物与营养发展的若干政策措施。为加强我国食物与营养发展的改革，需要建立面向新世纪的现代食物发展管理体系，进一步提出设立国家食物与营养指导委员会，统一协调食物与营养发展所涉及的相关工作，以加强对食物与营养发展工作的领导，保障发展目标顺利实现。

2001年该纲要正式颁布实施。这对于促进我国食物生产、居民营养的改善、居民消费的协调发展，把握21世纪初的食物发展方向，增强国民身体素质与经济繁荣具有十分重大的意义。

第三节　有关学生营养工作的政策法规

一、学生营养餐计划

学生营养餐是以保证学生正常生长发育为目的，根据平衡膳食的要求，由生产单位按照带量食谱生产和供应的安全卫生、营养丰富、色香味俱佳的配餐。学生营养餐计划是在政府倡导和推动下，主要在大中城市实施的以午餐为重点、以中小学生为主要对象的营养改善专项计划。

（一）《学生营养餐计划》的制定

为了贯彻《九十年代中国食物结构改革与发展纲要》和《中国营养改善行动计划》提出的“有计划、有步骤地普及学生营养午餐”，卫生部及相关部门相继制定了学生营养餐有关的行业标准和规范。

1. 1996年8月27日，卫生部发布了《学生集体用餐卫生监督办法》，共13条，对学校集体用餐的定义、适用范围、监督管理、许可证办理、学生营养餐生产、经营、经营人员、管理人员及生产场所的卫生监督管理做出了具体规定，并提出了学生集体用餐营养要求，包括：①学生营养餐营养素摄入；②学生营养餐各类食物的供应量。此后又分别于1998年和1999年发布了《学生营养午餐供给量》和《学生营养餐生产企业卫生规范》，前者明确了学生营养餐的概念，着重提出“要逐步建立中小学生营养餐制度”，规定了对学生营养午餐营养素摄入标准值及各类食物的供给量，内容包括学生营养午餐定义、学生营养午餐标准、营养教育以及食谱编制原则和方法。《学生营养餐生产企业卫生规范》规定了学生营养餐的生产单位生产、运输、销售的卫生要求，内容包括学生营养餐和学生课间餐定义、工厂设计与设施的卫生要求、原料采购、运输、储藏的卫生要求、食品初加工、烹调熟加工、营养餐的包装、运输与分发等。

2. 根据国务院的批示，在对重点地区和城市的学生营养餐现状进行调查的基础上，国家经济贸易委员会同教育部、卫生部于2001年2月联合颁布了《关于推广学生营养餐的指导意见》，要求把学生营养餐的推广列入政府重要议事日程、工作计划和长远规划，并作为教育工作的一部分；因地制宜，探索学生营养餐的发展途径与做法；坚持质量第一，抓好生产企业的认定与管理；严格把好卫生关，保证食物安全；贯彻科技兴国战略，充分发挥专业技术人员在经营管理、人员培训、系统研究、信息服务等方面的作用；大力开展宣传教育，取得全社会支持；与现有大豆行动计划、豆奶计划、学生奶计划等专项计划相配合，并加强行业管理与卫生监督。

3. 2002年9月，教育部和卫生部公布了《学校食堂与学生集体用餐卫生管理规定》，对学生集体用餐、食堂、食堂从业人员的内涵做出了界定；强调餐饮卫生必须坚持预防为主的工作方针，并对食堂建筑、设备与环境，食物采购、储存和加工以及从业人员提出了卫生要求；在管理与监督方面提出了具体措施。

（二）《学生营养餐计划》的实施和效果

据2003年6月不完全统计，采用不同方式在一定规模上曾经进行试点和正在推广学生营养餐的城市约有30多个，其中以北京、上海的规模最大，日供应量约在30万份以上。城市日供应量能力估计共达200多万份，约占全国城市中小学生的6%。从总体上看，中国学生营养餐尚处于边试验示范、边推广的起始阶段。

学生营养餐计划的推行使学生获得了营养知识，利于学生养成良好的饮食习惯，促进了学生的体格发育和健康水平，提高了学生的学习能力，值得大力推广。

二、学生饮用奶计划

在政府的政策扶持、行政推动和消费引导下，通过专项计划向学生提供奶制品，即开展“学生饮用奶计划”，是世界上许多国家为改善学生营养和健康状况而采取的一种通用而有效的做法，得到有关国际组织的充分肯定与支持。我国“学生饮用奶计划”的启动表明坚持改革开放的中国已加入世界实施“学生饮用奶计划”国家的行列。

（一）《学生饮用奶计划》的制定

1. 农业部、国家发展计划委员会、教育部、财政部、卫生部、国家质量技术监督局、国家轻工业局等7个部委拟订了《学生饮用奶计划》。

2000年8月29日，7部委联合发出了《关于实施国家“学生饮用奶计划”的通知》，提出“安全、营养、方便、价廉”的原则和“统一部署、规范管理、严格把关、确保质量”的工作方针；并制定了《国家“学生饮用奶计划”实施方案》。要求在全国各省（市、自治区）和推广城市设立学生奶计划的三级管理机构，由学校通过招标，从统一认定的生产企业中选定供奶单位，在坚持自愿原则下，向中小学生提供学生奶。在实施过程中，要求先试点、后推广，以点带面、分步实施。作为第一步，从1999年起，先在北京、天津、上海、广州、沈阳五大城市进行试点；第二步，从2001年起，向省会城市和部分经济发达城市逐步扩展；第三步，向中小城市和具备一定条件的农村推广。

2. 2000 年 10 月 13 日，农业部、教育部、国家质量技术监督局发布了《国家“学生饮用奶计划”暂行管理办法》，其中包括总则、生产企业、质量监督与价格管理、学校准入与配送、法律责任和附则共 6 章、26 条，重点界定了“学生饮用奶”的内涵，确定了生产企业的基本条件与供奶资格以及学校准入与配送。这一管理办法是上述文件的具体化规定。

3. 2000 年 10 月 20 日，根据上述两项文件，农业部发布了《中国学生饮用奶计划标志暂行管理办法》和《中国学生饮用奶计划标志使用规范》，对中国学生奶的标准图形与使用办法做出了具体规定。

4. 2001 年 1 月 5 日，农业部、教育部、国家质量技术监督局、国家轻工业局发布了《学生饮用奶定点生产企业申报认定暂行办法》，要求定点生产企业必须拥有足够稳定和优质的奶源基地。合同奶牛场应具有机械化挤奶设备，日供鲜奶在 50 吨以上，并按 GB-5408. 2—1999《灭菌乳》中全脂灭菌纯牛奶的规定 生产学生饮用奶。而全脂灭菌调味乳用作学生饮用奶时，其纯牛奶的比例不低于 80%。同时规定，学生饮用奶禁止用复原奶生产。

（二）《学生饮用奶计划》的实施和效果

推广学生饮用奶计划，是利国利民造福后代的一项民心工程。通过此项计划的实施，将有利于培养少年儿童饮用牛奶的习惯，改善他们的营养健康状况，提高他们的身体健康素质，最终达到强壮一个民族的目的。通过该项计划的推广实施，还可以培育发展我国的奶品市场，可以造就一大批未来的牛奶消费群体，它是扩大内需的有效途径。通过扩大牛奶的消费，从而促进种植业和奶牛业的发展，这有利于促进我国农业产业结构战略性调整，使农业和农村经济得到可持续发展。

2002 年 12 月，实施国家“学生饮用奶计划”的大中城市共 28 个，由 25 家定点企业向 4468 所中小学校每日供奶 190 万份，饮奶学生占全国城市普通中小学生总数的 5.84%。

总的看来，中国的学生饮用奶计划目前处于起始阶段，尚未对其产生的效果进行全面总结。但从初步观察看，这项计划改善了中小学校的营养状况，扩大了饮奶与健康的宣传教育，营造了奶业发展的良好氛围，有力地推动了奶业发展和农业产业结构调整，增加了农民收入。2003 年，全国奶类总产量 1700 万吨。比 1998 年增长 1.28 倍；人均奶类产量近 14kg，比 1998 年增长 1.2 倍；乳制品产量达到 150 多万吨，比 1998 年翻了一番多。近 5 年来，中国奶业以前所未有的速度蓬勃发展。

三、国家大豆行动计划

优化居民特别是农村居民的膳食营养结构，增加优质蛋白质摄入量，已成为提高儿童青少年和全体居民营养水平的一项重要问题。而增加豆类和豆制品供给量，正是解决这一问题的有效途径之一。

国家大豆行动计划是 1995 年经国务院批准，于 1996 年 8 月正式启动，以供应豆奶等大豆制品为主的中小学生营养改善专项计划。其目的是探索改善全国尤其是农村中小学生营养的有效途径，促进大豆生产与加工的发展，充分发挥大豆及其制品在改善城乡居民营养状况中的作用。

（一）《国家大豆行动计划》的制定

1. 1993年3月，专家们向党中央、国务院领导提出了《关于加速优质蛋白质资源开发利用，优化食物结构的建议》，呼吁“制定大豆和食用豆的扶持政策”、“大力发展高蛋白食品工业”，并加强综合利用，以适应居民日益增长的需求。

2. 1994年4月，专家向国务院送交了《关于贯彻〈九十年代中国食物结构改革与发展纲要〉，实施“优质蛋白质开发工程”计划的建议》，以大豆、水牛奶、山羊奶为重点，提出了相应对策。国务委员陈俊生作了批示，要求扩大宣传开发优质蛋白质的重要意义。

3. 1995年4月，专家向国务院提出了《关于实施“大豆行动计划”的建议》。国务委员彭珮云作了重要批示，肯定了此建议并要求在11个县进行试点工作，进一步推广这项利国利民造福后代的工程。

1995年6月，由农业部、卫生部、国家教委、中国轻工总会与国家食物与营养咨询委员会一起成立大豆行动计划领导小组。试点应带有普遍性。充分考虑农村和贫困地区的现实，调动当地政府及有关部门的积极性，不能长期靠国家扶持来试点。会后，以国阅（1995）95号文件印发了《关于研究实施“大豆行动计划”的会议纪要》。会议就大豆行动计划试点县（市）的选定原则、组织工作安排和保障条件等问题进行了研究，决定由四部门发出进一步落实的通知。

1996年3月，颁布了《农业部、卫生部、国家教育委员会、中国轻工总会关于研究实施“大豆行动计划”的通知》。该《通知》选定经济欠发达的县（市）10个、较发达的市2个，作为试点县（市），每个县（市）选定中学和小学各1所，由领导小组统一供给试点学校小型豆奶机各1台，按照统一的规定和要求制作豆奶。由国家食物与营养咨询委员会组成若干专家组，进行业务指导、督促与检查。

（二）《国家大豆行动计划》的实施与效果

在1996~2000年试点工作中，国家大豆行动计划领导小组及下属办公室，按照国务院有关文件的精神和领导批示，精心组织，精心实施，充分发挥多部门协调、多学科协作的作用，依靠当地政府的领导与试点学校的积极参与，使这项计划取得了明显成效，不仅圆满完成了试点任务，而且在各地逐步推广，扩大了示范效应，产生了深远影响。

大豆行动计划的实施，为充分利用我国大豆资源、改善人民群众特别是儿童青少年营养水平与健康素质找到了一条有效途径，也为调整农村产业结构，促进农产品加工，振兴大豆产业开辟了道路。而且，通过大豆行动计划的实施，为学生营养专项计划的运作积累了经验。

四、东北三省中小学生豆奶计划

东北三省中小学生豆奶计划是经国务院批准，在吉林、黑龙江、辽宁三省实施，向城市和农村中小学生供应豆奶，并推行大豆玉米轮作的计划。

（一）《东北三省中小学生豆奶计划》的制定

20世纪90年代末，东北三省的传统优势作物大豆发展缓慢。为扭转这一状况，国务院决定在东北实行大豆玉米轮作，促进大豆加工业的发展，并积极引导消费，鼓励全国特别是中小学生饮用豆奶，以提高身体素质。

1. 1999年12月28日，农业部在邀请国家计委、外经贸部、财政部、教育部、国家粮食储备局商讨和论证的基础上，制定了《东北大豆玉米轮作计划和中小学生豆奶计划》，向国务院提交了请示报告。

2. 2000年2月29日，国务院召开会议决定实施东北大豆玉米轮作和中小学生豆奶计划。为了搞好豆奶计划，由政府积极提倡引导，先在吉林、黑龙江、辽宁三省城乡选择一些中小学校进行试点。

3. 2000年6月21日，农业部、教育部向东北三省人民政府办公厅发出了《关于开展“学生豆奶”计划试点企业资格评估认定工作的通知》，对于申请参与豆奶计划的企业基本条件以及资格评估认定工作提出了具体要求，并制定了企业申请与评估表。

（二）《东北三省中小学生豆奶计划》的实施和效果

根据国务院的部署和要求，从2000年秋季学期起，东北三省先后启动了中小学生豆奶计划，并逐步扩大了实施规模。计划运行良好，受到师生、家长和社会各界的欢迎，参试学生人数迅速增加。2001年3月，东北三省饮用豆奶的中小学生总数达到382.3万人，三省城镇与农村参试学生分别达到58%和42%左右的比例。

教育部、财政部、农业部于2002年11月6日制定了《东北三省中小学生豆奶计划试点工作的实施意见》，提出加强领导，定期检查，严格准入制度，确保豆奶质量，严把卫生关，防止食物中毒，坚持学生自愿原则，使更多农村学生受益，以及加强经费管理等一系列改进措施。

东北三省中小学生豆奶计划在较短时间内取得了良好成效，参试学生近400万人，受到社会各界的广泛关注，拉动了消费。促进了大豆生产与加工的发展。学校师生反映，上午课间饮用豆奶有助于学生集中精神，上好第三、四节课，从而提高了学习成绩。许多参试学生反映，饮用豆奶后冬季患感冒的人数显著减少，农村学生的缺课率减少了。

第四节 我国临床营养工作的政策与法规

1982年1月12日，卫生部在颁布的《全国医院工作条例》的第十条中指出，“营养等医疗技术科室，要加强技术力量，充实必要设备，有计划地培训人员，根据临床需要，积极开展新技术，扩大业务范围，提高工作质量。”1982年4月7日，卫生部颁布了《医院工作制度》和《医院工作人员职责》。《医院工作制度》中的第五十三条规定了营养室（部）工作制度，“营养室应从多数病人的经济情况出发，计划与制备合乎治疗原则及卫生要求的膳食；除因特殊代谢需要限制某些营养外，应根据供应情况，调配符合营养的膳食，定期计算营养价值，如有营养成分和热量不足，必须及时解决，以促进病人体力恢复。”等内容。《医院工作人员职责》中的第85和86条对医院中营养师、营养技师的职责进行了明确的规定，还规定了病员食堂管理员职责、职工食堂管理员职责、厨师、炊事员职责、配餐员职责等。

为加快临床营养工作建设的步伐，加强领导，改善管理，提高营养膳食质量，保证医疗工作的需要，使临床营养工作与医院业务建设同步发展，与医学技术现代化相适应，1985 年 10 月 4 日，卫生部向各省、市、自治区下发了“卫生部关于加强临床营养工作的意见”，以推动和改进全国临床营养工作。其主要内容包括：加强营养科（室）建设、加强营养专业队伍建设、要重视临床营养的科研工作及落实有关政策，巩固营养专业队伍等，建议各级卫生行政部门在抓医院改革的同时把改革临床营养工作作为一个重要内容，深入基层调查研究，具体指导，抓好典型，取得经验，以便进一步推动营养工作的开展。

第五节 食盐加碘消除碘缺乏危害管理条例

我国大多数地区为缺碘地区，为了控制碘缺乏病的流行，我国从 20 世纪 60 年代开始实施病区推广碘盐的政策，有效地遏制了碘缺乏病的猖獗流行，但是没有彻底纠正碘缺乏对人群智力发育的损伤。卫生部组织的 10 大城市的碘营养调查表明，几乎绝大多数的大城市都存在碘缺乏的公共卫生问题。

为了实现在 2000 年消除碘缺乏病的阶段目标，消除碘缺乏危害，保护公民身体健康，1994 年 8 月 23 日，国务院令第 163 号发布了《食盐加碘消除碘缺乏危害管理条例》，从 1995 年起推行全民食用加碘盐。《条例》共分 4 章 33 条，对食盐加碘消除碘缺乏危害的方法、卫生监督管理、各级部门分工、碘盐的加工、运输和储存、碘盐的供应、监督和管理以及处罚做了具体规定。

“条例”实施中建立了监测系统和信息反馈机制，除了对生产、销售和用户食品的碘盐进行日常监测外，还每两年进行一次全国性的碘营养监测。监测结果经专家分析论证后，把有关问题及时反馈给有关部门，并进行防治策略的适当调整。如 1995 年监测后，于 1996 年制定了碘盐中碘浓度的上限值（60mg/kg），使出厂的碘盐浓度明显超标的现象得到了纠正。1997 年监测后，发现儿童尿碘水平过高（达 330μg/L），同时发现了用不正当手段向重点人群乱用碘油丸和加碘保健品，及时纠正了“碘补多了无害的观点”，及时制止了在重点人群乱补碘的现象，提出了科学补碘的口号和原则，并成为全国碘缺乏病日的宣传口号。1999 年监测后，我国专家首先并早于国际组织提出食盐加碘后尿碘在 300μg/L 以下的原则，国家及时调整碘盐浓度，由 50mg/kg 下调为 35mg/kg。调整后据部分省市于 2000 ~ 2001 年的监测结果表明，儿童尿碘水平已下降至 300μg/L 以下，处于国际组织和我国专家组推荐的可接受的碘营养水平。

全民食用加碘盐防止了碘缺乏危害而造成的脑发育落后，提高了人民的素质。我国推广全民食用加碘盐后，几乎没有新发克汀病人的出生，人群的智商提高了 12 个百分点，而推广碘盐前人群因缺碘而造成智商的损失达 10 ~ 11 个百分点。

第六节 我国食物与营养政策和法规的发展

近十年来的营养监测结果表明，我国食品供应充足，城乡居民的营养状况有明显改善。但是，营养问题仍相当突出，表现为营养缺乏和营养失衡同时存在，与营养相关的慢性非传染性疾病成为社会经济发展的沉重负担，已经成为我国公共卫生领域中急需解决的一个问题。我国营养相关部门存在的诸多问题以及营养工作开展中面临的诸多困难，如营养专业机构不健全、营养工作人员缺乏，营养工作队伍不稳定、营养工作不受重视、开展困难，究其原因就是缺乏法律的保障。改善我国人群营养状况，促进经济发展，提高国民健康水平和综合国力必须依靠营养立法来提供强有力的法制保障。改善国民营养，必须有法可依。用法律来保障营养改善行动的落实是根本解决中国营养问题的基础，可以确立营养工作在国民经济与社会发展中的战略地位与作用，保证营养事业的持续发展。

我国的卫生政策长期以来，“重临床、轻预防”。现在正是采取措施预防和控制营养相关疾病的时期。如果不及时采取措施，再过 10 年、20 年营养相关慢性病的发病及死亡将迅速增加，不仅影响国民的健康，而且会严重影响国家经济的发展。

1991 年 3 月，李鹏总理代表中国政府签署了《儿童生存、保护和发展世界宣言》及《执行九十年代儿童生存、保护和发展世界宣言行动文件》两个文件，并做出庄严承诺。1992 年，卫生部陈敏章部长代表我国政府对《世界营养宣言》和《世界营养行动计划》两个文件做出承诺。这些具有国际公法性质文件的签署表明我国政府对全民营养健康水平改善与提高的重视。但相应地也要求我国履行承诺，尽早地进行营养立法工作，以保障营养改善工作的深入进行。

我国近 10 年颁布了有关营养工作的计划、纲要和行动方案，但由于没有立法保证，在实施过程中遇到了很多困难。如 1997 年由国务院颁布《中国营养改善行动计划》并没有很好地得到落实。制定营养法规可以对全国的营养改善工作起到统管的作用。例如，可保证营养监测制度和工作的开展，定期进行全国营养调查，了解全体国民的营养状况和食物摄入情况；可以促进和监管营养标签、学生营养餐、学生奶及营养人才培养、使用和考核等工作的进行。

《中国食物与营养发展纲要（2001 ~ 2010 年）》中提出，“继续和规范实施国家营养改善行动计划、国家大豆行动计划、国家学生饮用奶计划等。积极推广学生营养餐，作为国民营养改善的一项重要工作，成立相应协调机构，制定相关法规，依法加强管理。”

20 世纪 90 年代，开始研讨“制定营养师法”草案；为了推动此项工作，2002 年举办的“香山科学会议”主题为“营养立法、营养与健康及社会发展。”在 2003 年的中华人民共和国第十届全国人大代表大会第一次会议和中国人民政治协商会议第十届全国委员会第一次会议上，由多个代表团作为正式提案提出营养立法的建议。

2004 年初，46 名专家联名写信给温家宝总理呼吁营养立法，经批示后国务院法制办、卫生部政策法规司和疾控司召集营养与食品科学方面的专家及相关食品企业的代表举行了多次营养立法研讨会，就营养立法的必要性开展了广泛深入的讨论。国务院法制办起草的“首先颁布中国营养条例，待时机成熟后，颁布中国营养法”的研究报告得到温家宝总理批示：“同意法制办意见”。受卫生部的委托，中国营养学会承担了改革工作。中国营养学会第六届理事成立了“政策法规委员会”，并于 2004 年 10 月 30 日召开了第一次工作会议。目前，《中国营养条例》的制定工作正在稳步进行中。

第七节 其他国家有关食物与营养的政策与法规

一、美　国

美国于1943年通过立法，专门拨款开展学生餐和学生奶计划；1946年颁布《美国学校午餐法》；1966年颁布《美国学校早餐法》和《儿童营养法》；1994年通过一项《膳食补充剂健康教育法》，将膳食补充品、健康与教育法案正式批准为法律；1997年还出台了《特殊牛奶项目规划》。另外，还出台过《学生奶行动计划》、《妇女婴幼儿儿童特殊营养补充规划》和《儿童夏季食物供应规划》等。

美国的食品卫生标准包括3方面的内容：①食品的特征性规定，它规定了食品的定义，主要的食物成分和其他可作为食物成分的原料及用量。美国食品和药品管理局已制定了400种食品的特征性规定。②质量规定，在质量规定中包括一般质量要求与健康相关质量要求，如食品与营养要求等。③装量规定，是对定型包装食品的规定，其目的是为了保护消费者的健康权益，同时，也保护消费者的经济权益。美国食品标准的此类规定有别于我国的食品卫生标准，这是因为美国《食品法》的立法目的不但强调保护消费者的健康权益，同时，也保护消费者的经济权益，而我国的《食品卫生法》只适用于健康保护。

二、日　本

在40年代后期日本经济极其困难的情况下，为了改善国民营养状况，日本政府先后颁布了一系列营养相关的法律。如1947年颁布了《营养师法》，1948年颁布了《食品卫生法》，1949年颁布了《糕点卫生师法》，1952年颁布了《营养改善法》，1954年政府制订了《学校供餐法》和《奶牛业与肉牛业改进法》；1966年颁布了《厨师法》。

在法律保障下，日本在战后经济极端困难的情况下大力发展奶牛业，增加牛奶供应量，推广学校营养午餐，有效地改善了国民的营养状况和身体素质。目前，共有3.75万所小学的1280多万小学生饮用学生奶，占小学生总数的99%，这些措施对于增强日本国民体质起到了决定性作用。20世纪50年代以后日本人的体质不断改善，1931年，日本18岁男青年的平均身高为161.8cm，女青年身高为151.2cm。1960～1975年，日本青少年男性和女性的身高每10年分别增长2.8cm和2.5cm，到1985年日本18岁男女青年的身高分别达到171.8cm和157.8cm，得到明显改善。

日本通过50多年的国民营养改善，使国民的营养状况和体质得到了普遍的提高，日本国民营养状况和体质的改善与较早建立和完善的营养改善法律有非常密切的关系。

三、其他国家

芬兰于1943年通过法律，规定免费为7～18岁学生提供牛奶，所有学校每天向学生提供200ml牛奶与午餐同时饮用。

1979年，肯尼亚总统曾发布关于开展学生饮用奶计划的法令，其目的是，改善学龄前儿童的营养健康，提高他们的入学率、出勤率和学习成绩。目前，该国约有 670 万城乡小学生和学龄前儿童受益。

泰国人原来没有喝牛奶的习惯。1985 年人均牛奶消费量只有 2L/年，泰国政府下决心改变这种状态，由于国王的重视与倡导，在总理府办公室下设“全国喝奶运动委员会”，由一位部长担任主席。在全国范围内开展大规模的喝奶运动，建立 4 万个牛奶配送中心，推动了学生奶的普及。1992 年有 20 万学龄前儿童和小学生参加，1998 年猛增到 580 万人，人均奶消费量从 1985 年的 2L 增加到 1999 年的 20L。小学生营养不良率从 1990 年的 19% 下降到 10%，身高和体重增加，体质加强。

1994 年南非总统曼德拉在国情咨文中宣布，“在需要营养餐计划的每一所小学校中都要实施”。南非把学生餐和学生奶纳入政府“一体化营养计划”中实施，1997 ~ 1998 年度共有 14549 所小学的 500 万学生参加。

沙特阿拉伯于 1995 年成功地召开了“学生营养状况研讨会”，会议就学生营养问题提出一系列建议，由教育部签发，并发布了新的管理条例，奶和奶制品取代了软饮料，“一杯奶”成为学校营养教育的座右铭。1997 年估计有 1500 万升奶分发到各学校。

世界上各个国家的食物营养政策和法规均在不同的历史时期为提高人类的身体素质起着关键性的作用。

第五篇　营养缺乏与营养过量

营养是关系人民身体素质的大事,营养缺乏与过量均对人体健康产生不良影响,直接造成人口素质下降,甚至危及生命。近几年,我国城乡居民的膳食、营养状况有了明显改善,营养不良和营养缺乏患病率继续下降,但一些与营养过剩有关的疾病,如肥胖也在不断增加。因此,目前我国居民正面临着营养缺乏与营养过量的双重挑战。

第一章　营养缺乏病概述

营养缺乏病（nutritional deficiency）指长期严重缺乏一种或多种营养素而造成机体出现各种相应的临床表现或病症，如地方性甲状腺肿、维生素 C 缺乏病、缺铁性贫血、眼干燥症等都属于营养缺乏病，分别由于碘、维生素 C、铁、维生素 A 等摄入不足造成的。近年来，由于营养素功能检查日趋完善，各种亚临床的营养缺乏也受到重视，因此营养缺乏病也包括亚临床营养缺乏状态。

营养缺乏病的病因有原发性和继发性两种：原发性病因指单纯营养素摄入不足，可以是综合性的各种营养素摄入不足，也可以是个别营养素摄入不足，而以前者为多见；继发性病因指由于其他疾病过程而引起的营养素不足，除摄入不足外，还包括消化、吸收、利用、需要量等因素的影响。临床上所见到的各种营养素缺乏绝大多数成为疾病过程综合表现的一部分。营养缺乏病的原因是多方面的，包括食物因素和非食物因素。诸如社会经济、文化、环境等因素均可影响营养缺乏病的流行。营养不良或营养缺乏病可影响儿童青少年的生长发育，影响人类的智力、行为、学习、工作能力等，而较好的营养状况则能促进儿童和青少年的生长发育，增强成人体质和有效地提高劳动生产率等。

第一节　营养缺乏的原因

营养缺乏的原因是多方面的，膳食营养素的供给和组织需要之间的不平衡是造成营养缺乏病的原因，可能是一种或多种因素造成膳食营养素供给不足或机体对营养素利用能力降低的结果。许多营养缺乏病是由于膳食中长时间缺乏人体所需要的营养物质，从而对人体的体格和（或）智力造成多种不可逆的损害。

一、食物供给不足

一些灾难性事件如旱灾、水灾、战争、地震和社会动乱等都会阻碍农业的发展，造成食物短缺。此外，在一些发展中国家，人口众多，土地减少，经济落后等，均可造成食物的生产和供应不足。

二、食物中营养素缺乏

在食品供应量充足的情况下，因天然食物或加工食品中某些营养素缺乏或不足，以及饮食习惯和方式的不科学等也可引起营养缺乏病。

（一）天然食物某些营养素缺乏

如香蕉、甘薯、木薯等，长期单纯摄入这些食物会造成某些营养素如优质蛋白质、脂溶性维生素等摄入不足，引起各种营养缺乏病。另外，食物中矿物质含量与土壤中相应元素的含量有关，缺乏某种矿物质的土壤所种植的作物能引起相应矿物质的营养性缺乏病。我国在东北三省、陕西、四川等克山病流行地区的水和粮食中硒含量极低；在内蒙古、河北、新疆、甘肃、云南等内陆甲状腺肿流行地区粮食和土壤中碘缺乏比较严重。

（二）饮食方式不科学

随着人们经济水平的提高，营养缺乏病发生的原因不再局限于食物的贫乏，而更多的表现为营养知识缺乏导致的一系列不良饮食习惯，从而引起营养缺乏病的发生。

1. 食品搭配不均衡　有些经济条件较好的人，他们每天仅吃一些动物性或高能量的食物，如肉类、牛奶、面包、咖啡和含酒精的饮料，会因为缺乏新鲜蔬菜和水果而患上维生素 C 缺乏症。因此，营养缺乏病的患者并不一定局限于穷人。另外，禁食和忌食某些食物或者从小养成不良的偏食习惯，如不吃鸡蛋、鱼、肉、胡萝卜、葱等，均能减少一些营养素来源而引起营养缺乏病。

2. 过度食用精制的食品　精制白糖和精白米面的矿物质和维生素的含量比不精制的糖和面粉含量少。米面过分的加工，可使其中所含的硫胺素损失达 90%，维生素 B_2、烟酸和铁的损失可达 70% ~85%，这是因为这些营养物质集中分布于麸皮、米糠与胚芽中，过分精细加工会使其大部分丢失。近年来，我国居民生活水平提高了，许多城镇居民却因长期喜食精白米面而引起维生素 B_1 缺乏症，应引起足够的重视。

3. 烹调过程中营养素的破坏和损失　在烹调过程中，由于温度过高，加热的时间过长，食物中的维生素 A、维生素 C、维生素 E 和维生素 B_1 容易受到破坏。当水煮食物时，一些矿物质和水溶性维生素常常被溶解于水中而被倒掉，均造成营养素的破坏或损失，人为导致营养缺乏病的发生。

三、营养素吸收利用障碍

一般健康个体对每一种营养素的吸收有一个正常的生理性吸收范围，脂肪、蛋白质、碳水化合物、碘、硒、钠、钾、维生素 C 和水的吸收大于 90%，铁和铬的吸收小于 10%。一些营养素的吸收也受个体营养状态及生理情况的影响，如果某种营养素缺乏时，机体吸收效率将提高，反之吸收降低，如铁、锌等；妇女在妊娠和哺乳时营养素的吸收比平时要大得多。

（一）食物因素

食物因素可影响营养素的正常吸收。天然食物中存在干扰营养素吸收和利用的物质，如茶和咖啡中的多酚限制了铁的吸收；草酸限制了钙的吸收；纤维素限制了维生素和维生素前体β-胡萝卜素的吸收；树脂限制了脂肪和脂溶性维生素的吸收等。营养素之间也存在相互拮抗作用，如过量钙可以限制铁和锌的吸收，过量锌限制铜的吸收等。

（二）胃肠道功能

胃、胰腺、胆道等疾病或消化酶的分泌减少都将严重影响食物的消化，使脂肪、碳水化合物、肽和氨基酸甚至维生素和无机盐无法吸收。

（三）药物影响

药物可直接影响营养素的吸收利用，如磺胺类可对抗叶酸，并抑制其吸收；新霉素、秋水仙碱造成绒毛的结构缺陷和酶的损害，使脂肪、乳糖、维生素 B_{12}、无机盐等吸收不良。

四、营养素需要量增加

在人体生长发育旺盛期及妊娠、哺乳等生理过程中，营养素需要量明显增加；高能量代谢如甲状腺功能亢进和慢性阻塞性肺病对营养的需要量增加；慢性消耗性疾病如结核病及某些肿瘤患者对营养素的需要量增加。

五、营养素的破坏或丢失增加

营养素的破坏增加，可发生在消化道吸收之前或吸收之后。维生素 B_1 与维生素 C 在碱性溶液中不稳定，在胃酸缺乏或用碱性药物治疗时可造成此类维生素的大量破坏。若将维生素 B_1 置于 pH 1.5～3.0 的胃液中，在37℃保温16 小时，仍很稳定；若服用抗酸剂，则维生素 B_1 可完全被破坏。在口服维生素 B_1 的同时，若给予碱性药物，则患者尿中维生素 B_1 的排出量也因破坏而减少。维生素 C 在 pH 7.95 的胃液中，3 小时有65%被破坏。因此胃酸不足的患者，虽然摄取大量的维生素 C，但仍有维生素 C 缺乏的症状发生。

营养素的丢失增加有时是机体多方面损害的结果。铁丢失的增加可因外伤或身体其他部位的出血，如胃和十二指肠溃疡、肿瘤、寄生虫、月经过多、分娩、肾外伤、血吸虫病等均可加速缺铁性贫血的发生。血液中红细胞的快速溶血（药物介导、铜过量、损伤、发热、疟疾）导致了血红蛋白尿是另一个经肾丢失铁的途径。

第二节　营养缺乏病的诊断

营养缺乏病的诊断可综合疾病的发生过程、膳食史、人体测量、生化检查及临床表现等作出诊断。

一、膳 食 史

有经验的营养师及临床医师通过询问了解患者的膳食习惯及每天食物的摄取量就能基本上判断各类营养素是否缺乏。食物消费情况的调查是在选定可能患有饮食营养缺乏病的个别居民作为调查对象之后，可通过回顾过去 24 小时内所摄入的食物的种类和数量，计算出食物消耗量，并根据膳食推荐摄入量（RNIs）来评定每人每天各种营养素的实际摄入水平。

二、人 体 测 量

人体测量常用来评价儿童生长发育和营养状况，最常使用的人体测量指数有体重/身高。消瘦的指标为年龄身高，发育不良的评价可用年龄体重，也可作为“营养低下”的评价指标。体质指数 BMI 可作为青少年、成人和老年人营养状况评价的指标。按 WHO 建议标准 BMI < 18. 5 为营养不良，BMI < 25 为正常，≥25 为超重，≥30 为肥胖。按中国标准 BMI≥24 为超重，≥28 为肥胖。

三、生理生化分析

可通过检查血、尿中各种营养素的浓度及免疫功能，判定营养素水平。采用实验室方法检测血液营养素水平对于发现营养低下是有用的，但有时血液中的营养素水平不能准确反映组织中的营养素水平。由于组织中的营养物质比血液中的营养物质消耗得快，测量红细胞和白细胞中营养素的水平比测定血浆或血清营养素的水平更能反映组织的营养状况。

用测量生理功能的方法来鉴定营养缺乏病的严重程度，比分析体液的营养素水平更有效，因为这种检测表明营养缺乏影响生化反应改变的程度，例如红细胞对过氧化氢引起的溶血作用的抵抗力与红细胞膜上的维生素 E 的状态有相关性。

四、临 床 表 现

营养缺乏病典型的临床表现可以较准确的判别各种特定营养素缺乏，机体主要受影响的部位有：

1. 头发　蛋白质-能量营养不良（PEM）使头发颜色灰暗，发质变细、干、脆，严重缺乏时头发极易脱落，发根容易断裂。

2. 眼　维生素 A 缺乏时常有毕脱斑，为角膜外侧的结膜上出现的白色或淡黄色小点，约 1mm 直径。维生素 B_2 缺乏引起角膜周围的结膜下血管充血，眼的外侧角发湿发红，怕光、烟雾或尘埃的刺激。

3. 皮肤　维生素 A 缺乏的皮肤症状是出现毛囊角化性丘疹；维生素 C 缺乏也产生毛囊症状，但表现为毛囊周围的充血、肿胀，特别是常伴有出血点等表现；烟酸缺乏引起癞皮病，典型症状是在暴露部位和压迫处的皮肤变厚，变干，出现红斑。

4. 口腔　是对营养缺乏最敏感的部位，但其表现是非特异性的。如口角炎是维生素 B_2 缺乏的症状，同时还有舌乳头肥大。乳头萎缩有时与烟酸缺乏或铁缺乏有关。营养素缺乏对于舌的颜色变化有很大影响，似牛肉的鲜红色表明烟酸缺乏，而维生素 B_2

缺乏则为紫红色。

5. 牙齿 龋齿的发病率与严重程度随膳食中可溶性碳水化合物的增高而增多，随氟和磷的摄入充足而减低。婴幼儿的营养缺乏常使出牙时间延缓和出牙部位不良。

6. 颈部 碘缺乏引起的甲状腺肿容易以望诊和触诊确定。

7. 神经病变 许多营养缺乏病都有神经症状：如维生素 B_1 缺乏伴有周围神经性无力和感觉异常；维生素 B_6 缺乏引起婴儿惊厥；维生素 B_{12} 缺乏可引起脊髓的亚急性退化性变；癞皮病常有精神症状。

五、试验性治疗

临床症状难以确定诊断，而生化检查一时无条件进行时，可采用试验性治疗。让患者接受某种营养素的补充，观察其临床症状有无好转。试验性治疗有助于诊断。如维生素 B_2 缺乏常与其他维生素的缺乏并存，所以临床诊断比较困难，若对患者采用补充适宜剂量的维生素 B_2 的试验性治疗一段时间后，以上症状明显改善或消失，即可诊断为维生素 B_2 缺乏。

第三节 营养缺乏病的治疗和预防

营养缺乏病的治疗应针对病因，补充剂量要适宜，要从营养素之间的相互关系综合考虑，循序渐进，充分利用各种食物来补充营养素的缺乏。

一、营养缺乏病的治疗

各种营养缺乏病治疗的一般原则：

1. 营养素缺乏病的治疗应针对病因，继发性缺乏应注意原发病的治疗，原发性缺乏也要考虑去除影响摄入不足的因素，为补充食物或营养素创造条件。营养治疗要成为整体治疗方案的组成部分，与其他治疗措施，相互促进和补充。

2. 营养缺乏病治疗所采用的补充剂量要适宜，不必要使用过高的治疗量或维持量，尤其对于有毒副作用的营养素更应注意。对于不同年龄、不同情况的病人，要区别对待。最好是根据临床症状和生化检查结果来决定。

3. 营养缺乏病治疗时不能只考虑主要缺乏的营养素，而应全面从营养素之间的相互关系来考虑治疗方案，以期达到患者恢复到具有合理营养状况的健康水平。例如蛋白质-能量营养不良的治疗同时，除补充蛋白质外，还应相应补充能量和维生素，否则蛋白质不能有效地利用。

4. 营养缺乏病的治疗应循序渐进，不宜突然用高能量蛋白质膳食治疗重度蛋白质能量营养不良，因机体长期缺乏后肠胃道和其他器官的功能处在萎缩和减低状态，不能适应突然的超负荷。

5. 营养缺乏病的治疗一般应充分利用食物，配制适合于疾病特点的治疗膳食。当患者摄食困难或神志不清，可考虑匀浆膳或要素膳的应用。当要素膳仍不能满足需要时，可考虑静脉高营养。在患者病情好转以后，尽早恢复正常的膳食治疗。

6. 营养素缺乏病的治疗一般须坚持一段时间，因其见效缓慢。效果应以患者营养状况的全面恢复，临床与亚临床症候群消失，抵抗能力增强等客观指标为依据。

二、营养缺乏病的预防

营养缺乏病的发生与社会经济、文化教育、饮食习惯、地域风俗、宗教信仰、食品生产供应状况、食物品种和加工贮运烹调销售以及营养知识普及教育等都有密切关系。预防营养缺乏病主要抓好几件工作。

（一）普及营养知识，指导食品消费

营养知识的普及教育对改善人群营养十分重要，重点应让群众了解营养与健康、营养与疾病的关系。根据营养素的特点，在食品的贮藏、运输、销售和加工烹调各环节中尽量减少营养素的损失。

食物应该多种多样，因为各种食物所含的营养成分不完全相同，除母乳外，任何一种天然食物都不能提供人体所需的全部营养素。因此，平衡膳食必须由多种食物组成，才能满足人体各种营养素的需要，达到合理营养、预防疾病的目的。

推广母乳喂养，纠正儿童偏食、挑食习惯，儿童饮食适当，科学安排好一日三餐，特别要解决好早餐问题。针对儿童、青少年、妇女、老年人等不同人群生理特点，有针对性地开展宣传教育和指导，提倡吃标准米、面，适当增加粗粮供应，开发大豆及其制品。

（二）发展食品生产供应，优化食物结构

我国食品供应近些年来已有较大发展，但供求矛盾仍然十分突出，品种不多，一些地区食物品种单调，更有一部分人至今温饱问题还没有解决。因此，发展生产，保证供应仍是我们要解决的问题。

粮食生产除了解决生产数量，也应开发多品种生产。增加动物性食品生产供应，开发食品新资源，让广大群众从根本上解决食品供给问题。

（三）预防应有针对性

不同地区、不同人群有不同的营养学问题，预防工作必需根据具体情况，有针对性地制订防治措施。作好调查研究是制订好预防措施的基础。

WHO 推荐的一些指标，如新生儿出生体重、年龄别体重、不同身高的体重、入学年龄体重、母乳喂养、人工哺育、特殊营养缺乏的新病例数等，可以反映当前和既往的营养状况，也可反映社会经济状况；营养调查可以了解人群膳食摄入情况和营养素供给量间的关系，了解人群健康状况和体格，发现营养性疾病，为修订营养素供给量等提供科学依据。调查结果不仅为设计合理膳食，改善营养状况提供依据，同时对临床诊断、治疗和预防营养性疾病也有重要价值。

第二章 蛋白质-能量营养不良

蛋白质-能量营养不良（protein-energy malnutrition，PEM）是由于能量和蛋白质摄入不足引起的营养缺乏病。PEM 多数由贫困和饥饿引起，主要分布在非洲、中美洲、南美洲、中东、东亚和南亚地区。我国当前在个别地区或特殊情况下亦有散在发病。发展中国家 PEM 的死亡率约为欧洲和北美国家的 20～50 倍，目前 PEM 已成为世界上许多发展中国家一个重要的公共卫生问题。

一、病　因

由于社会的、自然的、生理的、病理的原因使能量和蛋白质摄入不足时，都可能发生蛋白质-能量营养不良。常见的原因有：

（一）食物摄入不足

1. 食物缺乏　由于社会、战争、自然灾害或贫穷等原因使食物短缺，食物摄入量过少，迫使人们处于饥饿状态。

2. 长期低蛋白质、低能量膳食　例如母乳不足未及时添加辅助食物；骤然断奶后添加辅食不能为婴儿适应；人工喂养时食物选择不当，如单纯谷类食物喂养或代乳品调配过稀或量过少；不良的饮食习惯如偏食、挑食、吃零食过多或早餐过于简单；学校午餐摄入不足等；而长时期使用流质、软食，是引起病人蛋白质-能量营养不良的常见原因，如在医院静脉输注葡萄糖作为维持生命的惟一能源的病人，可以很快发生蛋白质-能量营养不良。

（二）需要量增多

急、慢性传染病（如麻疹、伤寒、肝炎、结核）后的恢复期，双胎早产，生长发育快速阶段，肠道寄生虫病，急性发热性疾病，大面积烧伤，败血症，外科大手术，骨折等均可导致蛋白质和能量需要量增多。

（三）消耗增加

1. 胃肠道疾病　在发达国家，胃肠道疾病和胃肠切除是蛋白质-能量营养不良发生的两个重要原因。消化系统解剖或功能上的异常如幽门梗阻、迁延性腹泻、过敏性肠炎、胃肠吸收不良综合征等均可影响食物的消化。患胃肠道疾病的病人对食物消化的能力往往很差，加上疼痛、恶心、腹泻等胃肠症状，使病人长期处于饥饿状态，因而出现营养不良。胃肠切除手术，短肠综合征、胃肠道瘘、胰腺炎等病人也容易发生营养不良。腹泻时采用的“饥饿疗法”，是导致蛋白质-能量营养不良的又一重要原因，这在发展中国家很常见。

2. 其他疾病　可造成营养素损失的疾病有肠瘘、开放性创伤、慢性失血、溃疡渗出、腹泻及呕吐等。消耗量过大如糖尿病、急性发热性疾病、甲状腺功能亢进、恶性肿瘤等均可使营养素的消耗量增多。

二、临床表现和分型

蛋白质-能量营养不良主要有以下几种临床类型。

(一) 水肿型营养不良（kwashiorkor）

与摄入蛋白质质差且量不足有关，多见于4个月～5岁的小儿。轻者仅有下肢水肿，重者于上肢、腹部及颜面等处均有凹陷性水肿；血清白蛋白低于30g/L。病人体重在其标准体重的60%～80%之间，主要表现为水肿、腹泻，常伴突发性感染，生长迟缓、头发改变、表情冷漠或情绪不好，虚弱无力等。

1. 水肿　凹陷性水肿常见于腹部、腿部，也可能遍布全身，包括面部，最明显是下肢。尽管有水肿，也有一些皮下脂肪，使体重减轻不像干瘦型儿童那么严重，但其生长仍处于停滞状态。水肿情况主要取决于蛋白质缺乏的程度，但也取决于膳食中盐和水的量。

2. 皮肤　其皮肤改变的特征是有色素沉着，皮肤红斑，皮肤过度角化和鳞样改变或剥脱，可累及机体任何部位，但以下肢、臀部和会阴部的皮肤损害最常见、受损程度最严重，着力点和皮肤皱褶处可出现溃疡，严重的病例可类似广泛的烧伤，出现褥疮。有明显的皮下组织和肌肉消耗，常感疲惫、虚弱无力。

3. 头发　细软、稀少，变色、变脆、易脱落，黑人头发失去其特有的卷曲。头发颜色可变成红色、金黄色、白色，头发变色需要经过一段时间，它一般反映1～3个月儿童的营养状况。

4. 黏膜　口角炎、唇炎、舌萎缩，肛门周围可见溃疡。

5. 消化道　常见水样便或大量稀便，呈酸性，有时肝脏明显变大变硬。

6. 贫血　常常存在一定程度的贫血，在一些病人可见到严重贫血。除蛋白质缺乏外，在患儿膳食中还可能缺乏铁、叶酸，导致这些营养素摄入不足。

7. 精神状态　表情冷漠或情绪不好是其特征，有些病人可发生类似帕金森病的震颤。

8. 其他　也可发生低血压、低体温和心动过速，病人血尿素氮、血清肌酐和胆固醇水平低于正常。这类病人容易伴发脱水、低血糖、感染、酸中毒。

(二) 干瘦型营养不良（marasmus）

由于能量严重摄入不足所致。病人体重低于其标准体重的60%，体温低于正常，如果病程较长，身高也会低于相应的标准。主要表现为生长发育迟缓，消瘦无力，贫血，无水肿，抵抗力下降，容易感染其他疾病而死亡。病人肌肉萎缩无力，皮肤黏膜干燥萎缩，皮下脂肪消失，其消失顺序依次为腹部、躯干、臀部、四肢（尤其大腿及前臂内侧），最后为面颊部。全身似皮包骨，两颧突出，额部有皱纹，外貌似“小老头”。对外界刺激反应淡漠或易激惹，哭吵不止。心率缓慢，心音低钝，呼吸浅表。全身肌张力低下，腹部下凹或因肠充气而膨隆。记忆力减退，注意力不集中，精神、神经发育落后。头发干枯。多数病人感饥饿，也有一些病人食欲不好；腹泻很常见，多为水泻或稀便，量多，大便呈酸性，如伴胃肠道感染，腹泻症状更加重，腹壁薄甚至可见到肠蠕动或摸到大便包块。

（三）混合型营养不良（marasmic-kwashiorkor）

临床表现介于上述二型之间。病人体重低于标准体重的60%，有水肿。临床表现主要是皮下脂肪消失、肌肉萎缩、明显消瘦。生长迟滞，体重与身高低于正常儿标准，尤其体重下降更为明显。患儿表现急躁不安、表情淡漠、明显饥饿感或食欲不振，常伴有腹泻、腹壁变薄、腹部凹陷呈舟状、肝脾肿大，常易合并感染，并常伴有维生素缺乏等。

此外，重度营养不良易导致并发症。患儿常伴有其他营养素的缺乏，如营养性缺铁性贫血，营养性巨幼红细胞性贫血或二者兼有；低锌血症；维生素 A 缺乏，有时也有维生素 B_1、维生素 B_2、维生素 C、维生素 D 的不足。由于免疫功能低下，故易患各种感染，如上呼吸道感染、鹅口疮、肺炎、结核病、中耳炎、尿路感染等；特别是婴儿腹泻，常迁延不愈、加重营养不良、造成恶性循环。引起自发性低血糖、增加白内障风险。

三、诊断及鉴别诊断

（一）诊断

PEM 由于病程和临床类型不同，有时诊断比较困难。典型病例的诊断并不困难，根据病史、症状和体征一般可以做出初步诊断。而慢性轻度病例，临床症状多不明显，需要以下几种方法进行综合诊断。

1. 人体测量

（1）年龄别身高与身高别体重：年龄别身高代表线形生长，用同年龄参考人群身高的函数表示，可表示既往的或慢性的营养不良。身高别体重可反映身体比例或生长协调性，主要反映当前营养状况，对区别急性营养不良的现患和慢性营养不良或既往的营养不良有意义。Waterlow 建议将年龄别身高不足称为矮小，而将身高别体重不足称为消瘦。

消瘦与矮小的分级是以病人的体重（或身高）占病人身高（或年龄）参考中位体重（或身高）的百分数计算：

身高别体重 = 病人测定的体重/病人身高的参考体重 × 100%

年龄别身高 = 病人测定的身高/病人年龄的参考身高 × 100%

WHO 推荐用美国国家健康统计中心（NCHS）的数据作为参考体重与身高，并将消瘦与矮小分三级，见表 5-2-1。

表 5-2-1　婴幼儿消瘦与矮小的分级（%）

	正常	轻度	中度	重度
身高别体重	90 ~ 110	80 ~ 89	70 ~ 79	< 70 或有水肿
（缺乏 = 消瘦）	（±1Z）	（-1.1 ~ -2Z）	（-2.1 ~ -3Z）	（< -3Z）
年龄别身高	90 ~ 105	90 ~ 94	85 ~ 89	< 85
（缺乏 = 矮小）	（±1Z）	（-1.1 ~ -2Z）	（-2.1 ~ -3Z）	（< -3Z）

注：括号内是与 NCHS 中位数比的标准差或 Z 分。
Z 分 =（观察值 - 对照人群的中位值）/年龄性别的标准差
常用年龄别体重 < -2Z 评分和 -3Z 评分来诊断中度和重度营养不良。

(2) 体质指数：青少年和成人可用体质指数 BMI 来评价。

体质指数 = 体重（kg）/身高^2（m^2）

BMI <18.5 为营养不良，BMI <17.5 为中度营养不良，BMI <16.0 为重度营养不良。

(3) 年龄别体重：在公共营养中可以作为人群中 PEM 程度的分级指标，即Ⅰ级为理想年龄的体重的 75% ~90%，Ⅱ级为 60% ~74%，Ⅲ级 <60%。

(4) 皮褶厚度：可用皮褶厚度计测定腹部、背部的皮褶厚度。WHO 推荐选用肱三头肌、肩胛骨下和脐旁三个测量点。三者之和低于 10mm（男性）或 20mm（女性），则可诊断为消瘦。

腹部皮下脂肪层是判断营养不良程度的重要指标之一。皮下脂肪消减先自腹部开始，以后依次为躯干、四肢、臀部，最后为面部。皮下脂肪恢复的顺序则与此相反。了解皮下脂肪消减顺序，有助于早期发现营养不良。常以腹部脂肪层的厚度判定皮下脂肪消失的程度。

2. 形态学评价

(1) 头发：观察毛干和毛根的改变可以对集体儿童的营养状况进行评价。

1) 毛干：营养不良的人毛干变细。

2) 毛根：在水肿型生长期毛球减少，平均直径为正常的 1/3，静止期毛球数目增加；消瘦型者无生长期毛球。

(2) 口颊黏膜：营养不良时，黏膜细胞脆弱，刮下黏膜细胞镜检时残碎细胞百分数增加，可高达 70%，营养正常者为 5% ~10%。

(3) 皮肤：皮肤变化包括萎缩、淤斑、溃疡、角化过度脱皮，主要见于受刺激的部位。

(4) 肝脏：重度营养不良患者肝肿大并有脂肪变性。

(5) 其他：凡细胞周转率较快组织均有非特异性萎缩，如肠黏膜、骨髓等组织。干瘦型患者有明显的肌肉萎缩。

3. 实验室检查　蛋白质缺乏初期，体内的平衡机制开始起作用以维持血浆白蛋白和其他运载蛋白质的浓度。随着蛋白质的进一步缺乏，最终白蛋白合成速率减低，血浆浓度下降，导致渗透压下降而出现水肿。严重的蛋白质缺乏者，生长发育、免疫反应、修复以及某些酶和激素的产生都会受到损害。

轻度或中度 PEM 病人，由于蛋白质摄入量减少，可显示血浆白蛋白轻度降低和尿中尿素排出减少，羟脯氨酸也减少，这反映出生长已受损害。尿中 3-甲基组氨酸增多则表示肌肉出现分解。kwashiorkor 的特征是血浆白蛋白（10 ~30g/L）、运转铁蛋白、必需氨基酸（尤其是支链氨基酸）、β 脂蛋白和葡萄糖水平均减低。血浆中皮质醇和生长激素水平增高，但是胰岛素的分泌和胰岛素样生长因子减少。

常用的实验室检测指标有：血清总蛋白、血红蛋白浓度、血清白蛋白（ALB）、血清运铁蛋白（TFN）、血清甲状腺素结合前白蛋白、血浆视黄醇结合蛋白（RBP）、24 小时尿肌酐、24 小时尿肌酐/身长指数、尿羟脯氨酸指数、氮平衡及淋巴细胞总数等。

（二）临床分级

小儿营养不良的分级情况见表 5-2-2，成人也可参照。

（三）鉴别诊断

kwashiorkor 的皮肤改变与糙皮病的皮肤变化不同，糙皮病的皮肤改变发生在暴露于阳光的部位，而且是对称性的。肾炎、肾病和心脏衰竭时出现的水肿一般都伴有这些疾病的其他特征，而且对特殊治疗有效。必须鉴别由糖原代谢障碍和囊性纤维变引起的肝脾肿大。

表 5-2-2　小儿营养不良者的临床分级

分　级	体重低于正常的百分比	皮下脂肪及肌肉情况	精 神 状 态
第一度（轻度）	<25%	腹部、躯干、大腿内侧脂肪层变薄，肌肉不结实，面色无华	同正常小儿或较差
第二度（中度）	25%～40%	腹部、躯干脂肪层完全消失，四肢、面颊轻度消失，皮肤出现苍白干燥、肌肉松弛、胸背瘦削	抑郁不安，活泼性减少，食欲减退，易患腹泻
第三度（重度）	40%～50%	全身皮下脂肪层完全消失，面颊脂肪亦消失，皮肤皱褶、干枯、无光泽或浮肿发亮，肌肉显著消瘦（皮包骨头）、失去弹性，呈老人相	不安、好哭、晚期高度抑制，拒食、反应差，感染时体温不升或稍微升高

四、治　　疗

治疗原则为消除病因、调整饮食（提供充足的蛋白质和能量，全面改善营养）、改进喂养方法、纠正并发症。

对严重 PEM 的儿童和成年人，第一步是纠正体液和电解质异常，并且以抗生素治疗感染。第二步是通过膳食治疗补充宏量营养素，对于儿童，第二步可延迟 24～48 小时（避免加重腹泻）。

（一）加强护理

良好的护理可减少继发感染的机会。做好食具、皮肤及口腔清洁卫生。保证充分睡眠，安排适当户外活动，定期进行生长监测，每周测体重 1 次，每月测身长 1 次。

（二）消除病因

要及时治疗消化系统的慢性消耗性疾病、感染性疾病；及时纠正消化道的畸形。

（三）调整饮食

营养不良时，胃肠道已适应长期低营养素的摄入，一旦摄入过多就会出现吸收不良。饮食应根据病情、消化能力而进行调整。

婴幼儿发生Ⅰ度营养不良时，消化功能及对食物耐受能力接近正常小儿，仅需适当调整饮食，供给足够能量，即可达到疗效。Ⅱ度和Ⅲ度营养不良患儿因消化功能与对食物耐受力均差，常并发消化道功能紊乱，因此在原有膳食基础上从小量开始，逐步调整饮食。

1. 补充蛋白质和能量，全面改善营养　去脂组织的合成需要提供蛋白质、钾、镁和磷，它们都是细胞的基本组成成分。蛋白质-能量营养不良患者体内钾、镁丢失而有钠潴留，所以在补充蛋白质和能量，全面改善营养的同时，还要注意补充这两种矿物质。另外，锌是合成代谢所必需，也不要忽视。

（1）蛋白质和能量补充量和原则：蛋白质-能量营养不良患者摄入的蛋白质和能量应比正常人高。浮肿型多补充蛋白质，消瘦型多补充能量。每天每公斤体重要摄入2～2.5g优质蛋白质，能量为500～625kJ/kg(120～150kcal/kg)，而1岁以下的婴儿，则每天每公斤体重需3.5g蛋白质和能量625 kJ(150kcal/kg)。

在补充蛋白质和能量时，要注意以下原则：

1）逐步增加：第一周期间逐渐增加供给量，1周后应全速供给。开始时蛋白质摄取量为0.6g/(kg·d)，能量为210kJ/(kg·d)，以后蛋白质可逐渐增至儿童为每天175kcal/kg和4g蛋白质/kg，成年人为60kcal/kg和2g蛋白质/kg。待体重接近正常时，再调整恢复到正常生理需要量。食物的选择以适合患儿的消化功能并符合营养的要求为原则。治疗时所用的蛋白质以牛奶、酪蛋白、卵类和鱼类为宜，较大儿童和成人根据病情可以适当加入大豆蛋白。可使用低容量的高蛋白高能量浓缩补充剂。

2）蛋白质和能量同时补充：当补充营养时，单独过快补充能量可能引起水钠潴留、严重水肿和心力衰竭，而同时补充蛋白质则能较好耐受。食物中应含丰富碳水化合物和微量元素（锌、铁）及各种维生素。因用去乳糖的牛奶或酸奶是开始补充营养的最好办法，因为它含有高蛋白低能量，还有合适比例的钾、镁、锌。

3）尽量保证母乳喂养：对还能母乳喂养的孩子，要特别注意尽量保证母乳喂养，所增加的补充食物最好是半流质和固体食物，而且不会对母乳喂养有影响。

（2）选择合适的补充途径：可以根据病人状态及其胃肠道功能等情况来选择营养补充途径，如果胃肠道功能好，要尽量选择口服补充的方法；如果胃肠道功能好，但病人不能正常进食，可选择管喂营养；如果肠内营养明显不足或胃肠道严重障碍，则应选用静脉营养。

1）口服补充：多数患者可接受口服营养治疗。应选择易消化、高能量与高蛋白质（每日2～3g/kg或更多）的食物，少食多餐，并补充适量的各种维生素与矿物质。食物应从流质、半流质到饮食，辅食添加应从少量开始。重症患者可先用流质或半流质软食，如稀释奶、酸奶或脱脂奶等。对奶类过敏者，可选用豆浆、豆类代乳粉等。如无不良反应，逐渐增加进食量，直至恢复普通饮食。

2）管喂：对食欲极度减退，进食困难或神志不清的患者，可经鼻胃管或胃造口管喂给予营养治疗。待病情好转后，改用滴管或直接母乳喂养。

3）静脉营养：对小肠吸收严重不良、肠梗阻或不适宜长期留置输食管的病人，可用静脉营养治疗。静脉营养可选用平衡的氨基酸混合液。

（3）补充维生素、矿物质：除了补充蛋白质和能量外，开始时还应补充维生素，特别是维生素A，在这类儿童往往同时缺乏。此外，还要提供混合矿物质，包括钾、磷、锌、铁等。

（4）及时增加活动量：随着体力恢复，要及时逐渐增加活动量，促进病人恢复。

2. 纠正并发症　积极治疗各种继发感染及并发症，矫治并存的贫血与各种维生素、微量元素缺乏病。及时纠正水、电解质紊乱，注意补液总量及速度，以防发生心力衰竭。

（1）失水：消耗状态的病人常有失水，对严重PEM患者用体重方法判断有无失水常很困难，可根据皮肤、唇、口干燥，眼眶下（有时不明显）陷，低血压，肢冷、尿量等加以考虑。患者应有足够的尿量，儿童每天至少排尿200ml，成人至少500ml。

最好用口服补液来纠正。有胃肠道疾病的病人，需用静脉补充液体。对存在严重酸中毒的病人要设法纠正酸中毒。

（2）电解质紊乱：临床上常见一些患者并非死于饥饿而是死于治疗时的并发症和电解质紊乱。轻度至中度的代谢性酸中毒经饮食及水、电解质补充后有可能得以纠正。

（3）重度贫血：重度贫血者，如血红蛋白低于40g/L，可多次小量输血，白蛋白浓度过低者可少量输血浆白蛋白。

（4）重视对感染、低血糖症、心力衰竭等并发症的对症处理：如果蛋白质-能量营养不良是继发于其他疾病，要积极进行对因治疗。

五、预　防

（一）合理膳食

在人类膳食中能量和蛋白质是重要的营养物质，每天都应补足能量和蛋白质，并注意充分发挥食物蛋白质的互补作用，全面改善营养。

婴儿尽可能给予母乳喂养，断奶时间不要过早；采用含蛋白质丰富的断奶食品，及时添加辅食；改进饮食卫生、个人卫生和家庭卫生，控制儿童的腹泻和感染；进行有计划的营养调查和监测，及时采取卫生保健措施。

（二）推广生长发育监测图的应用

定期测量婴幼儿体重并将体重值在生长发育监测图上标出，二次结果连接成线；如果发现体重增长缓慢、不增或下跌者应及时寻找原因，予以及时纠正。

（三）合理安排生活制度

适当安排户外活动，坚持锻炼身体以增进食欲，提高消化能力。

（四）减少感染、早期诊断和治疗

营养不良和感染有相互作用的结果，营养不良幼儿很容易感染上疾病，而感染儿童又很容易患营养不良。有营养不良的人，要注意防止呼吸道和消化道感染，并尽早作出诊断，尽早治疗处理；有腹泻的儿童应及时喂养适合腹泻儿童的食品，以预防营养不良的发生。

第三章 维生素缺乏病

第一节　维生素 A 缺乏病

维生素 A 缺乏病（vitamin A deficiency）是世界卫生组织确认的世界四大营养缺乏病之一，是一种因体内维生素 A 缺乏引起的以眼、皮肤改变为主的全身性疾病。全世界维生素 A 缺乏每年可造成 100 万～250 万人死亡，50 万学龄前儿童因维生素 A 缺乏而致盲，因维生素 A 缺乏而导致的眼干燥症高达1000 万人以上。我国曾进行为期 4 个月的全国儿童维生素 A 缺乏情况调查，发现维生素 A 缺乏儿童占 11.7%，可疑缺乏者占 39.2%。我国为中度儿童维生素 A 缺乏国家，其中西部地区农村为重度缺乏地区。在发达国家，虽然严重的维生素 A 缺乏病不多，但亚临床型的病例并不少见。因此，维生素 A 缺乏已成为全球性的营养问题之一。

一、缺乏原因

（一）摄入不足

长期以糕、面糊等谷物、脱脂乳或炼乳喂哺小儿而未及时添加辅食品；不吃荤菜的不良饮食习惯；贫困、战争和灾荒等导致食品短缺造成机体对维生素 A 摄入不足，不能满足生理需要。

（二）吸收利用障碍

慢性消化道疾病如慢性腹泻、慢性痢疾、结肠炎等均可影响维生素 A 的消化、吸收和贮存；长期服用石蜡油通便也可影响维生素 A 的吸收。肝胆系统疾病如肝胆道阻塞性疾病（胆囊炎、胰腺炎、胆管阻塞等）致使胆汁酸分泌入肠道减少甚至缺如，从而影响小肠对视黄醇的消化、吸收等。

（三）需要量增加

生长发育迅速的早产儿、重体力劳动者、急慢性消耗性疾病及各种传染病等均可使机体对维生素 A 的需要增多，易造成维生素 A 的相对缺乏。

（四）代谢障碍

甲状腺功能低下和糖尿病时，β-胡萝卜素转变成维生素 A 障碍等。

（五）其他营养素的影响

缺乏蛋白质和锌可影响维生素 A 的转运和利用；维生素 E 可使维生素 A 在肠道内避免氧化破坏增加其的吸收，如果维生素 E 不足，可使维生素 A 的吸收降低。蛋白质摄入不足时，可使维生素 A 的吸收、贮存、运送发生障碍，导致维生素 A 缺乏；而蛋白质摄入过多又可增加维生素 A 的利用，引起较多的消耗。因此，如果给营养缺乏的病人补充高蛋白膳食而没有同时给予维生素 A 的补充，可导致维生素 A 缺乏。

（六）其他因素

酗酒和长期使用一些药物如消胆胺、新霉素、秋水仙碱等均可导致维生素 A 的缺乏。

二、临床表现

维生素 A 缺乏病以儿童及青年较多见，男性多于女性，其病变可累及视网膜、上皮、骨骼等组织以及免疫、生殖功能。

（一）眼部症状

眼部症状出现最早。在一些发展中国家，维生素 A 缺乏仍为致盲的重要原因。

1. 眼干燥症　维生素 A 缺乏时病人常感眼部不适、发干，有烧灼感，畏光、流泪，故本病又称为干眼病。当球结膜干燥时，失去正常光泽和弹性，透亮度减低并呈混浊的颜色，当眼球向左右转动时可出现球结膜的皱褶。维生素 A 缺乏时间较长时，在睑裂部球结膜靠近角膜缘处，有灰白色微小泡沫状小点散在于表面，随后集成圆或卵圆形，或呈尖端向眼角的三角形，表面微隆起、干燥，不易擦去，即为毕脱斑（bitct spot）。毕脱斑具特征性，对维生素 A 缺乏的诊断有参考意义。

2. 夜盲症　夜盲是指在黑暗中看不见东西。在未发生夜盲前，先有暗适应障碍。暗适应是指从亮处进入暗处，眼睛在黑暗中需要适应一段时间才能看到物体的生理现象。这段在黑暗中不能看到东西的时间称暗适应时间。维生素 A 缺乏，视网膜上维持暗视觉的视紫红质生成障碍，影响视网膜对暗光的敏感度，导致暗适应能力降低以至夜盲。病人多在黎明及黄昏时看物不清，病情较重则发展为夜盲。

3. 角膜软化　维生素 A 缺乏严重时，初期会引起角膜干燥、角化，失去光泽，后期可出现软化、溃疡、穿孔，导致失明。

（二）皮肤症状

起初时仅较正常干燥，以后由于毛囊上皮角化，出现角化过度的毛囊性丘疹，以上臂后侧与大腿前外侧最早出现，以后逐渐扩展到上、下肢伸侧，肩和下腹部，很少累及胸、背和臀部。丘疹呈圆形或椭圆形，针头大小，坚实而干燥，暗棕色，去除后留下坑状凹陷，无炎症。由于皮脂腺分泌减少，皮肤干燥并有皱纹，因其外表与蟾蜍的皮肤相似，所以又称"蟾皮症"，严重时皱明显如鱼鳞。

（三）骨骼系统

维生素 A 缺乏时，在儿童可表现为骨组织停止生长，发育迟缓。另外，可出现齿龈增生角化，牙齿生长延缓其表面可出现裂纹并容易发生龋齿。

（四）生殖功能

维生素 A 缺乏，可影响女性受孕和怀胎，或导致胎儿畸形和死亡；男性发生精子减少，性激素合成障碍，从而影响生殖功能。

（五）免疫功能

维生素 A 缺乏可使机体细胞免疫功能低下，患儿易发生反复呼吸道感染及腹泻等。

三、诊断和鉴别诊断

根据维生素 A 缺乏病的临床表现，维生素 A 摄入情况、病史，特别是眼部和皮肤的改变，诊断一般较易。早期发现早期治疗可防止眼部的后遗症，以下检查有助于早期诊断。

（一）血清视黄醇含量

正常成年人血清视黄醇浓度约为 1.05～3.15μmol/L。WHO 文件认为：血清视黄醇浓度低于 0.35μmol/L 时，表示机体视黄醇缺乏；低于 0.70μmol/L 为不足。儿童正常血浆视黄醇浓度大于 1.05μmol/L，0.70～1.02μmol/L 为边缘缺乏；小于 0.70μmol/L 为缺乏。但是，当机体血清视黄醇含量开始下降时，其肝的贮存已接近耗尽。

（二）暗适应能力测定

暗适应降低可作为早期诊断维生素 A 缺乏的依据。国内多测定暗适应恢复时间，即经强光漂白后的眼睛在黑暗中观察到极微弱光源所需的时间。维生素 A 缺乏者，暗适应时间延长。测定结果应排除受眼睛疾患、血糖过低和睡眠不足等与维生素 A 无关的因素影响。

（三）生理盲点

生理盲点的变化对判断人体维生素 A 的缺乏程度是一个较灵敏指标，正常人生理盲点面积约为 $1.8cm^2$，维生素 A 不足，生理盲点扩大。

（四）眼结膜印迹细胞学法（conjunctival impression cytology，CIC）

为一新发展的技术，对早期发现角膜组织异常有一定帮助。在维生素 A 缺乏期间，眼结膜杯状细胞（goblet cell）消失、上皮细胞变大且角化。

（五）尿液上皮细胞检查

取 10ml 新鲜、清洁中段尿，加 1% 甲紫溶液数滴。计数上皮细胞，超过 3 个/mm^3，排除尿路感染后，可认为是维生素 A 缺乏。

本病皮肤表现需注意与下列疾病引起的皮疹相鉴别：

1. 银屑病（psoriasis） 发病部位不定，以四肢伸面、头部和背部多见，基底淡红色炎性浸润，上被多层银白色鳞屑，剥离后可见点状出血，病程长，一般冬重夏轻，易反复。

2. 维生素 C 缺乏病（scurvy） 有维生素 C 摄入不足史，毛囊角化见于四肢伸侧、腹部等处，形成角栓，毛囊周围有淤斑并易出血等表现。毛发卷曲于毛囊周围称为螺旋状毛发。

3. 毛发红糠疹（pitgriasis rubra pilaris） 多发于四肢伸侧、躯干、颈旁和臀部毛囊角化性丘疹，呈圆锥型，丘疹可互相融合成黄红色或淡红色鳞屑性斑片。常有掌跖红斑角化，与营养无关，血中维生素 A 水平正常。

4. 毛周角化病（keratosis pilaris） 多发生于上臂及股外侧毛囊角化性丘疹而无其他伴发症状，与营养无关，血中维生素 A 水平正常。

四、治　疗

（一）消除病因，积极治疗原发疾病

及时寻找导致维生素 A 缺乏的原发病因，如痢疾、慢性腹泻、胆囊炎、发热等，

给予治疗或去除。纠正偏食、挑食等不良饮食习惯。

(二) 补充维生素 A

单纯因摄取量不足而致维生素 A 缺乏者，临床可按缺乏程度轻重给予适当剂量维生素 A。另外，要给予富有维生素 A 的食物，如动物肝脏、蛋黄、胡萝卜、菠菜、韭菜、荠菜、莴苣叶、金针菜或果类杏干等。

(三) 对症治疗

有眼干燥症时双眼可滴消毒的鱼肝油及消炎眼药水防止继发感染。有角膜溃疡者须经眼科及时治疗防止虹膜脱出及粘连。

(四) 其他

给予维生素 A 治疗时，如同时补充维生素 E 和锌，可提高疗效。

五、预　防

1. 摄入含维生素 A 丰富的食物　如动物性食品（肝脏、鱼类、蛋类、肉类、禽类、奶类及其制品等），深绿色蔬菜、胡萝卜、番茄、红薯等食物，养成不偏食、不挑食的习惯。

2. 监测易感人群的维生素 A 营养状况　包括对婴幼儿、儿童、孕妇、乳母等易感人群进行暗适应能力、眼部症状、血清视黄醇含量等方面的监测，及时发现亚临床的缺乏者，及时给予纠正。

3. 对易患人群进行干预　近来研究表明，在维生素 A 缺乏地区，每年或半年 1 次口服 30 万单位视黄醇油滴，可以起到预防作用。

4. 选用维生素 A 强化食品　适当选用膳食补充剂和维生素 A 强化食品，以提高维生素 A 的摄入量。

第二节　维生素 D 缺乏病

维生素 D 是人类生命所必需的营养素，是钙平衡的最重要生物调节因子之一。维生素 D 缺乏病根据年龄不同有不同的临床表现。婴幼儿时期维生素 D 缺乏可导致佝偻病（rickets）的发生；成人阶段的维生素 D 缺乏则形成骨软化症（osteomalacia）。与骨软化症相比，佝偻病具有很高的发病率，维生素 D 缺乏病主要发生在生活在气温偏低、日光照射不足的地区、食物缺乏维生素 D 来源的人群常见中，特别是在婴幼儿、家庭妇女和老年人。根据我国 1977～1983 年的调查，3 岁以下婴幼儿佝偻病的患病率平均为 40.7%，其中 80% 的发病年龄在 1 岁以内，北方地区明显高于南方地区。

一、缺乏原因

维生素 D 及钙、磷的原发性缺乏和代谢异常可导致维生素 D 缺乏。引起维生素 D 缺乏的常见原因是：

(一) 阳光照射不足

人体皮肤中的脱氢胆固醇经日光中紫外线照射后可转变为维生素 D。天然食物中维生素 D 的含量普遍都很少，只有少数食品含有一定量的维生素 D。因此，对多数人来说，皮肤内维生素D的合成是体内维生素D的主要来源。日光紫外线照射不足，现在仍是发生维生素D缺乏的主要原因。日光照射与地理条件、季节和大气环境有密切的关系，温带、寒带日照时间短，特别在多雨、多雾和大气污染严重的地区更容易发生维生素D缺乏。

（二）维生素D及钙、磷摄入不足

动物性食品是天然食物中主要的维生素D来源。海水鱼类，如鲱鱼、鲑鱼（大马哈鱼）和沙丁鱼，以及鱼肝油是维生素D_3的良好来源。乳类中维生素D含量少，单纯母乳喂养而未添加维生素D制剂的婴幼儿容易发生佝偻病。

食物的钙、磷含量及比例也与维生素D缺乏病的发生有关。维生素D的主要作用是促进肠钙的吸收，骨质生成。食物钙含量丰富可以弥补轻度的维生素D不足。

（三）维生素D及钙、磷的肠道吸收障碍

维生素D作为脂溶性维生素，其吸收完全依赖肠道的脂质吸收能力。此外，维生素D代谢需经肝肠循环。所以，胃肠道疾病、肝病都能引起维生素D缺乏。肠道吸收不良综合征可影响维生素D及钙的吸收，也是佝偻病常见的病因。

（四）其他原因

肝和肾是活化维生素D的主要器官，肝肾疾病时可直接影响维生素D的正常代谢，如婴儿肝炎综合征，肝内胆道闭锁等。抗癫痫药物能缩短维生素D半衰期，导致1，25-$(OH)_2D_3$生成不足，引起肠道钙吸收障碍。

二、临床表现

（一）佝偻病

佝偻病的临床表现主要是神经精神症状和骨骼的变化。

1. 神经精神症状　为佝偻病初期的主要临床表现，可持续数周至数月。表现为多汗、夜惊、易激惹等，特别是入睡后头部多汗，与气候无关，由于汗液刺激，患儿经常摇头擦枕，形成枕秃或环形脱发。以上症状虽非特异性表现，但在好发地区，可为早期诊断的参考依据。

2. 骨骼表现　骨骼的变化与年龄、生长速率及维生素D缺乏的程度等因素有关。

（1）头部：颅骨软化为佝偻病的早期表现，多见于3~6个月婴儿，轻者前囟边缘软化，闭合延迟，可迟至2~3岁才闭合。重者颞枕部呈乒乓球样软化，以手指按压枕、顶骨中央，有弹性。由于骨膜下骨样组织增生，可导致额、顶骨对称性隆起，形成“方颅”、“鞍状头”或“十字头”。佝偻病患儿出牙晚可延至1岁出牙，或3岁才出齐。严重者牙齿排列不齐，釉质发育不良。

（2）胸部

1）肋骨串珠：在肋骨与肋软骨交界区呈钝圆形隆起，外观似串珠（rachitic rosary），以第7~10肋最显著。也可向内隆起压迫肺而致局部肺不张，易患肺炎。

2）胸廓畸形：1岁以内的患儿肋骨软化，胸廓因受膈肌收缩而内陷，呈现沿胸骨下缘水平的凹沟，称为赫氏沟（harrisons groove）。2岁以上患儿可见有鸡胸等胸廓畸形；剑突区内陷，形成漏斗胸。

（3）四肢及脊柱：由于骨骼软化，上下肢均可因承重而弯曲变形，婴儿爬行时可发生上肢弯曲，较大的儿童站立行走时则发生下肢变曲，出现："O"型腿或"X"型腿。脊柱受重力影响可发生侧向或前后向弯曲；骨盆前后径短，耻骨狭窄。佝偻病也可导致胫骨弯曲及扁平足。严重的佝偻病儿容易发生骨折。另外，长骨干骺端肥大，以腕部明显，桡骨、尺骨端呈钝圆形隆起，形似"手镯"与"足镯"（6个月~3岁的重度佝偻病儿多见）。

3. 其他表现　佝偻病儿一般发育不良，神情呆滞，条件反射建立缓慢且不巩固。能直立行走的时间也较晚。由于低血钙，6个月以下的小儿常出现肌痉挛或手足搐搦，更大些的儿童可有骨痛、骨变形等表现。由于胸廓畸形，呼吸运动受限制，病儿容易继发肺部感染。也常见消化系统的功能障碍。

（二）骨软化症

发生于成年人，多见于妊娠多产的妇女及体弱多病的老人。最常见的症状是骨痛、肌无力和骨压痛。发病初期，骨痛往往是模糊的，常在腰背部或下肢，疼痛部位不固定，其发作也没有一定的规律性，一般在活动时加重，但没有明显的体征。肌无力是维生素D缺乏的一个重要表现，初期患者的感觉是上楼梯或从坐位起立时吃力，病情加剧时行走困难。在骨痛与肌无力同时存在的情况下，患者步态特殊，被称为"鸭步"（或"企鹅"步态）。重度者有脊柱压迫性弯曲、身材变矮、骨盆变形等现象。体检时，骨软化症患者的胸骨、肋骨、骨盆及大关节处往往有明显压痛，有些患者会出现自发性、多发性骨折或假性骨折。

成年人在维生素D缺乏时可发生骨软化症，特别是妊娠、哺乳期妇女和老年人，主要表现为骨骼软化、变形，易折断，严重时发生骨骼脱钙，骨质疏松，有自发性、多发性骨折。

三、诊断与鉴别诊断

（一）诊断

维生素D缺乏病需要根据病史、症状、体征、化验及X线检查等作出全面的诊断。

1. 病史　凡早产、双胎、人工喂养，接受日照少，经常患病及生长发育快的婴幼儿，若出现上述临床表现，需做进一步检查。

2. 实验室检查　碱性磷酸酶活性升高在佝偻病病程中出现较早，而恢复最晚，故在临床诊断及治疗观察中价值较大。

对于临床症状和体征表现不典型的亚临床佝偻病，可测定血清中25-(OH)D_3水平，正常值为10~80mmol/L，典型佝偻病病人几乎为零，亚临床佝偻病病人也显著下降，经维生素D治疗后可显著回升，因此为敏感而可靠的生化指标。

3. X线检查　以骨骼发育较快的长骨的X线改变为明显，尤以尺桡骨远端及胫腓骨近端更为明显，各期X线表现为：初期或轻症者的改变不显著，干骺端钙化预备线可有轻度模糊，以尺桡骨端为明显。激期或重症：干骺端钙化预备线消失，呈毛刷状，常有杯口状凹陷；骺线显著增宽，骨质稀疏，皮质变薄，可伴有不完全性骨折及下肢弯曲畸形。恢复期：钙化预备线重新出现，但仍不太规则，杯口状改变渐消失，骨密度渐恢复正常。

可按下列标准对佝偻病进行确诊（表5-3-1）。

表 5-3-1 佝偻病诊断检查项目

项　目	主要条件	次要条件
临床症状	多汗、夜惊	烦躁不安
体征	乒乓头，方颅，肋串珠，鸡胸，手足镯，"O"形腿，典型肋软沟	枕秃、方颅、肋软沟
血液钙磷乘积	<30	30~40
碱性磷酸酶活性（金氏法）	>28 单位	20~28 单位
腕骨 X 线片（干骺端）	毛刷状/杯口状	钙化预备线模糊

凡符合下列条件之一者均可诊断为活动性佝偻病：

（1）具二个主要症状加一个主要体征。

（2）具一个主要症状加二个主要体征。

（3）具二个主要症状而无体征/仅有次要体征，宜作 X 线及生化检查，阳性时方可确诊。

（4）具一个主要体征而无症状/仅有次要症状，宜作 X 线或生化检查，阳性方可确诊。

（5）未满 3 个月婴儿出现"乒乓头"体征，应有两个主要症状，>3 个月者，除"乒乓头"外，还应具一个主要/次要症状。

（6）单纯腕骨 X 线检查有毛刷状或杯口状改变。

（二）鉴别诊断

1. 克汀病（呆小病）　系先天性甲状腺功能不全引起，具特殊面容和体态：眼裂小、眼距宽、鼻根宽平、舌大常伸出口外，四肢短小、躯干相对较长，头发稀疏，皮肤干、粗，可有黏液性水肿。表情呆滞，智力明显低下。X 线可见骨龄明显落后，但血钙、磷正常，碱性磷酸酶活性降低，均可与佝偻病鉴别。

2. 脑积水　均匀性头颅增大，呈进行性，伴前囟门增大、膨隆，颅骨缝分离，两眼下视呈"落日状"，严重者有视神经乳头水肿、呕吐、肢体痉挛等颅压增高征候。

3. 软骨营养障碍　为遗传性软骨发育障碍性疾病，有头大、前额及下颌突出，鼻根平坦的特殊面容，四肢及手指短粗、五指齐平，上身量与下身量显著不成比例，腰椎前凸、臀后凸。血钙、磷正常。X 线见骨干粗短、干骺端增宽，无佝偻病典型改变。

四、治疗和预防

佝偻病的治疗应贯彻"关键在早，重点在小，综合治疗"的原则控制活动期，防止畸形和复发。光紫外线和选用维生素 D 丰富的食品，对佝偻病的治疗有积极作用，使用维生素 D 制剂还是最主要的治疗措施。在疾病初期或活动期可口服或肌肉注射维生素 D 制剂，但要注意预防维生素 D 过量引起中毒。在恢复期可使用"夏季晒太阳，冬季服 AD"的办法。后遗症期无需药物治疗，但要注意加强体格锻炼，对骨骼畸形者采取主动或被动方法矫正，胸部畸形可作俯卧位抬头展胸运动；下肢畸形可作肌肉按摩（"O"型腿按摩外侧肌，"X"型腿按摩内侧肌），增加肌张力以矫正畸形。

对佝偻病的预防要贯彻"系统管理，综合防治，因地制宜，早防早治"的原则，从围产期开始，以1岁内小儿为重点对象，并应系统管理到3岁。从孕妇妊娠后期（7～9个月）开始，胎儿对维生素D和钙、磷需要量不断增加，要鼓励孕妇晒太阳，食用富含维生素D和钙、磷及蛋白质的食品，有低钙血症和骨软化症孕妇应积极治疗。对冬春妊娠或体弱多病之孕妇，可于妊娠7～9个月给予维生素D制剂，同时服用钙剂。

新生儿应提倡母乳喂养，尽早开始晒太阳。尤其早产儿、双胎及人工喂养儿或者冬季出生小儿，可于生后1～2周开始，给予维生素D制剂强化。有钙抽搐史或以淀粉为主食者，补给适量钙。除提倡母乳外，有条件地区，人工喂养者可用维生素AD强化牛奶喂哺。

第三节　维生素 B_1 缺乏病

维生素 B_1 缺乏病（vitaminB_1 deficiency）临床上以消化系统、神经系统及心血管系统的症状为主。在我国南方本病的发病率较高，主要由于这些地区以精米为主食，且气候炎热潮湿，汗液中丢失的维生素 B_1 较多。另外，我国因广泛饮酒造成维生素 B_1 的亚临床缺乏者为数亦不少，应引起广泛的关注。

一、缺乏原因

常见的维生素 B_1 缺乏的原因主要有以下几方面：

（一）摄入不足

由于维生素 B_1 在体内贮存有限且为水溶性，容易从肾脏、汗液排出，故需要每日不断的补充才能满足机体的需要。维生素 B_1 广泛分布于自然界植物和动物体内。谷类食物为我国大多数地区居民膳食维生素 B_1 的主要来源。米麦类加工过精，或米淘洗过多，习惯食捞饭弃去米汤，蔬菜切碎后浸泡过久，不食菜汤，或在食物中加碱烧煮等，均可使维生素 B_1 大量损失，导致其缺乏。单纯母乳喂养未加辅食，而乳母又缺乏维生素 B_1 时，则婴儿容易发生维生素 B_1 缺乏病。

（二）吸收利用障碍

食物中的焦磷酸硫胺素需转为硫胺素后才能被小肠吸收。胃肠道及肝胆疾病如胃酸分泌减少、吸收不良综合征、慢性腹泻、肠梗阻、慢性肝炎和肝硬化等均可使维生素 B_1 吸收和（或）利用障碍从而导致缺乏。

（三）需要量增加或消耗过多

长期发热、消耗性疾病、甲状腺功能亢进以及高温作业、重体力劳动、妊娠、哺乳等均可使维生素 B_1 需要量增多；糖尿病、尿崩症以及使用利尿剂，可使维生素 B_1 从尿中排出增多。如摄入量不相应增加，可致维生素 B_1 缺乏。

（四）抗硫胺素因子

有些食物含有抗硫胺素因子（antithiamine factor，ATF），可使硫胺素变构而降低其生物活性。ATF有耐热和不耐热两种。不耐热ATF加热可使其破坏，存在于贝类、虾、淡水鱼（如青鱼、鲤鱼）的内脏、蕨类植物和一些海鱼中，如未经煮熟或生吃，可使硫胺素降低或失去活性。耐热的 ATF 已证明存在于蕨类植物、茶、槟榔、一些蔬菜和植物中，甚至一些动物体内。故进食含有耐热 ATF 的动物组织或蔬菜、植物等，或咀嚼槟榔、茶叶，或喝浓茶、咖啡等，即使摄入的维生素 B_1 达到推荐摄入量的要求，亦可导致缺乏。

（五）慢性乙醇中毒

在现代生活中，酗酒已成为引起维生素 B_1 缺乏病常见的原因之一，尤其在西方国家中常见。一方面，乙醇可使维生素 B_1 摄入减少并妨碍小肠对其吸收，因此酗酒者常存在一定程度的吸收不良与营养不良。另一方面，乙醇损害维生素 B_1 的正常代谢，使肝脏中硫胺素向焦磷酸硫胺素的转化减少，尤其是继发于酗酒的慢性肝病病人。此外，乙醇对神经系统有直接的毒性作用，可使其对维生素 B_1 的利用降低。

二、临床表现

维生素 B_1 缺乏病的临床表现可因发病年龄及受累系统不同而异。婴幼儿起病较急，成年起病则较慢。一般可分为亚临床型、神经型（干型和脑型脚气）、心血管型（湿型脚气）。典型病人大多数同时出现神经系统、心血管系统两组症状，但也可以出现单一症状。而神经系统或心血管系统症状表现的严重程度，可能与病人缺乏维生素 B_1 的严重程度和持续时间，体力活动情况，摄入的能量等有关。如一个中等程度维生素 B_1 缺乏病的病人，从事较重体力劳动主要来自碳水化合物供能，则其临床表现倾向于心血管症状（湿型脚气），极少或几乎没有神经系统症状的发生。但在维生素 B_1 缺乏病同样程度的病人，如体力活动相对较少，能量摄入也较低，则主要出现神经系统症状（干型和脑型脚气）。

（一）亚临床型

可见于维生素 B_1 量不能满足机体的需要，持续 3 个月以上的病人。病人感觉疲乏无力、烦躁不安、易激动、头痛，恶心、呕吐、食欲减退，有时腹痛、轻泻或便秘、腹胀，下肢倦怠、酸痛。随病情发展出现神经或心血管型或二者兼有的症状。

（二）神经型

周围神经系统主要累及肢体远端，下肢发病较上肢早，且感觉异常先于运动障碍，呈上升性、对称性。初时，病人感觉下肢软倦、无力，有针刺或烧灼样感觉或过敏表现，肌肉酸痛，走路时尤甚，尤以腓肠肌最为明显，有时可有腓肠肌抽搐、痉挛、甚至不能行走，腓肠肌常有按痛，病人蹲下时可因腓肠肌痛而不能起立。随着病情发展，病人常诉肢体麻痹，感觉障碍呈手套样或袜套样，触觉和（或）痛觉减弱以至消失。病情加重时，患者烦躁不安、声音嘶哑，继而神情淡漠、反应迟钝、嗜睡，严重时发生昏迷惊厥。

Wernicke 脑病（脑型脚气病综合征）为维生素 B_1 缺乏累及中枢神经系统的表现，较为罕见，多见于酗酒的病人。临床表现一般按以下顺序发展：呕吐，水平性或垂直性眼球震颤，以水平性为多见，由眼直肌无力引起的眼肌麻痹，跨越步态，共济失调，进行性精神衰退以至精神异常，最后可发展至昏迷及死亡。眼肌麻痹导致眼肌瘫痪时，眼球震颤可减轻。病人可有发热，还可出现典型的 Korsakoff 综合征（近事遗忘与虚构综合征)，表现有记忆力丧失，幻觉等。

(三) 心血管型

维生素 B_1 缺乏病引起的心功能不全高输出量、以右心为主的左右心室衰竭，而心脏能量不足，心肌受累，亦为心功能不全的原因。病程可呈慢性经过，病人感觉心悸、气促、心前区胀闷，舒张压降低，脉压差增大。病情进一步发展，病人可因循环衰竭而死亡。心血管症状亦可呈急性暴发经过，以心肌病变为主要表现，称脚气冲心。表现为起病急骤，病人感呼吸困难，焦虑，烦躁不安，心率增快，心脏扩大，颈静脉充盈，静脉压增高，肝大，循环时间加快，肢端发绀呈袜套、手套样，可因心功能衰竭于几小时或几天内死亡，尤多见于婴幼儿。

水肿为湿型脚气病病人较常见的症状，有时即使心功能正常亦可有水肿出现。起初位于足踝部，皮肤略红，继而发展至小腿、膝、整个下肢甚至全身。严重者可有胸腔、心包腔、腹腔等处积液，并可迅速发展至循环衰竭以至死亡。水肿消退时，尿量增多而尿蛋白阴性此为湿型维生素 B_1 缺乏症的特征。

(四) 婴儿脚气病

多发生于出生数月的婴儿。病情急、发病突然，误诊时患儿可死亡。患儿初期有食欲不振、呕吐、兴奋、腹痛、便秘、水肿、心跳快、呼吸急促及困难。以心血管症状占优势。喉水肿而失声，形成独特的喉鸣（维生素 B_1 缺乏病哭声）。晚期可发生发绀、心力衰竭、肺充血及肝淤血。严重者可出现脑充血，脑高压，可导致强直痉挛，昏迷而死亡。症状开始至死亡 1～2 天。治疗及时者可迅速好转，治疗延误病死率较高。

三、诊断与鉴别诊断

(一) 诊断

维生素 B_1 缺乏病的诊断主要根据膳食营养缺乏史和临床表现，详细询问患者的营养状况、饮食和饮酒习惯、工作的劳动强度以及有无影响维生素 B_1 吸收和需要量增加的疾病等。如有营养不良和（或）维生素 B_1 吸收不良、消耗过多等因素达 3 个月以上，应考虑本病的可能。结合临床表现，有无周围神经炎、腓肠肌压痛、感觉异常、跟腱及膝反射异常；有无进行性上升性水肿；心界扩大、心率增加等，必要时可根据对维生素 B_1 的治疗反应以及实验室检查等，可确定诊断。目前临床应用较多的是尿中维生素 B_1 排出量和转酮酶活性系数分析。

1. 尿中维生素 B_1 排出量测定　正常人 24 小时尿维生素 B_1 的排出量与摄入量呈正相关。维生素 B_1 缺乏的亚临床期病人，其 24 小时维生素 B_1 排出量甚低，临床期则几乎测不到。如成年人 24 小时尿维生素 B_1 排出量少于 90μg，或每小时夜尿排出量少于 1μg，或空腹 2 小时尿少于 2μg，可认为机体缺乏维生素 B_1。但测定时需注意 24 小时或每小时尿量的准确性，病人近期内是否使用过维生素 B_1 或使用促进维生素 B_1 排泄的药物，以免导致错误的判断。为此，可进行如下实验室检查：

（1）4 小时负荷试验：成人 1 次口服 5mg 或肌注 1mg 维生素 B_1，留 4 小时尿，测排出硫胺素的量，$<100\mu g$ 为缺乏，100～200μg 为不足，$>200\mu g$ 为正常。

（2）任意一次尿维生素 B_1 与肌酐排出量的比值：由于尿肌酐具有排出速率恒定，且不受尿量多少的影响。因此可以用相当于含 1g 肌酐的尿中维生素 B_1 排出量的多少反映机体的营养状况，以每克肌酐维生素 B_1 的微克数表示。

2. 红细胞转酮醇酶活性系数（erythrocyte transketolase action coefficient，ETK-AC）或 TPP 效应　红细胞转酮醇酶活性系数（红细胞加入焦磷酸硫胺素孵育后的酶活性与未加入焦磷酸硫胺素孵育的酶活性之间的比值，以百分数表示）可反映机体储存硫胺素的情况。一般认为，转酮醇酶活性系数≥16%为不足，>25%为缺乏。由于在维生素 B_1 缺乏的早期转酮醇酶活性就已下降，所以测定 ETK-AC 或 TPP 效应是目前评价维生素 B_1 营养状况广泛应用的可靠方法。但此法对肝脏疾病患者无诊断意义。

如无条件进行上述两项检查，可进行维生素 B_1 试验性治疗。病人于注射维生素 B_1 后，如心血管及眼肌麻痹等表现在 12 小时或更短时间内改善，也有助于诊断维生素 B_1 缺乏。

（二）鉴别诊断

有神经症状的病人，需注意与铅、砷中毒引起的神经病变鉴别。有水肿的症状，需与肾炎、肝病、蛋白质-能量营养不良所致者鉴别。本病引起的心功能不全为高输出、双心室性心力衰竭，需注意与甲状腺功能亢进性心脏病、贫血性心脏病、以及中毒性、病毒性心肌炎等鉴别。

单纯脑型或单纯心脏病型（尤其是暴发型）脚气病较易发生误诊，同时这两型均病情危重和发展快，故有可疑时应及时给予维生素 B_1 肌肉注射，作为试验性治疗。

四、治　疗

（一）去除病因

首先，治疗造成维生素 B_1 缺乏的原发疾病或诱因，如消化道疾病、糖尿病、甲状腺功能亢进等。

（二）补充维生素 B_1

对一般患者，除改善饮食营养外，口服维生素 B_1 10mg/次（3 次/天），同时可加用于酵母片及其他 B 族维生素。对急重患者应尽快注射大剂量维生素 B_1 50～100mg/d，7～14 天后可减少剂量，改为口服，直至病人完全康复。心血管症状，可在使用维生素 B_1 6～12 小时后得到明显改善。神经系统症状的改善需较长时间。Wernicke 脑病所表现的眼肌麻痹和凝视常在治疗第一天后缓解，眼球震颤、共济失调和精神异常则需几天至几周才可改善。有惊厥或心力衰竭时应同时对症治疗，进行抢救，尽量不用高渗葡萄糖液和肾上腺皮质激素，后者对抗维生素 B_1，也可加重病情。

五、预　防

（一）改良谷类加工方法，调整饮食结构

加强粮食加工的指导是预防维生素 B_1 缺乏病重要措施之一，防止谷物辗磨过细导致硫胺素的耗损。纠正不合理的烹调方法和不良的饮食习惯，如淘米次数不宜过多，煮

饭不要丢弃米汤，烹调食物不要加碱等。建议经常食用一些干豆类和杂粮。不生吃有抗硫胺素因子的鱼类、贝类等。食物来源应多样化，用新鲜食物代替腌制食物。

（二）开展易感人群维生素 B_1 营养状况的监测和干预

开展对婴幼儿、儿童、孕妇、乳母等易感人群的监测，及时发现亚临床的缺乏者，给予纠正。在生长期、妊娠期、哺乳期、重体力劳动者、高温环境下生活及工作者或是患腹泻、消耗性疾病时，应注意增加维生素 B_1 的摄入量。有酗酒嗜好者，需戒酒并适时补充维生素 B_1。

（三）广泛开展健康教育活动

预防维生素 B_1 缺乏，关键在于加强营养知识的普及和教育，使居民能注意到食物的选择与调配。瘦肉及内脏维生素 B_1 含量较为丰富，豆类、种子或坚果类等食物也是硫胺素的良好来源，应多选择食用。

（四）维生素 B_1 强化食品

采用维生素强化食品措施，把维生素 B_1 强化到米面、面包、啤酒等食物中，提高食品维生素 B_1 的含量，满足人体每日的需要。

第四节　维生素 B_2 缺乏病

由于长期摄入维生素 B_2 不足而引起的缺乏病，称维生素 B_2 缺乏病（vitamin B_2 deficiency）。由于我国居民饮食组成的特点，该缺乏病在我国是一种常见的营养缺乏病。其冬季的发病率远比其他季节要高。

一、缺乏原因

人体内维生素 B_2 贮存很少，食物摄取过多时，即随粪便、尿排出体外。单纯的维生素 B_2 缺乏很少见，通常是多种营养素联合缺乏。维生素 B_2 缺乏也可影响其他营养素的摄取和利用。

（一）摄入不足

摄入不足仍是目前维生素 B_2 缺乏的主要原因，包括食物摄取不足，烹调不合理（如淘米过度、蔬菜切碎后浸泡等），食物在加热、暴露于阳光的过程中维生素 B_2 被破坏，食用脱水蔬菜或婴儿所食牛奶多次煮沸等均可导致维生素 B_2 摄入不足。

（二）吸收障碍

消化道系统吸收功能障碍，如长期腹泻、消化道或胆道梗阻、胆汁分泌受限、胃酸分泌减少、小肠恶性肿瘤或小肠切除等因素均可影响维生素 B_2 的吸收。此外，嗜酒者也因肠道吸收减少与生物利用度降低可导致维生素 B_2 不足。

（三）需要量增加或消耗过多

在妊娠、哺乳、寒冷、体力劳动、精神紧张等情况下，机体维生素 B_2 需要量增加。在疾病过程中，例如高热、肺炎时，常因代谢加速、消耗增加，患者对维生素 B_2 需要量增多；而另一方面却常因食欲不佳、恶心、呕吐等致摄入减少，而出现口角炎等维生素 B_2 缺乏症状。

（四）药物影响

药物可干扰维生素 B_2 的利用。如治疗精神病的药物，氯普马嗪，丙咪嗪和阿密替林等，癌症化疗药物阿霉素和抗疟药阿的平等均能抑制维生素 B_2 转化为其有活性的辅酶衍生物。

二、临床表现

维生素 B_2 在体内耗竭的时间为 60～180 天，膳食中供应不足 2～3 个月后即可发病。维生素 B_2 缺乏的临床症状不像其他一些维生素缺乏的症状那样特异。早期症状可包括：虚弱、疲倦、口痛和触痛、眼部发烧、眼痒，可能还有性格方面的变化。进一步发展可出现唇炎、口角炎、舌炎、鼻及睑部的脂溢性皮炎，男性有阴囊炎，女性偶见阴唇炎，故有口腔生殖综合征（orogenital syndrome）的说法。另外还可出现角膜血管增生、贫血和脑功能失调。

（一）舌炎（glossitis）

患者病初舌色紫红、舌裂、舌乳头肥大，继之有不规则的侵蚀，常见于两侧舌缘，此时舌有疼痛与烧灼感，还可见红斑和舌乳头萎缩。典型者舌呈紫红色或红紫相间，出现中央红斑，边缘界线清楚如地图样变化，称为地图舌。若累及咽部黏膜，则有咽痛、咽部充血水肿。

（二）唇炎（cheilosis）**和口角炎**（angular stomatitis）

初期唇黏膜水肿、有裂隙、溃疡及色素沉着，严重时可有唇黏膜萎缩。口角炎则表现为口角湿白、裂隙、疼痛、溃疡，常有小脓疱和结痂。

（三）脂溢性皮炎（seborrheic dermatitis）

好发于皮脂腺分泌旺盛的部位，如鼻唇沟、下颌、眉间、面颊、胸部及身体各皱褶处（如耳后、乳房下方、腋下及腹股沟等处）。初期皮脂增多，皮肤有轻度红斑，上有脂状黄色鳞片，在黄色鳞片之后有丝状赘疣或裂纹发生。

（四）阴囊炎（scrotum dermatitis）

阴囊皮肤除渗液、糜烂、脱屑、结痂、皱裂及合并感染外，尚有浸润、增厚及皱褶深厚等变化。与阴囊湿疹极其相似，故又称为阴囊湿疹样皮炎。损伤范围可大可小，一般大于阴囊面积的 1/3。阴茎及会阴部有时亦被波及。阴毛分布部位可有红色丘疹及脓疱发生，但左右两侧阴囊的接缝处则极少被侵害。病损可分为干性、湿性及化脓性三种。妇女可有会阴瘙痒、阴唇皮炎和白带过多等表现。

（五）眼部症状

患者可有视力模糊、畏光、流泪、视力疲劳、角膜充血等症状。维生素 B_2 和视黄醇一起参与感光作用，维生素 B_2 缺乏可也使暗适应能力下降。

三、诊断及鉴别诊断

因为维生素 B_2 缺乏病常合并其他维生素的缺乏，而唇炎、舌炎、口角炎和皮肤病变均无特异性，所以临床诊断比较困难。角膜血管增生虽是一项较好的诊断指标，但若与砂眼共存，往往不易诊断。详细了解膳食史有助于诊断，试验性治疗亦可用于诊断。实验室检查较为可靠，主要指标有：

（一）尿维生素 B_2 测定

尿中维生素 B_2 排出量被认为是一项有用的诊断依据，24 小时尿维生素 B_2 排出量 >0.32μmol/L（>120μg）为正常。在尿液收集不全时，可根据尿肌酐的排出量来衡量其相应的比例。按每克肌酐量计算，≥80μg/g 肌酐为正常，<27μg/g 肌酐为缺乏。

在用尿中维生素 B_2 排出量作为评价营养状况指标时，必须注意影响维生素 B_2 排出量的因素，包括每日维生素 B_2 的摄入量、蛋白质代谢或氮平衡等。在负氮平衡、饥饿和应激状态下，维生素 B_2 的排出量可增多。

（二）维生素 B_2 负荷实验

清晨排出第一次尿后，口服 5mg 维生素 B_2 后，收集 4 小时尿液测定维生素 B_2 的排出量，一般认为尿中维生素 B_2 排出量 ≥3.45μmol（≥1300μg）为正常，1.33～3.45μmol（500～1300μg）为不足，≤1.33μmol（≤500μg）为缺乏。

（三）全血谷胱甘肽还原酶活力系数（BGR-AC）测定

测定全血谷胱甘肽还原酶活力系数（AC），可作为人体维生素 B_2 缺乏的特异诊断方法。当人体缺乏维生素 B_2 时，AC 值增高，补充维生素 B_2 后即下降。

四、治　疗

（一）食物补充

因维生素 B_2 的需要量与摄入的能量有关，平均每摄入 4184kJ（1000kcal），需摄入维生素 B_2 0.6mg，因此，维生素 B_2 缺乏患者需改进膳食搭配，多吃肝、肾、肉类和乳制品等。

（二）补充维生素 B_2

用维生素 B_2 片治疗效果显著，每日 10mg 分 2 次口服，直至症状消失。同时应服用酵母片或复合维生素 B 片。

（三）对症治疗

阴囊炎可视具体情况对症处理，干燥者可涂保护性软膏，渗液糜烂者用 1% 硼酸溶液湿敷，感染化脓者给予抗生素治疗。阴囊炎多在 1 周内痊愈，口腔症状则需要 2～3 周方可消失。

（四）其他

纠正儿童的偏食习惯，使他们合理地摄入营养素，防止维生素 B_2 摄入不足。对有偏食习惯的儿童进行食疗，不仅可以治愈口角炎，而且还能纠正偏食造成的营养不良，有利于儿童成长。

五、预　防

（一）多食富含维生素 B_2 的食物

是预防维生素 B_2 缺乏的根本途径。良好的食物来源主要是动物肝、肾、心、蛋黄、乳类。在发展中国家，植物性食物是膳食维生素 B_2 的主要来源。绿叶蔬菜中维生素 B_2 含量比根茎类和瓜茄类高，天然谷类食品的维生素 B_2 含量比较低，但强化和添加维生素 B_2 的谷物食品维生素 B_2 含量大大增加。豆类的维生素 B_2 含量也很丰富。

（二）开展营养宣教活动

应加强集体食堂工作人员营养知识的教育，使其合理调配膳食，改进烹调方法，减少烹调过程中维生素的损失，以预防维生素 B_2 及其他营养素的缺乏。

（三）营养干预

对于经济不发达的农村应以多种途径进行营养干预，对孕妇、乳母及学龄前儿童应及时给予特殊的饮食，适当增加动物性食品或给予维生素 B_2 强化食品，以提高维生素 B_2 及其他营养素的摄入量，降低维生素 B_2 缺乏和贫血发生率，促进机体的健康。

第五节 癞皮病

癞皮病（pellagra）是由烟酸和色氨酸联合缺乏导致的营养缺乏性疾病，也叫糙皮病，因为皮肤粗糙而得名。人类发现该疾病已有二百多年的历史，该病广泛流行于世界上以玉米为主食的地区。癞皮病呈明显的季节性，多发生于春末或夏初。1959 年我国进行全国营养调查时，发现在新疆的南疆少数民族地区有原发性癞皮病流行，分布范围很广，严重的影响了当地人民的健康。随着人们生活水平的提高，目前癞皮病较少发生。

一、发病原因

烟酸缺乏及色氨酸摄入不足是本病的主要原因。烟酸广泛存在于自然界动植物性食物中，以瘦肉、豆类、鱼类、花生的含量较丰富。玉米等谷物中含有的烟酸是“结合型”烟酸，若未经处理，进入人体后不能被消化酶水解利用。因此，大多数存在于谷物中的烟酸都不具营养活性，若长期以未经特殊处理的玉米为主食，容易发生烟酸缺乏。

色氨酸是一种必需氨基酸，人体不能合成，必须从膳食中摄取。色氨酸在生物体内可转化为烟酸。动物蛋白食品多富含色氨酸，如果每天能从食物中获得 60g 优质蛋白质，一般可得到 10mg 烟酸。在以玉米为主食的地区，如动物蛋白缺乏，很容易发生癞皮病，甚至发生流行。小儿有偏食习惯，拒食肉类，食品单调也可导致烟酸摄入不足而发病。另外，孕期、哺乳期妇女需要量增多，若食物的质与量不能满足亦可发生癞皮病。

二、临床表现

癞皮病可发生于任何年龄，具有季节性，常在春季、夏初急性发作，可能与冬季食品种类单调，膳食缺乏烟酸而春季突然在阳光下曝晒有关。本病主要累及皮肤、胃肠道、中枢神经系统，从而具有三个“D”的特征：腹泻（diarrhea）、皮炎（dermatitis）、痴呆（dementia）。前驱症状是非特异性的，包括疲倦、食欲不佳、体重下降、乏力、腹泻或便秘、口腔有烧灼感以及精神和情绪的改变，如头痛、失眠。此后，逐渐出现各系统的改变。

（一）皮肤损害

本病特有的皮疹是对称发生于体表暴露部位如面部、颈周、胸上部、手腕、手背及外伤淤血部位和衣服紧窄部位等，表现为鲜红色或紫红色，呈实质性肿胀的斑片，形态酷似晒斑，与周围皮肤界限清楚。自觉灼热、肿胀、轻度瘙痒。重症者，红斑上可发生浆液性大疱、糜烂、结痂，从而继发感染。病情好转后，大块脱皮，留有棕黑色色素沉着。皮肤对光敏感，皮损夏重冬轻，可反复发作，因而皮肤增厚、粗癞而有“癞皮病”之称。

（二）消化道症状

首先出现舌炎和口腔炎，舌头有特征性的肿胀、疼痛，呈“牛肉红色”的表面，并且对热、咸或酸性的食物特别敏感。舌味蕾上皮细胞脱落，致舌头外观如杨梅样，并有刺痛。口腔黏膜和舌部有溃疡，可发生感染，患者有严重的呕吐。发病早期可出现胃炎、腹痛，并相继出现食欲不振、恶心、呕吐、心前区烧灼感等症状。非感染性炎症引起胃肠黏膜萎缩，常有腹泻，量多而有恶臭，也可有出血。病变如累及肛门可有里急后重。

（三）精神神经症状

此病影响中枢神经系统，慢性病例亦可伴有周围神经炎症状。早期身体多个部位皮肤有烧灼感、麻木及疼痛并常有头晕、头痛、失眠、紧张、惶恐不安。当皮肤、消化系统症状明显时，则可出现下肢无力、四肢麻木、舌及四肢震颤，腱反射最初增强、以后低下或消失。周围神经症状可呈特殊的手套或袜子型感觉减退，腓肠肌压痛，甚至可有小腿肌肉萎缩。重症不及时治疗者可导致智力发育障碍，甚至痴呆。晚期除了精神症状外，尚可出现四肢瘫痪及下肢疼痛的周围神经炎，偶见有脊髓炎。味觉的异常甚至会引起恶心、呕吐。

（四）其他

烟酸缺乏的女性还常出现闭经等表现；严重缺乏的患者一半以上伴有巨幼红细胞性贫血。

三、诊断与鉴别诊断

（一）诊断

在烟酸缺乏病的诊断中，除了临床表现外，膳食史也为重要，而测定尿中烟酸及其衍生物的排出量，也对诊断烟酸缺乏病极有帮助。

1. 尿N’-甲基烟酰胺（N-MN）　N-MN是烟酸在人体的主要代谢产物之一，测定尿N-MN可反映机体烟酸的营养状况。不足：1.5～2.49μg/g肌酐；缺乏：<1.5μg/g肌酐。

2. 尿负荷试验　口服50mg烟酸后，收集4小时尿，测定N-MN排出量：3.0～3.9mg为正常，2.0～2.9mg为不足，<2.0mg为缺乏。

3. 尿2-吡啶酮/N-MN比值　1.3～4.0正常，<1.3不足（表示潜在性缺乏）。

（二）鉴别诊断

1. 类癌综合征 类癌是胃肠道上皮细胞的一种肿瘤，它将色氨酸转变为5-羟色胺。当肿瘤转移（通常发生在肝脏），就导致类癌综合征。患者因每日摄入的色氨酸大约有60%通过5-羟色胺途径被代谢，从而导致由色氨酸合成的辅酶Ⅰ减少，使人发生癞皮病。

2. 先天性的色氨酸代谢异常 一些先天性代谢异常疾病可影响色氨酸的吸收或影响色氨酸转化为烟酸，从而导致癞皮病的发生，如色氨酸尿症、黄尿酸尿症等。

3. 蔬菜日光皮炎 发病急，皮损呈弥漫性红斑和水肿，有淤点、淤斑和血泡，自觉麻木疼痛。无皮肤肥厚、粗糙及萎缩，无腹泻及精神症状。

四、治疗和预防

烟酸或烟酰胺是治疗癞皮病的特效药，烟酰胺治疗可避免烟酸所引起的皮肤发红和烧灼感。对于严重的癞皮病患者，尤其是出现严重腹泻和痴呆症状者应进行抢救，迅速纠正水电解质紊乱，并及时补充烟酰胺，直到急性症状消失，恢复正常饮食为止。对皮肤症状可外用保护剂。口腔炎、阴道炎等黏膜损害对症处理，寻找并除去有关病因。精神状态不佳，口舌疼痛均可影响进食，故治疗膳食要针对患者的具体情况，逐步以流质、软食过渡到正常膳食。同时补充适量复合维生素B及酵母等。

预防癞皮病首先应合理调配膳食，改善营养状况。含烟酸较多的食物有肉类、肝脏、豆类、小麦、大米、花生等，且绝大部分为游离型烟酸，可直接为人体利用。同时要注意饮食的粗细搭配，在长期以玉米为主食的地区，适当增加细粮的摄入，提高肉、鱼、奶、蛋的进食量。在玉米中加入10%的黄豆，可改善食物中氨基酸的比例，也有良好的预防效果。

对玉米进行合理加工或改良玉米品种，提高玉米中游离烟酸的含量，对预防以玉米为主食地区癞皮病的发生有重要意义。

第六节 维生素B_6缺乏病

长期摄入维生素B_6不足或消化吸收障碍，可致维生素B_6缺乏病（vitamin B_6 deficiency）。

一、缺乏原因

（一）摄入量不足

摄入量不足是维生素B_6缺乏的主要原因。长期摄入维生素B_6含量较低的食物，或者食物经过不适当的加工导致部分维生素B_6损失等均可降低维生素B_6的摄入量。如牛奶经多次加热、煮沸，或给婴儿食用经高热处理致维生素B_6破坏的奶粉，均可造成婴儿维生素B_6缺乏。

（二）需要量增加

婴幼儿生长发育迅速，需要量相对增多，或因高蛋白膳食要求相应增加维生素B_6的摄入量，若未及时补充，可导致维生素B_6缺乏。

（三）胃肠吸收减少

常见于慢性腹泻、肠吸收不良综合征患者，容易因胃肠吸收量减少而发生维生素 B_6 缺乏。

（四）药物因素

一些药物（如异烟肼、肼苯达嗪、环丝氨酸、青霉胺等）的长期应用可导致维生素 B_6 的不足。此外，口服避孕药的妇女容易发生维生素 B_6-色氨酸代谢紊乱。

二、临床表现

（一）成人维生素 B_6 缺乏症

单纯的维生素 B_6 缺乏较少见，通常与其他 B 族维生素缺乏同时存在。成年人维生素 B_6 缺乏时常感觉疲倦、乏力，皮肤红斑和脂溢性皮炎，皮炎以鼻唇部为多见，并可发展至面部、前额、耳后、阴囊及会阴等处，乳房处亦可出现。舌炎、口角炎、唇裂等症状与维生素 B_2、烟酸缺乏所致的相似。成人维生素 B_6 缺乏有时表现为低色素小细胞性贫血，血清铁蛋白水平升高，常伴有虚弱、紧张易怒、表情呆滞、易激惹、失眠或嗜睡、行走困难、体重下降等。少数病人可出现周围神经病变，感觉及运动功能均可受损。由于尿中尿素、草酸盐排出增多，容易引起肾结石。

（二）儿童维生素 B_6 缺乏症

维生素 B_6 缺乏对儿童身体的影响较成人大。患儿常表现为生长速度减慢、神经兴奋性增高、尖声哭叫、肌肉痉挛，甚至抽搐，亦可发生周围神经炎、皮炎、贫血等。6 个月以内婴儿，可因频繁抽搐而导致智力发育迟缓，抑郁或嗜睡，振动觉及位置觉消失。同时常伴有胃肠道症状，并容易继发感染。

（三）维生素 B_6 依赖综合征（vitamin B_6 dependency syndrome）

多属遗传性疾患，母亲有先天性谷氨酸代谢病，婴儿出生后 3 小时至 2 周即可发生抽搐。贫血为低血红蛋白小细胞性，血清铁浓度升高，骨髓及肝内含铁血黄素沉着显著增多，可有肝脾肿大。还可出现生长迟缓、消瘦、体重减轻等生长发育异常。

三、诊断和鉴别诊断

（一）诊断

根据患者的临床表现，饮食习惯和饮食史及其服药情况，可作出初步的诊断。

但由于维生素 B_6 缺乏的临床表现并无特征性，而且常与其他 B 族维生素缺乏并存，其所表现的口角炎、唇裂、舌炎等与维生素 B_2、烟酸缺乏所致者很难鉴别，故试验治疗可作为诊断依据之一。

1. 24 小时尿中维生素 B_6 含量测定　24 小时尿中维生素 B_6 排出量小于 0.5μmol/24h，可认为体内维生素 B_6 缺乏。

2. 色氨酸负荷试验　色氨酸负荷试验中，口服 12g 色氨酸液，维生素 B_6 缺乏者尿黄尿酸排出量 <65μmol/24h，而且其出现较其他症状为早，可作为维生素 B_6 缺乏的早期诊断指标。

3. 血浆吡哆醇含量　正常情况下，血浆吡哆醇含量在14.6～72.9nmol/L（3.6～18ng/L），若低于下限14.6nmol/L（<3.6ng/L）可考虑有维生素B_6缺乏。由于蛋白质摄入量增加、碱性磷酸酶升高、吸烟以及随年龄的增长都可导致该指标降低，所以在解释测定结果时应考虑到这些因素的影响。

（二）鉴别诊断

1. 临床上单纯性维生素B_6缺乏往往常伴有多种B族维生素的摄入不足，其所表现的口角炎、唇裂、舌炎等与维生素B_2缺乏症、癞皮病所致者很难鉴别，故当给予维生素B_2、烟酸等治疗无效时，应考虑维生素B_6缺乏的可能。

2. 新生儿早期惊厥　根据询问病史、临床表现、实验室检查及维生素B_6治疗反应，在排除低血糖、低血钙、低血镁后，应考虑维生素B_6依赖性惊厥。出生几周至10个月内发生抽搐，应用抗惊厥药物不能控制发作，伴有脑电图异常时，静脉点滴维生素B_6后抽搐可以控制或减轻时，亦应考虑维生素B_6依赖性惊厥。

四、治疗及预防

由于食物摄入不足的患者，每日给予补充维生素B_6即可，对于因长期服用异烟肼、环丝氨酸、青霉胺等对维生素B_6有拮抗作用药物的人群，为防止维生素B_6缺乏的发生，应注意补充维生素B_6。维生素B_6依赖综合征的治疗需用较大剂量的维生素B_6。

另外，要摄入富含维生素B_6的食物。一般来讲，凡是含B族维生素的食物几乎均含有维生素B_6，酵母、葵籽仁、米糠、麦麸、花生、大豆、糙米、鱼类、瘦肉、肝脏、家禽等均为维生素B_6的良好膳食来源。

为了预防维生素B_6的缺乏，应注意饮食平衡，食物应多样化。在食品加工过程中应避免高压加热而使维生素B_6破坏。食用高蛋白质、低碳水化合物饮食时，应注意增加维生素B_6的摄入。

第七节　巨幼红细胞性贫血

巨幼红细胞性贫血（megaloblatic anemia）是指因叶酸（folic acid）、维生素B_{12}缺乏或其他原因引起的DNA合成障碍所致的一类贫血。外周血红细胞的平均体积（MCV）和平均血红蛋白（MCH）均高于正常，骨髓中出现巨幼红细胞为此类贫血的共同特点。在我国，常见因叶酸缺乏所致的巨幼红细胞性贫血，而维生素B_{12}所致者较少见。叶酸属于B族维生素，如果饮食中完全不含叶酸，约4个月即可使体内的叶酸全部消耗完，因此在营养缺乏时，易发生叶酸缺乏引起巨幼红细胞性贫血。维生素B_{12}广泛来源于动物性食品，食用正常膳食者，肝中储存的维生素B_{12}可供6年之需，故维生素B_{12}缺乏很少见。偶见于老年人由于内因子产生不足或胃酸分泌减少而影响维生素B_{12}吸收；维生素B_{12}缺乏还见于有严重吸收障碍疾患病人和长期素食者。

一、发病原因

（一）摄入量不足

如营养不良、长期素食、偏食、食物烹调过度、婴儿长期以奶粉或煮沸后的牛奶喂养等。

（二）需要量增加

在怀孕、生长发育期及患有溶血性贫血、感染、恶性肿瘤等疾病时，叶酸和维生素B_{12}的需要量增加，如果不注意补充，会造成巨幼红细胞性贫血。

（三）胃肠道功能紊乱

如长期腹泻、呕吐、肠炎，或小肠部分切除后。

（四）应用影响叶酸代谢或吸收的药物

如氨甲蝶呤、环丝氨酸等。另外，长期慢性失血和体内某些代谢障碍也成为叶酸缺乏的原因。

二、临床表现

（一）一般表现

起病一般缓慢，轻者仅皮肤、黏膜苍白而无自觉症状，逐渐发展可出现贫血、面色苍白、乏力、易倦、头昏、劳动后心悸气短。

（二）消化道症状

出现较早。可有厌食、恶心、甚至呕吐及腹泻，并有反复发作的舌炎、舌面光滑、舌乳头萎缩及味觉消失。

（三）造血系统表现

起病一般隐伏，特别是维生素B_{12}缺乏者，常需数月。可有轻度黄疸，睑结膜、口唇、指甲等处明显苍白。头发细、黄而稀疏，颜面稍显水肿。同时可有白细胞和血小板减少，患者常伴有感染及出血倾向，可有紫癜、鼻出血及月经过多等出血表现，免疫力低下，易罹患感染。

（四）神经精神表现

维生素B_{12}缺乏的患者，可发生手足对称性麻木，感觉障碍，步态不稳、行走困难，肌腱反射初为减退，肌痉挛及肌张力增加时，肌腱反射亢进。味觉、嗅觉、触觉、痛觉均可有障碍。小儿及老年人常表现为脑神经受损的精神异常，无欲、抑郁、嗜睡或精神错乱。

叶酸缺乏的患者亦偶有精神症状，部分巨幼红细胞性贫血的患者神经系统症状可发生于贫血之前。

（五）循环系统症状

心前区可听到功能性收缩期杂音，心脏扩大，易并发心功能不全。

三、诊断及鉴别诊断

（一）诊断

巨幼红细胞性贫血多较严重，红细胞减少较血红蛋白减少显著，红细胞体积增大；

骨髓中出现较多的典型巨幼红细胞。巨幼红细胞性贫血的诊断成立后必须进一步明确是叶酸缺乏还是维生素 B_{12} 缺乏，需根据病史、体征、某些特殊的实验室检查及试验性治疗的结果加以综合分析鉴别。

1. 血清叶酸测定　是评价叶酸营养水平最普遍的方法，<6.8nmol/L（3ng/ml）为缺乏。

2. 红细胞叶酸测定　目前认为对叶酸缺乏诊断有可靠价值，<318nmol/L（140ng/ml）为缺乏。

3. 叶酸试验性治疗　用“生理性”小剂量叶酸每日 0.2mg 治疗，如果贫血是叶酸缺乏引起的，用药后即可观察到临床症状、血象和骨髓象的改善。如果贫血是维生素 B_{12} 缺乏引起则无效。

4. 血清维生素 B_{12} 测定　在维生素 B_{12}、叶酸缺乏及缺铁时血清中维生素 B_{12} 均可降低。

5. 维生素 B_{12} 吸收试验　如吸收差，则尿中带有同位素标记的维生素 B_{12} 的排泄量增加。

（二）鉴别诊断

1. 缺铁性贫血　为小细胞低色素性贫血，根据血象和骨髓象可鉴别。

2. 能引起骨髓巨幼变的疾病　如红血病、红白血病、白血病、增生型再障、溶血性贫血及肿瘤等。可通过检测血清叶酸及维生素 B_{12} 的水平进行排除。

四、治　　疗

在消除或纠正致病原因的基础上，主要的治疗方法是补充所缺乏叶酸或维生素 B_{12}。对于叶酸缺乏的病人，在排除维生素 B_{12} 缺乏的可能后，给予口服 15～20mg/d 叶酸或肌肉注射 3～6mg/d 叶酸。若同时有蛋白质、其他维生素或铁质缺乏，在治疗时亦应注意补充。维生素 B_{12} 缺乏的病人，大多与吸收不良有关，故给药方式多选择肌肉注射。

另外，需要进行饮食调节。注意在饮食中增加紫菜、海带、鱼以及红枣、各种新鲜蔬菜和水果等含铁丰富的食物；猪瘦肉、猪肝、鱼等动物脏器中含 B_{12} 较丰富，而叶酸在蔬菜的绿叶和各种瓜果中的含量都较丰富，因此膳食要均衡，不可偏食。

五、预　　防

大多数叶酸和维生素 B_{12} 缺乏是可以预防的。首先应从改善人群膳食结构入手，注意摄取叶酸和维生素 B_{12} 含量丰富的食物，以防止巨幼红细胞性贫血。含叶酸丰富的食物有绿叶蔬菜、柑橘、番茄、菜花、西瓜、酵母、菌类、牛肉、动物肝脏等。富含维生素 B_{12} 的食物有：香菇、大豆、鸡蛋、牛奶、动物肾脏及豆制品等。

易患巨幼红细胞性贫血的人群除了注意补充叶酸和维生素 B_{12} 外，应摄取含铁丰富的食物，注意补充维生素 C 和葡萄糖，同时避免不利于叶酸吸收的因素，如经常饮酒及服用如抗惊厥药、口服避孕药、阿司匹林等药物。

第八节 维生素C缺乏病

长期维生素C缺乏引起的营养缺乏病称坏血病（scurvy），临床上典型的表现为牙龈肿胀、出血，皮肤淤点、淤斑，以及全身广泛出血为特征。早在16世纪前后，已观察到这种缺乏病的流行。目前，大规模的维生素C缺乏病已少见，但在婴幼儿和老年人中仍有发生。成年人中坏血病较少见，但限制饮食或长期又不吃果蔬者，常会导致维生素C缺乏病。

一、缺乏原因

（一）摄入不足

食物中缺乏新鲜蔬菜、水果，或在食物加工过程中处理不当使维生素C破坏等情况导致维生素C供应不足；乳母膳食长期缺乏维生素C，或以牛乳或单纯谷类食物长期人工喂养，而未添加富含维生素C辅食的婴儿，也容易发生维生素C缺乏。

（二）需要量增加

新陈代谢率增高时，维生素C的需要量增加。婴儿和早产儿生长发育快，需要量增加；感染等慢性消耗性疾病、严重创伤等维生素C需要量增加，若食物所供应的维生素C不能满足机体的特殊需求，则可导致维生素C缺乏。

（三）吸收障碍

慢性消化功能紊乱，长期腹泻等可致吸收减少。

（四）药物影响

某些药物对维生素C的代谢有一定的影响，如雌激素、肾上腺皮质激素、四环素、降钙素、阿司匹林等可影响机体维生素C的代谢，从而导致维生素C缺乏。

另外，酗酒、偏食者也容易发生维生素C缺乏。

二、临床表现

人体虽不能合成维生素C，但机体摄取外源性维生素C后，在体内能保持一定量的储存，故即使完全缺乏维生素C供应，亦需经历一段时间才出现维生素C缺乏的症状。

（一）一般症状

起病缓慢，维生素C缺乏约需3～4个月方出现症状。早期无特异性症状，病人常有面色苍白、倦怠无力、食欲减退、抑郁等表现。儿童表现易激惹、体重不增，可伴低热、呕吐、腹泻等。

（二）出血症状

皮肤淤点为其较突出的表现，病人皮肤在受轻微挤压时可出现散在出血点，皮肤受碰撞或受压后容易出现紫癜和淤斑。随着病情进展，病人可有毛囊周围角化和出血，毛发根部卷曲、变脆。齿龈常肿胀出血，容易引起继发感染，牙齿可因齿槽坏死而松动、脱落。亦可有鼻出血、眼眶骨膜下出血引起眼球突出。偶见消化道出血、血尿、关节腔内出血、甚至颅内出血。病人可因此突然发生抽搐、休克，以至死亡。

（三）贫血

由于长期出血，另外，维生素 C 不足可影响铁的吸收，患者晚期常伴有贫血，面色苍白。贫血常为中度，一般为血红蛋白正常的细胞性贫血，在一系列病例中亦可有1/5 病人为巨幼红细胞性贫血。

（四）骨骼症状

长骨骨膜下出血或骨干骺端脱位可引起患肢疼痛，导致假性瘫痪。在婴儿早期症状之一是四肢疼痛呈蛙状体位（piched frog position），对其四肢的任何移动都会使其疼痛以致哭闹，主要是由于关节囊充满血性的渗出物，故四肢只能处于屈曲状态而不能伸直。患肢沿长骨干肿胀、压痛明显。少数患儿在肋骨、软骨交界处因骨干骺半脱位可隆起，排列如串珠，称“坏血病串珠”，可出现尖锐突起，内侧可扪及凹陷，因而与佝偻病肋骨串珠不同，后者呈钝圆形，内侧无凹陷。因肋骨移动时致疼痛，患儿可出现呼吸浅快。

（五）其他症状

病人可因水潴留而出现水肿，亦可有黄疸、发热等表现。有些病人泪腺、唾液腺、汗腺等分泌功能减退甚至丧失，而出现与干燥综合征相似的症状。由于胶原合成障碍，伤口愈合不良。免疫功能受影响，容易引起感染。

三、诊断与鉴别诊断

（一）诊断

根据病人的饮食情况、典型的临床表现，特别是具有特征性的皮肤出血病变，一般可作出诊断。儿童多见于 6 个月至 2 岁的婴幼儿，若孕妇维生素 C 缺乏，则新生儿出生后即出现症状。

维生素 C 缺乏需达严重程度时才出现典型临床症状，临床上一般较为少见，因此实验室检查对于了解机体维生素 C 储存状态及其缺乏的早期诊断有参考价值。

1. 毛细血管脆性实验（CFT，又称束臂实验） 维生素 C 缺乏，导致胶原蛋白合成障碍，毛细血管壁完整性受到破坏，其脆性和通透性增加，在对静脉血流施加一定压力时，毛细血管即可破裂而发生出血点，出血点数目可反应毛细血管受损的程度。

2. 血浆及白细胞中维生素 C 含量测定 血浆和白细胞中维生素 C 浓度测定为目前评估机体维生素 C 营养状况最实用和可靠的指标。血浆维生素 C 水平只能反映近期维生素 C 的摄入情况，白细胞中维生素 C 水平反应机体内维生素 C 的储存水平。血浆维生素 C$\leq$11.4μmol/L（$\leq$2.0mg/L）为缺乏；白细胞中的维生素 C $<2\mu g/10^8$ 细胞为缺乏。

3. 维生素 C 负荷实验 维生素 C 主要经尿液排出，口服维生素 C 负荷实验可反映机体维生素 C 营养水平。受试者口服维生素 C500mg，收集随后 4 小时尿作总维生素 C 测定，如排出量大于 10mg，为正常，如排出量小于 3mg，表示缺乏。

4. 治疗试验 坏血病用维生素 C 治疗有特效，可用以协助诊断。

（二）鉴别诊断

详细询问患者饮食史对于诊断至关重要。没有补充维生素 C 的人工喂养儿，年老体弱仅以粮食为主食而蔬菜水果摄入少者，出现上述临床表现，应高度怀疑维生素 C 缺乏。应注意与下列疾病的鉴别诊断：

1. 坏血病肋串珠与佝偻病区别　“坏血病肋串珠”，可出现尖锐突起，内侧可扪及凹陷，而佝偻病肋串珠呈钝圆形，内侧无凹陷。

2. 皮肤及齿龈出血应注意与血液系统疾病鉴别　例如白血病和血小板减少性紫癜，后者除有其原发病的临床特点外，血小板减少，发生出血时血小板大多低于 $50 \times 10^9/L$，而血清维生素 C 水平正常。

3. 维生素 C 缺乏所致的关节肿痛　主要为血性渗出，无炎性细胞，此可与其他病因所致的关节炎鉴别。

四、治疗及预防

轻症患者每天口服维生素 C，几天后症状逐渐消失，食欲恢复。对重症患者及有呕吐、腹泻或内脏出血症状者，应改为静脉注射。骨骼病变明显的患儿，应安静少动，以防止骨折及骨骼脱位。有牙龈出血者应注意口腔清洁，有并发症者应针对病因和症状予以对症处理。

预防维生素 C 缺乏病，应注意摄入富含维生素 C 的新鲜水果和蔬菜，如辣椒、韭菜、油菜、柑橘、橙、猕猴桃等。食物中的维生素 C 在烹调加热、遇碱或金属时易被破坏而失去活性；蔬菜切碎、浸泡、挤压、腌制，也致维生素 C 损失，所以应注意合理烹调加工。

偏食、对食物禁忌、嗜酒引起的慢性酒精中毒以及人工喂养的婴儿都易发生维生素 C 缺乏，应定期监测其维生素 C 营养状况，必要时进行营养干预。孕妇及乳母应多食富含维生素 C 的食物，提倡母乳喂养，婴儿出生后 2～3 个月需添加含维生素 C 丰富的食物。

第四章 矿物质缺乏

第一节　铁缺乏与缺铁性贫血

铁是人体必需微量元素之一，也是微量元素中最容易缺乏的一种，铁缺乏（iron defficiency，ID）可导致缺铁性贫血（iron deficiency anemia，IDA），被 WHO、UNICEF 确定为世界性营养缺乏病之一，亦是我国主要公共营养问题。

据估计全球约有5亿~10亿人患铁缺乏，其中约2/3为隐性铁缺乏，即使是缺铁性贫血大多数亦为轻度贫血。孕妇是铁缺乏的高发人群，我国中、晚期妊娠的孕妇铁缺乏的患病率在50%左右。近些年来，随着各国经济的发展和卫生状况的改善，患病率虽然逐年有所下降，但仍是一个全球性公共卫生问题。

一、铁缺乏的原因

流行病学研究发现，铁缺乏与以下因素有关：婴幼儿喂养不当，儿童与青少年的偏食和鼻出血，妇女月经量过多，营养不良，蛋白质摄入不足特别是动物蛋白摄入较低，奶制品的饮用方式不当，多次妊娠，哺乳及某些疾病如萎缩性胃炎，慢性腹泻，胃大部切除以及钩虫感染等。

从营养学角度分析，铁缺乏的主要原因概括为以下几方面：

（一）食物铁摄入不足

人体从食物中摄取的铁不能满足机体需要，这与多种原因有关，如经济状况低下使含铁丰富的肉类食品摄入较低；不良的饮食习惯如偏食、挑食，影响了摄入食物的种类，从而限制了含铁丰富的食物的摄入等。另外，还有一个原因是膳食铁生物利用率较低，食物中血红蛋白铁吸收率约20%~25%，非血红蛋白铁吸收率约3%~5%，不超过10%。谷类蔬菜中的植酸盐、草酸盐，茶和咖啡中的酚类化合物，以及摄入过多的膳食纤维均会降低或干扰非血红蛋白铁吸收。

（二）机体对铁的需要量增加

当机体对铁的需要量增加，而摄入量未相应增加，能导致机体相对铁缺乏。如处在生长发育期的儿童、育龄女性月经失血和妊娠期、哺乳期妇女。

（三）某些疾病引起

萎缩性胃炎、胃酸缺乏或服用过多抗酸药等可影响铁吸收；腹泻或钩虫感染则增加了铁的消耗。

二、临床表现

（一）常见症状

疲乏无力、心慌、气短、头晕，严重者出现面色苍白、口唇黏膜和睑结膜苍白、肝脾轻度肿大等。症状常和贫血的严重程度相关，缺铁引起的贫血性心脏病较易发生左心心力衰竭。

（二）影响生长发育

包括身体发育与智力发育。缺铁的幼儿可伴近期和远期神经功能和心理行为障碍，烦躁、易激惹、注意力不集中，学龄儿童学习记忆力降低。

（三）活动和劳动耐力降低

细胞内缺铁，影响肌肉组织的糖代谢使乳酸积聚以及肌红蛋白量减少，使骨骼肌氧化代谢受影响。

（四）机体免疫功能和抗感染能力下降

特别多见于小儿，表现为淋巴细胞数目减少，免疫功能下降，中性粒细胞杀菌功能受影响，过氧化物酶活性降低，吞噬功能有缺陷。缺铁易发生感染，但也有认为缺铁患者补铁后感染反而增多。成人铁缺乏容易导致疲劳、倦怠、工作效率和学习能力降低、机体处于亚健康状态。

（五）消化道改变

严重缺铁性贫血可致黏膜组织变化和组织营养障碍，出现口腔炎、舌炎、舌乳头萎缩。75%缺铁性贫血患者有胃炎表现，而正常人仅29%，可呈浅表性胃炎及不同程度的萎缩性胃炎，伴胃酸缺乏。

（六）皮肤毛发变化

毛发干枯脱落，指（趾）甲缺乏光泽、变薄、脆而易折断，出现直的条纹状隆起，重者指（趾）甲变平，甚至凹下呈勺状（反甲），是严重缺铁性贫血的特殊表现之一。这种体征现在很少见。

（七）神经精神系统异常

尤其是小儿，约1/3患者出现神经痛，周围神经炎，严重者可出现颅内压增高，视乳头水肿，甚至误认为颅内肿瘤。有些铁缺乏患者有异食癖，有嗜食泥土、墙泥、生米等怪癖，而在用铁剂治疗后，这些怪癖的症状可以消失。异食癖不仅是缺铁的特殊表现之一，且又可使食物中铁吸收障碍，加重了缺铁性贫血。

（八）抗寒能力降低

可能是由于甲状腺激素代谢异常。

（九）其他

缺铁性贫血也可导致月经紊乱，但是月经过多又是缺铁原因，也可以是缺铁的后果，有时很难区别。大约10%患者有轻度脾肿大，机制不详，铁剂治疗后可缩小，但应注意排除其他疾病引起的脾肿大。

吞咽困难或吞咽时有梗塞感亦为缺铁的特殊症状之一。这种症状的发生大概与咽部黏膜萎缩有关，在我国很少见，但在北欧和英国的中年妇女患者中较多见。

三、诊 断

机体铁缺乏发展到贫血，经历三个阶段：贮存铁缺乏期，红细胞生成铁缺乏期和缺铁性贫血。根据不同生化指标的改变，可以判断体内铁缺乏的程度。

（一）诊断依据

铁缺乏后，血清铁蛋白（SF）、总铁结合力（TIBC）下降，缺铁严重时血清铁（SI）、运铁蛋白饱和度（TS）、血清锌原卟啉（ZPP）、红细胞游离原卟啉（FEP）、血清转铁蛋白受体（sTfR）等指标异常，反映了红细胞生成缺铁；IDA 时，除以上指标改变外，红细胞出现小细胞低色素性改变，血红蛋白降低。临床上可选用上述适当指标来确定缺铁及缺铁程度。

（二）诊断标准

铁缺乏的诊断目标有二：①该病例贫血的性质是否系缺铁性贫血；②病因诊断即寻找引起缺铁性贫血的原因。目前临床上对铁缺乏的诊断已提出更高要求，不但需要对单纯性缺铁性贫血作出正确诊断，而且要求早期诊断即在未发生贫血前就作出诊断，并且要求对复合性贫血如慢性感染合并贫血，恶性肿瘤、结缔组织病或肝病的缺铁性贫血作出诊断。

1. 缺铁性贫血的诊断标准

（1）男性 Hb < 130g/L，女性 Hb < 120g/L，孕妇 Hb < 110g/L；MCV < 80fl，MCH <26pg，MCHC <310g/L；红细胞形态有明显低色素表现。

（2）有明确的缺铁病因和临床表现。

（3）血清铁（SI）<10.7μmol/L，总铁结合力（TIBC）>64.4μmol/L。

（4）血清运铁蛋白饱和度（TS）<15%。

（5）骨髓铁染色显示骨髓小粒可染铁消失，铁粒幼红细胞 <15%。

（6）红细胞游离原卟啉（FEP）>0.9μmol/L（全血），或血液锌原卟啉（ZPP）>0.96μmol/L（全血）或 FEP/Hb >4.5μg/g Hb。

（7）血清铁蛋白（SF）<14μg/L。

（8）铁剂治疗有效。

符合第 1 条和 2 ~ 8 条中任何两条以上者可诊断为缺铁性贫血。

2. 贮存铁缺乏期的诊断标准　符合以下任何一条即可诊断。

（1）血清铁蛋白 <14μg/L。

（2）骨髓铁染色显示骨髓小粒可染铁消失。

3. 红细胞生成缺铁期的诊断标准　符合贮存铁缺乏期的诊断标准，同时有以下任何一条符合者即可诊断。

（1）血清运铁蛋白饱和度（TS）<15%。

（2）红细胞游离原卟啉（FEP）>0.9μmol/L（全血），或血液锌原卟啉（ZPP）>0.96μmol/L（全血），或 FEP/Hb >4.5μg/gHb。

（3）骨髓铁染色显示骨髓小粒可染铁消失，铁粒幼红细胞 <15%。

如在有合并症的情况下（感染、炎症、肿瘤等）需要测定红细胞内碱性铁蛋白，小于 6.5ng/细胞，始能诊断铁缺乏，或借助骨髓铁染色显示骨髓小粒可染铁消失作为标准。

四、鉴别诊断

虽然多数贫血由缺铁引起，但由于贫血的本质是单位体积血液中红细胞或血红蛋白低于正常值，因此能引起红细胞或血红蛋白生成减少和破坏过多或丢失的各种因素均会导致贫血的发生。如维生素 B_{12}、叶酸或蛋白质缺乏，慢性感染性疾病所致的贫血，血红蛋白异常所致的地中海贫血，造血功能不良而出现的再生障碍性贫血等。为此，应该根据病史、临床表现和实验室检查鉴别病因，作出准确诊断。

五、治疗

（一）一般治疗

对重症小儿宜加强护理，预防及治疗各种感染。

（二）病因治疗

尽可能查明病因，针对病因治疗。如治疗钩虫病、溃疡病出血、妇女月经过多等。

（三）铁剂治疗

硫酸亚铁，疗效好，经济。铁剂应与维生素 C 同服以增加铁的吸收。

（四）隐性铁缺乏的早期治疗

没有出现贫血症状者，如果在筛检中发现，应该及时给予补充铁剂，以免进一步发展为缺铁性贫血。

六、预防

（一）健康教育

通过健康教育，指导人们科学、合理的膳食，具有极其重要的作用，是最有效又最经济的预防措施。

（二）铁强化食品

近年来有不少国家在高危人群中采用铁强化食品（主要是谷类食品）来预防缺铁的发生。试行的铁强化酱油、铁强化面粉等，都获得了一定的效果。

（三）铁补充

对高危人群如婴幼儿、早产儿、孪生儿、妊娠妇女、胃切除者及反复献血者应预防铁缺乏，可使用口服铁剂。

（四）提高食物铁的利用率

改进膳食习惯和生活方式，以增加铁的摄入和生物利用率，足量摄入参与红细胞生成的营养素，如维生素 A、维生素 B_2、叶酸、维生素 B_{12}等。

摄入富含铁的食物，主要有动物血、肝脏、鸡胗、牛肾、大豆、黑木耳、芝麻酱、瘦肉、红糖、蛋黄、猪肾、羊肾、干果等。

第二节 碘缺乏病

机体因缺碘而导致的一系列障碍被统称为碘缺乏病（iodine deficiency disorders,

IDD)。碘作为一种微量元素是机体不可缺少的营养物质，故该病的本质是营养缺乏病；人体碘的摄入主要来源于食物和饮水，机体的缺碘是与所生存自然环境的碘缺乏有关，该病的分布呈明显的地方性，它也曾称为地方病。碘缺乏和碘缺乏病（IDD）是全球性公共卫生问题，2000 年世界卫生组织（WHO）统计，受 IDD 威胁的国家有 130 个，人口达 22 亿，缺碘人群的平均智商丢失 13.6 个智商点。

一、缺乏原因

人类生活的外环境碘缺乏是造成本病大规模流行的最基本的原因。土壤碘不足，生长的植物中碘不足，当地的动物也摄碘不足。人们以当地的水、植物、动物为主要食物，导致碘摄入减少而发病。其他原因，如高钙、高氟、缺硒、长期服用锂剂等，从碘缺乏病的流行病学来看，都是起辅助作用的病因。

二、地方性甲状腺肿

（一）病因

碘的缺乏是引起单纯性甲性腺肿的主要因素。高原、山区土壤中的碘盐被冲洗流失，以致饮水和食物中含碘量不足，因此，我国多山地区的居民患此病的较多，故又称“地方性甲状腺肿”。

青春发育期、妊娠期或经绝期妇女，有时也可发生轻度的弥漫性甲状腺肿大，这是由于人体对甲状腺素需要量暂时性的增高所致，是一种生理现象。这种甲状腺肿大常在成年或妊娠以后自行缩小。

此外，由于甲状腺素合成和分泌过程中某一环节的障碍（例如久食含有硫脲的萝卜、白菜等，能阻止甲状腺素的合成），因而引起的血中甲状腺素的减少，也可促使甲状腺的肿大。

（二）临床表现

一般无全身症状，基础代谢率正常。甲状腺可有不同程度的肿大，能随吞咽上下移动。早期，两侧呈对称的弥漫性肿大，腺体表面平滑，质地柔软。逐渐，也可在肿大腺体的一侧或双侧，扪及多个（或单个）结节；一般常存在多年，增长很慢。囊肿样变的结节，可并发囊内出血。

较大的单纯性甲状腺肿可压迫邻近器官而产生症状。常见的为气管受压，移向对侧，或使之弯曲、狭窄而影响呼吸。开始只在剧烈活动时感觉气促，逐渐发展而严重，甚至在休息睡觉时，也有呼吸困难。气管受压过久，可使气管软骨变性而软化；一旦切除甲状腺体的大部分，软化的气管壁失去支撑，可发生塌陷而有引起窒息的危险。少数病人由于喉返神经或食管受压而引起声音嘶哑或吞咽困难。

病程久的巨大甲状腺肿，可如小儿头样大小，下垂于颈下胸骨前方。甲状腺肿向胸骨后生长延伸，即形成胸骨后甲状腺肿，容易压迫气管和食管；有时还能压迫颈深部大静脉，引起头颈部静脉血液回流障碍，可出现面部青紫、肿胀及颈胸部表浅静脉扩张。

结节性甲状腺肿，可继发甲状腺功能亢进，也可发生恶变。

（三）诊断

我国制定的诊断标准有三条：①患者居住在碘缺乏病区；②甲状腺肿大超过受检者

拇指末节，或小于拇指末节而有结节者；③排除甲亢、甲状腺炎、甲状腺癌等其他甲状腺疾病。此外，病区 8 ~ 10 岁儿童的甲状腺肿大率大于 5%，尿碘低于 100μg/L，可以判定地方性甲状腺肿的流行。

（四）治疗

1. 青春发育期或妊娠期的生理性甲状腺肿，可以不给药物治疗。应多食含碘丰富的海带、紫菜等。

2. 对于 20 岁以前年轻人的弥漫性单纯性甲状腺肿，不宜手术，可给予小量甲状腺素，以抑制垂体前叶促甲状腺素的分泌，有较好疗效。

3. 症状严重或疑有恶变者应及时行手术治疗，施行甲状腺大部切除术。

（五）预防

全国各地已普遍进行了单纯性甲状腺肿的普查和防治工作，特别是推广碘盐以后，发病率已大大降低。2000 年我国制订碘盐出厂标准为 35 ± 15mg/kg（GB5461-2000 食用盐），此量足够满足人体每日的需碘量和预防碘缺乏病（IDD）的发生。

三、地方性克汀病

地方性克汀病多出现在严重的地方性甲状腺肿流行区，该区至少有 1/5 人群患有甲状腺肿，一般患病率占甲状腺肿地区人口的 1% ~ 5%，严重地区高达 5% ~ 10%。本病是胚胎时期和出生后早期碘缺乏与甲状腺功能低下所造成的中枢神经系统发育分化障碍结果。

（一）发病原因

主要病因是胚胎期碘缺乏所致，妊娠时母体甲状腺功能减退是地方性克汀病高发病率的一种危险指标，由于缺碘使母体及胎儿的甲状腺竞争性摄取有限的碘化物，结果同时影响母体和新生儿的甲状腺激素合成。

（二）临床表现

神经型表现为主者就是由于胚胎早期严重的宫内碘缺乏损害神经生长发育所致。而以后胎儿甲状腺能正常地合成甲状腺激素。黏液（水肿）型克汀病是在神经系统缺陷的基础上，再加上甲状腺合成能力降低。

1. 精神发育迟滞　智力落后是克汀病的主要特点，粘肿型克汀病的智力障碍比神经型轻一些，显示思维缓慢迟滞，智商略高于神经型，但就精神发育迟滞而言，二型克汀病无本质区别。

2. 聋哑　听力和言语障碍十分突出。补碘或给予甲状腺片治疗后，听力略有改善，以黏液水肿型明显，这可能与内耳的黏液性水肿的改善有关。

3. 斜视　是颅神经受损所致，在神经型克汀病中更多见。

4. 运动功能障碍　是由于神经系统受损所造成的，总的讲，神经型的神经损伤和运动障碍比黏液水肿型更突出、更明显。

（1）锥体系病变　以下肢表现最为突出，肌张力增强，腱反射亢进，出现病理反射，严重者下肢呈痉挛性瘫痪。

（2）锥体外系病变　肌肉强直以四肢的屈肌为主，在近侧端（肩部和髋部）更明显，呈轻度屈曲前倾姿态，做被动运动时显示强直，类似帕金森病的表现，但没有阵挛。有的患者还表现出额叶抑制释放现象，如：吸吮反射和眉间敲击反射阳性。

5. 甲状腺肿　多见于神经型克汀病，甲状腺肿的患病率为12%～66%，多为轻度肿大；粘肿型克汀病很少有甲状腺肿，大多萎缩或很小，有的完全萎缩。

6. 生长发育落后　体格发育迟滞或落后是由于甲减所致，主要表现为：体格矮小，性发育落后，克汀病面容（典型的面容包括有：头大、额短、面方；眼裂呈水平状，眼距宽；塌鼻梁、鼻翼肥厚、鼻孔朝前；唇厚舌方，常呈张口伸舌状，流涎；表情呆滞，或呈傻相或傻笑）。婴幼儿时期生长发育迟滞：前囟闭合晚；出牙迟，牙质不良；坐、站、走明显晚于正常人；骨X线检查发现骨龄落后。

7. 甲状腺功能减退　主要见于黏液水肿型病人，神经型则不明显，主要表现为：黏液性水肿；肌肉发育差、松弛、无力、常伴有脐疝、腹壁疝或腹股沟疝；皮肤粗糙、干燥；严重者体温低、怕冷；进食少，多有便秘；跟腱反射时间延长；精神萎靡，表现迟钝或淡漠。

（三）诊断及鉴别诊断

1. 必备条件

（1）出生、居住于低碘地方性甲状腺肿病区。

（2）有精神发育不全，主要表现为不同程度的智力障碍。

2. 辅助条件

（1）神经系统症状　不同程度的听力障碍、语言障碍和运动神经障碍。

（2）甲状腺功能减退症状　不同程度的身体发育障碍；不同程度的克汀病形象：傻相、面宽、眼距宽、鼻梁塌、腹部膨隆等；不同程度的甲减表现：黏液性水肿，皮肤毛发干燥，X线骨龄落后和骨骺愈后延迟，血清T_4下降、TSH升高。

在上述的必备条件，再具备有辅助条件中神经症状或甲减症状中任何一项或一项以上，而又排除分娩损伤、脑炎、脑膜炎及药物中毒等病史者，即可诊断为地方性克汀病；如具备上述必备条件，但又不能排除引起类似本病症状之其他疾病者，可诊断为可疑患者。

3. 鉴别诊断

一般聋哑：无智力障碍，尿碘不减少，吸收率不高，无缺碘或碘饥饿表现。

（四）治疗及预防

有甲低表现者应自生后3个月内开始补充甲状腺素片等，聋哑者应受专门训练。

该病以预防为主。应由政府大力推行碘化食盐消灭地方性甲状腺肿，地方性克汀病亦随之消灭。孕妇妊娠末3～4个月可加服碘化钾（1%溶液每日10～12滴），或肌注碘油1次2ml。多吃含碘食物。

第三节　锌缺乏病

锌缺乏在人群中普遍存在，特别是在经济落后的发展中国家更为严重，其中尤以经济状况较差的人群受危害最重。在不同的人群中，婴儿、儿童、孕妇和育龄妇女是锌缺乏的高发病人群。目前估计世界人口中约有一半人处于锌缺乏的危险中。国内锌缺乏的发生率孕妇为30%，儿童为50%。

一、缺乏原因

（一）原发性因素

1. 锌的膳食摄入量低和摄入锌的生物利用率低　锌在自然界中的分布虽然很广，但是大部分食物中锌的生物利用率较低，同时膳食中存在较多的干扰锌吸收的因素，如植酸、钙、铁、膳食纤维等，膳食中锌来源和吸收不足仍是锌缺乏的一个重要原因。

2. 锌的生理需要量增加　由于妊娠、哺乳、快速生长发育和高强度运动或者高负荷劳动等生理状况的变化，导致机体对锌的需要量有较大幅度的增加，而此时膳食中锌的摄入量没能及时调整、增加，就会使机体出现锌缺乏的危险。

（二）继发性因素

1. 肠吸收障碍　肠病性肢端性皮炎是一种遗传性的锌吸收障碍疾病，因患者肠道吸收不良，可导致严重的锌缺乏。一般正常人可吸收膳食中锌摄入量的60%～70%，而该病患者仅可吸收15%～40%。

2. 锌丢失量增加和锌的病理性需要　肾脏疾病时，如肾病综合征患者可因大量蛋白尿而失锌。烧伤、手术、发热、严重感染等均会加重机体的分解代谢，增加锌的消耗和尿中锌的排泄量。

3. 疾病状态时锌供应不足　人体内锌的储备量很少，锌的耗竭时间很短，胃肠外营养支持、昏迷、严重感染、恶性肿瘤以及尿毒症患者容易出现锌缺乏。

二、临床表现

由于锌在机体内发挥着极为广泛的生理作用，锌缺乏时可导致许多的病理变化。在不同的生理条件下，不同原因和不同程度的锌缺乏，对器官、组织和代谢的影响不同，因而可表现出不同的临床症状，或者不同的症状组合。

（一）生长发育障碍

是最早认识到的锌缺乏病的临床表现之一，为处于生长发育过程中的胎儿、儿童和青少年的最主要、明显的临床表现。锌缺乏影响生长发育，包括骨骼、内脏器官和脑的生长发育。孕期严重锌缺乏可使胚胎出现畸形，出生后锌缺乏可导致侏儒症的发生。

（二）性发育障碍与性功能低下

性发育障碍是青少年锌缺乏的另一个主要表现。患者表现为生殖器幼稚型，无第二性征出现。患锌缺乏病的已发育成熟的成人会出现阳痿、性欲减退等表现。

（三）味觉及嗅觉障碍

锌缺乏病的患者可出现味、嗅觉迟钝或异常，异食癖和食欲缺乏是目前公认的缺锌症状。异食癖和食欲缺乏与味、嗅觉障碍和异常有关。

（四）伤口愈合不良

锌能促进外科伤口的愈合，缺锌影响伤口愈合。

（五）神经精神障碍

锌缺乏时对脑功能和神经精神具有很大的影响。锌缺乏病的患者常表现为精神萎靡、嗜睡、欣快感或幻觉，小脑功能受损可表现出躯干和肢体的共济失调。

（六）免疫功能减退

锌缺乏病患者免疫功能受到损伤，患者很容易被感染，而且往往是反复出现的感染。

（七）皮肤表现

锌缺乏的病人往往伴随着铁的缺乏。除了缺铁性贫血外，锌缺乏本身也会造成贫血的出现。因此，锌缺乏病患者一般面色苍白，具有明显贫血面貌。由于长期的贫血缺氧而出现“匙状甲”。常见口角溃烂、口角炎，萎缩性舌炎，舌面光滑，发红。眼、口、肛门等周围，肢端、肘膝、前臂等处有对称性糜烂、水疱或者脓疱，过度角化的瘢块。组织学观察可见牛皮癣样皮炎，表皮增生，角化不全，散发角化不良细胞。头发蓬松、变脆、无光泽，脱发。常常出现反复发作的口腔溃疡。

肠病性肢端性皮炎是常染色体隐性遗传性疾病，与肠道对锌吸收障碍有关。临床主要表现为皮炎、腹泻和脱发。好发于婴幼儿，特别是在断奶后。皮肤表现主要为鲜红或暗红斑，表面糜烂、渗出、结痂，周边小脓疱，境界清楚。皮损好发于口周、外阴、肛周和四肢末端。多数病人有腹泻，水样便，次数多。头发稀疏，细软，无光泽，甲沟炎，甲板增厚。常有口腔念珠菌感染。可有抑郁、淡漠等精神症状。

（八）胎儿生长障碍与畸形

世界卫生组织一个报告提示，胎儿无脑畸形可能与孕母缺锌有关。目前国内外的研究已经很清晰地表明，锌营养状况较差的妇女，其妊娠较差，表现为早产儿、低出生体重儿和畸形儿的出生率较高。

三、诊　断

由于锌缺乏缺少特异性的临床表现，也缺少特异性强而且敏感的生化评价指标，故目前对锌缺乏病没有理想的诊断方法和诊断指标，一般结合对病人的临床检查、膳食营养状况和一些实验室生化检验以及诊断性治疗实验等综合判定。

四、治　疗

对锌缺乏病通常采用口服硫酸锌、醋酸锌、枸橼酸锌和葡萄糖酸锌进行治疗。锌盐一般具有较强的胃肠道刺激，目前一般采用较小剂量，可达到相当的血锌水平同时又可减少恶心、呕吐等胃肠道反应。为减轻胃肠反应应尽量在餐后服药（但应注意不与铁剂同服及减少纤维食物）。口服剂量一般为锌元素 15～20mg。

胃肠外营养支持治疗时，需要同时补充锌，成人剂量为每日 2.5～4.0mg。但如果需要同时纠正已有的锌缺乏，应增加剂量。

锌可经皮肤吸收，故外用锌剂除用于烫伤、慢性溃疡等外，也有提出可利用其局部杀菌及抗炎作用和从局部吸收的特性而应用于皮肤损伤的治疗。

五、预　防

锌缺乏的预防应针对缺乏的原因采取措施。对于原发性锌缺乏的预防，主要是从调整膳食入手，选择适宜的食物，就可以完全预防原发性锌缺乏的发生，主要措施包括：增加动物性食物的摄入量，特别是红肉、动物内脏类食物，贝类食物等，一方面可以增加锌的摄入量，同时可以提高摄入锌的吸收利用率。如果因为条件的限制，则需要对高危人群采取干预措施，给予锌补充或者锌强化食物。计划怀孕的妇女，应注意自己膳食锌的充裕情况，在怀孕的早期或怀孕前就开始保证每日有推荐量水平的锌摄入。

对于继发于其他疾病的锌缺乏病，应结合原发疾病的治疗，及时补充锌的丢失，或者在原发疾病的治疗过程中，注意锌的补充。

第四节　硒缺乏与克山病

克山病（Keshan disease）是一种地方性心肌病（endemic cardiomyopathy）。1935 年首先流行于黑龙江省克山县，当时对该病的本质认识不清，遂以此地名来命名，一直沿用至今。本病主要流行于我国从东北到西南的一个很长宽带内的交通不便、生活困难的农村里，它覆盖了 15 个省市、自治区。据 2000 年统计，在此地带内流行范围达 319 个市、县、旗，约有 1.2 亿人受威胁。

一、病　因

克山病病因假说很多，概括起来可分为生物和非生物（水土或生物地球化学）病因两大类。经过长期的防治实践和实验研究，有的学说已趋于否定，如自然疫源性传染说、一氧化碳中毒、亚硝酸盐中毒等；有些病因观点提出后虽然也进行了一些实验研究，但未能得到结论性答案，如真菌毒素中毒、肠道病毒感染等。

目前为大多数学者所接受的病因观是：硒缺乏是克山病发病的基本因素，但不是惟一因素，还有与低硒有关的复合因素参与发病。此病因观有两个依据。一是从流行病学来看，克山病有严格的地区性分布特点，它无一例外地分布在低硒地区，病区人群处于内外环境低硒状态；二是从临床医学看人体补硒可有效地预防急型、亚急型克山病发生（1974～1977 年在克山病高发区进行了大规模的严格的口服亚硒酸钠片预防克山病效果的双盲干预试验，肯定了硒对克山病发病的预防效果）和减少潜在型克山病的发病率。另外，从基础医学的生化研究观察到克山病病人和病区人群存在以低硒为中心的代谢改变，从发病机制研究上支持硒缺乏观点。然而，低硒地区并非必然会有克山病流行，病区内外环境稳定地处于低硒状态，不能解释克山病有季节高发和年度波动性特点。因此，克山病的发病必然有与低硒有关的复合因素参与，才能较圆满地解释克山病人群多发、季节或年度高发这些流行病学特点。

当前研究与低硒有关的复合因素的热点之一是肠道病毒感染。1982 年我国首次报告硒与病毒相关，实验观察到克山病患者血中分离出的柯萨奇 B4 病毒感染低硒小鼠，出现心肌病变的检出率明显高于对照组。1994 年美国实验用非致病良性柯萨奇病毒感染低硒和适硒小鼠，然后用感染小鼠心肌提取液分别再感染适硒小鼠。结果发现，用低硒小鼠心肌提取液感染的适硒小鼠出现心肌损伤，说明低硒宿主会导致病毒突变而毒力增加。但人体病毒分离和血清学检测还未获规律性阳性结果。

二、临床表现

根据患者发病缓急、病程长短及心肌代偿情况分为四型：

1. 急性型　发病急骤，由于心肌病变比较广泛、严重，心肌收缩力明显减弱，心排血量在短时间内大幅度减少，重者出现心源性休克。由于供血不足，患者常有头昏、恶心、呕吐等症状。血压下降，心音弱，尤以第一心音减弱为主，并常有心律不齐。

2. 亚急性型 病情进展稍缓，心肌受损不如急性型那样严重，但心肌收缩力明显减弱。临床上出现明显的心力衰竭，特别是急性左心衰竭，有咳嗽、呼吸困难、满肺水泡音等征象。约经 1～4 周后，可发生全心衰竭，出现颈静脉怒张、肝肿大及全身水肿等。

3. 慢性型 亦称痨型，病情发展缓慢，多由潜在型逐渐发展而成，少数由急性型或亚急性型转化而来。心脏代偿肥大，心腔扩张明显，临床上主要表现为慢性心功能不全。

4. 潜在型 心脏受损较轻或因代偿功能较好，临床上多无明显的自觉症状。

三、诊断与鉴别诊断

克山病病因不明，没有特异的诊断方法，需结合流行病学特点和临床表现，排除其他疾病进行确诊。

克山病的发病率有明显的地区性，并在一定的季节和人群中多发。病区农民家庭的学龄儿童和生育期妇女最常受累。从非病区搬入病区的人，要与当地农民过同样生活，并持续 3 个月以上才能发病。

克山病不论哪一型都必须有明确的心脏体征，心律失常及心功能不全等的临床、实验室或器械检查所见。对心脏体征诊断有困难的病人，可列为疑似，进行对症治疗和严密观察。

急性型克山病应注意与急性心肌炎、心肌梗死、心源性休克及感染中毒性休克等相鉴别。亚急型、慢性型克山病应与风湿性心脏病二尖瓣闭锁不全、冠状动脉硬化性心脏病及心包炎等鉴别。

四、治　　疗

1. 急性型克山病的治疗原则是努力做到早发现、早诊断、早治疗。积极纠正急性心功能不全，防止转为慢性型。对心源性休克病人应首选大剂量维生素 C 静脉注射疗法。(10%～12.5%维生素 C 注射液 5～10g，单独或加 25%～50%葡萄糖液 20ml 直接静脉注射。2～4 小时后，视病情变化可重复应用相同剂量 1～2 次。第一日用量可达 30g 以上。休克缓解后每日静注维生素 C 5g，3～5 日后停药。休克再发时可重复应用)。

2. 慢性型克山病的治疗原则是长期服用洋地黄，控制钠盐摄入量，防止感染，减轻体力负荷，注意生活规律，采用营养素平衡而易于消化的膳食。

3. 亚急性型克山病的治疗方法同慢性型，但宜视病情选用亚冬眠药物或镇静剂。常用洋地黄制剂静注或快速饱和，后按症状和体征恢复程度给予维持量。对并存心源性休克者按急性型治疗。

4. 潜在型克山病的处理原则是注意生活管理，防止感染，妇女应计划生育。对不稳定的潜在型病人应对症治疗并随访观察。

五、预　　防

硒预防克山病的方法已证实有效。但由于克山病的发病因素尚未完全弄清，因此比较妥当的预防办法是：在开展综合措施的前提下，重点进行补硒的预防。

（一）综合预防措施

大力开展爱国卫生运动，改善环境卫生及个人卫生。消除诱因，防烟、防暑、防寒，避免激动、过度疲劳及暴饮暴食，建立健康防治网，保证补充硒计划落实到每一个人。要能早期发现并及时治疗病人。

（二）硒预防

主张硒预防克山病的理由为：低硒是克山病流行的必要因素。因此，补充硒后，即使病区仍有其他致病因素存在，也不致引起克山病的流行。补充硒的方式如下：

1. 口服亚硒酸钠片或其他硒制剂，补硒量为50～100mg/d。

2. 食物预防　硒盐及选择富硒食物。

（1）硒盐（含亚硒酸钠10～15mg/kg）。

（2）提高农作物硒的含量　用亚硒酸钠溶液喷于作物叶面。

（3）病区中的相对富硒食物的选择　我国农村膳食中硒的主要来源是主食，故选择当地的相对高硒品种进行推广，在防病上具有一定的意义。动物食品如猪肾、蛋类、禽肉，水产品小虾、鳝鱼、鳅鱼等以及海产动物食品含硒量较高。宣传病区居民多吃当地相对富硒食物，有助于改善硒的营养状态。

第五节　钙　缺　乏

钙缺乏主要影响骨骼的发育和结构，临床表现为婴儿的手足抽搐症和成年人的骨质疏松症。

一、缺乏原因

任何营养物质的缺乏不外乎三点：摄入不足、吸收减少、消耗增加。婴儿缺钙主要是因为其母亲在怀孕期间钙摄入不足，或者是母乳中的钙含量过少；幼儿、学龄儿童、青少年缺钙主要是因为饮食搭配不合理，含钙食品摄入过少。吸收减少主要原因有维生素D合成障碍导致的肠道钙吸收障碍；另外是受疾病的影响，如腹泻、肝炎、胃炎、频繁呕吐等，致使钙吸收不良或钙大量的流失。消耗增加指的是体内钙的需求量增加，如婴幼儿时期、青春期骨骼生长迅速，骨钙大量沉积，血钙浓度减少，又如妊娠期钙大量通过胎盘运送给胎儿，导致母体自身钙的缺乏等等。

成人骨质疏松症，常见于中年以后，女性比男性多见，主要原因有：

（1）中、老年人性激素分泌异常是导致骨质疏松的重要原因之一。绝经后雌激素水平下降，致使骨吸收增加已是公认的事实。

（2）随年龄的增长，钙调节激素的分泌失调致使骨代谢紊乱。

（3）老年人由于牙齿脱落及消化功能降低，食欲不振，进食少，多有营养缺乏，致使蛋白质、钙、磷、维生素及微量元素摄入不足。

（4）随着年龄的增长，户外运动减少也是老年人易患骨质疏松症的重要原因。

二、临床表现

（一）婴儿手足抽搐症

多见于1岁以内的婴儿，抽搐常突然发生，四肢抽动，两眼上翻，口唇发青，知觉暂时丧失。轻时仅有惊跳或面部肌肉抽动，意识存在。每次发作可为数秒、数分钟或更长。每天可发作数次至数十次。严重时可引起喉头肌肉痉挛，出现喉鸣音，以至呼吸困难、窒息等。如抢救不及时就会发生生命危险。

（二）成人骨质疏松症

成人常因缺钙而造成骨质疏松，骨脆性增大，脊柱压缩、易碎、变形，易发生压迫性骨折及疼痛。长骨也易发生骨质疏松，轻微外伤即可引起骨折，尤其常见于股骨颈部，其次为腕及肱骨上端。

三、诊断与鉴别诊断

婴幼儿突发无热惊厥，且反复发作，发作后神志清醒无神经系统体征者，应首先考虑手足抽搐症。若于冬末春初发病，母乳期有肌肉抽搐等缺钙史，小儿为人工喂养，极少户外活动，未服鱼肝油等病史，或已有佝偻病症状及体征者，均有助于诊断。检查血总钙 $<1.88 \sim 1.75$mmol/L，或钙离子 <1.0mmol/L 即可确诊。但还应与低血糖、婴儿痉挛症、低血镁症、中枢神经系统感染和急性喉炎进行鉴别诊断。

骨质疏松症诊断需依靠临床表现、骨量测定、X线片及骨转换生物化学的指标等综合分析判断。骨质疏松症有部分患者无明显症状，因此，骨量测量就显得格外重要，再结合生物化学检验，诊断一般不存在困难。

四、治疗和预防

（一）治疗

根据不同的病情，合理使用含钙制剂及维生素D制剂。

婴儿手足抽搐症发作时立即用钙剂治疗，静脉缓慢注入10%葡萄糖酸钙。以后口服钙剂及补充维生素D。

骨质疏松症的药物治疗主要是减慢骨组织分解的速度。如果发生骨折，就有可能需要进行外科手术。另外，改善生活习惯是非常重要的。保持活跃的生活方式及定期做运动。根据个人的身体状况做一些负重的运动，如上楼梯和举重，帮助建立骨骼的钙质储备。保持均衡饮食，以确保摄取足够的钙质及维生素D。另外要戒烟、减少或避免饮酒。

（二）预防

合理安排膳食，适当摄入含钙和维生素D丰富的食物，如奶和奶制品、麸皮、豆类、绿色蔬菜等，并进行适当户外活动，以接受日晒（每天至少2小时）。影响钙吸收的因素很多，维生素D、膳食中有适当的蛋白质、低磷膳食、体育锻炼均有利于钙的吸收；而食物中的植酸、一些蔬菜如菠菜、竹笋、蕨菜等中的草酸、膳食纤维、咖啡等则不利于钙的吸收。

第五章 营养素过量与中毒

近年来，随着社会经济的发展及人们生活水平的提高，人们的膳食模式发生了巨大变化。能量及一些营养素摄入逐渐增多，而且除了防治营养缺乏病以外，更多人选择额外的各种营养素补充剂或摄食一些个别营养素含量极其丰富的食物。但是，长期过量摄入，一旦超过机体的负荷就容易引起过量或中毒而损害人体健康，尤其是地方性氟、硒、碘等过量的危害在我国至今仍较为突出。本章节主要讨论主要包括维生素A、维生素D，微量元素氟、硒、碘、铁中毒等。

第一节 维生素A中毒

人体摄入过量的维生素A所引起中毒综合征，称维生素A中毒（vitamin A toxicity）。最早报道于16世纪90年代，北极探险者食用了含有大量维生素A北极熊肝后数小时发生头痛、呕吐、嗜睡等症状，近年来，国内由于滥用维生素A浓缩剂，产生中毒症状者也时有报道，值得重视。

一、病　　因

普通膳食一般不会引起维生素A中毒，维生素A中毒几乎皆因误食入过多引起。成人多为食用含维生素A极高的食物，如鳕鱼、北极熊的肝脏等；儿童则多因意外服用大剂量维生素A补充剂而引起。急性维生素A中毒多在食用后3~6小时发病。多发生于一次或多次连续摄入成人膳食推荐摄入量（RNI）的100倍，或儿童大于其RNI的20倍，有人报告给90 mgRE（30万IU）的维生素A可使成年人在1.5~36小时内发生中毒症状。此外，有人提出中毒与体质特异性有关，即维生素A的吸收、利用、排泄及肝内储存存在个体差异。

二、临床表现

维生素A中毒症可分为以下两类：

（一）急性中毒

由于患者对维生素A的敏感性有个体差异，以及肝脏维生素A储存量不同，中毒剂量可有较大的差异。一般维生素A注射90mgRE，可于数天内产生中毒症状。表现为食欲减退、烦躁或嗜睡、呕吐、前囟膨隆、头围增大等。颅内压增高在急性中毒常见。

（二）慢性中毒

维生素A用量达每日数毫克至数十毫克，婴幼儿每日摄入维生素A每千克体重450μg，可于数日后产生中毒症状。早期出现烦躁、食欲减退、低热、多汗、脱发，以后有典型的骨痛症状，呈转移性疼痛，可伴有软组织肿胀，有压痛点而无红、热征象，以长骨及四肢骨多见，由于长骨受累骨骺包埋，可导致身材矮小。部分病例有颞部、枕后部肿痛，可误诊为颅骨软化症。颅内压增高症状如头痛、呕吐、前囟宽而隆起、颅骨缝分离、两眼内斜视、眼球震颤、复视等为此病的另一特征，但较急性型少见。此外，尚有皮肤瘙痒、脱屑、皮疹、口唇皲裂、毛发干枯、肝脾肿大、腹痛、肌痛、出血、肾脏病变，及再生障碍性贫血伴白细胞减少等。血碱性磷酸酶多有增高。国外曾报道长期肝脾大可致肝硬变，门脉压增高，甚至死亡。孕妇维生素A中毒可导致胎儿畸形。

三、诊　　断

除上述病史、症状及体征外，X线检查对本病确诊有特殊价值，表现为管状骨造型失常，骨质吸收，骨折；骺板改变及软组织肿胀；骨干处骨膜下新骨形成；颅缝增宽，前囟饱满扩大。脑脊液压力增加。检查血清维生素A，常达1000~6000μg/L以上。

四、治　　疗

维生素A中毒症一旦确诊，应立即停服维生素A，自觉症状常在1~2周内迅速消失，但血清维生素A可于数月内维持较高水平。头颅X线征象可在6周~2个月内恢复正常，但长骨X线征象恢复较慢，常需半年左右，故应在数月内不再服维生素A，以免症状复发。

五、预　　防

儿童在需要补充维生素A制剂时，一定要遵守医嘱，不可摄入过量或过长时间摄入维生素A浓缩制剂，以避免维生素A在体内蓄积中毒。应积极宣传营养卫生常识，纠正家长认为维生素是保健品，剂量大些，服用时间长些没有害处的错误看法，改变滥用维生素A制剂的现象及不良的饮食习惯。医务人员应正确掌握使用维生素A的剂量和持续使用时间，防止医源性维生素A中毒的发生。儿童防治维生素D缺乏性佝偻病应采用单纯维生素D制剂，避免使用维生素A、维生素D合剂；孕妇要防止维生素A摄入过量。正常人群每日从膳食中摄入的维生素A不应超过我国制定的维生素A可耐受最高摄入量（UL）3000μgRE。

第二节　维生素D中毒症

人体摄入过量的维生素D所引起中毒综合征，称维生素D中毒（vitamin toxity）。

一、病　　因

造成维生素D过量中毒的原因主要有短期内多次给予大剂量的维生素D治疗维生素D缺乏病；维生素D预防剂量过大，每日摄入量过多，或在数月内反复肌注大剂量的维生素D；误将其他代谢性骨骼疾病或内分泌疾病诊断为维生素D缺乏病而长期给予大剂量维生素 D 治疗。维生素 D 中毒剂量的个体差异较大，一般小儿每日服用2 万～5 万 IU，连续数周或数月即可发生中毒；敏感小儿每日服用 4000IU，连续 1～3 个月即可中毒。

二、临床表现

患儿服用过量维生素 D 制剂后，最早出现的症状是食欲减退、甚至厌食，烦躁、哭闹、精神不振，多有低热。可有恶心、呕吐、腹泻或便秘，逐渐出现烦渴、尿频、夜尿多，偶有脱水或酸中毒。长期慢性中毒可致骨骼、肾、血管、皮肤出现相应的钙化，影响体格和智力发育，严重者可致死。

三、诊　断

除上述症状及体征外，血钙升高大于 3.0 mmol/L，血磷及碱性磷酸酶正常或稍低。血胆固醇正常或升高。X 线特点为长骨干骺端临时钙化带致密增厚，骨皮质增厚，骨小梁密度增多而模糊。

四、治　疗

对维生素 D 中毒要积极治疗。首先应立即停服维生素 D 制剂及钙剂。第二，避免晒太阳，采用低钙饮食。为防止牛奶中钙的吸收，可在牛奶中加入硫酸钠。第三，重症患者需输液，服用利尿剂，以加速排出。第四，口服肾上腺皮质激素（如氢化可的松），有利于减弱维生素 D 的作用，服至血钙正常为止。凡维生素 D 中毒症，全部治疗必须在医师严格指导下进行。

五、预　防

全面分析患儿佝偻病的轻重程度，不要仅因出汗多，或有出牙晚、走路迟、烦躁、枕秃、体弱中的一两项就误认为佝偻病而给予大剂量突击治疗。家长在给孩子服维生素 D 制剂时应按医生的嘱咐，严格掌握预防或治疗用量，服用维生素 D 期间应随时观察孩子服药后的表现，一般每 3 个月测定血钙 1 次，如出现中毒表现，立即去医院就诊。

儿童保健工作者应宣传切勿滥用维生素 D 制剂，对佝偻病的防治应强调经常户外活动和接受日光照射，不能因缺钙而反复注射维生素 D。

第三节　地方性氟中毒

氟是人体必需的微量元素之一，但氟过量可导致中毒。摄入过量的氟可引起急性或慢性中毒，氟的急性中毒多见于特殊的工业环境中，属于职业病学或工业毒理学的范畴。氟的慢性中毒主要发生于高氟地区，称为地方性氟病，主要造成骨和牙的损害，即所谓氟骨病和氟斑牙，在我国黑龙江、吉林、辽宁、北京、天津、山西、陕西、河南、山东、宁夏、贵州等地均有流行。1979 年，我国将地方性氟病正式列为国家重点防治的地方病。氟斑牙多见于儿童，随年龄增长而病情加重；氟骨症多侵犯成年人，并随年龄增长而发病率增高、病情加重，性别差异不显著。

一、病　因

地方性氟病的主要病因是摄入过量的氟，氟以化合物或络合物的形式广泛存在于各种岩石和多种矿石中，许多种氟化物在水中有很大的溶解度和迁移性，因此高氟地区土壤和水中均含有大量氟，在该地区生长的植物（蔬菜、水果、种子等）和动物体内均含有较高的氟，人摄入该地区的植物或动物容易导致氟摄入过量而引起中毒。

地方性氟病的主要发病因素可有以下几种：

（一）饮用高氟水

饮水型氟中毒是病区分布最广、患病人数最多的一型。我国饮水型中毒病区主要分布在淮河－秦岭－昆仑山以北的广大地区。其中饮水含氟量在1.1～2.0mg/L的占63%，2.1～4.0mg/L的占27.5%，4.1mg/L及以上的占9.5%。世界各大洲报道的病区主要也是饮用高氟水引起。一些调查表明在饮水型氟中毒病区居民的病情与水氟浓度呈正相关。

（二）燃煤污染

劣质煤含氟量高，石煤最高。我国西南几个省区农村，常年明火烧这类煤，冬季用之取暖，收获季节燃煤烘干玉米、辣椒等食物，很容易发生氟中毒。

（三）食用高氟食品

因长期食用高氟食品亦可造成氟中毒。例如上世纪80年代以来，我国发现一些病区饮水氟含量不高，而因食物如食盐、粮食、茶叶等高氟而致病。用高氟卤水制食盐、高氟热泉水炮制菜干等，均可摄入高氟。茶叶中含氟量可高达37.5～1757mg/kg，西藏、新疆和内蒙古所饮用砖茶的含氟达2mg/L以上，而饮用水和食物中含氟量都不高，但是儿童氟斑牙发病率高于40%，成人氟骨症高于20%。

（四）工业三废污染

电解铝、磷肥、玻璃、水泥、砖瓦、制冷剂、消毒剂、电子工业、石油化工、黑色冶金等制作或生产过程中，其废水、废气、废渣中含大量氟化物，如处理不恰当，会污染空气、河流及其附近土地和植物。

二、临床表现

在一个固定地区（如一个乡内），饮水中含氟量超过国家规定标准（0.5～1.0mg/L）或因食物中含氟过高，造成人群发病时，即可定为地方性氟中毒。地方性氟中毒可出现中枢神经、肌肉、胃肠道等一系列症状，以及骨骼、牙齿的变化，但主要表现是牙齿和骨骼的损害，此外还是心血管疾病、癌症的诱因之一。

（一）氟斑牙

居住于高氟区（水氟高于1.0mg/L，或食物中含氟高）排除其他原因，牙齿发生斑釉改变，即可定为氟斑釉齿。它是慢性氟中毒最早出现的症状之一，因牙齿生长期成釉细胞发生障碍所致。受损害时间是恒齿生长期，到恒齿钙化后，即不再受损害。

临床上把氟斑釉分为三型：

1. 白垩型　牙齿表面失去光泽，粗糙似粉笔，触之有细沙感，可呈点状或线状，或为不规则小片；重者可波及牙的整个表面，非白垩区呈淡白浅黄色。

2. 着色型 表面出现微黄色，逐年加重变为黄褐色或黑褐色。

3. 缺损型 牙釉质损害脱落，呈点状或片状凹陷，或出现广泛的黑褐色斑块，有浅窝或斑样缺损。但分型并不反映病情轻重，各型多为混合存在，单独存在者少见。

（二）氟骨症

早期表现为四肢脊柱关节持续疼痛，无游走性，且不发热，抗风湿治疗亦无效，与天气无关。进而关节活动障碍，肌肉萎缩、肢体麻木、僵直变形甚至瘫痪。

（三）神经系统表现

氟中毒神经系统损害占10%。是由于椎管硬化变窄和椎间孔缩小使脊髓和神经根受压或神经本身损害所致。常表现为四肢麻木，双下肢无力，肌张力增强，腱反射亢进，压迫性截瘫和大小便失禁等。

神经根主要症状是刺痛，感觉异常，肌萎缩等。少数患者可出现耳聋耳鸣、视力减退、头痛、恶心等症状。

三、诊断和鉴别诊断

（一）诊断依据

1. 长期生活在高氟区，饮用高氟水、食用被氟污染的粮食或处于氟污染的空气环境。

2. 临床表现为氟骨症所具有的骨关节痛、肢体运动障碍畸形，伴有氟斑牙。12岁以后迁入病区者可没有氟斑牙。

3. 骨X线改变 X线基本特征如下。

（1）骨质改变 硬化、疏松、软化。

（2）骨周改变 肌腱、韧带、骨间膜骨化，软骨以及其他软组织骨化。

（3）关节改变 关节软骨、关节面或关节囊骨化，增生肥大，关节内出现游离体。

（4）骨和关节继发性畸形改变 脊柱、骨盆、四肢等变形。

4. 尿氟高 尿氟多超过正常范围。早期氟骨症可能没有症状和X线异常的特征，此时期的血清碱性磷酸酶高，血、尿钙低，尿羟脯氨酸排出量高于正常，提示氟已兴奋成骨细胞活性，损伤骨胶原蛋白。

（二）鉴别诊断

1. 类风湿关节炎 两者的主要症状和X线有许多相似之处。但类风湿关节炎多数开始于髋关节，后渐向上发展，很少波及四肢关节。临床上疼痛不严重，骨质主要是疏松萎缩性改变。化验检查血沉可加快，类风湿因子测定阳性。尿氟不升高。

2. 骨软化症 以骨软化和骨畸形为特征。患者多为女性，主要原因是维生素D缺乏和钙吸收障碍，并阻止钙在骨内沉着。骨质改变为普遍性疏松，呈不规则之网眼状脱钙。长骨小梁粗糙，皮质变薄而分层，骨盆有典型的畸形。而地方性氟病以硬化改变为主，肌肉韧带附着位有明显的钙化。

四、治 疗

地方性氟中毒并无特效疗法，当前治疗的原则是补充钙，减少氟的吸收并增加氟的排出。供给合理平衡的膳食，适当地补充钙、B族维生素和维生素C，对防治氟中毒有比较明显的效果。出现脊髓受压或截瘫时应尽早施行骨科手术，解除神经根或脊髓压迫，术后效果良好。

五、预　防

地方性氟病应以预防为主：采用低氟水源、药物除氟、减少食物中含氟量以及限制含氟“三废”的排放。

（一）控制1日氟摄入量

根据饮水含氟量及常见食物的含氟量，全面计算人体每日氟摄入总量，从而把人体每日氟的总摄入量控制在允许范围以内。

（二）饮水除氟

在水氟含量高的地区饮水除氟是消除地方性氟病最有效的预防措施。寻找低氟水源，加强水质勘测工作，健全用水管理，执行定期水质监测制度，使饮水保持在氟含量不高于0.05mmol/L。在没有条件改水的地区，鼓励收集雨水或雪水供饮用或烹饪使用。有条件的地区亦可采用药物除氟法。

（三）消除燃煤产生的氟污染

改变南方收获季节烘干粮食的方法，或改变耕种季节避开梅雨季节收获的措施，改造开放或燃煤灶，使燃煤产生的氟不污染居室空气，不污染粮食、果菜。

（四）控制饮茶中的氟

茶叶本身可蓄积氟，某些地区生产的茶叶氟含量可高达500mg/kg以上，应采取措施防止茶叶氟进入人体。

第四节　硒　中　毒

动物在摄入含硒量高的牧草或其他含硒量高的饲料时，可发生中毒。急性中毒时出现一种被称作“蹒跚盲”的综合征。其特征是失明、腹痛、流涎，最后因肌肉麻痹而死于呼吸困难。慢性中毒时出现脱毛、脱蹄、角变形、长骨关节糜烂、四肢僵硬、跛行、心脏萎缩、肝硬化和贫血，即所谓“家畜硒中毒或碱毒（质）病（alkali disease）”。人因食用含硒量高的食物和水，或从事某些常常接触到硒的工作，可出现不同程度的硒中毒。

一、病　因

硒中毒地区主要受非地带性的地质因素——岩石的影响，所以，其分布无地带性规律，而是呈散灶状分布。我国的湖北恩施、陕西紫阳为硒中毒的灶状病区，主要与高硒含煤地层有关。在调查恩施高硒环境及形成原因时发现，当地石煤硒含量高、储量丰富、出露面大且呈灶状分布；温湿多雨加速了硒的淋溶和迁移；而当地村民有用石煤火熏土作底肥的习惯，从而造成土壤严重硒污染。这样，粮食蔬菜等作物硒含量也随之增加，而饲料硒含量的增加又使禽畜肉硒量增多，循此食物链而最终使人体摄入硒过量而中毒。

另外，在工业生产中，工人在焙烧阳极泥时，吸入有硒尘释放出的烟雾可引起急性硒中毒；从事冶炼、加工、提取硒的工人，长期接触小剂量硒化物的蒸气和粉尘，也可引起慢性硒中毒。

二、临床表现

地方性硒中毒一般表现为慢性病程，根据临床症状的不同，地方性硒中毒可分为两种类型：

（一）盲目蹒跚症

这是由于人和动物摄食了含有中等量硒的食物和饲料而引起的，硒主要以有机态进入人和动物体内。病人有神经系统的症状，如皮肤痛觉迟钝，四肢麻木，头昏眼花，食欲不振等。

（二）碱性病

这是由于人和动物摄食了含有蛋白质结合硒（可能是硒氨基酸）的谷物、蔬菜和植物，病人表现为头发脱落，甚至眉毛、胡须、阴毛等都会脱落；指甲变形、凹陷，最后脱落；还有皮疹、皮痒等症状。

职业性硒中毒的主要症状是：面色苍白，精神疲惫，胃肠功能紊乱，消化不良，呼吸有大蒜气味。严重者可导致中枢神经系统中毒或“碱性病”。

三、诊断依据

1. 长期生活在高硒地区，食用含硒量高的粮食或禽畜肉。
2. 临床表现。
3. 血硒高。

四、治　疗

硒中毒的治疗，主要是降低以至消除硒的毒性。因食入高硒（含硒 15mg）食物而引起的急性和慢性中毒者，服用 5mg 的砷酸钠水溶液，可促使过量的硒经胆汁排泄到胃肠道，最后从肾脏排出体外，以达到缓解毒性或完全解毒的目的。甜菜碱和胆碱也对抵抗硒酸盐的毒性起一定作用。硫酸盐可以减轻硒酸盐的毒性，但不能减轻亚硒酸盐或有机硒的毒性。蛋氨酸分子可以与机体内过量的硒结合，从而起到解毒作用。

五、预　防

预防硒中毒最有效的办法就是使人和动物避免摄入富硒的食物和饲料，美国采取除去富硒牧草或更换草场的办法来预防。有些牲畜也有识别富硒牧草的能力，因有些富硒牧草会散发出一种蒜臭味。另外，土壤中含硫多会抑制植物对硒的吸收，因此，有些国家采取在草场施用石膏或含硫肥料等措施，来降低植物含硒量。陕西近年来采用换粮的办法，对预防人体硒中毒也收到良好的效果；维生素 E 是一种良好的抗氧化剂，可预防硒中毒；蛋氨酸也可以防止硒中毒，但口粮中必须有足够的维生素 E。职业性预防则应强调安全生产和防护。

第五节 碘过多症

长期碘摄入量过高或一次性摄入相当高剂量的碘，会危害人体健康，而且可以致病，统称为碘过多病（症）(iodine excess disorders)，它包括：高碘性甲状腺肿（iodine excess goiter)，含散发性高碘甲状腺肿和地方性高碘甲状腺肿；碘致甲亢；碘致甲减；桥本甲状腺炎；甲状腺癌；碘过敏和碘中毒。

高碘甲状腺肿流行相当广泛，1962 年 Suzuki 等发现食物性高碘甲状腺肿，1980 年我国发现了水源性高碘甲状腺肿，现在已知在河北、山东、新疆、山西、河南、安徽、内蒙古与江苏的 8 个省与自治区都存在高碘甲状腺肿。

一、病　　因

高碘甲状腺肿是机体本身的一种保护机制。因为碘是合成甲状腺激素的必需原料，缺少碘可对人类造成严重危害，所以在高碘条件下，人体便自发地存贮碘，一旦碘缺乏时就动员出来供人体需要以防止碘缺乏病的发生。人体内，甲状腺是碘重要的贮藏场所，人们摄入过量的碘，除由肾脏排出相当多的碘外，甲状腺也从血循环中吸入较多的碘，这些碘以胶质形态（包括 I^-、T_2、T_3、T_4）存贮于甲状腺滤泡腔中。当甲状腺持续吸入较多的碘，滤泡腔内的胶质逐渐增多，以致滤泡腔被充塞扩大，甲状腺的重量和体积都超出正常范围时就形成了高碘甲状腺肿。

二、临床表现

甲状腺肿大，多呈弥漫型。新生儿高碘性甲状腺肿可压迫气管，甚至窒息。

多数报道血清 T_3、T_4、TSH 正常，也有报道 T_4 低、TSH 高，出现甲减或亚临床甲减，但在高碘病区的绝大多数的人群，包括甲肿病人在内，其甲状腺功能多数正常。

高碘性甲状腺肿病人 24 小时甲状腺吸碘率下降，一般低于 10%。

在水源性高碘甲状腺肿病区有报道说，在未采取任何干预措施的情况下，儿童期的高碘甲状腺肿进入成年期后多自行消退，显示人们对高碘的摄入有较强的耐受性。

长期高碘摄入可有自身免疫过程增强的改变，如：出现自身免疫抗体，自身免疫性疾病或甲亢的发病率增高，甲状腺癌的发病增多(主要是乳头状癌)。

三、诊断与鉴别诊断

（一）高碘病区的判定

凡一地区 8～10 岁儿童甲状腺肿大率大于 5%；儿童尿碘水平(群体)大于800μg /L；人群有明确的高碘摄入(如果是水源性，则水碘大于 300μg /L)，该地区即可确定为高碘病区。

（二）高碘甲状腺肿的诊断

病人生活或居住在高碘地区，甲状腺肿大且质地硬（必要时可做甲状腺活检)；尿碘大于 800μg/L；吸碘率低（一般 24 小时低于 10%）；有明确的高碘摄入史；且能排除其他原因引起的甲状腺肿；则可诊断为高碘性甲状腺肿。

（三）高碘性与低碘性甲状腺肿触诊与B超检查的鉴别见表5-5-1。

表5-5-1 高碘性与低碘性甲状腺肿触诊与B超检查的鉴别

	高碘性甲状腺肿	低碘性甲状腺肿
质地	较硬、很容易摸得着	较软、仔细触诊可摸得着
边界	光滑、界限很清楚	界限较清楚
望诊	容易看得见、Ⅰ度肿大可以看见其轮廓	不易看见、Ⅱ度才容易看得见
B超	回声粗糙、边界清晰	回声均匀、边界模糊

四、预防和治疗

高碘甲状腺肿的防治原则应以限制高碘的摄入量，并根据病因来源采取相应的措施。

（一）限制高碘食物的摄入量

对食物性高碘甲状腺肿的病人，限制高碘食物的摄入量。

（二）采用适当的饮用水源

目前对水源性高碘甲状腺肿的防治措施正在探讨。首先在病区寻找适宜的饮用水源（水碘在10～125μg/L），结合当地水利建设进行改水，可引河水或打浅井水作为饮用水源。山东省无棣埕口盐场利用电渗析降碘也收到了一定效果。

（三）药物治疗

目前对高碘甲状腺肿病人的治疗主要应用甲状腺激素。

第六节 铁 中 毒

一、病 因

急性中毒常见于过量误服铁剂，尤其常见于儿童。慢性铁中毒或称铁负荷过多，可发生于消化道吸收的铁过多和肠外输入过多的铁。这里所说的消化道铁吸收过多只发生于：①长期过量服用铁剂。②长期大量摄入含铁量异常高的特殊食品。③慢性酒精中毒和肝硬化，因其均可使铁的吸收增加。④原发性血色病，因遗传缺陷而使小肠吸收过多的铁。在正常情况下，即使膳食铁含量很丰富，亦不致达到引起慢性中毒的水平。肠外输入过多的铁，通常由多次大量输血引起。

二、临床表现

（一）急性铁中毒

因误服大量铁剂所致的临床表现分为四期：

1. 第一期　始于摄入后即刻，表现呕吐、腹泻、腹痛、血压降低、苍白、昏睡、代谢性酸中毒、白细胞数升高、血糖升高。

2. 第二期　摄入后6～24小时开始，并持续12～24小时，体征包括低血容量、昏睡、血压降低、代谢性酸中毒、血铁水平可能不到高峰。

3. 第三期 摄入后12~24小时开始，表现多器官功能衰竭（胃肠道、中枢神经系统、心血管系统、肝、肾），代谢性凝血病及低血糖，暴发性肝功能衰竭常直接致死。

4. 第四期 第4~6周开始，胃瘢痕形成，幽门梗阻。

（二）慢性铁中毒可有各脏器受损的表现

（1）皮肤色素沉着，呈古铜或青铜色。

（2）肝脏肿大，肝硬化蜘蛛痣，糖尿病。

（3）垂体功能低下，甲状旁腺及肾上腺功能减退。

（4）心脏疾病，心律不齐，心力衰竭。

（5）骨骼关节改变，颅脑畸形，肝肿大，肾上腺皮质功能低下，合称Zellveger综合征。

三、治　　疗

对误服大量铁剂的病人给予大量生蛋清、牛奶等，促使形成铁蛋白复合物，并用吐根糖浆等催吐，继以2%~5%碳酸氢钠溶液洗胃，洗毕留置部分于胃中，使铁盐转变成不溶解的碳酸亚铁，并可口服盐类泻药导泻。若误服时间超过30分钟，则不宜催吐，防止被铁剂腐蚀的胃黏膜发生穿孔。胃有出血时，应停止洗胃或每次用少量液体反复灌洗。洗胃后仍有大量铁剂存在胃内，则应考虑做胃切开术以移去铁剂。严重中毒时，采用血液透析或腹膜透析。换血能使血浆铁减少，婴幼儿可酌情应用。

去铁敏可络合铁离子成为无毒的络合物经尿排出。促排灵、依地酸二钠钙能增加铁的排泄，可以酌情使用。静脉补液可纠正脱水、酸中毒，促进毒物排泄，维持血压，必要时输血或血浆等。在铁中毒过程中，须注意积极防治休克。其他为对症治疗。

四、预　　防

急性铁中毒预防：应防止儿童过量误服铁补充剂，家长更不应认为铁剂是“补药”而超过规定剂量服用；铁补充剂药瓶标签上应有明确标示，医生也要加强医药常识宣传，说明乱吃铁剂的危险性。对于慢性铁中毒的预防：①防止长期过量服用铁剂；②防止慢性酒精中毒。③至于因肝硬化引起的慢性铁中毒，或因疾病而必须反复大量输血而引起的慢性铁中毒，应着眼于原发疾病的防治。

第七节　锌　中　毒

一、病　　因

锌普遍微量存在于各种食物中，大量摄入时则易引起中毒。锌中毒主要由于应用镀锌的器皿制备或贮存酸性饮料，此时酸性溶液可溶解出较多的锌而中毒，其他原因为误服药用的氧化锌（常为收敛剂）或硫酸锌（常用于治疗结膜炎）或大面积创面吸收氧化锌（常为轻度收敛）等。

锌的中毒量为0.2~0.4g，一次摄入80~100mg以上的锌盐即可引起急性中毒。慢性锌中毒多见于长期小量服锌治疗疾病。儿童长时间玩耍或口含有锌的金属玩具，或把含锌金属玩具放在浴水中，小儿把头浸在水中吞咽一些浴水，均可引起慢性锌中毒。空气污染也是常见原因。

二、临床表现

当进入人体内的锌过多时，可引起急性或慢性中毒，出现一系列病变。

（一）急性锌中毒

呈急性发病，潜伏期由几分钟至1小时，恶心、持续性呕吐、腹绞痛、腹泻、口腔烧灼感，伴随眩晕及全身不适。严重者可因剧烈的呕吐和腹泻而导致虚脱。

（二）慢性锌中毒

多表现为顽固性贫血、食欲不振、血红蛋白含量降低、血清铁及体内铁贮存量减少等。

三、治疗及预防

（一）治疗

对误服大量锌盐者可用1%鞣酸液、5%活性炭悬液或1∶2000高锰酸钾液洗胃，但如呕吐物带血液，应避免用胃管及催吐剂。根据情况酌服硫酸钠导泻，内服牛奶以沉淀锌盐。必要时输液以纠正水和电解质紊乱，并给去锌疗法（应用巯基解毒药）。慢性中毒时，还应尽快停止服用锌剂，不再与锌污染的空气、水源及食品接触。

（二）预防

应加强环境及食品卫生监督，防止空气、水源、食品被大量锌污染。用锌治疗疾病时应掌握安全剂量，防止误服锌剂。加强对儿童合金玩具制品的监督，制定含锌产品的含锌标准。

第八节 铜 中 毒

一、病 因

铜盐的毒性以硫酸铜、醋酸铜较大，特别是硫酸铜，经口服即使微量往往也会引起急性中毒，引起本病的原因是多种多样的，常因为结晶硫酸铜烧伤或意外误服引起，也有食用被污染的水和食物造成，主要是因为冶炼铜时造成环境污染，国家规定车间允许铜尘、铜烟浓度为0.01mg/m^3。长期接触铜尘、铜烟的工人，肝豆状核变性的患者会出现慢性铜中毒。长期吃大量牡蛎等贝类、肝脏、蘑菇、硬果和巧克力等含铜量高的食品者，铜摄入量可较正常的每天摄入量（2～5mg）高10倍以上，但从未发现慢性铜中毒的证据。

二、临床表现

（一）急性铜中毒

开始产生胃肠道黏膜刺激症状，如恶心、呕吐、腹泻，溶血作用特别明显，尿中出现血红蛋白，继而出现黄疸及心律失常，严重时可出现肾功能衰竭及尿毒症，休克。

（二）慢性铜中毒

1. 呼吸系统症状 最常见的症状为咳嗽、咳痰、胸痛、胸闷，有的咯血、鼻咽黏膜充血、鼻中隔溃疡，甚至可引起尘肺和金属烟雾热。

2. 眼睛接触铜盐可发生结膜炎和眼睑水肿，严重时角膜可以发生浑浊和溃疡。从事枪弹钢壳生产的工人易发生铜性白内障。

三、治疗及预防

（一）急救

误服铜盐中毒者，应立即用清水洗胃或用1%亚铁氰化钾（黄血盐）600毫升洗胃，使毒物变成低毒的不溶的亚铁氰化铜而沉淀，并可用牛乳、豆浆及蛋清保护胃黏膜。无腹泻者给予导泻。

（二）解毒剂

可用依地酸钙钠或二巯丙醇，也可给予青霉胺。可试用螺旋内脂固醇，因其可增加铜自胆汁的排泄。

（三）对症治疗

有腹痛、腹泻时给予解痉剂、止痛剂，并及时补液以维持水电解质平衡。有休克时及时进行处理。

（四）预防

应注意不要用生铜绿的器皿存放食物；用含铜药物治疗时要严格掌握用量。

第六篇　疾病营养

第一章　医院膳食

膳食是病人获取营养的主要途径。根据人体的基本营养需要和各种疾病的治疗需要而制订的医院病人膳食，可分为基本膳食、治疗膳食、特殊治疗膳食、儿科膳食、诊断膳食和代谢膳食等。各种膳食的食谱应按膳食常规要求进行设计和配制。

第一节　基本膳食

一、普　通　饭

简称普食，是医院膳食的基础，一般医院中有50%以上的住院病人采用此类膳食，大多数治疗膳食都是在此类膳食基础上衍化出来的。

（一）特点

本膳食接近正常人饮食。每日供应早、午、晚三餐，每餐之间间隔4～6小时。

（二）适用对象

1. 体温正常、咀嚼和吞咽功能正常、消化功能正常。
2. 恢复期病人。
3. 在治疗上对膳食无特殊要求的。
4. 内、外、妇产、五官等科病人均可使用。

（三）膳食原则和要求

1. 膳食配制应以均衡营养和接近正常膳食为原则。
2. 每日提供的能量、蛋白质和其他主要营养素应达到或者接近我国成年人轻体力活动的参考摄入量。蛋白质65～90g，总能量为8786～100042kJ（2100～2400kcal）。当总能量8786kJ/d（2100kcal/d）时，蛋白质65～75g，脂肪60～70g，碳水化合物275～350g，蛋白质约占总能量12%～14%，脂肪约占总能量25%～30%，碳水化合物约占总能量50% ~65%。

3. 每日供给的食物中应包括谷类、蔬菜、鱼肉、蛋类、奶类、肉禽类、豆类及适量的脂肪和少量调味品。每日的蔬菜不应少于300g。其中黄绿色蔬菜>50%。

4. 食物烹调应科学合理，尽量减少营养素的流失，应清淡，多样化，注意色、香、味。

（四）食物选择

1. 可用的食物　基本同健康人，包括粮谷类和薯类、各种蔬菜、鱼虾类、肉禽类、奶类、豆类及制品。

2. 少食用的食物　烟熏、油炸、罐头类等食品。

（五）配膳应注意的问题

1. 食谱制订和制作要照顾民族风俗、地域习惯的特殊性。

2. 了解患者的食物过敏史（如海产品中的鱼、虾、螃蟹，干菜中的黄花菜等）。

3. 应选择最常用食物和百姓知晓的食物，新资源食物的应用要慎重。

4. 注意成本核算。

二、软　饭

（一）特点

是一种质软、容易咀嚼、易消化的膳食，常作为半流质至普通饭的过渡膳食，每日供应3~5餐。

（二）适用对象

1. 咀嚼或吞咽不利者。

2. 小儿、老年人。

3. 低热、食欲下降、胃肠功能减弱。

4. 手术恢复期。

（三）膳食原则和要求

1. 基本同普食。

2. 食物加工和烹制要细、软、烂，不选含粗纤维多的蔬菜，清淡、少盐。

3. 主食以发酵类面食为主。

4. 长期采用软饭的病人因蔬菜切碎、煮软过程中水溶性维生素和矿物质损失较多，应注意适当补充。

（四）烹调方法选择

1. 适宜方法　拌、蒸、炖、滑熘、急火快炒。

2. 不适宜方法　煎、炸、熏、烤、生食、冷食、腌制。

三、半　流　质

（一）特点

是比较稀软的、易咀嚼吞咽、易消化的膳食，为流质至软饭或普通饭的过渡膳食。

（二）适用对象

1. 食欲差、咀嚼、吞咽不便者。

2. 发热、胃肠道炎性疾病、手术后恢复期患者。

3. 儿科、妇产科的按其普食特点配置，其原则为平衡膳食，能量和营养成分同普食。

（三）膳食原则和要求

1. 全日供给蛋白质 50 ~ 60g，脂肪 40 ~ 50g，碳水化合物 250g，提供总能量在 6690kJ/d（1600kcal/d）左右，分别占总能量比例为 12% ~ 15%，20% ~ 25%，60% ~ 65%。

2. 每日供给 5 ~ 6 餐，其中两餐之间为加餐，能量分配为早餐 25%，加餐 5%，午餐 35%，加餐 5%，晚餐 30%。

3. 各种食物皆应细、软、碎，易咀嚼，易吞咽。

4. 少粗纤维，无刺激性的半固体食物。

5. 加餐食物的总容量为 300ml 左右。

6. 腹部手术后禁食胀气食物，如牛奶、过甜食物、豆类。

（四）食物制作要求

1. 干稀搭配、甜咸间隔。

2. 不用和少用的食物：含粗纤维多的食物，粗粮，大块的肉和咀嚼吞咽不便的食物。

3. 食物组合举例

（1）早餐：米粥 200ml，蒸嫩蛋 1 个，热拌土豆丝 50g。

（2）午餐：清汤龙须面甩蛋 25g，素菜包 1 个 50g，鲜蘑瓜片熘鸡片 25g。

（3）加餐：橙汁 100ml，香酥鸡蛋饼干 25g。

（4）晚餐：软米饭 50g，海米炖豆腐 100g，胡萝卜丝炒肉丝。

四、流　　质

（一）特点

为液体状食物或在口腔可融化为液体的食物。能量低，必需营养素不足，只能短期（1 ~ 2 天）使用。

（二）适用对象

1. 高热、食欲差，咀嚼、吞咽极度困难者。

2. 急性炎性胃肠疾病、急性腹泻、恶心、呕吐者。

3. 体质重度虚弱者，大手术后的第 1 次进食。

（三）膳食原则和要求

1. 所用食物皆需制成液体或进口即能溶化成液体。

2. 营养成分：蛋白质约 20 ~ 30g，脂肪 30g，碳水化合物 130g，维生素和矿物质均不足，总能量约 4075kJ/d（975kcal/d）左右。

3. 每日供应 6 ~ 7 餐，每次容量 250ml，每日总量 2000ml 左右。

4. 避免过咸或过甜，甜咸要间隔。

5. 根据病情不同，调整流质内容，如腹部手术后免用胀气的食物，口腔手术用厚流质，咽喉部手术用冷流质，胰腺炎患者用无油清流质。

（四）食物举例

脱脂牛奶、米汤、米糊、面汤、无油肉汤、蔬菜汁、果汁、杏仁茶、藕粉、菱角粉糊、葛根粉糊等。

第二节 治疗膳食

一、高蛋白膳食

（一）特点

提高每日膳食中蛋白质的含量。在供给所需能量的基础上以公斤体重计算，每公斤标准体重1.2～2g/d，蛋白质的量以占总能量的15%～20%为宜。

（二）适用对象

1. 各种原因引起的营养不良、贫血和低蛋白血症。

2. 代谢亢进性疾病和慢性消耗性疾病，如甲状腺功能亢进、烧伤、结核病、神经性厌食、精神抑郁症、肿瘤等。

3. 重度感染性疾病，如肺炎、伤寒、重度创伤、脓毒血症、结核病。

4. 大手术前后。

（三）膳食原则和要求

1. 在能量供给充足的基础上，增加膳食中的蛋白质量，但以不超过总能量的20%为宜，每日总量要在90～120g，其中由蛋、奶、鱼、肉等提供的优质蛋白质占1/2至2/3。

2. 对食欲良好的患者可在正餐中增加蛋、肉、奶等优质蛋白质丰富的食物。对食欲差的患者可采用含40%～90%蛋白质的高蛋白配方制剂，如酪蛋白、乳清蛋白、大豆分离蛋白等制品，以增加其蛋白质的摄入量。

3. 原则上一日三餐，食欲差、儿童、老年人等可增加餐次。

4. 适当增加含钙丰富的食物。

5. 食物选择要多样化，制作要清淡，注意色香味。

6. 能量估算与实际需要，以及病人的接受程度往往有差距，要合理调整。

（四）应注意的问题

1. 制订饮食计划前要全面了解病史、饮食习惯、民族风俗。

2. 碳水化合物占总能量不低于50%，才能保证蛋白质充分吸收利用，蛋白质不宜过高，>20%时，吸收利用率是下降的。

3. 对于老年人、胃肠功能差和营养不良病程较长的病人，增加蛋白质要多次少量，循序渐进，并注意观察肾功能。

4. 久禁食、食管疾病、神经性厌食、儿科疾病等病人，因长期处于饥饿或半饥饿状态，不宜立即供给高蛋白饮食，应从低蛋白流食开始，每次200～300ml。一日5～6次，适应2～3天后，逐步增加。

5. 选择畜肉类注意同时增加的脂肪量，以鱼虾禽类和大豆类为宜。

6. 必要时，对病人做营养状况对比评价。

7. 注意与经治医生、家属和病人沟通，作好营养宣教和指导。

二、低蛋白膳食

（一）特点

控制膳食中的蛋白质含量，以减少含氮的代谢产物，减轻肝、肾负担，在控制蛋白质摄入量的前提下，提供充足的能量、优质蛋白质和其他营养素，以改善患者的营养状况。要根据患者的肾功能损伤情况，决定其蛋白质的摄入量，一般每日蛋白质总量在20～40g之间。

（二）适用对象

1. 肾脏疾病　急性肾炎、急性肾功能衰竭、慢性肾功能衰竭、肾病综合征、尿毒症、肾透析。

2. 肝脏疾病　肝性脑病各期。

（三）膳食原则

根据肝、肾功能情况，确定每日膳食中的蛋白质量。

1. 每日膳食中的能量应供给充足，碳水化合物不低于55%，必要时可采用纯淀粉食品及水果增加能量。

2. 肾功能不全者在蛋白质定量范围内选用优质蛋白质，如鸡蛋、牛奶、瘦肉、鱼虾。

3. 肝功能衰竭患者应选用高支链氨基酸、低芳香族氨基酸以豆类蛋白为主的食物，要避免肉类蛋白质。

4. 维生素、无机盐等营养素应充分供给。

5. 增加膳食纤维摄入量，可减少氨类吸收或增加排出，制作方法要细、软、烂，预防出血。

6. 观察指标：肝功能、肾功能。

7. 注意对厨师、病人和家属的指导。

三、低盐膳食

（一）特点

通过调整膳食中的钠盐摄入量来纠正水、钠潴留以维持机体水、电解质的平衡。

（二）适用对象

高血压、心力衰竭、急性肾炎、妊娠毒血症，各种原因引起的水、钠潴留患者。

（三）膳食原则

1. 食盐量以克为单位计算，限制每日膳食中的含盐量在1～4g。

2. 根据具体病情确定每日膳食中的具体食盐量，如水肿明显者食盐量为1g/d，一般高血压病患者为4g/d。

3. 此类膳食的用盐量在食物准备和烹调前应用天平称量后加入。

4. 已明确含盐量的食物先计算后称重配制，其他营养素按正常需要。

（四）食物选择

1. 可用的食物　除限用食物以外，其他食物皆可食用。

2. 不用和少用含钠高的食物　油饼、咸大饼、油条、咸豆干、咸花卷、咸面包、咸饼干、咸蛋、咸肉、火腿、酱鸭、板鸭、皮蛋、香肠、红肠、咸菜、酱菜和一切盐腌食物，及其他含盐量不明的含盐食物和调味品。

四、无盐膳食

（一）特点

在食物选择和烹调加工过程中避免含盐、酱油和其他钠盐调味品，全日膳食总含钠量在1000mg以下。

（二）适用对象

同低盐膳食。

（三）膳食原则

1. 一般只能短期使用。

2. 使用期间观察患者血钠情况，以防止出现低钠血症。

3. 在膳食配制过程中禁用食盐和含盐调味品及盐腌食品，如咸蛋、咸肉、火腿、咸菜、腐乳、腊味食品等。

4. 必要时可用钾盐酱油代替食盐。

（四）食物选择

1. 可用的食物　除了禁用的食物外，其他食品可根据患者的进食情况进行调配。

2. 应禁用的食物　食盐、油条、油饼、咸大饼、咸花卷、咸蛋、皮蛋、酱豆腐干、咸菜、酱小菜、泡菜、酱油、咸饼干和含食盐的调味品，及一切腌制品、盐制品。

五、低钠膳食

（一）特点

全天膳食的含钠量在700mg以下，病情严重者控制在500mg以下。此膳食需在临床监测下短期使用。

（二）适用对象

同低盐膳食，惟病情更严重者。

（三）膳食原则

1. 除禁用食盐和含盐调味品外，还应免用含钠高的食物，包括用碱的馒头、面条，用苏打粉做成的糕点等。

2. 每日按规定计算膳食的含钠量。

3. 参照食物的含钠量选用含钠低的食物。

4. 使用期间密切观察血钠情况，注意防止低钠血症。

（四）食物选择

参照低盐、无盐膳食。

六、低脂膳食

（一）特点

控制膳食中脂肪的摄入总量和饱和脂肪酸摄入量，以改善脂肪代谢和吸收不良而引起的各种疾患，根据患者病情不同，脂肪摄入的控制量也有所不同。一般可以分为：一般限制、中等限制和严格限制。其中饱和脂肪酸占总能量 <10%。

（二）适用对象

急慢性肝炎、肝硬化、脂肪肝、胆囊疾患、胰腺炎、高脂血症、冠心病、高血压、肥胖。

（三）膳食原则

1. 食物配制以清淡为原则。

2. 脂肪

（1）轻度限制：占总能量的 25% 以下（50g 以下），要定期计算膳食的脂肪总量。

（2）中度限制：脂肪占总能量的 20% 以下，脂肪总量控制在 30g 以下。如：胆囊炎的恢复期、脂肪吸收不良患者。

（3）严格限制：脂肪摄入量在 15g 以下，如急性胰腺炎、急性胆囊炎等患者。

3. 限制烹调油。

4. 烹调方法以蒸、煮、炖、烩为主。

（四）食物选择

1. 可用的食物　米、面粉、面条、小米、豆腐、豆浆、各种蔬菜、低脂奶、脱脂奶、鸡蛋白、鱼、虾、海参、海蜇、兔子肉、去脂禽肉。

2. 限用的食物　鸡蛋、肥肉、全脂奶、炸面筋、花生、核桃及油炸食品、重油糕点。

七、低胆固醇膳食

（一）特点

在低脂膳食的前提下，控制每日膳食中的胆固醇含量在 300mg 以下。饱和脂肪酸占总能量 10% 以下。

（二）适用对象

高血压、冠心病、胆结石、高脂血症。

（三）膳食原则

1. 控制总能量的摄入，使其体重控制在适宜范围内。

2. 控制脂肪总量，在低脂肪膳食的基础上，减少饱和脂肪酸和胆固醇的摄入。

3. 烹调用油，多选用茶油、橄榄油等单不饱和脂肪酸含量丰富的油脂，有助于调整血脂。

4. 多用香菇、木耳、海带、豆制品、橄榄菜等有助于调节血脂的食物。

5. 适当增加膳食纤维的含量，有利于降低血胆固醇。

（四）食物选择

1. 可用的食物　各种谷类，低脂奶、去脂的禽肉、瘦肉、鱼、虾、兔子肉、蛋白、水果、豆制品、各种绿叶蔬菜。

2. 限用的食物　油条、油饼、油酥点心、全脂奶、猪肉、牛羊肉、肥禽。禁用蟹黄，脑、肝、肾等动物内脏，鱿鱼、乌贼鱼等含胆固醇高的食物。

八、少渣膳食

（一）特点

少渣膳食（低纤维膳食）需要限制膳食中的粗纤维，包括植物纤维、肌肉和结缔组织，其目的是减少对消化道的刺激，减少粪便的数量。

（二）适用对象

咽喉部疾病、食管狭窄、食管炎、食管静脉曲张及消化道手术；结肠过敏、腹泻、肠炎恢复期、伤寒、肠道肿瘤、消化道出血。

（三）膳食原则

1. 食物制作要细软烂，蔬菜去粗纤维后制成泥状。
2. 同时给以低脂膳食。
3. 主食宜用白米，白面等细粮。
4. 少量多餐、根据病情可采用少渣半流或少渣软饭。

（四）食物选择

1. 可用的食物　烂饭、粥、小馒头、白面包、软面条、嫩的碎瘦肉、碎鸡肉、鱼、虾、豆浆、豆腐、鲜奶、酸奶、奶酪、胡萝卜、土豆、南瓜、冬瓜、水果泥、蛋糕、饼干、藕粉等。

2. 忌用的食物　各种粗粮、大块的肉、油炸食物、强烈的调味品、整粒的豆、硬果、多膳食纤维的蔬菜水果，如：芹菜、韭菜、豆芽、菠萝等。

九、高纤维膳食

（一）特点

增加膳食中膳食纤维，目的以增加粪便体积及含水量、刺激肠道蠕动、降低肠腔内的压力，促进粪便中胆汁酸和肠道有害物质的排出。

（二）适用对象

便秘、肛门手术后恢复期、心血管疾病、糖尿病、肥胖病、胆囊炎、胆结石。

（三）膳食原则

1. 在普通饭基础上，增加含纤维丰富的食物，1 日膳食中的膳食纤维总量应不低于 30g。
2. 多饮水，每日饮水 2000ml 以上，空腹可饮用淡盐水或温开水，以刺激肠道蠕动。
3. 如在膳食中增加膳食纤维有困难时，也可在条件许可下采用膳食纤维制品。

（四）食物选择

1. 可用的食物　粗粮、玉米、玉米渣、糙米、全麦面包、各种豆类、芹菜、韭菜、豆芽、笋、萝卜、香菇、海带、琼脂、魔芋、果胶等。

2. 少用和不用的食物　辛辣食品，过于精细的食品。

十、高能量膳食

（一）特点

能量供给按 147～209kJ/(kg·d)［(35～50kcal/(kg·d)］，总能量在 8370kJ/d

(2000kcal/d) 以上，满足营养不良和高代谢病人的需要。

(二) 适用对象

体重过低、贫血、结核病、伤寒恢复期、甲亢、烧伤恢复期病人，常与高蛋白饮食同时使用。

(三) 膳食原则

1. 在均衡膳食的原则下，鼓励患者增加食物量。

2. 除正常膳食餐外，可另行配制能量高的食物或以加餐的方法提高能量的供给量。

3. 对食欲欠佳者，可用部分配方营养剂来增加总的能量和相关营养素的摄入量。

(四) 食物选择

1. 可用的食物　同普通饭。

2. 少用和不用的食物　参照普通饭和高蛋白饮食。

第三节 特殊治疗膳食

一、糖尿病膳食

(一) 特点

饮食治疗是糖尿病最基本的治疗措施，是临床治疗的基础治疗。通过饮食控制和调节，可减轻胰腺负担，利于受损的胰岛细胞修复；控制血糖、血脂使之达到正常或接近正常；预防和延缓并发症的发生；提高患者生活质量。

(二) 适用对象

各种类型的糖尿病。

(三) 膳食原则

1. 能量　应根据年龄、性别、身高、体重、血糖，及有无并发症等病理生理情况和其劳动强度、活动量大小等因素计算总能量的供给量，其总能量应以能维持理想体重低限为宜。参考表 6-1-1

表 6-1-1　成年糖尿病病人的能量供给参考量〔kJ (kcal)/kg〕

体型	卧床休息		轻体力劳动		中体力劳动		重体力劳动	
正常	63~84	(15~20)	126	(30)	146	(35)	167	(40)
消瘦*	84~105	(20~25)	146	(35)	167	(40)	167~251	(40~60)
肥胖*	63	(15)	84~105	(20~25)	126	(30)	146	(35)

*低于正常体重 20% 为消瘦；大于正常体重 20% 为肥胖

2. 碳水化合物供给量　宜占总能量的 50%~60%，以复合碳水化合物为主。

3. 脂肪　占总能量的 20%~25%，其中多不饱和脂肪酸、单不饱和脂肪酸与饱和脂肪酸比值为 1:1:0.8。胆固醇每天小于 300mg。

4. 蛋白质　宜占总能量的 12%~20%，成人按 1g/(kg·d)，凡病情控制不满意，出现负氮平衡者按 1.2~1.5g/(kg·d) 供给。动物蛋白质应不低于 30%，并应补充一定量的豆类制品。

5. 增加含膳食纤维丰富的食物　特别是可溶性膳食纤维，有助于调节血糖。每日膳食纤维的总摄入量应在20g以上。

6. 供给充足的维生素和无机盐　适量补充含B族维生素和维生素A和C，钙、硒、铬、锌等无机盐和微量元素等丰富的食物，食盐不宜高于6g。

7. 合理安排餐次　每日至少三餐，定时、定量。三餐的分配比例可参考饮食习惯、血糖情况。餐后血糖过高的可以在总量不变的前提下分成4餐或者5餐，注射胰岛素或口服降糖药为预防低血糖，应根据患者情况调整饮食，可在两餐之间加点心或睡前加餐。

8. 特殊情况下糖尿病膳食

（1）妊娠糖尿病妊娠期前4个月营养素供给量与正常人相似，后5个月每天增加能量836kJ（200kcal），蛋白质在原供给量的基础上，孕早期、孕中期和孕后期每天分别增加5g、15g、20g。

（2）糖尿病肾病：能量的供给应能满足机体需要，蛋白质根据尿量、尿蛋白丢失情况及肾功能损害的严重程度来决定供给量，肾衰早期0.8～1g/(kg·d)；血尿素氮大于25mmol/L时，0.5g/(kg·d）或全日30g左右，以蛋、乳、瘦肉等动物蛋白质为主，可用麦淀粉制品代替主食。

（3）急重症的糖尿病：按医嘱给予流质或半流质。进食量少者可补充适量甜食以满足能量和碳水化合物的需要。凡不能正常进食者，应从肠外或肠内营养支持以满足营养需要和预防酮症出现。

（4）酮症酸中毒昏迷时的饮食：除临床静脉补液外，应按医嘱管饲糖尿病配方膳食，病情好转后可用糖尿病半流质或普通饭。

（四）食物选择

1. 可基本随意选用的食物　含糖量在3%以下的绿叶蔬菜、瓜茄类、不含脂肪的清汤、茶、饮用水。

2. 可适量选用的食物　米饭、馒头、面包、玉米、燕麦、荞麦等粮谷类；绿豆、赤豆、黑豆、蚕豆、黄豆等豆类及制品；鲜奶、酸奶、奶酪；鱼、虾、瘦肉、禽肉、蛋；鲜果、土豆、山药、南瓜、花生、核桃、瓜子、腰果等；各种油脂、酱油等含盐的调味料。

3. 限制食用的食物　蔗糖、冰糖、红糖、麦芽糖、糖浆、蜂蜜等糖类；各种糖果、各种蜜饯、糖水罐头；汽水、可乐、椰奶等含糖的甜饮品；黄油、肥肉、炸薯条、春卷、油酥点心等高脂肪及油炸食品；米酒、啤酒、黄酒、果酒及各种白酒等酒类。

二、低嘌呤饮食

（一）特点

限制全天膳食中嘌呤的摄入量在150～250mg/d，减少外源性嘌呤的来源，降低血清尿酸的水平。调整膳食中成酸食物和成碱食物的配比，增加水分的摄入量，促进尿酸排出体外，防治急性痛风的发作。

（二）适用对象

急性痛风、慢性痛风、高尿酸血症、尿酸性结石。

（三）膳食原则

1. 肥胖或超重患者 应适当控制能量，使体重控制在理想体重的下限，一般为6280～7530kJ/d（1500～1800kcal/d）或105kJ/(kg·d)［25kcal/(kg·d)］。鼓励患者适当增加体力活动。

2. 适量的蛋白质 按理想体重为1g/(kg·d)。全日50～65g，优质蛋白质选用不含或少含核蛋白的奶类、鸡蛋、干酪等。限制肉类、鱼、虾、禽类等核蛋白较高的食物。

3. 低脂肪 高脂肪可减少尿酸排出体外，也不利减体重，脂肪的供给量可占总能量20%～25%。

4. 维生素及无机盐 宜供给富含维生素B族和维生素C的食物。食盐每日2～5g为宜。

5. 水分 无肾功能不全时宜多喝水，每日入水量保持2000～3000ml，以增加尿酸的排出。

（四）食物选择

1. 可用的食物 白米、白面、各种淀粉、白面包、馒头、蛋及蛋制品、鲜奶、奶酪、酸奶、卷心菜、胡萝卜、青菜、黄瓜、茄子、莴苣、南瓜、冬瓜、番茄、土豆等；各种水果、果酱、果汁、碳酸饮料及适量的油脂。

2. 可少量选用的食物 芦笋、花菜、菠菜、蘑菇、青豆、扁豆、鱼、鳝鱼、蟹、鸡肉、羊肉、猪肉、牛肉、鸽肉、鸭肉等。

3. 禁用的食物 脑、肝、肾等动物内脏、凤尾鱼、沙丁鱼、肉汁、鸡汁等嘌呤含量高的食物。

三、麦淀粉膳食

（一）特点

本膳食是以麦淀粉为主食，部分或者全部替代谷类食物，减少植物蛋白质，目的是减少体内含氮废物的积累，减轻肝肾负荷，根据肝肾功能限定摄入的优质蛋白质量，改善患者的营养状况，使之接近或达到正氮平衡，纠正电解质紊乱，维持病人的营养需要，增加机体抵抗力。

（二）适用对象

肝性脑病、急慢性肾功能衰竭。

（三）膳食原则

1. 能量 按126～147kJ/(kg·d)［30～35kcal/(kg·d)］充足供给，其目的是充足的能量，可节约蛋白质，保证蛋白质的充分利用，同时还可以减少体蛋白的分解。如果食物量不能满足能量需要时，可以用膳食补充剂或胃肠外营养的方式提供。

2. 蛋白质 肾功能衰竭者，根据肾功能受损的程度确定蛋白质的摄入量。轻度受损，0.7～1.0g/(kg·d)或按40～60g/d；中重度受损0.4～0.6g/(kg·d)或按30～40g/d，儿童蛋白质不低于1g/(kg·d)；其中优质蛋白质要占50%以上。肝功能衰竭者，根据血氨水平调整蛋白质摄入量。

3. 钾 合并高血钾时，每日摄入钾应低于600～2000mg。每日尿量大于1000ml时，血钾正常，可不必限钾。若每日尿量大于1500ml同时血钾低时，还应补充钾的摄入。

4. 盐 伴有水肿和高血压时应限制盐的摄入，视病情可选用少盐或无盐饮食。若病人服用利尿剂或伴有呕吐、腹泻时，可不限钠，应根据血钠变化调整钠盐。

5. 钙、镁、磷 当病人出现低血钙、高血磷时，膳食中适当补充含钙丰富的食物，注意限制磷的摄入量，每日700～800mg；合并高镁血症时，应限制镁的摄入量。

6. 水分 水的摄入量视尿量和呕吐、腹泻等情况来全面考虑，必要时要控制水分的摄入。病人每日摄入液体量应结合前1日排尿量再加500ml左右作补充参考。当合并发热、呕吐、腹泻等症状时，应增加水分的补充。病情缓解后，入液量每日可在1200ml左右。

7. 维生素 注意补充B族维生素和维生素D，但不适宜补充过多的维生素C和维生素A。

（四）食物选择

1. 可用的食物 麦淀粉、土豆、山药、芋艿、藕粉、粉皮、蔗糖；水果、蔬菜（限钾病人须适量）。

2. 限量食用的食物 鸡蛋、牛奶、瘦肉、鱼、大豆和其制品

3. 肝性脑病 常有食管静脉曲张同时存在，慎用含膳食纤维高的食物，禁用辣椒等刺激性的调味品。

四、低铜膳食

（一）特点

限制每天膳食铜的摄入量。

（二）适用对象

肝豆状核变性。

（三）膳食原则

1. 限制摄入含铜量高的食物，铜的摄入量虽无明确规定，一般认为应不超过1～2mg/d。

2. 不用铜制器皿来烹调食物和烧煮饮用水。

3. 肝豆状核变性常伴有肝硬化，故应供给充足的能量及蛋白质，并需补充含维生素B_6、锌、钙、维生素D和含铁丰富的食物。

4. 保持理想的体重，避免过高能量的摄入。

（四）食物选择

1. 可用的食物 精白米面、奶类、乳类、蛋清等，除含铜高的蔬菜外均可食。

2. 适量食用的食物 蛋黄、瘦肉、禽、鱼、水果。

3. 禁用的食物 粗粮、动物肝、动物血、猪肉、虾、蟹、贝壳类、乌贼鱼、鱿鱼、牡蛎、豌豆、蚕豆、干豆类、玉米、硬果类、蕈类、干蘑菇、可可、巧克力、芝麻、椰子、明胶、樱桃等。含铜高的蔬菜如荠菜、菠菜、油菜、芥菜、龙须菜等。

五、免乳糖膳食

（一）特点

乳糖不耐受是因先天性小肠乳糖酶缺乏，或病后肠黏膜受损引起乳糖酶分泌障碍，

故应避免含乳糖的食物。

（二）适用对象

半乳糖及乳糖不耐受者。

（三）膳食原则

1. 婴儿按不同月龄供给配方膳食，能满足婴儿生长发育的需要。凡不含乳糖的配方全营养膳食均可用。如不含乳糖的牛奶、免乳糖的婴儿配方奶等。当病情好转后可增加少量乳类，如酸奶。对先天性遗传缺陷的患儿和成人，应长期严格禁食乳糖及奶制品。

2. 半乳糖血症患儿不宜添加动物肝、胰、脑等食品。

3. 如长期不食用乳制品者应另行补充含钙丰富的食品或钙制剂。

（四）食物选择

1. 可用的食物　除乳制品以外的一切食品。

2. 禁用的食物　鲜奶、奶粉及其非发酵奶制品、人奶。

六、急性肾功能衰竭膳食

（一）特点

急性肾功能衰竭以急性循环衰竭为主，急剧发生肾小球滤过率减低和肾小管功能降低为主。合理膳食有益于肾功能的恢复，维持和改善病人的营养状况。

（二）适用对象

急性肾功能衰竭患者。

（三）膳食原则

1. 能量　少尿期碳水化合物应占总能量的85%，能量应按147～167kJ/(kg·d)[35～40kcal/(kg·d)]，并以麦淀粉膳食为主。恢复期应按126～147kJ/(kg·d)[30～35kcal/(kg·d)]。当进食量少时可肠外营养。

2. 蛋白质　少尿及无尿期应严格限制蛋白质的摄入量；当少量排尿，病情好转时，每日可摄入16～20g高生物价蛋白质；多尿期氮质血症减轻时，蛋白质为0.5～0.8g/(kg·d)，约45g；恢复期蛋白质为1g/(kg·d)。

3. 钠　少尿及无尿期水肿明显，或高血压严重每日钠摄入量控制在500mg。多尿期按每排出1000ml尿，补充氯化钠2g。

4. 钾　少尿及无尿期应严格控制钾的摄入。多尿期应多食富含钾的新鲜水果、蔬菜等。钠、钾的供给需结合血钠、血钾检验结果来调整。

5. 水分　少尿及无尿期应严格限制水分，一般估计量是前一日尿量+500ml水。如有发热、呕吐及腹泻时，可酌情增加饮水量。

（四）食物选择

1. 可用的食物　藕粉、粉丝、粉皮、凉粉、蜂蜜、蔗糖、山药、核桃、红枣、桂圆、莲子、青菜、荠菜、冬瓜、西葫芦、丝瓜、茭白、藕、西瓜、梨、苹果、果酱等。

2. 限量食用的食物　黑鱼、鲫鱼、青鱼、鲤鱼、牛奶、鸡蛋、羊奶、瘦肉、禽肉等食物。

3. 禁用的食物　腌菜、香肠、火腿、咸肉、豆类、青蒜、大葱、蒜头、韭菜、辣椒、猪肝、猪肾等。

七、肾透析膳食

（一）特点

血透或腹透均为清除体内代谢毒性产物的方法，同时也增加了组织蛋白及各种营养素的丢失。膳食营养补充应结合透析方法、次数、透析时间、消耗程度及病情而定。

（二）适用对象

血液透析、腹膜透析病人。

（三）膳食原则

1. 血液透析

（1）蛋白质：凡进行定期血液透析的病人每日至少摄入 50g 蛋白质。若每周进行 30 小时血液透析时，膳食中蛋白质可不予限量，其中优质蛋白质应占 50% 以上。蛋白质应少食多餐，不可集中 1～2 餐食用。

（2）能量：供给按 126～146kJ/(kg·d)［30～35kcal/(kg·d)］，凡超重及体重不足者，应结合具体情况减少或增加能量。

（3）钠和钾：钠一般限制在 1500～2000mg/d。少尿时应严格控制钠盐的摄入。每日钾摄入量为 2000mg，还应根据病情变化补钾。糖尿病肾病患者透析时，更要慎重控制钾摄入量。当尿量大于 1000ml 时，不需再限钾。

（4）钙和磷：应结合血液检验结果调整，必要时可适量补充钙剂和维生素 D 以预防血磷过高。

（5）脂肪和碳水化合物：肾衰病人常伴有高甘油三酯血症和高血糖，所以脂肪的摄入量不宜过高，脂肪占总能量不超过 30%，并避免摄入过多的含单糖食品。

（6）维生素：除膳食中摄入外，还应口服维生素制剂，如维生素 B 族、叶酸等。

（7）水分：一般每日不少于 1000ml，或按前一日尿量再加 500ml。

2. 腹膜透析

（1）蛋白质　1.2～1.5g/(kg·d)，优质蛋白质占 60%～70%。

（2）能量　每日 146～188kJ（35～45kcal/kg）。

（3）钠和钾　钠每日摄入量 2000～3000mg；钾每日摄入量 2000～3000mg，亦可结合血液检验结果调整用量。碳水化合物、脂肪、维生素、钙、磷及水分与血液透析相同。

（四）食物选择

1. 可用的食物　蛋、奶、瘦肉、谷类、蔬菜类、结合病情决定供给量。
2. 慎用的食物　食盐、果汁及含钾丰富的蔬菜和水果；
3. 忌用的食物　动物脂肪、带刺激性的食物。

八、肝功能衰竭膳食

（一）特点

肝功能衰竭时病人血浆中支链氨基酸明显下降，但芳香族氨基酸明显升高。通过供给高支链氨基酸及低芳香族氨基酸的低蛋白膳食，有助于血浆氨基酸谱恢复正常。

（二）适用对象

肝性脑病。

（三）膳食原则

1. 蛋白质　有轻度或中度血氨增高而无神经系统症状时，可用低蛋白膳食，蛋白质0.5g/(kg·d)，待病情好转，每日蛋白质可增加至0.8g/kg；血氨明显增高同时存在神经系统症状，给予完全无动物蛋白质的膳食，每日蛋白质<20g。病情好转时，可选用少量乳类蛋白和大豆蛋白，以后视病情适量增加，每次增加量低于10g。每日总量不得超过0.8g/kg；病情反复时，更应严格地限制蛋白质。

2. 能量及碳水化合物　能量每日宜不低于7531kJ（1800kcal），其中碳水化合物在400g左右，肝性脑病患者应用管饲低蛋白饮食，

3. 脂肪　每日30～40g，必要时可采用脂肪乳化剂。

4. 水及电解质与酸碱平衡　限制或补充钾、钠应结合血液检验结果、有无腹水及严重程度、排尿量、体重变化等加以调整，水分应参考前一天排出的尿量，一般为1000ml左右。如需限制者，可用浓缩食品。肝功能衰竭常易发生锌、镁、钙、铁等的缺乏，应根据临床血液检验指标给予补充。

5. 维生素　注意多种维生素的补充，如维生素B_1、维生素B_2、维生素B_6、维生素B_{12}、维生素C、维生素A、维生素E、维生素K、叶酸、泛酸、生物素、烟酸等的补充。

6. 给适量质软而无刺激性的膳食纤维　蔬菜及去皮水果应切碎煮烂。

7. 少量多餐　每日4～6餐，每次摄入量不可过多。

8. 必要时　可用肝功能衰竭专用要素配方膳。

（四）食物选择

1. 可用的食物　大米、麦淀粉、苹果、香蕉、豆腐、菠菜、扁豆、冬瓜、番茄等。

2. 少用的食物　乳类、蛋类产氨少于肉类可限量食用，植物性食品含蛋氨酸低可适当食用。鱼肉和鸡肉所含支链氨基酸比畜肉多，可酌量采用。

3. 禁用的食物　油煎炸的、膳食纤维多的、坚硬的、刺激性强的、带刺多的鱼类及带碎骨的禽类等。

第四节　儿科膳食

一、儿科膳食基本原则

1. 儿科病人是处在生长发育期的人群，其膳食设计除了考虑病情外还应根据患儿不同年龄、体重和生长发育的需要进行科学安排。

2. 由于患儿的消化器官发育不完善，因此儿科膳食应采用细软、易咀嚼、易消化、易吸收的食物。

3. 对婴幼儿不应给易误入鼻孔、气管的整粒硬果及豆粒类食物。鸡、鸭、鱼、肉等食物均应去骨刺，做成泥状或细末状。

4. 免用大块油炸食物，免用刺激性调味品，烹制宜清淡少油脂，也不宜用过咸、过甜的调味。

5. 由于幼儿胃容量有限，应少量多餐，每日至少4餐，幼小病儿和病情需要时也可给予5~6餐。

6. 要按照儿童的心理特点，设计和配制易引起儿童兴趣增加食欲的菜肴和点心。

二、膳食分类

儿科病人由于年龄跨度较大（从0~12岁），因此其膳食应按年龄阶段来划分，可分成婴儿膳食、儿科基本膳食和儿科治疗膳食。

（一）婴儿膳食

1. 母乳喂养　母乳为婴儿最佳食物，患病婴儿只要无特殊禁忌情况，仍应以母乳作为首选食物。

2. 婴儿基本奶　如条件允许可选用市售婴儿配方奶粉。也可用下述奶。

（1）全脂奶：用市售鲜奶或奶粉配制，经再次消毒后，按5%比例加糖浆，混合均匀后按需要数量装入消毒奶瓶贴上标签备用。此奶适用于6个月以上消化功能正常的婴儿。

（2）稀释奶：用市售鲜奶或奶粉配制，常用的有：

1）1:1即1份奶加1份水，再按5%比例加糖浆混合均匀而成，此奶适用于初生婴儿。

2）2:1即2份奶加1份水，再按5%比例加糖浆混合均匀而成，此奶适用于1月龄婴儿。

3）3:1即3份奶加1份水，再按5%比例加糖浆混合均匀而成，此奶适用于1~2月龄婴儿。

3. 婴儿治疗奶

（1）脱脂奶：可用脱脂鲜奶配制或用脱脂奶粉冲调而成。适用于腹泻、痢疾或消化不良的婴儿。

（2）酸奶：可分含双歧杆菌乳酸菌的活菌酸奶和用食用乳酸、枸橼酸配制的多种酸奶。适用于腹泻或消化不良的婴儿。

（3）厚奶：在奶中加入3%~7%的淀粉或米粉配制而成。适用于呕吐患儿或较大婴儿。

（4）蛋白奶：在全奶中加入适量的酪蛋白，其蛋白质含量提高至5%。适用于营养不良婴儿。

（5）免乳糖奶：用酪蛋白钙或大豆蛋白、脂肪乳剂和糖浆配制或用市售免乳糖婴儿奶粉配制而成。适用于乳糖不耐受的患儿。

（6）焦米汤：用洗净大米炒焦，煮水取其汤（按炒米5%加水95%比例）。适用于消化不良患儿。

（7）米汤：将大米洗净煮稀粥，过筛而成。或用市售婴儿米粉按5%比例配制。适用于消化不良患儿。

（8）胡萝卜水：将洗净胡萝卜煮熟，粉碎成泥状，加适量水（胡萝卜20%、水

80%）煮成液体。适用于消化不良患儿。

4. 婴儿辅助食品

（1）特点：根据不同月龄婴儿生长发育需要而设计合理的营养辅助食品以补充能量蛋白质、维生素、矿物质的需要。

（2）适用对象：婴儿辅助食品种类和添加程序（每次只添加一种新的辅助食品，从少量开始逐渐加量，待适应后再加另一种）。具体见表6-1-2。

表6-1-2 婴儿辅助食品

月龄	辅助食品
2个月	鱼肝油、海豹油维生素AD滴剂
4个月	蛋黄、米糊、面糊
5~6个月	菜泥、果泥、婴儿粥
7~9个月	全蛋、肝泥、肉泥、豆腐、饼干、土豆泥
10个月以上	肉末菜粥、馄饨、小水饺、烂饭等

（二）儿科基本膳食

1. 普通饭

（1）特点：由于儿童的消化系统处在发育阶段，每餐食物容量不宜过大，除三餐主餐外，可有1~2次加餐。

（2）适用对象：适应于6岁以上，无发热、无咀嚼障碍、消化功能正常的患儿。

（3）膳食原则

1）符合儿童生长发育需要的平衡膳食。

2）每日蛋白质55~75g，能量6694~9623kJ（1600~2300kcal）。

3）每次主餐的食物原料至少在3个品种以上，动植物搭配合理。

4）每日的奶制品以全奶为例，不少于150ml。

（4）食物选择：忌用辛辣和强刺激性调味品、油炸和过硬食物。

2. 软饭（幼儿普通饭）

（1）特点：少量多餐，每日供应4~5餐。

（2）适用对象：适应于2~5岁幼儿；有咀嚼困难的较大儿童；有消化功能障碍的患儿。

（3）膳食原则

1）所有食物均切成碎末，以适应幼儿消化功能。

2）每日蛋白质45~75g，能量5439~9623kJ（1300~2300kcal）。

3）注意食物的调配，使之色、香、味、形恰当结合，引起小儿的兴趣。

（4）食物选择：同普通饭。

3. 半流质

（1）特点：少量多餐，每日供给5~6餐，本膳食能量较低，较大儿童只能短期使用。

（2）适用对象：适用于2岁以下儿童以及发热、消化道疾患、手术后的患儿。

（3）膳食原则

1）参照成人半流质和儿科膳食原则。

2）每餐容量在 150～250ml 左右。

（4）食物选择：同成人半流质。

4. 流质 特点为本膳食所供食物呈液体状或入口即溶化成液体者。日进餐 6～8 次，每次 200ml。在基本流质基础上，根据病情需要可设计特殊食谱。如腹部手术后初期给予清流质，喉部手术后初期给予冷流质等。适应证、膳食原则、免用食物参照成人流质。

5. 幼儿膳食

（1）特点：膳食为细碎、易咀嚼的主副食混合餐，每日进食 5～6 餐。

（2）适用对象：断奶后至 2 岁内幼儿。

（3）膳食原则

1）供给能量和营养素平衡，能满足幼儿生长发育需要。

2）每餐将肉、菜等制成泥状加入谷类食物混合配制，主餐成半流质。

3）每日膳食中应供给 400ml 牛奶。每日供给蛋白质 35～40g，能量 4393～5021kJ（1050～1200kcal）。

4）由于患儿幼小尚需旁人帮助进食，进食速度不宜过快，以小匙慢慢喂给。

（4）食物选择：免用不易消化及易导致伤害或易误入气管的食物。

（三）儿科治疗膳食

儿科治疗膳食，其营养素的供给应参照各不同年龄儿童的需要量和疾病的需要进行调整。食物的配制参照儿科膳食的原则。由于儿童尚处在发育阶段，应考虑其肝、肾等器官的代谢负荷能力。如低盐膳食每天的食盐摄入量以 1g 为限。

1. 小儿贫血的膳食

（1）适用对象：小儿贫血。

（2）膳食原则

1）在充足能量的基础上，给予高蛋白膳食、蛋白质应占能量的 15%～20%，其中优质蛋白质应占 50% 以上。

2）应多选用含血红素铁和维生素丰富的瘦肉、动物血及含维生素 C 丰富的新鲜蔬菜和水果。

3）食物烹调方法和餐次应按患儿年龄及食欲等情况来设计安排。为了增加食物的摄入量，一般可用少量多餐的方法，每天 5～6 餐。

（3）食物选择

1）可用的食物：猪血、鸡鸭血、瘦肉、鱼、肝、肾、绿色蔬菜、柑橘、苹果等。

2）少用的食物：粗粮、韭菜、豆芽菜含粗纤维多的食物，辛辣调味品。

2. 婴儿腹泻的膳食

（1）特点：根据患儿腹泻的症状和引起腹泻的原因，调整饮食配方和喂养方法以缓解病情促使康复。

（2）适用对象：腹泻患儿。

（3）膳食原则

1）如呕吐频繁，应暂停进食，从静脉补充液体和营养物质，待呕吐好转即应及时恢复进食，但应从少量流质开始逐渐增加，流质的能量密度要从低到高逐步调整。

2）如单纯性消化不良引起的腹泻，开始时可以口服葡萄糖电解质溶液和米汤，这种无脂肪和蛋白质的流质，能量和营养素不足，只能用1～2天，待好转后，就应调整配方。可用低脂或脱脂的奶、酸奶、蛋白米糊等食物。根据病情逐渐过渡到正常半流质和软食。

3）中毒性消化不良，可用焦米汤、米汤、胡萝卜水等，待病情好转后可加用脱脂奶、酸奶、蒸蛋羹等，逐步恢复正常饮食。

4）腹泻患儿易发生脱水和电解质紊乱，应密切观察病情的变化，若经口摄入不足时，应用肠外营养。

3. 儿童糖尿病膳食

（1）特点：通过饮食治疗使患儿血糖、血脂达到或接近正常水平；又能保证患儿正常生长发育的营养需要。

（2）适用对象：儿童糖尿病。

（3）膳食原则

1）正确设计营养处方，可按下列公式计划：

总能量（kcal）＝1000＋100（年龄－1）。肥胖儿用1000＋100（年龄－2）。

蛋白质：可按不同年龄段的需要量或以总能量的20%计算，宜以优质蛋白质为主。

脂肪：可按总能量的30%计算，烹调用植物油。

碳水化合物：可按总能量的50%计算。

2）为防止患儿出现饥饿，增加饱腹感，可在主食中搭配一些粗粮。

3）由于儿童糖尿病多数为胰岛素依赖型，故应正确掌握进餐与用药的时间，以防止酮症酸中毒和低血糖的发生。

4）为提高营养治疗的效果，在总能量保持不变的情况下，用多餐次方法（每日5～6餐），有利于防止低血糖的发生，使血糖保持在一个比较平稳的水平。

5）由于营养治疗是儿童糖尿病终身的治疗方法，因此要教会患儿和家长调配和控制饮食的方法，以及怎样正确调换食物。

（4）食物选择：同成人糖尿病饮食。

第五节　诊断和代谢膳食

诊断膳食是通过调整膳食成分的方法协助临床诊断，即在短期的试验期间，在病人膳食中限制或增添某种营养素，并结合临床检验和检查的结果，以达到明确诊断的目的。

代谢膳食是临床上用于诊断疾病，观察疗效或研究机体代谢反应等情况的一种方法，是一种严格的称重膳食。

配制代谢膳食的方法有两种：一种是按食物成分表计算出有关成分，此方法不够准确，但较简便。另一种是食物分析法即同时制备两份相同的膳食，一份供患者使用，一份留作成分分析，此方法较复杂，但精确度高，多用于严格的代谢研究。

一、潜血试验膳食

（一）特点

辅助诊断消化道隐性出血，试验期3天，该试验膳食的目的是消除食物中铁的来源，测出粪便中含少量的铁元素，即可疑有隐性出血。

（二）适用对象

各种原因引起的消化道出血、胃癌、疑有消化性溃疡出血、伤寒症肠出血、原因不明的贫血患者。

（三）膳食原则

1. 按患者病情需要选择潜血试验膳食，如潜血半流质、潜血软饭、潜血普食等。

2. 试验期间忌食含血红素铁的鱼、虾、肉、禽类食物，绿叶蔬菜、水果及含铁元素的药物。

3. 在试验膳食前，应向患者说明膳食目的和要求，以取得患者的合作。

（四）食物选择

1. 可用的食物　牛奶、鸡蛋清、去皮土豆、花菜、白萝卜、冬瓜、豆腐、豆腐干、素鸡、百叶、油豆腐、面筋、粉皮、粉丝、芋艿、山药、大白菜、米、面、馒头等。

2. 禁用的食物　动物血、肉类、禽类、鱼类、蛋黄、绿叶蔬菜等含铁丰富的食物，桂圆、葡萄、酸枣、果脯等果品。

二、胆囊造影检查膳食

（一）特点

辅助诊断胆囊和胆道疾患，试验期2天。造影前1天午餐进食高脂肪膳食，前1天晚餐进食无脂肪低蛋白低膳食纤维膳食，基本为纯碳水化合物膳食。晚8时服碘造影剂，服药后禁饮水、禁食。检查当日早晨禁食。检查当中按指定时间进高脂肪餐。

（二）适用对象

慢性胆囊炎、胆石症、疑有胆囊疾病者、检查胆囊及胆管功能。

（三）膳食原则

1. 高脂肪餐中脂肪含量不得少于30g，可选高脂牛奶、煎鸡蛋、肥肉、奶油巧克力糖、脂肪乳化剂等。在检查日第1次拍片后服用。

2. 无脂肪低膳食纤维膳食，除主食外，一般不得添加烹调油和含蛋白质的食物。当餐禁食蔬菜。

（四）食物选择

1. 可用的食物　切片面包、大米粥、红枣粥、藕粉、馒头、果酱、糖包、酱菜。

2. 忌用的食物　鱼、肉、蛋、奶、禽、豆类及豆制品、含油的食品、含脂肪的点心、蔬菜、水果。

三、内生肌酐试验膳食

（一）特点

通过控制外源性肌酐的摄入，观察机体对内生肌酐的清除能力。试验期为3天，前

2 天是准备期，最后 1 天为试验期，试验期间均食无肌酐膳食。

（二）适用对象

肾盂肾炎、肾小球肾炎、尿毒症、重症肌无力等各种疾病伴有肾功能损害者。

（三）膳食原则

1. 低蛋白膳食 3 天，全日蛋白质供给量少于 40g。

2. 试验期间的主食量不宜超过 350g/d。

3. 蔬菜、水果、淀粉、藕粉及植物油等可按需给予，若有饥饿感可添加藕粉、水果等。

4. 试验当日忌饮茶和咖啡，停用利尿剂，并避免剧烈运动。

（四）食物选择

1. 可用的食物　米、面主食，牛奶、蛋或豆制品。各种蔬菜、瓜、茄、水果、淀粉制品。

2. 禁用的食物　牛羊猪肉、鱼、虾、鸡、鸭禽类等食物。规定数量外的豆制品、奶制品、蛋类。

四、碘试验膳食

（一）特点

通过控制食物中碘的摄入量、辅助放射性核素甲状腺功能检查。试验期 2 周，忌食含碘食物，以及其他影响甲状腺功能的药物和食物，使体内避免过多地贮存碘。

（二）适用对象

甲状腺功能检查。

（三）膳食原则

1. 试验期间忌食各种海产动植物食物，如海鱼、海虾、虾米、海虾仁、虾皮、海蜇、海带、发菜、紫菜、海参等。

2. 凡烹调海产品食物的锅勺等用具均不能做免碘膳食。试验期间不用加碘食盐。

3. 凡吃过海蜇、海带、紫菜、淡菜等海味要停吃 2 个月才能做此检查。凡吃过海蛏、梭子蟹、毛蚶、干贝、蛏子等海味要停吃 2 周才能做此试验。凡吃过带鱼、黄鱼、鲳鱼、鳌鱼、乌贼鱼、虾皮等海味要停吃 1 周才能做此试验。

（四）可用的食物

米、面等谷类食物；山芋、土豆等薯类；各种水果、各种豆类及豆制品；各种蔬菜；河鱼、河虾、肉、禽、蛋、奶及奶制品。

五、糖耐量试验膳食

（一）特点

通过进食限量的碳水化合物，并测定空腹和餐后血糖来观察糖代谢的变化以诊断糖尿病和糖代谢异常。

（二）适用对象

疑患糖尿病者、血糖受损患者、糖耐量异常患者。

（三）膳食原则

1. 试验前1天晚餐后禁食。

2. 试验日应卧床休息，清晨测空腹血糖同时留尿标本。然后取葡萄糖75g溶于300ml水中，或者食用75g面粉制成的馒头。患者5分钟吃完，从吃第一口开始计时，30分钟、60分钟、120分钟和180分钟各抽血1次，同时留尿标本做血糖定量和尿糖定性测定。

六、纤维肠镜检查膳食

（一）特点

通过调整膳食中膳食纤维和脂肪的摄入量，给患者进食少渣和无渣的饮食，以减少粪便量为肠镜检查做肠道准备。

（二）适用对象

原因不明的便血；疑有肠道肿瘤；结肠术后复查；结肠息肉等原因需做肠镜检查的患者。

（三）膳食原则

1. 检查前3天，进食少渣的软食和半流质，检查前1天，进食低脂肪、低蛋白的全流质膳食。

2. 检查前6~8小时禁食，检查后2小时，待麻醉作用消失后，方可进食，当日宜进少渣半流食，若行活检者，最好在检查2小时后进食温牛奶，以后改为少渣半流质膳食1~2天。

（四）食物选择

1. 可用的食物　粳米粥、烂面条、清蒸鱼、粉丝、粉皮，嫩豆腐、鱼丸、鸡蛋羹、藕粉等。

2. 禁用的食物　含膳食纤维多的蔬菜、水果、豆类，油煎炸的大块肉类及坚硬的不易消化的食物，辛辣、糖醋等刺激性食物。

七、结肠造影膳食

（一）特点

减少膳食纤维和脂肪的摄入量，减少肠道内食物残渣，为结肠X光检查做肠道准备。

（二）适用对象

因各种原因需要做结肠造影检查的患者。

（三）膳食原则

1. 钡灌肠前1~2天，进食少油少渣半流质。免用蔬菜、水果、肉禽等食物。

2. 用清蒸和烧煮的烹调方法，不用油煎炸的食物。

3. 检查当天禁食早餐。

（四）食物选择

1. 可用的食物　清蒸鱼、白米粥、煮鸡蛋、蒸豆腐、蛋花汤、细挂面、藕粉、果子水、米汤。

2. 忌用的食物　牛奶、豆浆、土豆等有渣及一切产气食物。

八、氮平衡试验膳食

（一）特点

计算膳食摄入和营养补充的蛋白质量和排出的氮量观察患者体内的蛋白质营养状况。

（二）适用对象

需要评定蛋白质营养状况的患者。

（三）膳食原则

1. 试验期一般5～7天，采用称重膳食，要精确计算膳食中每日蛋白质及能量，每天进食量要固定，摄入的食物应称重计算。

2. 若患者从静脉或其他途径摄入的含氮营养物也应计算在内。

3. 用测定尿尿素氮的方法，来计算氮的排出，可采月以下简要公式：

$$\text{氮平衡（g/d）}=\frac{\text{蛋白质摄入量 g/d}}{6.25}-\text{（尿尿素氮 g/d}+3.5\text{g）}$$

九、钙磷代谢试验膳食

（一）低钙、正常磷代谢膳食

1. 特点　调整饮食中的钙磷含量，观察甲状旁腺功能。代谢期为5天，为称重膳食，前3天为适应期，后2天作为代谢期。收集试验前及代谢期最后24小时的尿液，测定尿钙排出量。

2. 适用对象　检测甲状旁腺功能者，观察肾小管重吸收功能者。

3. 膳食原则

（1）代谢期膳食中每日钙供给量应小于150mg，磷为600～800mg。

（2）宜选食含低钙高磷的食物。

（3）试验期间，蛋白质脂肪总能量应固定。患者有饥饿感时，可添加纯碳水化合物食物，并可适量增加脂肪。

4. 食物选择

（1）可用的食物：米、面粉、鸡蛋、番茄、莴苣、粉皮、粉丝、黄瓜、土豆、凉粉等。

（2）禁用的食物：牛奶、豆类、小虾皮、芝麻酱等，食盐称重使用，避免用酱油，还须禁饮茶。

（二）低蛋白、正常钙磷膳食

1. 特点　试验期为5天，前3天为适应期，后2天为试验期，为一种严格的称重代谢膳食。

2. 适用对象　检测甲状旁腺功能者、测定肾小管重吸收磷的功能者、测定血与尿中肌酐及磷含量者。

3. 膳食原则

（1）除按代谢膳食规定配制及烹调外，每日供给蛋白质小于40g。

（2）避免食用肉类蛋白：在蛋白质限量范围内，宜补充适量鸡蛋与牛乳等优质蛋白质。

（3）注意充足摄入非氮能量以保证能量的充足供给。若进食少可以添加高碳水化合物的配方。

（4）每日膳食中钙600～800mg，磷为600～800mg。

4. 食物选择

（1）可用的食物：精白米、精白面粉及其制品、含钙高的蔬菜，如油菜、芹菜、小白菜等、限量范围内的牛奶、蛋及豆制品。

（2）禁用的食物：瘦肉、动物内脏、鱼、虾、禽等动物性食品。

十、钾钠代谢膳食

（一）特点

代谢期共10天，前3～5天为适应期，后5～7天为试验期。以辅助诊断醛固酮增多症。

（二）适用对象

诊断醛固酮增多症者。

（三）膳食原则

1. 实验膳食中每日供给钾1950mg，钠3450mg。

2. 在计划食谱时，应先选用含钾高的食物，并进行计算，然后再计算钠的含量，钠的不足部分可以用食盐来补充。

3. 用蒸馏水烹制食物，严格称重，并密切观察患者进餐情况。

4. 应照顾患者饮食习惯，以保证每餐能吃完，使之能够达到预期的要求。

（四）食物选择

1. 可用的食物　豆、藕、白菜、黄瓜、番茄、茄子、荷兰豆、土豆、鸡肉、瘦肉、草鱼、鲳鱼、兔肉等。

2. 禁用的食物　加碱和含发酵粉制作的面食、盐腌食物。

第二章 住院病人的营养评价

病人营养状况的优劣直接关系着临床治疗的效果及疾病的转归，已经被临床医学认识和重视。美国曾对住院死亡病人的死因进行调查，发现约有1/3的病人不是死于疾病本身，而是死于营养不良。也就是说，在死亡的病人中，有1/3的人是有可能挽救的。这一报道，曾经震动了医学界，随着营养与疾病关系的深入研究，人们发现，完全饥饿状态下，只要病人体重在1个月内减少20%，无论原发病是什么，单纯重度营养不良就可导致衰竭死亡。

住院病人常见的营养问题是营养不良。住院病人营养不良发生率高、知晓率低、早治疗率低、科学选择营养治疗方法差。住院病人的治疗应首先从正确的营养评价开始。营养评价常用指标包括膳食调查、人体测量、生化检查、临床检查和综合评价。

一、膳食调查的内容和临床意义

1. 饮食习惯：包括地域特点、拒食某种食物、偏好某种食物、口味特点、是否经常在外就餐、进食规律性、工作性质对饮食的影响等，有助于了解患者配合营养治疗的程度，制订顺应性好的治疗方案，能比较准确评价食物摄入量。

2. 食物摄入量调查：回忆法或记录法，至少记录3天，包括食物量、食物种类以及常喜好的烹调方法等。

3. 患病前后食物摄入量和种类的变化等。

4. 接受有关疾病和营养知识方面的宣教情况。

5. 可以承受营养治疗费用的情况。

通过以上调查对病人营养状况会有基本估计，为制订营养治疗方案提供初步依据。

二、人 体 测 量

（一）体重

是营养评价最重要，也是最简单可行的检查指标。临床上，常采用实际体重与理想体重之比，或体重在一定时期内的变化幅度和速度来评价营养状况。

体重测量每次应保持在测量条件基本一致的情况下进行，才有价值，住院病人应在清晨排空大小便、着装一致时测量。

1. 按理想体重评价

计算公式：$$实际体重占理想体重（\%）=\frac{实际体重}{理想体重}\times 100\%$$

评价：

实际体重在理想体重波动 ±10%，　正常

实际体重高于理想体重 10%～20%，　超重

实际体重高于理想体重 20%～30%　肥胖

实际体重超过理想体重 >30%　严重肥胖

实际体重低于理想体重 10%～20%　消瘦

实际体重低于理想体重 20%以上　营养不良

2. 按体重变化评价

计算公式：$$体重变化（\%）=\frac{平时体重-现测体重}{平时体重}\times 100\%$$

评价：见表 6-2-1。

（二）皮褶厚度

测量皮下脂肪厚度可推算体脂储备与消耗，间接反映能量的变化。

1. 三头肌皮褶厚度测定　是临床上最常用的测定指标。

（1）方法：上臂自然下垂，取左（或右）上臂背侧肩胛骨喙突至尺骨鹰嘴连线中点，在中点上方 2cm 处，测定者用左手拇指和食指将连同皮下脂肪捏起呈皱褶，皱褶的一点两侧皮肤应对称，用皮褶厚度仪测定其厚度。

表 6-2-1　体重变化评价

时　间	中度体重减少	重度体重减少
1 周	1%～2%	>2%
1 个月	5%	>5%
3 个月	7.5%	>7.5%
6 个月	10%	>10%

（2）注意事项

1）应在夹住部位停留 3 秒钟。

2）应在同一部位反复测量 3 次，取平均值。

3）观察营养治疗效果需测量多次，应固定同一上臂、同一测量仪和测量者。

（3）评价　评价参考标准正常值成年男性 8.3cm，成年女性 15.3cm。

实测值为正常值的 90%以上为正常。

实测值为正常值的 80%～90%之内为体脂轻度减少。

实测值为正常值的 60%～80%之内为体脂中度减少。

实测值为正常值的 60%以下为体脂重度减少。

2. 肩胛下皮褶厚度测定

（1）方法：上臂自然下垂测左肩胛下角约 2cm 处，方法和注意事项同测上臂三头肌皮褶厚度。

（2）评价应用：用肩胛下皮褶厚度与三头肌皮褶厚度之和判断营养状况。

肥胖　男性 >40mm，女性 >50mm。

正常　男性 10～40mm，女性 20～40mm。

消瘦　男性 <10mm，女性 <20mm。

3. 临床应用应注意的问题

（1）皮褶厚度的变化是进行性的变化过程，短期内无论是否给予营养支持，变化不明显，营养不良或营养改善状况不能单纯依据皮褶厚度测定值，应与其他指标综合评价。

（2）皮褶厚度的正常值没有统一标准，是人群测定的平均值，只能作为参考。

（三）上臂围和上臂肌围

1. 上臂围测量方法和应用　左前臂自然下垂，取上臂中点，用软尺测量中点处臂围，至少2次，误差不得相差0.1cm。

临床应用意义：臂围包括皮下脂肪，间接反映能量储备和消耗，我国没有评价标准，只有参考值。

2. 上臂肌围计算方法和应用

（1）计算公式：上臂肌围（cm）＝上臂围(cm)－3.14×三头肌皮褶厚度

（2）临床应用意义：反映体内蛋白质储存水平，与血清白蛋白水平密切相关，当血清白蛋白小于28g/L时，87%的患者出现上臂肌围减少。

（3）参考值：正常值男性24.8cm，女性21.0cm。

轻度营养不良　实测值为正常值的80%～90%。

中度营养不良　实测值为正常值的60%～80%。

重度营养不良　实测值＜正常值的60%。

三、其他自觉症状和客观体征的观察

1. 患者自觉症状的叙述　如皮肤改变、食欲改变、视力改变、体力改变等。

2. 客观体征　如皮肤脱屑、皮疹，口腔炎、暗适应下降等等，可初步判断微量营养素的缺乏。

四、实验室检查

（一）评价蛋白质营养状况

1. 血清白蛋白

（1）正常值：35～55g/L，与球蛋白比值为1.5～2.5。

（2）临床意义

1）持久性降低说明蛋白质摄入量不足，合成机体蛋白质基质不足。

2）是判断蛋白质营养不良的可靠指标，判断标准见表6-2-2。

表6-2-2　血清蛋白评价标准

血清蛋白	半衰期	正常值	轻度缺乏	中度缺乏	重度缺乏
白蛋白（g/L）	20天	35～55	28～34	21～27	＜21
前白蛋白（mg/L）	1.9天	250～500	150～250	100～150	＜50
运铁蛋白（g/L）	8天	2.0～4.0	1.5～2	1～1.5	＜1
视黄醇结合蛋白（mg/L）	10小时	40～70			

3）白蛋白的半衰期为20天，急性蛋白质丢失或短期内蛋白质摄入不足，白蛋白可以维持正常。如果白蛋白下降说明摄入量不足已持续较长时间，机体通过肌肉蛋白质分解，释放氨基酸，提供合成血蛋白的需要，这种调节功能减弱，发生血清白蛋白下降是慢性营养不良的可靠指标。

4）临床观察营养治疗的效果，短期内也不能以血清白蛋白作为依据。

2. 前白蛋白

（1）正常值：又称甲状腺素结合蛋白或维生素A转运蛋白，正常值为250～500mg/L，判断标准见表6-2-2。

（2）临床意义

1）前白蛋白在肝脏合成。

2）前白蛋白的半衰期是1.9天，反映急性蛋白质缺乏比白蛋白敏感。

3. 运铁蛋白

（1）正常值为2.0～4.0g/L，在肝脏合成。判断标准见表6-2-2。

（2）临床意义

1）半衰期8天，能及时反映内脏蛋白质的急剧变化。

2）能较快反映营养治疗的效果。

4. 视黄醇结合蛋白

（1）正常值：40～70mg/L。

（2）临床意义

1）半衰期10小时，可极灵敏反映营养治疗的效果。

2）因半衰期短，可快速反映营养治疗的效果，又称为体内快速反应蛋白。

5. 肌酐身高指数

临床意义：

（1）肌酐是由肌肉中的磷酸肌酸在肌肉中经过不可逆转的非酶促反应转变而来，进入血液，从尿中排泄。正常情况下，成年人24小时尿中肌酐排泄量基本恒定，男性是1000～1500mg，女性700～1000mg。

（2）正常情况下，肌酐排泄量不受尿量、饮食蛋白质摄入量影响。

（3）当患肿瘤、肾功能衰竭、肝功能衰竭时肌酐排泄量减少。

（4）临床上，将肌酐排泄量与相应身高比，用来判断营养状况。

6. 氮平衡

（1）方法：用测定摄入的氮与排出氮之比来判断蛋白质营养状况，摄入氮包括摄入食物中的氮及其他来源的氮，排出氮包括尿氮、粪氮等。

（2）计算公式：氮平衡 = 摄入氮 -（尿氮 + 粪氮 + 皮肤丢失氮）

或

$$\text{氮平衡 g/d} = \frac{\text{蛋白质摄入量 g/d}}{6.25} - (\text{尿氮 g/d} + 3.5\text{g})$$

（3）临床意义

摄入氮 = 排出氮，摄入氮能满足需要。

摄入氮 > 排出氮，正氮平衡，合成代谢 > 分解代谢。

摄入氮 < 排出氮，负氮平衡，合成代谢 < 分解代谢。

（二）免疫功能

1. 淋巴细胞计数

（1）计算方法：总淋巴细胞数 = 白细胞总数 × 淋巴细胞%

（2）评价标准

正常	$>20\times10^8/L$，
轻度营养不良	$(20\sim12)\times10^8/L$，
中度营养不良	$(8\sim12)\times10^8/L$，
重度营养不良	$<8\times10^8/L$。

2. 迟发性超敏皮肤试验（DHST）　前臂屈侧皮内注射 0.1ml 抗原，48 小时测量接种处硬结直径，如大于 5mm 为正常。如小于则为免疫功能下降。

（三）其他

白细胞、红细胞、血红蛋白等。

五、营养评价的综合指标——预后营养指数

用单一指标不能全面对病人的营养状况作出准确评价，应结合病人的临床表现、各项检查指标综合进行评价。预后营养指数（PNI）是评价外科病人术前营养状况及预测术后并发症发生危险性的综合指标。

（一）计算公式

$$PNI(\%) = 158 - 16.6(ALB) - 0.78(TSF) - 0.20(TFN) - 5.8(DHST)$$

其中

PNI：预后营养指数

ALB：血清白蛋白（g/L）

TSF：三头肌皮褶厚度（mm）

TFN：血清转铁蛋白（mg%）

DHST：迟发性超敏皮肤试验（硬结直径 >5mm = 2；<5mm = 1；无反应者 = 0）

（二）评价标准

1. 发生术后合并症及危险性小：PNI < 30%。
2. 存在轻度手术危险性：30% ≤ PNI < 40%。
3. 存在中度手术危险性：40% ≤ PNI < 50%。
4. 术后并发症多死亡率高：PNI ≥ 50%。

第三章 呼吸系统疾病

呼吸系统疾病在我国占内科疾病的1/4，并且呈上升趋势。由于科技的快速发展，在人们开始享受现代生活的同时，生存环境恶化的速度几乎与科技发展同步。空气、食物、水源、住房等的污染，吸烟人群的增加是呼吸系统疾病高发的根本原因，许多呼吸系统疾病呈慢性进程，阻塞性肺病、职业性肺病严重地损害着肺功能，致残率和死亡率均高。

呼吸系统的生理功能为通气和换气。人体生命活动消耗的能量来自细胞的新陈代谢，细胞在新陈代谢过程中不断消耗 O_2，并产生 CO_2。呼吸的重要意义就是排除过多的 CO_2，不断补充 O_2，使生命活动正常进行。通气和换气主要在气管、支气管及肺完成，同时必须有呼吸肌、呼吸中枢、心血管、神经系统、内分泌系统的共同参与。

呼吸系统功能的正常与营养物质在细胞内的代谢、转化有密切关系，机体的营养状态直接影响着呼吸系统各个环节的能量和营养物质供给、作功效率、组织修复、防御能力和抗疲劳能力。

第一节　营养不良对呼吸系统结构和功能的影响

慢性呼吸系统疾病常伴程度不同的营养不良，营养不良可导致呼吸结构和功能不全，呼吸通气调节反射减弱，以及肺免疫防御功能减弱，并影响肺组织损伤的修复和肺表面活性物质合成。

一、对呼吸肌结构和功能的影响

呼吸肌足够的收缩力和耐力是保证正常通气必需的条件。人的呼吸肌群主要由膈肌、肋间肌和腹肌组成，肌纤维的成分与骨骼肌一样，有慢收缩抗疲劳的红肌纤维和快速收缩的白肌纤维，后者又可分为快收缩耐疲劳肌纤维和快收缩快疲劳肌纤维。营养不良主要是影响白肌纤维，因其在呼吸运动中肌纤维分解比红肌纤维快。呼吸肌中对通气功能发挥作用最大的是膈肌，因消耗作功最多、消耗最大。

营养不良导致呼吸肌（尤其膈肌）萎缩和呼吸肌力减弱，并最终发展为呼吸肌疲劳和呼吸肌衰竭。呼吸系统疾病对呼吸肌的影响包括两方面：①呼吸肌负荷增加，如慢性阻塞性肺病等引起气道阻力增加或弥漫性间质性肺病等引起肺顺应性降低；②呼吸肌缺氧，呼吸道疾病导致急慢性低氧血症，如急性呼吸窘迫综合征、严重肺炎等、慢性阻塞性肺疾病、支气管哮喘、特发性肺纤维化等。

二、呼吸通气调节反射减弱

营养不良引起中枢性（中枢神经驱动不足）和周围性（呼吸肌力不足）呼吸肌疲劳和衰竭，对缺氧的反应能力下降，难以迅速调节呼吸以适应机体对氧的需求，导致缺氧和二氧化碳潴留的进一步加重。因此充足的能量和全面的营养支持对保持呼吸通气调节至关重要。

三、肺结构改变

营养不良影响肺发育和肺功能的完善，低体重新生儿在产后第 5 周与正常体重新生儿相比，肺功能较差，第 1 秒用力呼气肺活量（FEV_1）与出生时体重呈正相关。机体蛋白质和能量摄入不足导致肺抗氧化酶形成减少和对氧自由基抑制和清除作用减弱，加重有害物质（如烟雾等）对肺组织的损伤。

四、肺免疫防御功能减弱

营养不良者全身和呼吸道免疫防御功能减弱，以细胞性免疫降低最明显。呼吸道感染发生率增高，蛋白质-能量营养不良者肺泡灌洗液中巨噬细胞吞噬功能减弱，且数量减少，下呼吸道革兰阴性菌粘附和寄殖增加，呼吸道黏液纤毛清除功能减弱，导致呼吸道感染的发生。

营养不良使肺表面活性物质减少，易发生黏膜修复不良、肺萎缩、肺不张等，影响疾病的预后。

五、营养物质对呼吸功能的影响

（一）碳水化合物

肌纤维的动力物质是肌糖原，呼吸功能不全时不能以呼出的二氧化碳量来评价碳水化合物的需要量，因为呼吸衰竭病人体内二氧化碳的产出量大于氧气消耗量，如果碳水化合物摄入过多，其呼吸商 >1（脂肪 0.7，蛋白质 0.8），必然产生二氧化碳多，要排除过多二氧化碳必然要增加通气和呼吸频率，呼吸衰竭病人只能增加呼吸频率，再度加重肺功能的负担，加速呼吸肌疲劳或衰竭。

危重的呼吸衰竭病人常输注葡萄糖，输注葡萄糖的量和速度均影响呼吸功能。快速输注只能满足合成 ATP 和脂肪利用，同时产生更多二氧化碳，比较适宜的速度是 5mg/(kg · min)。但碳水化合物摄入过少易发生酮症，也不利蛋白质和脂肪的利用。

（二）蛋白质

呼吸功能不全病人常发生能量蛋白质营养不良，适当增加蛋白质的摄入量可改善呼吸肌的收缩力，增加通气功能，降低体内二氧化碳。

危重病人应采用胃肠外营养，输注含支链氨基酸丰富的复合氨基酸，支链氨基酸与色氨酸竞争性进入大脑，可降低衰竭病人大脑中 5-羟色胺的浓度，改善呼吸中枢的调节功能。

（三）脂肪

脂肪可提供较多的能量，其呼吸商最低，较少增加呼吸负担，对改善肺组织结构以及免疫功能有益。

(四) 矿物质

由于呼吸肌作功负担加重，能量消耗大，磷和镁的消耗增加，呼吸肌疲劳，易发生低磷血症和低镁血症，磷是合成 ATP 的重要成分。低钙血症和低钾血症都影响膈肌的力量。

(五) 维生素

维生素 A 缺乏引起上皮细胞角化，对呼吸系统的组织结构有影响，尤其是儿童，呼吸道感染与免疫功能低下是维生素 A 缺乏对视觉影响外的主要表现。

六、呼吸功能不全合并营养不良的危害

患慢性肺部疾病合并营养不良的病人因呼吸肌力下降、通气驱动不足和免疫功能受损等，造成的临床后遗症主要是突发高碳酸血症性呼吸衰竭，加重感染。特别是医院内获得性感染，病人因全身性代谢和多脏器功能衰竭而死亡。

七、应注意的问题

1. 及时进行营养评价。
2. 降低碳水化合物摄入量，一般不超过总能量的 55%，减少二氧化碳的产生，减轻呼吸肌疲劳。
3. 营养治疗方案的个体化。
4. 根据病情变化、综合分析各项检查指标，灵活调整营养支持方法。
5. 正确选择营养支持途径和作好治疗方法的过渡。
6. 注意和经治医生、病人和家属沟通，以利配合营养治疗。

第二节 慢性阻塞性肺疾病

慢性阻塞性肺疾病（chronic obstructive pulmonary disease，COPD）是一种以气道气流受限为特征的呼吸道疾病，气流受限不完全可逆，并呈进行性发展，与肺部对有害颗粒物质或有害气体引起的异常炎症反应有关。COPD 包括慢性支气管炎和肺气肿，通常慢性支气管炎指每年咳嗽、咳痰 3 个月以上，并连续 2 年以上，且能排除慢性咳嗽的其他病因者。肺气肿则指气道远端的气腔到终末细支气管出现异常，持久的扩张，并伴有肺泡壁和细支气管的破坏，而无明显纤维化。当慢性支气管炎、肺气肿患者肺功能检查出现气流受限，并且不能完全可逆时，即能诊断为 COPD。

一、病因

(一) 吸烟

长期大量吸烟是重要原因，无论是主动吸烟或是被动吸烟者，COPD 患病率均明显增加，且病情发展迅速，肺功能障碍迅速加剧。

(二) 环境因素

如大气污染，各种矿物粉尘（矽、煤尘），化学烟雾（SO_2、NO_2）和有机尘埃

（棉尘、大麻）等。

（三）感染

反复呼吸道感染，如呼吸道病毒、支原体、衣原体和细菌感染亦为重要原因，常见致病菌包括肺炎链球菌、流感嗜血杆菌等。

二、COPD 患者的营养代谢变化

1. 高代谢、高消耗、负氮平衡、体重进行性下降。严重营养不良发生率达20%～60%，根本原因是高代谢状态下能量消耗大于摄入能量。病情越严重基础能量消耗越高，体重下降速度越快。呼吸肌能量储备减少，肌肉萎缩，组织缺氧，呼吸功能衰竭。COPD 病人每日呼吸耗能约1799～3012kJ（430～720kcal），是正常人的10倍，尤其以肺功能严重障碍者更为明显，死亡率高。

另一方面 COPD 患者因肺部慢性炎症，蛋白分解加速，导致蛋白质-能量营养不良，并且 COPD 患者营养不良呈持续发展。

2. 感染增加能量消耗，多种炎症因子增加蛋白质分解，免疫功能低下，造成恶性循环。COPD 患者在长期病程中易发生并发症，如急性呼吸道感染，甚至发生呼吸衰竭。

3. COPD 的药物治疗 常用皮质激素类控制感染和减轻症状，激素对蛋白质合成有抑制作用，也加速呼吸肌的萎缩和降低肌肉的耐力。

4. 胃肠道消化吸收功能障碍，易发生多种营养素缺乏病。

三、临床表现

COPD 的症状主要为慢性咳嗽、咳痰、进行性气急和反复发生急性呼吸道感染，合并肺气肿、右心衰竭、肝肿大、消瘦等。

四、营养治疗

（一）目的

维持理想体重，增强呼吸肌力，维持有效呼吸通气功能，增强机体免疫力，预防和减少急性并发症。

对急性期患者，营养支持治疗目标为尽量维持良好营养状态，提高机体免疫力，以利渡过急性呼吸道感染期，而在急性发作后期则使体力尽早得到恢复。

（二）营养治疗

1. 饮食医嘱是高蛋白、高脂肪、低碳水化合物饮食。

2. 能量

能量消耗计算公式：

每日能量＝基础能量消耗（BEE）×活动系数×体温系数×应激系数×校正系数

活动系数：卧床1.2，下床轻度活动1.25，正常活动1.3。

体温系数：38℃取1.1，39℃取1.2，40℃取1.3，41℃取1.4。

应激系数：体温正常1.0，发热1.3。

校正系数：男性1.16，女性1.19。

3. 供能营养素比例 COPD 稳定期营养不良患者营养支持的能量分配为碳水化合物占 50% ~55%，脂肪占 30% ~35%，蛋白质占 15% ~20% 。

4. 少量多餐 因疲乏、呼吸困难及胃肠功能障碍（恶心、饱胀、便秘）等影响食欲及食物的消化吸收。COPD 有明显缺氧的患者，可在餐前或餐后作吸氧治疗。危重 COPD 病人，如使用面罩或人工气道辅助机械通气者，可鼻饲或肠外营养支持。

5. 营养支持途径

（1）缓解期和轻症病人胃肠内营养或经口食用治疗饮食。

（2）危重病人、重度营养不良和机械辅助通气者采用短期胃肠外营养，根据病情调整营养支持的途径。

第三节 急性呼吸窘迫综合征

急性呼吸窘迫综合征（acute respiratory distress syndrome ，ARDS）是由心源性以外的各种肺内外致病因素引起的急性进行性缺氧性呼吸衰竭。病理基础是由多种炎症细胞（巨噬细胞、中性粒细胞和淋巴细胞等）介导的肺脏局部炎症反应和炎症反应失控所致的肺毛细血管损伤。其主要病理特征为由肺微血管通透性增高而导致的肺泡通气功能下降，可伴有肺间质纤维化。临床表现为呼吸频数和呼吸窘迫、顽固性低氧血症，胸部 X 线显示双肺弥漫性浸润影，肺部病变的早期阶段称为急性肺损伤，而急性呼吸窘迫综合征是急性肺损伤进一步发展的严重阶段，后期常并发多器官功能衰竭。

一、病　　因

1. 直接肺损伤因素 如严重肺部感染，吸入性肺炎，肺挫伤，吸入有毒气体，溺水，氧中毒等。

2. 间接肺损伤因素 如脓毒症，休克，严重的非胸部创伤，重症胰腺炎，大量输血，体外循环，弥散性血管内凝血等。

二、营养代谢变化

1. 急性呼吸窘迫综合征患者营养状态受基础疾病和急性肺损伤炎症程度的影响，亦受饮食和营养支持治疗措施的影响。急性呼吸窘迫综合征病情重、病程长，尤其入住重症监护病室（ICU）者常伴有严重营养不良，由于呼吸肌萎缩、功能减弱，往往导致呼吸机撤离困难，而且并发症发生率和死亡率均高。

2. 急性呼吸窘迫综合征患者处于全身炎症性反应状态，蛋白质代谢呈高分解状态，各种炎症介质（前列腺素类和白介素）及细胞因子的作用导致高能量消耗，以及患者因进食困难能量摄入不足，使机体处于负平衡状态。

3. 急性呼吸衰竭患者碳水化合物代谢异常，表现为肝糖原异生增强，若饮食或营养支持治疗中补充过量碳水化合物，尤其使用糖皮质激素类药物，会出现高血糖症，并导致体内 CO_2 产生过多，加重呼吸负荷和相应呼吸困难症状。

4. 急性呼吸衰竭时脂肪代谢成为主要来源，营养支持一般补充多量脂肪类物质，患者处于多脏器衰竭或休克状态，则脂肪不能充分利用而在体内堆积形成脂肪肝和易发生酮症等。

5. 营养代谢特点：因胰岛素相对不足，升糖激素活跃，组织利用葡萄糖能力下降而血糖升高；脂肪利用率低，蛋白质分解加速；营养支诗途径最好采用胃肠外营养。

三、临床表现

呼吸道症状多在发病后12～72小时出现，起病多急剧。表现为深大频数呼吸，呼吸窘迫，心率增速，烦躁不安，随病情加重发绀亦明显，且吸氧难以纠正。严重病例有多脏器衰竭表现。

四、营养治疗

（一）治疗目的

纠正营养不良发生，改善肺功能，减少并发症，提高生存率。

（二）治疗措施

1. 能量　能量计算公式同慢性阻塞性肺疾病。

每日能量=基础能量消耗（BEE）×活动系数×体温系数×应激系数×校正系数

活动系数：卧床1.2，下床轻度活动1.25，正常活动1.3。

体温系数：38℃取1.1，39℃取1.2，40℃取1.3，41℃取1.4。

应激系数：体温正常1.0，发热1.3。

校正系数：男1.16，女1.19。

因病情复杂，感染、休克、心肺和肾功能衰竭、机械通气的损伤等使额外消耗增加，有资料提示，可增加基础能量消耗的50%以上。实际应用时，不能将计算能量值作为惟一的依据，应根据病情、营养评价指标等调整营养治疗方案。

2. 能量分配　碳水化合物约占45%，蛋白质占20%，脂肪占35%，蛋白质摄入过多会因食物特殊动力作用而增加耗氧量，促进呼吸衰竭。实验研究发现饮食适量补充脂肪、不饱和脂肪酸有利于肺表面活性物质的生成、有减少高糖的负荷，可节省蛋白质，有利于脂溶性维生素吸收利用。但若营养支持中脂肪比例过高或肠道外营养静脉滴速过快，会引起高脂血症、血粘度增高、红细胞膜被脂肪覆盖，甚至脂肪栓形成，影响气体弥散及运输，以及形成肺动脉高压。

3. 同时注意纠正水、电解质平衡，防治低钾、低钙和低磷所致呼吸肌力减退，并注意补充维生素和微量元素。此外，抗氧化剂（维生素C、硒等）具有抑制急性呼吸窘迫综合征肺部炎症反应作用，亦可适量补充。

4. 全肠外营养时输注速度宜维持在5mg/(kg·min)，输注速度过快会加重呼吸困难症状。脂肪的摄入量为1.0～1.5g/(kg·d)，蛋白质摄入量为1.2～1.5mg/(kg·d)，若有明显肝、肾功能障碍者，氨基酸摄入量宜降至0.4～0.6 mg/(kg·d)，并注意随访监测和调节。

5. 机械通气病人的营养支持：因气管插管、气管切开或病情危重、神志不清等，均不能经口自动进食。

第四节 乳 糜 胸

胸腔液中含淋巴乳糜液疾病称作乳糜胸（chylopleura），其病因有先天性异常、创伤、肿瘤等，抽取胸液即可诊断。

一、营养原则

以低脂、低钠、高蛋白及高碳水化物饮食为原则，可食用短、中链甘油三酯，以代替脂肪，如椰子油等，其吸收后直接由静脉进入血流，减少乳糜液，重者可禁食或静脉营养。

二、中链甘油三酯膳食特点

（一）适应证

乳糜胸、乳糜尿、乳糜性腹水、高乳糜微粒血症，小肠大部切除、胆盐和胰脂酶缺乏、肠源性脂肪代谢障碍。

（二）原则和要求

1. 用中链甘油三酯取代长链甘油三酯作为能量的来源。中链甘油三酯提供的能量至少占总能量的20%，或占脂肪能量的65%。

2. 中链甘油三酯可用来烹调鱼、肉、禽等食品，但要注意所有烹调用的中链甘油三酯均应吸收到食物中去，才能保证患者摄入。

3. 进食要慢，采用少食多餐的办法，或用中链甘油三酯制备的食品作为加餐。可避免腹胀、恶心、腹泻等不良反应。

4. 中链甘油三酯能迅速氧化生成酮体，应补充双糖，避免酮症发生。

（三）可用和忌用的食物

（1）可用的食物：包括未加油脂的主食及点心，去脂牛奶、咖啡、茶、果汁饮料、水果、蔬菜、豆制品、蛋清、蛋黄（每周不超过3个）、精瘦肉、鱼、禽类（用量每日不超过150克），烹调油在规定数量之内使用，采用中链甘油三酯取代。

（2）忌用或减少用的食物：包括全脂乳，如油、肥肉、鹅、鸭、市售加油脂的点心。

第四章 心脑血管疾病

第一节 原发性高血压

高血压（hypertension）是最常见的心血管病，是全球范围内的重大公共卫生问题，不仅患病率高、致残率高，死亡率高，而且可引起心、脑、肾并发症，是冠心病、脑卒中和早死的主要危险因素。

一、定义与分类

高血压是指体循环动脉收缩期和（或）舒张期血压持续增高，当收缩压≥140mmHg和（或）舒张压≥90mmHg，即可诊断为高血压。

临床上高血压分为两类：

第一类是原发性高血压，又称高血压病，是以血压升高为主要症状而病因未明确的独立疾病，占所有高血压病人的90%以上。

第二类是继发性高血压，又称症状性高血压，病因明确，是某种疾病的临床表现之一。

二、流行病学

我国2002年对15岁以上人群抽样普查，高血压患病率为18.8%，普查还显示，高血压的知晓率、治疗率、控制率均很低。

世界大部分地区人群高血压患病率及平均血压水平随年龄增长而增高，一般在35岁以后增长幅度较大，在60岁以前，一般男性患病率高于女性，但60岁以后则女性高于男性。年幼时血压偏高者其血压随年龄增高的趋势更为明显。

高血压病患病率存在着明显的地区差异。在我国呈现自南向北逐渐升高的趋势，北方患病率高，南方为低。城市高于农村。经济发达地区高于落后地区。

三、高血压病的表现

（一）高血压的表现

高血压根据病程分为缓进型和急进型，前者又称良性高血压，大多数患者属于此型。主要表现是：①起病隐匿，病情发展缓慢，常在体检时发现；②早期血压时高时低，受精神情绪、生活变化影响明显；③血压持续高水平可有头痛、头晕、头颈疼痛；④长期高血压可引起肾、心和眼睛的病变；⑤精神情绪变化，失眠、耳鸣、日常生活能力下降、生活懒散、易疲劳、厌倦外出和体育活动、易怒、神经质。

（二）高血压的分级

1. 高血压分级 中国高血压防治指南修订委员会2004年参考美国预防、检测、评估与治疗高血压全国联合委员会第七次报告的分类标准，将我国18岁以上成人的血压按不同水平分类如表6-4-1。

表6-4-1 血压水平的定义和分类

类 别	收缩压（mmHg）	舒张压（mmHg）
理想血压	<120	<80
正常高值	120~139	80~89
高血压	≥140	≥90
1级高血压（“轻度”）	140~159	90~99
2级高血压（“中度”）	160~179	100~109
3级高血压（“重度”）	≥180	≥110
单纯收缩期高血压	≥140	<90

2. 营养师查房和会诊应了解相关的病情和指标

（1）糖尿病（空腹血糖、餐后2小时血糖、糖化血红蛋白）。

（2）血脂。

（3）肾功能。

（4）痛风（血尿酸）。

（5）体重。

（6）其他疾病。

四、高血压病的营养膳食因素

（一）钠

不少研究资料发现，随膳食盐的增加血压会不断增加。24小时尿钠每增加100mmol/d（2300mg钠），收缩压增加3~6mmHg，舒张压增加0~3mmHg。一些干预研究证实，钠摄入量每降低100mmol/d，高血压者的收缩压下降5.8mmHg，舒张压下降2.5 mmHg；血压正常者，收缩压和舒张压各下降2.3/1.4mmHg。

家族性高血压和老年性高血压对盐敏感性较正常人高。过多摄入钠引起血压升高的机制可能是，血液内的钠增多，保留水分也多，血容量加大，心脏负担加重，高流量血液对血管壁的压力加大，易损伤血管内膜；过多钠使血管内皮细胞内水分增加，引起血管壁肿胀，管腔变小，血流阻力加大；过多钠可改变血压昼高夜低的规律，是老年高血压发生脑卒中的危险因素。

（二）肥胖

成年人体重增加是导致高血压的一个重要危险因素。随着体重的增加，出现高血压的趋势也增加，尤以20~40岁开始增加体重者危险性最大。一般来说，超重使发生高血压的危险性增加2~6倍。当患高血压者体重下降后，其血压也常随之下降。对患有中度高血压的人来说，降低体重常是降低血压的一种有效的治疗方式。

约3/4的高血压病人肥胖，而其中一半以上有胰岛素抵抗。通过降低血压，脑卒中危险性降低40%，冠心病危险性降低14%～30%。减肥治疗是治疗高血压的最重要的非药物途径。

（三）酒精

过量饮酒与血压升高和较高的高血压流行程度相关联。每天饮酒3～5杯以上的男子和每天饮酒2～3杯的女子尤其处于较高的危险之中，而低于上述饮酒量者则不会增加危险性。据推测，酒精在低剂量时是血管扩张剂，而在剂量较高时则为血管收缩剂。

酒精与血压相关的确切机制尚不清楚，其可能性包括：刺激了交感神经系统；抑制了血管松弛物质；钙和镁耗竭；以及血管平滑肌中细胞内钙增加。

（四）钾

钾降低血压的作用在不同类型的研究中所取得的证据始终是一致的，钾通过直接的扩血管作用，以及尿钠排出作用而降低血压。

（五）钙

钙摄入量低可以增强高盐膳食对血压的作用。

关于膳食钙可能影响血压的机制有许多推测。如钙可促进尿钠排出作用，这就解释了为什么盐敏感的高血压病人对钙降低血压的作用较为明显。盐敏感高血压病人可以是失钙状态，从而引起继发性甲状旁腺功能亢进。钙补充可以通过纠正钙缺乏和与之相关的甲状旁腺功能亢进，从而降低了血压。

（六）镁

膳食镁与血压呈负相关。素食者通常摄入的镁和膳食纤维含量高，其血压比非素食者低，镁对血压作用的生理解释有：镁降低血管弹性和收缩力，这可能是由于降低了细胞内的钙。

（七）脂类

1. 总脂肪摄入量与饱和脂肪酸　饱和脂肪酸和血压呈正相关，将总脂肪摄入量从占总能量的38%～40%降至20%～25%，或将多不饱和脂肪酸与饱和脂肪酸的比值从0.2增加到1.0，能降低血压。

2. 多不饱和脂肪酸　n-3和n-6的多不饱和脂肪酸有调节血压的作用。在高血压实验模型中，亚油酸（n-6长链多不饱和脂肪酸）和鱼油（富含EPA和DHA，两者都是n-3脂肪酸），都能减少血管紧张肽原酶依赖性高血压的发生。

3. 单不饱和脂肪酸　单不饱和脂肪酸（MUFA）高的膳食可降低血压。

4. 胆固醇　膳食胆固醇与血压有显著的正相关。

（八）蛋白质

膳食蛋白质可以影响血压的根本机制尚不清楚。有人提出特殊氨基酸，如精氨酸、酪氨酸、色氨酸、蛋氨酸和谷氨酸是影响神经介质或影响血压的激素因子。因此有人推测大豆蛋白能降低血压是因大豆富含精氨酸，它是一种潜在的血管抑制剂，也是血管抑制剂NO的前体。一组接近绝经期的妇女，补充大豆蛋白质6周，舒张压有明显降低，但是其他营养素，包括钙、镁和钾的摄入量在大豆蛋白质组也有所增加，降低可能并非大豆蛋白的单一作用。

（九）膳食纤维

膳食纤维能减少脂肪吸收，减轻体重，间接辅助降压。干预研究平均补充14g膳食纤维，收缩压和舒张压降低约1.6/2.0mmHg。在一些研究中，以可溶性和不溶性膳食纤维混合物作为来源，仅可溶性膳食纤维影响胃肠道功能并间接地影响胰岛素代谢，这可能是膳食纤维降低血压的机制。

五、高血压病的防治

高血压的非药物治疗包括改善生活方式，消除不利于心理和身体健康的行为和习惯，达到减少高血压以及其他心血管病的发病危险。有许多试验证明了非药物治疗途径引人注目的效果。

（一）减体重

过重者减体重和避免肥胖是防治高血压的关键策略。减肥目标是适度的体重减轻，即减轻10%也许甚至5%的体重，足以控制或改善大多数肥胖症的并发症。减轻10%已成为大多数治疗方案的目标。

由于难以维持体重减轻，故有主张将减轻体重的目标转为体重控制，从控制饮食和体育锻炼两方面着手，尽力使能量摄入与能量消耗维持平衡，以全面健康为前提达到可能的最佳体重。

要改变长期的不良饮食习惯，要多吃水果、蔬菜、粗粮、杂粮等谷类制品以增加碳水化合物的摄入量，要少吃肥肉和荤油、油炸食品、糖果、甜点和含糖饮料以降低脂肪和单糖、果糖的摄入量。

要改变不良进食行为，如放慢吃饭的速度，要细嚼慢咽、不狼吞虎咽。采购食物时注意选购上述提倡多吃的食物。在家中少吃或不吃高能量零食，如巧克力、炸薯片、甜点等。

近年儿童超重现象较为普遍，城市中发生率高达20%以上。儿童期肥胖者及至成人时仍肥胖者比例较高，患心、脑血管疾病的危险性相应增加，故控制体重应从早期开始。

（二）合理膳食

1. 减少钠盐　中国居民膳食指南提出每人每日食盐用量不超过6g为宜。我国居民食盐摄入量过高，平均值是世界卫生组织建议的两倍以上，我国膳食中的钠80%来自烹饪时的调味品和含盐高的腌制品，包括食盐、酱油、味精、咸菜、咸鱼、咸肉、酱菜等。因此限盐首先要减少烹调用调料，少食各种腌制品。需要提出的是，由于生活方式和膳食习惯的改变，要特别注意隐藏在加工食品中的食盐，如罐头、快餐食品、方便食品和各种熟食品。食品工业在食品加工过程中应减少食盐用量，包括那些日常的食品，如面包、挂面等。应逐步完善食品标签政策，加工食品应在包装上标明钠盐含量，使人们能够选择低盐食品。应从幼年起就养成吃少盐膳食的习惯。

2. 减少膳食脂肪、补充适量优质蛋白质　有流行病学资料显示，即使不减少膳食中的钠和不减体重，如能将膳食脂肪控制在占总能量的25%以下，P/S比值维持在1，连续40天可使收缩压和舒张压下降12%，女性下降5%。鱼类特别是海产鱼所含不饱和脂肪酸有降低血脂和防止血栓的作用。肥肉和荤油为高能量和高脂肪食物，摄入过多往往会引起肥胖，并是某些慢性病的危险因素，应当少吃。中国人绝大多数以食猪肉为主，而猪肉蛋白质含量较低，脂肪含量较高，因此，应调整以猪肉为主的肉食结构，提倡多吃鱼、鸡、兔、牛肉，在营养学上有重要意义。大豆蛋白对血浆胆固醇水平有显著的降低作用，应多加食用。

3. 注意补充钾和钙　大部分食物都含有钾，但蔬菜和水果是钾的最好来源。含钾丰富的食物还有麸皮、赤豆、杏干、蚕豆、扁豆、冬菇、竹笋、紫菜等。

奶和奶制品是钙的主要来源，其含钙量丰富，吸收率也高。发酵的酸奶更有利于钙的吸收。奶还是低钠食品，对降低血压亦有好处。奶制品还能降低血小板凝集和胰岛素抵抗。

4. 限制饮酒　过量饮酒会增加患高血压卒中等危险，而且饮酒可增加服用降压药物的抗性，故提倡高血压患者应戒酒。

（三）其他

1. 增加体力活动　有规律的有氧运动可以预防高血压的发生，规律的运动可降低高血压病人的收缩压 5～15mmHg，舒张压 5～10mmHg。

要根据自己的身体状况，决定运动种类、强度、频度和持续运动时间。可选择步行、慢跑、太极拳、门球、气功、舞蹈等项目。运动强度须因人而异，一般来说，50%～70%的最大心率范围的运动是安全的。计算最大心率可用220减去年龄。中等强度的运动可用180减去年龄，或60%～80%的最大心率的运动量。低等强度的运动为40%～60%的最大心率运动量。运动频度一般要求每周3～5次，每次持续20～60分钟。

2. 减轻精神压力保持心理平衡　精神压力对血压的升高起十分重要的作用。流行病学研究显示精神紧张、压力大的职业人群血压水平较高。

第二节　高脂血症

一、血浆脂蛋白分类和功能

血脂中的主要成分是甘油三酯、胆固醇、游离脂肪酸、磷脂和脂溶性维生素和固醇。甘油三酯和胆固醇是疏水性物质，不能直接在血液中被转运，也不能直接进入组织细胞。它们必须与特殊的蛋白质和极性类脂（如磷脂）一起组成一个亲水性的球状大分子——脂蛋白，才能在血液中被运输，并进入组织细胞。脂蛋白主要由胆固醇、甘油三酯、磷脂和蛋白质组成，绝大多数是在肝脏和小肠合成，并主要经肝脏分解代谢。

（一）血浆脂蛋白的种类、组成、来源和作用

应用超速离心法，可将血浆脂蛋白分为5大类：乳糜微粒（CM）、极低密度脂蛋白（VLDL）、中密度脂蛋白（IDL）、低密度脂蛋白（LDL）、高密度脂蛋白（HDL）。不同的脂蛋白其组成、密度、来源均不同，在致动脉硬化中的作用也不一样，见表6-4-2。

（二）血浆脂蛋白的临床意义

1. 乳糜微粒（CM）　CM来源于膳食脂肪，高脂肪膳食可增加CM合成，CM含外源性甘油三酯90%左右，其生理功能是将食物来源的甘油三酯从小肠运输到肝外组织中被利用。正常人空腹12小时后，血浆中CM已完全被清除，但I型和V型高脂蛋白血症病人空腹血浆中出现高浓度CM。CM颗粒大，不能进入动脉壁内，一般不致动脉粥样硬化。但CM的代谢残骸可被巨噬细胞表面受体识别而摄入，因而可能与动脉粥样硬化有关。

表6-4-2 血浆脂蛋白组成来源和特性

种 类	CM	VLDL	IDL	LDL	HDL
密度，g/ml	<0.95	0.95～1.006	1.006～1.019	1.019～1.063	1.063～1.210
合成部位	小肠	肝脏、小肠	血液循环、肝脏	肝脏	肝脏、小肠
功能	转运外源性甘油三酯及胆固醇	转运内源性甘油三酯及胆固醇	LDL-前体	转运内源性胆固醇	逆向转运胆固醇
致动脉硬化作用	0	+	+++	++++	
组成（%）					
甘油三酯	80～95	50～70	40	10	5
胆固醇	5	10	30	50	20
磷脂	5～7	15	20	20	25
蛋白质	2	10	10	25	50
主要的载脂蛋白	A-Ⅰ A-Ⅳ B-48 CⅠ CⅡ CⅢ	B-100 CⅠ CⅡ CⅢ E	B-100 E	B-100	A-Ⅰ A-Ⅱ

2. 极低密度脂蛋白（VLDL） VLDL和CM都是以甘油三酯为主，因此被统称为富含甘油三酯的脂蛋白。但VLDL与CM不同的是，VLDL的甘油三酯主要由肝脏合成，其最重要的底物是游离脂肪酸。流经肝脏的血液中游离脂肪酸含量增加可加速肝脏合成和分泌VLDL。目前多数学者认为，血浆VLDL水平升高是冠心病的危险因素，VLDL浓度升高，可影响其他脂蛋白的浓度和结构；VLDL升高伴有血浆HDL水平降低，使抗动脉硬化的因素减弱；VLDL增高常与其他的冠心病危险因素相伴随，如胰岛素抵抗、肥胖、糖尿病等。

3. 中密度脂蛋白（IDL） IDL是VLDL向LDL转化过程中的中间产物，与VLDL相比，胆固醇含量明显增加。正常情况下，IDL在体内的分解代谢迅速，因此正常情况下血浆中IDL浓度很低。IDL一直被认为具有致动脉粥样硬化作用。

4. 低密度脂蛋白（LDL） LDL是由IDL在肝脏内转化而来，肝脏也可直接合成，分泌少量。LDL是血浆中胆固醇含量最多的一种脂蛋白，大约胆固醇含量在一半以上，65%的血浆胆固醇存在于LDL中，是所有血浆脂蛋白中首要的致动脉粥样硬化性脂蛋白。

5. 高密度脂蛋白（HDL） HDL颗粒最小，脂质和蛋白质各占一半。HDL主要由肝脏和小肠合成，是一种抗动脉粥样硬化的血浆脂蛋白，能将周围组织中包括动脉壁内的胆固醇转运到肝脏进行代谢，还具有抗LDL氧化的作用，并能促进损伤内皮细胞修复，还能稳定依前列醇的活性，因此是冠心病的保护因子。

二、高脂血症诊断分类

高脂血症（hyperlipidemia）是血浆中某一类或几类脂蛋白水平升高的表现，全称应为高脂蛋白血症（hyperlipoproteinemia）。然而血浆 HDL-C 减低也是一种血脂代谢紊乱，因而用脂质异常血症更能全面准确地反映血脂代谢紊乱状态。由于高脂血症使用时间长而且简明通俗，所以仍然广泛沿用。

（一）高脂血症的诊断

主要根据血浆（清）总胆固醇（TC）、甘油三酯（TG）水平和 LDL-C 浓度进行诊断。关于高脂血症的诊断标准，目前国际和国内尚无一个统一的方法。我国高血脂的诊断标准见表 6-4-3。

表 6-4-3　中国高脂血症诊断标准（1997 年）

判　断	血浆 TC		血浆 TG	
	mmol/L	mg/L	mmol/L	mg/L
合适水平	<5.2	<2000	<2.3	<2000
临界高值	5.2～5.7	2000～2200	2.3～4.5	2000～4000
高脂血症	>5.7	>2200	>4.5	>4000
低 HDL-C 血症	<0.91	<350		

（二）高脂血症的分类

目前高脂血症的分类较为繁杂，为了指导治疗，提出了简易分型方法，将高脂血症分为 3 种类型，各型的特点见表 6-4-4。

表 6-4-4　高脂血症简易分型

分　型	TC	TG
高胆固醇血症	↑↑	
高甘油三酯血症		↑↑
混合型高脂血症	↑↑	↑↑

三、膳食营养因素对血脂代谢的影响

（一）膳食脂肪和脂肪酸

1953 年 Keys 等首先提出膳食总脂肪摄入量是影响血浆 TC 水平的主要因素。此后，许多大规模的流行病学调查均证实，人群血清 TC 均值分别与其膳食总脂肪和饱和脂肪酸所占能量的比例呈显著正相关。我国调查资料表明，当动物性食品和油脂消费量增加，脂肪提供的能量增加 5%，人群平均血胆固醇水平升高 10%。虽然含饱和脂肪酸高的食物可导致 TC 升高。但是饱和脂肪酸碳链的长度不一样，对血脂的影响也不同。

1. 饱和脂肪酸（SFA）　SFA 可以显著升高血浆 TC 和 LDL-C 的水平，但是不同长度碳链的 SFA 对血脂的作用不同。碳原子少于 12、大于或等于 18 的饱和脂肪酸对血清

TC无影响，而含12～16个碳原子的饱和脂肪酸，如月桂酸（C12:0）、肉豆蔻酸（C14:0）、软脂酸（即棕榈酸，C16:0）可明显升高男性和女性的血清TC、LDL-C水平，含18个碳的硬脂酸（C18:0）不升高血清TC、LDL-C。最近美国膳食推荐量建议，SFA应占7%～8%总能量。中国营养学会推荐SFA<10%总能量。

2. 单不饱和脂肪酸（MUFA） 动物实验和人群研究均证实单不饱和脂肪酸有降低血清TC和LDL-C水平的作用，同时可升高血清HDL-C。膳食中单不饱和脂肪酸主要是油酸（C18:1），橄榄油中油酸含量达84%，地中海地区人群血清TC水平低，心血管疾病发病率较低，可能与其膳食中橄榄油摄入量高有关。花生油、玉米油、芝麻油中油酸的含量也很丰富，分别为56%、49%、45%，茶油中油酸含量达80%左右。美国在膳食推荐量中建议，MUFA应增加到13%～15%总能量。

3. 多不饱和脂肪酸（PUFA） PUFA包括n-6的亚油酸和n-3的α-亚麻酸以及长链的EPA和DHA。研究表明，用亚油酸和亚麻酸替代膳食中饱和脂肪酸，可使血清中TC、LDL-C水平显著降低，并且不会升高TG。临床研究表明低SFA、高PUFA（占总能量16%～20.7%）的膳食使血浆胆固醇降低17.6%～20.0%（与基础水平相比），更重要的是胆固醇的降低与心血管疾病发病率降低（降低16%～34%）有关。然而有研究表明，高PUFA的膳食可以使HDL-C水平降低、增加某些肿瘤的危险，体外试验发现PUFA增加LDL氧化的作用，可能会增加心血管疾病的危险性，一些学者认为PUFA摄入量不应当超过7%～10%总能量。

膳食亚油酸和α-亚麻酸在体内可分别转化为n-6PUFA（如花生四烯酸）和n-3 PUFA（EPA、DHA）。他们都可转化为二十碳烷酸，从花生四烯酸转化的二十碳烷酸与由EPA/DHA转化来的二十碳烷酸，在生物学作用上相反，因此摄入平衡的n-6∶n-3 PUFA是重要的，亚油酸/α-亚麻酸的比值应当<10。增加α-亚麻酸的摄入量或降低亚油酸的摄入量都可以实现上述的比值。但是事实上亚油酸和α-亚麻酸都有降低冠心病危险性的作用，当然α-亚麻酸的作用比EPA和DHA的作用要弱得多。

4. 反式脂肪酸（TFA） 反式脂肪酸是在氢化油脂中产生的，如人造黄油。典型的西餐含反式脂肪酸15g/d，美国膳食中含8g/d，我国传统的膳食中反式脂肪酸的含量较低。以前一些研究表明，反式脂肪酸或氢化油与天然油的不饱和脂肪酸相比有增加血浆胆固醇的作用，而与饱和脂肪酸相比能降低胆固醇，对TG的作用不肯定。最近进行的评估反式脂肪酸对血脂和脂蛋白影响的研究一致表明，增加反式脂肪酸的摄入量，可使LDL-C水平升高，HDL-C降低，使TC/HDL-C比值增高，LDL-C/HDL-C比值增加，以及脂蛋白（a）升高，明显增加心血管疾病危险性，反式脂肪酸致动脉粥样硬化的作用比SFA更强。膳食中反式脂肪酸大多数来自氢化的植物油，目前认为反式脂肪酸应<1%总能量。

（二）膳食碳水化合物及其构成

进食大量糖类，使糖代谢加强，细胞内ATP增加，使脂肪合成增加。过多摄入碳水化合物，特别是能量密度高、缺乏纤维素的双糖或单糖类，可使血清VLDL-C、TG、TC、LDL-C水平升高。高碳水化合物还可使血清HDL-C下降，膳食碳水化合物摄入量占总能量的百分比与血清HDL-C水平负相关。我国膳食中碳水化合物的含量较高，人群中高甘油三酯血症较为常见。

膳食纤维有调节血脂的作用，可降低血清 TC、LDLD-C 水平。可溶性膳食纤维比不溶性膳食纤维的作用更强，前者主要存在于大麦、燕麦、豆类、水果中。

（三）微量元素

水质的硬度与钙、镁、锌等含量有关。镁对心血管系统有保护作用，具有降低胆固醇、降低冠状动脉张力、增加冠状动脉血流量等作用。动物实验发现，缺钙可引起血 TC 和 TG 升高，补钙后，可使血脂恢复正常。缺锌可引起血脂代谢异常，血清锌含量与 TC、LDL-C 呈负相关，而与 HDL-C 呈正相关。

铬是葡萄糖耐量因子的组成成分，是葡萄糖和脂质代谢的必需微量元素。缺铬可使血清 TC 增高，并使 HDL-C 下降。补充铬后，使血清 HDL-C 升高，TC 和 TG 水平降低，血清铬与 HDL-C 水平呈明显正相关。

（四）维生素

目前认为对血脂代谢有影响的维生素主要是维生素 C 和维生素 E。维生素 C 对血脂的影响可能通过以下机制实现的：促进胆固醇降解、转变为胆汁酸，从而降低血清 TC 水平；增加脂蛋白脂酶活性，加速血清 VLDL-C、TG 降解。维生素 C 在体内参加胶原的合成，使血管韧性增加，脆性降低，可防止血管出血。同时维生素 C 还具有抗氧化作用，防止脂质的过氧化反应。

维生素 E 是脂溶性抗氧化剂，可抑制细胞膜脂类的过氧化反应，增加 LDL-C 的抗氧化能力，减少 Ox-LDL（氧化型 LDL-C）的产生。维生素 E 能影响参与胆固醇分解代谢的酶的活性，有利于胆固醇的转运和排泄，对血脂水平起调节作用。

四、高脂血症的饮食治疗

调整饮食和改善生活方式是各种高脂血症治疗的基础，尤其对原发性高脂血症患者，更应首先选择饮食治疗。即使在进行药物降脂治疗时，饮食疗法也要同时进行。饮食疗法能使血浆胆固醇降低，提高降脂药物的疗效，还具有改善糖耐量、恢复胰岛功能，减轻体重等多方面作用。

（一）高脂血症的分型

除上述简易分型以外，根据脂蛋白电泳的结果，高脂蛋白血症进一步细分可分别对应于：

1. Ⅰ型高脂蛋白血症——高乳糜微粒血症
2. Ⅱa 型高脂蛋白血症——高 β 脂蛋白血症
3. Ⅱb、Ⅲ型高脂蛋白血症——高 β、高前 β 脂蛋白血症
4. Ⅳ型高脂蛋白血症——高前 β 脂蛋白血症
5. Ⅴ型高脂蛋白血症——高前 β 脂蛋白血症、高乳糜微粒血症

（二）高脂血症的饮食治疗原则

1. Ⅰ型高脂蛋白血症　严格限制饮食中的脂肪摄入量，要求从每天饮食摄入的脂肪量控制在 20～35g，包括烹调油和食物中所含有的脂肪。由于脂肪的摄入受限，必需脂肪酸和脂溶性维生素的摄入减少，在治疗过程中，要注意补充。

2. Ⅱa 型高脂蛋白血症

（1）严格限制饮食中的胆固醇摄入，每天胆固醇的摄入量控制在 300mg 以内。

（2）减少饮食中脂肪的摄入量，增加多不饱和脂肪酸的摄入量。

（3）适当补充维生素A和维生素E。

3. Ⅱb、Ⅲ型高脂蛋白血症

（1）限制总能量，减少内源性甘油三酯的生成，适当限制脂肪和碳水化合物的摄入。

（2）限制总能量的摄入，降低体重，尽可能使患者的体重维持在标准体重。

（3）限制碳水化合物的摄入特别是单、双糖的摄入，碳水化合物约占总能量的50%~60%。

（4）限制脂肪的摄入，每天脂肪的摄入量控制在总能量的20%。

（5）限制胆固醇的摄入，每天胆固醇的摄入量控制在300mg以下。

（6）适当提高蛋白质的摄入量，可占总能量的20%左右。

4. Ⅳ型高脂蛋白血症

（1）限制总能量的摄入，降低体重。

（2）限制碳水化合物的摄入，碳水化合物约占总能量的50%~60%。

（3）适当限制脂肪的摄入，每天脂肪的摄入量控制在总能量的30%以内。

（4）适当限制胆固醇的摄入，每天胆固醇的摄入量控制在300~500mg。

（5）不必限制蛋白质的摄入量。

5. Ⅴ型高脂蛋白血症

（1）限制总能量的摄入，维持标准体重。

（2）限制脂肪的摄入，每天脂肪的摄入量控制在总能量的20%以内。

（3）限制碳水化合物的摄入，碳水化合物约占总能量的50%~60%。

（4）适当限制胆固醇的摄入，每天胆固醇的摄入量控制在300~500mg。

（5）适当提高蛋白质的摄入量，可占总能量的20%左右。

见表6-4-5。

表6-4-5 高脂蛋白血症的临床特点和饮食治疗原则

	Ⅰ型	Ⅱa型	Ⅱb、Ⅲ型	Ⅳ型	Ⅴ型
临床特点	乳糜微粒↑	胆固醇↑	胆固醇↑ 甘油三酯↑	甘油三酯↑	甘油三酯↑ 乳糜微粒↑
总能量	不限制	不限制	适当限制，减轻体重或维持标准体重	适当限制，减轻体重或维持标准体重	适当限制，减轻体重或维持标准体重
蛋白质	不限制	不限制	↑20%	不限制，减轻体重时限制	↑20%~25%
脂肪	严格限制，25~35g/d	适当限制饱和脂肪，增加多不饱和脂肪	限制 <20%	适当限制，控制体重时限制	限制 <20%
碳水化合物	不限制	不限制	严格限制 （50%~60%）	严格限制 （50%）	严格限制 （50%~60%）
胆固醇	不限制	严格限制 （<300mg/d）	严格限制 （<300mg/d）	限制 （300~500mg/d）	限制 （300~500mg/d）

（三）膳食组成和安排

1. 食物多样、谷类为主 粗细搭配，粗粮中可适量增加玉米、莜面、燕麦等成分，少食单糖、蔗糖和甜食。多食新鲜蔬菜及瓜果类，保证每天摄入400～500g，以提供充足的维生素、矿物质和膳食纤维。

2. 多吃蔬菜、水果和薯类 多吃蔬菜与各种水果，注意增加深色或绿色蔬菜比例，大蒜和洋葱有降低血清TC，提高HDL-C的作用，可能与其含有硫化物有关。香菇和木耳含有多糖类物质，也有降低血清TC及防止动脉粥样硬化的作用。

3. 常吃奶类、豆类或其制品 奶类除含丰富的优质蛋白质和维生素外，含钙量较高，且利用率也很高，是天然钙质的极好来源，高血脂患者奶类以低脂或脱脂奶为宜。豆类是我国的传统食品，含丰富的蛋白质、不饱和脂肪酸、钙及维生素B_1、维生素B_2、烟酸等，且大豆及其制品还有降胆固醇的作用。

4. 经常吃适量鱼、禽、蛋、瘦肉，少吃肥肉和荤油 脂肪摄入量占总能量应≤30%。制备低脂肪膳食可用蒸、煮、拌等少油的烹调方法；肉汤类应在冷却后除去上面的脂肪层；不吃肥肉、剔除鸡皮；选用低脂或脱脂奶制品；少用动物脂肪，限量食用植物油；多吃水产品尤其是深海鱼，争取每周食用2次或以上，以增加n-3多不饱和脂肪酸EPA、DHA摄入量。n-3多不饱和脂肪酸能明显降低血甘油三酯、降低血浆胆固醇、增加高密度脂蛋白、抗血小板凝集。

轻度血浆TC升高者，膳食胆固醇摄入量＜300mg/d。血浆胆固醇中度和重度升高者，饮食中胆固醇摄入量＜200mg/d。禁食肥肉、动物内脏、人造黄油、奶油点心等。

5. 保持能量摄入，并增加运动，防治超重和肥胖。

6. 吃清淡少盐的膳食，多喝茶。

第三节 冠状动脉粥样硬化性心脏病

一、定义和病理学基础

（一）定义

冠心病（coronary heart disease，CHD）全称冠状动脉粥样硬化性心脏病（coronary atherosclerotic heart disease），有时又被称为冠状动脉病（coronary artery disease，CAD）或缺血性心脏病（ischemic heart disease，IHD）。指由于冠状动脉硬化使管腔狭窄或阻塞导致心肌缺血、缺氧而引起的心脏病。

（二）动脉粥样硬化的自然病变过程

冠心病主要的病理基础是冠状动脉粥样硬化，使冠状动脉血流减慢、狭窄或阻塞导致心肌缺血缺氧而引起的心脏病。动脉粥样硬化有3种基本的病理改变：脂肪条纹形成；纤维斑块形成，导致管腔狭窄、变形、血流缓慢，是进展性动脉粥样硬化的特征性病变和各种临床症状的最主要原因；进展性斑块形成，大量的脂质聚集、逐渐坏死、崩解，并引起结缔组织的增生和炎症，发生钙化，使冠状动脉管腔严重狭窄或完全性闭塞。

冠心病的发生发展是一个缓慢渐进的过程，患者从青少年起即开始有血管壁的脂肪条纹形成，至40岁左右病变的血管逐渐明显变窄，冠状动脉供血减少，并可能发生出血、溃疡、血栓等改变，导致相应的临床症状：如心绞痛、心肌梗死、冠状动脉猝死等。

二、流行病学

全球疾病负担研究资料表明，每年死亡的4000余万例（发达国家1200余万，发展中国家2800余万）中有1000多万例死于心血管疾病，其中发达国家和发展中国家各占1/2。

三、膳食营养因素与冠心病的危险性

心血管疾病的危险因素包括：吸烟、总胆固醇（TC）和低密度脂蛋白胆固醇（LDL-C）水平升高、超重和肥胖、高血压、糖尿病、久坐少动的生活方式、高密度脂蛋白胆固醇（HDL-C）水平降低、甘油三酯（TG）升高、载脂蛋白（a）水平增加等。其中许多可以通过膳食和生活方式来调控，膳食营养因素无论是在冠心病的发病和防治方面都具有重要作用。

四、冠心病的临床类型

由于冠状动脉病变的部位、范围和程度不同，冠心病有不同的临床特点，一般可分为5型：

1. 隐匿型　此型患者无临床症状，但有心肌缺血的心电图改变或有放射性核素心肌显像改变。此型亦称无症状性冠心病。

2. 心绞痛　是冠状动脉供血不足、心肌急剧的暂时的缺血与缺氧所引起的临床综合征。患者有阵发性的胸骨后压榨样疼痛，可放射至心前区与左上肢，常发生于劳动或情绪激动时，持续数分钟，休息或用硝酸酯制剂后缓解。本病多见于男性，多数病人在40岁以上，劳累、情绪激动、饱食、受寒、阴雨天气等为常见的诱因。

3. 心肌梗死　此型病情危重，为冠状动脉阻塞、心肌急性缺血性坏死所引起。患者有剧烈而持久的胸骨后疼痛、发热和进行性心电图变化，可发生心律失常、休克或心力衰竭。

4. 缺血性心肌病　长期心肌缺血所导致的心肌逐渐纤维化，表现为心脏增大、心力衰竭和（或）心律失常。

5. 猝死　突发心脏骤停而死亡，多为心脏局部发生电生理紊乱或起搏、传导功能发生障碍，引起严重心律失常所致。

五、冠心病的预防

（一）一级预防

防止动脉粥样硬化，预防冠心病。

1. 平衡膳食。

2. 控制和治疗高血压、高脂蛋白血症及糖尿病。

3. 生活规律化，避免精神紧张、进行适当的体育锻炼。

（二）二级预防

确诊冠心病后，应尽量保持心态平和，避免情绪激动。需戒烟酒，防止过饱餐并进行适当的体力活动，可选择适合于自己，易于坚持的有氧耐力运动，如购物、散步、打太极拳等，不宜于进行无氧剧烈运动，如短跑、长距离骑车、长距离游泳等，也不宜于参加体育竞技比赛，要注意保暖，避免寒冷刺激。

六、冠心病的营养治疗

1. 禁烟、禁酒。

2. 能量：能量摄入要达到并维持理想体重或适宜体重，防止肥胖。

3. 脂肪：减少脂肪的摄入，脂肪占总能量的25%以下。限制饱和脂肪酸（S），适当增加多不饱和脂肪酸（P），使每日P/S值达到1～1.5。减少胆固醇的摄入，每日胆固醇摄入量限制在300mg以下。

4. 碳水化合物：占总能量的50%～60%。主食除米面外，多吃各类杂粮，其营养丰富并含有较多的膳食纤维。也可用土豆、山药、藕、芋艿、荸荠等根茎类食物，代替部分主食，这样可避免主食过于单调。限制蔗糖和果糖的摄入。

5. 蛋白质：摄入适量的蛋白质，每日1.0g/kg左右，约占总能量的15%。每日可饮脱脂牛奶250ml左右，并可吃1个鸡蛋白。每周可吃2～3个整鸡蛋。鱼类肉质细嫩，易于消化吸收，含有丰富的多不饱和脂肪酸，可每周吃2～3次，每次200g左右，烹饪方法以清炖和清蒸为主。黄豆及其制品含植物固醇较多，有利于胆酸的排出，可减少胆固醇的合成。

6. 供给充足的维生素和矿物质，膳食纤维每日摄入20～25g为宜。

七、心肌梗死的营养治疗

1. 急性期　应完全卧床休息，开始给予流食，如米汤、藕粉、去油肉汤、菜汁等，少量多餐，每日总能量约3347kJ（800kcal），尽量避免胀气或带刺激性的食物如豆浆、牛奶、浓茶和咖啡等。病情好转后可选用半流食，如粥、面条、馄饨、面片汤、肉末、碎菜等，仍应少量多餐，每日能量约5020kJ（1200kcal），注意保持大便通畅，逐渐过渡到软食。注意水和电解质平衡，食物中水的含量应与饮水及输液量一并考虑，以适应心脏的负荷能力；如伴有高血压或心力衰竭，应限制钠盐；镁对缺血性心肌病有良好的保护作用，含镁较丰富的食物有：有色蔬菜、小米、面粉、肉、海产品等；避免低钾血症出现，增加含钾丰富的食物。

2. 恢复期　应防止复发，其膳食原则同冠心病。

八、心力衰竭

1. 减轻心脏负荷，控制总能量，最好稍低于理想体重。蛋白质的特殊动力作用可能增加心脏额外的能量要求，蛋白质的摄入宜每日0.8g/kg；脂肪在胃内停留时间长，影响消化，建议每日不超过60g；其余的能量由复合碳水化合物供给，少用甜食。

2. 减轻钠、水潴留。限制钠盐，根据充血性心力衰竭的轻、中、重的程度，分别给予每日限钠1500mg、1000mg或500mg膳食；液体每日限制摄入量为1000～1500ml。

3. 其他电解质的平衡，应注意钾、钙、镁等的平衡调整。

4. 维生素应充足，包括B族维生素与维生素C等。

5. 为减少胃肠胀气，诱发心力衰竭，应少食多餐。

第四节 脑 卒 中

一、定义和分类

脑卒中（stroke）俗称脑中风，又称脑血管意外。凡因脑血管阻塞或破裂引起的脑血流循环障碍和脑组织功能或结构损害的疾病都可以称为脑卒中。脑卒中可分为两大类，即缺血性脑卒中和出血性脑卒中。

缺血性脑卒中占脑卒中病人总数的60%～70%，主要包括脑血栓形成和脑栓塞。前者由于脑动脉系统中的粥样硬化和血栓形成使动脉管腔狭窄或闭塞导致脑组织局部动脉血流灌注减少或中止所引起的局部脑组织坏死，后者脑部的血管本身无病变，大多数的栓子来源于心、肺，以风湿性心脏病、二尖瓣狭窄、冠状动脉硬化性心脏病伴有房颤时左房内附壁血栓脱落形成栓子最多见。不论是脑血栓形成还是脑栓塞可统称为脑梗死（cerebral infarctions）。出血性脑卒中占脑卒中病例的30%～40%，根据出血部位的不同又分为脑出血和蛛网膜下腔出血。脑出血（cerebral hemorrhages）俗称“脑溢血”，是由于脑内动脉破裂，血液溢出到脑组织内。蛛网膜下腔出血则是脑表面或脑底部的血管破裂，血液直接进入含有脑脊液的蛛网膜下腔和脑池中。

不论是缺血性脑卒中还是出血性脑卒中，都会造成不同范围、不同程度的脑组织损害，因而产生多种多样的神经精神症状，严重的还会危及生命，治愈后很多病人留有后遗症或致残。

二、流行病学

（一）发病率

从世界各国社区人群调查材料看，70年代以前脑卒中的平均年发病率约200/10万，以后逐渐下降到目前的100/10万左右。

（二）死亡率

脑卒中的死亡率在世界各国之间及国内不同地区之间存在差异。在世界33个国家中，脑卒中平均死亡率约为100/10万。近年来西方一些国家脑卒中的死亡率显著下降。我国3次脑血管病流行病学调查结果显示，7城市平均年龄标化死亡率为116/10万，21省农村为141.8/10万。

脑卒中在多数西方国家居死因第3位，心脏病和恶性肿瘤分居第1或第2位。而在中国则有明显不同，近期统计数字表明，我国城市脑卒中死亡已跃居第1位，农村为第2或第3位。我国高血压患者最常见的合并症是脑卒中。因此，积极开展脑卒中的社区人群防治，努力减少人群发病率和死亡率，提高治愈率，减少致残率将是今后一段时期的主要任务。

三、危险因素

研究报道的脑卒中的危险因素很多，比较肯定的危险因素有下列几种。

（一）高血压

是最主要的危险因素。血压的高低和脑卒中发生率正相关。无论是收缩压或舒张压的增高均可增加脑出血或脑梗死的危险性。脑卒中发生的危险性在那些伴有其他临床异常表现，如左心室肥厚、心律不齐、眼底动脉粥样硬化等状况的高血压患者中更为明显。

（二）心脏病

各种原因所致的心脏损害：如风湿性心脏病、冠状动脉粥样硬化性心脏病、高血压性心脏病，以及先天性心脏病，均可增加脑卒中（特别是缺血性脑卒中）的危险。在任何血压水平上，有心脏病的人患脑卒中的危险性增加 2 倍以上。

（三）糖尿病

糖尿病是脑卒中的肯定危险因素，女性糖尿病患者发生脑梗死的危险性大于男性，接受胰岛素治疗的患者危险性大于未使用胰岛素者，35 岁的糖尿病患者发生脑卒中的危险性比非糖尿病患者高 12 倍。

（四）血脂异常

特别是高胆固醇血症、低密度脂蛋白增高以及高密度脂蛋白降低都是危险因素。

（五）吸烟

是重要危险因素，与持续吸烟的量和吸烟历史长短有关。

（六）饮酒

少量饮酒并不对发生脑卒中构成危险，但过量饮酒或长期饮酒增加出血性脑卒中的危险早已得到公认，可使脑卒中的危险性增加。其发病机制可能与以下途径有关：诱发心律不齐或心脏内壁运动异常而引起脑栓塞；诱发高血压；增强血小板聚集作用；激活凝血系统；刺激脑血管平滑肌收缩或使脑代谢发生改变而造成脑血流量减少。

四、营养防治

近年来，国际上对于脑卒中已不仅仅注重个体预防，而是把目标转向社区人群，强调群体预防。以社区人群为基础的脑卒中、冠心病干预研究正在受到世界卫生组织和多数发达国家的普遍重视。脑卒中的多数危险因素与人们的社会行为及生活方式有关，如高血压病的发生常常和食盐摄入量偏高相一致；超重或肥胖常由缺乏运动及不合理膳食引起；吸烟和酗酒是一种不良行为；血脂过高与膳食脂肪摄入过多有关；因此通过对社区广大群众的参与和对脑卒中危险因素的认识，改变不健康行为与不良生活方式，普遍提高自我保健意识和能力，则收效明显。

第五章 泌尿系统疾病

第一节 概 述

泌尿系统包括肾脏、输尿管、膀胱和尿道，其功能是维持人体内环境的稳定。感染、药物、化学毒物、外伤和肿瘤等因素都可损伤泌尿系统的功能，特别是肾脏的功能，严重时可威胁生命。

一、肾脏的基本结构

肾脏的结构很复杂，主要由肾单位、近血管球复合体、肾间质、肾血管和神经组成。肾脏组织学的基本组成单位是肾单位，每个肾有 100 万 ~120 万个肾单位。正常情况下，肾单位交替工作，约有 1/4 的肾单位处于相对静止状态。肾脏的储备能力很大，肾脏受损伤后，只要保留 1/4 的肾单位就可维持体内环境的稳定。发生肾功能衰竭时，肾组织一定受到极严重的、不可逆转的损害。

肾单位由肾小球和肾小管组成。肾小球由特殊的毛细血管网组成，被肾小囊包围。毛细血管壁由多孔的内皮细胞层、基膜层和上皮细胞层组成，尿液在这里形成。这三层结构使肾小球具有超滤功能的滤过屏障，其表面带负电荷，可阻止带负电荷的大分子物质滤出。肾小球毛细血管网处的血压较高，可达动脉压的 40% ~60%，也是肾小球具有超滤功能的条件之一。正常情况，肾小球滤液中无细胞和血浆蛋白，肾脏疾病时，由于滤过膜通透性变大，蛋白质可漏入尿液，这就是蛋白尿。滤液中的水和盐类大部分在肾小管再吸收回血浆。肾小球之间有系膜细胞，它有调节肾小球滤过率、清除异物和蛋白质代谢废物、还有修复肾小球损伤的作用。

肾小管有近端肾小管和远端肾小管之分，中间有髓袢连接。近端肾小管重吸收滤液中的各种成分，远端肾小管调节性重吸收 Na^+，分泌 H^+ 和 K^+，由此决定着尿液流量和渗透浓度。

二、肾脏的功能

肾脏的强大功能表现在它是通过尿液的生成和排泄来实现排泄代谢废物和被摄入体内的有害物质、调节水和电解质平衡、维持渗透压、调节酸碱平衡等。每天有 1800L 血液流经肾脏，约生成 1.5 ~2.0L 尿液，肾脏通过改变尿液的成分、量、电解质浓度来调节和稳定机体内环境。

机体内体液的容量及其成分的稳态，是维持生命活动正常进行必需的条件。正常情况下，机体在一定时间内摄入的水、电解质的量应和排出的水、电解质的量相等，否则就会发生体内水分滞留或丢失。每天摄入的水和电解质的量，受许多因素影响，可以有很大变化；机体强大的调节机制可使水和电解质趋向平衡。

水的排出主要有四条出路：皮肤和呼吸，每天约 400～600ml；粪便失水约 100ml；肾脏生成和排出尿液。

（一）排泄代谢产物

体内代谢产物来自蛋白质分解的氨基酸和氮质、多肽类激素的降解物、药物代谢产物，还有有机酸（草酸、尿酸、苯甲酸）、有机碱（肌酐）。为了维持体内环境的稳定，必须将产物不断排出体外，使血液中的有害物质达到最低限度。肾小球滤膜具有极强大的超滤能力，能将这些溶质滤入肾小管。肾小管分泌出不同物质和这些溶质结合，有的重吸收利用，有的物质随尿排出体外。

（二）调节体液、电解质、酸碱平衡和稳定渗透压

每天流经肾脏的血液约 1800L，排出的尿液仅 2L，99% 的水分被肾小管重吸收回体内再利用。尿液的比重维持在 1.003～1.030 之间。

肾小球滤液中的电解质主要有 Na^+、K^+、Cl^-、HCO_3^-、HPO_4^-、SO_4^- 等，滤液沿近端肾小管流动时，肾小管利用管壁细胞的离子泵等将这些离子的 70%～80% 重吸收。髓袢和远端小管重吸收余下的 15%。尿液随水分的重吸收逐渐浓缩。

（三）内分泌功能

近毛细血管球复合体是一组具有特殊功能的细胞群，具有分泌功能。

1. 合成与释放肾素，肾素是一种酶，它使肝脏分泌的血管紧张素原分解、转化为血管紧张素Ⅰ。血管紧张素Ⅱ的作用是使全身血管平滑肌收缩，血管阻力加大，血压升高；刺激肾上腺产生醛固酮，促使 Na^+ 重吸收和 K^+ 排泄。对肾脏的作用是促使肾内血管收缩，肾血流量减少及肾小球滤过率下降；刺激肾小管 Na^+、HCO_3^- 重吸收增加。

2. 分泌促红细胞激素，有促使红细胞在骨髓成熟的作用。在缺氧环境、肺部感染和贫血时，该激素分泌增加。肾脏有激活维生素 D，调节钙吸收的作用。

3. 分泌前列腺素和血管舒缓素，前列腺素有对抗血管紧张素Ⅱ，抑制 Na^+ 重吸收的作用。肾脏血管舒缓素有扩张肾脏血管，促使水、Na^+ 排泄的作用。

4. 肾素-血管紧张素-醛固酮激素系统在调节水、电解质和血压有重要作用。

第二节　肾脏病人的营养问题

肾脏疾病常引起糖、蛋白质、脂肪、电解质和维生素的代谢紊乱，营养不良较常见，其发生率约 30%～60%。营养不良直接影响着肾功能的恢复、并发症的发生和预后。准确评价病人的营养和代谢状况，是调整营养治疗方案的重要依据。

一、肾脏病人营养评价常用方法和指标

肾脏病人的营养评价也包括膳食调查、身体测量指标和实验室检查，应有重点对各项指标的综合性分析，应结合肾脏疾病的特点进行，才能较准确地反映肾脏疾病患者的

营养状况。

（一）膳食调查

1. 饮食习惯、饮食嗜好　有助于患者配合和坚持营养治疗，正确选择食物，纠正错误的饮食习惯和嗜好。

2. 食物摄入量和种类　这是膳食调查中较难准确的一项，患者“量”的概念不一致，患者陈述的量往往高于实际摄入量，特别是副食的量更难准确，直接影响氮平衡计算的准确性。如有直观参照物（如食物模型），可提高准确性。膳食调查用24小时回顾法和日记法较准确。

3. 入水量　准确记录肾脏病人的出入水量十分重要。肾功能不全的患者肾脏保留和排泄水的功能障碍，摄入水量过多或不足均可加重肾功能的损伤。计算入水量应包括饮水、食物加工时加入的水量、静脉输注液体。应熟练掌握谷类制品含水量（如米饭、馒头、烙饼、切面、挂面、粥等）、各类蔬菜平均含水量等。

4. 食欲　是否伴有恶心、呕吐等。

（二）身体测量（参见本书有关章节）

（三）实验室检查

1. 尿常规　是肾脏疾病诊断的重要依据，应注意观察以下项目。

（1）昼夜排尿规律　正常排尿应是昼尿多，渗透压低，夜尿少，渗透压增加。当肾功能下降时，此规律紊乱，夜尿增多，渗透压低，昼尿少，渗透压增加。这是肾脏尿浓缩功能下降的表现，夜尿增多是肾功能衰竭较早出现的症状，也是治疗过程中观察治疗效果和肾衰恶化的敏感指标。有资料报道，当肾小球滤过率在30～40ml/min时，就出现夜尿增多，当肾小球滤过率<5～10ml/min时，无夜尿，说明肾功能衰竭进入终末期。

（2）24小时尿量及比重：正常24小时排尿在2000～2500ml，持续每天排尿<400ml，称作少尿，持续每天排尿<50ml，称作无尿。应注意分别记录昼夜尿量。正常尿比重是1.001～1.020。

（3）尿显微镜检查：红细胞数、管型类型等对诊断肾脏病变部位的诊断有帮助。

2. 尿蛋白　正常肾小球滤液中蛋白质<30mg%，主要是白蛋白，在肾小管基本全部吸收，24小时尿液中蛋白质定量检测应<100mg，如>150mg，即称作蛋白尿。24小时尿蛋白>3g，称作大量蛋白尿。

3. 24小时尿尿素氮　是评定氮平衡常用指标，计算公式：

$$B = I - (U + F + O)$$

B＝氮平衡　　I＝摄入食物中氮，蛋白质摄入量（g/d）÷6.25

U＝尿氮（g）F＝粪氮（g）　O＝其他途径丢失氮（3.5g）

4. 肾功能

（1）血清尿素氮（BUN）：尿素是蛋白质代谢的终产物，主要受食物蛋白质摄入量的影响，也受蛋白质代谢率的影响。尿素通过肾小球滤过排泄，肾小管吸收部分尿素。正常值是70～180mg/L（2.5～6.4μmol/L）

（2）血清肌酐（Scr）：血肌酐是肌肉的主要成分，是肌酸的代谢产物，肾功能正常时，体内每天肌酐产出率是恒定的，并且90%由肾小球滤过。所以，用此来评估肾功能。正常值是5～15mg/L（44～104μmol/L）

（3）内生肌酐清除率（Ccr）：反映肾小球滤过率，干扰因素少。正常值是80～100ml/min 。血肌酐（Scr）与内生肌酐清除率有一定相关性，一般是Scr 1mg/L时，相当于内生肌酐清除率（Ccr）100ml/min；Scr 2mg/L 时，Ccr 相当于 50ml/min；Scr 4mg/L 相当于 Ccr 25ml/min。

5. 血常规　血红蛋白、红细胞总数、白细胞总数、总淋巴细胞计数、血小板。

6. 血清总蛋白、白蛋白、血清前白蛋白、转铁白蛋白、血清胆固醇和甘油三酯。

7. 血清钾、钠、氯、钙、磷。

二、肾脏病人营养治疗应注意的几个重点问题

肾脏病的营养治疗以患者的营养状况、肾功能为依据，结合患者的饮食习惯、喜好制定顺应性的饮食治疗方案。在治疗过程中，应监测肾功能的变化，即时调整营养治疗方案。营养治疗应重点注意以下几个问题：

（一）能量

肾脏病患者营养不良发生率较高，供给充足的能量才能保证蛋白质和其他营养素的充分利用。肾脏病患者由于易发生多种代谢紊乱，胃肠道消化吸收功能也受到影响，肾脏病患者的能量供应标准应同时适合营养不良和保护肾功能的需要。供应量一般按125. 5～146. 4kJ/(kg·d)［30k～35kcal/(kg·d)］。

（二）蛋白质

肾功能不全时，蛋白质代谢产物排泄障碍，血尿素积聚。为了降低血尿素的生成，减轻肾脏负担，主张用低蛋白饮食治疗，高蛋白饮食可引起肾小球高灌注、高滤过、高压力，更加重肾小球血管的硬化，减少滤过面积，促进肾功能的恶化。

根据肾功能不全时蛋白质和氨基酸代谢的特点，血液中必需氨基酸浓度下降，非必需氨基酸水平升高。所以，营养治疗应尽量减少植物蛋白质，供给优质蛋白质如牛奶、鸡蛋、瘦猪肉、鱼、虾、鸡肉等，亦可以选择大豆蛋白。

（三）水

肾脏通过对尿的浓缩功能来调整尿的渗透压，使代谢产物顺利排泄。当代谢产物在体内积聚时，必须强制性增加尿量才可保持内环境的正常。正常人每天进水量应是2000～2500ml，基本可排出同等量的尿液。肾脏病患者排尿能力下降，不恰当使用利尿剂，强制性排尿，可造成低钠血症和酸碱平衡失调。肾脏病人的进水量应控制在前一日尿量加500～800ml，即为全天应摄入的水量。如发生多尿和夜尿增多，及伴随其他症状，要警惕低钠血症和肾功能的进一步的恶化。

（四）钠

每天从肠道吸收的氯化钠量约4400mg，从肾脏排泄约2300～3200mg，从粪便排出不足10mg。肾脏功能正常情况下，对钠摄入量的变化有较强的调节能力。血钠水平只反映血钠和水的比例，不能代表身体内钠的总量。当血钠＞150mmol/L时，称作高钠血症，＜130mmol/L时，称作低钠血症，＜120mmol/L可发生低渗性昏迷。

钠的供给量应根据肾功能、浮肿程度、血压和血钠水平而定，一般控制在3～5g/d

（含酱油、咸菜），如伴呕吐、腹泻用利尿剂和透析者，盐的摄入量应放宽。

肾小球滤过率下降时，血压对氯化钠的敏感性增加，过多的钠可使血压升高，增加血容量，加重心肾负担，使肾脏功能恶化。极低的钠摄入量的危险性不亚于高钠。当每天钠摄入量 <50mmol 时，可发生严重并发症，使心血管功能储备降低，无法弥补每天必需丢失的钠，还可激活肾素-血管紧张素系统，加速心肾功能的衰竭。所以，每天的氯化钠摄入量至少 1g。

（五）钾

成人每天从食物中摄入钾约 2400 ~ 4000mg，每天约排出 280 ~ 360mg，90% 从肾脏排出，肾脏是维持血钾平衡的主要器官。当肾功能不全，肾小球滤过率下降时，如 < 10ml/min，则无法维持血钾的正常。同时，对摄入的钾量十分敏感，在少尿期如突然增加钾的摄入量，可因高钾血症而死亡。

高钾血症和少尿　每日钾摄入量应低于 1.5 ~ 2.3g，限食水果和果汁、蔬菜和菜汁类。

低血钾和多尿　每日尿量 > 1000ml 和用利尿剂者，钾的摄入量可正常（1.8 ~ 5.6g/d）。每日尿量 > 1500ml，应监测血钾，及时补充钾。

注意鉴别高钾血症和低钾血症，以免贻误治疗。

无盐酱油含钾较高，长期低蛋白膳食、晚期肾功能衰竭和少尿期患者应慎用，防高钾血症的发生。应严密监测血钾。

（六）钙、磷

肾小球疾病时由于滤过率的下降（ < 50ml/min），磷的滤过和排泄减少，血磷升高，血钙下降，诱发骨质疏松。应给予高钙低磷膳食。

（七）维生素

注意补充水溶性维生素。

第三节　肾小球疾病

肾小球疾病是以肾小球损伤为主的变态反应性肾病，最常见的有急性肾小球肾炎（acute glomerulo nephritis），慢性肾小球肾炎（chronic glomerulonephritis），肾病综合征（nephrotic syndrome），主要表现是蛋白尿、血尿。水肿和高血压，初期症状不明显，易被忽视，晚期引起肾功能衰竭，危及生命。

一、急性肾小球肾炎

肾小球肾炎分为原发性和继发性两种。继发性肾小球肾炎可由红斑狼疮、过敏性紫癜、高血压、糖尿病等引起。这里只介绍原发性肾小球肾炎的有关问题。

原发性肾小球肾炎是抗原抗体反应引起的免疫性疾病，其病变主要在肾小球。其发病机制是体内抗原（肾小球本身的组织成分、免疫球蛋白、肿瘤抗原等），和外源性抗原（细菌、病毒及毒素、药物、异种血清）引起体内抗体反应，产生抗原抗体复合物。这些复合物带阳电荷，肾小球表面带阴电荷，复合物极易在肾小球沉积下来，这种复合物不能被酶、吞噬细胞和药物清除。由此肾小球发生炎性反应，使肾小球的超滤屏障和电荷屏障受到破坏。

急性肾小球肾炎发病急，症状重。如发现早，早治疗，肾功能基本可恢复正常。慢性肾小球肾炎发病即成慢性进展，时轻时重，易演变成慢性肾功能衰竭。二者临床表现基本相同。

（一）临床表现

1. 蛋白尿　这是肾小球发生弥漫性损伤的结果，肾小球表面阴电荷丢失或结构损伤，蛋白质漏出。

2. 血尿　离心尿沉渣中高倍镜下红细胞大于3个称血尿。这是肾小球毛细血管因炎症水肿而破裂的结果。尿中可有红细胞管型。

3. 高血压　因毛细血管水肿、闭塞、水钠潴留、血容量增加、肾素分泌增加、小动脉痉挛、周围血管阻力增加等原因引起。血压升高一般呈轻度和中度，严重时可发生高血压危象。

4. 水肿　是水钠潴留使组织间隙积水引起。当体内潴留水超过5kg时，可出现皮下可凹性水肿，少尿或无尿（<400ml/24h）。这是肾小球滤过率严重下降，肾小管回收钠增加，及肾缺血时，肾素、醛固酮分泌增加，水钠潴留的结果。

5. 肾功能　肾功能不全呈一过性，严重者可迅速发展成急进性肾小球肾炎或急性肾功能衰竭。

（二）营养治疗

营养治疗的目的是减轻肾脏负担，辅助肾小球组织修复，改善肾功能。

1. 如无水肿可不控制进水量　如有浮肿，应控制饮水量，减少肾小球内压力。进水量估计法：前一天24小时排尿量加500~800ml（包括食物中水和静脉滴注量）。

2. 限制蛋白质摄入量　可按0.6~0.8g/(kg·d)，其中优质蛋白质应占60%，全天蛋白质供给量应平均分配在几餐（3~5餐）中供给。

3. 限制钠盐摄入量　全天应<5g，包括食用的咸菜类、腌制品和酱油。如无浮肿和高血压，可不限制。

4. 限磷　<600~800g/d。（每克蛋白质含磷15mg）。

5. 少尿、无尿时限钾，如用利尿剂，应根据血钾水平调整钾供给量。

6. 能量　可按146kJ/(kg·d)［35kcal/(kg·d)］供给，适量增加脂肪比例，不超过全天总能量的30%。

二、慢性肾小球肾炎

慢性肾小球肾炎是多种病因引起的双侧肾小球弥漫性损害，大多数起病隐匿，病程长，发展缓慢，临床表现多变，病情相对稳定。也可反复急性发作，严重者可发展为肾功能衰竭和尿毒症，危及生命。

（一）临床表现

1. 浮肿　常见眼睑和下肢轻度或中度浮肿。在病情稳定期，可能是突出症状，应监测血压、尿蛋白和昼夜尿量变化。

2. 蛋白尿　如24小时尿蛋白>3g，常伴低蛋白血症，应警惕发展为肾病综合征。

3. 高血压 呈持续性中等程度升高，尤其舒张压。应注意检测尿蛋白、视力和眼底变化。

4. 氮质血症 表现是血肌酐、血尿素氮升高，内生肌酐清除率降低。这是慢性肾小球肾炎发展过程中，肾小球进一步损害的表现，是可能发展为慢性肾功能衰竭的征兆。如治疗及时、准确，可改善肾功能，延缓病情恶化。因肌酐和血尿素氮升高可无自觉症状，极易被忽视而失去治疗机会。所以，应动态监测血肌酐、血尿素氮和内生肌酐清除率，即时发现和消除损害肾功能的因素，尤为重要。

（二）营养治疗

1. 病情稳定期的营养治疗 稳定期患者无浮肿或有轻度眼睑浮肿，血压正常，尿蛋白（±）～（+），肾功能基本正常，营养治疗应做到：

（1）食盐摄入量<4g/d，包括酱油、咸菜和腌制品，20ml酱油含盐约2～3g。

（2）蛋白质按0.8～1.0g/(kg·d)，其中优质蛋白质应占60%，蛋白质应合理分配在各餐，忌集中食用。

（3）进水量可不加限制。

（4）能量供给按146kJ/(kg·d)[35kcal/(kg·d)]，脂肪供给应占全天总能量≤30%。

（5）餐次 如患者食欲较好，可以做轻微活动，每天三餐，与家人共进餐，可提高病人康复的信心。食欲差、体质虚弱者，每天可4～5餐。

2. 氮质血症的营养治疗 氮质血症程度常以血肌酐（Scr）在25mg/L以下、内生肌酐清除率（Ccr）在40ml/min以上为轻度；Scr>25mg/L、Ccr<40ml/min为中度；Scr≥35mg/L为重度。

（1）如浮肿未加重，血压尚正常，血肌酐轻度升高，内生肌酐清除率尚正常者，除减少活动，卧床休息外，应注意监测尿量、血尿素氮、Scr和Ccr。

1）食盐摄入量可同平时。

2）进水量可稍增加，增加尿量，以利尿素排泄。

3）蛋白质按0.8g/(kg·d)供给，大豆蛋白可选用。

（2）如Scr、血尿素氮继续升高，Ccr下降，即为肾功能衰竭，应按慢性肾功能衰竭处理。

三、肾病综合征

是多种病因或疾病引起的肾小球毛细血管滤过膜严重损伤，所致的一组临床综合征。最常见的病因是急慢性肾小球肾炎，最严重的并发症是急性肾功能衰竭。

（一）临床表现

1. 大量蛋白尿 每天尿蛋白排除量>3.5g，这是诊断肾病综合征必需条件；

2. 低蛋白血症 血清白蛋白<30g/L，这是因为肾小球滤液中丢失大量白蛋白，在近曲小管又分解一部分蛋白质（每日10g）。虽然肝脏合成蛋白质增加，仍不能补偿丢失的蛋白质，病人常常食欲差，蛋白质摄入不足，终造成低蛋白血症。同时还出现血清球蛋白下降、血清铁、锌、铜减少和内分泌紊乱。

3. 水肿 水肿程度与低蛋白血症正相关，但不平行，临床观察应注意。

4. 高血脂　与低蛋白血症共存，常表现总胆固醇、甘油三酯和低密度脂蛋白胆固醇均升高，高密度脂蛋白胆固醇降低。长期高脂蛋白血症增加了患心血管疾病和急性心肌梗死的危险性。

（二）营养治疗

1. 能量　充足的能量可提高蛋白质的利用率，氮热比 =1∶200 适宜，能量供给按 35kcal/(kg·d)。

2. 蛋白质　因蛋白质大量丢失，传统的营养治疗主张高蛋白膳食［1.5～2.0 g/(kg·d)］。但临床实践证明，当能量供给 35kcal/(kg·d)，蛋白质供给 0.8～1.0g/(kg·d) 时，白蛋白的合成率接近正常，蛋白质的分解下降，低蛋白血症得到改善，血脂降低，可达正氮平衡。如能量供给不变，蛋白质供给 >1.2g/(kg·d)，蛋白质合成率下降，白蛋白分解更增加，低蛋白血症未得到纠正，尿蛋白反而增加。这是因为高蛋白饮食可引起肾小球高滤过，促进肾小球硬化。高蛋白饮食可激活肾组织内肾素-血管紧张素系统，使血压升高，血脂升高，肾功能进一步恶化。所以，肾病综合征患者蛋白质适宜的供给量在能量供给充足的条件下，应是 0.8～1.0 g/(kg·d)。如用极低蛋白膳食应同时加用 10～20g/d 必需氨基酸。也有建议如采用正常蛋白膳食［1.0g/(kg·d)］，可加用血管紧张素转换酶抑制剂（ACE），可减少尿蛋白，也提高血清白蛋白。

3. 碳水化合物　应占总能量的 60%。

4. 脂肪　高血脂和低蛋白血症并存，应首先纠正低蛋白血症；脂肪应占总能量≤30%，限制胆固醇和饱和脂肪酸摄入量，增加不饱和脂肪酸和单不饱和脂肪酸摄入量。

5. 水　明显水肿者，应限制进水量。进水量 = 前一日尿量加 500～800ml。

6. 钠　一般控制在 3～5g/d，水肿明显者应根据血总蛋白量和血钠水平进行调整。

7. 钾　根据血钾水平及时补充钾制剂和富钾食物。

8. 适量选择富含维生素 C、维生素 B 类的食物。

9. 增加膳食纤维，能辅助降低血氨，减轻酸中毒。

第四节　肾小管疾病

肾小管的功能是重吸收肾小球滤液中的水、电解质、葡萄糖、氨基酸和蛋白质。同时排泌氢、钾、尿酸和其他代谢产物，维持体内酸碱和电解质平衡。肾小管的某一项或几项功能有缺陷或障碍，均可引起机体内环境的变化。肾小管疾病的临床表现无特异性，其治疗常常是对症治疗，维持水、电解质和酸碱平衡，补充营养物质的丢失。其病程长，治疗必须长期坚持。

一、病因及临床表现

常见病因有遗传缺陷、泌尿系感染、中毒（金属、药物）、免疫性疾病、内分泌疾病、代谢性疾病等。基本病变和特点请见表 6-5-1。

表 6-5-1 肾小管疾病发病机制和表现

基本病变	主要表现
远端重吸收葡萄糖障碍	血糖正常，葡萄糖尿（肾性糖尿）
远端重吸收磷增加	尿磷下降，血磷升高，血钙下降（佝偻病、假性甲状旁腺功能减退）
近远端重吸收钙减少，肠吸收增加	尿钙、磷升高，血钙磷正常，尿结石（特发性尿钙增多症）
近端某些酶缺陷	胱氨酸尿，赖氨酸尿，尿结石（氨基酸尿症）
	脯氨酸尿，智力低下（亚氨基甘氨酸尿）
	枫糖尿症等
髓袢重吸收氯障碍	血氯、钾、尿钾升高（Bartter 综合征）
远端重吸收水障碍	多尿、低渗尿、失水（尿崩症）
远端排泌氢减少	尿 pH 升高、尿排钾、钠、钙增加
远端排泌氢、钾下降，重吸收 HCO_3^-	高血氯，代谢性酸中毒，高钾血症，氮质血症（肾小管酸中毒）

二、饮食营养治疗

肾小管疾病病因复杂，表现多样，营养治疗主要是对症治疗，终生治疗。其治疗目的是补充丢失的水分、电解质和营养素。纠正原发疾病，防结石形成。

（一）肾小管酸中毒营养治疗重点是补钾（高血钾限钾）、钙、维生素 D、碱化尿液。

（二）重吸收磷增加、血磷高、血钙低者，用低磷、高钙饮食，适量增加富含镁的食物。

（三）重吸收水障碍，尿崩者，应谨慎限水，谨慎增加盐供给量，密切观察尿量和比重。

（四）氨基酸尿症用低蛋白饮食。

（五）肾性糖尿而如无心血管疾病和其他肾脏疾病者，可慎重适量增加食盐供给量，可减少糖的排除量。

第五节 肾 结 石

肾结石（renal stone）是较常见的泌尿系疾病，其发病率约 5%。

一、肾结石的种类和成因

（一）种类

1. 钙性结石 占肾结石的 90%，是草酸钙或磷酸钙。
2. 尿酸盐结石
3. 胱氨酸结石 扁平六角形片状结石。
4. 镁盐结石

（二）成因

肾结石形成的关键因素是尿中矿物质过饱和，常见原因有：

1. 高钙尿症　血钙正常，肾排钙增加，出现尿排钙 >4mg/(kg·d)。占发病原因的 80%。由于肾排钙增加，肾小管重吸收下降，小肠吸收增加的结果。

2. 高尿酸尿症　常见于过量摄入肉类、鱼、禽等动物性食物，引起高尿酸尿症。先形成尿酸钠结晶核，而后形成钙性结石。

3. 高钙血症引起钙性结石。常见继发于甲状旁腺亢进、远端肾小管酸化功能障碍、高维生素 D 血症等。

4. 慢性尿道感染，尿液碱化，磷酸、铵、镁、钙沉淀结晶。这种结石常呈鹿角形。

二、营养治疗要点

营养治疗的目的是辅助防止肾结石的再发生

（一）每天均匀摄入 >3L 水（除奶和茶），尿量应 >2L。

（二）小肠吸收亢进者，应供低钠饮食、限奶、高钙食品，限草酸盐。

（三）碱化尿或酸化尿。

（四）低嘌呤饮食。

（五）低钠饮食。

第六节　慢性肾功能衰竭

慢性肾功能衰竭（chronic renal failure）是因肾脏结构和功能均严重损害引起的一组临床综合征。其发病原因可因肾小球疾病、肾间质疾病、免疫性疾病，也可因高血压病、糖尿病、药物中毒等引起。

临床表现轻重与肾小球的滤过率（GFR）、血清肌酐（Scr）水平及内生肌酐清除率（Ccr）有关，从肾小球滤过率、肌酐、血尿素氮（BUN）和水、电解质的变化可知疾病的预后。

一、慢性肾功能衰竭的分期

（一）肾功能不全代偿期

Scr <133μmol/L（15mg/L），Ccr >50%。临床可无症状或很轻。这是肾功能储备功能减退期。

（二）肾功能早期失偿期

Scr 133 ~221μmol/L（15mg/L ~25mg/L），Ccr 25% ~50%。临床出现消化道症状、乏力、夜尿增多和贫血。

（三）肾功能衰竭期

Scr 221 ~442μmol/L（50 mg/L），Ccr 10% ~25%，称尿毒症早期。临床表现明显贫血、消化道症状、水电解质紊乱不明显。

（四）肾功能衰竭终末期

Scr >442μmol/L（80 mg/L），Ccr <10%，临床上出现各种尿毒症症状，如明显贫血、恶心、呕吐，各系统的并发症和水电解质紊乱。

慢性肾功能衰竭的临床表现都是肾小球滤过率下降代谢废物不能排除，在体内积聚的结果。食欲差，营养物质摄入不足，水、电解质和酸碱平衡失调，各系统功能紊乱，蛋白合成减少，分解加速，更加重营养不良和氮质血症。

二、营养治疗

肾功能衰竭的营养治疗目的是减轻肾脏的负担，延缓肾功能的衰竭，延长病程，延长生命。营养治疗的方法不同，发挥的作用也不同。

（一）低蛋白、低磷、麦淀粉饮食

1. 低蛋白、低磷、麦淀粉饮食的作用原理　慢性肾功能衰竭的临床表现是因尿毒症毒素（包括尿素、肌酐、胍类、多胺等）在血液积聚引起的氮质血症，含氮物质主要来自蛋白质的分解物。所以，减轻氮质血症首先要减少蛋白质的摄入量。高蛋白饮食可促进肾小球和肾小管的硬化及损害，使残存的肾单位因过度疲劳而衰竭。低蛋白饮食可降低肾小球的高滤过，可缓解肾小球硬化的进程。

肾衰时，常合并低钙高磷血症，促使磷酸钙在肾组织和软组织沉积，引起肾硬化。高磷血症可刺激甲状旁腺功能亢进，应给予低磷饮食，每天 <600mg。

肾衰病人体内蛋白质合成下降，极低蛋白饮食可加重营养不良，也加重肾功能损伤。临床发现，慢性肾功能衰竭病人体内必需氨基酸（EAA）水平较正常人低25%～30%，而非必需氨基酸（NEAA）水平较正常人高15%。组氨酸和酪氨酸对尿毒症病人是必需氨基酸，因为病人体内生成组氨酸的前体减少，组氨酸的生成也减少。由于苯丙氨酸羟化酶活性下降，酪氨酸生成减少。EAA/NEAA比值失调也是蛋白质合成下降的一个原因。如能减少食物中的NEAA摄入量，增加EAA的摄入量，可提高体内氮的利用率，是可以降低氮质血症的。

碳水化合物的来源主要是粮食和淀粉，米面含植物蛋白约9%，淀粉（麦淀粉、玉米淀粉、红薯淀粉、土豆淀粉）含植物蛋白约0.3%。病人所需能量的85%～90%应从淀粉和少量米面、脂肪保证，所需蛋白质由动物食品供给。能量按126～146kJ/(kg·d)(30～35kcal/(kg·d))供给，蛋白质供给量根据肌酐、尿素氮水平而定。

2. 低蛋白、低磷麦淀粉饮食的应用

（1）蛋白质供给量：

肾功能不全代偿期：0.7～0.8g/(kg·d)

肾功能早期失偿期：0.6～0.7 g/(kg·d)

肾功能失代偿期：0.5g/(kg·d)

终末期：0.4～0.3g/(kg·d)

（2）磷：每天 <600mg。

（3）淀粉：应根据淀粉的特性制作，作到多样化，防食谱单调。

（4）脂肪不易过多，食物防油腻，应≤30%。

（5）适量增加绿叶蔬菜和水果。

3. 淀粉制作主食的几种方法

（1）蒸饺：淀粉50g，青菜馅。用开水将淀粉烫熟透，稍凉后，做成饺子剂子，擀成饺子皮，包适量馅。上笼蒸熟，趁热吃。

（2）粉肠：淀粉50g，鸡汤或肉汤，瘦肉末，盐、味精、肠衣。将以上原料调成糊状，灌入肠衣，分段扎紧，每段上扎几个针眼，上笼蒸熟，放凉后食用。

（3）煎饼：淀粉50g，葱末，鸡蛋一个，盐适量，调成糊状，用平锅摊煎饼，趁热吃。

（4）烙饼：淀粉50g，用开水烫熟透，擀成饼状，撒上葱末，盐，芝麻，用适量油，烙饼。

（5）面条：淀粉50g，烫熟透，稍凉后，擀成面条，用油稍炸，放入高汤稍煮即可食用，汤中可放青菜、木耳、香菇、番茄、适量肉丝等。

（二）氨基酸疗法

低蛋白、低磷麦淀粉饮食对降低慢性肾衰病人血肌酐和尿素氮有一定作用。但病人食欲差、消化吸收功能下降，病人对麦淀粉饮食耐受力差，难以长期坚持。氨基酸疗法是根据肾衰病人体内氨基酸代谢的特点，通过食物保证能量供给充足，尽量减少非必需氨基酸的摄入，口服或静脉滴注肾用必需氨基酸。

1. 氨基酸疗法临床应用疗效

（1）氨基酸疗法补充了必需氨基酸（EAA），体内利用尿素等含氮物质合成非必需氨基酸（NEAA），即缓解氨基酸代谢紊乱，氮得到再利用；EAA/NEAA比值升高，血尿素氮下降，尿毒症症状减轻，蛋白质合成增加，可改善营养状况。

（2）改善钙、磷代谢紊乱，减轻继发的甲状旁腺功能亢进症状。必需氨基酸可使甲状旁腺素分泌减少，可降低血磷，改善低血钙症状，使蛋白质合成增加。钙磷比例改善，可减轻肾小球、肾小管的损伤，改善其他系统的功能。

（3）缓解残余肾小球内高滤过状态。必需氨基酸疗法首先保证了低蛋白，减轻了肾小球负担。必需氨基酸利用率高，蛋白质合成增加。

（4）应用必需氨基酸制剂，可稍放宽植物蛋白的摄入量，可提高病人的食欲，增加病人食物选择的范围，病人可长期耐受低蛋白饮食治疗。

2. 适应证

（1）未作透析病人，可与低蛋白低磷麦淀粉饮食结合；

（2）透析前和透析间隙；

（3）急性肾衰。

3. 方法

（1）用量：0.1～0.2g/(kg·d)。

（2）口服3～5次/天，静脉滴注1次/天，15滴/分。

（3）可在应用低蛋白低磷麦淀粉饮食1～2周后，开始加入必需氨基酸制剂。

（4）热量供给可按126～147kJ/(kg·d)［30～35kcal/(kg·d)］。

（5）必需氨基酸用量可是正常人的1～3倍。见表6-5-2、表6-5-3、表6-5-4。

（6）注意出入水量，血钾、钠、氯和水肿、血压情况。

（7）增加维生素B类、维生素C，特别是维生素B_6。

（8）恰当调整EAA/NEAA比例，防止因EAA过量而引起的氮代谢增多。

4. 氨基酸疗法的不良反应

（1）高氯血症：因制剂里有盐酸赖氨酸和盐酸组氨酸，高氯血症可加重酸中毒。

表 6-5-2 不同年龄 EAA 需要量的估计值 [mg/(kg·d)]

氨基酸	婴儿 (3~4 个月)	学龄前 (2 岁)	学龄儿童 (10~12 岁)	成年人
组氨酸	23	?	?	8~12
异亮氨酸	70	31	30	10
亮氨酸	161	73	45	14
赖氨酸	103	64	60	12
蛋氨酸+胱氨酸	58	27	27	13
苯丙氨酸+酪氨酸	125	69	27	14
苏氨酸	87	37	35	7
色氨酸	17	12.5	4	3.5
缬氨酸	93	38	33	10
总计	737	351.5	261	83.5

表 6-5-3 肾功能衰竭用 EAA 注射液成分

EAA	100ml		250ml	
	含 AA 克数	含 N 克数	含 AA 克数	含 N 克数
L-异亮氨酸	0.56	0.0599	1.40	0.1498
L-亮氨酸	0.88	0.0941	2.20	0.2353
L-赖氨酸	0.64	0.0982	1.60	0.2455
L-甲硫氨酸	0.88	0.0828	2.20	0.2070
L-苯丙氨酸	0.88	0.0742	2.20	0.1855
L-苏氨酸	0.40	0.0470	1.00	0.1175
L-色氨酸	0.20	0.0275	0.50	0.0688
L-缬氨酸	0.65	0.0778	1.63	0.1945
L-组氨酸	0.44	0.0882	1.10	0.2205
(合计)	5.53	0.650	13.83	1.624

表 6-5-4 肾功能衰竭要素膳

	Amin-Aid	Travasorb Ren
糖类(g)(蔗糖和糊精)	124.3	94.7
氨基酸(g)	6.6	8.0
脂肪(g)(磷脂和大豆油)	15.7	6.2
总氮(g)	0.8	1.26
总能量(kcal)	665	467
非蛋白质热量(kcal)	638	435
异亮氨酸(g)	0.7	0.62
亮氨酸(g)	1.1	0.74
赖氨酸(g)	0.8	0.55
蛋氨酸(g)	1.1	0.70
苯丙氨酸(g)	1.1	0.60
苏氨酸(g)	0.5	0.46
色氨酸(g)	0.25	0.20
缬氨酸(g)	0.8	0.92
组氨酸(g)	0.25	0.52
甘氨酸(g)	—	0.42
脯氨酸(g)	—	0.46
丙氨酸(g)	—	0.68
精氨酸(g)	—	0.64
丝氨酸(g)	—	0.43
酪氨酸(g)	—	0.06

（2）头昏、恶心、腹胀、面红、心慌，是由于静脉滴速过快引起。

（三）α-酮酸疗法

酮酸是氨基酸分解的产物，酮酸在体内可和氮结合再生成氨基酸。每一种氨基酸都有相对应的酮酸，主要是α-支链酮酸。慢性肾功能衰竭病人体内EAA下降，支链酮酸的浓度也下降，其下降程度和血尿素氮、肌酐呈负相关，当蛋白质合成增加，肾功能改善时，血浆支链酮酸的浓度也提高。所以，也可从血浆支链酮酸的浓度提示肾功能衰竭的程度。

1. α-酮酸疗法的理论基础　正常人的肝、肾、肌肉、脑中有各种酶可促使L-氨基酸和对应的α-酮酸互相转化，在体内保持平衡。α-酮酸不含氮，当α-酮酸转化成对应的L-氨基酸时，利用代谢产生的氮合成氨基酸，即节省了氮源，也可降低尿素氮和肌酐。可补充血液中的EAA，提高蛋白质合成率，改善氮平衡，纠正营养不良。

现已证明，缬氨酸、亮氨酸、异亮氨酸、苯丙氨酸、甲硫氨酸、色氨酸都有对应的α-支链酮酸。

2. 临床应用疗效　α-酮酸疗法是通过减少蛋白质摄入量，充分利用血中多余氮，达到降低氮代谢产物，提高蛋白质合成，改善营养状况的。是比较理想的一种治疗。其主要疗效表现在如下方面：

（1）改善蛋白质代谢，纠正营养不良。α-酮酸疗法仍坚持低蛋白原则，通过酮酸的转化补充EAA，纠正EAA/NEAA比例。

（2）降低血尿素氮和肌酐，减轻尿毒症症状。

（3）减轻残余肾单位的负担，改善肾功能。

（4）降低血磷和甲状旁腺激素水平，减轻钙、磷沉淀对肾脏的损害。

（5）可使病人选择食物种类增加，改善食欲，可增加病人对食疗的耐受力。

（6）只能改善症状，不能影响预后。

3. 应用方法

（1）与高能量、低蛋白饮食联合。

（2）口服或静脉滴注。口服时，将全天量分5～6次服用。静滴速度是15滴/分，0.1～0.2g/(kg·d)。

（3）与透析配合。

（四）透析疗法

透析（dialysis）疗法又称人工肾，是慢性肾衰病人可长期依赖，维持生命的一种血液净化疗法。多种原因引起的急性肾衰也常应用。其基本原理是通过半透膜，利用弥散（diffusion）和超滤（ultrafiltration）原理，将血液中小分子物质（尿素、钠、钾、维生素）和部分肌酐通过膜孔进入透析液。循环的透析液将尿毒症毒素滤出，使血液得到净化，减轻尿毒症症状，保护残存肾单位功能。透析液是碱性可中和体内酸性物质，减轻酸中毒。现用碳酸氢盐透析液，主要成分有蒸馏水、钠、钾、钙、镁、氯、碳酸氢根和葡萄糖。透析方法有血透析和腹膜透析两种。

1. 透析病人的营养问题透析病人的营养问题比较复杂，主要表现有：

（1）蛋白质、氨基酸和维生素丢失　腹膜透析时，白蛋白、球蛋白、免疫球蛋白、氨基酸和维生素均有不同程度丢失。透析期间，可丢失蛋白25～40g，国外报道可丢失

50～150g。维持性腹膜透析每天透析液丢失蛋白质约10g。血透12小时丢失氨基酸量相当于4.79g蛋白质。维生素类主要丢失水溶性维生素和叶酸。

（2）高脂血症 尿毒症时，糖、脂肪和氨基酸代谢异常，糖转化成甘油三酯增多，透析时代谢紊乱加重。所以，高脂血症是长期透析病人合并心血管疾病的主要原因。

（3）营养不良最常见原因是：

1）厌食：能量和蛋白质摄入不足。尿毒症本身或透析不充分或透析液中的某些成分引起。

2）并发症：感染和代谢异常引起。

3）蛋白质和氨基酸丢失。

2. 透析病人的饮食营养调理要点

（1）蛋白质

1）血透：1.0～1.5g/(kg·d)，其中优质蛋白质占50%以上。3次/周者，蛋白质最低需要量1.0 g/(kg·d)。血透前BUN可在750mg/L。

2）腹透：1.2～1.5g/(kg·d)，优质蛋白质占60%～70%，透析前BUN可在800mg/L。

（2）能量：一般按105～126kJ/(kg·d)［25～30kcal/(kg·d)］，高能量按146 kJ/(kg·d)［35 kcal/(kg·d)］。透析液供能来自葡萄糖，一次血透可供能1674kJ（400kcal），一次腹透可供能2092～2929kJ（500～700kcal）。

（3）脂肪：脂肪供能不超30%，每日胆固醇摄入量<300mg，饱和脂肪酸：不饱和脂肪酸＝1∶1。

（4）钠：根据尿量和血钠而定，尿量500ml/d以上，钠摄入量3～4g/d。无尿血透者1～2g/d，出入水量1000ml，透析期间体重增加维持在1kg/d；无尿腹透者腹透超滤脱水2～5kg/d，钠摄入量3～4g/d。饮水量2000～2500ml/d。若超滤水不足2kg/d，应同上述无尿血透。

（5）钾：以尿量和血钾水平而定，尿量>500ml时，稍限钾或补钾。无尿血透，每日供钾<2g，特别是糖尿病肾病；无尿腹透，每日供钾3～4g。

（6）钙：因肾衰病人缺乏维生素D或对维生素D不敏感，应增加钙的摄入量。也要预防高钙血症，尤其是维生素D和钙同时服用时。每天供给量1000mg。

（7）磷：应预防高血磷，透析前血磷应维持在1.45～1.62mmol/L。

（8）维生素：应补充维生素B类、维生素C和叶酸，要避免服用维生素A。维生素B_1 4mg/d、维生素B_2 3mg/d、维生素B_6 10mg/d、维生素C≤100mg/d、叶酸1mg/d。

（9）水：根据尿量和透析丢失量补充，不可摄入过多，防肺水肿和心衰。做好出入量记录。

第六章 消化系统疾病

第一节 概 述

一、消化系统的基本组成和功能

消化系统由消化器官口腔、咽、胃、肠和分泌消化液的肝、胆、胰组成。消化系统的主要功能是对食物进行消化和吸收，食物在消化道经过系列复杂的过程，转变成人体需要的营养物质，保证人体生命活动的需要。

食物的消化是由口腔、咽、食管、胃、小肠共同完成的，是对食物进行再加工的机械过程。食物经过磨碎、与消化液充分混合成食糜，增加与消化酶、肠黏膜的接触，以利分解和吸收。

食物的吸收是由胃、小肠、肝、胆、胰分泌的消化液、各种酶，将食物中的蛋白质、脂肪、碳水化合物分解为最小分子的营养物质，经肠黏膜细胞吸收进入血液和淋巴循环中，输送到全身的组织和细胞，吸收的全过程是一个极其复杂的化学过程。消化和吸收是一个连续的以消化系统为主，多个系统参与调节和控制的综合性生物过程。

（一）咀嚼

人体对食物进行再加工的第一道工序是咀嚼和吞咽。食物在口腔中经过牙齿、咀嚼磨碎，舌头的充分搅拌，与唾液混合成滑润的食团，经食管送入胃内。淀粉被唾液淀粉酶初步分解为麦芽糖，这就是馒头在口腔中反复咀嚼时，甜味的来源。

充分咀嚼对食物的消化十分重要。该过程将食物切磨成小颗粒，为下一步食物消化做好准备，如小颗粒可使食物与消化液充分混合，混合液对肠黏膜有保护作用；食物颗粒与肠黏膜接触面积可大大增加，营养物质可以充分被吸收。

咀嚼动作和食物的香味可反射性刺激胃肠的运动和消化液的分泌，为营养物质的吸收做好准备。

老年人、牙齿脱落不全、口腔疾患、吞咽困难等均可以降低咀嚼效果而影响食物的消化。唾液是口腔分泌的一种无色的液体，全天约分泌 0.8～1.5L，主要成分有 99% 的水，其他成分是 K^+、HCO_3^-、Na^+、Cl^-，其中 K^+ 浓度是血浆浓度的 7 倍，呕吐、大量流涎等可丢失大量水和 K^+，也影响食物的消化。

（二）吞咽

食物经食管送入胃的过程称作吞咽。咽部、食管的组织结构完整、弹性良好和蠕动功能正常是完成吞咽的必备条件。食管内呈弱碱性，食团的输送靠食管节律的蠕动，阻止食团反流是靠食管下段距胃入口2～5cm处的食管下段括约肌的张力，该处的基础压力是2.0～3.3kPa（15～25mmHg），压力比胃内压力高0.6～1.3kPa（5～10mmHg），可有效防止胃内强酸性的食物对食管黏膜的伤害。

（三）胃的功能

胃承担着消化、贮存和分泌消化液的主要器官，胃的容量约1～2L，胃液的主要成分有90%的水、盐酸、胃蛋白酶原、黏液、内因子。

1. 盐酸　习惯称胃酸，是消化食物的主要物质，pH值0.9～1.5，是强酸性，对黏膜可以有较强的腐蚀作用。全天胃分泌量可达1～1.5L，空腹时盐酸的分泌量是0～5mmol/h，进食后最大分泌量20～25mmol/h，胃酸分泌的刺激因素主要有食物，其次是药物、精神因素等。食物的刺激作用包括食物对胃的扩张作用和食物的成分，以脂肪、蛋白质的刺激作用最强。

胃酸的生理作用有激活胃蛋白酶原转变为胃蛋白酶；提供蛋白质分解的酸性环境，蛋白质分解为氨基酸和肽等；杀灭食物中的细菌。

体内的促胃酸分泌激素有乙酰胆碱、组胺、促胃液素等，抑制胃酸分泌的激素有生长抑素、胰泌素、前列腺素。

2. 内因子　是一种糖蛋白，有促进维生素 B_{12} 吸收的作用。

3. 黏液　胃黏膜细胞分泌的一种糖蛋白，呈凝胶状，保护胃黏膜免受胃酸、粗糙食物和细菌的伤害。

胃液中的各成分由不同的胃组织细胞分泌，如壁细胞分泌盐酸和内因子，主细胞主要分泌胃蛋白酶原，黏液细胞分泌黏液，G细胞分泌促胃液素，D细胞分泌生长抑素等。

（四）小肠的功能

小肠包括十二指肠、空肠、回肠，全长5～7m，是食物消化、吸收最重要的场所。食物在小肠继续进行细加工，与小肠分泌的小肠液充分混合，并接受来自胰腺、胆囊的消化酶、胆汁，完成食物的全部消化和吸收。

小肠每天分泌小肠液约1～3L，呈弱碱性，其成分大部分是水，无机盐成分主要有K、Na、Ca、Cl等，有少量粘蛋白、免疫球蛋白。小肠液可中和或降低胃内容物的酸度，保护肠黏膜；为多种消化酶提供适宜的弱减性环境，利于食物的分解和营养物质的吸收；大量的小肠液可以稀释高浓度的胃内容物，使其成为等渗状，肠道运动才能维持正常，食物才能充分消化分解，营养物质才能充分转化。

（五）结肠的功能

结肠接受小肠的含水量较大的食物残渣，每天约有0.5～1.5L，结肠内的pH值为8.3～8.4，主要成分除水外，还有黏液和碳酸氢盐。结肠无消化功能，主要功能是吸收水分和电解质，调节体内水、电解质平衡；吸收肠道有益菌合成的维生素B和维生素K；将食物残渣转变成粪便排出体外。

二、营养物质的吸收

人体需要的营养物质的吸收基本是在小肠段完成的，小肠各部分对营养物质的吸收是有选择性的。

（一）水

结肠每天回收水约0.5～1.0L，粪便中仅含水0.5～0.2L。

（二）钠

每天约回收20～30g，在食物通过肠道的过程中逐步吸收，大部分在小肠。

（三）铁

主要在环境呈弱酸性的十二指肠和空肠吸收，其吸收量与体内储备量有关。

（四）钙

主要在十二指肠吸收。

（五）碳水化合物和蛋白质

全部在小肠吸收。

（六）脂肪和胆固醇

在小肠中下段吸收。

（七）脂溶性维生素

主要在小肠上段吸收。

（八）水溶性维生素

主要在小肠中下段吸收。

三、消化系常见疾病的共同病理生理特点

由于消化系开口于体外，接受外来的食物，食物的品质、被污染的种类和程度必然会损害消化系的各部分的结构和功能。所以，消化系疾病是多发病和高发病。常见的消化系疾病有反流性食管炎、急慢性胃炎、消化性溃疡、肠结核、肠伤寒、溃疡性结肠炎、痢疾、便秘、肿瘤等等。这些常见疾病的病理生理改变有其共同特点。

（一）黏膜病变

充血、水肿、溃疡、出血、穿孔、坏死等；

（二）胃肠蠕动功能的改变引起的呕吐、腹泻、便秘。

四、对营养代谢的影响和营养治疗的基本目的及方法

（一）消化系疾病对营养代谢的主要影响

1. 食欲差或疾病消耗量大，能量和蛋白质摄入量不足。
2. 肠黏膜病变影响营养物质吸收利用，易发生水、电解质失衡。
3. 胃肠动力障碍引起营养物质吸收不良。
4. 易发生营养不良。

（二）消化系疾病营养治疗的基本目的

1. 减轻胃肠负担。
2. 帮助黏膜修复。
3. 通过调整饮食结构增加或减少某些营养素，纠正营养不良。

（三）消化系疾病营养治疗的基本方法

1. 急性期禁食或无渣饮食
2. 禁止食用刺激性的，多纤维的，坚硬的，油煎炸的食物和调味品。

3. 病情缓解后饮食过渡方法是从清流食→流食→厚流→无渣半流→软食→普食。
4. 餐次应从少食多餐逐渐过渡为一日三餐。
5. 必要时，定期作营养评价，纠正营养不良。
6. 注意发现和评价微量营养素缺乏病症，及时给与营养补充。
7. 加强对病人和家属的营养指导。

第二节 反流性食管炎

反流性食管炎（reflex esophagitis）是由于食管下端括约肌松弛致胃内食物反流而引起的一种食管炎症病变。

一、主要症状

（一）胸骨后烧灼感和反酸

常在饱餐后、餐后平卧、餐后弯腰等出现“烧心”，伴反胃，反流物是酸苦味液体混有少量食物。伴随症状有呃逆嗳气、口干、口臭、口苦。

（二）吞咽疼痛或困难

当进食过烫或过酸食物时明显，如果出现吞咽困难是食管黏膜损伤较重的表现。

（三）惧怕进食，久之可发生营养不良。

（四）出血

二、发病机制和病理变化

食道下段入胃处，约有2～4cm长的括约肌呈环形增厚，是食管下段抗胃内容物反流的高压带，只有吞咽时，括约肌才处于松弛状态，餐后应在紧张状态，才能阻止食物倒流。

（一）发病机制

1. 食管下段括约肌高压带减弱或松弛，胃内压力超过食管内压力而发生。
2. 食管内呈弱碱性，胃内容物呈强酸性并携带胃蛋白酶，对食管黏膜有腐蚀作用。
3. 食管对反流物清除能力下降更加重黏膜的损伤。

（二）病理变化

1. 食管黏膜充血、水肿，严重时发生溃疡、出血。
2. 损伤涉及黏膜下及肌层，可引起食管狭窄，甚至癌变。

三、发病因素

（一）肥胖，尤以腹型肥胖易发，横膈上移使食管高压带松弛或消失。

（二）举重物时腹压经常超过食管内压力，特别是饱餐后。

（三）老年人、患胃潴留者、腹水病人、妊娠。

（四）经常过量饮烈性酒、浓茶、浓咖啡、高脂肪食物。

（五）药物

避孕药、止痛药等。

四、饮食营养治疗

（一）饮食原则

低脂肪高膳食纤维平衡膳食

1. 能量 肥胖者 105kJ/(kg·d) [25kcal/(kg·d)]，体重正常者 126kJ/(kg·d) [30kcal/(kg·d)]。

2. 脂肪 占总能量25%，减少饱和脂肪酸摄入量，胆固醇每天 <300mg。

3. 蛋白质 适量增加，可改善食管括约肌的张力。增加量不超过相当于 50g 瘦肉的蛋白质含量。

4. 增加膳食纤维摄入量 每天 30g/d，折合食物约新鲜绿叶蔬菜不少于 500g 和粗杂粮 100g。

5. 食盐 每天应 <6g（包括酱油、咸菜）。

6. 急性期食物制作要求

（1）细、软、烂、无刺激。

（2）主食要发酵加碱，忌烤、烙、煎炸和未发酵的面食制品。

（二）营养指导要点

反流性食管炎的治疗方法主要是饮食和生活方式的调理。目的是减轻体重、恢复食管内的压力、保护食管和胃黏膜。病人的配合是治疗成功的关键，对病人进行指导教育十分重要。营养指导要点是：

1. 减体重 饮食重点控制能量、脂肪的摄入量，减体重安全进度为每周减少 1kg，遵守循序渐进的原则。

2. 忌餐后喝菜汤和肉汤。

3. 不饮浓茶或咖啡，戒烟酒。

4. 不吃刺激性食物和调味品。

5. 食物制作要清淡、少盐。

6. 保持大便通畅。

7. 生活方式的纠正 饭后不要立即睡觉，应活动散步至少 30 分钟；睡觉不平卧，应侧卧，枕头比平时高 15～20cm 左右；忌屏气，忌举过重物品或参与举重运动项目；忌穿束腰和紧身衣裤。

第三节 急 性 胃 炎

急性胃炎（acute gastritis）常称作急性糜烂性出血性胃炎（acute erosive and hemorrhagic gastritis）。主要病理变化是胃黏膜充血水肿、糜烂和出血，病变位置可以是胃窦部，也可侵犯全胃。

一、临 床 表 现

（一）轻型

可无症状或仅有上腹部疼痛。

（二）典型症状

食欲差、上腹部疼痛伴恶心、呕吐、、脱水、不显性出血或黑便。

二、常见病因

（一）药物

如阿司匹林、铁剂、氯化钾、乙醇等对胃黏膜刺激性强或抑制前列腺素分泌的药物如吲哚美辛。

（二）全身性急性应激反应疾病

如重度烧伤、严重脏器损伤等。

（三）幽门螺杆菌感染。

（四）反流性胆汁性胃炎。

（五）急性食物中毒（细菌性、化学性）。

三、营养治疗

（一）营养治疗目的

减轻胃负担、帮助胃黏膜修复、补充水和电解质。

（二）营养治疗要点

1. 明显糜烂、出血者或呕吐频繁者，应禁食，中度以上营养不良者可采用胃肠外营养。

2. 胃黏膜充血水肿者，应给予低脂、低盐、无渣、适当增加蛋白质的饮食。

3. 餐次：4～5餐，每餐约200～300ml。

4. 饮食过渡方法

（1）急性期：疼痛、呕吐、食欲差，胃黏膜充血水肿明显。采用低盐、无脂流食，可选米汤、藕粉、米糊、蒸鸡蛋白羹、脱脂牛奶等。忌肉汤、肉羹、甜食、刺激性汤羹。

（2）缓解期：疼痛和呕吐缓解，采用低盐、低脂、少渣半流或低盐、低脂、少渣、低膳食纤维软食。如发面馒头、龙须面汤、清蒸嫩茄子、热拌土豆泥、蒸蛋羹、米粥、热拌嫩豆腐等。

（3）恢复期：疼痛和呕吐停止，采用低盐、低脂、少渣软食。

5. 食物禁忌

（1）粗杂粮和高纤维蔬菜。

（2）刺激性调味品。

（3）未发酵的面食。

（4）烟酒、甜食。

第四节 慢性胃炎

慢性胃炎（chronic gastritis）是由多种病因引起的胃黏膜的慢性炎症性疾病，临床多见，随年龄增加发病率而增高。胃镜检出率80%～90%，男性高于女性。按病理变化分为浅表性胃炎和萎缩性胃炎。

一、病理变化

黏膜表浅层的炎性细胞浸润，使胃腺部分破坏或萎缩，轻型黏膜充血水肿，胃酸分泌增多，一般不发生糜烂。加重时，黏膜和胃腺萎缩，变薄，胃液分泌减少，进而腺体化生、增生，以致恶性变。其病变进展过程主要在胃窦部，逐渐波及胃体，甚至向十二指肠发展。

二、常见病因

1. 幽门螺杆菌感染。
2. 胆汁反流。
3. 长期烟酒刺激，有长期饮用浓咖啡、浓茶的习惯。
4. 药物，如阿司匹林、吲哚美辛（消炎痛）。
5. 自身免疫反应。

三、主要临床表现

1. 慢性浅表性胃炎，大多数平时无特殊症状，可表现为餐后上腹部不适或腹胀，有时消化不良，伴轻度恶心、反酸、嗳气。

2. 无规律的上腹部隐痛。

3. 萎缩性胃炎可厌食、食欲差，慢性进行性消瘦，贫血，舌萎缩等。

四、营养治疗

（一）浅表性胃炎

1. 根据病情，临床饮食医嘱是少渣软食或低脂少渣软食或少渣半流。
2. 按平衡膳食配制。
3. 疼痛发作期给与少渣半流或软食；
4. 禁用粗纤维的，坚硬的，多肌腱的及油煎炸食物。
5. 为减少胃酸分泌，脂肪占总能量在20%～25%。
6. 应减少食盐用量。
7. 可适量增加发酵加碱的食品。
8. 避免饮用肉汤、甜饮料、甜点和刺激性食物。
9. 发作期应少食多餐，缓解期应一日三餐。

（二）萎缩性胃炎

1. 临床饮食医嘱是低纤维软食或高蛋白半流。

2. 按平衡膳食原则配制饮食。

3. 能量供给按126～146kJ/(kg·d)［30～35kcal/(kg·d)］，蛋白质1～1.5g/(kg·d)，脂肪占总能量25%。

4. 为刺激胃酸分泌每餐饮用适量去油肉汤，可适当增加糖醋类菜品。

5. 少食多餐。

6. 增加含铁丰富的食品。

第五节 消化性溃疡

消化性溃疡（peptic ulcer）是发生在胃和十二指肠球部的慢性溃疡病变，可分为胃溃疡（gastric ulcer）和十二指肠球部溃疡（duodenal ulcer）。

一、病因和发病机制

尚未完全明了，最常见、目前比较证实的原因有：

（一）幽门螺杆菌感染，胃肠黏膜充血水肿。

（二）药物引起，如阿司匹林、吲哚美辛，因其能干扰前列腺素分泌，使胃肠黏膜失去保护，胃肠屏障被破坏。

（三）饮食因素　吸烟、长期大量饮酒。

（四）长期不稳定的精神情绪等。

（五）遗传因素。

由于以上原因可引起胃肠黏膜和胃肠屏障功能的损害，使胃酸分泌过多，胃蛋白酶原被激活，发生胃内的自我消化和破坏作用，造成黏膜缺损可超过黏膜肌层而成溃疡。

二、临床主要表现

（一）上腹部慢性反复发作性疼痛

胃溃疡疼痛的特点：在餐后0.5～1小时发作，下次进餐前缓解。病人常叙述说进食则疼，因惧怕疼痛而不敢进食。

十二指肠球部溃疡疼痛的特点：餐后2～4小时发作，疼痛有节律性，常在午夜发作。病人叙述说饥饿疼，常常自行携带饼干、馒头类食品缓解疼痛。

（二）与季节和精神情绪有关

（三）伴随症状

嗳气、反酸、上腹部胀。

（四）胃镜检查可确诊

（五）并发症

出血、穿孔、梗阻。

三、饮食因素与消化性溃疡的关系

（一）脂肪

脂肪可强烈刺激胆囊收缩素的分泌，延长胃排空时间，食物刺激胃酸分泌的作用加大，增加胃酸对黏膜损伤；胆囊收缩素的分泌增加，易造成胆汁反流，加重对胃黏膜的腐蚀作用，不利黏膜修复。

（二）蛋白质

虽是弱碱性食物，摄入过多反而增加胃酸分泌。

（三）碳水化合物

对胃酸的分泌无明显影响，但单糖、双糖可刺激胃酸分泌。

（四）酒

可刺激胃酸分泌增加，有文献报道，果酒和啤酒比高度酒刺激性更强。

（五）牛奶

一直作为传统性治疗消化性溃疡的食物，现已证实，牛奶是强促胃酸分泌剂。

（六）咖啡

溃疡病发作期，咖啡可加重溃疡病的消化不良症状和胃酸分泌。

（七）食盐

过咸食物可增加胃酸分泌。

四、营养治疗

营养治疗的目的是消除病因、减少胃酸分泌、控制或缓解症状、促进溃疡愈合、预防复发和并发症。

（一）营养治疗的饮食原则是低脂、适量蛋白质、低膳食纤维软食。

（二）营养治疗

1. 营养治疗开始前，作好以下准备：了解病史、病程、发作原因、疼痛和饮食关系、有否并发症、用药情况、饮食习惯等。

2. 疼痛发作频繁而无并发症者，选用低脂、适量蛋白质、低膳食纤维软食。

3. 餐次　传统的治疗方法主张少食多餐，实际应用中不能缓解症状，反而增加胃酸分泌量。一般主张一日三餐，注意饮食结构和正确选择食物。

4. 配膳遵守平衡膳食原则，纠正营养不良。

5. 能量供给按126kJ/(kg·d)［30kcal/(kg·d)］，脂肪占总能量20%～25%，蛋白质12%左右。

6. 戒烟酒、避免刺激性食物和调味品。

7. 忌选粗纤维的蔬菜和加工粗糙的食品。

8. 适宜的烹调方法　用蒸、煮、氽、热拌、爆炒方法，不适宜的烹调方法有煎炸、熏烤、腌制。

9. 不适宜的调味品　蒜、辣椒、芥末、咖喱、陈醋、胡椒。

10. 养成良好饮食习惯：细嚼慢咽、不暴饮暴食、生活规律、起居有序、精神愉快。

11. 消化性溃疡合并出血的营养治疗：①大便外观基本正常，但经大便隐血试验阳性者，证明有小量出血。应采用低脂、低盐、无渣半流。②疼痛加剧、黑便者，应禁食。③贫血者应增加富含铁的食物，如豆制品、红小豆、扁豆、猪肝、猪血等。

第六节　肠　结　核

肠结核（intestinal tuberculosis）是由结核杆菌经消化道、血液循环等途径感染的肠道炎症性疾病，好发部位是回盲部，肠道其他部位也可发生，肠黏膜呈干酪样坏死，脱落后成深浅不一的溃疡，溃疡病灶沿肠管横轴分布，愈合后易发生肠狭窄和肠梗阻。肠结核常继发于肺结核。

一、临床表现

1. 起病缓慢，不易早期发现。
2. 腹痛、腹泻或与便秘交替，无脓血便。
3. 低烧、盗汗、疲倦、进行性消瘦、贫血。
4. 严重时出血、穿孔、肠梗阻。

二、营养代谢特点

肠结核同肺结核一样是慢性消耗性疾病，常合并食欲差，进食少，极容易发生营养不良。

（一）结核病人基础代谢特点

肠结核病是慢性消耗性疾病，体温每升高1℃，基础代谢率大约增加7%。

（二）肠结核病人由于食欲差，食物摄入量不足，各种营养素均缺乏，机体消耗又增加。所以，极易发生蛋白质-能量营养不良，出现进行性消瘦、贫血、低蛋白血症。

（三）结核病灶弥漫性分布在肠内膜，肠功能紊乱，直接影响肠道对多种营养物质和水的吸收利用。

（四）抗结核药物常常影响食欲，增加维生素B类及维生素C消耗量，影响肝脏的解毒功能和营养物质的代谢。

所以，营养支持是肠结核治疗的重要治疗措施，是康复和预防并发症的基础治疗。

三、营养治疗

（一）营养治疗的目的

减轻肠道负担，帮助肠黏膜修复，纠正营养不良，预防并发症。

（二）营养治疗的原则

高能量高蛋白高维生素低膳食纤维软食。

（三）营养治疗要点

1. 详细了解和病情：病程、持续发热时间、食欲、饮食习惯、肠病变、用药情况、排便情况等；
2. 能量　147～167kJ/(kg·d)［35～40kcal/(kg·d)］。
3. 蛋白质　1.5～2.0g/(kg·d) 或氮热比＝1∶120～150，优质蛋白质至少占总蛋白质的1/3。
4. 脂肪　占总能量25%～30%。
5. 选择富含维生素B类、维生素C、铁、锌丰富的食物。
6. 食物要清淡忌油腻、干稀搭配、忌刺激性调味品。
7. 适宜烹调方法　拌、清炖、蒸、氽、滑溜、暴炒；不适宜烹调方法为：煎炸、熏烤。
8. 忌食用胀气食物，如牛奶、过甜食物和整粒大豆。
9. 食物制作要软、细、少渣或无渣，忌选择粗纤维丰富的蔬菜和主食。

10. 每日少量多餐，4～5 餐。

11. 循序渐进，逐渐增加量，防过量摄入食物而发生肠出血或穿孔。

12. 必要时应用肠内营养制剂。

四、与肠结核基本相似的炎症性肠病的营养治疗

炎症性肠病（inflammatory bowel disease）是指迄今病因尚未明确的肠道亚急性与慢性炎症疾病，主要包括溃疡性结肠炎（ulcerative colitis）与克罗恩病（Crohn's disease）。这两种肠道炎症性疾病在病理上以肠道黏膜（溃疡性结肠炎）或肠总壁全层（克罗恩病）破坏与增殖性炎症改变兼见为特点；临床上的表现也和肠结核相似。

根据炎症性肠病的病理变化和临床症状，其营养治疗的原则和目的应与肠结核基本一致。主要包括以下几个方面：

（一）膳食方法

推荐食用低纤维、低乳糖和低脂肪膳食，有助于改善临床症状。

（二）注意补充维生素与矿物质

防治微量营养素缺乏。

（三）使用肠内营养、胃肠外营养等支持疗法

可使一部分内科治疗无效的患者缓解病情。

第七章 肝胆胰疾病

第一节 概　　述

一、肝　　脏

肝脏是人体最大的腺体，有着极重要而复杂的功能，肝脏是人体新陈代谢最旺盛的器官，经胃吸收的绝大部分营养物质，在肝细胞内进行合成、分解、转化、储存。

肝脏还是一强大的免疫器官，肝内有丰富的巨噬细胞，能吞噬和清除血液中的异物和肠道吸收来的毒物、细菌、残留药物的解毒等，肝脏还有潜在的造血功能。

二、胆道系统

（一）胆道系统的组成与功能

胆道系统包括肝内外胆管、胆囊及奥迪（Oddi）括约肌等部分。肝内肝管起始于肝内毛细血管，其末端与胰腺管汇合，开口于十二指肠乳头，其外有 Oddi 括约肌围绕。肝总管与胆囊汇合成胆总管，胆总管长约 7～9cm，胆总管直径 0.6～0.8cm，大于 1cm 为病理性。肝管是接受肝细胞分泌的胆汁，送入胆囊。胆囊为梨形囊性器官，其功能为储存、浓缩与输送胆汁。

（二）胆汁的生成、分泌和代谢

1. 胆汁分泌成分和功能　成人每天由肝细胞、胆管分泌胆汁约 800～1200ml。胆汁中 97% 是水分，其他成分是胆汁酸、胆盐、胆固醇、磷脂酰胆碱（卵磷脂）、胆色素、脂肪酸、氨基酸、酶类、无机盐、刺激因子等，胆汁呈中性或弱碱性。

2. 胆汁的生理功能

（1）乳化脂肪，胆盐随胆汁进入肠道后与食物中的脂肪结合使之形成能溶于水的脂肪微粒而被肠黏膜吸收，并能刺激胰脂肪酶的分泌和激活，水解脂类，促使脂肪、胆固醇和脂溶性维生素 A、维生素 D、维生素 E、维生素 K 的吸收。

（2）胆盐有抑制肠内致病菌生长繁殖和内毒素形成的作用。

（3）刺激肠蠕动。

（4）中和胃酸。

3. 胆汁分泌的调节

（1）胆汁分泌的调节受神经内分泌的调节。

（2）促胰液素、促胃液素、胰高血糖素、肠血管活性肽可促进胆汁分泌，促胰液素促进作用最强。

(3) 生长抑素、胰多肽等抑制胆汁分泌。

(4) 食物中脂肪、蛋白质的分解产物可促进促胰液素和促胆囊收缩素的分泌。

(三) 胆囊的生理功能

正常情况下，Oddi 括约肌压力高于胆囊内压力，胆汁只能储存在胆囊内，当进食时，Oddi 括约肌松弛，胆汁排入十二指肠。胆囊的功能有：

1. 浓缩胆汁 24 小时胆囊可接受 500ml 胆汁，胆囊容积 40～60ml，胆囊黏膜可吸收胆汁中的水、钠、氯，使胆汁浓缩 5～10 倍，胆囊中的胆汁胆盐、胆色素、胆固醇浓度高于肝胆汁 5～10 倍。

2. 排出胆汁 胆汁的分泌是持续性的，胆汁的排出随进食而间断性排出，排出量与进食量和内容有关，一般可剩余 15%。

3. 分泌功能 胆囊每小时分泌黏液 20ml，主要是粘蛋白，对胆囊、胆管有润滑、保护作用。

三、胰　　腺

胰腺是具有多种功能的腺体，包括内分泌和外分泌功能。内分泌功能主要分泌胰岛素等，外分泌腺泡主要是分泌胰液。腺泡分泌的胰液通过胰管与总胆管汇合，胰头就在胰管开口处。

胰腺受到刺激后，可分泌大量具有特征的胰液，每天大约分泌 7L，呈碱性。

胰液的成分

1. 电解质 主要含碳酸氢盐，在最大流量时，胰液中浓度可达 130mmol/L，可中和胃酸，同时激活胰酶，催化代谢反应，此时胰腺管内的 pH > 3.5～4.0。

2. 蛋白质 蛋白质丰富，主要由分泌的消化酶和酶原组成，酶原无活性，在肠道内被激活，有蛋白酶、磷脂酶；这些酶呈连锁性激活。有活性的酶有脂酶、淀粉酶、核糖核酸酶。

第二节　急性病毒性肝炎

急性病毒性肝炎（acute viral hepatitis）是由多种肝炎病毒引起的传染病，传染性强，传播途径复杂，流行面广，我国发病率高。主要病毒有甲型肝炎病毒、乙型肝炎病毒、丙型肝炎病毒、丁型肝炎病毒、戊型肝炎病毒和庚型肝炎病毒等等。主要传播途径有病人排泄物、食物、水源、血液及制品、乳汁等。甲型肝炎以儿童发病率高，乙型肝炎以青壮年发病率高。

一、病理变化

肝炎病毒侵入人体后，首先侵犯肝细胞，在肝细胞内复制繁殖，从肝细胞中逸出，在血液内释放肝炎病毒的抗原物质攻击肝细胞，引起肝细胞充血、水肿、坏死，肝脏肿大、阻塞胆汁分泌和排泄，严重损害肝脏正常功能。

二、临床表现

（一）一般表现

低热、食欲减退、恶心、呕吐、腹胀、便秘或腹泻；

（二）体征

黄疸、水肿、肝肿大、肝区疼痛、肝功能异常等。

（三）急性肝炎常引起全身性病理性变化

如肾功能、消化器官功能、呼吸功能等下降和水电解质紊乱。严重时，可因肝功能衰竭而死亡。

三、急性肝炎对营养代谢的影响

（一）对蛋白质代谢的影响

急性肝炎由于大量肝细胞坏死或水肿，合成蛋白质的能力下降，肝功能下降引起脾功能亢进，白蛋白合成降低，球蛋白相对升高；是导致水肿、贫血的主要原因。

（二）对脂肪代谢的影响

急性肝炎时，胆汁淤积，胆固醇合成障碍，可引起高密度脂蛋白降低。

（三）对碳水化合物代谢的影响

利用率下降，糖原储存减少，糖原异生增强，肝内脂肪积聚，易发生脂肪肝。

（四）维生素、微量元素吸收利用率下降，最容易缺乏的是维生素 A、维生素 C、维生素 E、维生素 D，微量元素主要是铁、锌和硒。

四、营养治疗

（一）营养治疗目的

减轻肝脏负担，减少肝细胞损害，增强肝细胞再生，保护肝功能，提高机体免疫力。

（二）营养治疗措施

1. 急性期

（1）饮食医嘱是低脂高蛋白半流或高蛋白软食。

（2）能量 126 ~ 147kJ/(kg · d)[30 ~ 35kcal/(kg · d)]，蛋白质 1 ~ 1.5g/(kg · d)，脂肪占总能量 25%。

（3）少量多餐，清淡，易消化，干稀搭配。

（4）适当增加绿叶蔬菜、水果摄入量。

（5）多饮水和果汁，促进黄疸消退。

（6）禁止食用刺激性食物和调味品，绝对禁烟酒。

2. 缓解期

（1）饮食医嘱是高蛋白高维生素软食。

（2）能量 147kJ/(kg · d) [35kcal/(kg · d)]，蛋白质 1.5 ~ 2.0g/(kg · d)，脂肪占总能量 25%。

（3）碳水化合物 55% ~ 60%，为预防脂肪肝食用单糖不超过能量的 5%。

（4）多饮水和果汁，增加绿叶蔬菜，保持大便通畅。

（5）减少或不食用油煎炸食物。

五、营养治疗应注意的问题

（一）根据肝功能调整能量和蛋白质摄入量，应逐步增加，保护食欲和促进消化吸收。

（二）必要时进行对比性营养评价。

（三）食谱制定一定要和病人沟通。

（四）做好出院饮食医嘱。

第三节　慢性肝炎

慢性肝炎（chronic hepatitis）是由多种原因引起的、以累及肝脏损害为主的全身性疾病。肝细胞炎症和肝细胞坏死持续6个月以上称作慢性肝炎。

一、慢性肝炎的病因和病理生理特点

慢性肝炎的常见病因　慢性肝炎的病因有多种，它们的发病机制各不相同，引起肝细胞的基本病理变化以及对代谢的影响也有程度的不同。

1. 病毒　由肝炎病毒引起急性和慢性以肝细胞损伤为主的全身性传染病。主要病理变化是急性期肝细胞点状坏死，慢性期肝细胞变性、肝组织部分硬化。

2. 化学药物　食物的污染，如黄曲霉素、亚硝胺、有毒食物。有毒作业和某些药物等。

3. 酒精中毒　长期大量饮酒引起酒精性肝炎、酒精性脂肪肝，最后导致酒精性肝硬化。

4. 营养不良　营养不良可直接引起肝细胞的损伤，同时，营养不良也更易使肝细胞遭致有毒物质或感染的损伤、有毒物质损伤肝细胞的基础。

二、肝脏损伤对营养代谢的影响

（一）糖代谢

糖耐量降低、胰岛素抵抗和胰高血糖素升高。

（二）蛋白质和氨基酸代谢

急性肝炎铜蓝蛋白和运铁蛋白下降；慢性肝炎补体、白蛋白下降；重症肝炎多种蛋白质代谢紊乱。由此引起酶活性异常、机体免疫力下降、凝血机制障碍，易发生出血等。

肝细胞损害时支链氨基酸分解代谢增强，芳香族氨基酸分解能力下降。血氨升高，易发生肝性脑病和肝昏迷。

（三）脂肪代谢

胆固醇降低，甘油三酯升高。

（四）微量营养素代谢紊乱

由于肝脏摄取能力降低，吸收慢，转运、储存和利用都发生障碍，大部分微量营养素都不能满足需要。

因此，肝脏疾病可影响全身系统和器官的正常功能和代谢。

三、慢性肝病的营养治疗

营养治疗的目的：减轻肝脏负担，促进肝组织和肝细胞的修复，纠正营养不良，预防肝性脑病的发生。

（一）能量

能量供给要防止能量过剩和能量不足，能量过剩不仅加重肝脏负担，也易发生脂肪肝、糖尿病和肥胖。

卧床病人按 84 ~ 105kJ/(kg · d) ［20 ~ 25kcal/(kg · d)］，可以从事轻度体力劳动和正常活动者按 126 ~ 147kJ/(kg · d) ［30 ~ 35 kcal/(kg · d)］，酒精性肝病按 147 ~ 185 kJ/(kg · d) ［35 ~ 45 kJ/(kg · d)］。

（二）蛋白质

应供给充足的优质蛋白质，可提高肝内酶活性，减轻肝内炎性细胞浸润，维持氮平衡，增加肝糖原合成和储备，利于肝组织修复，改善肝功能。

蛋白质供给标准按 1.5 ~ 2.0g/(kg · d)，根据肝功能及时调整。

（三）糖

糖对肝细胞有保护作用，充足的糖也利于蛋白质的利用和组织的修复，过多的糖可引起脂肪肝、肥胖和高血脂。适宜的量是占总能量的 60% ~ 70%。

（四）脂肪

过多脂肪可引起脂肪肝、高血脂，食物因油腻而影响食欲。适宜的量是占总能量 20% ~ 25%。

（五）增加含维生素和矿物质丰富的食物。

四、肝炎病人的食物选择

（一）可用食物

谷类、脱脂奶类、水产品、瘦肉、大豆和制品、绿叶蔬菜、水果、适量植物油。

（二）不宜选食物

肥肉、糕点、动物油、酒、烟、刺激性食物和调味品、粗纤维和坚硬食物。

（三）烹调方法

宜经常选清淡、少油、易消化吸收的烹调方法，如拌、氽、蒸炖、滑溜等；不宜选用煎炸、熏烤、腌制。

五、肝炎病人的监测和营养评价

（一）与营养治疗有关的监测项目

肝功能、血浆蛋白、血氨、糖耐量、血脂。

（二）主要营养评价项目

体重、血脂、血浆蛋白、血浆运铁蛋白、血红蛋白、红细胞、淋巴细胞、皮褶厚度。

第四节　肝性脑病

肝性脑病（hepatic encephalopathy）是肝功能严重衰竭或门体分流术后出现的一系列代谢紊乱，并引起的中枢神经系统功能失常，以神经精神症状为主的综合征。

一、发病机制

发病机制迄今未完全明了，大家公认的是代谢紊乱引起氨在血液中和脑中大量结聚而致的一种中枢神经系统功能性改变，与蛋白质、脂肪代谢紊乱有关。

二、临床表现

肝性脑病分为前驱期、昏迷前期、昏睡期和昏迷期，临床表现和大脑损伤程度轻重有关。主要有性格的改变、行为失常、激动或淡漠少语、双手扑翼样颤抖、语无伦次、昏睡、昏迷等，还可以有出血倾向、心肾肝综合征等。

三、营养治疗

（一）治疗原则

降低或防止血氨升高，促进氨等有毒物质的清除，纠正氨基酸代谢紊乱。保护大脑，预防或延缓肝昏迷的发生。

（二）治疗措施

1. 能量　供给应充足，保证大脑的能量需要，减少组织蛋白质分解，保护肝功能。

（1）昏迷期：5040～6720kJ/d（1200～1600kcal/d），完全由葡萄糖供给，停用蛋白质，补充多种维生素，可经鼻饲或静脉供给。葡萄糖可减少组织分解、降低血氨。促进氨与谷氨酸合成谷氨酰胺，提供代谢需要的能量。

（2）复苏后：6300～8400 kJ/d（1500～2000kcal/d）左右。

2. 蛋白质　基本原则是采用低蛋白饮食，根据病情谨慎调整。植物蛋白可提供支链氨基酸，还能增加排便量，减少氨的吸收。但长期无优质蛋白质，影响肝组织的修复，在控制蛋白质摄入总量的前提下，植物蛋白质和动物蛋白质可交替食用。

（1）昏迷期：停用蛋白质，是治疗肝功能衰竭和肝昏迷的重要措施，但不宜停用过久，长时间不供给蛋白质，内源性蛋白质分解增加，也可以升高血氨。

（2）复苏后：20～30g/d，如病情稳定3天后可试探性增加，每天增加10g，直到50g/d，禁用动物蛋白质。

血氨轻中度升高　如无神经精神症状者，0.5g/(kg·d)，病情好转后，逐步增加，直到50g/d左右。应选择产氨少，含支链氨基酸丰富的食物，请参考表6-7-1和表6-7-2。

3. 脂肪　占总能量20%～25%，宜选植物油。

4. 碳水化合物　占总能量60%～70%。

5. 维生素　注意补充富含维生素B族、维生素C、维生素A、维生素E、维生素K、叶酸、泛酸、烟酸等。

表 6-7-1 常用食物含氨量（g/100g 食物）

食物（100g）	含氨量（g）	氨氮/总氮（%）	食物（100g）	含氨量（g）	氨氮/总氮（%）
大米	0.320	0.04	意大利香肠	2.800	3.97
面包	0.320	0.94	乳酪	0.576	2.75
咸肉	4.864	0.33	牛奶	0.560	0.35
鸡肉	3.809	0.45	橘子	0.112	3.16
牛奶+奶油	0.512	2.27	长豇豆	0.160	0.46
蛋黄	2.560	0.16	甜薯	0.288	0.61
各式干酪	3.14~4.0	1.75~4.00	洋白菜	0.208	0.82
人造黄油	0.096	21.96	胡萝卜	0.176	0.81
蛋黄酱	0.176	23.33	菜花	0.302	1.41
花生酱	4.448	1.10	芹菜	0.144	0.00
啤酒	0.048	1.62	黄瓜	0.144	3.27
酵母	6.208	0.35	菠菜	0.480	0.20
苹果	0.032	0.36	青豆	1.008	0.60
葡萄	0.208	4.20	西红柿	0.192	4.28
桃	0.064	3.78	莴苣	0.144	0.55
梨	0.112	2.67	扁豆	1.344	0.21
柠檬汁	0.080	2.90	鲜蘑	0.304	2.18
火腿	2.704	0.85	葱头	0.240	11.20
汉堡包	3.872	0.26	小萝卜	0.160	2.77

表 6-7-2 几种食物中支链氨基酸及芳香族氨基酸含量（mg/100g 食物）

食物名称	异亮氨酸	亮氨酸	缬氨酸	苯丙氨酸	酪氨酸	色氨酸	支/芳
黄豆	1922	2924	1790	1912	1212	472	1.8
牛奶	115	245	134	113	118	38	1.8
小麦粉（精）	414	789	528	528	349	139	1.3
花生仁	829	1600	967	1209	878	229	0.8
里脊肉	848	1505	854	748	614	227	1.1

6. 水和矿物质 应注意出入水的记录，腹水者应减少食盐摄入量，应采用低盐饮食或低钠饮食，食盐 <4g/d。

7. 禁食粗糙、坚硬、含粗纤维丰富、刺激性的食物。

8. 预防便秘，蔬菜应加工成蔬菜泥进食，防止食管胃底静脉曲张破裂出血。

9. 少食多餐，每日 5~6 餐。

10. 食物制作清淡少油、软烂、少渣、易吞咽。

11. 昏迷病人可采用鼻饲或胃肠外营养。

第五节 胆 石 病

胆石病（cholelithiasis）是指胆道系统任何部位发生结石的一种疾病。

一、胆石病的发病原因

（一）脂肪代谢紊乱

长期高脂肪、高胆固醇饮食、肥胖、不正确应用降脂药、雌激素、老年人等。

（二）肠道炎症

特别是回肠部炎症。

（三）经常胆汁潴留

饥饿、胆汁排出减少、胆囊炎、膳食中缺少纤维素。

（四）遗传因素

二、主要临床表现

平时可无症状，当结石移位或嵌顿在胆管时发作。

（一）饱餐后胆绞痛、胀痛

一般在中上腹或右上腹，向右肩放射。

（二）伴恶心呕吐、发热。

（三）黄疸

三、营养治疗

总原则：低脂高膳食纤维软食。

（一）急性期

禁止食用含脂肪类食物，给予高碳水化合物半流食。

（二）缓解期

高碳水化合物、高膳食纤维软食。

（三）恢复期

高碳水化合物、高膳食纤维、低脂肪、低胆固醇饮食。

四、出院饮食指导

（一）坚持高碳水化合物高膳食纤维低脂肪膳食。

（二）养成良好饮食习惯，进食要定时定量。

（三）戒烟酒，因其可引起 Oddi 括约肌痉挛，造成结石移位。

（四）保持大便通畅。

（五）增加绿叶蔬菜食用量，可帮助胆囊定时排出胆汁和调整胆汁中胆固醇比例。

（六）不食用含胆固醇高的食物，如内脏类食物。

（七）必要时手术。

第六节 急性胆囊炎

急性胆囊炎（acute cholecystitis）是胆囊由于胆道结石、胆道蛔虫等使胆管阻塞和细菌感染而引起的急性炎症性疾病。

一、病 因

1. 胆囊出口梗阻 结石移位、寄生虫堵塞胆管，胆汁淤积和浓缩，高浓度的胆汁引起胆囊内膜发生化学性炎症，内压增高引起疼痛。

2. 胰液反流 胆总管和胰腺管共同开口梗阻，胰液反流进入胆囊，激活酶引起化学性炎症。

3. 感染

二、临床表现

1. 上腹部疼痛。
2. 恶心、呕吐。
3. 黄疸。
4. 发热。

三、营养治疗

（一）急性期

因疼痛、恶心、呕吐、发热，应禁食、胃肠减压，静脉补充水分，纠正脱水。

（二）缓解期

停止禁食，给予清流饮食，如米汤、藕粉、清水面片、果汁、蔬菜汁试食。试用 1～2 天，可采用无油半流食。根据病情逐渐过渡到低脂、低胆固醇、高膳食纤维饮食。

（三）蛋白质

不需要增加，因过多蛋白质可引起胆囊收缩诱发疼痛。

四、出院指导

（一）坚持低脂、低胆固醇、高膳食纤维饮食，防止复发。

（二）养成良好饮食和生活习惯，禁烟酒。

（三）治疗原发病。

第七节 急性胰腺炎

急性胰腺炎（acute pancreatitis）是胰腺消化酶被激活后，对自身及其周围脏器产生消化作用而引起的炎症性疾病。

一、急性胰腺炎的病因

是最常见的急腹症，急性胰腺炎不仅是胰腺的局部炎症，而且常常涉及多脏器的全身性疾病。

（一）梗阻因素

正常情况下，胰液中的酶是无活性的，只有进入肠道后，被肠液和胆汁激活，胰液的分泌压高于胆汁的分泌压，正常状态下，肠液不会反流入胰腺管。胆结石、胆道蛔虫、十二指肠乳头炎、壶腹部括约肌痉挛、胆汁反流等时才会出现。

（二）过量饮酒

引起胰腺管水肿。

（三）暴饮暴食

进食大量蛋白质、脂肪，外加饮酒，使胰腺分泌大量胰液，再加上梗阻而引起急性胰腺炎。

（四）高脂血症

见于家族性高脂血症，常诱发急性胰腺炎。

（五）高钙血症

见于甲状旁腺功能亢进，钙能诱导激活胰酶，发生胰腺内的消化作用而发生急性坏死性胰腺炎，病情危重。

（六）创伤

（七）药物

（八）胰腺缺血或心血管疾病

二、主要临床表现和诊断

（一）腹痛

在饱餐、酗酒后突然发病，呈持续性刀割样，以上腹部为主，向背部放射病人常卷曲身体来缓解疼痛。疼痛的原因是胰腺充血、水肿、渗出和局限性腹膜炎。

（二）发热

可持续2～3天，如果持续不退，可能发展为胰腺脓肿。

（三）恶心、呕吐剧烈，呕吐后疼痛反加重。

（四）黄疸。

（五）全身并发症

低血压、休克、消化道出血、心功能衰竭、肾功能衰竭等。

（六）诊断常用指标

1. 血尿淀粉酶　起病后6小时，血淀粉酶＞500U/L或12小时尿淀粉酶＞1000U/L。

2. 血清脂肪酶　是诊断急性胰腺炎客观指标，正常值23 U/L ～300U/L。

3. 血象　白细胞和中性粒细胞升高。

4. 血钙降低　预后不良。

病情危重，及时诊断，及时治疗是挽救生命的关键。

三、营养治疗

（一）目的

减少胰液分泌，减轻胰腺负担，修复胰腺组织损伤。

（二）措施

急性胰腺炎发病突然，病情严重，变化多，营养治疗是临床治疗成功的保证。

1. 急性期　禁食，行胃肠减压，给予胃肠外营养，病情基本稳定后行饮食过渡。

2. 缓解期

（1）在不停止胃肠外营养的同时，给予少量无脂无蛋白的清流试餐，每次100 ~ 150ml。如米汤、稀藕粉、果汁、菜水，试餐2 ~ 3天。

（2）无脂无蛋白全流：稠米汤、稠藕粉、果汁、菜水，试餐2 ~ 3天。

（3）无脂低蛋白厚流：烂米粥、米糊、稠藕粉、菜泥粥、清汤面片、清汤龙须面甩蛋白、蒸鸡蛋白羹等。

（4）无脂低蛋白半流食。

（5）低脂低蛋白软食。

（6）低脂软食。

3. 以上膳食忌用食物 肉汤类、动物脂肪、畜肉、刺激性调味品和煎炸食物。

4. 多餐少量；烹调方法要清淡少油、易消化、无刺激。

四、出院营养指导

1. 养成良好饮食习惯，忌暴饮暴食。
2. 戒烟酒，禁酗酒。
3. 坚持低脂高膳食纤维饮食。
4. 防复发。

第八章 内分泌代谢性疾病

第一节 糖 尿 病

一、定义、分型及诊断标准

（一）定义

糖尿病（diabetes mellitus）是一组由于胰岛素分泌和作用缺陷所导致的碳水化合物、脂肪、蛋白质等代谢紊乱、而以长期高血糖为主要表现的综合征。

（二）分型

1985 年 WHO 将糖尿病分为 1 型和 2 型。1997 年美国糖尿病协会（ADA）公布了新的诊断标准和分型的建议，1999 年 WHO 也对此作了认可，目前已被普遍采用。

1. 1 型糖尿病　原来称作胰岛素依赖型糖尿病，胰腺分泌胰岛素的 β 细胞自身免疫性损伤引起胰岛素绝对分泌不足。在我国糖尿病患者中约占 5%。起病较急,多饮、多尿、多食、消瘦等三多一少症状明显,有遗传倾向,儿童发病较多,其他年龄也可发病。

2. 2 型糖尿病　多发于中老年，约占我国糖尿病患者的 90% ~95%，起病缓慢、隐匿，体态常肥胖，尤以腹型肥胖或超重多见，可询及其生活方式的不合理，如饮食为高脂、高碳水化和物、高能量及少活动等。遗传因素在本型中较 1 型更为明显重要。2 型糖尿病基本病理变化是胰岛 β 细胞功能缺陷和胰岛素抵抗。

3. 妊娠糖尿病　一般在妊娠后期发生，占妊娠妇女的 2% ~3%。发病与妊娠期进食过多，以及胎盘分泌的激素抵抗胰岛素的作用有关，大部分病人分娩后可恢复正常，但成为今后发生糖尿病的高危人群。

4. 其他类型糖尿病　是指某些内分泌疾病、化学物品、感染及其他少见的遗传、免疫综合征所致的糖尿病，国内非常少见。

（三）糖尿病诊断标准　见表 6-8-1。

表 6-8-1　糖尿病、糖耐量减退和空腹血糖调节受损的诊断标准

项　　目	静脉血糖	
	空腹（mmol/L）	餐后 2 小时（mmol/L）（口服葡萄糖 75g）
正常人	<6.1	<7.8
糖尿病	≥7.0	≥11.1（或随机血糖）
糖耐量减退（IGT）	<7.0	7.8 ~11.1
空腹血糖调节受损（IFG）	6.1 ~7.0	<7.8

二、2 型糖尿病的发病机制

（一）胰腺与胰岛素的功能

胰腺中的胰岛具有外分泌功能和内分泌功能，胰岛中的 β 细胞分泌胰岛素，α 细胞分泌胰高血糖素，其他细胞承担分泌与消化有关的几种激素。胰岛素是体内合成代谢的关键激素，在机体新陈代谢中有极其重要的作用。

1. 调节糖代谢　是通过促进组织利用葡萄糖、促进葡萄糖合成肝糖原、抑制糖原异生、促进葡萄糖转化为脂肪等实现降低血糖。

2. 调节脂肪代谢　脂肪组织对胰岛素非常敏感，表现在促进葡萄糖进入脂肪细胞、抑制脂肪酶活性，减少脂肪分解、促进肝脏合成脂肪酸。

3. 调节蛋白质代谢　促进蛋白质合成，保证正常生长发育。

（二）发病机制

2 型糖尿病主要是由于胰岛素分泌不足（即胰岛功能障碍）和胰岛素抵抗（即胰岛素效应减低）所致。胰岛素抵抗是指肌肉、脂肪组织摄取及利用糖有障碍；肝摄取糖减弱，餐后对肝糖输出不能有效地抑制。当胰腺功能尚可时，胰岛需分泌大量的胰岛素以克服胰岛素抵抗，因而在发病糖尿病前几年可有高胰岛素血症，以维持血糖于正常范围，但胰岛素过多对机体其他组织造成不利影响，此为“胰岛素抵抗综合征”，又称“代谢综合征”的共同基础（包括肥胖、高血脂、高血压、高血糖、糖尿病、冠心病、痛风症等）。这种胰岛素抵抗贯穿糖尿病患者的终身。

引起胰岛素抵抗的原因除遗传因素外，环境因素亦非常重要，如激素紊乱、药物影响、应激，尤以不合理的生活方式（摄取高能量、高脂、高糖饮食、精神过度紧张、酗酒等）。

三、与糖尿病发病有关的营养状况

肥胖

人们早就认识到肥胖与 2 型糖尿病之间有密切的关系，横断面和前瞻性的流行病学调查都表明肥胖尤其是向心性（内脏性）肥胖是糖尿病的重要危险因素。

1. 脂肪摄入的作用　饲以高脂膳食的大鼠易发生胰岛素抵抗，在人类特别是摄入高脂膳食者可能会发生类似情况。

2. 缺乏体力活动　缺乏体力活动是 2 型糖尿病发生的另一重要危险因素。英国的心脏病研究发现与缺乏体力活动的人相比，那些坚持中等程度体力活动的人们发生糖尿病的危险性明显降低。缺乏锻炼可能间接促使糖尿病的发生，也可能独立发挥作用。高强度的体力活动与低血浆胰岛素水平有关。体育锻炼亦能减轻胰岛素抵抗。

四、临床表现与并发症

（一）临床表现

糖尿病的典型症状为多饮、多尿、多食、体重下降及疲乏。总尿量可达 2 ~ 3 L 以上，甚至多达 10 L，主要因为血糖增高超过肾糖阈，故糖从尿中排除，从而带出水分，造成体内脱水，刺激口渴中枢引起多饮。由于胰岛素绝对或相对不足，能量不能很好地被利用，体内细胞处于饥饿状态而致多食，患者饥饿难忍后者又加重高血糖，加剧多尿、多饮，体重下降可达10kg以上，劳动力锐减，精神不振，1型糖尿病常有此典型症状。

但是半数以上2型糖尿病，症状不明显，尤见于中年超重或肥胖者，多为轻型患者，多以某种并发症或伴随症状就诊，或在健康体检中被检出，所以对这些轻型病例若不随时警惕有本症的可能性，极易漏诊。

（二）并发症或伴随状况

1. 感染　皮肤感染以疖痈多见，严重时可酿成全身生败血症，糖尿病患者易并发结核，以肺结核最多见。

2. 糖尿病急性并发症

（1）糖尿病性酮症酸中毒：由于糖尿病患者体内没有足够的胰岛素来利用葡萄糖，血糖会大幅度上升，使尿糖排出增加。此时机体动用脂肪组织来产生能量，脂肪分解中产生的酮体不能很好地被利用，会在血中积聚，造成酮症酸中毒，水分、电解质排出也会增加。患者表现为高血糖、脱水，呼吸深而快，呼出气体带有烂苹果味，血压降低，严重者会昏迷，危及生命，1型糖尿病患者容易发生。

（2）糖尿病非酮症性高渗性昏迷：多发生于年老的2型糖尿病患者，机体内尚有胰岛素分泌，可抑制脂肪的分解但利用葡萄糖不够。有些患者甚至未知自己患糖尿病或病情较轻。发病多有诱因，常见的为感染、暴饮（尤以高糖饮料及酒）暴食、应激（外伤、手术、心脑血管以外），多种药物如肾上腺皮质激素，使血糖升高的利尿剂或输注葡萄糖过多，同时伴有的内分泌疾病如甲亢、皮质醇增多症及嗜铬细胞瘤等。其他能引起失水、脱水的因素（由于年老、脑动脉硬化、口渴中枢不敏感、失水多、补少量水即无渴感）或肾功能不全等均可引起高渗状态。本并发症早期症状不明显，以后“三多”症状渐加重，并表现为表情淡漠迟钝；后期症状明显，表现为严重脱水、癫痫样发作，神志不清，嗜睡直至昏迷。糖尿病非酮症性高渗性昏迷病死率高，应高度重视。

（3）糖尿病乳酸性酸中毒：因血乳酸升高（>5 mmol/L）血pH下降所致，少见，但病死率高。

（4）低血糖：糖尿病患者在治疗期间可发生低血糖．原因为降糖药物（胰岛素或口服降糖药剂量过大），用药时间及量与进餐时间不配合，活动量过大及空腹饮酒等。典型症状为：出冷汗、乏力、饥饿感、头晕、心悸、心跳快、手颤抖、手足和嘴唇麻木或刺痛、视力模糊、面色苍白、四肢冷、血压下降、昏睡、神志不清甚至昏迷。治疗为迅速口服或注射葡萄糖、胰高血糖素、口服含糖食品（用α-糖苷酶抑制剂者必须用葡萄糖）。若未发现，后果严重。

3. 心血管病变

（1）心脏病变：包括冠心病（心肌梗死、心绞痛）和糖尿病心肌病，后者亦可由微血管病变引起。

（2）脑血管意外：包括脑梗死（缺血性）及脑出血，可出现偏瘫。糖尿病患者脑出血发生率与非糖尿病患者相近，而脑梗死发生率为非糖尿病患者的4倍。

（3）下肢血管病变：糖尿病的大血管病变也表现为周围血管病变，好发于下肢，当同时合并有神经病变时，易引起感染，导致下肢坏疽或发生溃疡（糖尿病足），是非创伤性截肢的主要原因。

4. 微血管病变

（1）糖尿病肾病。

（2）糖尿病眼病：包括①糖尿病视网膜病变，主要改变为微动脉瘤、出血点、渗出，进而形成眼底新生血管，玻璃体出血，最后导致纤维增殖，收缩后会引起视网膜剥离。②白内障，由于晶体浑浊所致，一方面糖尿病患者老年性白内障发病率高，发病提前；另一方面各年龄阶段患者也可能发生真性糖尿病性白内障，后者发展迅速。糖尿病视网膜病变与白内障是非创伤性致盲的最主要原因之一。

5. 神经病变可累及周围神经和中枢神经，会影响运动、感觉及自主神经，表现出相应的症状。

6. 糖尿病伴随情况　包括高血压、血脂异常、皮肤病变、骨关节病及性功能障碍等，这些情况与糖尿病的代谢紊乱、血管病变及神经病变紧密相关。

五、营养预防

（一）1型糖尿病

1. 避免摄入对胰岛β细胞有毒性的药物和化学物质，这些物质中有的会抑制胰岛素的合成与分泌，有的会更进一步导致β细胞的破坏。这些物质包括噻嗪类利尿剂、四氧嘧啶（alloxan）或戊双咪（pentamidine）及链脲霉素（streptozotocin）等。

2. 提倡母乳喂养　给婴儿以母乳喂养，尽量避免早期添加牛奶，似可作为初级预防的一项措施。

（二）2型糖尿病

1. 对葡萄糖耐量减低（IGT）进行干预　IGT是指空腹血糖正常而餐后血糖水平介于正常人与糖尿病患者之间的一种特殊的代谢状态，其诊断标准为在口服75g葡萄糖的糖耐量试验中，2小时血浆糖在7.8至11.0mmol/L之间，目前一般认为IGT是糖尿病的前期表现，它是发展成糖尿病的一个过渡阶段，故对IGT进行干预治疗是预防2型糖尿病的关键所在。

对IGT的干预包括生活方式的强化干预和药物的干预。前者包括饮食干预，制定合理健康的平衡饮食及持之以恒的合适运动量的锻炼，后者则用α-糖苷酶抑制剂、二甲双胍、噻唑烷二酮及减肥药（如奥利司他）等治疗。

2. 防治肥胖是饮食干预IGT的主要目标　对超重或肥胖的IGT者应该推荐限制能量的饮食，要按体力活动、年龄、体重计算每日需要的能量减低2092～3350kJ/d（500～800 kcal/d），使之适当减肥。实际上不论初始体重如何，只要用低能量饮食就可增加胰岛素的敏感性，同时降低血糖和血压，纠正轻度的血脂异常。

六、饮食治疗

（一）一般原则

饮食治疗是糖尿病治疗五项治疗方法（饮食、运动、药物、自我监测与教育）中最基本的治疗方法。

（二）每日需要能量的估算

1. 标准体重计算　每日总能量是以维持标准体重计算。

2. 根据不同的体力劳动强度确定每日每千克标准体重所需能量（表6-8-2）。

表6-8-2　不同体力劳动强度的能量需要量

劳动强度	举　例	所需能量 kcal/(kg·d)		
		消瘦	正常	超重
卧床		20~25	15~20	15
轻	办公室职员、教师、售货员、钟表修理工	35	30	20~25
中	学生、司机、电工、外科医生	40	35	30
重	农民、建筑工、搬运工、伐木工、舞蹈演员	45~50	40	35

（三）三大营养素的分配和选择的食品

1. 碳水化合物

（1）每人摄入的碳水化合物转化的能量应占总能量的55%~65%。

（2）要考虑每一种含碳水化合物食品的血糖生成指数（glycemic index，GI）。GI是衡量食物摄入后引起血糖反应的一项有生理意义的指标，提示含有50g有价值的碳水化合物的食物与相等量的葡萄糖和面包相比，在一定时间内体内血糖应答水平的百分比值。高GI食物进入胃肠后消化快，吸收完全，葡萄糖迅速进入血液；低GI食物在胃肠停留时间长，释放缓慢，葡萄糖进入血液后峰值低，下降速度慢。表6-8-3是中国常见食物GI值，要尽量选择GI值低的食品，以避免餐后高血糖。

表6-8-3　常见食物血糖生成指数表

食物种类		GI	食物种类	GI
谷类食物	荞麦面条	59.3	香蕉	52
	荞麦面馒头	66.7	梨	35
	大米饭	80.2	苹果	35
	白小麦面面包	105.8	柑	43
	白小麦面馒头	88.1	葡萄	43
豆类	扁豆	18.5	猕猴桃	52
	绿豆	27.2	芒果	55
	冻豆腐	22.3	菠萝	65
	豆腐干	23.7	西瓜	72
	炖鲜豆腐	31.9	果糖	23
	绿豆挂面	33.4	乳糖	45
	黄豆挂面	66.6	蔗糖	65
水果	樱桃	22	蜂蜜	73
	李子	24	白糖	83.8
	柚子	25	葡萄糖	97
	鲜桃	28	麦芽糖	105

2. 蛋白质　糖尿病患者每日蛋白质的需要量为1.0g/kg，约占总能量的15%，其中动物性蛋白质应占总蛋白质摄入量的40%~50%。对处于生长发育的儿童或有特殊需

要或消耗者如妊娠、哺乳、消耗性疾病、消瘦患者，蛋白质的比例可适当增加。

3. 脂肪　占总能量较适合的比例为20%～25%。

4. 膳食纤维　糖尿病患者每日的膳食纤维摄入量以30g左右为宜。

5. 微量营养素　抗氧化的维生素：包括维生素C、维生素E、β-胡萝卜素等。

6. 微量元素　主要是锌、铬、硒、钒等。

（四）糖尿病患者饮食设计的一般方法

1. 饮食分配和餐次安排　一日至少保证三餐，早、中、晚餐能量按25%、40%、35%的比例分配。在体力活动量稳定的情况下，饮食要做到定时、定量。

注射胰岛素或易发生低血糖者，要求在三餐之间加餐，加餐量应从正餐的总量中扣除，做到加餐不加量。不用胰岛素治疗的患者也可酌情用少食多餐、分散进食的方法，以降低单次餐后血糖。

2. 食物的多样化与烹饪方法　在烹调方法上多采用蒸、煮、烧、烤、凉拌的方法，避免食用油炸的食物。

3. 低盐　每日盐的摄入量应控制在6g以下。

4. 植物油　宜用植物油，如菜油、豆油、葵花籽油、玉米油、橄榄油、芝麻油、色拉油，忌食动物油、猪皮、鸡皮、鸭皮、奶油。植物油也应该限量。

（五）食物交换份法的概念

食品交换份是将食物按照来源、性质分成几类，同类食物在一定重量内所含的蛋白质、脂肪、碳水化合物和能量相近，不同类食物间所提供的能量也是相同的。

食物交换法将食品分成6大类：主食类（或称谷类、米面类）、蔬菜类、水果类、鱼肉类（含豆制品）、乳类（含豆奶）和油脂类，每个食物交换份可产生377kJ（90kcal）能量。列出各类食物的单位数，可以随意组成食谱。

下面是从4184～8368kJ（1000～2000 kcal）的不同能量需求饮食的交换份（单位）举例（表6-8-4），具体不同食物的交换份（表6-8-4～6-8-10）。

表6-8-4　不同能量饮食内容的交换份（单位）举例

能量		主食类		蔬菜类		鱼肉类		乳类		油脂类	
kJ(kcal)	交换份	份	约重(g)	份	约重(g)	份	约重(g)	份	约重(ml)	份	植物油
4185(1000)	12	6	150	1	500	2	100	2	220	1	1汤匙
5021(1200)	14.5	8	200	1	500	2	100	2	220	1.5	1.5汤匙
5858(1400)	16.5	9	225	1	500	3	150	2	220	1.5	1.5汤匙
6694(1600)	18.5	10	250	1	500	4	200	2	220	1.5	1.5汤匙
7531(1800)	21	12	300	1	500	4	220	2	220	2	2汤匙
8368(2000)	23.5	14	350	1	500	4.5	225	2	220	2	2汤匙

表6-8-5　食物交换份表——主食类（谷类、米面类）

重量	食物举例
25g	大米、籼米、小米、卷面、干玉米、绿豆、赤豆、芸豆、银耳、苏打饼干、面粉、通心粉、荞麦面、干粉条、藕粉
30g	切面

续表

重量	食物举例
35g	淡馒头
37.5g	咸面包
75g	茨菰
125g	山药、土豆、藕、芋艿
150g	荸荠
300g	凉粉

1个主食类食物交换份可产生376.2kJ（90 kcal）能量，其中含有碳水化合物19g，蛋白质2g，脂肪0.5g。

表6-8-6　食物交换份表——蔬菜类

重量	食物举例
500g	白菜、青菜、鸡毛菜、菠菜、芹菜、韭菜、莴笋、西葫芦、冬瓜、黄瓜、苦瓜、茄子、蕃茄、绿豆芽、花菜、鲜蘑菇、金瓜、菜瓜、竹笋、鲜海带
350g	马兰头、油菜、南瓜、甜椒、萝卜、茭白、豆苗、丝瓜
250g	荷兰豆、扁豆、豇豆、四季豆、西兰花
200g	蒜苗、胡萝卜、洋葱
100g	豌豆

1个蔬菜类食物交换份可产生334.4kJ（80 kcal）能量，其中含有碳水化合物15g，蛋白质5g。

表6-8-7　食物交换份表——水果类

重量	食物举例
750g	西瓜
300g	草莓、杨桃
250g	鸭梨、杏、柠檬
225g	柚、枇杷
200g	橙、橘子、苹果、猕猴桃、菠萝、李子、桃子、樱桃
125g	柿子、鲜荔枝
100g	鲜枣

1个水果类食物交换份可产生376.2kJ（90 kcal）能量，其中含有碳水化合物21g，蛋白质1g。

表6-8-8　食物交换份表——鱼肉类（含豆制品）

重量	食物举例
15g	猪肋条肉
20g	太仓肉松、瘦香肠
25g	瘦猪肉、猪大排、猪肝、猪小排
50g	鸡肉、鸭肉、瘦牛肉、瘦羊肉、猪舌、鸽子、鲳鱼、鲢鱼、豆腐干、香干
55g	鸡蛋、鸭蛋（中等大小）
70g	猪肚、猪心
75g	黄鱼、带鱼、鲫鱼、青鱼、青蟹
100g	鹌鹑、河虾、牡蛎、蛤蜊肉、兔肉、淡菜、目鱼、鱿鱼、老豆腐
200g	河蚌、蚬子、豆腐、豆腐脑

1个鱼肉类食物交换份可产生334.4 kJ（80 kcal）能量，其中含有蛋白质9g，脂肪5g。

表 6-8-9 食物交换份表——乳类（含乳或豆类）

重量	食物举例
15g	全脂奶粉
20g	豆浆粉、干黄豆
25g	脱脂奶粉
100ml	酸牛奶、淡全脂牛奶
200ml	豆浆

1 个乳或豆类食物交换份可产生 376.2 kJ(90 kcal)能量，其中含有碳水化合物 6g，蛋白质 4g，脂肪 5g。

表 6-8-10 食物交换份表——油脂类

重量	食物举例
9g	豆油、菜油、麻油、花生油
12g	核桃仁
15g	花生米、杏仁、芝麻酱、松子
30g	葵花子、南瓜子

1 个油脂类食物交换份可产生 334.4 kJ（80 kcal）能量，其中含有脂肪 9g。

（六）特殊情况的糖尿病患者的饮食设计

儿童 1 型糖尿病患者：儿童处于生长发育期，又是体力活动频繁的阶段，营养素和能量供给必须充分，总能量的计算方法与成人不同，可用以下公式：

$$总能量 = 1000\text{kcal} + 100 \times （年龄 - 1）\text{kcal}$$

如一小孩 10 岁其总能量应为

$$总能量 = 1000\text{kcal} + 100 \times （10 - 1）\text{kcal} = 1900\text{kcal}$$

蛋白质、脂肪、碳水化合物占能量的比值应该分别为 20%、30% 和 50%；要强调定时定量，可适当增加餐次，可一日 5～6 次。

第二节 痛 风

痛风（gout）是由于嘌呤代谢障碍及（或）尿酸排泄减少其代谢产物尿酸在血液中积聚，因血浆尿酸浓度超过饱和限度而引起组织损伤的一组疾病。临床主要表现包括：无症状的高尿酸血症；特征性急性发作的关节炎，关节滑液中的白细胞内含有尿酸钠晶体痛风石（尿酸钠结晶的聚集物）主要沉积在关节内及关节周围，有时可导致畸形或残疾、肾尿酸结石或痛风性肾实质病变，以上表现可以不同的组合方式出现。高尿酸血症是痛风最重要的诊断依据。

一、流行病学

痛风首先在西方富有的学者、名人中发现，有“富贵病”之称。20 世纪 80 年代，欧洲痛风患病率仅占总人口的 0.13%～0.36%，美国为 0.30%，至 1993 年 Star 和 1995 年 Harris 分别报道英国和美国患病率平均已达到总人口的 1%。最近美国一份调查报告显示，平均血尿酸正常高限男性为 0.48mmol/L（81mg/L），女性为 0.43mmol/L（72mg/L）。第二次世界大战后，随着经济的发展和膳食结构的改变，亚洲各国如日本、印尼等痛风患病率也不断上升。1997 年上海对 2103 名居民调查结果显示，高尿酸血症占 10.1%，痛风患病率达 0.30%。

二、病因及发病机制

正常人每天产生的尿酸如果生成速率与排出率相当，则血尿酸值可保持在稳定状态，如嘌呤合成代谢增高及（或）尿酸排泄减少是血清尿酸值增高的重要机制，高尿酸血症分为原发性和继发性两种。临床营养治疗侧重于原发性。

（一）遗传因素

古代即发现痛风有家族性发病倾向，原发性痛风患者中，约10%～25%有痛风家族史，而痛风患者近亲中发现有15%～25%患高尿酸血症。因此认为原发性痛风是常染色体显性遗传。高尿酸血症的遗传可能为多基因的。多种因素，如种族、年龄、性别、饮食及肾功能等，均可影响痛风遗传的表现形式。

目前已发现有两种先天性嘌呤代谢异常症是性连锁的遗传，即次黄嘌呤-鸟嘌呤磷酸核苷转移酶（HGPRT）缺乏型及5-磷酸核糖-1-焦酸合成酶（PRPP Synthetase）活性过高型，女性为携带者，男性发病，但这在原发性痛风中仅占1%～2%。为数极少。

（二）环境因素

痛风虽与遗传有一定关系，但大部分病例没有遗传史，反映环境因素如：饮食、酒精、疾病等会造成种族和地域间的差别。凡使嘌呤合成代谢或尿酸生成增加，及（或）使尿酸排泄减少的缺陷、疾病或药物，均可导致高尿酸血症。例如高嘌呤饮食、酒精、饥饿；疾病如肥胖、高血压病、慢性肾衰、糖尿病酸中毒；药物如利尿剂、小剂量水杨酸、滥用泻药等。在原发性高尿酸血症和痛风患者中90%是由于尿酸排泄减少，尿酸生成一般正常，患者的肾功能其他方面均正常，尿酸排泄减少主要是由于肾小管分泌尿酸减少所致，肾小管重吸收增加亦可能参与。

常见的诱发因素有：激烈肌肉运动、酗酒、缺氧、外科手术，放疗化疗、受凉、减体重过快、间断性饥饿减体重等，是由于ATP加速分解，其代谢产物即次黄嘌呤、黄嘌呤和尿酸明显增加所致。

继发性高尿酸血症和痛风的发病因素有：继发于其他先天性代谢紊乱疾病，如糖原累积病。

三、临床表现

典型的痛风病程经历四个阶段：①无症状性高尿酸血症；②急性痛风性关节炎；③间歇期；④痛风石与慢性痛风性关节炎。

（一）高尿酸血症

正常人血液中尿酸钠的饱和度上限，在体温37℃，血pH7.4时，约为0.38mmol/L（64mg/L）。女性高于0.36mmol/L（6mg/L），男性高于0.42mmol/L（70mg/L）即为高尿酸血症。无症状高尿酸血症是指血清尿酸水平升高，与有症状的痛风之间是有区别的，故不是痛风的同义词。它亦不是一种独立的疾病，有些无症状高尿酸血症可持续终生未查明原因，称之为特发性高尿酸血症，随着血清尿酸浓度的增高，发展成为痛风的趋势就越高。

（二）急性痛风性关节炎

急性痛风性关节炎是痛风最常见的首发症状，典型症状是骤然起病，通常第一次发作是在夜间，约85%～90%是单关节受累，最常侵犯的部位是第一跖趾。在几小时之内，受累关节变得热、暗红、肿胀、刀割或咬噬样疼痛，疼痛高峰可持续24～48小时，病程持续时间可在数小时或数日不等。未经治疗的症状有自限性，症状消退时，关节部位有脱屑，肤色变暗。少数患者并不具备典型发作症状，其症状较轻，1～2天即消失。

如急性发作治疗不当，关节炎可迁延不愈或转移到其他关节。

（三）间歇期

在两次发作之间是间歇期，大多数患者第二次发作在6个月至2年之间，少数5～10年才复发，个别患者则无第二次发作。一般情况下，未经有效治疗的病例，发作频率增加，间歇期缩短，症状加剧，炎症持续时间延长，受累关节数目增加。有部分患者第一次发作直接进入亚急性期和慢性期而没有缓解期。

（四）痛风石与慢性痛风性关节炎

在未经治疗的患者从痛风首次发作到慢性症状出现或可见痛风石形成的时间是不同的。Hench报告从3～42年不等，平均为11.6年。痛风石的沉积形成与高尿酸血症的程度或时间是正相关。痛风石的核心是尿酸钠，在其周围可出现慢性炎症反应，其内有巨噬细胞、上皮肉芽肿纤维增生等。痛风石为黄白色赘生物、形态无规则，大而表浅，皮肤菲薄，破溃长期不愈，有白色物排出，可析出尿酸钠结晶。痛风石可发生在许多部位，甚至可累及心脏，典型部位在耳轮、第一大足趾、指、腕、膝、肘等。它们直接侵犯关节及肌腱而使关节运动受限、造成肢体畸形和功能障碍，在未用药物治疗的痛风患者中，约有半数出现痛风石。

（五）痛风的肾脏病变

体内尿酸主要是由肾脏排泄，当嘌呤代谢紊乱，尿酸生成过多，出现高尿酸血症时，尿酸盐在肾脏内沉积可引起肾脏的病变。20%左右的痛风病人有慢性进展性肾脏病，这种肾病与病程的长短及治疗控制的好坏有直接关系。临床表现有腰痛、浮肿、高血压、轻度蛋白尿、尿呈酸性或血尿等，晚期可出现氮质血症及尿毒症。如早期诊断并治疗恰当，肾脏病变可减轻或停止发展，区别于其他病因引起的不可逆的肾脏病变。

（六）肾结石

尿酸肾结石是由于尿酸结晶沉积在肾及尿路，形成泥沙样、砂砾状或大的结石。原发性痛风患者中约20%有尿酸结石，男性较女性多见。肾结石的症状因结石的大小、形状、部位而异，其主要表现为疼痛，约40%～50%患者有腰及上腹部间歇发作性疼痛，当结石进入肾盂输尿管连接处或输尿管时，引起剧烈蠕动，促使肾结石排出而可能出现绞痛，绞痛突然发作时，可出现面色苍白、出冷汗、虚脱等。肾结石疼痛时，常伴有肉眼或镜下血尿，有的并发尿路感染。

四、营养治疗

（一）限制总能量，保持适宜体重，避免和治疗超重或肥胖

流行病学和临床研究发现肥胖是高脂血症、高血压、高尿酸血症及痛风的共同发病因素之一。Mc Carty观察到痛风患者中52%是肥胖者。高尿酸血症、高甘油三酯血症都与体重、相对体重、体质指数、腰臀围比（WHR）、腰臂比（WTR）等正相关。空腹胰岛素水平亦与体重呈正相关。

总能量一般给予0.08～0.10MJ/(kg·d)［20～25kcal/(kg·d)］，如与当前实际摄入的能量比较，如相距不大，可立即按指导量执行；如差距较大，可分阶段减，每阶段减少2.1MJ（500kcal），并与实际活动消耗保持平衡，使体重逐步达到适宜体重，切忌减得过快，否则易导致机体产生大量酮体，酮体与尿酸相互竞争排出，使血尿酸水平升

高，促使痛风急性发作。临床资料显示，肥胖的痛风患者，在缓慢稳定降低体重后，不仅血尿酸水平下降，尿酸清除率和尿酸转换率升高，尿酸池缩小，未引起痛风急性发作。据美国 Framingham 的研究资料表明，男子的相对体重减少 10%，可使血清尿酸下降 19.6mmol/L，血清葡萄糖下降 0.14mmol/L，血清胆固醇下降 0.292mmol/L，收缩压下降 6.6mmHg。

（二）多食用素食为主的碱性食物

尿液的 pH 值与尿酸盐的溶解度有关。当 pH 值在 5.0 时，每分升只能溶解尿酸盐 60mg；pH6.0 时，尿酸盐可有 220mg 溶解，pH 在 6.6 时，几乎所有的尿酸盐呈溶解状态，但大部分痛风患者尿液的 pH 值常较低，尿酸过饱和易出现肾结石。有些食物含有较多的钠、钾、钙、镁等元素，在体内氧化生成碱性离子，故称为碱性食物，属于此类的食物有：各种蔬菜、水果、鲜果汁、马铃薯、甘薯、海藻、紫菜、海带等，增加碱性食物的摄入量，使尿液 pH 值升高，有利于尿酸盐的溶解，西瓜与冬瓜不但属碱性食物，且有利尿作用，对痛风治疗有利。

（三）合理的膳食结构

在总能量限制的前提下，蛋白质的热比为 10% ~ 15%，或每公斤理想体重给予 0.8 ~ 1.0g，蛋白质不宜过多，因为合成嘌呤核苷酸需要氨基酸作为原料，高蛋白食物可过量提供氨基酸，使嘌呤合成增加，尿酸生成也多，高蛋白饮食可能诱发痛风发作。脂肪热比 < 30%，其中饱和、单不饱和、多不饱和脂肪酸比例约为 1∶1∶1，全日脂肪包括食物中的脂肪及烹调油在 50g 以内，碳水化合物热比 55% ~ 65%。充足的碳水化合物可防止产生酮体。注意补充维生素与微量元素。

（四）液体摄入量充足

液体入量充足增加尿酸溶解，有利于尿酸排出，预防尿酸肾结石，延缓肾脏进行性损害，每日应饮水 2000ml 以上，约 8 ~ 10 杯，伴肾结石者最好能达到 3000ml，为了防止夜尿浓缩，夜间亦应补充水分。饮料以普通开水、淡茶水、矿泉水、鲜果汁、菜汁、豆浆等为宜。

（五）禁酒

乙醇可抑制糖异生，尤其是空腹饮酒，使血乳酸和酮体浓度升高，乳酸和酮体可抑制肾小管分泌尿酸，使肾排泄尿酸降低。酗酒如与饥饿同时存在，常是痛风急性发作的诱因。饮酒过多，产生大量乙酰辅酶 A，使脂肪酸合成增加，使甘油三酯进一步升高。啤酒本身含大量嘌呤，可使血尿酸浓度增高。

（六）建立良好的饮食习惯

暴饮暴食，或一餐中进食大量肉类常是痛风性关节炎急性发作的诱因，要定时定量，也可少食多餐。注意烹调方法，少用刺激调味品，肉类煮后弃汤可减少嘌呤量。

（七）选择低嘌呤食物

由于外源性尿酸占体内总尿酸的 20%，严格的饮食控制只能使血尿酸下降 10 ~ 20 mg/L，对改善高尿酸血症的作用有限，再加上药物治疗的进展，目前已不提倡长期采用严格的限制嘌呤的膳食。合理的饮食结构、适宜的体重、良好的饮食行为和生活方式是预防痛风的最有效措施。

一般人日常膳食摄入嘌呤为 600 ~ 1000mg，在急性期，嘌呤摄入量应控制在

150mg/d 以内，对于尽快终止急性痛风性关节炎发作，加强药物疗效均是有利的。在急性发作期，宜选用第一类含嘌呤少的食物，以牛奶及其制品，蛋类、蔬菜、水果、细粮为主。在缓解期，可适量选含嘌呤中等量的第二类食物，如肉类食用量每日不超过120g，尤其不要集中一餐中进食过多。不论在急性或缓解期，均应避免含嘌呤高的第三类食物，如动物内脏、沙丁鱼、凤尾鱼、小鱼干、牡蛎、蛤蜊、浓肉汁、浓鸡汤及鱼汤、火锅汤等。常用食物嘌呤含量见表 6-8-11。

表 6-8-11　常用食物嘌呤含量（mg/100g）

食物	含量	食物	含量	食物	含量
谷薯类		丝瓜	11.4	奶蛋类	
大米	18.1	西葫芦	7.2	牛奶	1.4
糙米	22.4	茄子	14.3	奶粉	15.7
米粉	11.1	菜花	20.0	鸡蛋（1个）	0.4
糯米	17.7	蘑菇	28.4	肉类	
小米	6.1	青椒	8.7	猪肉	122.5
面粉	17.1	豆芽菜	14.6	牛肉	83.7
麦片	24.4	萝卜	7.5	羊肉	111.5
玉米	9.4	胡萝卜	8.0	鸡肉	140.3
白薯	2.4	洋葱	3.5	鸡肫	138.4
马铃薯	5.6	番茄	4.3	肝	233.0
干鲜豆类及制品		葱	4.7	肾	132.6
黄豆	166.5	姜	5.3	肚	132.4
黑豆	137.4	蒜头	8.7	脑	175.0
绿豆	75.1	水果类		小肠	262.2
红豆	53.2	橙	1.9	猪血	11.8
花豆	57.0	橘	2.2	浓肉汁	160~400
豌豆	75.7	苹果	0.9	水产类	
豆干	66.6	梨	0.9	海参	4.2
四季豆	29.7	桃	1.3	乌贼	87.9
蔬菜类		西瓜	1.1	海蜇皮	9.3
白菜	12.6	香蕉	1.2	鳝鱼	92.8
卷心菜	12.4	硬果及其他		鳗鱼	113.1
芥菜	12.4	瓜子	24.5	鲤鱼	137.1
芹菜	10.3	杏仁	31.7	草鱼	140.2
青菜叶	14.4	栗子	34.6	鲢鱼	202.4
菠菜	23.0	花生	32.4	黑鲳鱼	140.6
空心菜	17.5	黑芝麻	57.0	白鲳鱼	238.0
芥兰菜	18.5	红枣	8.2	白带鱼	291.6
韭菜	25.0	葡萄干	5.4	沙丁鱼	295.0
茼蒿菜	33.4	木耳	8.8	凤尾鱼	363.0
苦瓜	11.3	蜂蜜	3.2	鱼丸	63.2
黄瓜	14.6	海藻	44.2	小鱼干	1638.9
冬瓜	2.8	酵母粉	589.1	虾	137.7
南瓜	2.8	茶	2.8	牡砺	239.0

为了使用上的方便，一般将食物按嘌呤含量分为三类，供选择食物时参考：

1. 第一类　含嘌呤较少，每100g含量<50mg。

（1）谷薯类　大米、米粉、小米、糯米、大麦、小麦、荞麦、富强粉、面粉、通心粉、挂面、面条、面包、馒头、麦片、白薯、马铃薯、芋头。

（2）蔬菜类：白菜、卷心菜、芥菜、芹菜、青菜叶、空心菜、芥蓝菜、茼蒿菜、韭菜、黄瓜、苦瓜、冬瓜、南瓜、丝瓜、西葫芦、菜花、茄子、豆芽菜、青椒、萝卜、胡萝卜、洋葱、番茄、莴苣、泡菜、咸菜、葱、姜、蒜头、荸荠、鲜蘑、四季豆、菠菜。

（3）水果类：橙、橘、苹果、梨、桃、西瓜、哈密瓜、香蕉、菜果汁、果冻、果干、糖、糖浆、果酱。

（4）乳类：鸡蛋、鸭蛋、皮蛋、牛奶、奶粉、企司、酸奶、炼乳。

（5）硬果及其他：猪血、猪皮、海参、海蜇皮、海藻、红枣、葡萄干、木耳、蜂蜜、瓜子、杏仁、栗子、莲子、花生、核桃仁、花生酱、枸杞、茶、咖啡、碳酸氢钠、巧克力、可可、油脂（在限量中使用）。

2. 第二类　含嘌呤较高，每100g含50～150mg。

米糠、麦麸、麦胚、粗粮、绿豆、红豆、花豆、豌豆、菜豆、豆腐干、豆腐、青豆、豌豆、黑豆。

猪肉、牛肉、小牛肉、羊肉、鸡肉、兔肉、鸭、鹅、鸽、火鸡、火腿、牛舌。

鳝鱼、鳗鱼、鲤鱼、草鱼、鳕鱼、鲑鱼、黑鲳鱼、大比目鱼、鱼丸、虾、龙虾、乌贼、螃蟹、鲜豌豆、昆布。

3. 第三类　含嘌呤高的食物，每100g含150～1000mg。

猪肝、牛肝、牛肾、猪小肠、脑、胰脏、白带鱼、白鲇鱼、沙丁鱼、凤尾鱼、鲢鱼、鲱鱼、鲭鱼、小鱼干、牡砺、蛤蜊、浓肉汁、浓鸡汤及肉汤、火锅汤、酵母粉。

以上资料与分类，摘自多种来源，由于食物的品种、分析的方法有别，所得的结果不尽相同，而且烹调方法对食物亦有影响，如肉类煮沸后，熟肉会丢失部分嘌呤到汤液中，目前主张避免嘌呤过高的食物，在药物的控制下，可不必计较其绝对嘌呤含量。

（八）药物与营养素的关系

痛风病人不宜使用降低尿酸排泄的维生素，有烟酸、维生素B_1、维生素B_{12}，除满足膳食营养素参考摄入量（DRIs）需要外，不宜长期大量补充这些维生素。用秋水仙碱、丙磺舒治疗时，避免摄入大剂量维生素C，还要大量饮水促进尿酸排泄。

（九）慢性高尿酸血症肾病

如出现中度或重度肾功能不全，应给予低蛋白饮食，按0.6g/(kg·d)，其中至少1/2属高生物效价。如无肥胖等因素，能量应充足，一般给予126～146kJ/kg·d（30～35 kcal/kg·d），以保证正氮平衡。对大多数患者，钠摄入1000～3000mg（40～120mmol/d），水摄入1500～3000ml，钾不超过70mmol/d，近年的研究显示大豆蛋白能减少肾损害，延缓慢性肾功能恶化方面的作用优于动物蛋白。

五、对病人及家属指导和出院医嘱内容

1. 说明营养治疗的作用和重要性。

2. 制订营养治疗方按的依据和对家属的指导。

3. 纠正不良饮食和生活方式。

4. 食物烹制方法和采购知识。

第三节 肥 胖 病

肥胖病（obesity）是能量摄入超过能量消耗而导致体内脂肪积聚过多达到危害程度的一种慢性代谢性疾病。肥胖目前在全球范围内广泛流行，在欧洲、美国和澳大利亚等发达地区中，肥胖的患病率高，在我国，肥胖人数也日益增多，肥胖已经成为不可忽视的严重威胁国民健康的危险因素。

一、临床评价肥胖病的常用指标

（一）体质指数（BMI）

计算公式：体质指数（BMI）= 现在体重/身高^2（kg/m^2）

该指标考虑了身高和体重两个因素，常用来对成人体重过低、体重超重和肥胖进行分类，且不受性别影响，并且简便、实用，但是对于某些特殊人群如运动员等，BMI 就不能准确反映超重和肥胖的程度。

（二）腰围（WC）

用来测定腹部脂肪的分布。测量方法是：双脚分开 25～30cm，取髂前上嵴和第十二肋下缘连线的中点，水平位绕腹一周，皮尺应紧贴软组织，但不压迫，测量值精确到 0.1cm。腰围与身高无关，但与 BMI 和腰臀比紧密相关，是腹内脂肪量和总体脂的一个近似指标。

（三）腰臀比（WHR）

1. 测量方法 臀部最隆起的部位测得的身体水平周径为臀围，腰围与臀围之比称腰臀比。

2. 评价标准 男性 >0.9 或女性 >0.8 可诊断为中心性肥胖，但其分界值随年龄、性别、人种不同而不同。目前有用腰围代替腰臀比来预测向心性肥胖的倾向。

（四）标准体重

计算公式：标准体重（kg）= 身高（cm）-105

（五）皮肤皱褶厚度

对均匀性肥胖者来说，以皮下脂肪厚度判断的肥胖程度与用 BMI 判断的肥胖程度大致相同。测量皮下脂肪厚度可在一定程度上反映身体内的脂肪含量。

（六）其他指标

需要专门的设备。如密度测量法（多采用水下称重法）是多年来测定体脂量的“金标准”，需要特殊设备，结果还受到肺残气量、腹腔内气体及体液总量的影响。双能量吸收测量法则包括双能量 X 射线吸收测量法及双光子吸收测量法，其价值与密度测量法相似甚至更好。还有稀释法、体钾测量法、阻抗测量法、传导法、中子激活法等，均可以较精确地推算出体脂量，但这些方法更适用于科研。此外，目前评估内脏脂肪组织较准确的方法还有影像技术，如计算机 X 线断层摄影术（CT）可进行全身脂肪定量，磁共振显像（MRI）则类似于CT，但CT和MRI均为非常规方法。而超声波法由于其价格低廉，无创伤性，发展较快，近年来已得到较多选用，结论尚待进一步总结。

（七）肥胖的判定标准

1. 现在体重与标准体重比，可对肥胖程度进行粗略估计。

判断标准：体重超过标准体重10%为超重，超过20%以上即认为是肥胖，其中超过20%~30%为轻度肥胖，超过30%~50%为中度肥胖，超过50%以上为重度肥胖，超过100%为病态肥胖。

2. 体质指数（BMI）是目前应用较普遍的指标。中国成人判断超重和肥胖的界限值为：

BMI：18.5~23.9为正常。

BMI：≥24为超重。

BMI：≥28为肥胖。

3. 腰围　WHO建议标准：男性>94cm、女>80cm作为肥胖的标准。

4. 腰臀比　超过0.9（男）或0.8（女）可视为中心性肥胖。

5. 脂肪含量　按体内脂肪的百分量计算，男性>25%、女性>30%则可诊断为肥胖病。

二、肥胖的原因

（一）内在因素

1. 遗传因素　动物实验和人类流行病学研究表明，单纯性肥胖可呈一定的家族倾向。肥胖的父母常有肥胖的子女；父母体重正常者，其子女肥胖的几率约10%，而父母中1人或2人均肥胖者，其子女肥胖几率分别增至50%和80%，但未确定遗传方式。对肥胖者收养子女患病情况有类似家庭聚集情况。单卵孪生子女生后分开抚养，成年后肥胖发生率是双卵生肥胖率的2倍。遗传因素是肥胖的易发因素，肥胖是多基因遗传、多后天因素的疾病。

2. 瘦素　又称脂肪抑制素，是肥胖基因所编码的蛋白质，有脂肪细胞合成和分泌的一种激素。瘦素对机体能量代谢和肥胖的发生有重要作用。瘦素一方面作用于下丘脑的摄食中枢，产生饱食感而抑制摄食行为；另一方面瘦素广泛作用于肝脏、肾脏、脑组织、脂肪组织等的瘦素受体，使其活跃，增加能量消耗。在肥胖人中有95%以上的人存在内源性瘦素缺乏和瘦素抵抗。

3. 胰岛素抵抗　表现为高胰岛素血症，使食欲旺盛，进食量大，促进脂肪的合成和积蓄。

4. 脂肪组织的变化　一般认为脂肪细胞数目的逐渐增多与年龄增长及脂肪堆积程度有关，很多从儿童时期开始肥胖的人，成年后体内脂肪细胞的数目就会明显增多；而缓慢持续的肥胖则既有脂肪细胞的肥大又有脂肪细胞数量的增多，一个肥胖者的全身脂肪细胞可比正常人体脂肪细胞增加3倍以上。

人体脂肪组织有白色脂肪组织和褐色脂肪组织之分。白色脂肪组织是一种储能组织，将过剩的能量转化为甘油三酯储存在脂肪细胞，可以无限储存，白色脂肪细胞的大小随储存的脂肪量而变化；褐色脂肪组织是一种产能器官，当摄食和寒冷环境下，褐色脂肪细胞中的脂肪燃烧功能。肥胖人的褐色脂肪组织功能低下。

（二）饮食因素

1. 摄食过多　摄食过多又称过食。由于摄取的食物过多，即摄入的能量过剩，在体内，多余的能量则以脂肪的形式储存于脂肪组织，导致体内脂肪的增加。

2. 不良的进食习惯

（1）进食能量密度较高食物：食物的能量密度（energy density of food）是近年来推出的、用于评价食物供能多少的一个新概念，指平均每克食物摄入后可供能的热卡数。食物的能量密度与食物中各种产能营养素的关系十分密切，脂肪是重要的产能营养素之一，因此脂肪含量较高的食物往往具有较高的能量密度。

（2）不良的进食行为：饮食行为在肥胖病因中的作用近年来已备受关注。肥胖样进食（the obese style of eating）几乎见于绝大多数肥胖患者，其主要特征是：进食时所选择的食物块大，咀嚼少、整个进食速度较快，以及在单位时间内吃的块数明显较多等。在这种方式下不仅进食快而且进食量也大大超过了非肥胖者。影响肥胖者进食的其他行为因素还有：吃甜食频率过多、非饥饿状况下看见食物或看见别人进食也易诱发进食动机、以进食缓解心情压抑或情绪紧张、边看电视边进食、以及睡前进食等，这些进食行为的异常均可大大加速肥胖的发生发展。

（3）进餐频繁：国内外调查研究发现，在一天之中进餐2～6次的人，无论是男性还是女性，进餐次数较少的人发生肥胖的机会和程度高于进餐次数稍多的人。另一个容易致人肥胖的不良习惯是晚上进食，有人称之为“夜食综合征”。在夜间，人的生理节律是副交感神经兴奋性增强，摄入的食物比较容易以脂肪的形式而储存起来。

3. 其他因素

（1）妊娠期营养因素：妊娠期营养对胎儿的影响主要集中在两个方面：一是对出生体重的影响，一是肥胖母亲与子女肥胖的关系。

有报道表明，妊娠最后三个月和生后第一个月营养较差的母亲，其子女发生肥胖者较少，而妊娠前六个月营养较差的母亲其子女肥胖的发生则较高，提示胚胎生长发育早期孕母食物摄入量对胎儿生后的营养状态存在较大影响。

（2）人工喂养及其辅食添加：研究发现在生后四周内就喂以固体食物结果将造成儿童27.71%超重、16.7%肥胖。过食、人工喂养、过早添加固体食物的喂养模式均是引起肥胖病的高危因素。

奶中能量较高直接影响着儿童的增重速度，尤其是生后头六周内喂以高能量奶方将使儿童体重急速增加，为日后肥胖发生打下基础。而高渗奶方则不但可诱发渴感增加水的摄入，而且还会造成儿童在发育早期便养成进食高渗饮食的习惯。

三、脂肪、碳水化合物与肥胖的关系

在各种膳食因素中，高脂肪、高碳水化合物膳食是肥胖的直接致病因素。越来越多的研究已经相当肯定了它们对肥胖形成的作用。

（一）脂肪与肥胖

大量的流行病研究提示膳食脂肪与肥胖关系密切。无论是发达国家还是发展中国家，随着其国民膳食中脂肪占总能量的产热百分比的增加，其国民的体重和肥胖发生率明显升高。

在饥饿时进食高脂肪膳食会导致进食量尤其是脂肪量的增加。与碳水化合物、蛋白质相比，进食后脂肪的氧化分解要慢得多，而且脂肪还抑制葡萄糖的氧化。高脂肪膳食还有良好的色、香、味以及热能密度高的特点，这些因素往往导致进食过多的高脂肪膳食。

（二）蔗糖与肥胖

高蔗糖膳食可引起高胰岛素血症。胰岛素的作用之一是促进脂肪的合成，胰岛素水平升高可导致体内脂肪积累，包括皮下脂肪和腹腔内脂肪。

四、临床表现

肥胖病本身的症状多为非特异性症状，多数症状与肥胖病的严重程度和年龄有关。主要由机械性压力和代谢性紊乱两方面所引起，并导致了许多并发症。

（一）一般表现

1. 气喘　气喘是超重者的常见症状和特有主诉，由于肥胖常导致呼吸道机械性压迫，患者往往感觉呼吸困难，同时代谢率升高也使患者需要吸入更多的氧气，排出更多的二氧化碳，因此就像负重行走一样。另外肥胖易导致原有呼吸系统疾病加重、呼吸道感染，特别是手术后感染机会明显增多。

2. 关节痛　这是肥胖患者最多见的症状。主要是机械性损伤、进行性关节损害及其症状加重引起疼痛。但也有代谢的原因，如脂肪增加所引起的代谢改变。双手的骨关节病多见于超重患者，痛风也多见于肥胖患者。

（二）内分泌代谢紊乱

近期研究表明，脂肪细胞不仅仅是脂肪库，而且还可作为内分泌细胞，生成某些激素，也可作为许多激素的靶细胞。肥胖患者的激素作用模式有所改变，尤其是腹内脂肪过多积聚者。

1. 高胰岛素血症　胰岛素抵抗与肥胖者有关，尤其是腹部脂肪量增加明显的患者，表现为高胰岛素血症。特定器官或组织的抗胰岛素性不同，可能是造成局部脂肪堆积的原因中心性脂肪堆积的原因。

2. 对生殖激素分泌的影响

体脂过多尤其是腹部肥胖与排卵功能障碍、雄性激素过多有关。中度肥胖与多囊卵巢综合征的发生亦有关，肥胖者常伴有月经紊乱。

（三）消化系统的表现

反流性食管炎、脂肪肝、胆囊炎、胆结石是肥胖人群中的高发病。

五、肥胖并发症

（一）肥胖性心肺功能不全综合征（pichwickian symdrome）

肥胖还可损伤肺功能和结构的改变，由于腹部与胸部脂肪过度堆积，腹腔内压力增加，横膈抬高，膈肌活动幅度降低，腹式呼吸受阻，胸式呼吸也受到一定限制，造成呼吸效率降低，成为低换气状态。使肺内气体交换减少，血氧浓度降低，二氧化碳浓度增加。呼吸中枢长期处于高二氧化碳分压状态下，对二氧化碳反应性降低。这些因素均造成肺泡通气不良，换气受阻，二氧化碳潴留，血氧饱和度下降，出现呼吸性酸中毒、发绀、红细胞增多、意识不清、嗜睡及昏睡等。重度肥胖病人呼吸功能不全，使呼吸耗氧增加，加重了缺氧。同时由于胸腔阻力增加，静脉回流受阻，静脉压升高，而出现右心功能不全综合征，如颈静脉怒张、肺动脉高压、肝肿大、浮肿等。加之肥胖者血液循环量增加、心输出量与心搏量增加，也会加重左心负荷，造成高搏出量心力衰竭，而导致肥胖性心肺功能不全综合征（pickwickian symdrome，匹克威克综合征）。

（二）睡眠呼吸暂停综合征

该综合征与肥胖病的气喘有关，发病隐匿，有时可能危及生命。该合并症的特点为睡眠中阵发性呼吸暂停，往往由其他人首先发现。下列症状提示可能患该综合征：打鼾、睡眠质量差或出现低氧血症，醒后不能恢复精神。严重时，由于较易发生低氧性心律失常，常可导致患者死亡。也会发生低氧性痉挛。

（三）心血管疾病

肥胖者易患高血压、胆固醇升高和糖耐量降低等，而这些都是心血管病的危险因素。长期的前瞻性研究结果提示，肥胖是心血管疾病发病和死亡的一个重要的独立危险因素，BMI 与心血管疾病发生呈正相关。

（四）糖尿病

许多调查已观察到肥胖与 2 型糖尿病的危险呈正相关。对 30 ~ 55 岁的妇女观察研究了 14 年，结果发现，肥胖妇女发生糖尿病的危险是正常妇女的 40 多倍。发生糖尿病的危险随 BMI 增加而增加，随体重减轻而下降。

（五）胆囊疾病

肥胖病是胆石症的一个危险因素，肥胖者发生胆石症的危险是非肥胖者的 3 ~ 4 倍，而腹部脂肪过多者发生胆石症的危险则更大。发生胆石症的相对危险随 BMI 增加而增加。肥胖者胆汁内胆固醇过饱和、胆囊收缩功能下降是胆石症形成的因素。此外，由于胆石症常合并胆囊炎，所以急慢性胆囊炎也在肥胖者中多见。

急性胰腺炎是可能的并发症。

六、膳食与肥胖的治疗

膳食疗法是肥胖治疗的最基本的方法之一，无论采取其他哪种治疗方法，都必须辅助以膳食疗法；同样地，在实施膳食治疗的同时也必须辅助以运动疗法、行为疗法等其他治疗方法。一般来说，在膳食疗法开始后的 1 ~ 2 月，可减重 3 ~ 4kg，此后可与运动疗法并用，保持每月减重 1 ~ 2kg，这样可获得比较理想的治疗效果。

膳食疗法可分为三种类型。

（一）节食疗法

每天摄入的能量大约在 5020 ~ 7530kJ（1200 ~ 1800kcal），其中脂肪占总能量 20%、蛋白质 20% ~ 25%、碳水化合物 55%。

（二）低能量疗法

每天摄入的能量大约在 2510 ~ 4150kJ（600 ~ 1000kcal），脂肪 < 20%，蛋白质 20%。两种疗法主要适用于轻、中度肥胖者。肥胖者可根据自己的情况选择其中任何一

种治疗方法，但是，最好在医生的指导下进行。

1. 控制能量的摄入量　1kg人体脂肪大约含有29290kJ（7000kcal）的能量，因此，减轻体重（脂肪）1kg，必须大约减少29290kJ（7000kcal）的能量摄入。如果每天减少能量摄入2092～2929kJ（500～700kcal），则大约需要14～10天时间，才能实现减掉1kg脂肪的目标。一般来说，以在实际操作过程中，一般规定年轻男性每天能量的摄入低限为6690kJ（1600kcal），年轻女性为5860kJ（1400kcal）。

全天能量的分配：一日三餐，早餐30%，午餐40%，晚餐30%。开始减肥阶段，为解决饥饿问题，可在午餐或早餐中留相当于5%能量的食物，约折合主食25g，在下午加餐。

2. 适当的营养素分配比例

（1）供能营养素的能量分配比例：由于限制了能量的摄入，所以要保证必需的营养素供给，才能保证人体正常的生理功能。在减肥过程中，三大供能营养素的分配是至关重要的。正常平衡膳食的三大营养素分配比例是蛋白质占总热能的12%～15%，脂肪为25%～28%，碳水化合物为60%，而肥胖治疗膳食的三大营养素分配原则是蛋白质占总热能的25%，脂肪占15%，碳水化合物占60%。在蛋白质的选择中，动物性蛋白质可占总蛋白质的50%左右，烹调油应选择橄榄油、茶油、葵花子油、玉米油、花生油、豆油等。

（2）保证维生素和无机盐的供给：因为受摄入的能量限制，所以在膳食减肥时，常常会出现维生素和无机盐摄入不足的问题。容易缺乏的维生素主要有维生素B_1、维生素B_2、烟酸等，容易缺乏的无机盐有钙、铁等。为了防止维生素和无机盐缺乏病，在进行膳食治疗的过程中，必须注意合理的食物选择和搭配。新鲜蔬菜、水果、豆类、动物内脏如肝脏、牛奶等是维生素和无机盐的主要来源。另外，在医生的指导下，可以适当服用多种维生素和无机盐制剂。

（3）增加膳食纤维的供给：肥胖患者常有便秘的问题，适当增加膳食纤维的摄入不仅有助于缓解便秘，还可以减少脂肪和糖的吸收。所以提倡食用富含膳食纤维的食物，最好能保证每天的膳食纤维摄入量为30g左右，相当于500～750g绿叶蔬菜和100g粗杂粮中含的膳食纤维。

（4）戒酒：在进行膳食治疗时，最好不要饮酒，酒类主要含有乙醇，而不含其他营养素，1ml乙醇可提供能量7kcal，因此饮酒常常导致摄入的能量过高而使减肥失败。

3. 膳食习惯和行为的改变　纠正不良的膳食习惯是减肥成功的关键之一。肥胖者常见的不良膳食习惯有不吃早餐、而午餐和晚餐特别是晚餐进食过量；爱吃零食、甜食；进餐速度过快等。肥胖者应针对自己的这些不良习惯，提出相应的纠正方法对于减肥具有事半功倍的作用。

（三）肥胖的极低能量疗法

极低能量疗法主要适用于重度和恶性肥胖患者，实施极低能量疗法时，通常患者需要住院，在医生的密切观察下进行治疗。

如果因治疗的需要，每天摄入的能量控制在2510kJ（600kcal）以下则称为极低热量疗法，也称为半饥饿疗法。极低能量疗法不是肥胖膳食治疗的首选方法，而仅仅适用于节食疗法治疗不能奏效的肥胖患者或顽固性肥胖患者，而不适用于生长发育期的儿童、孕妇以及患有重要器官功能障碍的患者。

极低能量疗法的治疗时间通常为4周，最长不超过8周。严格地说，使用极低能量疗法治疗的患者必须住院，在医生的密切观察下接受治疗，不可在门诊或患者自己在家进行。在实施极低能量疗法之前，需要进行2~4周的临床观察，在这期间内确认使用极低能量疗法的必要性、可行性以及健康检查，然后转入极低能量疗法。

根据以往的研究结果，极低热量疗法在一周内男性可减重1.5~2.0kg，女性可减1.0~1.5kg，一个月可减7~10kg。在开始治疗的前2周，减重效果比较明显，此后减重的速度逐渐减慢。在治疗的前2周，主要丢失的是水分和瘦体组织，出现负氮平衡；在3~4周以后，负氮平衡逐渐恢复。如果在治疗开始后4周，氮平衡为负氮平衡，并且前白蛋白、视黄醇结合蛋白在正常值的下限以下，则应考虑停止极低热能疗法。另外如果在治疗过程中，出现进行性的贫血、肝功能异常、严重的电解质紊乱特别是低钙血症、心律不齐等症状，应及早停止极低热能疗法。

极低能量疗法的不良反应有较重的饥饿感、头痛、乏力、恶心、呕吐、腹痛、腹泻、注意力不集中，但是这些症状在治疗开始1周以后便逐渐缓解。在极低热能疗法停止以后，不可直接恢复到正常膳食，因为这样会突然加重肾脏负担，造成肾功能损害，另一方面为保证减轻体重以后不迅速反弹，可采用节食疗法继续进行减肥治疗，节食疗法可进行6~8周，在此期间体重可有反弹，但不会超过极低能量疗法之前的体重。如果有必要，可再度实施极低能量疗法。极低热量疗法在短期内的减肥效果是很明显的，但是在治疗后的1~2年，半数以上的患者出现体重大幅度的反弹，这是极低热量疗法的最大缺点。

七、运动在肥胖治疗中的作用

（一）运动调节能量平衡

肥胖是长期摄入能量大于消耗能量的结果，肥胖发生的是机体强大的调节机制经调节打破体重原来的稳定水平，又达到一个新的稳定状态。仅仅靠调节食物中的营养成分去破坏现在的稳定变化小而且慢。只有减少脂肪储存量，才能激动能量平衡的重新调整，运动的作用就是增加脂肪的氧化和燃烧。

（二）运动调节体脂肪

运动增加能量消耗，活跃骨骼肌增加对脂肪酸的摄取和氧化。快步行走1小时相当于静坐1小时能量消耗的几十倍，在不增加能量摄入的前提下，运动减少体内脂肪既快又安全。

第九章

常见外科疾病

第一节 胃大部切除术后

一、胃大部切除术后主要并发症

（一）胃大部切除术后主要营养并发症

1. 体重减轻　发生率约5%，术后能量、蛋白质摄入不足是主要原因，应给予高蛋白高维生素饮食，并做到少量多餐、清淡、易消化。

2. 贫血　发生率10%～20%，与出血、能量、蛋白质、铁摄入量不足有关，营养治疗按缺铁性贫血进行，适量增加富含蛋白质、铁、维生素B、维生素C、维生素B_{12}和叶酸的食物。

3. 腹泻与脂肪泻　因胃排空过快，小肠蠕动过强，使胰胆分泌液与食糜不能充分混合，脂肪类食物不能乳化引起脂肪消化吸收不良。应采用低脂少渣饮食。

（二）术后出血

发生在术后24小时后，为鲜血，主要原因为吻合口出血。

（三）术后呕吐

引起的原因有残胃蠕动无力或胃排空时间延长；术后梗阻；前者应胃肠减压、禁食，营养支持可采用胃肠外或鼻饲，鼻饲管应进入空肠。

（四）碱性反流性胃炎

术后数月或数年发生，因术后胆汁、胰液进入残胃，胆盐、卵磷脂破坏胃黏膜屏障，H^+逆向转移，促使组胺释放引起黏膜充血、水肿、糜烂和出血等，其临床表现基本同急慢性胃炎，因病程长易发生营养不良和贫血，应按急慢性胃炎并发营养不良和贫血给于营养支持。

（五）吻合口溃疡

发生在术后两年左右，临床表现同消化性溃疡病，营养治疗同消化性溃疡病，注意观察胃出血的发生，及时调整营养治疗方案。

（六）倾泻综合征（dumping syndrome）

倾泻综合征的发生可发生在早期和晚期，原称早期为倾泻综合征，晚期称低血糖综合征或迟发性倾泻综合征，其临床表现可同时存在。倾泻综合征的发病机制和临床表现如下。

1. 早期倾泻综合征　在进食30分钟以内发生，其症状由心血管功能障碍引起的有全身无力、头昏、晕厥、大汗淋漓、面色苍白、心动过速、呼吸加大、血压下降；由胃肠功能障碍引起的有上腹饱胀不适、腹泻。发病机制是胃容积减少及失去幽门控制，食物和液体快速进入十二指肠或空肠，引起胃肠功能、血管舒张功能的紊乱、胃肠道激素改变、血容量下降而出现的特异综合征。

2. 晚期倾泻综合征　又称迟发性倾泻综合征或低血糖综合征。主要症状有：餐后2～4小时发生，以血管舒张症状为主，胃肠症状不明显。发病机制是胃失去胃窦和幽门控制，排空过快，糖类食糜快速进入空肠并迅速大量吸收，血糖快速升高以及空肠上端高渗性食糜引起高血糖素大量释放，刺激胰岛素释放大量胰岛素，使血糖迅速降低而发生的系列症状。

二、胃大部切除后的营养治疗

饮食治疗的目的为预防营养不良和倾泻综合征的发生。

（一）原则

1. 手术后早期　胃切除术后两周内，饮食采用“循序渐进、少量多餐”的试餐原则。供应的食物低糖、品种少、体积小、次数多、清淡、易消化。可用十二指肠穿刺导管针从十二指肠早期进行肠内营养支持（如补充要素膳）。

2. 手术后后期　主要是防止倾泻综合征的发生。随着患者恢复，开始吃较大量和较多种类的食物。

（二）饮食治疗

1. 第一阶段　饮食特点是采用不需咀嚼的低糖高脂肪高蛋白质液体食物，为顺利进入第二阶段做好准备。每日6餐，每餐由30～40ml开始，逐步增加至每餐150～200ml。食物可采用鸡汤、鱼汤、排骨汤、蛋花汤或与米汤混合等。

2. 第二阶段　饮食特点是采用半流食，每日6餐，主食可选用米粥、面包、面条、面片、花卷、馒头、饼干等；副食可选用煮蛋、瘦肉、鱼虾类、豆腐、少渣的蔬菜（如去皮的瓜茄类等）、果泥、菜泥等。

3. 第三阶段　饮食特点是采用软饭，每日6餐。应注意进食时避免饮用汤和饮料。

三、临床观察项目

1. 开始进食和营养治疗后　有否恶心、呕吐、腹胀腹泻、便血、头昏、心慌等症状。

2. 体重变化。

3. 血常规　必要时观察视黄醇结合蛋白。

4. 有条件进行对比性营养评价。

四、出院医嘱

1. 向患者或家属交待营养评价发现的主要问题。

2. 饮食治疗方法和注意的问题，出现问题的处理方法和预防方法。

3. 食物选择的知识等。

第二节 短肠综合征

短肠综合征（short bowel syndrome，SBS）指仅残存小肠长度不足200cm，由此引起的临床一组症状，可有腹泻、脱水、电解质失衡、吸收不良和进行性营养不良。正常成人小肠长度平均为600cm，远端3/5为回肠。食物在胃内经初步处理后进入小肠，经多种消化酶的作用分解成葡萄糖、脂肪酸、氨基酸和多肽，这些营养物质在小肠经过2小时被吸收和利用，充分的消化吸收是因为小肠有充足的长度。手术切除大部分小肠后，不能对营养素进行充分的吸收。严格划分残存小肠的长度，不符合临床上的具体情况，绝对长度不是影响营养状况的惟一原因。对营养状态是否发生影响，与回盲瓣是否保留、结肠保留长度、回肠是否保留，小肠残留长度等有密切关系。有人主张，小肠残留长度至少1cm/kg体重，才可以通过合理的营养支持维持正常营养状况。

一、短肠综合征的常见原因

1. 急性肠扭转引起肠坏死
2. 肠系膜血管病变
3. 克罗恩病（Crohn's disease）

二、主要病理变化和临床表现

（一）临床表现

腹泻、体重丧失和中至重度进行性蛋白质能量营养不良。

（二）主要病理变化

1. 大量消化液丧失　每天胃肠道分泌消化液约4.5~5.0L，短肠可致脱水和水电解质紊乱。

2. 胃肠道动力紊乱　正常情况下，胃肠蠕动有节律性和阶段性，使食糜在肠道消化液充分混合和反应，才能利用广大的小肠吸收面积吸收利用营养物质，如在餐后1.53小时到达回肠，5~7小时完成消化。短肠综合征病人进食后15分钟就可以排便。

3. 消化吸收功能明显减弱　严重影响营养物质的吸收利用，极易发生营养不良。

三、对营养素吸收的影响

（一）糖的吸收

小肠吸收面积减少，残存的二糖酶减少，使糖吸收减少；胃酸分泌增加，肠内环境酸化，影响糖吸收。

（二）氨基酸吸收

正常情况下，食糜到达回肠末端氨基酸和多肽基本消化完。短肠综合征时蛋白质和氨基酸消化不良，不良程度与小肠残留长度有关。

（三）脂肪的吸收

吸收主要在空肠上端，脂肪在碱性环境下，经胰脂肪酶的作用，被水解成游离脂肪酸和甘油，胆盐使甘油凝结成微胶粒被吸收，脂肪酸被直接吸收。短肠综合征时胆盐缺乏，脂肪不能充分乳化、脂溶性维生素及钙吸收发生障碍，如回肠切除也影响维生素 B_{12}吸收。

（四）胃酸分泌增加

发生率高达50%。

四、营养支持与治疗

手术后最初几周，治疗的主要目的是维持体液和电解质的平衡。应密切监测病人的血流动力学指标和电解质水平。维持每日尿量至1500～2000ml。

（一）肠内营养支持（EN）

可采用要素型肠内营养制剂。要素制剂营养较为全面，无需消化即可直接或接近直接吸收，本身不含残渣或残渣极少，故常用于SBS病人。但要素型肠内营养制剂往往伴随较高的渗透压，故在应用过程中需特别注意病人的耐受性。EN的应用原则、方法和临床监测参见第11章肠外与肠内营养。

（二）饮食治疗

总的原则是采用适量能量、低脂肪、少渣饮食，采用少量多餐的方式给予，以期尽快恢复并维持肠道功能。一般分为以下三个阶段：

1. 试用期　可在手术后3～4天给病人少量温和的液体食物，如稀米汤、淡果汁、生理盐水、低浓度葡萄糖液等，由20～30ml开始，观察病人有无胃肠道反应，如能耐受，可逐步增量。这段时间饮食营养无法满足患者的营养需要，其作用在于刺激肠道功能的恢复。试用期一般持续5～7天。禁用一切含蛋白质和脂肪的食物。

2. 适应期　在接受试用期饮食一周后，如无明显的胃肠道不适，则可进入适应期饮食治疗阶段。一般按照以下顺序添加食物：先添加以淀粉为主的食物，如米粥等；而后逐步增加易消化的含蛋白质较高的食物，如脱脂酸奶等；如患者能够耐受，无明显胃肠道不良反应，可谨慎地添加少量含脂肪的食物，如蛋黄等。此期一般持续8～10周。

3. 稳定期　约在手术后11周左右进入稳定期。这个阶段饮食可采用适宜能量[126kJ(30)～146kJ(35kcal/kg)]、少渣半流或软饭，并逐步增加蛋白质、碳水化合物和脂肪的摄入，仍应坚持少量多餐的原则。

4. 促进肠功能代偿的营养物质　营养治疗的另一重要任务是促进肠功能代偿，不仅可很快改善营养状况，促进功能代偿，可节省大量医疗开支，更重要的是提高病人生活质量。促进肠功能代偿的营养物质有：

（1）碳水化合物：因为短肠综合征时，残留小肠和结肠内的糖酵解作用加强，乳酸菌活跃，吸收糖供给能量的效力加大。高糖饮食，特别是增加乳果糖，对肠代偿作用大。

（2）脂肪酸：中、短链脂肪酸促进作用强。

（3）纤维素：促进肠黏膜再生，特别是果胶。

（4）谷氨酰胺：是肠上皮的能量物质，在短肠综合征时，谷氨酰胺可促进肠上皮和黏膜增生。

第三节 肠 瘘

一、临床特点

肠瘘（intestinal fistula）是指肠道与其他脏器，或肠道与腹腔、腹壁外有不正常的通道。瘘管的发生可能是先天发育异常，创伤、炎症或恶性疾病而造成。外伤、手术，继发感染、措施不当、患者本身营养状况差引起肠瘘。肠道发生瘘管意味着肠壁穿孔，如果瘘管通向腹腔，肠腔内的胰液、肠液等消化液流入腹腔，会造成腹腔感染、炎症，同时还会流失肠腔大量的水分、电解质及消化液，造成消化功能丧失，吸收不良，从而严重影响病人的营养状况。

高位肠瘘，尤其是高流量瘘（空腹时肠液流出量＞1000ml/d），常伴水、电解质和营养素大量丢失，易发生全身感染和肠道出血等并发症，导致重度营养不良，临床处理困难，死亡率高。

二、营养障碍

肠瘘发生后，患者本身处于高代谢状态，存在诸如胰岛素抵抗、自身相噬的病理情况，出现内环境紊乱，水、电解质、酸碱紊乱，能量消耗大量增加，蛋白质大量丢失，无机盐、维生素等大量丢失等。

在肠瘘发生的初期不宜摄取过多的营养，以免加重代谢状态，宜采用低能量，只需满足基本生理需要即可。一旦感染控制、代谢状况平复，才可考虑加强营养。

三、营养支持与治疗

早期积极控制感染，腹腔引流；肠外途径补充丢失的液量和电解质，纠正水、电解质、酸碱紊乱；营养支持方式中首选肠外营养（PN），PN 可大量减少胃肠液分泌（50%～70%），同时胃肠反应也较少。热量供给以葡萄糖和脂肪为主，约 105kJ（25）～126kJ(30kcal/(kg·d))；氮源可从普通氨基酸液中获得，一般 1g/(kg·d) 即可满足病人需要，个别病人因周围静脉耐受性差，可改用短期中心静脉进行营养支持。对小肠瘘，可加用生长抑素或生长抑素类似物。肠瘘口小，流量少的患者可采用管饲或口服要素型或短肽型肠内营养制剂。肠外与肠内营养支持的应用原则及方法参见第 11 章。若为低位瘘，患者情况已稳定，并可耐受自然食物，可少量给予流食，并逐步过渡到少渣清淡半流食。

第四节 肝脏手术

一、临床特点

全身的血液都要通过门脉和肝动静脉循环流经肝脏，肝脏是人体的化工厂，进行解毒、营养物质的加工、各种酶和激素的转化等等，肝脏能够储存一定量的糖原，它是身体进行血糖调节的应急库，肝脏还能分泌胆汁，所以肝脏同时还是一个消化腺体。

肝脏的功能复杂多样，肝脏的血供也是非常丰富，所以肝脏手术的难度很大，手术后，体内的代谢及生化方面的改变更需要适当的处理，以促进肝组织再生和功能恢复。

二、肝脏手术后容易发生的营养问题和对策

（一）低血糖

肝脏手术后，肝功能尚未恢复，对于血糖调节的能力失去，所以肝脏手术的患者中约有70%以上罹患严重的低血糖症，因此手术后的几天内或直到病人能经口进食糖类之前，都要注意维持血糖在适宜的浓度，并持续注射10%葡萄糖。

（二）低白蛋白血症

肝脏手术会引起低白蛋白血症，血浆白蛋白降低会引起胶体渗透压下降，导致组织水肿，同时也会引发免疫功能的下降。因此手术后需持续地由静脉给予白蛋白1～3星期以维持血液中白蛋白值。

（三）凝血因子合成减少

凝血因子——维生素K是由肝脏合成，肝脏手术后其合成减少，缺乏维生素K会出现凝血障碍，表现为出血倾向。当然，随着术后肝细胞的再生，其合成会恢复正常。因为维生素K能够在脂肪组织储存，所以在手术前给予维生素K，形成储备，手术后再适当补充。

（四）胆汁分泌减少

胆汁由肝脏分泌，进入肠道后起乳化脂肪的作用，能够促进脂肪的吸收。肝脏手术后胆汁分泌减少，使患者消化脂肪的能力减弱，进食高脂食物后患者会感胃肠不适，甚至发生脂肪痢。因此，手术后最初的膳食以淀粉类为主，选择蛋白质的食物来源时要避免含脂肪多的食物。

三、肝脏手术后的营养治疗

肝脏手术后会有一段时间禁食，这是为使胃肠道得到充分休息，避免出现胃肠功能极度紊乱，此期必须靠肠外营养来维持身体的需要。静脉给予葡萄糖、脂肪乳、氨基酸、白蛋白、各种维生素以及电解质、微量元素和矿物质。特别需要注意的是血糖和血浆白蛋白浓度的起伏。

能够经口进食后，需要从无脂肪的流质饮食开始，逐渐过渡到低脂半流质饮食。膳食中适量添加甜食，以满足维持血糖的需要。肝脏手术后选择蛋白质丰富而低脂的食品才不致增加肝脏的负担。鱼、鸡蛋白、虾仁、鸡肉、豆腐、豆浆、新鲜蔬菜及水果等都是此阶段适合的食物种类。用中链脂肪替代部分普通脂肪既不会引发胃肠不适，又能够提供一定的脂质能量，避免长期无脂饮食造成脂溶性维生素的缺乏。

肝脏手术后低脂半流饮食及肝脏手术后低脂软饭。

第五节　胰腺手术后的营养治疗

一、胰腺切除后对人体代谢的影响

胰腺手术具有一定的危险，因为如果发生胰瘘，具有消化能力的胰液进入腹腔或血液，会导致严重的后果。壶腹部肿瘤、胰腺炎等需要进行胰腺部分切除，胰腺切除后对人体代谢的影响表现在如下方面：

（一）胰液减少

如施行胰十二指肠切除术，手术后有胰液减少、胰酶分泌不足，使供给的能量物质消化不良，以致从粪便中丢失。而氨基酸、钙、镁和脂溶性维生素等也吸收不良，所以可给予胰酶制剂。有些病人脂肪吸收未能恢复正常，此时饮食中要控制脂肪摄入量。

（二）胰岛功能不足

残存胰岛内分泌功能不足，导致继发性糖尿病，在手术后需要适当控制单糖的摄入，并使碳水化合物占能量的比例在60%以内。

二、胰腺手术后的营养治疗

较大的胰十二指肠手术或重症胰腺炎的手术后考虑到可能发生胃、十二指肠潴留、胰瘘、胰梗阻、假性囊肿和脓肿等并发症，以及长期营养支持的需要，术中行空肠造口、插管，作为术后肠内营养支持的通路。术后1~2天内患者需要完全肠外营养，周围静脉和中心静脉均可用。肠道蠕动恢复后，可由空肠造瘘输注要素饮食，要素饮食对于胰腺没有刺激，不会增加胰液分泌量。肠外营养中添加谷氨酰胺有助于肠黏膜上皮的功能维护。

胰腺手术后膳食治疗总的原则是限制脂肪，适当限制碳水化合物和蛋白质。手术后早期进无脂流质，可进米汤、果汁、菜汁、藕粉、蛋白水等。以后可进低脂半流质，每日5~6餐，烹调方法宜采用氽、清蒸、烩、煮等。禁止食用含脂肪多的食物，如肥肉、福建肉松、花生米、芝麻、核桃、油酥点心等。宜进食鱼、鸡蛋白、虾仁、鸡肉、豆腐、豆浆、新鲜蔬菜及水果等。

第六节　胆囊切除手术后

胆囊炎、胆石症的病人多以外科手术切除胆囊作为根治办法。食物中缺少膳食纤维、钙、铁、镁等矿物质，或是摄入过多的脂肪和胆固醇，都可能引发胆石症，同时，妊娠、肥胖者体重上下波动，运动过少，长期静坐习惯也是胆石症的诱发因素。

一、胆囊切除手术的营养问题

胆囊缺失后经过一段时间代偿，胆总管会发生扩张。因为缺少了胆囊对胆汁的浓聚，进餐后进入肠道的胆汁浓度和数量下降，对脂肪的消化能力也减弱，容易发生粪脂超标，手术后控制食物中脂肪的含量，还可促进伤口愈合，并使病人感觉舒服。所以，胆囊切除术后的患者仍需坚持低脂肪的饮食原则。

二、胆囊切除手术的饮食治疗

手术后1~2天肠道开始蠕动，肛门排气后即可给予饮食，如果术后5天以上患者仍不能经口饮食或接受肠内营养，则有必要以肠外的方式给予营养，常规的术后补液不能满足此期的营养需要。术后饮食先由无脂流质食物开始，依病人能忍受的程度，逐渐进展至给予低脂普食，少量多餐，每天5~6餐可以在肠道能够耐受的情况下补充更多的营养。

第七节 烧伤病人

一、烧伤后的营养代谢特点

（一）能量代谢

1. 分解代谢率与合成代谢率均增高，但分解代谢率增高大于合成代谢率，称之高代谢状态。

2. 能量消耗在烧伤早期最多，且随烧伤面积和深度而增加（表6-9-1）。严重病人代谢率可增加50%~100%。代谢率变化也与烧伤病程有关，一般伤后6~10天达到高峰，氧消耗量增加到100%以上；之后随创面逐渐修复，感染被控制，患者康复而逐渐下降。

表6-9-1 烧伤面积和代谢率增高的关系

烧伤面积%	10	20	30	40	50	60
代谢率增高（大于正常%）	+28	+54	+70	+85	+93	+98

3. 通过体表丢失的水份比正常皮肤增加3~4倍。烧伤病人每小时蒸发丢失水份（ml）=（25+体表烧伤面积百分比）×体表面积（m^2）

（二）碳水化和物代谢改变

1. 组织产生胰岛素抵抗，糖原分解加速，肝脏生成葡萄糖增加，同时组织对葡萄糖的利用率相对下降，促使病人血糖迅速升高，有时能维持很长一段时间。

2. 血糖升高的程度与烧伤严重程度有密切关系，烧伤面积大于30%的患者伤后几小时内即可出现明显血糖升高。

3. 烧伤后高血糖改变主要与肾上腺素、肾上腺皮质激素、胰高血糖素分泌有关。

4. 糖异生的增强，原料来源于通过蛋白质分解而形成的氨基酸。

（三）脂肪代谢

1. 脂肪分解加速，严重时每日丢失脂肪可达600g以上。

2. 血浆游离脂肪酸浓度大多升高。

3. 肉毒碱缺乏，长链脂肪酸氧化障碍，易造成甘油三酯在肝脏和其他组织的沉积，引起肝脂肪变性，增加心肌纤维、肾小管细胞内的脂含量，严重者可导致心肌纤维坏死而造成损害。

（四）蛋白质和氨基酸代谢

1. 烧伤后蛋白质分解代谢和合成代谢的速度均加快，但分解代谢速度超过了合成速度，造成负氮平衡。

2. 尿氮排出量增多，可持续数日甚至数周。尿氮量与烧伤面积和深度有关，轻中度烧伤每日丢失10～20g，严重烧伤可达28～45g。

3. 烧伤病人创面渗出液是丢失氮的肾外因素，深度烧伤面积达全身体表1/3的病人，创面渗出液丢失的氮量占总丢失量的10%～20%，大面积深度烧伤病人创面丢失氮可达总量的20%～30%。

4. 分解代谢增强的原因主要是由于激素的变化，如皮质醇，儿茶酚胺增加，可加速蛋白质分解，氨基酸释放，抑制再合成蛋白质，并促进氨基酸在肝内形成葡萄糖；儿茶酚胺和胰高血糖素加速肝内葡萄糖合成；伤后胰岛素相对不足，造成其抑制葡萄糖合成、抑制细胞内蛋白质分解及促进蛋白质合成的作用减弱。

5. 肌肉组织蛋白质加速分解释放氨基酸，可用于氧化供能、合成葡萄糖、满足脑组织等生命必须的生理活动，供肝脏合成急性期蛋白反应物。

6. 血浆浓度降低的有甘氨酸、脯氨酸、苏氨酸、丝氨酸、精氨酸、谷氨酰胺等，表现为浓度升高的主要有苯丙氨酸、谷氨酸、亮氨酸。

（五）无机盐和微量元素代谢

1. 钠　烧伤后出现肾钠潴留，病情好转时出现钠利尿，即“钠潴留”和“钠利尿”现象。

2. 水　烧伤后排出水负荷量的能力明显不足。有时患者表现低血钠，往往是给以过多的低渗溶液引起的。

3. 钾　钾离子从细胞内释出，从尿和创面丢失较多，常出现早期血浆中高钾、后期低钾血症和负钾平衡。随着创面的修复，蛋白质合成的增加，钾的需要量也相应地增加，治疗中必须注意。

4. 锌　烧伤后血清锌下降，主要原因是从创面渗出液丢失，渗出液的锌含量是血浆的2～4倍，血浆中许多锌与白蛋白结合在一起，蛋白丢失也带走了锌离子；其次烧伤病人的尿中锌的排出量显著增加，达正常人的5～10倍，可持续两个月之久，低锌血症将影响创面愈合。

5. 铜　血清铜，铜蓝蛋白下降，下降程度与烧伤严重程度成正比。原因与输液造成的体液稀释、创面渗出及补充减少有关。

6. 铁　烧伤后血清铁降低，主要原因是与摄入不足及手术切痂造成的出血有关，在严重病例缺铁存在于整个病程中。

7. 其他离子　磷代谢常与氮代谢相平衡而出现负平衡，低磷对组织氧化、白细胞吞噬功能和细胞ATP的消耗具有不良作用。血清钙虽能维持正常低限，但尿钙排出仍增多，伤后两周达高峰。最近发现，血清钙等升高，而降钙素分泌受儿茶酚胺和肾上腺素的促进，也可能与血磷降低有关。镁的变化和锌也相似。如长期得不到补充可发生缺乏。近年有报道烧伤后铬也有下降，与尿铬排量增加有关。铬缺乏将影响葡萄糖和脂肪代谢。

（六）维生素代谢

维生素可从创面和尿中丢失，血清或血浆中维生素A、维生素B_1、维生素B_2、维生素B_6、维生素B_{12}，维生素C、生物素、叶酸、烟酸均降低。

二、烧伤病人的营养障碍

1. 主要表现　低蛋白血症，贫血，电解质紊乱，维生素缺乏和免疫功能低下，临床可观察到消瘦，体重下降，创面愈合迟延，抗感染能力差。

2. 营养评估　参见表6-9-2。

表6-9-2　成人营养不良程度估计指标

监测指标	标准值	正　常	营养不良		
			轻　度	中　度	重　度
标准体重百分比	100	>90	80～90	60～80	<60
血清白蛋白（g/L）	45	35～45	30～35	25～30	<25
血清转铁蛋白（g/L）	2.5～3.0	>2.0	1.5～2.0	1.0～1.5	<1.0
前白蛋白（mg/L）	150～300	>150	100～150	50～100	<50
氮平衡（g氮/24h）	±1	±1	-5～-10	-10～-15	<-15
淋巴细胞总数（$\times10^8$/L）	>17	>17	12～17	8～12	<8

三、营养支持治疗

（一）根据临床病程的不同调整营养方式

1. 休克期　烧伤后1～2天内，病人应激反应严重，此时以静脉补液纠正休克治疗为主。应特别注意休克期喂养，因休克期胃肠蠕动减弱，贲门松弛，胃肠功能受到抑制，此时不宜经胃肠道供应过多饮食，特别要限制病人的饮水量，防止大量饮水造成呕吐或急性胃扩张，可以置“鼻-空肠导管”经肠内营养泵控制持续给予少量肠内营养制剂以保护胃肠结构和功能。

2. 感染期　休克期过后，患者进入代谢旺盛期，此时创面坏死组织逐渐脱痂，易发生创面感染，严重时可出现全身感染。病人需补充大量营养物质，此期通过营养治疗主要是改善高代谢状态，缩短高代谢反应期，改善负氮平衡，促进创面修复。休克期过后多数病人胃肠道功能逐渐恢复，但不能承受突然大剂量的营养供给，因此，早期应以肠外营养为主要方式，从胃肠道补充营养制剂应逐渐增加用量，大约一周后，胃肠功能基本康复，可以减少肠外营养，过渡到肠内营养。如口服有困难，可置鼻-胃管，鼻-空肠导管给予肠内营养液。如病人有严重消化道功能紊乱，且周围静脉不能利用，可以考虑中心静脉插管进行营养支持。

3. 康复期　这个时期病人创面大部分愈合，全身情况逐渐好转，应注意继续营养支持，促进患者痊愈。应以肠内营养为主，给予高蛋白、高热量、富含维生素的膳食。

（二）强化给予特殊物质

近年来有些研究显示，一些特殊的物质有助于改善烧伤后的高代谢反应，改善氮平衡，如生长激素（GH）、精氨酸、支链氨基酸、鸟氨酸α-酮戊二酸盐等，国外研究资料证明，在大面积烧伤中用低剂量的GH0.03～0.06mg/(kg·d）治疗，GH除了降低血尿素氮外，对氮平衡，体重丢失都无影响，而用0.2 mg/(kg·d）GH治疗时，病人的供皮区愈合时间及总住院时间都显著减少；协和医院对24例严重烧伤病人应用谷氨酰胺0.3～0.5g/(kg·d）可以观察到改善肠黏膜通透性的作用，但具体临床应用剂量及方法尚需进一步探索。

四、烧伤病人营养需要量

（一）能量

1. 北京积水潭医院计算公式

（1）烧伤面积50%以上成年人补充能量40～60kcal/(kg·d)

（2）8岁以下儿童为150 kcal/(kg·d)。

2. 国外计算公式（表6-9-3）

表6-9-3　常见的烧伤病人能量需要的计算公式

来　源	公　式
Curreri	成人：能量摄入＝25×体重（kg）＋40×烧伤面积（%）
	儿童：能量摄入＝B×体重（kg）＋40×烧伤面积（%）
	（注：B：1岁时取100，随年龄增长而递减，15岁时取25）
Boston Group Long	能量摄入＝2×预测的基础代谢率（BMR）
Wilmore	能量摄入＝2000×体表面积（m^2）
Davies & Lilijdahl	成人：能量摄入＝20kcal/(kg·d)＋70kcal/烧伤面积百分比/d
	儿童：能量摄入＝60kcal/(kg·d)＋35kcal/烧伤面积百分比/d

（二）蛋白质

1. 在临床上要根据蛋白质的丢失程度适当补充。

2. 补充蛋白质的同时应补充非蛋白（脂肪，糖）能量，以免蛋白质作为能量被消耗。一般非蛋白能量和氮的比例约为150kcal:1g，严重烧伤患者约100kcal:1g。

3. 表6-9-4列出国外不同研究提出的烧伤后蛋白需要量。

表6-9-4　烧伤病人蛋白质/氮需要量计算公式

来　源	公　式
Curreri	3g蛋白质/kg
Wolfe/Burke	儿童、成人：1.5～2.5g蛋白质/kg
Wilmore	15g氮/体表面积（m^2）
Davies & Lilijdahl	成人：1g/(kg·d)＋3g蛋白质/烧伤面积百分比/d
	儿童：3g蛋白质/(kg·d)＋1g蛋白质/烧伤面积百分比/d
Sutherland	成人＝1g×体重（kg）＋3 g×烧伤面积百分比
	儿童＝3g×体重（kg）＋1 g×烧伤面积百分比
Puritt	急性分解代谢期（伤后30天内）：氮20.7～25.0g/(m^2·d)
	分解代谢后期（30～39天）：氮13.1～16.4g/(m^2·d)
	急性分解代谢期（45天后）：氮3.3～9.3g/(m^2·d)

(三) 脂肪

在重度烧伤时需要量增至3～4g/(kg·d)。

(四) 微量元素

1. 烧伤病人的钠、钾、磷需要量比正常人高，尤其组织恢复时需要钾离子更多，钾离子的补充有利于氮的利用。

2. 微量元素肠外营养供给量参见表6-9-5。

表6-9-5 烧伤病人的微量元素每日供给量

微量元素	肠外营养供给量（mg）	微量元素	肠外营养供给量（mg）
Fe	1	Cr	0.2
Zn	10	I	0.5
Cu	2	Se	0.12
Mn	5	Co	0.05

(五) 维生素

参见表6-9-6。

表6-9-6 不同烧伤面积病人的主要维生素需要量

烧伤面积	Vit. A（μgRE）	Vit. B_1（mg）	Vit. B_2（mg）	Vit. B_6（mg）	Vit. C（mg）
<30%	1000	30	20	2	300
31%～30%	2000	60	40	4	600
>51 %	3000	90	60	6	900

第十章 其他疾病营养

第一节 帕金森综合征

帕金森综合征（parkinosonism）又称震颤性麻痹（paralgsis agitans）是一种缓慢进行的神经系统变性疾病，大脑黑质-纹状体系的色素神经元多巴胺神经元退行性病变，导致黑质纹状体的神经传递物质多巴胺的生成和利用率减低，从而引起中枢神经系统锥体外系慢性进行性功能紊乱。好发年龄 50 ~ 80 岁。

一、病因和发病机制

病因不明，少数可查出的病因有以下几种。

（一）服用大剂量镇静剂和抗精神病药，这些药阻滞多巴胺受体和多巴胺结合，使多巴胺无法发挥抑制作用，利血平大量消耗脑内多巴胺，使多巴胺耗竭。

（二）累及基底神经节的多发性脑梗死、脑炎、基底钙化使多巴胺合成减少。

（三）一氧化碳、汞、锰中毒。

（四）叶酸缺乏可增大患帕金森综合征的易感性。叶酸缺乏使体内半胱氨酸升高，增加对黑质细胞的损害。动物实验证实，如果补充叶酸可以修复黑质损伤，也能对抗半胱氨酸的毒害作用。

共同的病理基础是基底神经节内多巴胺系统损害，多巴胺的抑制作用减弱，引起运动障碍。主要表现为震颤、肌强直、运动减少、步态不稳、起步和止步困难、呈铅管样运动，有假面具样面容。因慌张步态，易发生骨折而长期卧床，易合并感染。严重时，发生吞咽困难、营养不良。常因感染而死亡。

二、与营养有关的问题

引起帕金森综合征病人营养不良的原因主要来自以下几个方面：

（一）进餐困难。当病情逐渐加重时，由于肢体僵直，生活自理能力下降，包括进餐。头颈强直、手震颤，吃饭缓慢，有的可达 1 小时，常常大汗淋漓。因震颤食物常溢出和不能准确送入口中。晚期出现吞咽困难而发生营养不良。

（二）病人常变得少言寡语，无所要求，常不能主动要求摄食。

（三）应用左旋多巴治疗可使食欲下降、恶心、嗅觉迟钝、口腔干燥、便秘、轻度精神症状。

（四）可加重或诱发胃溃疡、胃出血，对糖代谢有影响，可引起糖尿病。

（五）左旋多巴与中性氨基酸有对抗作用，氨基酸可降低肠道多巴胺的吸收，影响左旋多巴进入血脑屏障。所以，蛋白质应限量。

（六）维生素 B_6 是多巴胺脱羧酶的辅酶，可使脑外的多巴胺生成增多，多巴胺很少进入血脑屏障，只有左旋多巴才能进入。这样，脑外的多巴胺浓度升高，反而抑制左旋多巴进入血脑屏障。

三、营养治疗

营养治疗仅有辅助作用。

1. 控制体重接近正常，肥胖和消瘦均影响治疗和不利缓解症状；
2. 限制全天蛋白质摄入量，0.8g/(kg·d) 为宜。帕金森综合征病人的症状睡眠后减轻，全天蛋白质分配应白天少，晚餐适量增多，过多蛋白质能减低药效。
3. 适量增加碳水化合物的比例，60% ~65%是有益处的。
4. 供给充足水，以补充水分消耗，也减少药物不良反应。
5. 增加含叶酸丰富的食物，如牛肝、绿叶蔬菜、麦胚、酵母、菜花、柑橘、香蕉等。
6. 适宜增加蔬菜、水果和蜂蜜，防治便秘。
7. 避免刺激性调味品和食物，禁烟酒。
8. 服用多巴胺药物，要避免食用含维生素 B_6 的蛋类、豆类食物，以免降低药效。
9. 增加含钙、镁、维生素 A、维生素 D 丰富的食物，必要时服用营养补充剂。

第二节 老年性痴呆

老年性痴呆（Alzheimer's disease），是指发生在老年期脑部疾病所致的综合征。好发于60岁以上的老人，常呈慢性进行性发展。以高级皮层功能的多项损害为特点，意识清晰，但记忆力、思维能力、定向力、理解力、计算力、学习能力、语言表达力均受到损害。常伴情感控制、社交行为的减退。痴呆是智力、记忆和人格的全面损害。

随着社会人口的老龄化，老年性痴呆症的发病率急剧增加，65岁以上的发病率从1% ~20%，年龄每增加5岁，发病率增加1倍，男女没有差别。老年性痴呆致残率高，给家庭和社会带来极大负担，是当前医疗和保健的研究热点。

一、病　因

老年性痴呆症的病因不明，有以下几种危险因素。

1. 遗传因素

（1）21号染色体异常，大脑皮层和海马中合成乙酰胆碱的胆碱乙酰转移酶活性下降。

（2）具有神经毒性作用的金属铝在脑内含量升高。

（3）自身免疫功能缺陷等。

2. 既往有精神病史。
3. 既往有甲状腺功能亢进或多发性脑梗死史。
4. 性格特征：兴趣狭窄、内向、极度争强好胜等。
5. 生活经历坎坷，经受过重大打击。

6. 长期饮酒、吸烟和滥用药物史（特别是止痛药）。

二、表　现

呈潜隐性起病。

1. 记忆障碍，从近期记忆减退开始，远期记忆减退在后。

2. 智力减退，计算力、思维力、理解力均减退。随之，人格出现病态，自私、多疑、情绪不稳。严重时，感情淡漠。晚期语言障碍、社交礼仪行为丧失，发展成植物人。常因肺部感染而死亡。

三、老年性痴呆症的营养问题

老年痴呆病人的营养问题是病人生活质量的基础，营养状况和病人的躯体健康、心理健康、社会家庭的关怀密不可分。

早期病人表现出贪吃症，每餐吃大量食物，饥饿快，体重增加。临床出现血糖增高和高胰岛素血症。随着年龄的增加，可发展为糖尿病。

大部分痴呆病人由于生活、感情自我控制能力下降，出现挑食、偏食、食物单调，食欲减退，对食物种类、口味感觉异常，情绪易波动等，都会影响能量和各种营养素的供给和吸收利用。重症病人不能自动进食和吞咽。体重减轻、营养不良是痴呆病人最常见的营养问题。营养不良更加重生活质量的下降。

四、老年痴呆病人的饮食营养护理要点

饮食营养护理的目的是改善病人的营养状况，提高病人的抵抗力，减少并发症，降低致残率，减轻社会、家庭负担。

1. 对病人进餐情况进行调查评价，见表 6-10-1。

表 6-10-1　进餐困难调查表

内　容	从不	有时	经常
1. 能吃完应吃食物			
2. 在正餐能独立进食			
3. 接受帮助能使用餐具			
4. 主动取餐桌上的食物			
5. 经哄劝能独立进食			
6. 拒绝某种食物			
7. 拒绝所有食物			
8. 吃食物后不承认			
9. 用手或匙丢食物			
10. 不能自然张口			
11. 受到称赞张口			
12. 间断咀嚼食物			
13. 把食物放入口中不知咽下			
14. 受到称赞可咽下			
15. 固体食物咽下困难			
16. 液体食物咽下困难			
17. 可用吸管吸液体食物			

2. 能自动进食者，按平衡膳食配膳。

3. 有贪食症者，应控制总能量，保持正常体重和血糖。适量增加蔬菜。

4. 食物的制作要多样化，因病人记忆力差，在短时间内不重复，可刺激食欲，防拒食。

5. 食物选择注意一周内选1～2次富含铁、钙、镁、钾的食物。

6. 盛装食物的容器应适应病人的爱好，防拒食。

7. 少食油炸煎食物，不食难咀嚼的食物。

8. 水果要去核。

9. 吞咽困难和木僵病人应鼻饲匀浆膳或营养制剂。

第三节 高苯丙氨酸血症

高苯丙氨酸血症（phenylketonuria，PKU）是一种氨基酸代谢异常性疾病。多是常染色体隐性遗传，近亲结婚的后代易发病。现已发现70余种。由于某种酶的缺陷使相应的氨基酸代谢发生异常，此种氨基酸在组织内的浓度升高，对体内其他氨基酸的代谢也发生不良影响，从而发生一系列损害，主要表现为进行性脑损伤、智力低下、瘫痪和严重代谢紊乱。

一、病因和病理机制

由于肝内苯丙氨酸羟化酶缺陷，使苯丙氨酸不能转化为酪氨酸，苯丙氨酸在血液中的浓度升高，同时刺激转氨基途径活跃，苯丙酮酸生成增多。同时，该途径还产生正羟苯乙酸、苯乙酸、苯乳酸、苯乙酰谷氨酰胺。正常情况下，这些有机酸在血液中的浓度极低，苯丙氨酸是10～25mg/L，高苯丙氨酸血症可高达100～800mg/L，尿液中苯丙酮酸排泄量增加。身体有霉臭味，尿有鼠尿味。

血液中苯丙氨酸浓度升高后，抑制其他氨基酸向脑细胞转运，苯丙酮酸是苯丙酮酸转位酶的强抑制剂，高浓度的苯丙酮酸抑制丙酮酸向脑细胞供给能量。使脑细胞蛋白质和神经递质的合成减少，髓鞘形成、脑细胞呼吸、神经间的神经冲动传递等发生障碍。其结果：

1. 脑成熟障碍，智力发育迟缓。苯丙氨酸浓度越高，损伤越早，越严重。

2. 髓鞘形成障碍，可出现呕吐、烦躁、流口水、肌张力增强、癫痫发作、惊厥等。

二、营养治疗要点

该病是先天性酶缺乏病，在妊娠后期，胎儿脑发育既开始出现异常。有资料报道，出生～6个月之内开始治疗，智商仅下降20%左右或接近正常。如1岁开始治疗，智商可下降50%。3岁开始治疗，智商可下降60%。所以，营养治疗应从第一次哺乳开始。

1. 限制苯丙氨酸摄入量。苯丙氨酸是必需氨基酸，必须由食物供给，也是婴儿发育不可缺少的。在保证最低需要的情况下，限制苯丙氨酸的摄入量，限制血浆苯丙氨酸的浓度。

2. 适宜的蛋白质供给量。蛋白质是婴幼儿生长发育必需的营养素，蛋白质丰富的食物苯丙氨酸含量也高，特别是动物蛋白质。应根据不同的年龄阶段供给适宜量的蛋白质和选择食物。80%的蛋白质应由低苯丙氨酸的水解蛋白供给，有专供患儿的产品。其余由食物供给。蛋白质供给量按2~4g/(kg·d)，1岁以内30g，1岁以上不超60g。应根据血苯丙氨酸水平调整。

3. 4岁以前忌用表6-10-2中的食物，4岁以后少用，10岁以后可正常食用。母乳含苯丙氨酸41mg%，可选用。

4. 能量和其他营养素供给应充足，碳水化合物不足部分，可选土豆、藕粉、淀粉等。

表6-10-2 含苯丙氨酸丰富的食物

食 物（100g）	苯丙氨酸量（mg）
粳米、糯米、大麦、小米、玉米、高粱米	300~500
黄豆、青豆、红小豆、绿豆、云豆、豌豆	1000~1800
豆腐、豆腐干、腐竹	500~1200
豆豉、腐乳	124
菠菜	115
韭菜	355
金针菜	96
菜花	100
核桃、栗子、榛子、柿饼	100~800
猪、牛、羊、兔、鸡肉	700~800
鸡蛋、鸭蛋	700~800
牛奶、代奶制品	150~900
鱼虾类	600~3600

第十一章 肠外与肠内营养支持

近代概念的临床营养包括肠外营养（parenteral nutrition，PN）与肠内营养支持（enteral nutrition，EN）。这两种营养支持的内容，包括脂肪、多种维生素、碳水化和物、多种微量元素等成分。

肠外与肠内营养都是适应现代治疗学的需要而发展起来的。现已从外科治疗领域扩展到内科、神经科、妇产科、小儿科、重症监护病房等多个领域，其中包括对接受麻醉的患者提供肠外与肠内营养支持。

第一节　肠外营养支持的适应证、禁忌证和并发症

自20世纪60年代美国的Durick及Wilmore等外科医师首先经中心静脉置管、将肠外营养支持应用于临床以来，国内外各大、中型医院也相继开展了这项技术及有关研究。随着医学科学水平的不断提高，人们对肠外营养支持的认识和概念也逐步全面和深化，由70年代初期的“静脉高营养”（IVH）、转变为20世纪70年代后期以来的“完全胃肠外营养”（TPN），90年代又更客观地称之为“肠外营养”（PN）。目前，这种有效的治疗手段已广泛地应用于外科、内科、ICU、妇产科、儿科等临床科室。40多年来，人们在广泛的临床研究和应用的基础上认识到，肠外营养支持已挽救了无数的危重病人及无法经口摄食的病人的生命，明显提高了当代医学的治疗水平。随着人们对肠外营养重要性的认识逐步深化，其应用也日益广泛，同时也发现肠外营养仍不完善。

一、肠外营养支持的适应证

（一）疗效显著的强适应证

1. 胃肠道梗阻　如贲门癌，幽门梗阻，高位肠梗阻、新生儿胃肠道闭锁等。

2. 胃肠道吸收功能障碍

（1）广泛小肠切除术后（短肠综合征）：切除70%以上小肠的病人，很难于手术后短期内经胃肠道吸收充足的营养物质，此时经肠营养也同样招致严重的腹泻、电解质及酸碱平衡失调，营养不良甚至死亡。一般来说，广泛小肠切除术后，剩余肠管会发生代偿性的增生反应，加强对食物的消化吸收能力，以满足机体代谢的需要，但这过程需2～3年的时间。因此，在胃肠功能尚未代偿的时期，应行肠外营养支持，以避免营养不良的发生。一般切除70%～80%小肠的病人，其胃肠功能最终可得到代偿，可完全过渡到正常饮食，但80%～90%小肠被切除者，其胃肠功能难以完全代偿，需终生由

肠外营养提供一部分营养物质的需求，以补充胃肠吸收功能的不足。

（2）小肠疾病：一些疾病可影响小肠的运动与吸收功能，如硬皮病、系统性红斑狼疮、其他类胶原血管病、口炎性腹泻、不宜手术的小肠缺血、多发肠瘘、广泛的不易手术切除的克罗恩病等。这些病人可依靠肠外营养支持维持良好的营养状态，或更适于长期的家庭肠外营养支持，并能保持较好的生活质量。另外，在心源性休克及其他低血压状态下，由于小肠低灌注，可引起小肠蠕动功能减退，肠内营养支持有时可引起坏死性小肠结肠炎，此时更适宜应用肠外营养支持。

（3）放射性肠炎：严重的放射性肠炎，可使肠道的吸收功能明显减退，造成放疗后病人的营养障碍，是影响放疗病人的长期生存率的重要因素。对于严重的放射性肠炎，小肠已发生一定程度的纤维化及狭窄，且这种改变难以逆转，这类病人靠经口摄食不能维持营养状态，很大一部分能量及营养物质需由胃肠道外途径补充，即需要长期的院内或家庭肠外营养支持。

（4）严重腹泻：不论是由于原发于胃肠道的疾病所致的严重腹泻，还是由于病毒或细菌性肠炎所致的严重腹泻，在诊治过程中到能经口进食充足的饮食之前，均应给予肠外营养支持。对于长期慢性的严重腹泻，应给予家庭肠外营养支持，这是一种有效控制腹泻的治疗措施。

（5）顽固呕吐：各种原因所致的长期顽固性的恶心呕吐，在呕吐原因明确以前及呕吐未能有效地控制的情况下，均需应用肠外营养支持以维持病人的营养状态。对于由化疗引起的严重呕吐病人，如呕吐反应时间较长，也应给予肠外营养支持。部分化疗病人虽然呕吐反应较重，但胃肠道吸收功能尚可，可给予肠内营养支持，此时应将鼻饲管末端通过幽门直至空肠，以避免灌注的营养物质的反流。但部分病人仍可将鼻饲管反复呕出，对这类病人宜应用肠外营养支持直至化疗反应消失。

3. 大剂量放疗、化疗或接受骨髓移植病人　这类病人常由于治疗的反应产生严重的恶心、呕吐、厌食及腹泻而进食不足，肠外营养支持可维持病人的营养状况、避免营养不良并发症的发生，使病人能够接受大剂量的放疗、化疗，而不受其胃肠道反应的影响。

4. 中、重症急性胰腺炎　中、重症急性胰腺炎的治疗包括消化道休息、胃肠减压及抑制消化液分泌等，手术常加重营养不良，对于病程恢复较慢，特别是并发腹腔脓肿或肠梗阻的病人，往往需较长时间禁食，此时，应及早给予肠外营养支持，以防止疾病过程中营养不良并发症的发生。肠外营养支持虽是治疗重症急性胰腺炎的一有效措施，但还不能证明它可以改变早期病程。近年来的临床观察表明，在肠外营养支持期间，应密切观察病人血糖和血脂的变化；对于需手术治疗的重症急性胰腺炎病人，应在手术中同时行空肠造瘘置管，以便在术后病情好转、肠道功能恢复时，由肠外营养支持逐步过渡到肠内营养支持以及正常饮食。

5. 严重营养不良伴胃肠功能障碍　营养正常或轻度营养不良的病人，如果其胃肠功能可望能在短期内（3～5天内）恢复正常，则无需肠外营养支持。对于严重营养不良的病人，由于其对进一步的饥饿耐受能力更为有限，因此在接受将进一步影响消化道功能的手术和治疗之前或期间，都需要肠外营养支持。

6. 严重的分解代谢状态　伴有或不伴有营养不良而胃肠道于5～7天内不能得到利

用，处于严重分解代谢状态中的病人，如大面积烧伤、严重的复合伤、破伤风、大范围的手术、败血症等，这类病人处于强烈的应激状态，代谢旺盛，同时消化功能受到抑制，不能经胃肠道补充足够的能量及营养。因此，随着肌蛋白大量分解，氮及谷氨酰胺大量丢失和消耗、体内脂肪大量动员，水和电解质代谢紊乱，病人可迅速耗竭而短期内导致死亡。对这类病人应给予肠外营养支持，补充适宜的能量和营养物质，纠正分解代谢，达到正氮平衡，维持病人的营养，增强病人创伤的耐受能力及免疫力，这对病人的康复、降低死亡率至关重要。多系统功能衰竭并非肠外营养支持的禁忌证，但需要仔细地调整营养液的组成。

（二）有一定疗效的中等适应证

1. 大的手术创伤及复合性外伤　大手术后，预计胃肠功能不能于手术后 5～7 天恢复者，应及早给予肠外营养支持。这类手术包括全结肠切除术、全胃切除术、胰十二指肠切除术、盆腔广泛淋巴结清扫术、前路脊椎融合术等。肠外营养支持一般应于术后 48 小时内开始，直至病人已有充足的肠内营养。

2. 中度应激　中度应激状态下，如胃肠功能 7 天内不能恢复，应给予肠外营养支持。这类病人包括：中度手术或创伤、30%～50% 体表面积的烧伤、中度急性胰腺炎、神经系统外伤及其他类似的应激状态。

3. 肠瘘　高位、高流量小肠瘘由于所进食物会从瘘口排出，造成营养物质吸收障碍，而且，大量消化液的丢失，使病人很快发生脱水及电解质紊乱，加之肠瘘病人常同时伴有腹腔感染及脓肿，进一步使机体耗竭，短期内即可导致病人死亡。肠外营养支持不仅可以供给充足的营养，而且还可使消化道休息，大大减少消化液的分泌与丧失，提高组织愈合能力。在瘘口远端无梗阻、窦道内无异物、肠管的连续性无中断的情况下，随着病人全身营养状况的改善，经过一定的时间，瘘口可不需手术而自行闭合。对于腹腔内粘连严重，无法手术治疗的多发性肠瘘，长期的消化道休息及长期的家庭人工胃肠支持可能收到较好的治疗效果。

4. 肠道炎性疾病　肠外营养支持 2～4 周后，可使临床症状明显改善，一部分对药物治疗控制不满意的肠道炎性疾病病人对药物的敏感性增加，从而避免了外科手术。于肠道炎性疾病活动期出现的生长发育停滞的儿童，在给予充分的肠外营养支持后，能够恢复正常的生长发育。

5. 妊娠剧吐或神经性厌食　早孕反应所致的严重的恶心、呕吐，将严重影响进食，可能使胎儿易于发生畸形。短期的妊娠呕吐不需要营养支持。但如果妊娠呕吐超过 5～7 天，应给予肠外营养支持，以保护孕妇及胎儿。神经性厌食可以引起严重营养不良，特别是消化道分泌受抑制营养不良不易纠正，最好用胃肠外营养支持。

6. 需接受大手术或强烈化疗的中度营养不良　胃肠功能不全伴中度营养不良的病人应于大手术前 7～10 天开始肠外营养支持。这类病人在开始强烈化疗或其他药物治疗的同时，也应给予肠外营养支持。虽然这种肠外营养支持不一定能完全恢复病人正常的营养状态，但将有效地维持病人的营养状况，防止其进一步恶化，从而降低手术及药物治疗的死亡率。

7. 入院后 7～10 天内不能建立充足的肠内营养　摄食不足又仅接受水与电解质输液的病人，很易发生营养不良。为预防营养不良的发生，对这类病人应予肠外营养，如可能的话，可同时行肠内营养。

8. 炎性粘连性肠梗阻　术前4～6周的肠外营养支持可使肠道休息，有助于粘连带的软化，从而使梗阻缓解，或能减少手术时分离粘连的困难。

（三）肠外营养支持无肯定疗效的弱适应证

肠外营养支持对此类病人无明确益处，但也有例外，需根据具体病人的临床情况决定。

1. 营养良好的病人处于轻度应激及创伤情况下，而消化道功能于10天内可以恢复。例如：小于20%体表面积的烧伤、轻度急性胰腺炎及局限性软组织损伤等。

2. 肝脏、小肠等脏器移植后功能尚未恢复期间。

二、肠外营养支持的禁忌证

（一）无明确治疗目的，或已确定为不可治愈、无复活希望而继续盲目延长治疗者。如：已广泛转移的晚期恶性肿瘤伴恶病质的病人，生活质量很差、任何治疗方法均无明显改善作用，此时肠外营养支持已无明显益处。

（二）心血管功能紊乱或严重代谢紊乱期间需要控制或纠正者。

（三）病人的胃肠道功能正常或可适应肠内营养者。当胃肠功能正常或可利用时，肠外营养支持较肠内营养支持并无优越之处。在胃肠功能良好的情况下，应充分加以利用。如果消化道近端有梗阻，如位于食管、胃或十二指肠等，应于梗阻远端放置造瘘管，进行肠内营养支持。对所有接受肠外营养支持的病人，都应注意观察胃肠功能的恢复情况，适时安全地由肠外营养支持过渡到肠内营养支持。

（四）病人一般情况好、只需短期肠外营养、预计需要的时间少于5天者。

（五）原发病需立即进行急诊手术者。如：需手术引流的腹腔脓肿病人或需急诊手术的严重腹部创伤、完全性肠梗阻病人等，不宜强求于术前行肠外营养支持，以免延误对原发病的治疗。

（六）预计发生肠外营养并发症的危险性大于其可能带来的益处者。

三、肠外营养支持的并发症

（一）中心静脉置管、输液等技术问题所致的并发症

术者熟练掌握技术，严格按照操作规程和解剖标志，绝大多数并发症是可以避免的；即使发生一些小的问题，处理得当也不致引起严重后果。

下述情况应避免作锁骨下（上）静脉穿刺：

1. 全身肝素化或凝血机制有严重障碍者。

2. 严重肺气肿病人，肺尖部位过高易发生气胸者。

3. 胸廓畸形致解剖标志不清楚者。

4. 作过颈或胸部手术，改变了解剖关系者。

（二）感染

在早年应用肠外营养支持时感染的发生率相当高，在治疗过程中出现感染迹象和不明原因的发热，应时刻想到与导管和输入物有关的可能性，应检测输液瓶内残液，作细菌培养和血培养，拔出导管时管尖作细菌培养。感染往往可以得到及时诊断和控制。细菌移位（bacterial translocation）也可导致败血症。

（三）与代谢有关的并发症

1. 与输入高渗葡萄糖有关的合并症：应用由脂肪供能 30% ~50% 后，此并发症已很罕见。

2. 与输氨基酸有关的并发症

（1）高氯性代谢性酸中毒和高血氨症：现在已很少发生。

（2）肝脏毒性反应：临床上常可发现肠外营养疗程中转氨酶、碱性磷酸酶以及血清胆红素升高等，一般认为是由于病人对氨基酸的耐受性不良所致，但长期应用高糖，小儿较长期应用脂肪乳剂亦可发生，尤其缺乏必需氨基酸时；然而肝毒性反应是可逆的。

（3）由于有的氨基酸溶液中用二硫化钠作为色氨酸的稳定剂，其分解产物有毒性，可致肝损害。近已注意不用（少用）稳定剂，这种并发症已较少发生。

（4）谷氨酰胺缺乏：已有复方氨基酸静脉制剂含谷氨酰胺双肽。

第二节 肠内营养的适应证、禁忌证和并发症

一、肠内营养适应证

肠内营养的可行性主要决定小肠是否具有能吸收提供的各种营养素的功能。所以，当病人原发疾病或因治疗与诊断的需要而不能或不愿经口摄食，或摄食量不足以满足需要时，如胃肠道功能允许而又可耐受时，首先应考虑采用肠内营养。

临床上有以下多种情况适合肠内营养。

（一）经口摄食不足或禁忌

1. 不能经口摄食　因口腔和咽喉炎症或食管肿瘤手术后。

2. 经口摄食不足　营养素需要量增加而摄食不足，如大烧伤、创伤、脓毒病、甲亢、癌症及化疗和放疗时。此外，又如厌食，蛋白质-能量营养不良，抑郁症，恶心或呕吐时。

3. 经口摄食禁忌　中枢神经系统紊乱、知觉丧失、脑血管意外以及咽反射丧失而不能吞咽者。

（二）胃肠道疾病

多种原发性胃肠道疾病，采用肠内营养对治疗有利。其原因在肠内营养时的营养素齐全，要素肠内营养不需消化及非要素肠内营养易消化，通过较短的或黏膜面积较小的肠道即可吸收，有能改变肠道菌丛、无渣及无乳糖以及对肠道与胰外分泌刺激较轻等优点。

这些疾病主要有以下几种。

1. 短肠综合征　由于克罗恩病，肠系膜动脉或静脉栓塞，肠扭转而需要小肠切除的病人，术后应以 PN 作为营养支持，有的甚至需要长期 PN 。但有的在适当阶段采用或兼用肠内营养，更有利于肠道发生代偿性增生与适应。

2. 胃肠道瘘　慢性胃肠瘘的死亡率在营养支持（肠外或肠内营养）以前为 30% ~

50%，其原因在瘘孔不愈合，电解质丢失，脓毒病及严重营养不良。目前，死亡率已降至 5% ~8 %。肠内营养适用于提供的营养素不致从瘘孔流出的病人。要素肠内营养较非要素肠内营养更能降低瘘液的排出量，适用于低位小肠瘘，结肠瘘及远端喂养的胃十二指肠瘘。高位胃和十二指肠瘘应由空肠造口给以要素肠内营养。至少近端有 100cm 功能良好的小肠的小肠瘘，可以由胃内喂养。

3. 炎性肠道疾病　溃疡性结肠炎与克罗恩病在病情严重时，应采用 PN 以使肠道得到休息。待病情缓解，小肠功能适当恢复而可耐受要素肠内营养时，通过审慎地连续管饲，亦可提供充分的热量与蛋白质。

4. 胰脏疾病　虽然肠内营养是否有助于胰腺炎的治疗尚未肯定，但多数人主张在处理胰腺炎的并发症而需开腹时，或病情不严重的胰腺炎病人在麻痹性肠梗阻消退后，采用空肠喂养是恰当的，因其可减轻胰液外分泌，并可给予营养支持。

5. 结肠手术与诊断准备　要素肠内营养无渣，适用于结肠手术或结肠镜检查与放射照像的准备，因其可使肠道干净、菌丛改变及降低感染。

6. 其他　憩室炎、胆盐腹泻、吸收不良综合征及顽固性腹泻。

（三）术前或术后营养补充

需要择期手术的营养不良病人，于术前经两周肠内营养，使代谢状况得到改善。在腹部手术后 24 小时，小肠蠕动及吸收功能逐渐恢复正常。所以，在主要手术完毕后放置空肠造口喂养管，术后可及时喂养。

（四）心血管疾病

心脏病恶病质时，如经口摄入的热量不足 1000kcal/d，则应肠内营养补充。如低于 500kcal/d，则应采用全份肠内营养以维持其代谢需要。

（五）肝功能与肾功能衰竭

分别采用特殊应用肠内营养，如 Hepatic-Aid 与 Amin-Aid 等。

（六）先天性氨基酸代谢缺陷病

二、肠内营养的禁忌证

肠内营养不宜应用、或慎用于下列情况：

（一）年龄小于 3 个月的婴儿

不能耐受高张液体肠内营养的喂养。应采用等张的婴儿肠内营养，使用时要注意可能产生的电解质紊乱，并补充足够的水分。年龄大于 1 周岁的婴儿可应用肠内营养。

（二）小肠广泛切除后

宜采用 PN 6 ~8 周，以后采用逐步增量的肠内营养。

（三）胃部分切除后

不能耐受高渗糖的肠内营养，因易产生倾倒综合征。有的病人只能耐受缓慢的滴注。

（四）空肠瘘的病人

不论在瘘的上端或下端喂养，均有困难。由于缺乏足够的小肠吸收面积，不能贸然进行管饲，以免加重病情。

（五）处于严重应激状态、麻痹性肠梗阻、上消化道出血、顽固性呕吐、腹膜炎或腹泻急性期中，均不宜给予肠内营养。

（六）严重吸收不良综合征及衰弱的病人

在肠内营养以前，应给予一段时间的 PN，以改善其小肠酶的活动力及黏膜细胞的状态。

（七）症状明显的糖尿病，接受高剂量类固醇药物的病人，都不耐受肠内营养的高糖负荷。

（八）先天性氨基酸代谢缺陷病的儿童不能采用一般的肠内营养。

三、肠内营养的并发症

肠内营养的成效决定于肠内营养投给途径与方法的选择适当，否则可影响病人的耐受性及产生不良的并发症。管饲的并发症有三方面：机械性并发症、胃肠性并发症和代谢性并发症。

虽然肠内营养的并发症的严重性及发生频率较肠外营养为低，但近年仍有因喂养管误入呼吸道而造成气胸，纵隔气肿，肺炎，肺脓肿等罕见并发症的报道。大都由于采用具有导丝的喂养管，病人感觉中枢迟钝、呕吐反射丧失以及置管经验不足等而造成。当置管有困难时，宜在喉镜直视下或采用特殊设计的 Frederick-Miller 管在荧光屏下放置。

第三节 肠外营养和肠内营养支持方式及操作技术

一、肠外营养

（一）支持方式

临床上肠外营养支持方式可分为两种类型，即应用“氨基酸-高浓度葡萄糖”系统及应用“氨基酸-中低浓度葡萄糖-脂肪”系统。采用高浓度葡萄糖作为主要能源的肠外营养必须经过中心静脉导管输入，且并发症多，近年很少应用。

“氨基酸-中低浓度葡萄糖-脂肪”系统可由中心静脉输入，也可由周围静脉输入，并发症少，近年应用较多。

（二）基质（substances）的需要量

1. 肠外营养　支持中早已不使用水解蛋白作为氨基酸的来源。国内现在广泛使用复合氨基酸注射液，此种氨基酸注射液需含有 8 种必需氨基酸及 6～12 种非必需氨基酸。目前的临床应用必需氨基酸的量已远远超过基础需要量。关于氨基酸注射液的成分，有大量的研究报道，但仍有许多问题有待进一步研究。

2. 能量的需要　对保持正氮平衡的能量需要的研究表明，能量从 0 增加到 40kcal/kg，氮的平衡有显著的增加；能量增加到 164kJ/kg（40kcal/kg）以上时，氮平衡的增加不显著。所以，40 kcal/kg 的能量对多数病人是过高的，一般 84～126kJ/kg（20～30 kcal/kg）都是有效的。

能量的来源包括碳水化和物和脂肪。早期开展肠外营养时，主要以葡萄糖为能量来源。20 世纪 80 年以后，人们主张 50% 的能量可由脂肪乳剂提供。有人认为长期肠外营养支持中使用脂肪乳剂可预防必需脂肪酸缺乏。Jeejeebhoy 研究了肠外营养治疗中补充糖与补充脂肪的不同。如单用葡萄糖作为能量的来源，主要的代谢产物是丙酮酸和乳酸，而且血清胰岛素的水平增高，游离脂肪酸和酮体则减少。如用脂肪作为能量的主要来源，则丙酮酸和乳酸减少，胰岛素水平下降到接近正常，而与脂肪代谢有关的游离脂肪酸及酮体则增加。近年来有较多报告说明，如单独使用葡萄糖作为非蛋白的能量来源时，可发生脂肪肝，但在使用葡萄糖及脂肪乳剂时不会发生脂肪肝。

脂肪乳剂除了提供能量外，尚能预防必需脂肪酸缺乏症。

3. 维生素　在肠外营养中维生素是很重要的组成部分。每日维生素的供给量见表6-11-1。

表 6-11-1　肠外营养支持每日维生素的供给量

种　类	供给量	种　类	供给量
维生素 A	8300μg RE	维生素 B_{12}	10～15μg
维生素 B_1	15mg	叶酸	2.5 mg
维生素 B_2	5～10mg	维生素 C	500mg
维生素 B_6	6mg	维生素 D	25μg
泛酸	20mg	维生素 E	5mg
菸酰	150mg	维生素 K_3	10mg

4. 水和电解质　水的入量每天以 2000ml 为基础，尿量过多要想到高糖性和尿素性利尿的可能。尿量以每天 1000～1500ml 为基础，亦有按每日每 1kcal 能量给水 1～1.5ml 计算者。成人主要电解质的需要量如下：钠 100～126mmol，钾 60～80mmol，镁 7.5～12.5mmol，钙 5～10mmol，磷酸盐 10mmol。

5. 微量元素　对于长时间肠外营养支持的病人，维持微量元素的平衡也是个重要的问题。微量元素的每日需要量如下：铜 2.0mg、碘 150μg、锌 15mg、锰 50μg、铬 0.02mg、硒 50μg、铁 15mg。临床上已研究了肠外营养病人锌的需要量，此种元素是若干酶的必要成分，如果缺乏，可以发生皮炎。如有体液丢失时，需要增加锌的供给量。近年的研究观察到肠外营养支持中发生缺铬时，可引起糖尿病及神经病变，补充后可纠正。缺铬时也易发生感染。肠外营养时铬及硒的代谢研究在国内正在开始过程中。

（三）营养液的输入技术

表 6-11-2　成人的每天一般基质供应量

名　称	供 应 量
氮入量（nitrogen）	0.14～0.16g/kg
能量	24 ～32 kcal/kg
脂肪:碳水化合物	1:1 或 0.4:0.6
氮（N）:钾（K）	1g:5～10mmol
钠（Na）	50～100mmol

肠外营养治疗中，已经有了可以与氨基酸等混合后（All-in-one）输入的脂肪乳剂。但有脂肪代谢紊乱的病人，不宜使用脂肪乳剂。脂肪乳剂产品可在 25～30℃ 室温保存。各种营养要素都必须在无菌条件下混合。如果病人特别衰弱，或免疫功能高度抑制，也可应用终端过滤器以减少败血症或菌血症的发生率。

为了防止因病人咳嗽等动作导致中心静脉插管回血堵塞，也为使病人可以下地活动，我们主张使用输液泵。有微电脑控制的泵均有气泡或走空报警器，对泵的流速要定期进行校正，若加用 0.22 u，1.2 u 滤器更增加防止气栓作用。

（四）肠外营养的供应量

一般成人肠外营养的供应量如表6-11-2。

二、肠内营养

肠内营养指经鼻胃（鼻肠）管或经胃肠造瘘管滴入要素制剂，也有人愿经口摄入。肠内营养可以提供各种必需的营养素以满足病人的代谢需要，导管应放在空肠内。胃肠内营养在消化道尚有部分功能时可取得与肠外营养相同的效果，且较符合生理状态。此法费用较省，使用较安全，监护较易，并由于膳食的机械刺激与刺激消化道激素的分泌而加速胃肠道功能与形态的恢复。所以基本原则是“只要胃肠功能允许，应尽量采用经胃肠营养”。

（一）常用肠内营养制剂

由于临床营养研究的进展，渗透压不高、低粘度的要素营养已有多种商品供应，基本上分为以氨基酸为氮源、以水解蛋白为氮源和以酪蛋白为氮源的三大类。

各种商品经肠营养的维生素与矿物质含量，尤其是电解质的量相差较大，通常配成能量密度为1kcal/ml的溶液。肠内营养常有谷氨酰胺、中链甘油三酯和膳食纤维等成分，以利于维护肠功能。

（二）肠内营养投给途径

肠内营养投给途径的选择决定于疾病本身，喂养时间长短，精神状态及胃肠道功能。不同途径的适应证，禁忌证及可能发生的并发症。

1. 经口或鼻胃途径

（1）适应证：胃肠道完整，代谢需要增加，短期应用；昏迷（短期应用）；需要恒速输注时（如腹泻，糖原病）；补充能量（厌食，炎性肠道疾病，癌，生长迟缓）；早产儿（孕期 < 34周）。

（2）禁忌证：严重反复呕吐，胃反流；食管炎，食管狭窄。

（3）并发症：反流，吸入性肺炎；鼻腔损伤，鼻孔坏死（鼻胃管引起）。

2. 鼻十二指肠（鼻空肠）或空肠造口途径

（1）适应证：胃内喂养有吸入危险时（早产儿，婴儿，老年人）；胃蠕动不佳（术后，早产儿）

（2）禁忌证：远端肠道阻塞；小肠吸收不良或肠道内细菌生长过盛；小肠运动障碍。

（3）并发症：肠道穿孔（因采用硬质聚氯乙烯喂养管）；倾倒综合征（高渗肠内营养）。吸收不良（因与胰液及胆汁混合不全）；移位至胃。

3. 食管造口途径

（1）适应证：头，颈部癌；上颌面部创伤或先天性畸形。

（2）禁忌证：胸部食管阻塞。

（3）并发症：感染、出血。

4. 胃造口途径

（1）适应证：昏迷（长期应用）；吮吸或吞咽不全；先天性畸形（食管闭锁，气管食道瘘）；长期高代谢，热量与蛋白质需要增加。

（2）禁忌证：严重食管或胃反流、胃癌、胃溃疡、恶心或呕吐；胃淤积。

（3）并发症：幽门梗阻（包括由于喂养管位移造成的扭结）；倾倒综合征，反流。

三、从肠外营养过渡到肠内营养

长期 PN 可造成胃肠道功能衰退。所以，从 PN 过渡到肠内营养必须逐渐进行，否则势必加重肠道的负担而不利于恢复。其进行大致可分为四阶段：①肠外营养与管饲结合；② 单纯管饲；③管饲与经口摄食结合；④正常肠内营养。根据病人的临床情况，程序与肠内营养选择亦应个别制定。至于必须遵守上述步骤的病人（如短肠综合征），PN 不能骤然停止，宜逐渐经过肠内营养以使残余肠道细胞得到再生及适应。这种病人于 PN 后，当能开始耐受肠内喂养时，先采用低浓度，缓速输注要素肠内营养或非要素肠内营养，监测水，电解质平衡及营养素摄入量，以后逐渐增加肠内量而降低肠外量，直至肠内营养能满足代谢需要时，才完全撤消 PN，进而将管饲与经口摄食结合，最后至正常肠内营养。

总之，通过几十年的实验研究与临床应用，肠内营养的效果已得到科学的证实。近 20 年来，国外肠内营养的发展很快，无论在肠内营养制剂的研制、器材的改进与应用技术等方面都有很大的变化。它给不能或不愿摄食以及摄食不足的病人有得到满足代谢需要的基质的可能，从而有助于治疗与康复。

第四节　肠外与肠内营养支持的管理与监测

营养支持要取得好效果，良好的组织管理是不可缺少的，不论何种管理方式均需遵循共同的原则和要求。例如：完整的平衡表格有助于胃肠外营养支持的安全进行，病人的肠外营养内容取决于科学的调查研究，而不依赖于医院内不同医生的各自意见。肠外营养输液管道必须保持高度无菌，不作其他用途。护士则完成从观察病人生命体征到运转输液系统的多方面工作，如检查输液速度，与病人及其家属接触，解除他们对肠外营养支持上的心理顾虑等。药剂师在肠外营养管理中的作用也很重要，可以为各单位的医师提供有关药物配伍禁忌，溶解度情况，混合各种制剂的指导，以便通过胃肠外营养支持纠正各种代谢紊乱，而又可减少不必要的同时周围静脉输液。

一、肠外营养的监测

（一）临床监测

1. 中心静脉插管后监测　中心静脉插管可通过上，下腔静脉分支的多种进路插入，但原则是一致的，即导管尖端应在上下腔静脉的根部。

2. 体液平衡等监测　主要是水、电解质、氮平衡的监测。每例应有平衡记录表，平衡表格是了解肠外营养支持时的重要依据。临床监测的基本项目如下：

（1）中心静脉插管后检查有无并发症，应摄 X 线片。

（2）插入导管部位的皮肤应每天更换敷料，并用碘制剂做局部消毒处理。

（3）准确的输液速度，最好用输液泵。

（4）每 2 ~ 7 天测体重一次。

（5）测上臂中点周径及皮褶厚度，每二周一次，作血细胞检查一周一次。

（6）体温、脉搏一日 4 次，血压每天一次。

（7）留 24 小时尿，记尿量。记总出入液量。每天分析 K、Na、N 排出量。

（8）病房主治医师，住院医师及护士至少每天讨论病情一次。

（9）使用临床观察表格，逐日填写。

（二）实验室监测

一般要有氮平衡、血浆蛋白、血糖及电解质等项目。

二、肠内营养的监测

肠内营养的病人必须在代谢与营养两方面定期作周密的监测，以便及时发现或避免并发症的发生，观察是否可达到营养支持的目的。为防止重要监测项目的遗漏，特建立一种核对清单以利于肠内喂养的开始与维持。

第七篇　营养强化与保健食品

随着社会经济的快速发展，我国在改善居民的食物与营养状况方面取得了巨大的成就。1993年国务院颁布和组织实施的《90年代中国食物结构改革与发展纲要》，对促进20世纪90年代我国农业、食品、卫生、科技等食物生产相关行业的发展，增强食物综合生产能力，提高居民食物消费和营养水平产生了重大影响。目前，我国居民人均每日能量、蛋白质、脂肪摄入量已基本达到满足；反映食品消费支出占生活费支出比重的恩格尔系数，城镇为44.5%，农村为53.4%。城镇已达到小康目标，农村也接近小康目标。

但是，由于各地区的经济发展不平衡，以及管理、教育、营养知识普及等多方面原因，当前在我国居民中仍然存在着比较严重的营养不良问题。根据我国2002年开展的“中国居民营养与健康状况调查”结果，营养问题主要表现在两个方面，一方面是某些膳食营养素的摄入不足妨碍我国人口素质的提高。例如，城乡居民的钙摄入量普遍偏低，农村5岁以下儿童生长迟缓率和低体重率分别为17.3%和9.3%；微量营养素缺乏仍是我国城乡居民普遍存在的问题，2岁以内婴幼儿及老人、育龄妇女贫血患病率分别都在20%以上，3～12岁儿童维生素A缺乏率为9.3%，其中城市3.0%，农村为11.2%，维生素A边缘缺乏率为45.1%。另一方面，慢性非传染性疾病患病率上升迅速。18岁及18岁以上居民高血压病患病率为18.8%，估计全国患病人数超过1.6亿；全国糖尿病现患病人数2000多万，另有近2000万人空腹血糖升高；超重和肥胖患病率呈明显上升趋势。这些问题如果不能得到及时解决，将对我国居民的健康造成严重影响，进而影响我国经济的持续发展。

要应对我国存在的营养缺乏与营养失衡的双重挑战，需要采取多种措施，提倡平衡膳食、合理营养是最根本的解决办法。此外，研制和推广营养强化食品以预防大规模人群的营养缺乏问题，研制和生产各种保健食品以减少某些慢性疾病的发生率，都是行之有效的措施。

第一章 营养强化食品

第一节 概 述

一、食品营养强化的概念

根据不同人群的营养需要，向食物中添加一种或多种营养素、或某些天然食物成分的食品添加剂，用以提高食品营养价值的过程称为食品营养强化，或简称食品强化。这种经过强化处理的食品称为营养强化食品。所添加的营养素（包括天然的和合成的）称为食品强化剂。

按照我国《食品卫生法》规定，“食品强化剂是指为增强营养成分而加入食品中的天然的或者人工合成的属于营养素范围的食品添加剂”。而“强化食品是指按照标准的规定加入了一定量的营养强化剂的食品”，这一定义清楚地描述了营养强化剂加入食品的目的在于增强营养，而且该物质所包含的强化成分属于公认的营养素，如维生素、矿物质和氨基酸等。目前，我国批准使用的营养强化剂有100多种。

我国在1994年制定了有关营养强化剂使用的国家标准（GB14880），在促进和规范食品营养强化方面取得了明显的成效。各地也不断生产出一些用维生素、矿物质和氨基酸强化的食品，如核黄素面包、高钙饼干和人乳化配方奶粉等。

二、营养强化的意义

（一）弥补天然食物的营养缺陷

除母乳以外，自然界中没有一种天然食品能满足人体的各种营养素需要。例如，以米、面为主食的地区，除了可能有维生素缺乏外，赖氨酸等必需氨基酸的含量偏低可能影响食物的营养价值。新鲜果蔬含有丰富的维生素C，但其蛋白质和能源物质欠缺。至于那些含有丰富优质蛋白质的乳、肉、禽、蛋等食物，其维生素含量则多不能满足人类的需要，尤其缺乏维生素C。对于居住地区不同的人，由于地球化学的关系，食物可能缺碘，或者缺硒。因此，有针对性地进行食品强化、增补天然食物缺少的营养素，可大大提高食品的营养价值，改善人们的营养和健康水平。

（二）补充食品在加工、储存及运输过程中营养素的损失

多数食品在消费之前需要储存、运输、加工、烹调，才能到达消费者手中。在这一系列过程中，机械的、化学的、生物的因素均会引起食品部分营养素的损失，有时甚至造成某种或某些营养素的大量损失。例如在碾米和小麦磨粉时有多种维生素的损失，而

且加工精度愈高，损失愈大，有的维生素损失高达70%以上。又如在水果、蔬菜的加工过程中，很多水溶性和热敏性维生素均被损失50%以上。因此，为了弥补营养素在食品加工、储存等过程中的损失，满足人体的营养需要，在上述食品中适当增补一些营养素是很有意义的。

（三）简化膳食处理，方便摄食

由于天然的单一食物不可能含有人体所需全部营养素，人们为了获得全面的营养就必须同时进食多种食物。例如，婴儿的膳食处理很繁杂。即使母乳喂养的婴儿，在6个月以后，也必须按不同月龄增加辅助食品，如肝泥、蛋黄、肉末、米粥或面片、菜泥、菜汤和果泥等，用于补充其维生素等不足。原料的购买及制作均较麻烦，且易忽视，从而影响婴儿的生长、发育和身体健康。若在乳制品中强化多种维生素和矿物元素等供给婴儿食用，可以很方便地满足婴儿的营养需要。

（四）适应不同人群的营养需要

对于不同年龄、性别、工作性质，以及处于不同生理、病理状况的人来说，他们所需营养是不同的，对食品进行不同的营养强化可分别满足需要。例如，婴儿是人一生中生长发育最快的时期，需要有充足的营养素供给。婴儿以母乳喂养最好，一旦母乳喂养有问题，则需要有适当的"代乳食品"。此外，随着孩子长大，不论是以人乳或牛乳喂养都不能完全满足孩子的需要，也有必要给以辅助食品。人乳化配方奶粉就是以牛乳为主要原料，以类似人乳的营养素组成为目标，通过强化维生素、添加乳清蛋白、不饱和脂肪酸及乳糖等营养成分，使其组成成分在数量上和质量上都接近母乳，更适合婴儿的喂养。

（五）预防营养不良

营养强化是营养干预的主要措施之一，在改善人群的营养状况中发挥着巨大的作用。从预防医学的角度看，食品营养强化对预防和减少营养缺乏病，特别是某些地方性营养缺乏病具有重要的意义。例如对缺碘地区的人采取食盐加碘可大大降低甲状腺肿的发病率（下降率可达40%～95%），用维生素B_1防治食米地区的维生素B_1缺乏病，用维生素C防治维生素C缺乏病等。与营养补充剂或保健食品比较，营养强化食品对于改善营养缺乏不仅效果良好，而且价格低廉，适于大面积推广。在发达国家，营养强化已经具有很长的历史，并取得了很大的成功，积累了很多的先进经验。现在，越来越多的发展中国家也开始重视并采取多种措施，大力推行食品的营养强化。

三、对食品营养强化的基本要求

（一）有明确的针对性

进行食品营养强化前必须对本国本地区的食物种类及人们的营养状况做全面细致的调查研究，从中分析缺少哪种营养成分，然后根据本国、本地区人们摄食的食物种类和数量，选择需要进行强化的食物载体以及强化剂的种类和用量。例如，日本居民多以大米为主食，其膳食中缺少维生素B_1，他们根据其所缺少维生素B_1的数量在大米中增补。我国南方亦多以大米为主食，而且由于生活水平的提高，人们多食用精白米，致使有的地区维生素B_1缺乏病流行。因此，除了提倡食用标准米以防止维生素B_1缺乏病外，在有条件的地方也可考虑对精米进行适当的维生素强化。

对于地区性营养缺乏症和职业病等患者的强化食品更应仔细调查，针对所需的营养素选择好适当的载体进行强化。

（二）符合营养学原理

人体所需各种营养素在数量之间有一定的比例关系，应注意保持各营养素之间的平衡。食品营养强化的主要目的是改善天然食物存在的营养素不平衡关系，强化的剂量应适当，避免造成某些新的不平衡。这些平衡关系主要有：必需氨基酸之间的平衡，脂肪酸之间的平衡，产能营养素之间的平衡，维生素 B_1、维生素 B_2、烟酸与能量之间的平衡，以及钙、磷平衡等。

对于强化的营养素还需要考虑其生物利用率，尽量选用那些易于被人体吸收和利用的强化剂。

（三）符合国家的卫生标准

食品营养强化剂的卫生和质量应符合国家标准，如 GB14880《食品营养强化剂使用卫生标准》；同时还应严格进行卫生管理，切忌滥用。特别是对于那些人工合成的营养素衍生物更应通过一定的卫生评价方可使用。

营养素的强化剂量，各国多根据本国人民摄食情况以及每日膳食中营养素推荐摄入量确定。由于营养素为人体所必需，往往易于注意其缺乏的危害，而忽视过多时对机体产生的不良作用。如脂溶性维生素可在体内积累，若用量过大则可使机体发生中毒性反应。每个营养素的适宜剂量和过量的限度都不相同，因此强化剂量应该参照各国居民的营养素推荐摄入量和最高可耐受摄入量确定。

（四）尽量减少食品营养强化剂的损失

许多食品营养强化剂遇光、热和氧等会引起分解、转化而遭到破坏，因此，在食品的加工及储存等过程中会发生部分损失。为减少这类损失，可通过改善强化工艺条件和储藏方法，也可以通过添加稳定剂、保护剂来实现。同时，考虑到营养强化食品在加工、储藏等过程中的损失，进行营养强化食品生产时，需适当提高营养素的添加量。

（五）保持食品原有的色、香、味等感官性状

食品大多有其美好的颜色、气味和口味等感官性状。而食品营养强化剂也多具有本身特有的色、香、味。食品强化的过程，不应损害食品的原有感官性状而影响消费者的接受性。例如，用蛋氨酸强化食品时很容易产生异味，各国实际应用甚少。当用大豆粉强化食品时易产生豆腥味，故多采用大豆浓缩白或分离蛋白。

（六）经济合理、有利于推广

食品营养强化的目的主要是提高人们的营养和健康水平。通常，食品的营养强化需要增加一定的成本，但应注意营养强化食品的销售价格不能过高，否则不易向公众推广普及。要使营养强化食品经济上合理和便于推广，科学地选择载体食品是关键。食品营养强化时，应当选择广大居民普遍食用、经济上能够承受的食品作为载体。

第二节 食物强化载体与强化剂的选择

一、食物载体的选择

食物载体的选择除了经济上合理和便于推广外，还应有覆盖率高、接受性好等特

点。目前，以食盐为载体强化碘，以动物油、植物油、食糖、牛奶、奶制品、谷类食物为载体强化维生素 A，以面粉、谷类食品、断奶食品、饼干、面包等为载体强化铁方面已得到广泛应用与发展。

（一）食物载体的选择标准

1. 食物的消费覆盖率高　载体食物的消费覆盖率指应用人群广泛与否的程度，特别是应能覆盖营养素缺乏最普遍的农村和贫困人群，而且这种食物可以工业化生产。

2. 食物的摄入量均衡　稳定的或者相似的消费量是便于比较和方便准确地计算营养素添加量的基础，尤其是能避免由于大量摄入（如软饮料，零食）而发生过量的可能性。

3. 不同人群消费量的变异数小　地区间和个体间消费水平变异小，制作方式和食用方法的相对变化较小。

4. 不因强化而改变品质　注意载体食物和强化营养素之间的匹配，防止由于强化所造成的强化剂或者载体食物在质量上的改变。

5. 不因强化而改变口感。

（二）单一营养素强化可选择的载体

单一食品强化是指在食物载体中强化铁、碘或维生素 A 等营养素中的任何一种。1996 年，国际农业中心（International Agriculture Centre，IAC）编印的食物营养强化专辑，列出了常用的对单一营养素可选择的强化载体名单和评价，见表 7-1-1。

表 7-1-1　强化单一营养素可选择的载体

食品	维生素									矿物质		
	β-胡萝卜素	A	D	E	B_1	B_2	B_6	C	叶酸和 B_{12}	Fe	Ca	I_2
牛奶：												
液体奶	+	+	+	+	+	+	+	+	+	0	+	+
奶粉	+	+	+	+	+	+	+	+	+	+	+	+
豆奶粉	+	+	+	+	+	+	+	+	+	+	+	+
面粉：												
小麦面	0	+	+	+	+	+	+	×	+	+	+	+
玉米面	0	+	+	+	+	+	+	0	+	+	+	+
米粉	0	+	+	+	+	+	+	+	+	+	+	+
大米	0	+	+	+	+	+	+	+	+	+	+	0
零食	0	+	+	+	+	+	+	+	+	+	+	0
玉米片	0	+	+	+	+	+	+	+	+	−	+	0
食用油	+	+	+	+	×	×	×	0	0	0	0	×
人造奶油	+	+	+	+	0	0	0	0	0	×	0	×
蛋黄酱	+	+	+	+	0	0	0	0	0	×	0	×
果汁	+	0	0	+	+	+	+	+	+	−	+	0
糖	×	+	0	0	×	×	×	×	0	−	0	+
固体饮料	0	+	+	+	+	+	+	+	+	+	0	+
食盐	×	0	×	×	×	×	×	×	×	+	+	+

注释：+，可以选择；0，缺乏实验证明；×，不可能。

（三）复合营养素强化可选择的载体

复合强化是指在食物载体中加入两种或两种以上的微量营养素，如碘、铁、维生素A等，其可选用的载体见表7-1-2。

表7-1-2 微量营养素复合强化的一些可能载体

强化剂	载体
碘+维生素	小麦面粉，大米，谷氨酸钠，食糖，婴儿食品
碘+铁	食盐，鱼子酱
碘+铁+维生素	加工食品和婴儿食品

对具有两种或多种营养素缺乏的人群来说，食物的复合强化可能是一种相当经济的方法。对于微量营养素的复合强化，在谷物和婴儿断奶食物中加入铁和维生素，许多国家已取得了很大成功。

二、营养强化剂的选择

（一）选择营养强化剂的要求

1. 能够集中式加工。

2. 强化的营养素和强化工艺应该是低成本和技术简便。

3. 在强化过程中，不改变食物原有感官性状（用载体的深色与强烈气味来掩盖强化剂带来的轻微的颜色与气味的改变）。

4. 维生素和某些氨基酸等在食品加工及制品的保存过程中损失较少，终产品中微量营养素的稳定性高，储藏过程中稳定性良好。

5. 终产品中微量营养素的生物利用率高。

6. 强化剂与载体亲和性高。

7. 营养素间不发生相互作用。

8. 食品强化的费用尽量降低。

（二）强化剂的生物利用率

生物利用率（bioavailability）一般是指一种营养素在体内被吸收和利用的程度。营养强化剂吸收的比率在很大程度上与营养素消化形式、相同营养素在体内浓度的大小（补充剂量）、食物载体的组成以及同时摄入的某些药物等有关。另外，与个体的健康状况、生理功能，特别是消化系统的功能也有关。

一个可被机体利用的营养素应当符合两个标准：①其化学、物理状态处于可消化吸收的，或可以转化为可消化吸收的状态。②含有营养素的化合物可以被机体分解或参与机体的代谢。例如，含有微量元素的无机盐，溶解性高的消化吸收率就高，不溶性的就低；胶体颗粒小的易被消化吸收；Fe^{2+}易于被机体代谢利用，而Fe^{3+}则较差。

（三）常用的食品营养强化剂

1. 维生素类

（1）维生素A：常用于食品强化的维生素A有粉末和油剂两类，一般以视黄醇、视黄脂、棕榈酸视黄醇的形式添加。

β-胡萝卜素是在许多植物性食品中均含有的色素物质，既具有维生素 A 的功效，又可作为食用天然色素使用，是一比较理想的食品添加剂。

（2）B 族维生素：通常用于强化的 B 族维生素包括维生素 B_1、维生素 B_2、烟酸叶酸等。

1）硫胺素盐酸盐：通常多用于强化面粉（面包、饼干等制品）及牛乳和豆腐等。本品添加后稳定性较差，损失较大，贮藏应置于遮光容器中，密封保存。

硝酸硫胺素稳定性比盐酸硫胺素高，添加于面包等食品中效果较好。

2）维生素 B_2：即核黄素，目前多用亲油性的核黄素丁酸脂，其用量 1.75g 相当于 1g 维生素 B_2；液体食品强化剂型为核黄素磷酸钠，其用量 1.37g 相当于 1g 维生素 B_2。本品对碱，特别是对光不稳定，使用时应予注意。

3）烟酸：亦称尼克酸、维生素 PP 或抗癞皮病因子。可用于面包、饼干、糕点及乳制品等的强化。

（3）维生素 C：维生素 C 是常用的强化剂。L-抗坏血酸除用于多种食品的维生素 C 强化外，还广泛用于防止氧化、保持鲜度及作为肉的发色助剂等使用。主要用于强化果汁、面包、饼干、糖果等。在桔汁中添加 0.2～0.6g/kg，还具有提高制品风味的作用。

2. 矿物元素强化剂

（1）钙：常用葡萄糖酸钙、乳酸钙、碳酸钙、磷酸氢钙等。

（2）碘：在碘盐中经常以碘酸钾（KIO_3）的形式来强化。

（3）铁：依铁来源的不同可分为血红素铁与非血红素铁两类。

目前，在食物中应用的铁强化剂主要有元素铁、硫酸亚铁、柠檬酸铁、焦磷酸钠铁、血红素铁和 EDTA 钠铁。

（4）锌：常用的锌强化剂有硫酸锌、乳酸锌和葡萄糖酸锌等可溶解的锌化合物。

3. 氨基酸类强化剂　赖氨酸在大多数植物性蛋白质中含量都较低，是限制其生物利用率的"第一限制性氨基酸"，谷类食品中，按人体氨基酸需要模式添加可成倍提高蛋白质生物价值。常用的赖氨酸强化剂有：L-盐酸赖氨酸、L-赖氨酸-L-天门冬氨酸盐、L-赖氨酸-L-谷氨酸盐等。另外，牛磺酸也是常用的一种氨基酸强化剂。

4. 蛋白质　从经济上考虑，用天然蛋白质或稍加提取加工的蛋白质来补充谷类的蛋白质和氨基酸的缺乏，明显优于完全人工生产的纯氨基酸。大豆蛋白质是优质蛋白质，是理想的蛋白质强化物。目前常用于食品强化的蛋白质有大豆蛋白、乳清蛋白、脱脂乳粉、酵母粉、鱼粉等。

第三节　营养强化剂的用量依据

国际上对于营养强化剂的适宜剂量没有统一的规定，但大多数国家都提出了强化营养素使用范围和剂量的标准或者法规。营养强化剂的用量标准受很多因素的影响，主要应该依据下列资料制订：

一、不同国家和地区对居民的膳食营养调查

膳食营养调查可以对不同国家和地区居民的膳食组成变化、营养素摄入水平进行全面的了解，为食物生产、加工及政策干预提供基本依据。特别是通过营养调查，得出某

些人群营养缺乏的发生率，对于合理确定营养素强化用量具有重要指导作用。

二、不同人群的推荐摄入量（RNI）

推荐摄入量（RNI）是“膳食营养素参考摄入量（DRIs）”中的重要指标之一。RNI 的主要用途是作为个体每日摄入该营养素的目标值。

各国营养素的推荐摄入量是营养素强化用量的主要依据。强化食品中，营养强化剂的用量与日常膳食中的营养素含量之和，应当以满足特定人群中绝大多数个体的推荐摄入量为目标。设计良好的营养强化剂用量，应该依据科学的营养调查资料，计算出目标人群的膳食，包括食物、饮水等来源营养素的全部摄入量，补充不足的部分，达到 RNI 水平。使人们通过长期摄入营养强化食品，满足身体对该营养素的需要，并维持人体组织中有适当的储备。

三、营养素的可耐受最高摄入量（UL）

营养素摄入过量时有可能产生不良作用，对健康造成危害。“可耐受最高摄入量”是“膳食营养素参考摄入量（DRIs）”中另一个重要指标。中国营养学会制定的中国居民营养素可耐受最高摄入量数值对我国食品强化是一个良好的安全性指标。UL 指的是平均每日可以摄入该营养素的最高限量，营养素摄入水平在此限量以下，对一般人群中的几乎所有个体都不会引起健康损害。如果某种营养素的摄入量超过 UL，其损害健康的危险性就随之增大。鉴于我国近年来营养素强化食品和膳食补充剂的快速发展，从安全性考虑，在确定营养强化剂用量时特别有必要考虑 UL 的水平。

四、营养强化食品的目标人群对食物载体的消费量

营养强化剂最终要添加到食物载体中形成营养强化食品，人们每日对载体食物的食用量，直接影响其中添加的营养素的摄入量。比如在食盐中强化碘，必须通过膳食调查，了解目标人群平均每日摄入食盐的多少，才能确定在一定量食盐中应该强化多少元素碘。

五、强化剂在食物加工、运输、储藏和食物制备过程中的损失率

为了避免营养强化剂在食物加工、运输、储藏和食物制备过程中损失的影响，一般采用按比例增加营养素强化量和改进工艺、减少加工和储运损失的办法来保证强化营养素的有效含量。

第四节 食品强化技术

食品的营养强化实际上是将营养强化剂与载体食物混合的过程。其目的是将添加的强化剂混合均匀，并要求对载体食物的特性没有太大的影响。

一、强化技术

根据食物载体和强化剂的不同性质可以选择不同的添加方法。例如：谷类面粉及其产品、奶粉、饮料粉等常用干性混合方法；液体奶、饮料、水果汁的强化常用水溶解方法，制作面包、比萨和小甜饼也可以将强化剂溶于水中添加；在烹调或压榨时维生素可能被破坏的情况下，宜采取喷洒或喷涂技术；脂溶性维生素强化，以油溶解方法比较适宜；附着技术用于维生素A的食糖强化，即将植物油包裹的维生素A粉末附着在食糖晶体的表面；包衣方法用于把维生素A制剂挤压到大米一类的食物颗粒表面，形成牢固的包衣；微胶囊化也是将一种或多种微量元素加到食品中常用的强化技术。

营养强化的实际生产过程常用的混合技术有以下几种：

（一）固-固混合（干性混合）

用少量的微量营养素来强化干性食品最常用的方法是干性混合。混合效果与食物组分的特性，如大小、形状、密度、稀释性、带电性以及被混合成分的性质有关。为了混合均匀并且在生产、包装、储存和销售中保持混合的均一性，所有添加物和载体、添加物和添加物之间的物理特性应当尽可能的接近。差异越大，越容易发生分离。混合设备性能对混合效果有极大的影响。设备性能包括功率、对物料颗粒产生的摩擦强度、批承受量或物料连续流量、混合时间等。

（二）固-液混合

如果强化剂或预混料是液态的，可以将强化剂以喷洒方式加入到食物载体中去。在螺旋混合机或螺条混合机中都装有喷嘴用来将少量液体混合在固体中。因此，固-液混合通常不需要特殊设备。

对于食盐晶体的碘化，通过滴注法将强化剂的溶液形式加到干盐上仍然是常用技术，但喷洒混合正得到越来越多的应用。

（三）液-液混合

对液体和半湿性食物，微量营养素先被溶解或扩散到一个液体介质中（水或油），然后通过搅拌和匀质的工艺添加到载体中去。使用的关键设备是搅拌机和均质机，这两种设备是乳制品和饮料加工企业的常用设备。液-液混合能够达到的均匀性效果与许多因素有关，特别是被混合组分的性质。对于一些容易被氧化的微量营养素，如维生素A、维生素C和B族维生素等，应在预混料中加入抗氧化剂，而且要尽量减少这些原料与氧气和二价金属的接触。

（四）胶囊化

胶囊化是对干性、自由流动的颗粒进行包衣的过程。根据颗粒的大小，该技术被称为微胶囊化（包装50μm及其以下的超细颗粒）或宏胶囊化（包装500μm及其以上的大颗粒），包装的粉粒大小介于其间的（50～500μm）则被简单地称为胶囊化，小于1μm的是纳米胶囊。胶囊化的基本目的是通过将强化剂在释放前与载体组织和外环境的隔离，以保持产品质量稳定，延长销售时间和提高产品质量。胶囊化技术在近年里发展很快，而且在食品工业中的应用正在快速增加。

胶囊化可以用来掩盖令人不悦的气味，以及与活性成分隔离来防止微量营养素的降解。在微量元素强化中，胶囊化的应用提供了一个保护屏障来使微量元素相互分离，从而避免微量元素间的不利反应。制作维生素胶囊时，处理过的食物淀粉和蔬菜脂可用来做包衣材料。胶囊化的维生素可以减少回味和掩盖气味，并保护维生素不因吸湿、受热和氧化而降解，延长了销售时间，具有更好的流通能力和最小的损失。

（五）谷粒的重组

谷粒的重组是由谷粒破碎、混合强化、重新组成完整谷粒的一个工艺过程。例如维生素A的强化重组，在这个生产工艺中，由破碎的米粒与视黄酸酯、少量玉米油、食品级猪油进行预混合。新近配方是用其他形式的油，如可可油、花生油代替猪油，再在预混合料中按1mg/g的比例加入α-生育酚和维生素C，然后把被强化的米粒重塑成大米粒那样的形状，并且与普通大米以1∶100到1∶200的比例混合，这个比例是由维生素A缺乏的人群消费情况决定。在强化工艺中需要使用特定的黏合剂，目的是在洗涤和烹调重组米粒的过程中减少强化剂的损失。

二、强化工艺的关键点

营养素添加技术常依赖于生产工艺系统、包装和食品保藏技术、载体食物的特性、强化剂的特性以及生产者的偏爱。为了提高强化剂的稳定性，对于麦片、玉米片类的食品应在生产后加入强化剂。而在某些情况下，如罐头食品必须在包装工艺前加入强化剂。为了确定强化剂最经济、最方便的关键加入点，必须对整个产品的生产工艺和消费者的购买力等进行研究。

（一）加工过程

影响营养素或预混料添加工艺的最重要因素之一是营养素的稳定性。像清洗、烹调、暴露空气、加热、挤压以及干燥等操作可能会显著地影响强化剂的生物活性和稳定性：如碘，若生产过程暴露在过热的环境中很容易因升华而损失；金属化合物则容易氧化和变色；维生素A容易氧化并发生化学反应，这些因素都能使其减低效能。因此，强化剂宜在加热、空气暴露、洗涤等加工单元之后加入。作为一般准则，营养强化过程应该做到以下几点：了解强化食品将有哪些食物或成分参与混合，充分搅拌以确保营养素能够完全分散均匀，各组分已知的容量或重量，尽可能减少不利的操作条件。

（二）包装和储存

为了使强化营养素在储存中损失最少，强化食品应该有合适的包装。强化食品中有关营养素的保留率与应用的强化剂、环境温度以及强化到食用之间的时间有关。

包装材料一般有两种：硬包装和软包装。硬包装的容器包括玻璃瓶、铁罐、陶瓷制品、木制品、锡器、塑料容器等。软包装主要有塑料、纸、箔、一些植物纤维和布等。硬包装大多数都很坚固，在不同程度上对内部食品起到物理保护作用。而且，一些类型的硬包装具有提供完美封口印记的好处。当然它们的价格一般比软包装高得多。

第二章 保健食品概述

第一节 保健食品的概念

一般食品对于人体都具有两种功能：其一是营养功能，即通过摄取食物来满足人体生长发育和各种生理功能对营养素的需要；其二是愉悦功能，即在摄食过程中使人得到食物色、香、味的享受，同时也满足人体饱腹的要求。

随着膳食营养研究的逐步深入，人们发现某些营养素或食物成分在调节生理功能、预防疾病方面具有重要生物学作用。特别是有些植物性食物成分能够有效降低居民慢性退行性疾病的发生率，如高血压病、心脏病、肿瘤、糖尿病等，引起人们的极大兴趣，随之产生了一种特殊的新型食品——保健食品。

预防医学理论认为，在人体健康状态和疾病状态之间存在一种第三态，或称诱发疾病态（elicitillness state）。当第三态积累到一定程度时，机体就会产生疾病。现代社会居民受到社会、环境、饮食等多方面因素的影响，多数人不可能处于完全健康的状态。保健食品作用于人体的第三态，预防或减缓疾病的发生和发展，促使机体逐渐向健康状态转化，达到提高健康水平的目的。

一、保健食品的定义

目前，保健食品在国际上尚不存在广泛接受的、统一的名称和定义。中国称之为“保健食品”，有的国家则称之为健康食品（health food）或功能食品（functional food）。

1982 年，日本厚生省的文件中最早出现“功能食品”的名称；1989 年，其又将功能食品定义为“具有与生物防御、生物节律调整、防止疾病、恢复健康等有关功能因素，经设计加工，有明显调整生物功能的食品。”1991 年 7 月，日本厚生省将功能性食品名称改为“特定保健用途食品”（food for specified health use）。

欧洲、美国等许多地区和国家将保健食品称为健康食品（health food）、设计食品（designed food）、膳食补充剂（dietary supplement）或营养食品（nutritional food），德国则称之为改良食品（reform food）。如果一种食品除了有适宜的营养作用外，能对人的一种或几种靶功能有好效果，能够改善健康状态和/或降低疾病危险性，则该食品可看做是“具有功能”。

美国的膳食补充剂是指，一种旨在补充膳食的产品，它可能含有一种或多种如下膳食成分：维生素、矿物质、草本（草药）或其他植物、氨基酸等，用以增加每日总摄入量来补充膳食的食物成分，或以上成分的一种浓缩品、代谢物、提取物或组合产品等。

1982年7月，欧洲健康食品制造商联合会（EHPM）对健康食品做了规定：健康食品必须以保证和增进健康为宗旨，应尽可能以天然物为原料，必须在遵守健康食品的原则和保证质量的前提下进行生产。健康食品的范围为：含有充分的营养素；补充膳食中缺少的营养素；特定需要的食品或滋补食品，最好含有特殊的营养物质；以增强体质或美容为目的的食品；以维持和增进健康为目的，以天然原料为基础的食品。

虽然世界各国对保健食品的定义、称谓或划分范围略有区别，但基本含义是一致的，即这类食品是“医学上或营养学上具有特殊要求的特定功能的食品”。因此，健康食品、功能食品、保健食品是指这样一类食品：除了具备一般食品的营养功能和感观功能（色、香、味、形）外，还具有一般食品所没有的或不强调的调节人体生理活动的功能。

过去，我国有“疗效食品”、“药食两用食品”、“滋补食品”、“营养保健食品”等数种提法，概念比较混乱。直到1996年3月15日，卫生部发布了《保健食品管理办法》，为我国保健食品提出了一个明确概念。1997年5月1日，我国颁布、实施的《中华人民共和国保健（功能）食品通用标准》进一步规范了保健（功能）食品的定义。该标准规定，“保健食品是食品的一个种类，具有一般食品的共性，能调节人体功能，适于特定人群食用，不以治疗疾病为目的。”

二、对保健食品的认识

根据上述内容，对保健食品的正确理解应当包含下列几个要素：

其一，在属性方面，保健食品必须是食品，必须无毒、无害，符合应有的食品要求，而且在日常膳食中可望达到的消费量就能显示效果。

其二，在成分和加工方面，它可以是含有某种成分的天然食品；或者是食物中添加了某些成分，或者是通过食品工艺技术去除了其中某种成分的食品。

其三，在功能方面，它具有明确的、具体的，而且经过科学验证是肯定的保健功能。保健食品通常是针对某方面功能需要调节的特定人群而研制生产的，所以可能只适用于某些特定人群，如限定年龄、性别或限定遗传结构的人群，不可能对所有人都有同样作用。

其四，保健食品不以治疗为目的，不能取代药物对病人的治疗作用；而且保健食品的特定功能也不能取代人体正常的膳食摄入和对各类必需营养素的需求。

具体来说，需要从适用人群方面来认识保健食品与普通食品以及药物的区别。普通食品为一般人所服用，人体从中摄取各类营养素，并满足色、香、味、形等感官需求；药物为病人所服用，达到治疗疾病的目的；而保健食品通过调节人体生理功能，促使机体由第三态向健康状态恢复，达到提高健康水平的目的。

第二节 发达国家保健食品的产生和发展

保健食品在我国有着悠久的历史，已为世界各国学者所公认。但是近几十年由于缺乏必要的基础研究，缺少创新性成果，在管理方面也处于探索和立法阶段，因此近年国内保健食品还处于逐步发展的阶段。借鉴国外一些先进的研发和管理经验，有利于我国保健食品尽快走上良性发展的道路。

一、保健食品产生和发展的历史背景

保健食品是社会经济发展、科技进步、人们生活水平提高到一个新的历史阶段的必然产物，因而其发展水平与各个国家和地区经济发展水平相一致。

日本居民的传统饮食习惯与我国有很多相似之处，经济发展对居民健康影响的模式也与我国类似，其保健食品的发展历程尤其值得我们研究和参考。日本对保健食品的研究始于20世纪80年代早期，当时日本已经摆脱了世界大战带来的贫穷与灾难，解决了温饱问题。但是随着膳食结构西方化和人口老龄化，糖尿病、脑卒中、冠心病与肿瘤等“富裕性疾病”逐渐成为危及日本国民的主要疾病。20世纪80年代以来，日本国民医疗费用呈现急剧膨胀的趋势。1984年日本全国医疗费14万亿日元，平均每人约12万日元；1988年上升至17万亿日元，平均每人约14万日元。人们开始审视生活水平提高带来的不良饮食习惯而产生的弊病，着手从饮食方面进行改进，促进了保健食品的发展。

1987年，日本文部省和农林水产省第一次在政府有关文件中使用了“功能食品”这一名词，说明这类食品从民间生产发展到政府认可。同时，日本政府资助了86个关于“食品功能的系统分析和发展”的特别项目；日本教育部又发起对“食品的生理学调节功能分析”和“功能食品的分析和分子设计”的研究。继之，日本政府于1991年提出了“特定保健用途食品”（Food for Specified Health Use，FOSHU）这一术语，并将其纳入“营养改善法”中。

在这一形势下，日本厚生省提出了变药物保健为食物保健为主的新思路，并修改了药品管理的一些规定。日本政府有关部门先后成立了一些机构，加强对这类食品研发和生产的管理指导。在一系列措施推动下，日本的功能食品得以蓬勃发展，形成了食品工业一个高速增长的领域。1980年日本功能食品销售额为3600亿日元，1987年保健食品销售总额达5000亿日元，到1989年超过7000亿日元，仅次于美国。

欧美国家的保健食品发展较早。德国的保健食品称为“改良食品”，早在1927年就成立了饮食改良协会，又于1944年创立了世界第一家饮食改良学校（后改为学院），专门培养食品改良和营养方面的人才。该校的毕业生广泛分布于食品工厂、食品商店、医院、社区等有关部门，对促进德国的保健食品发展起了积极作用。目前，德国保健食品生产企业近千家，产品达2500余种。在其各类保健食品中，自然食品（谷物类食品、面包、果汁、动植物油脂）占50%，低能量、低盐、低糖食品占20%，维生素食品与保健茶（如菊花茶、茴香茶等）占20%，其他类型占10%。

美国也是世界上保健食品工业发展较早的国家，早在1936年，美国成立了全国健康食品协会，开始了健康食品的起步阶段。但是，美国健康食品的真正快速发展，还是近30年的事。随着国民收入的增加，美国居民在健康方面的消费比例普遍提高。据资料统计，美国1970年保健食品的总销售额仅为1.7亿美元。10年后增加10倍，达到17.7亿美元。20世纪80年代快速发展，到了20世纪90年代后期，销售额高达上百亿美元。

美国和日本的发展过程类似，一方面是社会经济发展和居民生活水平提高在客观上形成了保健食品发展的强大推动力量；另一方面，政府的认可、支持和管理对于促进这种新型食品的发展起到了关键作用。1980年代初期，美国食品和药品管理局（FDA）对食品调节人体功能、改善人体健康的观点持否定态度。1984年以后，有关膳食纤维预防直肠癌保健产品的争论，引起学术界对于食品与健康关系的研讨。在许多事实证明下，1987年8月，FDA承认了食品可增进人体健康，并修改了“食品标签管理条例”的提案。1988年8月，FDA最后制定法规，确定了健康食品的六项审查标准，明确了食物中某些成分有益于人体健康，并能减少某些疾病的发生。从此，美国保健食品走上快速发展的道路。

目前，大约2200万以上的美国人利用Internet查询有关保健和医药方面的信息。网上查询保健内容的主要主题的比例为：疾病，52%；饮食与营养保健食品，36%；药品，33%。由此可见，饮食与营养占第二位，社会的需求大大刺激了保健食品产业的发展，这给保健类食品的研究、开发带来了极好机遇。调查统计表明，在2.6亿美国人中，大约有50%经常摄取维生素、矿物元素、草药等膳食补充剂来作为改善机体健康的一种方式。而且，健康食品和营养素的研究与生产成为美国经济不可分割的一部分。

1995年9月，由世界卫生组织（WHO）、联合国粮农组织（FOA）、国际生命科学研究院（ILSI）共同举办的功能食品第一届国际研讨会在新加坡举行。会议将功能食品英文名确定为“Function Foods”；并研究了国际功能食品现状、功能食品科学评价，制定功能食品生产规章，讨论了地区间功能食品工作网及其他有兴趣的问题和研究领域等。会议认为，食物对于疾病有一定的辅助治疗和直接预防功能，功能食品研究领域十分广阔。随着社会文明程度的发展，必将促进保健食品的进一步研制与开发，造福于人们的健康。

二、保健食品研制的发展阶段

保健食品不同于普通食品，人们在研发保健食品时不仅需要注意它的色、香、味、形等食品属性，还必须经实验证明它是否具有确切的功能；如果其中的食物成分经过提取、分离或浓缩等特殊加工工艺的处理，还需要证实这种食品的安全性。因此，保健食品的研究开发过程较普通食品复杂，要求的技术水平也相对较高。

（一）保健食品研发的三个阶段

多数学者认为，根据研发的技术水平和产品的性质，可以把国内外研究开发保健食品的发展历程大体分为三个阶段，也可称之为三代产品。

1. 第一阶段　研发的保健食品大多数根据古典的医学资料或传统的食用经验研制和生产，例如传统医学组方，某个地区或某些人群的饮食习惯等。其保健功能没有经过现代科学实验予以验证，在安全性方面也仅仅依据“长期食用”或“较多人食用”未发现毒副作用的实践经验，有待进行深入系统的实验研究。

2. 第二阶段　研发的保健食品在保健功能和安全性方面经过了以现代科学为基础的动物实验和人体验证，证明该产品具有某项生理调节功能的食品，而且长期食用具有较高的安全性。美、日等某些发达国家强调保健食品的真实性和科学性，主要依据就是此类科学研究资料。我国目前为数很多的保健食品属于这一代产品。

3. 第三阶段 研发的保健食品不仅经过人体及动物实验，证明产品具有某些生理调节功能和安全性，而且通过深入的研究发现了这种食品中具有该项保健功能的生物活性因子（或有效成分），对于这种成分的结构及含量、理化性质、在食品中的稳定形态、测定方法，及其在动物和人体内的代谢特点等因素，都得到了比较确切的认识。

（二）科学研究是保健食品发展的基础

保健食品的基本要素是安全、有效。真正能够达到这两项标准需要大量的研究提供科学依据。按照生物医学研究的基本过程，安全性或功能评价一般分为三种类型：体外细胞或组织实验，动物或人体实验，人群流行病学调查或人群干预研究。一般来说，只有经过大规模人群流行病学调查或经过大规模人群长时间的干预研究，才有可能得到比较可信的结论。而体外实验、动物实验，或少数志愿者参加的人体实验，其结论只能认为是初步的。

采用严格的科学实验资料，充分论证其保健与疾病预防功能，是保健食品得以正常发展的决定性因素之一。目前发达国家对食品有益健康的说明，大多持谨慎态度。某一种保健食品即使已有几十年的历史，并已被公众认为是有益于身体健康的，但是如果不能提出科学上的依据并取得国家有关部门的认可，同样不能在标签或使用说明书上列出有益健康的宣传。这种严格的审批制度，有利于提高消费者对食品与健康关系的正确理解，有利于保健食品稳步发展。

美国从 1993 年就开始许可某些特定食品使用“能降低疾病危险性”的声明。FDA 认可的食品，必须是根据公认的、经有资格的专家同意并支持的科学证据，这些证据客观地证明食品与特定疾病相关。到 1998 年，FDA 共批准了 11 项食物或其成分与疾病有关的声明。

FDA 于 1993 年在对“健康食品”功能宣传的审查中，“叶酸能预防胎儿的神经管缺陷”没有得到批准。其实美国的功能卫生服务部（PHS）在 1992 年 9 月就推荐所有美国育龄妇女都要摄取 0. 4mg 叶酸，以预防怀孕后胎儿发生脊柱裂或其他神经管缺陷。美国公共卫生服务部和美国卫生与人类服务部估计，如果每名育龄妇女每天摄入 0. 4mg 叶酸，就能使胎儿出生时的神经管缺陷率降低 50%。

尽管有上述推荐，美国 FDA 还是没有批准叶酸能预防胎儿神经管缺陷的声明，而认为需要成立一个“叶酸研究委员会”来解决这个问题，特别是 0. 4mg 叶酸的安全性。经过几年的研究和讨论，直至 1998 年 1 月，FDA 才批准用叶酸强化面粉及其制品，以预防胎儿发生神经管缺陷。

第三节 我国保健食品的历史、现状和发展

一、中国古代传统医学的食品保健观

我国自古就有“药食同源”、“药补不如食补”、“三分治，七分养”之说，初级形态的保健食品在我国有着悠久的历史。春秋战国时代的《山海经》中就有“櫰木之实，食之使人多力；枥木之实，食之不忘；狌之善走，服之不夭”的记载，其中“多力”、“不忘”、“善走”、“不夭”等说法，以现代语言解释，就是抗疲劳、增强记忆、提高

耐力、延年益寿之效。保健食品起源于我国食养、食疗、植物药保健，已为世界许多学者所公认。

食疗是中医药的宝贵遗产之一，应努力加以发掘。我们在借鉴发达国家保健食品研发经验的同时，应当充分利用现代科学实验手段，研究和阐明有关食疗成分的功能及作用机制，提高我国保健食品的研究和生产水平，发展中国特色的保健食品。

二、中国现代保健食品的发展现状

随着我国社会经济的发展和人们生活水平的提高，食品生产和消费在人们日常生活中占着日益重要的地位。保健食品是现代社会各类人群的需要，因此在近20年得到快速发展。

（一）政府对保健食品的管理

近20年，我国政府对保健食品的管理大体经历了限制、认可、法治三个阶段。1980年代中期以前，国家法规不允许宣传保健食品。卫生部曾发布《禁止在食品中加药的规定》，实际上否定了当时市场上大部分的保健食品。随着人们对健康的渴求和国际上功能食品的兴起，我国对保健食品的研究仍在继续，并逐渐被市场接受。1988年，卫生部发布了《新资源食品管理办法》，使一部分“保健食品”走进市场。1995年，第八届全国人大常委会第十六次会议审议通过了《中华人民共和国食品卫生法》，明文规定：“具有特定保健功能的食品，其产品及说明书必须真实，产品的功能和成分必须与说明书相一致，不得有虚假”，确立了保健食品的地位。紧接着，国家卫生部于1996年3月15日发布《保健食品管理办法》。这一系列的文件，使保健食品的管理逐步走上法制轨道。

（二）保健食品的生产和消费

在1980年代末至1990年代初，中国消费者对营养保健品的热情接受和信任推动了整个保健品市场的飞速发展。保健食品生产企业迅速增加，产品规模和数量在食品市场上占有的比重也不断增大。1980年全国保健品厂还不到100家，至1994年已超过3000家，生产保健食品3000余种，年产值300亿元人民币。但是，由于一些产品的科技含量太低，很多产品没有进行过基本的科学研究，致使不科学的甚至伪科学的产品流入市场；还由于缺乏对产品宣传的正确引导和管理，许多产品夸大功能，甚至无中生有、误导消费，使保健食品逐渐失去了消费者的信任；此外，政府对市场的管理不力，保健食品无相应法规、标准可依，都导致了保健食品的无序状态，使保健食品市场元气大伤。1995年，全国有600多家保健食品生产企业相继停产倒闭，全国销售额比上一年减少100多亿。本来很有发展前景的中国保健食品市场面临急剧倒退甚至崩溃的局面。

国家卫生部于1996年3月15日发布《保健食品管理办法》后，有关部门加强了对保健食品审批和生产、销售的监管力度，经常性的科普宣传使人们进行日常保健的意识增强，再加上一些资金雄厚、规模较大、管理正规的企业加入，使得国内保健品行业得到恢复性稳步发展。

三、中国保健食品发展面临的挑战

如上所述，我国对保健食品的开发和应用有着悠久的历史，近年也出现过蓬勃发展的局面。在此基础上总结历史的经验和教训，借鉴某些发达国家的经验，发挥我国的资源和保健文化传统优势，有可能促进中国保健食品事业得到更快发展。中国保健食品要健康有序发展，需要科研、生产、流通、宣传和管理多方面因素的结合。

（一）加强保健食品的科学研究

我国传统医学有关食品保健的记述历史悠久，是中华民族珍贵的文化遗产。我国地域广大，各族人民的饮食习惯差别很大，食物品种繁多，其中很多属于药食两用。这些传统的医药文化和食物资源优势，应当受到我们的重视和利用。当前我国不少保健食品采用多种药食两用的中药进行组方，但是这些经验性的东西与现代生物医学成果存在较大差异，缺乏现代科学实验分析和论证，限制了它们更大的发展。因此，我们应该利用现代技术，从天然产物中寻找功能因子，开展功能因子的构效和量效关系的研究，认识它们的作用机制和可能的毒性作用；其次还要发展提取分离各类功能因子的新技术、新工艺、新装备，提高功能因子在食品中的生物学功能。

据资料显示，美国、日本等发达国家的保健食品生产企业往往更注重产品的研发和创新，不断开发科技含量高的创新产品，广告投入并不大。而中国的保健品企业从一开始就陷入了低研发、高广告投入的怪圈，仅进行产品报批前的开发研究，很少进行必要的实验研究，这是我国保健食品领域长期低水平重复的重要原因之一。应当尽快采用现代科学实验手段，推动第三代保健食品的研发，使我国保健食品的研究和生产达到世界先进水平。

（二）规范保健食品的宣传

消费者对普通食品的购买主要根据自己的喜好和习惯，对药品的消费主要在医生的指导下进行，而对于保健食品，标签、说明书和广告等成为消费者了解某种产品性质、功能的重要媒介。因此保健食品的标签和说明书必须由政府部门审批，并严格管理。保健食品的标签和说明书除了要符合对一般食品的各项要求外，还必须标明保健食品的保健作用、适合人群、食用方法和推荐用量、功效成分或有关原料的名称。

除了产品本身的宣传以外，各种新闻媒体也应该发挥其自身优势，经常向广大群众宣传科学消费观念，普及科学消费知识，揭露和抵制有悖“科学消费”的经营行为，引导消费者增强科学意识和鉴别能力。

（三）加强政府部门对保健食品的宏观指导和管理

近年我国政府提出以人为本、促进人和社会协调发展的工作方针。

在全国范围内提倡有益于健康的膳食，推广健康生活方式，加强健康教育和恰当地食用保健食品等，均可降低慢性疾病的发生并减少医疗费用或不必要的手术。近年的一些调查表明，消费者越来越依靠保健措施来减少常规医疗的昂贵费用。因此，政府部门加强对保健食品的宏观指导和管理，不仅关系到人民健康水平的提高，而且对于改善国民体质，进一步促进社会经济发展也具有潜在的意义。

政府部门的宏观指导主要是通过立法步骤，并采取执法行动来保障消费者有权选用安全有效的保健食品。目前应特别加强对保健食品研发、生产和流通环节的监督管理；并督促媒体和企业向消费者公布真实的信息及科学依据，由公众选择自己的保健方式与相关食品来预防疾病，增进健康水平。

第三章 保健食品常用的功效成分

天然食物中含有的蛋白质、碳水化合物、脂肪、维生素和某些矿物质，是人体生命中不可缺少的物质，属于必需营养素。必需营养素对人体健康的有益作用经过长时间的研究，已经得到充分的证明。但是人类食物中含有的化学成分远远不止这几类营养素。以马铃薯这种看似简单的食物为例，经鉴定含有150种不同的化学物质，其中包括茄属生物碱、草酸砷、鞣酸等100种以上“没有营养作用”的物质。橘子油中已发现含有40多种化学成分，包括12种醇类、9种醛类、2种脂类、4种酮类和14种烃类等。人们每天由食物中摄取的这类食物成分多达数百种以上。这些物质进入体内后对机体产生什么潜在影响？是有益还是有害？对生理功能具有什么调节作用？以前这些问题很少引起人们的关注。近年来，由于营养流行病学、分析化学、生物化学、食品卫生学等领域的研究发展，使人们有条件对这些成分的生理作用进行更深入的探讨。利用这些活性成分或含有这些成分的食物，以及人们熟知的蛋白质、脂类等各种必需营养素，经过适当的加工过程和科学评价，可以得到调节生理功能或预防疾病的保健食品。

第一节　蛋白质、多肽和氨基酸

一、超氧化物歧化酶

超氧化物歧化酶（superoxide dismutase，SOD）是一种金属酶，在生物界中分布极广，目前已从细菌、藻类、真菌、昆虫、鱼类、高等植物和哺乳动物等生物体内分离得到SOD。在食物中，超氧化物歧化酶主要存在于肝脏等多种动物组织以及菠菜、银杏、番茄等植物中。SOD的生物学功能主要包括：

（一）抗氧化抗衰老作用

目前认为衰老、罹患某些疾病都与机体过氧化反应有关。自由基 O_2^- ·过多会加速机体衰老而诱发多种疾病，SOD作为能催化超氧阴离子歧化的自由基清除剂，具有辅助延缓衰老的作用。随着机体的老化，SOD的含量会逐步下降，适时地补充外源性SOD可清除机体内过量的超氧阴离子自由基，辅助延缓由于自由基侵害而出现的多种衰老现象。

（二）提高机体对疾病的抵抗力

SOD能预防或减轻由氧自由基引发的多种疾病。目前，SOD的应用主要集中在预防和减轻辐射损伤、炎症、关节病、缺血再灌注损伤、氧中毒、老年性白内障、糖尿病等多种病症上。

二、大豆多肽

（一）大豆多肽的组成与性质

大豆多肽是指大豆蛋白质经蛋白酶作用后，再经特殊处理而得到的蛋白质水解产物，通常由3～6个氨基酸组成，水解产物中还含有少量游离氨基酸、糖类和无机盐等成分。大豆多肽水溶性很高，其粘度随着浓度的增高而变化较小，即使在50%的高浓度下也仍富有流动性。大豆多肽还具有抑制蛋白质形成凝胶、调整蛋白质食品的硬度、改善口感和易消化吸收等特性，是生成速溶饮品和高蛋白质保健食品的理想原料。

（二）大豆多肽的生物学功能

1. 增强肌肉运动力、加速肌红蛋白的恢复　要使运动员的肌肉有所增加，必须要有适当的运动刺激和充分的蛋白质补充。由于肽易于吸收，能迅速利用，因此抑制或缩短了体内“负氮平衡”的过程。尤其在运动前和运动中，肽的补充还可减慢肌蛋白的降解，维持体内正常蛋白质的合成，减轻或延缓由运动引发的其他生理功能的改变，达到抗疲劳效果。

2. 促进脂肪代谢　摄食蛋白质比摄食脂肪、糖类更易促进能量代谢，而大豆多肽促进能量代谢的效果比蛋白质更强。儿童肥胖症患者进行减肥期间，采取低能量膳食的同时以大豆多肽作为补充食品，结果比单纯用低能量膳食更能加速皮下脂肪的减少。

3. 降低血清胆固醇　大豆蛋白能够降低血清胆固醇，而大豆多肽降低血清胆固醇的效果更加明显。大豆多肽能阻碍肠道内胆固醇的再吸收，并能促使其排出体外。

三、谷胱甘肽

谷胱甘肽（glutathione，GSH）是由谷氨酸、半胱氨酸和甘氨酸组成的三肽化合物，广泛存在于动植物中，在面包酵母、小麦胚芽和动物肝脏中，含量较高。谷胱甘肽可从上述富含谷胱甘肽的天然产物中提取制备，也可通过生物技术途径获得，如选育富含谷胱甘肽的高产酵母菌株、绿藻等，经分离纯化制备。

谷胱甘肽能够有效地消除自由基，防止自由基对机体的侵害；谷胱甘肽对放射线、放射性药物或抗肿瘤药物引起的白细胞减少症，能够起到有力的保护作用；谷胱甘肽可防止皮肤老化及色素沉着，减少黑色素的形成；谷胱甘肽还能与进入机体的有毒化合物、重金属离子与致癌物质等结合，并促使其排出体外，起到中和解毒的作用。

四、牛磺酸

牛磺酸（taurine）是一种含硫氨基酸，具有广泛的生物学效应，是调节机体正常生理功能的重要物质。它以游离氨基酸的形式普遍存在于动物体内各种组织，海洋生物体内含量很高，哺乳动物的神经、肌肉和腺体组织中的含量也比较高，牛磺酸在脑内的含量显著高于其他脏器组织。在坚果和豆科植物的籽实如黑豆、蚕豆、嫩豌豆、扁豆及南瓜籽中也含有较多的牛磺酸。

牛磺酸的生物学功能主要有以下几方面：①促进脑细胞DNA、RNA的合成，增加神经细胞膜的磷脂酰乙醇胺含量和脑细胞对蛋白质的利用率，从而促进脑细胞尤其是海马细胞结构和功能的发育，增强学习记忆能力。②改善视神经功能：牛磺酸占视网膜中氨基酸总量的50%，是光感受器发育的重要营养因子，缺乏牛磺酸会引起光感受器的退化，使光传导功能受到抑制。③抗氧化作用：牛磺酸能增强机体对自由基的清除能力，保护组织细胞免受过氧化作用的损伤，并具有稳定细胞膜的作用。④促进脂类物质消化吸收：牛磺酸参与胆酸盐代谢，可协助中性脂肪、胆固醇、脂溶性维生素及其他脂溶性物质的消化吸收。⑤免疫调节作用：牛磺酸可促进人淋巴细胞的增殖，还可以促进白介素 IL-2 的产生，增加 γ-干扰素的产生。

第二节 具有保健功能的碳水化合物

一、膳食纤维

（一）膳食纤维

膳食纤维（dietary fiber，DF）一般是指那些不被人体所消化吸收的碳水化合物。膳食纤维是一类复杂的混合物，按照其溶解性可分为水溶性膳食纤维（SDF）和水不溶性膳食纤维（IDF）两大类。SDF 的组成主要是一些胶类物质，如阿拉伯胶、琼脂、果胶、树胶等。IDF 的主要成分是纤维素、半纤维素、木质素和植物蜡等，它们是植物细胞壁的组成成分，存在于禾谷类和豆类种子的外皮及植物的茎和叶中。膳食纤维可来源于多种植物性食物。如小麦麸、燕麦麸、玉米麸等谷物麸皮，糖甜菜纤维，角豆荚和角豆胶，香菇、木耳等多种食用菌，以及各种水果、蔬菜等。

（二）膳食纤维的性质

膳食纤维的多种理化性质与其生理活性有关，主要有以下几点：

1. 化学结构中含有很多亲水基团，因此具有很强的持水性。

2. 分子结构中含有很多活性基团，可以螯合吸附胆酸、胆固醇、化学药物及有毒物质等有机分子，从而抑制人体对它们的吸收，促进其排出体外。

3. 改变肠道菌群。膳食纤维在动物小肠中不能被内源酶分解，但在大肠中可被多种微生物分解发酵，从而诱导大量的产气菌群的生长，这些产气菌比厌气菌对人体有利。

（三）膳食纤维的生理功能

以前普遍认为膳食纤维不能被人体消化吸收，因此属于食物中的废物。近年研究却发现了这种食物成分具有多种重要的生理功能。

1. 预防便秘　膳食纤维可促进肠道蠕动，减少有害物质与肠壁的接触时间，尤其是果胶类吸水浸胀后，使大肠内容物的体积相对增加，有利于粪便排出。此外，膳食纤维在肠腔中被细菌产生的酶所降解，产生二氧化碳并使酸度增加、粪便量增加以及加速肠内容物在结肠内的转移而使粪便易于排出，从而达到预防便秘的作用。

2. 调节肠内菌群和辅助抑制肿瘤作用　膳食纤维可改善肠内菌群，使双歧杆菌等有益菌活化、繁殖，从而抑制肠内有害菌的繁殖，并吸收有害菌所产生的二甲基联氨等致癌物质。膳食纤维还能促使多种致癌物随粪便一起排出，降低致癌物的浓度。资料表明，膳食纤维可降低大肠癌、结肠癌、乳腺癌、胃癌、食管癌等癌症的发生。

3. 减轻有害物质所导致的中毒和腹泻　膳食纤维可减缓许多有害物质对肠道的损害作用，从而减轻中毒程度。

4. 调节血脂　膳食纤维能结合胆固醇的代谢分解产物胆酸，会使胆固醇向胆酸转化，促进胆酸的排泄，降低血浆胆固醇及甘油三酯的水平，从而预防动脉粥样硬化和冠心病等心血管疾病的发生。

5. 调节血糖　膳食纤维中的可溶性纤维可延缓消化道对糖类的消化吸收，抑制餐后血糖值的上升，改善组织对胰岛素的敏感性。不溶性食物纤维能促进人体胃肠吸收水分，使人产生饱腹感，改善糖耐量。

6. 控制肥胖　大多数富含膳食纤维的食物，仅含有少量的脂肪；而且膳食纤维能与部分脂肪酸结合，使脂肪酸的吸收减少。因此，在控制能量摄入的同时，摄入富含膳食纤维的膳食对控制超重和肥胖有一定的作用。

然而，必须注意膳食纤维与金属阳离子的结合引起的问题。由于构成膳食纤维的一部分糖单位具有糖醛酸残基，其结构上的羧基能与钙、铁、锌等阳离子结合，也可和膳食纤维分子中原来含有的阳离子如钠、钾离子进行可逆性变换，因此可能影响人体内某些矿物质元素的吸收。

二、低　聚　糖

低聚糖（oligosaccharide）又称寡糖，是由 2～10 个单糖通过糖苷键连接形成的直链或分支链的一类低度聚合糖。目前研究较多的功能性低聚糖有低聚果糖、大豆低聚糖、低聚半乳糖、低聚异麦芽糖、低聚木糖、低聚乳果糖等。人类胃肠道内缺乏水解这些低聚糖的酶系统，因此它们不容易被消化吸收，但在大肠内可为双歧杆菌所利用。

不同类型低聚糖在自然界存在的形式各异，可以用酶解或提取法从天然原料中得到。例如低聚异麦芽糖极少以游离状态存在，目前的制备方法主要是以淀粉为原料用酶制取异麦芽低聚糖。低聚果糖普遍存在于高等植物中，尤其在芦笋、洋葱、牛蒡、香蕉等植物中含量较多。大豆低聚糖是以生产大豆蛋白时排放的大豆乳清为原料，经提取得到。甲壳低聚糖（chito-oligosaccharides）是甲壳素和壳聚糖经水解生成的一类低聚物。低聚糖的主要生物学作用有下述几方面：

1. 低聚糖是体内有益肠道细菌——双歧杆菌的增殖因子，可改善肠道微生态环境，加强胃肠道消化吸收功能，有效排除体内毒素，增强机体的抗病能力。

2. 低聚糖甜度比蔗糖低，口感柔和，不能被口腔病原菌分解而生成导致龋齿的酸性物质，因此对预防龋齿具有积极作用。

3. 低聚糖可通过增加免疫作用而抑制肿瘤的生长，此外某些低聚糖对大肠杆菌有较强的抑菌作用，可阻碍病原菌的生长繁殖。

4. 作为一种新型的甜味剂，低聚糖也是一种低能量糖，大豆低聚糖的热值仅为蔗糖的 50%，可添加在糖尿病人的专用食品中。

三、活性多糖

多糖（也称多聚糖），指含有 10 个以上糖基的聚合物。多糖是由许多单糖经过糖苷键结合而成的多聚化合物。单糖的个数称为聚合度（DP），DP < 100 的多糖为数不

多，而大多数多糖的 DP 值为 200～300；纤维素也是一种多糖，它的 DP 值可达7000～15000。作为保健食品功效成分使用的活性多糖主要是从一些植物和食用真菌中提出，种类很多。就分子结构而言，多糖可分为两类：一种是直链的，另一种支链多糖。根据分子中糖基的组成，由相同的糖基组成的多糖为均匀多糖，如纤维素、直链淀粉以及支链淀粉。它们均由 D-吡喃葡萄糖组成。由两种或以上的糖基组成的多糖，称之为非均匀多糖或称杂多糖。如瓜尔豆胶是由 D-甘露糖和 D-半乳糖结合的多糖，黄芪胶是由 D-半乳糖醛酸、D-半乳糖、L-岩藻糖、D-木糖和 L-阿拉伯糖组成的。

（一）植物多糖

常见的植物多糖有茶多糖、枸杞多糖、魔芋甘露聚糖、银杏叶多糖、海藻多糖、香菇多糖、银耳多糖、灵芝多糖、黑木耳多糖、茯苓多糖等，植物多糖具有明显的机体调节功能和防病作用，因而日益受到人们的重视。其主要生理功能有：

1. 调节免疫功能　许多多糖可显著提高机体巨噬细胞的吞噬指数，并可刺激抗体的产生，从而增强人体的免疫功能。

2. 抑制肿瘤　一些多糖对癌细胞具有很强的抑制作用，具有抗肿瘤活性。例如香菇多糖已作为原发性肝癌等恶性肿瘤的辅助治疗药物，金针菇多糖、云芝多糖、猪苓多糖、竹荪多糖、茯苓多糖等也都具有不同程度的抗癌活性。

3. 延缓衰老作用　金针菇多糖、银耳多糖等可显著降低机体心肌组织的脂褐素的含量，增加脑和肝脏组织的 SOD 酶活力，从而起到延缓机体衰老的作用。

4. 抗疲劳作用　某些多糖具有降低机体乳酸脱氢酶活性的作用，可使肝糖原含量显著增加而提高机体的运动能力，并使机体在运动后各项指标迅速恢复正常，因而具有抗疲劳作用。

5. 降血糖　有些植物活性多糖具有降血糖活性。

（二）动物多糖

动物多糖是从动物体内分离提取出的，具有多种生物活性的一类多糖，主要有海参多糖（sea cucumber polysaccharides）、壳聚糖（chitosan）、透明质酸（hyaluronic acid, HA）等。动物多糖的生理功能主要包括：

1. 降血脂作用　如壳聚糖可降低血清和肝脏组织中的胆固醇含量和脂肪水平，在降血脂、减肥、预防高血压等方面发挥着重要的保健作用。

2. 增强免疫、抗肿瘤作用　海参多糖可对抗多种动物肿瘤的生长，并能提高机体的细胞免疫力，改善和增强因肿瘤或使用抗癌药物引起的机体免疫功能低下状况。壳聚糖也有增强免疫力、防肿瘤作用，能促进动物对大肠杆菌和病毒感染产生非专一性的宿主抵抗性，增加抗体生成，并可以诱导白介素、增殖因子和干扰素的产生，发挥免疫调节剂的功能。

3. 其他　一些动物多糖具有排除肠道毒素和降低重金属对人体的毒害、抗辐射、防龋齿等方面的保健作用。另外，壳聚糖含有游离氨基显碱性，在胃里能中和胃酸，形成一层保护膜，可辅助治疗胃酸过多症和预防消化性胃溃疡；透明质酸具有保持皮肤弹性的功能，还能保留大量水分子，对皮肤具有保湿作用。

第三节 功能性脂类成分

油脂中的功能性成分主要为磷脂、功能性脂肪酸、植物甾醇、二十八烷醇、角鲨烯等。它们分别来源于水生动物油脂、植物油脂、微生物油脂等功能性油脂中。

一、大豆磷脂

大豆磷脂是指以大豆为原料所制的磷脂类物质，是卵磷脂、脑磷脂、肌醇磷脂、游离脂肪酸等成分组成的复杂混合物。大豆磷脂具有许多重要的生物学功能：

（一）改善大脑功能，增强记忆力

磷脂的代谢与脑的机能状态有关，补充磷脂能使儿童注意力集中，促进脑和神经系统的发育，使神经元突触活动迅速而发达，改善学习和认知能力。对于老年人，磷脂能延缓脑细胞萎缩和脑力衰退，推迟老年性思维迟钝、记忆下降、动作迟缓及老年性痴呆症的发生。

（二）降低胆固醇，调节血脂

大豆磷脂具有显著降低胆固醇、甘油三酯、低密度脂蛋白的作用。大豆磷脂能使动脉壁内的胆固醇易于脱离至血浆，并从血浆进入肝脏后排出体外，从而减少胆固醇在血管内壁的沉积。

（三）延缓衰老

增加磷脂的摄入量，特别是像大豆磷脂这类富含不饱和脂肪酸的磷脂，能调整人体细胞中磷脂和胆固醇的比例，增加磷脂中脂肪酸的不饱和度，有效改善生物膜的功能，提高人体的代谢能力和机体组织的再生能力，从根本上延缓人体的衰老。

（四）维持细胞膜结构和功能的完整性

人体所有细胞中均含有卵磷脂，是细胞膜的主要组成部分，对维护细胞的正常结构与功能、促进细胞生长发育有重要作用。

（五）保护肝脏

磷脂酰胆碱（卵磷脂）是合成脂蛋白所必需的物质，肝脏内的脂肪能以脂蛋白的形式转运到肝外，被其他组织利用或储存。所以，适量补充磷脂可以减少脂肪肝的发生，而且能够促进肝细胞再生，是防治肝硬化，恢复肝功能的重要功效成分。

二、二十碳五烯酸和二十二碳六烯酸

二十碳五烯酸（EPA）和二十二碳六烯酸（DHA）属于多不饱和脂肪酸（PUFA），具有重要的生物学功能。

（一）结构与性质

EPA 和 DHA 都属于 ω-3 型多不饱和脂肪酸，为无色至淡黄色透明液体，纯品无臭、无味。存在于海洋鱼类、虾类、藻类及微生物中，在回游性大的鱼类及海兽中含量较多。特别是南极磷虾的脂质以及狭鳕鱼肝油、墨鱼肝油、鲐鱼油、远东沙丁鱼油等深海鱼油的 EPA 和 DHA 含量较高。

（二）生物学功能

1. 降血脂、防止动脉硬化　EPA 能降低血清胆固醇，抑制血液中的中性脂肪上升，调节血脂，改变脂蛋白中脂肪酸的组成。EPA 和 DHA 对于降低血液粘度，增加血液流动性，软化血管，以及防治心血管疾病发生具有显著作用。

2. 抗凝血、预防心脑血管疾病　以海产品为主食的爱斯基摩人心脑血管疾病的发病率极低，血脂水平也很低。这与他们血液中的 DHA 和 EPA 含量较高有关。EPA 能抑制血小板凝集，减少血栓素形成，从而可预防心肌梗死、脑梗死的发生。DHA 参与血小板伪足的形成，可降低血液中血小板的粘附性，延长凝血时间，从而预防血栓的形成和心肌梗死、脑梗死的发生。

3. 抗炎作用　EPA 具有抗炎作用，用 EPA 防治某些炎性疾病如类风湿性关节炎、哮喘等可以得到良好效果。

4. 健脑作用　DHA 是人脑的主要组成成分之一，占人脑脂质的 10% 左右，在与学习记忆有关的海马中约占 25%。DHA 能促进婴幼儿脑组织发育，增强学习记忆功能，预防老年人脑组织萎缩和老化。

5. 保护视力　在人体各组织细胞中，DHA 含量最高的是眼睛的视网膜细胞。DHA 在体内参与视神经的代谢，能保护视网膜，提高视网膜对光的敏感度，改善视力。DHA 还能使视网膜与大脑保持良好的联系，防止视力减退。

三、植物甾醇

（一）植物甾醇的种类和来源

甾醇是广泛存在于生物体内的一种重要的天然活性物质，按其原料来源可分为动物性甾醇、植物性甾醇和菌类甾醇等三大类。动物性甾醇以胆固醇为主，植物性甾醇主要为谷甾醇、豆甾醇和菜油甾醇等，而麦角甾醇则属于菌类甾醇。

植物甾醇广泛存在于植物的根、茎、叶、果实和种子中，是植物细胞膜的组成部分，在所有来源于植物种子的油脂中都含有甾醇。植物甾醇不溶于水、碱和酸，但可以溶于乙醚、苯、氯仿、乙酸乙酯、石油醚等有机溶剂中。

（二）植物甾醇的生理功能

1. 预防心血管系统疾病　动物性食品摄入过多或人体调节功能出现障碍，会导致血清中胆固醇浓度过高，容易引发高血压及冠心病。植物甾醇可促进胆固醇的异化，抑制胆固醇在肝脏内的生物合成，并抑制胆固醇在肠道内的吸收，从而具有预防心血管疾病的作用。

2. 抑制肿瘤作用　植物甾醇具有阻断致癌物诱发癌细胞形成的功能，β-谷甾醇等植物甾醇对大肠癌、皮肤癌、宫颈癌的发生具有一定程度的抑制作用。

第四节　具有保健功能的微量营养素

人体必需的维生素和矿物元素简称为微量营养素，在生理功能的调节和慢性疾病的预防中占有重要地位。其保健作用涉及面很广，如调节免疫，辅助调节血糖，增加骨密度，改善生长发育等。微量营养素的保健作用主要分为两大方面：其一是防治微量营养素的缺乏，维护机体正常的生理功能，例如保证体格和智力的正常发育，维持正常的物质代谢，维持免疫和内分泌功能，保持良好体力等；其二是在一些特殊生理条件下，或者为了预防疾病的需要，额外补充适量的微量营养素可以增强人体的某些功能，例如中老年人群增加硒和维生素 E 的摄入量以增强抗氧化功能，有助于预防或延缓一些慢性退行性疾病的发生；增加叶酸、维生素 B_6、维生素 B_{12}的摄入量可以降低血清同型半胱氨酸水平，预防心脑血管疾病的发生；增加钙、锌或其他二价金属元素的摄入以便促进体内铅的排出等。

微量营养素的有关生理功能可参阅“营养学基础”篇。

第五节 功能性植物化学物

随着营养科学的发展，在膳食营养与健康和疾病关系的研究中，食物中已知必需营养素以外的化学成分日益引起人们的关注。其中有些成分已作为保健食品的成分广为应用。植物性食物中除了含有已知的维生素和矿物质外，近 20 余年来陆续发现一些植物性化学物（phytochemicals），对人体健康具有非常重要的作用。近年无论是以植物性食物为主的东方国家，还是以动物性食物为主的西方国家，都以极大的兴趣开展了多方面研究，证实植物性化学物确实具有增强免疫力、抗氧化、延缓衰老以及预防一些慢性非传染性疾病如癌症、心血管病等功效。上述的膳食纤维、植物多糖和植物甾醇都属于植物化学物，本节将介绍酚类化合物、萜类化合物及有机硫化合物等更多类型的植物化学物。

一、酚类化合物

（一）主要化合物及其食物来源

酚类化合物包括了一类有益健康的化合物，其共同特性是分子中含有酚的基团，因而具有较强的抗氧化功能。根据分子组成的不同，植物性食物中的酚类化合物分为简单酚、酚酸、羟基肉桂酸衍生物及类黄酮。常见的酚类化合物有：

1. 简单酚　又称一元苯酚，如水果中分离出的甲酚、芝麻酚、棓酸（gallic acid）。

2. 酚酸　主要有香豆酸（coumaric acid）、咖啡酸（caffeic acid）、阿魏酸（ferulic acid）和绿原酸（chlorogenic acid）等。

3. 类黄酮（flavonoids），又称黄酮类化合物，包括黄酮、槲皮素、黄酮醇、黄烷醇、黄烷酮等。

4. 异黄酮　异黄酮广泛存在于豆科植物中，黄豆中所含异黄酮有：染料木苷元（三羟基异黄酮，又称金雀异黄素）、大豆苷元（二羟基异黄酮）、大豆苷、染料木苷、大豆黄素苷以及上述三种苷的丙二酰化合物。

5. 茶多酚　主要由 5 种单体构成，分别是表没食子儿茶素-没食子酸酯（EGCG）、表没食子儿茶素（EGC）、表儿茶素-没食子酸酯（ECG）、儿茶素（CA）和表儿茶素（EC）。其中，EGCG 的含量最高，被认为是茶多酚生物学活性的主要来源。

（二）生物学作用

酚类化合物与人体健康关系的研究多集中在槲皮素、大豆异黄酮、茶多酚的生物学作用方面。现将其主要的保健功能综述如下：

1. 抗氧化作用 植物中所含的多酚化合物是重要的抗氧化剂，可以保护低密度脂蛋白免受过氧化，从而防止动脉粥样硬化和体内过氧化反应的致癌作用。

2. 血脂调节功能 大豆异黄酮可以降低胆固醇，含这种成分的大豆蛋白可使动物的低密度脂蛋白和极低密度脂蛋白以及胆固醇降低30%～40%。茶多酚可减少肠内胆固醇的吸收，降低血液胆固醇，降低体脂和肝内脂肪聚积。

3. 血管保护作用 红葡萄酒中的多酚化合物可抑制血小板的活性，从而抑制血栓的形成，并可使已形成的血栓血小板解聚；还可促进血管内皮细胞分泌产生舒血管因子，减轻栓塞性心血管病的发生。因此，红葡萄酒所含这类化合物成分的摄入量与冠心病、心肌梗死等的发病率呈负相关关系。

4. 预防肿瘤作用 除了上述的抗氧化功能以外，槲皮素可减少组胺的释放，抑制癌细胞的分化和生长，抑制癌细胞内DNA的合成。大豆异黄酮有抑制动物癌细胞生长的作用，对前列腺癌细胞有毒性作用，对T-细胞白血病细胞株的生长也有抑制作用。大豆成分中染料木苷元可延长发生癌症的潜伏期，因此摄入异黄酮较多的人群发生乳腺癌的危险性较小。茶多酚中的成分可抑制肿瘤细胞的生长，并具有抗氧化、截留致癌物、抑制亚硝化、抑制肿瘤起始的生化信号等功能，从而起到防癌作用。单宁分解后产生的多酚化合物有预防肿瘤的活性。鞣花单宁和鞣花酸能有效地防止致癌物所引起的肿瘤，如肺癌、十二指肠癌和肉瘤等。

5. 类雌激素作用 异黄酮类化合物在芳香环上有对应于雌二醇的羟基结构，故在人体内具有雌激素活性，可称为异黄酮植物雌激素。摄入适宜剂量的此类化合物对于减轻妇女更年期的反应具有较好效果，而且一般不会发生化学雌激素引起的副作用。

二、有机硫化合物

有机硫化合物指分子结构中含有元素硫的一类植物化学物，它们以不同的化学形式存在于蔬菜或水果中。其一是异硫氰酸盐（isothiocyanates，ITC），以葡萄糖异硫氰酸盐缀合物形式存在于十字花科蔬菜中，如西兰花、卷心菜、菜花、球茎甘蓝、荠菜和小萝卜；成熟的木瓜果肉中含有苯甲基异硫氰酸盐4mg/kg，种子中含量比果肉中多500倍，高达2910mg/kg。其二是葱蒜中的有机硫化合物，例如，大蒜是二烯丙基硫化物的主要来源，大蒜精油含有一系列的含硫化合物，如二烯丙基硫代磺酸酯（大蒜辣素）、二烯丙基三硫化合物、二烯丙基二硫化合物等。

有机硫化合物的生物学作用主要是抑癌和杀菌。例如异硫氰酸盐能阻止实验动物肺、乳腺、食管、肝、小肠、结肠和膀胱等组织癌症的发生。一般情况下，异硫氰酸盐的抑癌作用是在接触致癌物前或同时给予才能发挥其应有的效能。大蒜可以阻断体内亚硝胺合成、抑制肿瘤细胞生长。大蒜汁对革兰阳性菌和革兰阴性菌都有抑菌或灭菌作用，因此大蒜素具有广谱杀菌作用。在磺胺、抗生素出现之前，大蒜曾广泛用于防治急性胃肠道传染病以及白喉、肺结核、流感和脊髓灰质炎。此外，文献报道大蒜还具有增强机体免疫力、降血脂、减少脑血栓和冠心病发生等多种生物学作用。

三、萜类化合物

萜类化合物（terpenoids）分子的基本单元是异戊二烯。单萜由2个异戊二烯单元构成，倍半萜由 3 个异戊二烯单元构成，二萜由 4 个异戊二烯单元构成，以此类推。萜类化合物多存在于中草药和水果、蔬菜以及全谷粒食物中。富含萜烯类的食物有柑橘类水果；芹菜、胡萝卜、茴香等伞形科蔬菜；番茄、辣椒、茄子等茄科蔬菜；葫芦、苦瓜、西葫芦等葫芦科蔬菜以及黄豆等豆科植物。已经证实具有明显生理功能的萜类化合物主要有：d-苧烯、皂苷和柠檬苦素等。

（一）d-苧烯

1. 性质　d-苧烯（d-limonene）又称萜二烯，是单环单萜，柑橘的果皮中含量较多，大麦油、米糠油、橄榄油、棕榈油与葡萄酒中都含有 d-苧烯。d-苧烯溶于水，在消化道内可完全被吸收，代谢很快。

2. 生物学作用

（1）抑制胆固醇合成：苧烯及其羟衍生物紫苏子醛能抑制胆固醇合成。

（2）抑制肿瘤：苧烯可使动物乳腺癌的发生数量显著减少。

（二）皂苷

是广泛分布于植物界的一类天然物质，大豆皂苷是存在于大豆中的一类具有较强生物活性的物质。

1. 结构与性质　大豆皂苷中的糖链部分是由几种单糖组成，它们是 β-D-葡萄糖、α-L-阿拉伯糖和 α-L-鼠李糖。大豆皂苷为白色粉末，具有辛辣和苦味。溶于水，易溶于热水、含水稀醇、热甲醇和热乙醇中，难溶于乙醚、苯等有机溶剂，热稳定性好。

2. 生物学功能　大豆皂苷具有较强的生物学活性。很早以前人们就发现了大豆皂苷，但由于它具有溶血作用，可以导致甲状腺肿大，长期以来一直被当作一种抗营养因子。近年发现，大豆皂苷具有多种有益于人体健康的生物学功能。

（1）降脂减肥作用：大豆皂苷可以降低血中胆固醇和甘油三酯的含量，同时还可以抑制血清中脂类的氧化，抑制过氧化脂质的生成。

（2）抗凝血、预防血栓形成：大豆皂苷可抑制血小板的凝聚作用，并能使血浆中纤维蛋白原减少；因此大豆皂苷具有预防血栓形成作用。

（3）抗氧化、抑制过氧化脂质生成：大豆皂苷可使机体通过调节，增加体内 SOD 的含量，减轻自由基的损害，使体内过氧化脂质含量下降，从而起到抗氧化作用。

（4）预防肿瘤作用：动物实验表明，大豆皂苷对肿瘤细胞株具有抑制作用，对人胃腺癌细胞的生长也可产生抑制作用，而且大豆皂苷的浓度越高，这种抑制作用越明显。

（三）柠檬苦素类化合物（limonoids）

是芸香科植物中一组三萜的衍生物，是柑橘汁苦味的成分之一。它们以葡萄糖衍生物的形式存在于成熟的果实中，以葡萄籽中含量最高。柠檬苦素类化合物结构特点是 D 环上有呋喃，能诱导谷胱甘肽硫转移酶活性，抑制苯并芘诱发的肺癌和皮肤癌。柠檬烯是一种重要的柠檬苦素类化合物，为柑橘类水果、蔬菜和香料中的天然成分，在柑橘类水果、香料和草药的精油中含量高。

1. 性质　柠檬烯是单环单萜，为柠檬味液体，不溶于水，可与酒精混溶；通常以其 d-异体结构形式存在，可作为调味剂，广泛用于饮料、食品、口香糖、香皂和香水中。

2. 生物学作用 柠檬烯对癌症具有预防和治疗作用。对实验动物喂饲柠檬烯，可显著降低乳腺癌的发生，并能显著减少致癌剂诱发的肿瘤，还可降低胃癌前病变和肺癌的发生。

四、食物中的天然色素

食品中的天然色素是指在新鲜食品原料中人的视觉能够感受到的有色物质。天然色素按化学结构类型可分为多烯色素、酚类色素、吡咯色素、醌酮色素等。这些物质以前经提取后用于食品加工中的调色工艺。但近年的研究证明这些色素由于含有特殊的化学基团，因而具有调节生理功能的作用，可能在预防慢性疾病的过程中具有重要作用，逐渐引起营养学界的重视。

（一）多烯类色素

总称类胡萝卜素（carotinoid），是主要分布于生物体中的一类呈现黄、橙、红以至紫色的色素。类胡萝卜素属脂溶性色素，是由异戊二烯残基为单元组成的共轭双键长链为基础的一类化合物。

1. 胡萝卜素类 胡萝卜、红薯、南瓜、橘子等食物中富含的β胡萝卜素，主要具有改善机体维生素A营养状况、纠正其缺乏的功能；随之可以发挥与维生素A同样的提高免疫能力、治疗夜盲症和预防治疗眼干燥症的作用。β胡萝卜素是维生素A元，近来研究认为β-胡萝卜还具有维生素A功能之外的作用，它们是体内重要的脂溶性抗氧化物质，可清除单线态氧、羟自由基、超氧自由基和过氧自由基，提高机体的抗氧化能力。动物实验发现β-胡萝卜素有抑制化学物致癌作用，有增强巨噬细胞功能及预防白内障发生等作用。

2. 番茄红素 番茄红素（lycopene）是膳食中的一种天然类胡萝卜素，广泛存在于自然界的植物中，成熟的红色植物果实中含量较高，其中番茄、胡萝卜、西瓜、木瓜及番石榴等的果实中存在着较多的番茄红素，人体内各组织器官也有较多分布。番茄红素的生物学功能主要有：

（1）抗氧化、延缓衰老：番茄红素是有效的抗氧化剂，能淬灭单线态氧和捕捉过氧化自由基，预防脂类过氧化反应，保护生物膜免受自由基的损伤。番茄红素在保护淋巴细胞免受一氧化氮造成的细胞膜损害或细胞致死方面的能力非常强，其清除氧自由基的能力也较其他类胡萝卜素强。由于机体细胞的过氧化损伤是人类衰老的最主要原因，因此番茄红素具有一定程度的延缓衰老作用。

（2）抑制肿瘤：多食蔬菜水果可以降低罹患某些癌症的危险，增加摄入番茄红素可以降低食管癌、胃癌、结肠癌和直肠癌等消化道肿瘤的发病危险度。番茄红素对晚期和浸润性前列腺癌也具有显著抑制作用。

（3）调节血脂：番茄红素能通过体内的抗氧化作用，阻止低密度脂蛋白胆固醇的氧化损伤，改善血脂代谢，减少动脉粥样硬化和冠心病的发生。

（4）抗辐射：当紫外线照射皮肤时，皮肤中的番茄红素首先被破坏，照射过紫外线的皮肤中的番茄红素比未照射的皮肤减少31%～46%。补充番茄红素可能减少紫外线对皮肤的过氧化损伤。

（二）酚类色素

酚类色素与前述的酚类化合物具有类同的化学结构和生理活性。近年研究较多的酚类色素有花青素、花黄素等。花青素是一类重要的水溶性植物色素，多与糖结合以苷的形式（称为花青苷）存在。花黄素通常指黄酮类及其衍生物，是广泛分布于植物的花、果实、茎叶细胞中的一类水溶性黄色物质。它与葡萄糖、鼠李糖、云香糖等结合成配糖苷类形式而存在。

五、中草药中的植物化学物

除了植物性食物以外，中国传统的种类繁多的中草药，也含有丰富的生物活性物质。这些传统中草药的保健功能，不仅在古代医学中占有非常重要的位置，而且近年也日益受到国内外很多专家的关注。中草药中含有生物碱、植物多糖、类黄酮、甾醇、酚类化合物、皂甙等多种复杂的活性成分，对生理功能具有明显的调节作用；中草药对于某些慢性疾病的防治作用更是得到了我国传统医学数千年的经验证明。发掘和研究其中的生物活性成分，利用现代生物医学技术深入探讨其生物学作用机制，同时对其生物安全性进行科学评价，将有利于开发具有我国民族特色，又达到现代科技先进水平的保健食品。

为了规范中草药在保健食品中的应用，我国卫生部先后提出了“既是食品又是药品的物品名单”，和“可用于保健食品的中草药名单”。限于篇幅，本教材不再详细介绍中草药的功效成分，仅列出这两份名单以供参考（见本章附录 1，2）。

第六节　益生菌及其发酵制品

益生菌是一类微生物，服用足够数量将对人体健康带来有益作用的获得微生物。乳酸菌是可利用碳水化合物发酵而产生大量乳酸的一类微生物通称。乳酸菌中的一部分是益生菌。常见的益生菌有双歧杆菌、乳杆菌、益生链球菌等。益生菌及其发酵制品具有多种调节生理功能的作用。

一、促进消化吸收

益生菌对乳制品的发酵，使乳糖转变为乳酸，使蛋白质发生水解，同时还增加了可溶性钙、磷及某些 B 族维生素的数量。此外，益生菌及其代谢产物能促进宿主消化酶的分泌和肠道的蠕动，促进食物的消化吸收。发酵乳中的部分乳糖（30% ~40%）已被代谢生成乳酸，所以患有乳糖不耐症的人可以食用发酵乳制品，减少饮用普通乳引起的肠内胀气、腹泻及呕吐现象。

二、调节胃肠道菌群平衡、纠正肠道功能紊乱

益生菌能通过自身代谢产物以及与其他细菌间的相互作用，维持和保证肠道菌群最佳优势组合及稳定性。益生菌在人体内可发酵糖类产生大量的醋酸和乳酸，还可抑制病原性细菌生长繁殖。

三、调节免疫、抑制肿瘤作用

乳杆菌、双歧杆菌等益生菌及其代谢产物，能诱导产生干扰素和促细胞分裂素，活化免疫细胞，增加免疫球蛋白的产生，提高机体免疫力及抑制肿瘤发生能力。

四、降低血清胆固醇

益生菌能降低血中胆固醇的水平，可预防高血脂导致的冠状动脉硬化以及冠心病。

五、防止便秘

双歧杆菌代谢产生的有机酸能促进胃肠道蠕动，同时双歧杆菌的生长还可以使大便湿度提高，从而防止便秘。

关于上述保健食品的常用功效成分对人体的作用还有待深入研究，尤其是保健食品在人体中起功能作用的用量范围，如果采用的量在膳食摄入量之内，应该是安全的；如果经加工提取浓缩后所提供的保健成分，每日用量必须具备安全性评价的资料。

附录 1 既是食品又是药品的物品名单（按笔画顺序排列）

丁香、八角茴香、刀豆、小茴香、小蓟、山药、山楂、马齿苋、乌梢蛇、乌梅、木瓜、火麻仁、代代花、玉竹、甘草、白芷、白果、白扁豆、白扁豆花、龙眼肉（桂圆）、决明子、百合、肉豆蔻、肉桂、余甘子、佛手、杏仁（甜、苦）、沙棘、牡蛎、芡实、花椒、赤小豆、阿胶、鸡内金、麦芽、昆布、枣（大枣、酸枣、黑枣）、罗汉果、郁李仁、金银花、青果、鱼腥草、姜（生姜、干姜）、枳椇子、枸杞子、栀子、砂仁、胖大海、茯苓、香橼、香薷、桃仁、桑叶、桑椹、橘红、桔梗、益智仁、荷叶、莱菔子、紫苏、紫苏子、葛根、黑芝麻、胡椒、槐米、槐花、蒲公英、蜂蜜、榧子、酸枣仁、鲜白茅根、鲜芦根、蝮蛇、橘皮、薄荷、薏苡仁、薤白、覆盆子、藿香。

附录 2 可用于保健食品的中草药名单（按笔画顺序排列）

人参、人参叶、人参果、三七、土茯苓、大蓟、女贞子、山茱萸、川牛膝、川贝母、川芎、马鹿胎、马鹿茸、马鹿骨、丹参、五加皮、五味子、升麻、天门冬、天麻、太子参、巴戟天、木香、木贼、牛蒡子、牛蒡根、车前子、车前草、北沙参、平贝母、玄参、生地黄、生何首乌、白及、白术、白芍、白豆蔻、石决明、石斛（需提供可使用证明）、地骨皮、当归、竹茹、红花、红景天、西洋参、吴茱萸、怀牛膝、杜仲叶、沙苑子、牡丹皮、芦荟、苍术、补骨脂、诃子、赤芍、远志、麦门冬、龟甲、佩兰、侧柏叶、制大黄、制何首乌、刺五加、刺玫果、泽兰、泽泻、玫瑰花、玫瑰茄、知母、罗布麻、苦丁茶、金荞麦、金樱子、青皮、厚朴、厚朴花、姜黄、枳壳、枳实、柏子仁、珍珠、绞股蓝、胡芦巴、茜草、荜茇、韭菜子、首乌藤、香附、骨碎补、党参、桑白皮、桑枝、浙贝母、益母草、积雪草、淫羊藿、菟丝子、野菊花、银杏叶、黄芪、湖北贝母、番泻叶、蛤蚧、越橘、槐实、蒲黄、蒺藜、蜂胶、酸角、墨旱莲、熟大黄、熟地黄、鳖甲。

引自卫生部（卫法监发［2002］51 号）

第四章 保健食品的功能原理

保健食品除应具有营养功能和感官享受功能外，还必须具有特殊的保健功能，即生理调节功能。保健食品应该由食品原料或其他符合国家规定的原料组方，可能含有人体需要的营养素，但又与普通食品不同，强调对人体生理功能的调节作用，不一定要求营养的全面和平衡。

保健食品最显著的特点是具有特定的人体功能调节作用。通过机体调节，充分调动人体自身的免疫功能，增强机体活力，达到强身健体、预防疾病的目的。其功能性与药品的治疗功能不同，绝不能当成治疗药物。《保健食品管理办法》明确规定保健食品不得宣传疗效，也不得扩大宣传经过审查批准的功能以外的其他功能。

目前，中国食品药品管理局（SFDA）受理的保健食品大致可归为以下几类：①增强生理功能的保健食品。由于生活特点、工作性质和特殊环境的需要，人们要求增强某一方面的生理功能，以更大限度地提高工作效率或减轻机体损伤。具有增强免疫、辅助改善记忆、抗氧化、缓解体力疲劳、改善睡眠、调节肠道菌群、促进消化等功用的保健食品即属此类。②预防慢性疾病的保健食品。鉴于高血压病、冠心病、脑卒中、糖尿病、骨质疏松、肥胖等许多慢性病的发生发展与不合理饮食密切相关，因此开发了具有辅助降血脂、辅助降血糖、辅助降血压、减肥、增加骨密度等功用的保健食品。③增强机体对外界有害因素抵抗力的保健食品。针对目前全球环境污染的状况，人们开发了促进排铅、抗辐射等许多能够增强对外界有害因素抵抗力的保健食品。④补充微量营养素（微量元素和矿物元素）的保健食品，即营养补充剂。

另外，保健食品必须通过功效成分的定性与定量分析以及动物或人群功能实验，证实确实含有有效成分并具有显著、稳定的调节人体机能的作用。其功能实验必须由国家有关部门认定的有资格的保健食品功能学评价单位完成。

第一节 改善生长发育的保健食品

一、生长、发育和分化概述

生长是指某一特定类型细胞的数目和大小增加，表现为身体大小的改变，是一种与身体高度和重量增加有关的现象。而发育表示组织和器官的进行性分化，并获得其特有的功能。所有哺乳类动物的生命都起源于单个细胞，在受孕的早期，受精卵经过多次分裂、分化形成不同类型的细胞，成为机体不同器官的部分。细胞分裂速度由遗传因素决定，但也依赖于营养素的供应与利用情况。在生命周期中，身体生长快慢的调节受遗传因素、作用于靶细胞的一系列生长因子及环境和膳食因素的影响。

早期的营养能调节机体生长和发育，并可能影响神经功能和行为。同样重要的是，早期的营养可对终生起程序化作用，影响成年后的健康、疾病和死亡危险性，从而影响人体整个生活质量。

生长发育不是简单的身体由小增大的过程，而涉及到个体细胞的增加分化、器官结构及功能的完善。其中骨骼的生长和矿化对于体格形成十分重要。骨骼系统是整个机体的支柱，头、脊柱和下肢骨骼长度的总和构成身长。少年儿童的骨组织内含有的钙、磷等矿物质较少，而骨胶原和水分比例较大，因此骨骼富有弹性而且有利于继续生长。在这个阶段，少儿的营养和健康状况以及体育锻炼，都可能影响骨长。

二、保健食品改善生长发育的原理

目前用于改善儿童生长发育的保健食品主要包括：高蛋白食品、维生素强化食品、赖氨酸食品、补钙食品、补锌食品、补铁食品和磷脂食品、DHA 食品等。其作用原理可归纳为以下几个方面：

（一）促进骨骼生长

大量研究证实，补钙有益于骨骼生长和健康。有研究发现，在 2～5 岁时用高钙配方食品喂养，儿童的骨骼矿物质含量更高。给儿童、青少年补钙可使骨量峰值增加。此外，磷、镁、锌、氟、维生素 D、维生素 K 等也是骨骼矿化过程中的重要营养素。

（二）影响细胞分化

胎儿、新生儿期的特点之一是多个器官的分化。大量研究表明，视黄酸可影响胎儿发育。因此，维生素 A 或 β-胡萝卜素缺乏或过多，很可能对组织分化和胎儿发育有很大影响。此外，脂肪酸不仅能改变已分化的脂肪细胞的某些特定基因的转录速率，还可通过一种转录因子的作用诱导前脂肪细胞分化为新的脂肪细胞。提示围生期营养可改变细胞的数量。

（三）促进细胞生长和器官发育

细胞生长和器官发育都需要多种营养素的维护。蛋白质、脂类、维生素 A、参与能量代谢的 B 族维生素以及锌、碘等元素，都是人体发育不可缺少的重要营养素。如果供应不足，可能影响到组织的生长和功能。微量元素锌和碘的补充与儿童生长发育速度呈正相关关系。

第二节 增强免疫的保健食品

一、人体免疫功能概述

人体免疫系统由免疫器官、免疫细胞和免疫分子组成。免疫活性细胞对抗原分子的识别、自身活化、增殖、分化及产生效应的全过程被称为免疫应答，包括非特异性免疫和特异性免疫。非特异性免疫系统包括皮肤、黏膜、单核-吞噬细胞系统、补体、溶菌酶、黏液、纤毛等；而特异性免疫系统又分为 T 淋巴细胞介导的细胞免疫和 B 淋巴细胞介导的体液免疫两大类。

免疫是机体在进化过程中获得的识别自身、排斥异己的一种重要生理功能。免疫功能包括免疫防护、免疫自稳和免疫监视等三方面内容。免疫系统通过对自我和非我物质的识别和应答以维持机体的正常生理活动。

二、保健食品增强免疫功能的原理

与免疫功能有关的保健食品是指那些具有增强机体对疾病的抵抗力、抗感染以及维持自身生理平衡的食品。研究表明，蛋白质、氨基酸、脂类、维生素、微量元素等多种营养素，以及核酸、类黄酮物质等某些食物成分具有免疫调节作用。保健食品能够增强机体的免疫功能，主要与含有以上营养素或食物成分有关。其作用原理大致包括以下几个方面：

（一）参与免疫系统的构成

蛋白质可参与人体免疫器官及抗体、补体等重要活性物质的构成。

（二）促进免疫器官的发育和免疫细胞的分化

体内、体外研究发现，维生素A、维生素E、锌、铁等微量营养素通常可通过维持重要免疫细胞正常发育、功能和结构完整性而不同程度地提高免疫力。

（三）增强机体的细胞免疫和体液免疫功能

例如维生素E作为一种强抗氧化剂和免疫刺激剂，适量补充可提高人群和试验动物的体液和细胞介导免疫功能，增加吞噬细胞的吞噬效率。许多营养因子还能提高血清中免疫球蛋白的浓度，并促进免疫机能低下的老年动物体内的抗体形成。

第三节 抗氧化和延缓衰老的保健食品

一、人体的抗氧化防御系统与衰老

任何需氧的生物在正常发育和功能活动中都会产生活性氧（ROS）。最常见的ROS有过氧基自由基（ROO^-）、氮氧自由基（NO^-）、超氧阴离子自由基（O_2^-）、羟自由基（OH^-）、单线态氧（$^1O_2$）、过氧亚硝基（$ONOO^-$）和过氧化氢（H_2O_2）。ROS导致DNA、脂质和蛋白质等生物大分子的氧化性损伤，并可能增加肿瘤、心血管疾病、类风湿性关节炎、帕金森氏病等疾病的发生率。

衰老是人体在生命过程中形态、结构和功能逐渐衰退的现象，其发生发展受遗传、神经、内分泌、免疫、环境、社会、生活方式等多种因素的影响。衰老机制比较复杂，其中为人们普遍接受的是自由基学说。该学说认为体内过多的氧自由基诱发脂质过氧化，使细胞膜结构受到损伤，从而引起细胞的破坏老化和功能障碍。

人体抗氧化防御系统包括：超氧化物歧化酶、过氧化氢酶、谷胱甘肽过氧化物酶等酶性抗氧化系统和维生素C、维生素E、类胡萝卜素等非酶性抗氧化系统。此外，谷胱甘肽（GSH）、泛醌-10、尿酸盐或胆红素等多种内源性低分子量化合物也参与抗氧化防御。

二、保健食品抗氧化与延缓衰老的原理

人类膳食中含有一系列具有抗氧化活性和有明显清除 ROS 能力的化合物。流行病学研究支持维生素 E、维生素 C 和 β-胡萝卜素是主要的抗氧化营养素，对维持健康和减少慢性疾病起有益作用。延缓衰老的保健食品是指具有延缓组织器官功能随年龄增长而减退，或细胞组织形态结构随年龄增长而老化的食品。研究证实，维生素 E、类胡萝卜素、维生素 C、锌、硒、脂肪酸等多种营养素，以及茶多酚、多糖、葡萄籽原花青素、大豆异黄酮等食物成分均具有明显的抗氧化与延缓衰老功效。其原理主要包括：

（一）保持 DNA 结构和功能活性

DNA 的氧化损伤会引起 DNA 链断裂和/或对碱基的修饰，从而可能导致基因点突变、缺失或扩增。研究表明，维生素 C、维生素 E、类胡萝卜素和黄酮类等具有抗 DNA 氧化损伤的生物学作用。

（二）保持多不饱和脂肪酸的结构和功能活性

动脉壁中低密度脂蛋白的氧化，对动脉脂肪条纹形成的发病机制起重要作用，而脂肪条纹的形成导致动脉粥样硬化。脂蛋白的脂类和蛋白质部分都受到氧化修饰，氧化型低密度脂蛋白的特点是可促进致动脉粥样硬化。此外，氧化应激在神经元退行性变过程中可能起重要作用，因为 ROS 能导致所有细胞膜的多不饱和脂肪酸发生过氧化作用。研究表明，上述抗氧化营养素具有抗动脉粥样硬化和神经保护作用。

（三）参与构成机体的抗氧化防御体系，提高抗氧化酶活性

硒、锌、铜、锰为 GSH-Px、SOD 等抗氧化酶构成所必需。姜黄素能使动物肝组织匀浆中 SOD、GSH-Px 和过氧化氢酶的活性提高，对动物心、肾、脾等组织都有明显的抗氧化作用。

第四节　辅助改善记忆的保健食品

一、学习和记忆功能概述

学习和记忆是脑的高级机能之一。学习是指人或动物通过神经系统接受外界环境信息而影响自身行为的过程。记忆是指获得的信息或经验在脑内贮存、提取和再现的神经活动过程。记忆可分为感觉性记忆、短时性记忆和长时性记忆。

大脑皮质含有大约 100 亿个神经元，皮层与皮层下、脑干与下丘脑之间有直接传入和传出联系。如果皮层 50% 以上受损无疑会造成遗忘症，如果损伤面积仅 10% 以下，则学习记忆几乎不受影响。海马是大脑边缘系统中与学习记忆关系最显著、最易确定的一个结构，有人认为海马具有辨别空间信息的功能。动物实验和临床资料表明，海马损伤可导致明显的记忆障碍。

二、保健食品改善学习记忆的原理

不少研究表明，不吃早餐对反应时间、空间记忆和即时词回忆能力有不良影响。对儿童和青少年的研究表明，不吃早餐对许多功能试验项目有显著的不良影响，尤其对营

养不良或营养缺乏儿童的影响更明显。相反地，吃早餐或高能量早餐可改善持续注意力、反应时间或记忆力。说明营养状况对学习记忆具有显著调节作用。

科学研究证实，多种营养素或食物成分在中枢神经系统的结构和功能中发挥着重要作用。有的参与神经细胞或髓鞘的构成；有的直接作为神经递质及其合成的前体物质；还有的与认知过程中新突触的产生或新蛋白的合成密切相关。这些营养素或食物成分包括：蛋白质和氨基酸、碳水化合物、脂肪酸、锌、铁、碘、维生素C、维生素E、B族维生素，以及咖啡因、银杏叶提取物、某些蔬菜、水果中的植物化学物等。其作用原理包括：

（一）参与重要中枢神经递质的构成、合成与释放

例如色氨酸是神经递质5-羟色胺（5-HT）的前体；酪氨酸是去甲肾上腺素（NE）和多巴胺合成的前体；胆碱是乙酰胆碱（Ach）的前体物。这些神经递质在学习记忆过程中发挥重要作用。

研究发现，维生素 B_1 和维生素 B_{12} 均参与脑中Ach的合成；维生素 B_6 与叶酸则可影响脑中5-HT的合成效率。维生素 B_6 还参与谷氨酸及其受体激活的调节。谷氨酸属于兴奋性神经递质之一，但是含量过高会损伤神经元。维生素C可影响NE等重要神经递质的合成，并可调节多巴胺受体和肾上腺素受体的结合。

（二）影响脑中核酸的合成及基因的转录

锌可作为酶的活性中心组分参与基因表达，如RNA聚合酶Ⅰ、聚合酶Ⅱ、聚合酶Ⅲ为含锌金属酶，分别为合成rRNA、tRNA和mRNA所必需。实验表明，缺锌使大鼠脑中DNA和RNA合成减少。锌还可作为锌指蛋白的组分调节基因表达。因此，锌营养状况与学习记忆功能密切相关。

（三）减轻氧化应激损伤

氧化应激和炎症过程均与痴呆时信号系统及行为学缺失有关。已进行的研究结果表明，洋葱、姜以及茶叶、银杏等草本植物等对衰老以及阿尔茨海默病（AD）病时的行为功能具有改善作用。由于AD病与ROS所致过氧化损伤有关，而银杏叶提取物改善动物认知功能的效用与其抗氧化活性有关，提示其可能具有防治衰老和AD时认知功能紊乱的应用价值。

（四）对心脑血管病的影响

心脑血管疾病与血管性痴呆认知损伤，甚至AD的发生有关。膳食中高饱和脂肪酸及胆固醇的摄入可增加心脑血管病和动脉粥样硬化发生的危险性。n-6多不饱和脂肪酸与心血管病呈负相关，由于它可广泛影响脂类代谢，因而可降低痴呆发生的危险性。而亚油酸可增加氧化性低密度脂蛋白胆固醇的含量，进而增加动脉粥样硬化和痴呆发生的危险性。鱼类中的二十碳五烯酸（EPA）和二十二碳六烯酸（DHA）可降低心脑血管病发生的危险性，因而可能与痴呆存在负相关。

第五节 降低血糖的保健食品

一、血糖调节概述

高血糖不仅是糖尿病患者视网膜病变、肾病变、神经病变等各种并发症的始发因素，而且是心血管疾病危险性增加的促进因素。

为评价机体糖代谢状况，主要检测空腹血糖水平、餐后血糖水平、糖化血红蛋白、果糖胺等指标。对非糖尿病患者或轻度糖尿病者，还要进行口服葡萄糖耐量试验。评价食物对葡萄糖代谢的影响时，要测定血浆胰岛素浓度和胰岛素敏感性。

碳水化合物是影响血糖控制的主要膳食成分。糖尿病患者餐后血糖水平与膳食中可消化的碳水化合物含量有直接关系；尽管适当的药物可以调节血糖水平，但药物处理并不总是可行的或完全成功的。因此，在糖尿病治疗膳食中，可消化的碳水化合物含量过高不是没有问题，尤其是内源性胰岛素分泌严重受损的胰岛素依赖型糖尿病患者，血糖代谢对外源性影响更为敏感。另一方面，在食用维持体重的膳食时，大幅度降低膳食中可消化的碳水化合物很难做到，因减少碳水化合物的摄入必然以增加蛋白质或脂肪的摄入来补偿。由于蛋白质和脂肪对慢性糖尿病并发症的发展可能起不良作用，建议不要摄入太多的蛋白质和脂肪。所以，要确定哪些食物中可消化的碳水化合物对餐后血糖水平的影响较少，了解这类食物的特点很重要。

二、保健食品降低血糖的原理

控制血糖水平是避免和控制糖尿病并发症的最好办法。目前临床上常用的口服降糖药都有副作用，可引起消化系统的不良反应，有些还引起麻疹、贫血、白细胞和血小板减少症等。因此，寻找开发降低血糖的保健食品越来越受重视。其作用原理有以下几个方面：

（一）改善对胰岛素的敏感性

降低膳食的血糖生成指数（GI）可能改善受体对胰岛素的敏感性。许多研究都观察到，对非胰岛素依赖型糖尿病病人用低 GI 膳食时可改善其对血糖的控制，间接证明低 GI 膳食可以改善其对胰岛素的敏感性，后来在冠心病人中直接证明有这种作用。

（二）延缓肠道对糖和脂类的吸收

许多植物的果胶可延缓肠道对糖和脂类的吸收，从而调节血糖。另外，糖醇类在人体代谢不会引起血糖值和血中胰岛素水平的波动，可用作糖尿病和肥胖患者的特定食品。

（三）参与葡萄糖耐量因子的组成

铬是葡萄糖耐量因子的组成部分，可协助胰岛素发挥作用，铬缺乏后可导致葡萄糖耐量降低，使葡萄糖不能充分利用，从而导致血糖升高，可能导致Ⅱ型糖尿病的发生。已证明含低 GI 膳食可以改善糖尿病患者的葡萄糖耐量。

第六节 辅助调节血脂的保健食品

一、血脂异常概述

血浆中的脂类主要分为胆固醇、甘油三酯、磷脂、胆固醇酯及游离脂肪酸等 5 种。除游离脂肪酸直接与血浆白蛋白结合运输外，其余脂类均与载脂蛋白结合，形成水溶性的脂蛋白进行转运。肠道吸收的外源性脂类、肝脏合成内源性脂类和脂肪组织贮存、脂肪动员都需要经过血液，因此血脂水平可反映全身脂类代谢的状况。

在正常情况下，人体脂质的合成和分解保持一个动态平衡，即在一定范围内波动。血脂高于正常的上限称为高脂血症。临床上所称的高脂血症主要是指总胆固醇高于5.72mmol/L，甘油三酯高于1.70mmol/L者。

高脂血症及脂质代谢障碍是动脉粥样硬化形成的主要危险因素。因为脂质过多沉积在血管壁并由此形成血栓，可导致血管狭窄、闭塞，血栓表面的栓子也可脱落而阻塞远端动脉。大量流行病学资料显示，血浆低密度脂蛋白水平的持续升高和高密度脂蛋白水平的降低与动脉粥样硬化的发病率呈正相关。血浆甘油三酯升高是一种与胰岛素抵抗有关的典型血脂异常，同时也是冠心病发生的危险性标志物。此外，高血脂也可加重高血压，在高血压动脉硬化的基础上，血管壁变薄而容易破裂。因此，高脂血症也是出血性脑卒中的危险因素。

二、保健食品调节血脂的原理

（一）降低血清胆固醇

膳食纤维能明显降低血胆固醇，因此燕麦、玉米、蔬菜等含膳食纤维高的食物具有辅助降血脂作用。估计西方国家人群每日摄入植物胆固醇在160～360mg左右，其中最常见的形式为菜油固醇、谷固醇和豆固醇。这些化合物在结构上与胆固醇有一定关系，可以降低胆固醇的吸收，长期以来被认为是降低LDL-胆固醇因子。

（二）降低血浆甘油三酯

膳食成分可能影响空腹甘油三酯浓度主要是通过改变肝脏分泌极低密度脂蛋白-甘油三酯的速度。空腹甘油三酯浓度是餐后血脂反应的一个决定因素。可能是含内源性甘油三酯的极低密度脂蛋白颗粒与含外源性甘油三酯的乳糜微粒在竞争被脂蛋白脂酶清除，因此，在降低空腹甘油三酯浓度的同时往往餐后脂血症也会降低。研究证实，富含n-3多不饱和脂肪酸的膳食，常可降低空腹血浆甘油三酯浓度，并可降低餐后血脂水平。

第七节　辅助降血压的保健食品

一、高血压病与心脏功能

高血压病是内科常见病、多发病之一，目前我国每年新发高血压病病人300万。我国成年人高血压判别标准：收缩压>140mmHg，舒张压>90mmHg。

高血压的病因可能与年龄、遗传、环境、体重、食盐摄入量、胰岛素抵抗等有关。其发病机理主要有交感肾上腺素能系统功能亢进学说、肾原学说、心钠素学说、离子学说等。

冠心病与收缩压和舒张压呈很强的相关性，血压越高，冠心病的发病率及程度严重，治疗高血压可以降低与冠状动脉有关疾病的危险性。

二、保健食品辅助降血压的原理

据统计，通过低盐、低酒精摄入、避免肥胖以及增加膳食中K^+/Na^+比值等非药物途径可使收缩压下降 8mmHg 左右。辅助降血压的保健食品可能的功能原理：

（一）不饱和脂肪酸的作用

一些流行病学研究观察到膳食中多不饱和脂肪酸可能具有降血压作用。膳食补充 n-3 多不饱和脂肪酸可降低高血压患者的血压。推测可能是降低血管收缩素（TxA_2）的生成。通常认为，亚油酸和 n-3 长链多不饱和脂肪酸影响血压的原因在于这两种物质可改变细胞膜脂肪酸构成和（或）膜流动性，进而影响离子通道活性和前列腺素的合成。n-3 长链多不饱和脂肪酸可显著降低磷脂中的花生四烯酸水平，从 TxA_2 转向 TxA_3 后，其血管收缩特性不再很强。

（二）控制钠、钾的摄入量

在高血压的发生中，环境因素也起一定作用。摄入钠会使血压升高，尽管有些人比其他人对盐更敏感，但对钠的反应存在一定范围，将人群仅仅划分为对盐敏感或不敏感有点过于简单化。另一方面，钾摄入量与血压呈负相关关系。食用蔬菜和水果有助于预防高血压可能就是基于这种机制。

第八节 改善胃肠功能的保健食品

一、胃肠道功能与肠道菌群

胃兼有消化、吸收和内分泌功能。胃的消化功能借助于胃液的化学作用和胃运动的机械作用。经过咀嚼和吞咽，进入胃内的半固体食物受胃液的水解作用和胃运动的研磨作用，变成食糜，逐渐进入十二指肠。

小肠是消化道中最长的部分，成人全长 5～7m，可分为十二指肠、空肠和回肠三部分。小肠是人体消化吸收的主要场所，小肠黏膜能合成与分泌多种酶类、磷脂类物质，参与机体对食物的消化、吸收及代谢活动的调节。

细菌、真菌等微生物广泛存在于我们生活的自然环境中，同时也寄居在人体的体表和体腔内。在正常情况下，这些细菌一般对人体无害，有些菌群甚至是有益的，它们与人体和外界环境之间构成了一个复杂的相互依存、相互制约的微生态系统。这些菌群在人体中的组成和数量处于动态平衡状态，被称为正常菌群。如果由于各种原因导致肠道菌群平衡被破坏，而使某种或某些菌种过多或过少、外来的致病菌或过路菌的定殖或增殖、某些肠道菌向肠道外其他部位转移，即称为肠道菌群失调。婴幼儿喂养不当、营养不良、年老体弱、肠道与其他系统急慢性疾病、长期使用抗生素、激素、抗肿瘤药、放疗、化疗等均可引起肠道菌群失调。

与肠道相关的淋巴样组织（GALT）是黏膜免疫系统的一部分，具有独特的细胞类型和免疫机制。而黏膜免疫系统的不同成分针对入侵的抗原产生特异性应答。

胃肠道功能失调可诱发胃肠道感染、便秘、激惹性大肠综合征、炎性大肠病和食物过敏等疾病。其中便秘是指肠内容物在肠内运行迟缓，排便次数减少，粪便干结、坚硬、量少，排便困难。排便的量和次数常受食物种类以及环境因素的影响。正常人的直肠对粪便充盈的刺激有一定的阈值，若经常忽视便意、不及时排便或未养成定时排便的习惯，会使直肠对刺激失去正常的敏感性，加之粪便在大肠内滞留会使水分过多的吸收，变得干硬，易引起便秘。经常服用某些药物，如止痛剂、麻醉剂、肌肉松弛剂、抗胆碱能药物、阿片制剂、神经节阻滞剂、降压药、利尿药等也容易引起便秘。

二、保健食品改善胃肠功能的原理

近年来，人们十分重视肠道微生态。利用有益活菌制剂及其增殖促进因子可以保证或调整有益的肠道菌群构成，从而保障人体健康，是当前国内外保健食品开发的重要领域。目前，改善胃肠功能的保健食品主要包括调节胃肠道菌群的保健食品、润肠通便的保健食品、保护胃黏膜以及促进消化吸收的保健食品等。其作用原理如下：

（一）最佳肠道功能与粪便组成的调节

粪便的重量和稠度、排便频率和肠道总通过时间的特征，都可能是整个结肠功能的可靠标志。润肠通便的功能成分主要有膳食纤维、生物碱等。膳食纤维吸水膨胀，可增加内容物体积，促进肠道蠕动，加速粪便排出，同时可促进肠道有益菌的增殖。因此富含膳食纤维的食品是主要的润肠通便的保健食品，如美国 FDA 认可燕麦食品为保健食品。

（二）结肠菌群组成的调节

结肠菌群是一个复杂的、相互作用的微生物群体，其功能是各种微生物相互作用的结果。双歧杆菌和乳酸杆菌被认为是有利于促进健康的细菌。由于胃肠道菌群组成的变化而导致的主要疾病包括：肠道感染、便秘、过敏性肠综合征、炎性肠道疾病和结肠直肠癌等。

益生元（prebiotics）指“不被消化的食物成分，其作用是通过选择性刺激结肠内的一种或有限的几种具有改善宿主健康潜力的细菌的生长和/或活性，从而给宿主带来好处”。益生元有助于结肠菌群达到/保持双歧杆菌和/或乳酸杆菌占优势。这种情况被认为最有利于促进健康。

（三）对肠道相关淋巴组织功能的调节

人类的肠道为机体中最大的淋巴组织。机体每天产生的免疫球蛋白中大约 60% 分泌到胃肠道。结肠菌群是某些特殊免疫反应的主要抗原性刺激物。外来抗原的异常肠道反应以及局部的免疫炎性反应，由于破坏了肠道屏障，可能造成继发性肠道功能损害。

益生菌（probiotics）是指，“一种有益于健康的活的微生物食品组分”。已表明益生菌刺激一些 GALT 的活性，如 IgA 抗体应答、产生细胞激素及降低轮状病毒感染的危险性。

（四）对发酵产物的控制

以丁酸、乙酸和丙酸等短链脂肪酸形式存在的发酵产物对结肠健康的重要性已受到越来越多的关注。丁酸是最有意义的短链脂肪酸，因为丁酸除了对黏膜有营养作用外，还是结肠上皮的重要能量来源。

第九节 减肥保健食品

一、肥胖概述

肥胖是一种由多因素引起的慢性代谢疾病，而且是Ⅱ型糖尿病、心血管病、高血压病、脑卒中和多种癌症的危险因素。超重和肥胖症在一些发达国家和地区人群中的患病情况已呈流行趋势，我国目前体重超重者已达22.4%，肥胖者为3.01%，因此预防和控制肥胖症，刻不容缓！

根据我国21个省、市、地区24万人的人群体质指数（body mass index，BMI）、腰围、血压、血糖、血脂等相关数据进行汇总分析，“中国肥胖问题工作组”提出以BMI值大于24为中国成人超重的界限，BMI值大于28为肥胖的界限。

肥胖发生原因与遗传、静态生活方式、高脂膳食以及能量平衡失调等因素有关。同时也与高血压、胰岛素抵抗、糖尿病以及心血管疾病的危险性增加有关。肥胖降低人们的活力和工作能力，引发一些合并症，导致死亡率增加。肥胖对人体健康的主要危害列于表7-4-1。

表7-4-1 由肥胖引起或加剧的健康问题

健康问题	可能原因
心血管疾病	低密度脂蛋白—胆固醇水平升高，高甘油三酯血症
	高密度脂蛋白—胆固醇水平下降，可能引起胰岛素抵抗间接引起高血压
非胰岛素依赖型糖尿病	胰岛素抵抗
生殖和性功能受损	
生殖能力下降（男性）	雄激素减少
多囊卵巢综合征（女性）	脂肪组织产生的雌激素增加
乳腺癌和子宫内膜癌危险性增加	
负重关节的骨关节炎	负重过大
自身形象受损，抑郁，自杀	因形象较差而造成的心理问题
意外事故	活动能力差

二、保健食品减肥的原理

在减肥食品中，各种膳食纤维、低聚糖、多糖都可作为减肥食品的原料。燕麦、螺旋藻、食用菌、魔芋粉、苦丁茶等都具有较好的减肥效果。

（一）调节脂类代谢

脂肪代谢调节肽具有调节血清甘油三酯的作用，脂肪代谢调节肽能够促进脂肪代谢，从而抑制体重的增加，有效防止肥胖的产生。

有的物质能水解单宁类物质，在儿茶酚氧化酶的催化下形成邻醌类发酵聚合物和缩聚物，对甘油三酯和胆固醇有一定的结合能力，结合后随粪便排出；而当肠内甘油三酯不足时，就会动用体内脂肪和血脂经一系列变化而与之结合，从而达到减脂的目的。

（二）减少能量摄入

L-肉碱作为机体内有关能量代谢的重要物质，在细胞线粒体内使脂肪进行氧化并转变为能量，减少体内的脂肪积累，并使之转变成能量。膳食纤维由于不易消化吸收，可延缓胃排空时间，增加饱腹感，从而减少食物和能量的聂入量。人们还研制了很多宏量营养素的代用品，减少能量摄入以降低体重或维持正常体重。

（三）促进能量消耗

咖啡因、茶碱、可可碱等甲基黄嘌呤类物质，以及生姜和香料中的辛辣组分均有生热特性。含有这些“天然”食物组分的食品，可能是促进能量消耗、维持能量平衡、进而维持体重保持在可接受范围之内的有效途径。

第十节　美容的保健食品

一、概　　述

皮肤，特别是面部的皮肤，在显示人们的美貌和健康状况中起着十分重要的作用。可以说，面部皮肤的状态直接体现了一个人的健康和美学修养水平。皮肤的健美受到遗传、健康状况、营养水平、生活与工作环境等多种因素的影响。遗传因素属先天因素，而健康、营养等因素可通过人们的努力，改善皮肤的健美。

皮肤内含丰富的血管、皮脂腺导管、神经和毛囊等。健康的皮肤红润、细腻、有光泽，富有弹性。皮肤主要分为中性皮肤、干性皮肤、油性皮肤、混合性皮肤和脱水性皮肤等几种类型。

皮肤具有保护和感觉作用，能缓冲外来压力，保护深层组织器官。另外，黑色素也是防御紫外线的天然屏障。皮肤含有丰富的神经纤维网和各种神经末梢，感受各种外界刺激。皮肤具有重要的调节体温作用，可通过毛细血管的扩张或收缩，以增加或减少能量的散失来调节体温，适应外界环境气温的变化。皮肤参与全身代谢过程，维持机体内外生理的动态平衡。整个机体中有10% ~20%的水分贮存于皮肤中，这些水分不仅保证皮肤的新陈代谢，而且对全身的水分代谢都有重要的调节作用。此外，皮肤还贮存着大量的蛋白质和碳水化合物等，供机体代谢所用。皮肤含有7-脱氢胆固醇，经阳光中紫外线照射后，可转变为维生素D。皮肤还具有分泌与排泄作用，如皮脂腺的分泌，不仅能润湿皮肤和毛发、保护角质层、防止水和化学物质的渗入，还起到抑菌、排除体内某些代谢产物的作用。汗腺的排泄作用可以调节体温，维持皮肤表面酸碱度，协助肾脏排泄代谢废物。

虽然每个人的皮肤不同，但拥有润泽、光滑、细腻、柔软而富于弹性的健康皮肤却是人们的共同愿望。因此，美容的保健食品应运而生，近年来人们研究和开发了多种促进美容的天然植物或食品。

二、保健食品美容的原理

（一）维持皮肤的正常结构

皮肤从内至外由真皮层、基底层、表质层和角质层组戒。神经酰胺基本上蓄积在角质层，为角质细胞间脂质的主要成分，在发挥角质层屏障功能中起着重要作用。随着年龄增长和皮肤老化，角质细胞间的脂质量会明显减少，其中的主要成分神经酰胺也随之下降，使皮肤容易出现干燥、皱纹、粗糙等现象。因此，经常补充神经酰胺可恢复皮肤的正常结构，从而恢复皮肤原有的屏障功能，提高皮肤的耐应变性。口服神经酰胺能改善全身皮肤的含水性，提高皮肤弹性，减少皱纹。

（二）促进新陈代谢，抑制黑色素生成

多种天然物质可通过活血化淤，加速血液循环，促进新陈代谢，有助于排除黑素细胞所产生的黑色素，促进滞留于体内的黑色素分解，使之不能沉淀形成色斑，或使已沉淀的色素分解后排出体外；也可通过抗氧化作用抑制酪氨酸酶的活性来降低黑色素的形成。

（三）抑制过氧化脂质的形成

维生素 C、维生素 E、类黄酮等多种天然物质可通过抑制过氧化脂质的形成以消除黄褐斑，达到增白美容的效果。

第十一节 增加骨密度的保健食品

一、骨骼的生长和矿化概述

骨骼的生长和矿化在胎儿期及出生后持续进行，在 21 岁时达到相对稳定。骨骼中钙含量从新生儿期的 30g 增加到成人期的 1200g；同时，磷含量从 17g 增加到 700g。骨组织中有一系列酶机制保证其细胞外基质的矿化。骨基质由胶原、蛋白多糖和其他非胶原蛋白质组成，其中沉积的不溶性羟磷灰石和少量其他盐类，使骨组织成为能支撑机体的一种结构。其中最重要的两类细胞为成骨细胞和破骨细胞。成骨细胞负责细胞外基质的形成和组建及其后的矿化过程。破骨细胞负责骨基质的再吸收。

骨生长或骨成形是下述两个过程的综合结果：首先形成新骨，继之再吸收以维持原结构形态，其净结果是获得骨量。男性和女性青少年到 18 岁时可达到其个体骨量峰值的 95% ~99%。青春期后，骨生成和再吸收在数量上达到平衡，这种状态称为骨的再成形。35 ~40 岁后，骨的生成和再吸收不再匹配，发生骨的净丢失，最终导致骨质疏松症。

骨质疏松症是指骨量减少，即单位体积内骨组织含量减少。由于人口趋向老龄化，骨质疏松不仅威胁老年人特别是经绝后妇女的健康，而且已经成为严重的社会问题。预防或延缓骨质疏松症的策略包括：提高在青春期可达到的骨量峰值和预防生命后期的骨丢失。

二、保健食品增加骨密度的原理

（一）直接补充钙质

如各种钙剂、磷酸盐、维生素 D 等，可通过直接补充钙质而达到增加骨密度的目的。磷酸盐可促进骨形成，抑制骨细胞的破坏，可以长期应用。

（二）调整内分泌而促进钙的吸收

如降钙素可减少骨质吸收，降低血循环中的钙，增加骨质中的钙含量，降钙素由于可降低血钙，所以在用降钙素时应补足钙量，起到治疗骨质疏松的作用。对防治绝经性骨质疏松，雌激素替代疗法是一种有效措施。研究发现，大豆中的某些成分，如大豆皂甙、大豆异黄酮等物质具有雌激素样作用，可与雌激素竞争受体，同时可避免雌激素的副作用。因此，中老年妇女经常摄入大豆及其制品可减缓骨丢失，防止骨质疏松。

第五章 保健食品的加工和管理

第一节 保健食品的加工技术

一、概　　述

将食物原材料转化为可食的、安全的、卫生的和有营养的食品是食物加工的传统目标。这些加工食品应具有理想的感观性状和理化性质、货架期长、可口和食用方便等特点。然而，保健食品因其特定的食用目的而不同于传统食品的加工。研发保健食品的一个目的是要求创建或优化其功能成分。这就需要考虑采用新的食品原材料，以及新的生产技术。

保健食品在加工工艺方面目前面临的挑战主要来自：①从传统的和新的原材料中提取功能性食品成分；②合成已知的功能性食品成分；③优化食品原材料和功能性食品成分（例如：延长保质期或更多地保留其成分、改良其功能以及增加其生物利用率）；④监测原材料和食品中功能性食品成分的含量和有效性。表7-5-1是对工艺技术挑战的例子。

表7-5-1　对功能性食品工艺技术的挑战、可利用的解决方案和优化成分举例

对工艺技术的挑战	可能的技术解决方案	应用举例
从原材料创制和从头合成功能性成分	固相酶系统	生物活性肽
	膜加工	抗氧化剂
		矿物质
增加原材料中功能性食品成分的浓度	发酵、酶技术	矿物质
	非加热的加工（如高压）	抗氧化剂
通过改变功能性食品成分进行优化	定向酶解	低聚糖
增加功效成分的生物利用率进行优化	发酵技术	微生物
	膜可通透性加工	矿物质
最大程度保留原材料中功能性食品成分	包囊化加工	微生物
	球形包装	生物活性肽
		抗氧化剂
		矿物质
监测功能性食品和功能成分的产生	传感器/标志物	微生物
		矿物质
		碳水化合物

二、功能成分的分离提取与制备

从基料中提取、分离和纯化功能活性成分的程序大致为：基料→提取功能活性成分→固液分离→初步分离纯化→高度分离纯化→纯化后产品的制备→纯度检查。在食品加工过程中除了考虑工艺合理性以外，还必须注意其安全性。例如，使用的溶剂、树脂以及器具等，都应该是无毒无害的。

（一）功能活性成分的提取技术

常用的提取技术包括溶剂浸提法、水蒸气蒸馏法、压榨法和超临界二氧化碳萃取法等。

1. 溶剂浸提法　是目前最常用的方法。浸提是利用适当的溶剂从原料中将可溶性有效成分浸出的过程。常用浸出方法包括：水或溶剂浸渍法、煎熬法和渗漉法。

2. 水蒸气蒸馏法　该法的基本原理是将原料和水共热，使原料中的某些易挥发成分与水共沸，同水蒸气一起蒸发，经冷凝、冷却，收集到油水分离器中，利用提取物不溶于水的性质以及与水的相对密度差将其分离出来，就得到所需的提取物。该法适用于具有挥发性、不溶于水或难溶于水，又不会与水发生反应的物质的提取，如某些芳香油、某些小分子酸性化合物、大蒜素等。

3. 压榨法　压榨是利用机械力将植物、果实、蔬菜或含油多的种子细胞破坏，从而得到含有功能活性成分的汁液或油液的方法。一般适用于功能活性成分能溶解于汁液的植物、果实、蔬菜或油料作物的提取。

4. 超临界流体萃取法　超临界流体萃取技术是以超临界状态下的流体作为溶剂，利用该状态下流体所具有的高渗透能力和高溶解能力萃取分离混合物的过程。所谓超临界流体是指媒质所处温度和压力在超临界温度和超临界压力之上时的一种特殊状态，它既不是气体也不是液体。人们利用超临界流体对混合物某些组分进行萃取，发现超临界流体具有良好的溶解性，能够萃取一些重要的化合物。常用的超临界萃取剂是二氧化碳。超临界流体特别是超临界二氧化碳萃取技术具有提取率高、产品纯度好、能耗低、后处理简单、无毒等传统分离技术不可比拟的优势，近年来在食品工业得到广泛应用。

（二）液液分离及固液分离

经浸提后的混合物如果是两种相对密度不同的不相混溶的液体，待其沉降后采用分液漏斗之类的器皿即可。但常见的混合物往往是一种混悬液，即固体的食物残渣、沉降杂质和含有可溶性成分的浸出液的混合物，需加以分离。常用的固液分离技术有沉降固液分离、过滤技术、离心分离技术和压滤分离技术等。

（三）分离纯化技术

1. 初步分离纯化　从固液分离出来后的提取液需通过初步分离纯化进一步除去杂质。常用的初步分离纯化技术主要有萃取分离、树脂分离、沉淀分离等。

（1）萃取分离：溶剂萃取具有速度快、操作时间短、便于连续操作、容易实现自动化控制、分离纯化效率高等优点。常用方法有水-有机溶剂萃取、双水相萃取、反胶束萃取、凝胶萃取和超临界流体萃取等。

（2）树脂分离纯化：有两种操作方法，一是功能活性成分与树脂结合，将杂质除去后，再洗脱功能成分；另一种是杂质与树脂结合，功能活性成分被分离纯化。应用大孔吸附树脂分离纯化食品原料应严格遵守国家食品药品监督管理局的规定（见国食药监注［2005］202 号文件）。

（3）沉淀分离纯化：通过加入试剂或改变条件使功能活性成分或杂质生成不溶性颗粒而沉降。常用方法有等电点法、盐析法、有机溶剂沉淀法等。其优点是设备简单、成本低、易于操作；缺点是过滤困难，纯化度低。

（4）膜分离法：是以外界能量或化学位差为推动力，用天然或人工合成的高分子薄膜对大小不同、形状不同的双组分或多组分溶质和溶剂进行分离、分级、提纯和浓缩的方法。膜分离过程的实质是物质依据滤膜孔径的大小透过和截留于膜的过程。根据被分离成分粒子的大小和性质，可将膜分离分为透析、微滤、纳米过滤、超滤、反渗透和电渗析等类型。该技术高效、节能、无污染，因而适合功能食品的加工。

2. 高度分离纯化　经初步分离纯化后的功能活性成分，如果纯度还达不到要求，还需进一步高度分离纯化。高度分离纯化的方法有色谱法和沉淀与结晶法等。

（1）色谱分离纯化：该法具有分离效率高、产品纯度高、设备简单、操作方便、条件温和、能有效保持被分离活性成分的活性等优点。根据固定相和流动相以及固定相形状的不同，将色谱法分为气相色谱、液相色谱、纸色谱和薄层色谱。

（2）沉淀与结晶分离纯化：固体的形状有晶形和无定形两种状态。为提高产品的纯度，可重复多次沉淀或结晶。为了提高产品的得率，可采用加入乙醇、丙酮等易挥发除去的有机溶剂以降低沉淀或结晶物的浓度。

（四）功能活性成分的产品制备

功能活性成分经纯化后的溶液，易变质，不耐贮存。必须浓缩、干燥，制成产品，以便进一步深入研究和贮存。常采用常压蒸发浓缩干燥、真空蒸发浓缩干燥、喷雾干燥、升华浓缩干燥和辐射浓缩干燥等方法。

三、常用剂型及加工

（一）真溶液型制剂

真溶液型制剂是食物成分以分子或离子状态分散在溶剂中的液体制剂。溶液的分散相小于 1nm，均匀、澄明，不沉淀，并能通过半透膜。属于真溶液型制剂有：溶液剂、芳香水剂、糖浆剂等。

1. 溶液剂　常用制备方法有溶解法、稀释法和化学反应法。食品厂生产的溶液剂主要用溶解法制备。溶解法制备溶液剂一般包括食物的称重、溶解、滤过、包装、质量检查等几个步骤。

2. 糖浆剂　系指含有食物成分或芳香物质的蔗糖近饱和水溶液。根据食物成分性质不同，糖浆剂一般采用溶解法或混合法制备。

（二）胶体溶液

包括亲水胶体溶液和疏水胶体溶液两种。

（三）混悬型液体制剂

混悬型液体制剂是指不溶性食物成分颗粒分散在液体中所形成的不均匀的、多相分散的液体制剂，简称混悬液。混悬液在口服、外用、喷雾以及控释等剂型中都有应用。凡不溶性食物成分或食物成分的溶解度达不到功能要求的浓度而不能制成溶液剂，或制成水溶液不稳定或为了长效的目的等均可考虑制成混悬液。

（四）片剂

通常片剂的制备工艺有制粒后压片与直接压片两类，制粒后压片的生产工艺又可分为湿法制粒压片与干法制粒压片两种，直接压片亦有粉末与结晶压片两种。

（五）胶囊剂

胶囊剂分硬胶囊剂和软胶囊剂，供口服应用。硬胶囊剂指将一定量的食物成分加辅料或不加辅料充填于空心胶囊中制成。空心胶囊是由明胶或其他适宜的药用材料加辅料制成具有弹性的两节圆筒，并能互相紧密套合。软胶囊剂指将一定量的食物成分或营养液，密封于球形或椭圆形的软质囊材中，可用滴制法或压制法制备。软质囊是由明胶、甘油或其他适宜的可食用材料制成。

（六）冲剂

冲剂系指将食物成分细粉或食物提取物加适宜的赋形剂制成的可溶性或混悬性的内服制剂，分为颗粒与块状两种。颗粒状冲剂又称颗粒剂，可分为可溶性颗粒剂、混悬性颗粒剂和泡腾颗粒剂三大类。可溶性颗粒剂加沸冲化后能全部溶解，用食物成分提取制备的颗粒剂多属此类。混悬性颗粒剂加沸水冲化后，溶液中有细粉混悬，其制法基本上与片剂颗粒的制法相同。两者的主要区别在于颗粒剂中颗粒的硬度较大，以免破碎。泡腾颗粒的赋形剂系枸橼酸、酒石酸与碳酸氢钠或其他适宜物质的混合物。

第二节 保健食品的功能评价

目前，我国保健食品的功能评价主要包括免疫调节、促进消化、辅助改善记忆、改善生长发育、缓解体力疲劳、减肥、提高缺氧耐受能力、抗氧化、改善睡眠、辅助降血脂、辅助降血糖等27项。评价的技术规范性文件是2003版的《保健食品检验与评价技术规范》。随着技术水平的发展，保健食品的功能项目和相应的评价方法会不断增加、改进和更新。本节仅介绍几种主要保健功能的评价原则。

一、对受试物的要求

（一）必须具有受试物的原料组成或（和）尽可能提供受试物的物理、化学性质（包括化学结构、纯度、稳定性等）等有关资料。

（二）受试物必须是规格化的产品，即符合既定的生产工艺、配方及质量标准。

（三）已经具有受试物安全性毒理学评价的资料以及卫生学检验报告，受试物必须是已经通过食品安全性毒理学评价确认为安全的物质。

（四）提供受试物功效成分或特征成分、营养成分的名称和含量。

（五）根据需要，提供违禁药物的检测报告。

二、对实验动物的要求

（一）根据各种试验的具体要求，合理选择实验动物。常用大鼠和小鼠，品系不限，推荐使用近交系动物。

（二）动物的性别不限，可根据试验要进行选择。动物数量的要求为小鼠每组至少

10 只（单一性别），大鼠每组至少 8 只（单一性别）。动物的年龄可根据具体试验要求而定。

（三）动物应符合国家对实验动物的要求。

三、给受试物的剂量及时间

（一）各种动物试验至少应设 3 个剂量组，1 个对照组，另设阴性对照组，必要时可设阳性对照组或空白对照组。剂量选择应合理，尽可能找出最低有效剂量，且最高剂量一般不得超过人体推荐摄入量的 30 倍，同时，功能实验剂量必须在毒理学评价确定的安全剂量范围之内。

（二）给受试物的时间应根据具体试验而定，原则上至少 1 个月。

（三）给受试物方式的要求：必须经口给受试物，首选灌胃。

四、试验项目和试验原则

（一）免疫调节作用

1. 主要试验项目　①体重；②脏器/体重比值：胸腺/体重比值，脾脏/体重比值；③细胞免疫功能测定：小鼠脾淋巴细胞转化实验、迟发型变态反应；④体液免疫功能测定：抗体生成细胞检测、血清溶血素测定；⑤单核-巨噬细胞功能测定（小鼠碳廓清试验和小鼠腹腔巨噬细胞吞噬鸡红细胞试验）；⑥NK 细胞活性测定。

2. 试验原则　所列指标均为必做项目；采用正常或免疫功能低下的模型动物进行实验。

（二）促进消化功能

1. 主要试验项目

（1）动物实验：体重、体重增重、摄食量和食物利用率、小肠运动实验、消化酶测定。

（2）人体试食试验：

1）儿童方案：食欲、食量、偏食状况、体重、血红蛋白含量。

2）成人方案：临床症状观察、胃/肠运动实验。

2. 试验原则

（1）动物实验和人体试食试验所列指标均为必做项目。

（2）根据受试样品的适用人群特点在人体试食试验方案中任选其一。

（3）在进行人体试食试验时，应对受试样品的食用安全性作进一步的观察。

（三）辅助改善记忆作用

1. 主要试验项目

（1）动物试验：跳台试验、避暗试验、穿梭箱试验、水迷宫试验。

（2）人体试食试验：指向记忆、联想学习、图像自由回忆、无意义图形再认、人像特点联系回忆、记忆商。

2. 试验原则

（1）动物实验和人体试食试验为必做项目。

（2）跳台试验、避暗试验、穿梭箱试验、水迷宫试验四项动物实验中至少应选三项。

（3）正常动物与记忆障碍模型动物任选其一。

（4）动物实验应重复一次（重新饲养动物，重复做实验）。

（5）人体试食试验统一使用临床记忆量表。

（6）在进行人体试食实验时，应对受试样品的安全性作进一步的观察。

（四）改善生长发育功能

1. 主要试验项目

（1）动物实验：体重、身长、食物利用率。

（2）人体试食试验：身高、体重、胸围、上臂围、体内脂肪含量。

2. 试验原则

（1）动物试验和人体试食试验所列指标均为必测项目。

（2）应对试食前后膳食、运动状况进行观察。

（3）实验前应对受试样品是否含有与生长发育有关的激素进行测定。

（4）在进行人体试食试验时，应对受试样品的食用安全性作进一步的观察。

（五）缓解体力疲劳功能

1. 主要试验项目　动物体重、负重游泳实验、爬杆试验、血乳酸、血清尿素氮、肝糖原或肌糖原。

2. 试验原则

（1）动物实验所列指标均为必做项目。

（2）实验前必须对同批受试样品进行违禁药物的检测。

（3）运动试验与生化指标检测相结合。

（六）减肥作用

1. 主要试验项目

（1）动物试验：体重、摄食量、脂/体比、体内脂肪重量（睾丸及肾周围脂肪垫）。

（2）人体试食试验：体重、体重指数、腰围、臀围、体内脂肪含量。

2. 试验原则

（1）动物实验和人体试食试验所列指标均为必做项目。

（2）动物实验中大鼠肥胖模型法和预防大鼠肥胖模型法任选其一。

（3）减少体内多余脂肪，不单纯以减轻体重为目标。

（4）引起腹泻或抑制食欲的受试样品不能作为减肥功能食品。

（5）每日营养素摄入量应基本保证机体正常生命活动的需要。

（6）对机体健康无明显损害。

（7）实验前应对同批受试样品进行违禁药物的检测。

（8）以各种营养素为主要成分替代主食的减肥功能食品可以不进行动物实验，仅进行人体试食试验。

（9）不替代主食的减肥功能食品，试食时应对试食前后的膳食状况进行观察。

（10）应对试食前后的运动情况进行观察。

（11）在进行人体试食试验时，应对受试样品的食用安全性作进一步的观察。

（七）抗氧化功能

1. 主要试验项目

（1）动物实验：体重过氧化脂质含量（丙二醛或脂褐质）、抗氧化酶活性（超氧化物歧化酶和谷胱甘肽过氧化物酶）。

（2）人体试食试验：丙二醛、超氧化物歧化酶、谷胱甘肽过氧化物酶。

2. 试验原则

（1）动物实验和人体试食试验所列的指标均为必测项目。

（2）过氧化损伤模型动物和老龄动物任选其一进行生化指标测定。

（3）在进行人体试食试验时，应对受试样品的食用安全性作进一步的观察。

（八）抗辐射作用

1. 试验项目

动物实验：体重、外周血白细胞计数、骨髓细胞 DNA 含量或骨髓有核细胞数、小鼠骨髓细胞微核实验、血/组织中超氧化物歧化酶活性实验、血清溶血素含量。

2. 实验原则

外周血白细胞计数、骨髓细胞 DNA 含量或骨髓有核细胞数、小鼠骨髓细胞微核实验、血/组织中超氧化物歧化酶活性实验、血清溶血素含量实验中，任选三项进行实验。

（九）辅助降血压功能

1. 主要试验项目

（1）动物实验：体重、血压、心率。

（2）人体试食试验：临床症状与体征、血压、心率。

2. 试验原则

（1）动物实验和人体试食试验所列指标均为必做项目。

（2）动物实验应选择高血压模型动物和正常动物进行所列指标的观察。

（3）人体试食试验应在临床治疗的基础上进行。

（4）在进行人体试食试验时，应对受试样品的食用安全性作进一步的观察。

（十）改善睡眠功能

1. 主要试验项目

体重、延长戊巴比妥纳睡眠时间实验、戊巴比妥钠（或巴比妥钠）阈下剂量催眠实验、巴比妥钠睡眠潜伏期实验。

2. 试验原则

（1）所列指标均为必做项目。

（2）需观察受试样品对动物直接睡眠的作用。

（十一）辅助降血脂功能

1. 主要试验项目

（1）动物实验：体重、血清总胆固醇、甘油三酯、高密度脂蛋白胆固醇。

（2）人体试食试验：血清总胆固醇、甘油三酯、高密度脂蛋白胆固醇。

2. 试验原则

（1）动物实验和人体试食试验所列指标均为必测项目。

（2）动物实验选用脂代谢紊乱模型法，预防性或治疗性任选一种。

（3）在进行人体试食试验时，应对受试样品的食用安全性作进一步的观察。

（十二）辅助降血糖功能

1. 主要试验项目

（1）动物实验：体重、空腹血糖、糖耐量。

（2）人体试食试验：空腹血糖、餐后2小时血糖、尿糖。

2. 试验原则

（1）动物实验和人体试食试验所列指标均为必做项目。

（2）除对高血糖模型动物进行所列指标的检测外，应进行受试样品对正常动物空腹血糖影响的观察。

（3）人体试食试验应在临床治疗的基础上进行。

（4）应对临床症状和体征进行观察。

（5）在进行人体试食试验时，应对受试样品的食用安全性作进一步的观察。

第三节　保健食品的安全性评价

由于保健食品不必在医生指导下食用，因此其安全性评价非常重要，是确保人群食用安全的前提。每一种保健食品必须有明确的配方和原料的质量要求，有明确的保健功能，还要有功效成分的含量以及功效成分的稳定性实验数据等，以保证食用产品安全性。

对保健食品的安全性评价应严格按照卫生部《食品安全性毒理学评价程序和方法》进行。该方法主要对食品生产、加工、包藏、运输和销售过程中使用的化学和生物物质，以及在这些过程中产生和污染的有害物质、食物新资源及其成分和新资源食品的安全性作出评价。对不同保健食品选择毒性试验的原则要求不同。

一、食品安全性毒理学评价试验的四个阶段

（一）试验的四个阶段

第一阶段：急性毒性试验。包括经口急性毒性（LD_{50}）、联合急性毒性，一次最大耐受量实验。

第二阶段：遗传毒性试验，30天喂养试验，传统致畸试验。

第三阶段：亚慢性毒性试验（90天喂养试验）、繁殖试验和代谢试验。

第四阶段：慢性毒性试验（包括致癌试验）。

（二）不同保健食品选择毒性试验的原则要求

1. 以普通食品和卫生部规定的食药同源物质以及允许用作保健食品的物质以外的动植物或动植物提取物、微生物、化学合成物等为原料生产的保健食品，应对该原料和利用该原料生产的保健食品分别进行安全性评价。该原料原则上按以下情况确定试验内容：

国内外均无食用历史的原料或成分时，进行四个阶段的毒性试验；

仅在国外少数国家或国内局部地区有食用历史的，原则上进行第一、二、三阶段的毒性试验，必要时进行第四阶段试验；

根据有关文献及成分分析未发现有毒性或毒性甚微不至于构成对健康损害的物质和较大数量人群有长期食用历史而未发现有害作用的动植物及微生物等，先做第一、二阶段试验，初步评估后决定是否需要进行下一阶段试验；

以已知的化学物质为原料，国际组织已有系统的毒理学评价，同时申请单位又有资料证明我国产品的质量规格与国外产品的结果一致时，先进行第一、二阶段试验，视试验结果决定下一阶段试验进行与否。

在国外多个国家广泛食用的原料，在提供安全性评价资料的基础上，进行第一、二阶段试验，根据试验结果决定是否进行下一阶段毒性试验。

2. 以卫生部规定允许用于保健食品的动植物或动植物提取物或微生物为原料生产的保健食品，应进行急性毒性试验/三项致突变试验和30天喂养试验，必要时进行传统致畸试验和第三阶段毒性试验。

3. 以普通食品和卫生部规定的食药同源物质为原料生产的保健食品，视其加工方式确定试验内容。

4. 用已经被列入营养强化剂或营养素补充剂名单的营养素的化合物为原料生产的保健食品，一般不要求进行毒理试验。

5. 必要时有针对性地增加敏感指标及敏感试验。

二、食品安全性毒理学评价试验的目的

（一）急性毒性试验

测定LD_{50}，了解受试物的毒性强度、性质和可能的靶器官，为进一步进行毒性试验的剂量和毒性判定指标的选择提供依据并根据LD_{50}进行毒性分级。

（二）遗传毒性试验

对受试物的遗传毒性以及是否具有潜在致癌作用进行筛选。遗传毒性试验的组合应该考虑原核细胞和真核细胞、体内和体外试验相结合的原则。

（三）致畸试验

了解受试物是否具有致畸作用。

（四）30天喂养试验

对只需进行第一、二阶段毒性试验的受试物，在急性毒性试验的基础上，通过30天喂养试验，进一步了解其毒性作用，观察对生长发育的影响，并可初步估计最大未观察到有害作用剂量。

（五）亚慢性毒性试验（90天喂养试验）、繁殖试验

观察受试物以不同剂量水平经较长期喂养后对动物的毒性作用性质和靶器官，了解受试物对动物繁殖及对仔代的发育毒性，观察对生长发育的影响，并初步确定最大未观察到有害作用剂量；为慢性毒性和致癌试验的剂量选择提供依据。

（六）代谢试验

了解受试物在体内的吸收、分布和排泄速度以及蓄积性，寻找可能的靶器官；为选择慢性毒性试验的合适动物种系提供依据；了解代谢产物的形成。

（七）慢性毒性试验（包括致癌试验）

了解经长期接触受试物后出现的毒性作用，尤其是进行性或不可逆的毒性作用以及致癌作用；最后确定最大未观察有害作用剂量和致癌的可能性，为受试物能否应用于食品的最终评价提供依据。

三、进行食品安全性评价时需要考虑的因素

（一）人的可能摄入量

除一般人群的摄入量外，还应考虑特殊和敏感人群（如儿童、孕妇及高摄入量人群）。

（二）人体资料

由于存在着动物与人之间的种族差异，在将动物试验结果推论到人时，应尽可能收集人群接触受试物后反应的资料，如职业性接触和意外事故接触等。志愿受试者体内的代谢资料对于将动物试验结果推论到人具有重要意义。在确保安全的条件下，可以考虑按照有关规定进行必要的人体试食试验。

（三）动物毒性试验和体外试验资料

本程序所列的各项动物毒性试验和体外试验系统虽然仍有待完善，却是目前水平下所能得到的最重要的资料，也是进行评价的主要依据。在试验得到阳性结果，而且结果的判定涉及到受试物能否应用于食品时，需要考虑结果的重复性和剂量-反应关系。

（四）安全系数

由动物毒性试验结果推论到人时，鉴于动物、人的种属和个体之间的生物特性差异，一般采用安全系数的方法，以确保对人的安全性。安全系数通常为100倍，但可根据受试物的理化性质、毒性大小、代谢特点、接触的人群范围、食品中的使用量及使用范围等因素，综合考虑增大或减小安全系数。

（五）代谢试验的资料

代谢研究是对化学物质进行毒理学评价的一个重要方面，因为不同化学物质、剂量大小，在代谢方面的差别往往对毒性作用影响很大。在毒性试验中，原则上应尽量使用与人具有相同代谢途径和模式的动物种系来进行试验。研究受试物在实验动物和人体内吸收、分布、排泄和生物转化方面的差别，对于将动物试验结果比较正确地推论到人具有重要意义。

（六）综合评价

在进行最后评价时，必须在受试物可能对人体健康造成的危害以及其可能的有益作用之间进行权衡。评价的依据不仅是科学试验资料，而且与当时的科学水平、技术条件，以及社会因素有关。因此，随着时间的推移，很可能结论也不同。随着情况的不断改变，科学技术的进步和研究工作的不断进展，对已通过评价的化学物质需进行重新评价，作出新的结论。

另外，对于已在食品中应用了相当长时间的物质，对接触人群进行流行病学调查具有重大意义，但往往难以获得剂量-反应关系方面的可靠资料，对于新的受试物质，则只能依靠动物试验和其他试验研究资料。然而，即使有了完整和详尽的动物试验资料和一部分人类接触者的流行病学研究资料，由于人类的种族和个体差异，也很难作出能保证每个人都安全的评价。所谓绝对的安全实际上是不存在的。根据上述材料，进行最终评价时，应全面权衡和考虑实际可能，在确保发挥该受试物的最大效益，以及对人体健康和环境造成最小危害的前提下作出结论。

第四节 保健食品的管理

一、保健食品管理的一般原则

我国在1996年就发布了《保健食品管理办法》，SFDA又于2005年制订发布了《保健食品注册管理办法（试行）》。这两个“办法”是根据《中华人民共和国食品卫生法》的有关规定制定的，对我国境内申请国产或进口保健食品的注册以及生产经营作出了详细的规定。

（一）保健（功能）食品的申报和审批

1. 对保健（功能）食品的基本要求　保健食品必须符合如下要求：①经必要的动物和/或人群功能试验，证明其具有明确、稳定的保健作用。②各种原料及其产品必须符合食品卫生要求，对人体不产生任何急性、亚急性或慢性危害。③配方的组成及用量必须具有科学依据，具有明确的功效成分。如在现有技术条件下不能明确功效成分，应确定与保健功能有关的主要原料名称。④标签、说明书及广告不得宣传疗效作用。

2. 保健食品的申请

申请人在申请保健食品注册之前，应当做相应的研究工作，并将样品及其有关的资料上报国家食品药品监督管理局。申请保健食品注册应提供下列申报资料：

（1）保健食品注册申请表。

（2）申请人身份证、营业执照或者其它机构合法登记证明文件的复印件。

（3）提供申请注册的保健食品的通用名称与已经批准注册的药品名称不重名的检索材料（从国家食品药品监督管理局政府网站数据库中检索）。

（4）申请人对他人已取得的专利不构成侵权的保证书。

（5）提供商标注册证明文件（未注册商标的不需提供）。

（6）产品研发报告（包括研发思路、功能筛选过程、预期效果等）。

（7）产品配方（原料和辅料）及配方依据；原料和辅料的来源及使用的依据。

（8）功效成分/标志性成分、含量及功效成分/标志性成分的检验方法。

（9）生产工艺简图及其详细说明和相关的研究资料。

（10）产品质量标准及其编制说明（包括原料、辅料的质量标准）。

（11）直接接触产品的包装材料的种类、名称、质量标准及选择依据。

（12）检验机构出具的试验报告及其相关资料，包括：①试验申请表；②检验单位的检验受理通知书；③安全性毒理学试验报告；④功能学试验报告；⑤兴奋剂、违禁药物等检测报告（申报缓解体力疲劳、减肥、改善生长发育功能的注册申请）；⑥功效成份检测报告；⑦稳定性试验报告；⑧卫生学试验报告；⑨其他检验报告（如：原料鉴定报告、菌种毒力试验报告等）。

（13）产品标签、说明书样稿。

（14）其他有助于产品评审的资料。

（15）两个未启封的最小销售包装的样品。

在提交申请资料时应当注意下列事项：①以补充维生素、矿物质为目的保健食品的注册申请，不需提供功能评价试验报告；②以真菌、益生菌、核酸、酶制剂、氨基酸螯合物或国家限制使用的野生动植物等为原料的产品，还必须按照有关规定提供相关的文件、证明或资料。③如果申报的功能不在SFDA公布的功能项目范围内的，还必须提供与新功能相关的资料。④申请进口保健食品注册，除根据使用原料和申报功能的情况按照国产保健食品申报资料的要求提供资料外，还必须提供生产国（地区）有关机构出具的该产品生产、注册、销售以及有关标准等中文和原文文件。

3. 保健食品的审查和注册　保健食品由国家食品药品监督管理局根据申请人的申请，依照法定程序、条件和要求，对申请注册的保健食品的安全性、有效性、质量可控性以及标签说明书内容等进行系统评价和审查，并决定是否准予其注册。

省、自治区、直辖市（食品）药品监督管理部门受国家食品药品监督管理局委托，负责对国产保健食品注册申请资料的受理和形式审查，对申请注册的保健食品试验和样品试制的现场进行核查，组织对样品进行检验。

国家食品药品监督管理局确定的检验机构负责申请注册的保健食品的安全性毒理学试验、功能学试验（包括动物试验和/或人体试食试验）、功效成分或标志性成分检测、卫生学试验、稳定性试验等；承担样品检验和复核检验等具体工作。

国家食品药品监督管理局组织食品、营养、医学、药学和其他技术人员对申报资料进行技术审评和行政审查，并作出审查决定。准予注册的，向申请人颁发《国产保健食品批准证书》或《进口保健食品批准证书》。

（二）保健（功能）食品的生产经营

1. 生产的审批与组织　在生产保健食品前，食品生产企业必须向所在地的省级卫生行政部门提出申请，经省级卫生行政部门审查同意并在申请者的卫生许可证上加注“××保健食品”的许可项目后方可进行生产。未经SFDA审查批准的食品，不得以保健食品名义生产经营；未经省级卫生行政部门审查批准的企业，不得生产保健食品。

保健食品生产者必须按照批准的内容组织生产，不得改变产品的配方、生产工艺、企业产品质量标准，以及产品名称、标签、说明书等。保健食品的生产过程、生产条件必须符合相应的食品生产企业卫生规范或其他有关卫生要求。选用的工艺应能保持产品功效成分的稳定性。加工过程中功效成分不损失、不破坏、不转化和不产生有害的中间体。

应采用定型包装。直接与保健食品接触的包装材料或容器必须符合有关卫生标准或卫生要求。包装材料或容器及其包装方式应有利于保持保健食品功效成分的稳定。

保健食品经营者采购保健食品时，必须索取SFDA发放的《保健食品批准证书》复印件和产品检验合格证。采购进口保健食品应索取《进口保健食品批准证书》复印件及口岸进口食品卫生监督检验机构的检验合格证。

2. 产品标签、说明书及广告宣传　保健食品标签和说明书必须符合国家有关标准和要求，并标明下列内容。①保健作用和适宜人群。②食用方法和适宜的食用量。③储藏方法。④功效成分的名称及含量。在现有技术条件下，不能明确功效成分的，则必须标明与保健功能有关的原料名称。⑤保健食品批准文号。⑥保健食品标志。⑦有关标准或要求所规定的其他标签内容。

保健食品的名称应当准确、科学，不得使用人名、地名、代号及夸大或容易误解的名称，不得使用产品中非主要功效成分的名称。

保健食品的标签、说明书和广告内容必须真实，符合其产品质量要求。不得有暗示可使疾病痊愈的宣传。严禁利用封建迷信进行保健食品的宣传。未经 SFDA 审查批准的食品，不得以保健食品名义进行宣传。

（三）保健（功能）食品的监督管理

根据《食品卫生法》以及 SFDA 和卫生部有关规章和标准，各级卫生行政部门应加强对保健食品的监督、监测及管理，对已经批准生产的保健食品可以组织监督抽查，并向社会公布抽查结果。

SFDA 可根据以下情况确定对已经批准的保健食品进行重新审查。①科学发展后，对原来审批的保健食品的功能有认识上的改变。②产品的配方、生产工艺以及保健功能受到可能有改变的质疑。③保健食品监督、监测工作的需要。经审查不合格者或不接受重新审查者，由 SFDA 撤销其《保健食品批准证书》。合格者，原证书仍然有效。④保健食品生产经营者的一般卫生监督管理，按照《食品卫生法》及有关规定执行。

二、对工厂、从业人员及设施的要求

1998 年，我国颁布了国家标准《保健食品良好生产规范》（GB 17405—1998）。对生产保健食品的企业人员、设施、原料、生产过程、成品贮存与运输、品质和卫生管理方面的基本技术要求作出规定。

（一）厂房与厂房设施

保健食品厂的总体设计、厂房与设施的一般性设计、建筑和卫生设施应符合食品企业通用卫生规范的要求。

1. 厂房应按生产工艺流程及所要求的洁净级别进行合理布局，同一厂房和邻近厂房进行的各项生产操作不得相互妨碍。

2. 必须按照生产工艺和卫生、质量要求，划分洁净级别，原则上分为一般生产区、十万级区。十万级洁净级区应安装具有过滤装置的相应的净化空调设施。

3. 净化级别必须满足生产加工保健食品对空气净化的需要。生产片剂、胶囊、丸剂，以及不能在最后容器中灭菌的口服液等产品应当采用十万级洁净厂房。

4. 厂房、设备布局与工艺流程三者应衔接合理，建筑结构完善，并能满足生产工艺和质量、卫生的要求；厂房应有足够的空间和场所，以安置设备、物料；用于中间产品、待包装品的贮存间应与生产要求相适应。

5. 洁净厂房的温度和相对湿度应与生产工艺要求相适应。

6. 洁净厂房内安装的下水道、洗手及其他卫生清洁设施不得对保健食品的生产带来污染。

7. 洁净级别不同的厂房之间、厂房与通道之间应有缓冲设施。应分别设置与洁净级别相适应的人员和物料通道。

8. 原料的前处理（如提取、浓缩等）应在与其生产规模和工艺要求相适应的场所进行，并装备有必要的通风、除尘、降温设施。原料的前处理不得与成品生产使用同一生产厂房。

9. 保健食品生产应设有备料室，备料室的洁净级别应与生产工艺要求相一致。

10. 洁净厂房的空气净化设施、设备应定期检修，检修过程中应采取适当措施，不得对保健食品的生产造成污染。

11. 生产发酵产品应具备专用发酵车间，并应有与发酵、喷雾相应的专用设备。

12. 凡与原料、中间产品直接接触的生产用工具、设备应使用符合产品质量和卫生要求的材质。

（二）对从业人员的要求

1. 保健食品生产企业必须具有与所生产的保健食品相适应的医药学（或生物学、食品科学）等相关专业知识的技术人员和具有生产及组织能力的管理人员。专职技术人员的比例应不低于职工总数的5%。

2. 主管技术的企业负责人必须具有大专以上或相应的学历，并具有功能性食品生产及质量、卫生管理的经验。

3. 保健食品生产和品质管理部门的负责人必须是专职人员。应具有与所从事专业相适应的大专以上或相应的学历，有能力对功能性食品生产和品质管理中出现的实际问题，作出正确的判断和处理。

4. 保健食品生产企业必须有专职的质检人员，质检人员必须具有中专以上学历。采购人员应掌握鉴别原料是否符合质量、卫生要求的知识和技能。

5. 从业人员上岗前，必须经过卫生法规教育及相应技术培训，企业应建立培训及考核档案。企业负责人及生产、品质管理部门负责人还应接受省级以上卫生监督部门有关保健食品的专业培训，并取得合格证书。

6. 从业人员必须进行健康检查，取得健康证后方可上岗，以后每年必须进行一次健康检查。

7. 从业人员上岗必须按要求做好个人卫生。

三、产品监控与品质管理

（一）生产过程的监控

1. 原料　保健食品生产所需原料的购入、使用等应制定验收、贮存、使用、检验等制度，并由专人负责。原料必须符合食品卫生要求，原料的品种、来源、规格和质量应与批准的配方及产品企业标准相一致。采购原料必须按有关规定索取有效的检验报告单，属食品新资源的原料需索取卫生部批准证书。以菌类经人工发酵制的菌丝体，或菌丝体与发酵产物的混合物及微生态类原料，必须索取菌株鉴定报告、稳定性报告及菌株不含耐药因子的证明资料。以藻类、动物及动物组织器官等为原料的，必须索取品种鉴定报告。从动、植物中提取的单一有效物质或以生物、化学合成物为原料的，应具有该物质的理化性质及含量的检测报告。对于含有兴奋剂或激素的原料，应具有其含量检测报告。经放射性辐射的原料，应具有辐照剂量的有关资料。

原料的运输工具等应符合卫生要求。应根据原料特点，配备相应的保温、冷藏、保鲜、防雨防尘等设施，以保证质量和卫生需要。运输过程不得与有毒、有害物品同车或同一容器混装。

原料购进后对来源、规格、包装情况进行初步检查，按验收制度的规定填写入库卡，入库后应向质检部门申请取样检验。

各种原料应按待检、合格、不合格分类存放，并有明显标志。合格备用的原料还应按不同批次分开存放。不得将相互影响风味的原料贮存在同一库内。

对有温度、湿度及特殊要求的原料应按规定条件贮存，一般原料的贮存场所或仓库，地面应平整，便于通风换气，有防鼠、防虫设施。

应制定原料的贮存期，采用先进先出的原则。对不合格或过期原料应加注标志并及早处理。

以菌类经人工发酵制的菌丝体或以微生态类为原料的产品，应严格控制菌株保存条件，菌种应定期筛选、纯化，必要时进行鉴定，防止杂菌污染、菌种退化和变异产毒。

2. 操作规程　工厂应结合自身产品的生产工艺特点，制定生产工艺规程及岗位操作规程。生产工艺规程需符合保健食品加工过程中功效成分不损失、不破坏、不转化和不产生有害中间体的工艺要求，其内容应包括产品配方、各组分的制备、成品加工过程的主要技术条件及关键工序的质量和卫生监控点，如成品加工过程中的温度、压力、时间、pH 值、中间产品的质量指标等。岗位操作规程应对各生产主要工序规定具体操作要求，明确各车间、工序和个人的岗位职责。生产车间的生产技术和管理人员应按照生产过程中各关键工序控制项目及检查要求，对每批次产品从原料配制、中间产品产量、产品质量和卫生指标等情况进行记录。

3. 原辅料的领取和投料　生产前的原料必须进行严格的检查，核对品名、规格、数量，对于霉变、生虫、混有异物、感官性状异常、不符合质量标准要求的原料不得投产使用。凡规定有贮存期限的原料，过期不得使用。液体的原辅料应过滤除去异物；固体原辅料需粉碎、过筛的应粉碎至规定细度。

车间工作人员按生产需要领取原辅料，根据配方正确计算、称量和投料，配方原料的计算、称量及投料必须两人复核后记录备查。生产用水的水质必须符合生活饮用水卫生标准的规定，对于特殊规定的工艺用水应按工艺要求进一步纯化处理。

4. 配料和加工　产品配料前，需检查配料罐及容器管道是否清洗干净、是否符合工艺所要求的标准。利用发酵工艺生产用的发酵罐、容器及管道必须彻底清洁、消毒处理后，方能用于生产。每一班次都应做好器具清洁、消毒记录。

生产操作应衔接合理，传递快捷、方便，防止交叉污染。应将原料处理、中间产品加工、包装材料和容器的清洁、消毒、成品包装和检验等工序分开设置。同一车间不得同时生产不同的产品，不同工序的容器应有明显标记，不得混用。

生产操作人员应严格按照一般生产区与洁净区的不同要求，搞好个人卫生。生产人员因调换工作岗位有可能导致产品污染时，必须更换工作服、帽、鞋，重新进行消毒。用于洁净区的工作服、帽、鞋等必须严格清洗、消毒，每日更换，并且只允许在洁净区内穿用，不准带出区外。

原辅料进入生产区，必须经过物料通道进入。凡进入洁净厂房、车间的物料，必须除去外包装。若外包装脱不掉，则要擦洗干净或换成室内包装桶。

配制过程原辅料必须混合均匀，需要热熔化、热提取或蒸发浓缩的物料必须严格控制加热温度和时间。需要调整含量、pH 值等技术参数的中间产品，调整后须对含量、pH 值、相对密度、防腐剂等重新测定复核。

各项工艺操作，应在符合工艺要求的良好状态下进行。口服液、饮料等液体产品生产过程需要过滤的，应注意选用无纤维脱落且符合卫生要求的滤材，禁止使用石棉作滤材。胶囊、片剂、冲剂等固体产品，需要干燥的应严格控制烘房（箱）的温度与时间，防止颗粒熔融与变质；粉碎、压片、筛分或整粒设备，应选用符合卫生要求的材料制作，并定期清洗和维护，以避免铁锈及金属污染物的污染。

产品压片、分装胶囊和冲剂、液体产品的灌装等均应在洁净室内进行，应控制操作室的温度、湿度。手工分装胶囊应在具有相应洁净级别的有机玻璃罩内进行，操作台不得低于0.7m。

配制好的物料必须放在清洁的密闭容器中，及时进入灌装、压片和分装胶囊等工序，需贮存的不得超过规定期限。

5. 包装容器的洗涤、灭菌和保洁　应使用符合卫生标准和卫生管理办法规定允许使用的食品容器、包装材料、洗涤剂、消毒剂。使用的空胶囊、糖衣等原料必须符合卫生要求，禁止使用非食用色素。

产品包装用各种玻璃瓶（管）、塑料瓶（管）、瓶盖、瓶垫、瓶塞、铝塑包装材料等，凡是直接接触产品的内包装材料均应采取适当方法清洗、干燥和灭菌，灭菌后应置于洁净室内冷却备用。贮存时间超过规定期限的应重新洗涤、灭菌。

6. 产品杀菌　各类产品的杀菌应选用有效的杀菌或灭菌的设备和方法。对于需要灭菌又不能热压灭菌的产品，可根据不同工艺和食品卫生要求，使用精滤、微波、辐照等方法，以确保灭菌效果。采用辐照灭菌方法时，应严格按照辐照食品卫生管理办法的规定，严格控制辐照吸收剂量和时间。

应对杀菌或灭菌装置内温度的均一性、可重复性等定期做可靠性验证，对温度、压力等检测仪器定期校验。在杀菌或灭菌操作中，应准确记录温度、压力及时间等指标。

7. 产品灌装或装填　每批待灌装或装填产品，应检查其质量是否符合要求，计算产出率，并与实际产出率进行核对。若有明显差异，必须查明原因，在得出合理解释并确认无潜在质量事故后，经品质管理部门批准后方可按正常产品处理。

液体产品灌装，固体产品的造粒、压片及装填应根据相应要求在洁净区内进行。除胶囊外，产品的灌装、装填必须使用自动机械装置，不得使用手工操作。

灌装前应检查灌装设备、针头、管道等，是否用新鲜蒸馏水冲洗干净、消毒或灭菌。操作人员必须经常检查灌装及封口后的半成品质量，随时调整灌装（封）机器，保证灌封质量。凡需要灭菌的产品，从灌封到灭菌的时间，应控制在工艺规程要求的时间限度内。

瓶装液体制剂灌封后应进行灯检。每批灯检结束后，必须做好清场工作，剔除品应标明品名、规格和批号，置于清洁容器中交专人负责处理。

8. 包装　保健食品的包装材料和标签应由专人保管，每批产品标签凭指令发放、领用、销毁的包装材料应有记录。经灯检和检验合格的半成品，在印字或贴签过程中，应随时抽查，印字要清晰，贴签要贴正、贴牢。

成品包装内，不得夹放与食品无关的物品。产品外包装上，应标明最大承受压力（质量）。

9. 标识　产品标识必须符合保健食品标识规定和食品标签通用标准的要求，产品说明书、标签的印制等应与SFDA批准的内容相一致。

10. 成品的贮存和运输　贮存与运输的一般性卫生要求应符合食品企业通用卫生规范的要求。成品贮存方式及环境应避光、防雨淋，温度、湿度应控制在适当范围，并避免撞击与振动。

含有生物活性物质的产品应采用相应的冷藏措施，并以冷链方式贮存和运输。非常温下保存的保健食品，如某些微生态类功能性食品，应根据产品不同特性，按照要求的温度进行贮运。

仓库应有收、发货检查制度。成品出厂应执行“先产先销”的原则，成品入库应有存量记录。成品出库应有出货记录，内容至少包括批号、出货时间、地点、对象、数量等，以便发现问题及时回收。

（二）产品品质管理

工厂必须设置独立的与生产能力相适应的品质管理机构，直属工厂负责人领导。各车间设专职质检员，各班组设兼职质检员，形成一个完整而有效的品质监控体系，负责生产全过程的品质监督。

1. 品质管理制度的制定与执行　品质管理机构必须制定完善的管理制度，品质管理制度应包括以下内容：

（1）原辅料、中间产品、成品以及不合格品的管理制度。

（2）原料鉴别与质量检查、中间产品的检查、成品的检验技术规程，如质量规格、检验项目、检验标准、抽样和检验方法等管理制度。

（3）留样观察制度和实验室管理制度。

（4）生产工艺操作核查制度。

（5）清场管理制度。

（6）各种原始记录和批生产记录管理制度。

（7）档案管理制度。

以上管理制度应切实可行、便于操作和检查。

（8）必须设置与生产产品种类相适应的检验室和化验室，应具备对原料、半成品、成品进行检验所需的房间、仪器、设备和器材，并定期检查，使其经常处于良好状态。

2. 原料的品质管理　必须按照国家或有关部门规定设质检人员，逐批次对原料进行鉴别和质量检查，不合格者不得使用。要检查和管理原料的存放场所，存放条件不符合要求的原料不得使用。

3. 加工过程的品质管理　找出制造过程中的危害分析关键控制点，至少要监控下列环节，并做好记录。

（1）投料的名称与质量或体积。

（2）有效成分提取工艺中的温度、压力、时间、pH 值等技术参数。

（3）中间产品和成品的产出率及质量规格。

（4）直接接触食品的内包装材料的卫生状况。

（5）成品灭菌方法的技术参数。

要对重要的生产设备和计量器具定期检修，用于灭菌设备的温度计、压力计至少半年检修一次，并做检修记录。

应具备对生产环境进行监测的能力，并定期对关键工艺环境的温度、湿度、空气净化度等指标进行监测。应具备监测生产用水的能力，并定期监测。对品质管理过程中发现的异常情况，应迅速查明原因做好记录，并加以纠正。

4. 成品的品质管理

（1）必须逐批次对成品进行感官卫生及质量指标的检验，不合格者不得出厂。

（2）应具备产品主要功效因子或功效成分的检测能力，并按每次投料所生产的产品因子或主要功效成分进行检测，不合格者不得出厂。

（3）每批产品均应有留样，留样应存放于专设的留样库或区内，按品种、批号分类存放，并有明显标志。应定期进行产品的稳定性实验。

（4）必须对产品的包装材料、标志、说明书进行检查，不合格者不得使用。检查和管理成品库房存放条件，不得使用不符合存放条件的库房。

5. 品质管理的其他要求

（1）应对用户提出的质量意见和使用中出现的不良反应详细记录，并做好调查处理并做记录备查。

（2）必须建立完整的质量管理档案，设有档案柜和档案管理人员，各种记录分类归档，保存2~3年备查。

（3）应定期对生产和质量进行全面检查，对生产和管理中操作规程、岗位责任制进行验证。

（4）对检查或验证中发现的问题进行调整，定期向卫生部门汇报产品的生产质量情况。

6. 卫生管理　工厂应按照食品企业通用卫生规范的要求，做好除虫、有毒有害物处理、污水污物处理、副产品处理等卫生管理工作。

第八篇　食品加工与烹饪

第一章　食品加工技术

第一节　食品保藏技术

目前，食品工业日益向规模化、方便、快速的方向发展，食品保藏技术按保藏性质分为化学保藏和物理保藏两种。

一、化学保藏

化学保藏是指食品生产、储藏过程中利用腌渍、烟熏等化学方法抑制和阻止微生物生长，防止由于微生物等不利因素引起的食品变质的食品保藏方法。

（一）腌渍保藏

1. 腌渍保藏的原理　腌渍保藏是指让食盐或食糖渗入食品组织内，降低食品的水分活性，提高其渗透压，借以有选择的控制微生物的生长和发酵活动，抑制腐败菌的生长，防止食品的腐败变质，延长储藏期的食品保藏方法。在高浓度下，食盐和糖均能对食品和微生物产生脱水作用。微生物在高浓度盐的作用下，水流出细胞的速率要比其进入细胞的速率快，造成细胞的质壁分离，导致微生物的生长受到抑制，甚至引起死亡。食盐的抑菌作用不受 pH 值的影响。糖可使食品中的水分明显下降，而水分是微生物生长所必需的，当糖的浓度为 30% 时也能达到良好的抑菌效果，但要达到和盐同等的抑菌效果，蔗糖的用量一般是食盐的 6 倍以上。

2. 种类　食品的腌渍分为盐渍和糖渍两种方法。

（1）盐渍：盐渍食品有腌菜、腌肉和腌蛋等，其中腌菜有发酵性和非发酵性两大类。发酵性盐渍品的特点是在盐渍时使用的食盐量较少，主要是靠乳酸菌发酵生成大量的乳酸而不是靠盐的渗透压来抑制腐败微生物的，如雪里蕻、四川泡菜、酸黄瓜等。非发酵性盐渍品的特点是在盐渍时使用大量的食盐，使乳酸菌发酵完全受抑制或只轻微发酵，期间还需添加香料，如腌菜、酱菜、糟制品、腌肉和咸蛋等。

（2）糖渍：糖渍食品主要有果脯、蜜饯、果酱等，是利用蔗糖腌渍食品的方法，分为蜜饯和果酱两大类。蜜饯是鲜果以一定形态加糖合煮（或蜜制）的腌渍品，含糖量为 50% ~65%。果酱为果品糖制后不保持果实或果块原料形状的制品，含糖量 60% ~70%。

3. 方法

（1）盐渍：以食盐作为腌渍剂对食品进行处理，有时可根据食品的种类添加其他的盐类，如亚硝酸钠、硝酸钾等。分干腌和湿腌两种基本方法。

1）湿腌法：用盐水腌渍食品的方法。盐溶液的配制一般将腌渍剂预先溶解，必要时煮沸杀菌后冷却，然后将食品浸在其中，通过扩散和渗透作用使食品中的盐浓度与溶液浓度一致。切割肉、鱼类和蔬菜可采用此法腌渍。

湿腌法的特点是食品原料完全浸在浓度均匀的盐溶液里，能保证原料组织中的盐分布均匀，但制品的色泽和风味不及干腌法，且容易造成原料养分流失（腌肉时，蛋白质流失 0.8% ~0.99%），并且制品水分含量高，不利于储藏。

一般来说，盐浓度在 1% 以下时，微生物的生理活动不会受到任何影响。当浓度为 1% ~3% 时，微生物的生理活动开始受到影响。当浓度达到 6% ~8% 时，大肠杆菌、沙门菌和肉毒杆菌停止生长。当浓度超过 10% 时，大多数杆菌便不再生长。球菌在盐溶液浓度达到 15% 时被抑制，葡萄球菌则要在浓度达到 20% 时才能被杀死。酵母菌在 10% 的盐溶液中仍能生长，真菌必须在盐溶液浓度达到 20% ~25% 才能被抑制，所以腌渍食品容易受到酵母菌和真菌的污染而变质。

2）干腌法：又称撒盐腌渍法，将食盐或其他腌渍剂干擦在食品表面，然后层层堆在容器内，先由食盐吸水在制品的表面形成极高渗透压的溶液，使食品中的水分和部分组织成分外渗，在加压或不加压的条件下在容器内逐步形成腌渍液，称为卤水。反过来，卤水中的腌渍剂又进一步向食品组织内扩散和渗透，最终均匀分布于食品中。

干腌法的特点是设备简单，操作方便，盐用量较少，利于储藏，同时营养成分流失较少（腌肉的蛋白质流失量为 0.3% ~0.5%）。缺点是撒盐不均匀容易导致食品内部盐分布不均匀，味咸，色泽差，而且由于卤水不能将食品完全浸没，使得食品暴露在空气中的部分容易引起油烧现象，蔬菜则会出现发酵等劣变。

（2）糖渍：是指用糖溶液对食品进行处理的方法。高浓度的糖溶液产生高渗透压，使微生物细胞原生质收缩，与细胞壁分离，生长受到抑制甚至死亡。高浓度的糖液使水分活度大大降低，可被微生物利用的水分大为减少，此外，由于氧在糖液中的溶解度降低，也使微生物的活动受阻。糖的种类和浓度决定了其所抑制的微生物的种类和数量。1% ~10% 的糖溶液一般不会对微生物的生长起抑制作用，50% 的糖溶液可阻止大多数酵母菌的生长，65% 的糖溶液可抑制细菌，而 80% 的糖浓度才可抑制真菌的生长。糖液多选用蔗糖，但其制品贮藏于 10℃ 以下时，容易形成结晶。为了避免结晶，需在蔗糖中掺入部分葡萄糖浆。

糖渍的方法有两种，一种是像腌菜一样，将糖和原料交叉层层叠放，有利于加工原料的保存；另一种是将原料浸在配好的糖液里进行糖渍。真空渗糖工艺除适用于果脯、蜜饯外，酱菜加工也可采用。其工艺过程的原理是：果蔬在抽空液中处于负压，组织中的空气外逸，恢复常压后，糖液在外部大气压的作用下进入原料内原先被空气占据的空间，并通过细胞膜进入细胞内，从而完成糖渍的过程；另外，由于糖分替代了原料中的空气，产品透明有光泽。糖渍后制品经过干燥处理即为成品。

4. 腌渍对食品的影响　腌渍食品一般含盐含糖量高，维生素含量低（维生素 C 在腌渍过程中大量破坏），不适合经常食用。特别是一些设施差、操作不规范的厂家生产的腌渍食品，容易被病原微生物污染。

（二）烟熏保藏

烟熏保藏是指利用木屑等各种材料焖烧时所产生的烟气来熏制食品，以利于延缓食品腐败变质的方法。烟熏不仅能够提高食品的防腐能力，还能使食品的颜色美观，赋予食品以特殊的香味，并具有杀菌作用。另外，烟熏食品所含脂肪不易氧化，可以提高食品质量。

1. 原理　烟熏时由于和加热同时进行，当温度达到40℃以上时就能杀死部分细菌，降低微生物的数量。在烟熏和热处理的过程中，食品表面的蛋白质与烟气成分相互作用、凝固，形成一层变性蛋白质薄膜，可防止食品内部水分蒸发以及风味物质的散失，又可避免微生物对食品内部的污染，达到双重效果。

2. 方法　烟熏的方法有三种，即冷熏法、热熏法和液熏法。

（1）冷熏法：烟熏时食品周围熏烟及空气混合的温度不超过22℃的烟熏过程称为冷熏法。冷熏需要的时间较长，一般4～7天。冷熏食品含盐量较高，烟熏成分聚积量大，可保藏较长时间。

（2）热熏法：烟熏时食品周围熏烟及空气混合的温度超过22℃的烟熏过程称为热熏法。热熏的温度一般控制在120～140℃之间，时间一般2小时左右。热熏食品因为温度过高而出现表层蛋白质迅速凝固，食品表面快速形成干膜，抑制了食品内部的水分进一步向外渗透，使干燥过程延长，食品含水量高，可达50%～60%，而食品中的脂肪因受热易熔化，不利于储藏，一般4～5天。但热熏食品的味道和色泽优于冷熏食品。

（3）液熏法：又称无烟熏法，它是利用液态烟熏剂浸泡食品或喷涂食品表面以代替传统的烟熏方式。液态烟熏剂一般由硬木屑热解形成的木醋液或用其他方法制成与烟气成分相同的无毒液体。因液熏剂不含固相成分及其所吸附的烃类，致癌危险性较低。但液熏食品的风味、色泽和保藏性不及普通烟熏食品。

3. 烟熏的过程控制　烟熏食品一般采用阔叶树硬木材作为发烟材料，熏烟的温度一般控制在200～400℃，这样的温度既可以提高熏烟的质量，又可以避免产生过多的致癌物质。一般要求较高的、非加热制品采用冷熏法，热熏制品以不发生脂肪熔融为最佳。烟熏过程中产生的烟气中，含有强烈致癌物质苯并（a）芘，容易污染烟熏食品。苯并（a）芘的形成与熏制时温度有关，热烟（>400℃）烟熏较冷烟（<320℃）烟熏产生的苯并（a）芘多，脂肪含量越高，苯并（a）芘含量越高。

二、物理保藏

物理保藏是通过控制环境温度、气体或利用电磁波等物理手段来实现食品的安全和长期保藏。

（一）冷冻保藏

冷冻保藏是目前食品工业中应用最普遍的食品保藏方法。冷冻保藏也称低温保藏，即降低食品所处的贮藏温度，维持低温水平或冻结状态，抑制微生物生长繁殖，延缓食品中的生化反应，抑制酶的活力，达到保藏食品的方法。

1. 原理 利用水分冻结抑制微生物的生长繁殖，延缓食品及微生物中的各种生化反应，抑制各种酶类的活性，以达到保藏食品的目的。通常在10℃以下，大多数微生物难以繁殖，到－10℃时几乎停止生长。而大多数酶的适宜作用温度在30～40℃，如果将温度控制在18℃以下，酶的活性将受到很大程度的抑制，从而延缓食品的腐败和变质。

2. 方法 根据保藏时低温的程度分为冷却保藏（0～10℃）和冻结保藏（冻结时－23℃,贮藏时－18℃）。

（1）冷却保藏：将食品的温度下降到食品冻结点以上的某一适宜温度，保持食品中的水分不结冰，降低酶和微生物活性的储藏方法。新鲜蔬菜水果的储藏一般采用冷却保藏。冷却方式较多，常用的有空气冷却法、冷水冷却法和真空冷却法等。空气冷却可在冷藏库的冷却间或过堂内进行，风速约0.5m/s，将果蔬冷却至冷藏温度后入库冷藏；冷水冷却是利用专用设备对果蔬进行喷淋或浸渍，冷水温度一般0～3℃，此法冷却速度快、干耗小，适合于冷却根类菜和较硬的果蔬；真空冷却多用于表面积大的叶类蔬菜，冷却温度一般为2～3℃。

最常用的食品冷却温度是4～8℃，若冷却处理妥当，在一定的贮存期内，对食品风味、质地、营养价值等的不良影响很小，比热处理、辐照等贮藏方面带来的不良影响要小。但是，对大多数食品来说，冷藏不能像热处理或冷冻那样长期有效地阻止食品腐败变质，而只能延缓食品的变质速度，是一种效果较弱的保藏技术，只适用于短期贮藏，一般贮藏期为几天到几周。

（2）冻结保藏 指将保藏温度降至冰点以下，使水部分或全部冻结的储藏方法。冻结保藏有缓冻冷藏法和速冻冷藏法两种类型。缓冻冷藏法指食品在绝热的低温室内并在静止的空气中进行冷冻的方法，其冻结速度慢，质量低于速冻食品。食品冷冻是一个过程，当温度降至－1～－5℃称冰晶生成带，食品内部的水分结成晶体，可损害物料的细胞结构。急速冻结，动植物食品细胞中的冰结晶小而多，缓冻形成的结晶大而少。所以在冷冻工业中要求迅速降温冻结食品，以最短的时间通过冰晶生成带，避免上述现象发生。

速冻冷藏法一般是在30分钟内快速将食品的温度降低到冰点以下，从而使食品中的水分来不及形成大的冰晶，甚至仅以玻璃态存在。这样就大大减少了冰晶对细胞的破坏作用，从而保证了食品的品质不被破坏。

3. 冷冻保藏对食物营养素的影响 冷冻食品表面干燥变硬可使冷冻食品的颜色、组织、风味和营养价值发生不可逆的变化。合适的包装可防止和控制冷冻食品表面干燥变硬。冷冻过程本身并不破坏某一种营养素，事实上食物的温度愈低则保存的营养素愈多。但是，在加工的各过程可能发生营养素的损失。例如预煮、洗涤、粉碎等前处理工艺可使维生素损失。将食品组织暴露在空气中由于氧化作用也会使维生素损失，通常当食物组织破裂并暴露于空气中时将导致维生素C的损失。在冷冻食品中常发现维生素C的损失较其他维生素为多。通过预煮可使食物中的酶钝化不仅可以保护冷冻食品中的维生素，而且通常还可保持其质量，这一点是很重要。商业上常在水果冷冻之前加入维生素 C，以防止褐变保持其质量。

水果、蔬菜类在零下温度冷冻贮藏时发现维生素 B_1 有少许损失。冷冻食品的维生素 B_2 在冷冻贮藏时很少或者没有破坏。脂溶性维生素如维生素 A 的前体胡萝卜素在食品冷冻时稍有减损，植物组织的预煮可提高胡萝卜素的贮藏稳定性。

食品冻结过程可能因降温、局部脱水及 pH 值改变而发生蛋白质变性，这种变性利用与否根据食品加工的目的选择。冷冻食品的解冻过程，对食品质量也有明显的影响，但食品融解温度缓慢上升，可避免这些现象，食品基本上可恢复至冻结前的新鲜状态。因此，冷冻食品应该贯彻“急速冻结，缓慢融化”的原则。

（二）辐照保藏

食品辐照是 20 世纪 40 年代以后发展起来的食品保藏新技术，就是利用放射性核素或低能加速器放出的射线对食品进行辐射处理，达到长期保藏食品的目的。

1. 原理　波长在 200nm 以下的电磁波均可用于辐照，主要用 ^{60}Co 和 ^{137}Cs 产生的 γ 射线以及电子加速器产生的电子束，使生物体内能引起分子和原子的激发和电离，杀灭微生物并影响产品内的生物化学过程，抑制发芽（土豆、洋葱等食品原料）、延缓生长和成熟（蘑菇及水果）。

2. 对食品营养素的影响　电离辐照处理的食品可发生一系列变化，而且辐照剂量越大，变化程度越大。

（1）对食品中蛋白质的影响：蛋白质中的部分氨基酸可能会发生分解、氧化，部分蛋白质发生脱氨、脱羧、交联或裂解因而食品在大剂量辐照时会留有不同的气味。交联作用导致蛋白质发生凝聚，甚至出现不溶解的聚集体。随着辐照交联的出现，同时发生了部分蛋白质的降解，产生较小的碎片。这些反应的发生，使蛋白质发生了部分降解反应，生成了氨基酸，进而一些氨基酸继续分解，与未辐照样品相比产生了蛋白质的损失；同时，辐照后降解生成了氨基酸，相当于进行了预消化，从而使蛋白质的吸收利用率比未辐照的有所增加。

（2）对食物中脂类的影响：脂肪的辐射氧化取决于脂肪的类型、不饱和度、照射剂量、温度、氧的存在与否等。通常情况下，饱和脂肪对辐射稳定，含不饱和脂肪酸的脂肪容易发生氧化反应、降解或聚合，会影响其消化速度。

（3）对碳水化合物的影响：碳水化合物有可能因辐照而发生水解以及淀粉氧化、降解；在干燥的条件下对食品进行辐照，食品中的糖可与蛋白质或氨基酸发生聚合反应而生成褐色的聚合物，这就是美拉德反应。一般情况下，碳水化合物比较稳定，用灭菌剂量的辐照（20～50kGy）对糖的消化率和营养价值几乎没有影响。

（4）辐照对维生素的影响：电离辐照引起的损失最多的营养素就是维生素。脂溶性维生素中，维生素 E 和维生素 A 对辐照的敏感性最强，维生素 A 在辐照时损失率不仅与辐照剂量有关，而且与食品成分有关。鲜牛奶中的维生素 A 的辐照损失率要比干酪、奶油等乳制品高，可能由于鲜奶中水分含量高，辐照时产生的电子、离子、自由基等活性粒子多。水溶性维生素 C 很容易被破坏，它对辐照处理的敏感性与其对氧化作用及热过程的敏感性一样，且维生素 C 浓度越低，被破坏的程度越大。维生素 C 可与辐照反应产生的自由基发生反应，故对其他食品成分的自由基反应有保护作用。维生素 B_1 对辐照的敏感性也强，只有维生素 B_6 对辐照不敏感。但辐照处理对维生素的破坏程度要比热处理小，如果在冷冻状态下辐照，维生素的敏感性更弱。只有食品受到25～50kGy高剂量辐照后，其维生素的破坏程度才与热处理相当。

（5）对食物中矿物质的影响：辐射影响食物中矿物质的营养价值，不是使其总量减少，而是改变其存在的状态，从而减低其生物有效性。矿物质中的生物有效性指食品中的矿物质实际被吸收、利用的可能性。如辐照可使食品中的高生物活性的二价铁转变为不易被人体吸收、生物效价低的三价铁。

3. 辐照食品卫生安全性评价

（1）辐照安全：研究结果表明，目前所允许的辐照源，能量很低，不足以诱发放射性，所以在推荐剂量范围内处理食品，辐照安全性有充足保障。目前还没有发现任何证据表明食品在辐照处理时会产生毒性，所以当辐照剂量小于10kGy时，一般认为无须毒性检测；也没有充分证据表明辐照会诱发微生物突变。

（2）营养均衡：事实上，大多数食品经加热等加工处理，对营养成分的影响都要比辐照大。许多研究表明，当辐照剂量小于10kGy时，蛋白质、碳水化合物、脂肪等几乎不受影响。

（三）食品的高压保藏

高压保藏食品的研究始于20世纪90年代初，并且近年来取得了突破性进展，成为除加热杀菌保藏和辐照保藏等技术之外的又一新兴食品保藏技术。高压处理是指利用帕斯卡定律，即利用加在液体中的压力（100～1000MPa），通过流体静压，将被密闭于包装内或无菌泵式系统内的食品，在常温或较低的温度下（低于100℃）加压，从而达到杀菌、物料改性、产生新的组织结构、改变食品的品质和某些物理化学反应速度的效果。

1. 高压灭菌的原理　在高压条件下，可使微生物的形态结构、生化反应、基因机制以及细胞壁膜发生多方面的变化，从而干扰甚至破坏微生物的生理活动功能，导致微生物死亡。极高的流体静压可导致细胞内气体空泡破裂，使细胞形态发生改变；在高压下，细胞膜磷脂分子的横切面减小，细胞膜双层结构的体积随之降低，细胞膜的通透性改变。

2. 高压处理对食品营养成分的影响

（1）对蛋白质的影响：在蛋白质的四级结构中，高压处理对一级结构没有影响；由于高压可促进氢键的形成从而对蛋白质的二级结构的稳定有促进作用；但高压对蛋白质的三级及四级结构有破坏作用，可使蛋白质的原始结构伸展，分子结构变得无序而松散，活性中心受到破坏，失去生物活性。当压力较低时，蛋白质或酶的变化是可逆的，当压力超过300MPa时，其变化是不可逆的。在常温下，蛋白质的变性压力为400MPa以上，变性温度大于45℃。

蛋白质经过超高压处理，不论在光泽、色泽、风味、透明度上都有了良好的特性，同时也增加了硬度和弹性。

（2）对淀粉的影响：在常温下把淀粉加压到400～600MPa一定时间后，淀粉颗粒会溶胀分裂，晶体结构遭到破坏，发生淀粉老化。高压处理可提高淀粉对淀粉酶的敏感性，从而提高淀粉的消化率。一些谷物的淀粉（玉米、马铃薯等）可被高压糊化，但与加热导致的淀粉糊化不同，热处理破坏淀粉粒，高压可使淀粉膨胀而不破裂。

（3）对脂类的影响：室温下呈液态的脂肪在高压下（100～200MPa）可发生固化，出现相变结晶，使脂类更稠更稳定。但这种变化是可逆的，解压后可复原，只是对脂肪的氧化有一定影响。

（4）对风味物质和色素的影响：食品中的风味物质、维生素、色素及各种小分子物质以共价键结合，高压处理几乎没有影响。有些色素如类胡萝卜素、叶绿素等对高压具有抵抗力。肌红蛋白对压力较为敏感，因此新鲜肉在300MPa以上的压力下失去光泽。

（5）对维生素的影响：研究表明，高压处理对水果中维生素C含量的影响较小，优于热处理对维生素C的影响。

第二节　食品保鲜技术

食品在物理、化学和有害微生物等因素的作用下，可失去原有的色、香、味、形而腐烂变质。随着人们生活水平的提高，人们对食品的新鲜度的要求越来越高，因此，在食品生产和加工中，保鲜技术越来越受到重视。

一、化学保鲜技术

所谓化学保鲜就是利用抑菌或杀菌的化学药剂来抑制微生物的生长或杀灭微生物的技术。食品化学保鲜剂种类繁多，它们的理化性质和保鲜的机理也各不相同。有的化学保鲜剂直接加入食品，有的则是通过改变或控制环境因素对食品起保鲜作用。按化学保鲜剂的保鲜机制不同，将其分为三类，即防腐剂、杀菌剂和抗氧化剂。

（一）食品防腐剂

食品防腐剂是指能防止由微生物所引起的食品腐败变质，延长食品保质期的食品添加剂。作为食品防腐剂，必须具备符合食品卫生标准；防腐效果好，在低浓度时仍有抑菌作用；性质稳定，不与其他食品成分发生不良化学反应；本身无刺激性和异味；使用方便，价格合理。

1. 食品防腐剂的抑菌原理　食品防腐剂的抑菌作用主要是通过改变微生物的生长环境，控制微生物的生理活动，使微生物不进入急剧增殖的对数期，而停止在缓慢增殖的迟滞期，即所谓的“静菌作用”。防腐剂作用机制主要包括以下方面：

（1）防腐剂能使微生物的蛋白质凝固或变性，从而干扰其生长和繁殖。

（2）改变细胞膜、细胞壁的渗透性，使微生物体内的酶类和代谢物逸出细胞，导致其失活。

（3）干扰微生物体内的酶系，抑制酶的活性，破坏其正常代谢。

（4）对微生物细胞原生质部分的遗传机制产生效应等。

2. 常用的食品防腐剂　苯甲酸及其盐类、山梨酸及其盐类、丙酸及其盐类，它们只能在其转变成相应的酸后，才能起抗菌作用，因此主要在酸性条件下才有效，称为酸型防腐剂，是目前食品中最常用的防腐剂。

（二）食品抗氧化剂

抗氧化剂是指能防止或延缓食品氧化，提高食品的稳定性和延长贮存期的食品添加剂。食品抗氧化剂不仅应具有优良的抗氧化效果；而且要求本身及分解产物都无毒无害；稳定性好，与食品可以共存，对食品的感官性质（包括色、香、味等）没有影响；使用方便，价格便宜。

1. 食品抗氧化剂的种类及特性

（1）脂溶性抗氧化剂：脂溶性抗氧化剂易溶于油脂，主要用于防止食品油脂的氧化酸败及油烧现象。常用的种类有丁基茴香醚、二丁基羟基甲苯、没食子酸丙酯及生育酚混合浓缩物等。混合生育酚浓缩物，生育酚即维生素 E，广泛存在于高等动植物体中，具有防止动植物组织内脂溶性成分氧化的功能；丁基羟基茴香醚（BHA），是 2-和 3-异构体的混合物，对动物脂肪的抗氧化性较强，对不饱和的植物油的抗氧化性较弱。

（2）水溶性抗氧化剂：水溶性抗氧化剂主要用于防止食品氧化变色，常用的种类有抗坏血酸类及茶多酚类抗氧化剂。维生素 C 能和氧结合而成为除氧剂，抑制对氧敏感的食物成分的氧化，能还原高价金属离子，对螯合剂起增效作用。作为食品抗氧化剂，主要用于鱼肉制品、冷冻食品等。茶多酚是从茶叶中提取的抗氧化物质，它的抗氧化能力比维生素 E、维生素 C、BHA 强几倍，对油脂和含油食品有良好的抗氧化作用，且还有抑菌、防止食品褪色、保护维生素等作用。

2. 作用机制　食品抗氧化剂的种类繁多，抗氧化的作用机制也不尽相同。但它们的抗氧化作用多是以其还原性为理论依据的，例如，有的抗氧化剂作为给氢体或电子供体，阻断食品自动氧化的连锁反应；有的抗氧化剂则是通过抑制氧化酶而防止食品氧化变质等，所有这些抗氧化作用都与抗氧化剂的还原性密切相关。另外，有的抗氧化剂能够降低食品体系中的氧含量，或中断氧化过程中的链式反应，阻止氧化过程进一步进行；破坏、减弱氧化酶的活性，使其不能催化氧化反应的进行；或能催化及引起氧化反应的物质封闭，如络合能催化氧化反应的金属离子等。

二、涂膜保鲜技术

（一）原理

涂膜处理就是在果实表面涂上一层高分子的液态膜，干燥后成为一层很均匀的膜，可以隔离果实与空气进行气体交换，从而抑制了果实的呼吸作用，减少营养物质的消耗，改善了果实的硬度和新鲜饱满程度，并减少病原菌的侵染而造成的腐烂。此外涂膜处理还能增加果实的光亮度，改善外观。

（二）涂膜方法

涂膜方法主要包括浸染法、喷涂法和刷涂法三种。浸染法最简单，即将涂料配成适当浓度的溶液，将果实浸入，蘸上一层薄薄的涂料，取出晾干即可。喷涂法是当果实洗净干燥后，喷上一层很薄的涂料。刷涂法则是用刷子蘸上涂料，涂到果实表面的方法。

（三）常用的果蔬涂膜保鲜剂

1. 果蜡　果蜡是最早使用的果蔬保鲜剂，1930 年在美国问世。果蜡是一种含蜡的水溶性乳液，喷涂在果实的表面干燥后，在果皮表面固化形成薄膜，薄膜中有许多微孔，这些微孔弯弯曲曲，三维相通。果蜡能抑制果实的新陈代谢等生理生化过程，减少表面水分蒸发，推迟生理衰老。经过打蜡的水果，色泽鲜艳，外表光洁美观，且保鲜效果良好。

2. 可食用膜　可食用膜的研究始于20世纪80~90年代，是采用天然高分子材料，经过一定的处理后在果皮表面形成的一层透明光洁的膜。可食用膜具有较好的选择透气性、阻水性，与果蜡相比，具有无色、无味、无毒的优点。

甲壳素膜是一种可食用膜，目前已作为保鲜用膜在草莓、西红柿、香蕉保鲜等方面应用。

3. 纤维素膜　改性纤维素有良好的成膜性能，但对于气体的渗透阻隔性不佳。在当前研究中，通常要加入脂肪酸、甘油、蛋白质以改善其性能。

第三节　食品干燥技术

食品工业的很多原料均含有大量水分，为使食品具有良好的保藏性和节约运输费用，则要求水分含量尽可能降低。所以从物料中除去水分是食品加工过程中经常进行的过程，称为干燥或去湿。

采用的技术有普通干燥、冷冻干燥和喷雾干燥。

一、普通干燥

（一）原理

1. 物料干燥过程的推动力和阻力　当湿物料受热进行干燥时，开始时水分均匀分布于物料中，然后随着物料表面水分的汽化，逐渐形成从物料内部到表面的湿度梯度。物料内部的水分就以此湿度梯度作为推动力，逐渐向表面转移。同时，热空气将热量传递给物料表面，使物料内外存在温度梯度，这一温度梯度也可使物料内部的水分发生传递，称为湿热导，方向是从高温处向低温处进行。水分由物料内部扩散到表面后，便在表面汽化。

2. 影响干燥速度的因素　影响干燥速度的因素很多，对于对流干燥，主要有湿物料的性质与形状，包括物理结构、化学组成、形状大小、料层厚度及水分结合方式；物料中水分的活度与湿度；物料的温度；干燥介质的温度；干燥介质的湿度；干燥介质的流速；介质与物料的接触状况，凡是对介质流动造成较强烈的湍动的因素都可提高干燥速度。

（二）干燥的方法

食品的干燥涉及过程复杂，包括物理、化学及生物学的变化，而且有些干燥制品还要求有较好的复水性，使制品恢复到接近原来的外观和风味，因此需要正确的选择干燥方法和相应的干燥装置。

干燥过程的本质是水分从物料表面向气相中蒸发的工艺过程。干燥可分为常压干燥和真空干燥。常压干燥主要采用热空气或烟道气体作为干燥介质，它具有干燥时带走汽化水分的载体作用。真空干燥是借真空泵将汽化的水蒸气抽走。

干燥过程中，物料表面的水分要不断汽化，从而使内部的水分继续扩散到表面来，达到干燥的目的。根据物料加热的方式不同，又分为三种干燥方法：对流干燥（热风干燥）、辐射干燥及接触干燥（传导式）。

1. 对流干燥　直接以高温的空气为热源，借对流方式将热量传递给物料，热空气既是载热体又是载湿体。一般热风干燥多在常压下进行。

2. 辐射干燥　是食品工业上的一种重要的干燥方法。即利用红外线、远红外线、微波等能源，将热量传递给物料的干燥方法。可在常压或真空下进行。

3. 接触干燥　是间接靠间壁的导热将热量传递给与壁面接触的物料。热源可以是水蒸气、热空气或热水等。接触干燥可在常压下进行也可在真空下进行。常压下操作时，物体与气体之间虽然有热交换，但气体的主要作用是将蒸气带走。

（三）食品物料中的水分

湿物料中的水分与物料的结合有三种形式：化学结合水、物理化学结合水及机械结合水。

1. 化学结合水　经过化学反应，按严格的数量比例，牢固的结合在固体间架的水分，除去化学结合水会导致物料物理和化学性质的变化。如晶体中的结晶水，这种水分含量较少，不能用干燥方法除去。

2. 物理化学结合水　包括渗透水分、结构水分及吸附水分。渗透水分指在溶液和胶体溶液中，被溶质所束缚的水分。结构水分是指当胶体溶液凝固时保持在胶体内部的水分，它受到结构的束缚，表现出来的蒸气压很低。吸附水分是指在物料胶体微粒内、外表面上因分子吸引力而被吸着的水分。

3. 机械结合水　是食品湿物料内的毛细管中保留和吸着的水分以及物料外表面附着的湿润水分。

在干燥过程中首先除去的水分是机械结合水，其结合力最弱，其次是部分物理化学结合水，最后是结合力较强的物理化学结合水。

二、冷冻干燥

冷冻干燥又称真空冷冻干燥、冷冻升华干燥、分子干燥等，是将物料预冷至-30～-40℃，使物料中的大部分水分变为固态冰，然后提供低温热源，在真空状态下，使冰直接升华为水蒸气而使物料脱水的过程。

（一）原理

冷冻干燥是一种特殊的干燥方法。它包括两个重要的步骤：冻结物品及升华分离结晶体。在真空条件下，通过升华作用，把物料中冻结的水分不重新融化而从物料中分离除去。

冷冻干燥产品的质量以及干燥持续的时间与冻结过程有关。冻结速率以及冷却终温度是取得良好效果的重要因素。冻结速率很大程度上影响冻结物品的色泽、坚固性、香味和结构。缓慢冻结会使冰晶生成体积大，但可以在相对短的时间内完成升华干燥的过程；而快速冻结则会产生小的冰晶体，物料结构会尽可能保持原来的形状，但升华速度较慢。冷冻干燥食品的香味是判断质量的一个重要指标。缓慢冻结过程中冰晶之间固体物质部分较大，由此在升华过程中通过扩散，香味损失较小，可最大限度保留食品原来的香味。要保持物料中的纤维组织或生物活性成分，则通常采用极快的速度进行冻结，但这样会带来缺点，小的毛细管会造成较大的扩散阻力，在升华过程中会延长干燥时间。

（二）方法和过程

1. 物料中水分的预冻结 食品的冻结主要是水溶液的冻结。当食品内部溶质浓度低于低共熔浓度时，冷冻的结果是冰晶的析出，随后溶液的浓度越来越高，理论上达到低共熔浓度为止；若溶质浓度高于低共熔浓度时，冷却结果表现为溶质不断析出，余下的溶液浓度越来越低，理论上也达到低共熔浓度为止。

2. 冻结物料进行升华干燥 冻结物料的升华干燥是在真空干燥箱内进行的。在升华过程中，物料中冻结水分汽化需要吸收热量，因此，需要给物料加热，以提高冷冻干燥速率。但所提供的热量应保证冻结物料的温度接近而又低于物料的共熔点，以便使物料中冰晶既不溶解又能以最高速率进行升华。在升华过程中，温度几乎不变，干燥速率保持恒定。

3. 物料加热升温 当冻结水分全部蒸发后，开始蒸发剩余没有冻结的水分，此时干燥速率下降，加热速度可加快，以使水分不断排除掉。在此阶段物料温度会升高，但一般不超过40℃。

三、喷雾干燥

喷雾干燥是以单一工序将溶液、乳浊液、悬浮液或糊状物料加工成粉状、颗粒状干制品的一种干燥方法。它将液体通过雾化器的作用，喷洒成极细的雾状液滴，并依靠干燥介质（热空气、烟道气或惰性气体）与雾滴的均匀混合，并进行能量交换，使水分（或溶剂）汽化的过程。

（一）特点

1. 干燥温度较低 虽然采用较高温度的干燥介质，但液滴有大量水分存在时，它的干燥温度一般不超过热空气的湿球温度。对奶粉干燥，约为50～60℃。因此，非常适宜于热敏性物料的干燥，能保持产品的营养、色泽和香味。

2. 干燥速度快、时间短 由于料液被雾化成几十微米大小的液滴，所以液体的比表面积很大。例如，若以平均直径50μm计，则每升牛奶可分散成146亿个微小雾滴，其总表面积达5400m^2，有这样大的表面积与高温热介质接触，使所进行的热交换和质交换非常迅速，一般只需几秒到几十秒钟就干燥完毕，具有瞬间干燥的特点。

3. 制品有良好的溶解性和分散性 根据工艺要求远用适当的雾化器，可使产品制成粉末或空气球。因此，制品的疏松性、分散性好，不需粉碎也可在水中迅速溶解。

4. 产品纯度高 由于干燥是在密闭的容器中进行的，杂质不会混入产品中。

5. 可连续化生产 干燥后的产品经连续排料，在后处理上结合冷却器和气力输送，组成连续生产作业，实现自动化大规模生产。

6. 生产过程简单操作控制方便 即使含水量达90%的料液，不经浓缩同样也能一次获得均匀的干燥产品。大部分产品干燥后不需粉碎和筛选，简化了生产工艺流程。而且，对于产品粒度和含水量等质量指标，可通过改变操作条件进行调整，且控制管理都很方便。

（二）雾化形式及其机制

我国常用的雾化形式有三种：气流喷嘴式雾化、压力式喷嘴雾化、旋转式雾化。

1. 气流喷嘴式雾化 是利用高速气流对液膜的摩擦分裂作用把液体雾化。即将压缩空气（或水蒸气）高速从喷嘴中喷出，因食品料液流出速度并不大，所以气流与液流之间就存在相当大的相对速度，由此所产生的摩擦使料液被拉成很细的长丝。这些丝状体在较细处很快断裂，分散成雾滴。溶液的粘度越高，丝状体存在的时间就越长，往往没有断裂就干燥了。因此，用气流喷雾干燥法来干燥某些粘度较高的食品料液时，所得的干制品往往不是粉状而是絮状的。

2. 压力式喷嘴雾化　利用压力泵将食品料液从喷嘴孔内高压喷出，将压力转变为动能，与干燥介质接触分散成雾滴。经过高压泵加压后的料液，以一定的速度沿切线方向进入喷嘴的旋转室，或者通过具有旋槽的喷嘴心进入喷嘴的旋转室。这时液体的部分静压能将转化为动能，形成液体的旋转运动。愈靠近轴心，旋转速度愈大，其静压力愈小。结果在喷嘴中央形成一股压力等于大气压的空气旋流，而液体则变成绕空气心旋转的环形薄膜从喷嘴喷出，环状薄膜的厚度一般为0.5～4μm。当环状薄膜从喷嘴喷出以后，在料液物理性质的影响以及介质的摩擦作用下，液膜伸长变薄并撕裂成细丝。最后细丝断裂为小液滴。

3. 旋转式雾化　通过高速旋转的盘或轮将食品料液在离心力作用下，溶液被拉成薄膜，从盘或轮边缘甩出，同时受到周围空气的摩擦以及本身的表面张力的作用，形成雾滴，达到干燥目的。

第四节　食品的浓缩技术

浓缩是从溶液中除去部分溶剂的操作过程，是溶质和溶剂部分分离的过程。浓缩过程中，水分在物料内部是借对流扩散作用从液相内部到达液相表面而后除去。最终水分含量约达30%，一般为稳定状态的过程。而干燥过程中，水分在物料内部最终必将借分子扩散作用从固相中除去，且一般为不稳定状态的过程。

一、食品浓缩原理

浓缩技术从原理上说可分为平衡浓缩和非平衡浓缩两种物理方法。

（一）平衡浓缩

平衡浓缩是指利用两相分配上的某种差异而获得溶质和溶剂分离的方法，如冷冻浓缩和蒸发浓缩。冷冻浓缩是利用稀溶液与固态溶剂在凝固点下的平衡关系，即利用合适的固液平衡条件，使溶剂（水）以冰的形式从溶液中结晶析出，并将其从液相中分离出去而使溶液浓缩。蒸发浓缩是利用溶质和溶剂挥发度的差异，用加入热能的方法使溶剂汽化，而溶质则为非挥发性的，从而获得一个有利的气液平衡条件，达到分离目的。冷冻浓缩和蒸发浓缩两相都是直接接触的，故称为平衡浓缩。

（二）非平衡浓缩

非平衡浓缩是利用半透膜来分离溶质和溶剂的过程，两相用膜隔开，在不同的推动力作用下，有选择性地使某些分子通过，使溶液中不同溶质和成分分离，故也称为膜分离。分离不是靠两相直接接触而进行的，故属于非平衡浓缩。

二、蒸发浓缩

蒸发是利用溶质和溶剂之间挥发性的差异，当溶液中溶质的挥发性较小，而溶剂具有较明显的挥发性时，采用加热的方法使溶剂汽化，从而使溶液浓缩。

（一）特点

料液的性质对蒸发有很大影响，特别是食品多属生物系统的物料，比一般化工上遇到的物料更为复杂多变。食品物料的蒸发浓缩具有如下几方面特点。

1. 热敏性　生物系统的物料多由蛋白质、脂肪、糖类、维生素以及其他许多色、香、味成分所组成。这些物质在高温下或长期受热时要受到破坏、变性、氧化等作用。所以许多食品的蒸发要严格考虑加热温度和加热时间。加热温度和加热时间是不可分割的。“低温短时”主要是尽可能保证食品品质，而“高温短时”则主要为了提高生产效率。

2. 结垢性　蛋白质、糖和果胶等受热过度会产生变性、焦化和结块等现象。因为传热面附近的物料温度最高，所以较容易发生。结垢形成后，将严重影响传热速率，甚至产生安全性问题。解决结垢问题的积极措施是提高液速，经验证明，提高液速可显著减轻污垢的形成。另外，可采用电磁防垢、化学防垢等方法，对不可避免的结垢问题，必须有定期的严格清理措施。

3. 粘稠性　许多食品因含有丰富的蛋白质、糖分、果胶等成分，其粘稠性较高，蒸发过程中，溶液的粘稠性随浓度而增加，流动性下降，严重妨碍了加热面的热传导。因此，对于粘性制品的蒸发一般采用由外力强制的循环或搅拌措施。

4. 泡沫性　含蛋白质较多的食品物料有较大的表面张力，蒸发沸腾时泡沫较多，且较稳定，容易使料液随蒸气进入冷凝器，造成料液流失。泡沫形成与界面张力有关。界面张力发生在蒸汽、过热液体和悬浮固体之间，固体在形成泡沫时起核心作用。一般可使用表面活性剂以控制泡沫的形成，也可用各种机械装置以消除泡沫。

5. 腐蚀性　一些酸性食品如蔬菜汁、果汁，在蒸发浓缩时容易发生蒸发器的腐蚀。对于食品，即使是轻度的腐蚀所引起的污染也往往使产品不合格。因此，用于酸性食品的蒸发器需要选用耐腐蚀且导热性好的材料，在结构设计上采用方便更换的型式。如枸橼酸液的浓缩可采用不透性石墨加热管或耐酸搪瓷夹层蒸发器等。

6. 易挥发成分　不少液体食品含有芳香成分和风味成分，其挥发性比水大。料液蒸发时，这些成分将随同蒸气一起逸出，影响浓缩制品的质量。低温浓缩虽然可减少香味成分的损失，但更完善的方法是采取回收措施，回收后再掺入制品中。

（二）单效蒸发与多效蒸发

蒸发过程的二次蒸气直接冷凝不再利用的称为单效蒸发；若干个蒸发器串联起来，将前一个蒸发器产生的二次蒸气引入后一个蒸发器的加热室作为热源，就称为多效蒸发。蒸发可在常压、真空或加压下进行。在食品工业中多采用真空蒸发。常压蒸发采用开放式设备，真空或加压蒸发采用密闭设备。

单效真空蒸发最大优点是容易操作控制，可依据物料的粘稠性、热敏性等控制蒸发温度和速率。但是，单效蒸发的物料在蒸发器内停留时间长，容易导致热敏性成分的破坏，且物料在不断浓缩，其沸点也随浓度的提高而提高，粘稠度不断变化，需要合理选择和控制蒸发温度。另外，液层静压效应可导致液层下局部沸腾温度高于液面上的沸腾温度，同时因料液粘稠度不断增大，料液湍动小，更加增大温差，引起局部结垢、焦化，严重影响热传递。

事实上，多效蒸发能量利用率的提高是有代价的。将双效与单效做比较，如果单效设备的传热面积与双效每效的面积相同时，由于单效的传热温差是双效传热温差的一倍，故单效蒸发的传热量，等于双效中每效的传热量之和。从而单效的蒸发量就大致等于双效的全部蒸发量。因此，尽管多效蒸发具有热能利用的经济性，但是在给定的总操作条件下，与单效比较，生产能力并没有提高。

三、冷冻浓缩

（一）原理和缺点

冷冻浓缩是利用冰与水溶液之间固液相平衡原理的一种浓缩方法，即将溶液的部分溶剂以冰的形式析出，并将其从液相中分离出去从而使料液浓缩。采用冷冻浓缩方法，对溶液的浓度有一定的要求。当溶液中溶质浓度超过低共熔点浓度时，冷冻的结果表现为溶质转化成晶体析出，表现为结晶。这样不仅不会提高溶液中溶质的浓度，反而会降低溶质的浓度。而当溶液中溶质浓度低于低共熔点时，其冷却结果则表现为溶剂（水分）成晶体（冰晶）析出。随着溶剂成晶体析出的同时，余下溶液中的溶质浓度也就提高了，此即冷冻浓缩的基本原理。由此可见，冷冻浓缩的操作包括两个步骤，首先是部分水分从水溶液中结晶析出，而后将冰晶与浓缩液加以分离。结晶和分离两步操作可在同一设备中或在不同设备中进行。

冷冻浓缩方法比较适用于对热敏性物料、生物制药、中草药及对色、香、味均有较高要求的饮料等的浓缩，因为冷冻浓缩过程中，溶液中水分的排除是靠溶液到冰晶的相际传递，避免了加热蒸发，从而减少了挥发性物质和易变性物质的损失。为了更好地使操作中形成的冰晶不混有溶质，分离时又不致使冰晶夹带溶质，防止造成过多的溶质损失，结晶操作时应尽量避免局部过冷，分离操作也要很好地加以控制。冷冻浓缩具有独特的优越性，对于含挥发性芳香物质的食品采用冷冻浓缩，其制品品质将优于蒸发浓缩和膜浓缩法。

冷冻浓缩也存在不可避免的缺点，主要包括：

1. 冷冻浓缩方法受溶液浓度的限制，而且冰晶与浓缩液可能分离的程度也影响浓缩的效果。一般而言，溶液粘度愈高，分离就愈困难。

2. 冷冻加工过程中，细菌和酶的活性得不到抑制，所以制品还必须再经热处理或加以冷冻保藏。

3. 冷冻过程中会造成不可避免的溶质损失且成本高。

（二）冷冻浓缩中的结晶过程

冷冻浓缩中的结晶为溶剂的结晶。同常规的溶质结晶操作一样，被浓缩的溶液中的水分也是利用冷却除去结晶热的方法使其结晶析出。冷冻浓缩的结晶过程可在多种设备中进行，包括管式、板式、搅拌夹套式等热交换器以及真空结晶器，内冷转鼓式结晶器、带式冷却结晶器等设备。

工业结晶操作中，最终晶体数量和粒度可利用结晶操作的条件来控制。一般缓慢冷却时产生数量少的大晶体，快速冷却则产生数量多的小晶体。食品工业上，冷冻浓缩过程的结晶方式有两种。一种是发生在搅拌的冰晶悬浮液中，称为悬浮冻结。另一种是在管式、板式、转鼓式以及带式设备中进行的，称为层状冻结。这两种结晶形式在晶体成形上有显著的差别。

四、膜 浓 缩

膜浓缩是一种使用半透膜的浓缩方法。如果半透膜只允许溶剂的通过，把溶质截留下来，使溶液获得浓缩，此过程称为膜浓缩。

膜浓缩不涉及加热，故特别适合热敏性食品成分的浓缩。与蒸发浓缩和冷冻浓缩相比，膜浓缩不存在相变，耗能少，操作经济，且易连续进行操作。膜浓缩在咖啡、果汁、乳清蛋白等食品的浓缩中已经得到成功的应用。

（一）种类及原理

1. 微滤（MF）　利用孔径0.02～10μm的多孔膜来过滤含有微粒的溶液，从而将微粒分离的过程。操作压强为0.1～0.5 MPa，可用以分离淀粉粒子、细菌等。

2. 超滤（UF）　利用孔径1.0～20.0nm的半透膜来过滤含有大分子或微细粒子的溶液，使大分子或微细粒子从溶液中分离的过程。超滤的推动力是压力差，在溶液侧加压，使溶剂透过膜而使溶液得到浓缩。而超滤对大分子的截留作用是利用了筛分原理，其操作压强为0.2～1.0MPa，可截留相对分子质量为1000～1000000的大分子。主要用于大分子物质的分离。膜上的表面活性层上孔的大小和形状决定截留效果。除了筛分作用，粒子在膜表面微孔内的吸附和在膜孔中的阻塞也使大分子被截留。

3. 反渗透　是通过对溶液施加压力，克服溶液的渗透压，从而使溶剂通过半透膜而使溶液浓缩。主要用于海水淡化。

4. 电渗析　电渗析与超滤、反渗透有其共性的一面，都是利用半透膜使溶液中溶质和溶剂获得分离的操作。但是，它们之间也有区别，电渗析是在外电场的作用下，利用一种特殊的膜（称为离子交换膜）对离子具有不同的选择透过性而使溶液中的阴、阳离子与其溶剂分离。溶液导电是靠溶液中离子的迁移，离子浓度越高，溶液的导电性越强。电渗析就是利用含离子的溶液在通电时发生离子迁移这一特点而进行的。

电渗析操作在工业上作为一项分离、浓缩、提纯和回收工艺的新技术，广泛应用于海水淡化，给水软化脱盐，工业用水的纯化处理。在食品工业上的应用，目前主要也集中在工业用水的纯化处理。

（二）膜的分类

1. 超滤膜与反渗透膜　在反渗透和超滤应用中，半透膜起着关键的作用。适用于食品加工的半透膜必须具有一定的要求，如能够在长期高流量操作下始终保持必要的分离能力；能够进行有效的卫生清洗和消毒；具有较长的使用寿命等。

乙酸纤维素膜是较常用的反渗透膜，有一层由致密聚合物做成的超薄表层，此层支持在下面的支撑层上，支撑层由较厚的微孔聚合物制成。由于表层水力渗透性小于支撑层，且支撑层不具有脱除作用的能力，所以起作用的只是极薄而均匀的乙酸纤维素膜，支撑层的作用只是作为表层的支持基础，防止操作时压力过大而使表层破坏。

超滤膜要求没有反渗透膜高，超滤膜的传递特性主要靠膜的物理结构，且在很大程度上不依靠膜的化学结构，所以用材范围广。超滤膜与反渗透膜相反，具有极高的水力渗透性，受压很少超过8个大气压。超滤膜的材料必须具有刚性，在使用温度下不产生蠕变现象；不能有明显为水所软化的塑性化现象；在水溶液中对水解和氧化不敏感。多用热塑性塑料制造超滤膜，如聚丙烯、聚氯乙烯等。

2. 离子交换膜　离子交换膜是电渗析过程中使用的具有离子交换性能的高分子材料制成的薄膜。它对阴、阳离子具有选择性透过的作用，其主要因为膜的空隙度和膜中能解离的离子基团不同。离子交换膜按其选择性可分阳离子交换膜、阴离子交换膜和两性离子交换膜。凡是在高分子链上连接的是酸性活性基团的膜就是阳离子交换膜，能让阳离子透过；连接的是碱性活性基团的就是阴离子交换膜，能让阴离子透过。两性离子交换膜则是一种具有阳离子和阴离子交换剂，并使之混合而制成用物理方法不能区分的膜。

在水溶液中，膜上的活性基团会解离到溶液中，从而在膜上产生了带一定电荷的固定基团。在阳离子交换膜上留下的是带负电荷的基团，构成负电场，外加直流电场时，溶液中的阳离子会向阳离子交换膜方向移动，并通过微孔进入膜的另一侧；相反，因为阴离子交换膜上留下的是带正电荷的基团，构成正电场，从而对溶液中的阴离子进行选择性透过。对离子交换膜的要求应具有较好的离子选择透过性，膜电阻宜低，应具有足够的化学稳定性、较好的机械强度和适当的厚度，须具有适当的孔隙度，一般要求空隙度为0.5 ~1.0μm。

（三）膜浓缩在食品工业中的应用

1. 膜分离在乳品工业中的应用　利用膜分离对食品组分进行浓缩与提纯能够保留食品原有的风味物质，再加上膜分离过程无相变，无需加热，能耗低，物料在通过膜的迁移过程中无性质改变等特点，目前已广泛应用于乳品工业生产中。

传统奶酪生产是将凝乳酶或发酵剂加入原料乳中，然后进行混合和凝固，使牛乳发生沉淀而分离出奶酪。此过程中会有25%的乳清蛋白、几乎全部的乳糖及大多数的维生素与矿物质存在于排放的乳清中。多年来，人们一直把乳清作为饲料或排入下水道，不但造成了很大的浪费，同时也带来较严重的污水处理负担。超滤法制备乳清粉可从乳清中分离出低分子的水、盐和乳糖，改善了浓缩物中蛋白质、乳糖、盐的比例，使乳清粉的质量比采用真空浓缩和喷雾干燥制得的有较为明显的改善和提高。

2. 膜分离在果汁生产中的应用　反渗透方法可用于果汁的浓缩，而超滤主要用于果汁的澄清。以普通蒸发法浓缩的果汁，在蒸发过程中，原果汁中所含的水溶性芳香物质及维生素等营养成分几乎全部损失或被破坏。而当采用管式反渗透组件在10MPa的操作压强下处理橘子或苹果等果汁，可得到固形物损失率小于1%的浓缩果汁（浓度达40%），其芳香物及维生素得到了很好的保存。

3. 膜浓缩在其他方面的应用　在淀粉生产过程中会产生大量的废水，其中会有许多可利用的物质，尤其是蛋白质。若直接排放这些废水，一方面是蛋白质资源的损失，另一方面则造成环境污染，所以可采用膜分离技术进行蛋白质的回收。对酒及含酒精饮料的精制，采用超滤法能有效去除酒中的酵母菌、杂菌及胶体等，采用反渗透法可去除酒中的小分子沉淀物，从而改善酒的澄清度，并获得更好的保存性。

第五节　食品的微波与远红外加工技术

微波是一种波长在1~1000mm范围（其相应的频率为300 ~300 000MHz）的电磁

波。由于微波的频率很高，在某些场合也称为超高频。近年来，微波作为一种能技术，广泛应用于对食品进行加热、脱水干燥、烘烤、杀菌及酶的失活等方面。

为了防止民用微波对军事微波雷达和通讯广播的干扰，国际上规定民用微波有四个波段即433.92MHz、915 MHz、2375 MHz和2450 MHz。目前915 MHz和2450 MHz已广泛为微波加热所采用，另外两个较高频率还没有较大功率的发生设备，仅在小功率情况下如测湿仪等科研实验中应用。

微波加热技术是利用电磁波把能量传播到被加热物体内部，加热达到生产需求的一种技术。由于具有高频特性，它以每秒数十亿次的惊人速度进行周期性变化，食品物料中的极性分子（如水分子、蛋白质、脂肪、碳水化合物、核酸等）在吸收微波能之后，改变了其原有的分子结构，表现出呈方向性排列的趋势。当电场发生变化，就会引起分子的转动，导致分子之间频繁的剧烈碰撞，从而产生大量的摩擦热，导致食品在短时间内温度迅速升高、加热或熟化。

另外，微波还可以使物料中的病原菌等微生物受到极性转动和无极性热运动的作用，其排列状态和运动规律也发生改变，因而微生物体内的蛋白质变性失活，核酸氢键松弛、断裂或重组，其正常的代谢、增殖和遗传受到干扰或破坏，最终达到抑制或杀死病原菌的目的。

一、食品微波加热技术

（一）微波加热的原理

微波加热意味着微波与食品物料直接作用，将微波的电磁能转变为热能的过程。在微波加热过程中，水是引起食品物料加热的主要成分。当将食品放在电磁场中时，其中带电荷的小分子就有呈方向性排列的趋势，当电场方向变化时就会引起水分子的转动。当频率足够高时，水分子发生高速运动、往复振动、彼此间频繁碰撞、摩擦，一方面使微波能转变为热能，以热的形式在物料内表现出来，导致物料在短时间内升温，另一方面，将引起蛋白质变性。

（二）微波加热的特点

传统加热是将热量从外部传入物料内部，由表及里需要一定时间，物料的传热性能越差，加热速度越慢，受热不均匀，且耗能高。微波加热技术克服了常规加热先加热环境介质，再传导至物料的缺点，既不需要传热介质，也不利用对流，食品与微波相互作用而瞬时穿透式加热，称为内部加热法。微波加热具有如下特点：

1. 加热速度快　微波加热不需要热传导，微波可以穿透食品物料内部，加热速度快，时间短，仅需传统加热方法的1/10～1/100的时间。

2. 低温灭菌，保持营养　微波加热是通过热效应与非热效应（生物效应）共同作用灭菌，因而与常规加热灭菌比较，具有低温、短时灭菌的特点，不仅安全可靠，且能保持食品营养成分不被流失和破坏，有利于保持产品的原有品质，营养素及色、香、味损失较少，有利于对维生素C、氨基酸的保持。实验表明：晒干的鲜菜其叶绿素、维生素等营养成分仅剩3%，阴干可保持17%，热风快速干燥可保持40%，微波干燥则能保留60%～90%，微波升华干燥则可保留新鲜时的97%。

3. 加热均匀性好　由于微波加热是内部加热，因此不论食品物料的形状如何，都能均匀渗透微波产生热量，具有自动平衡的性能，均匀性大大改善，可避免外焦内生、外干内湿现象。

4. 加热易于瞬时控制　微波加热可以立即发热和升温，易于控制，热惯性小，易于自动化控制。

5. 节能高效　微波加热时，被加热物体一般放在金属制造的加热室内，加热室对微波来说是个封闭的空腔，微波不能外泄；外部散热损失少，只能被加热物体吸收，没有额外的热能损耗，因此加热效率高，节能节电，一般可节省30%~50%。

二、食品的微波干燥技术

（一）微波干燥特点和机制

食品物料因储存、运输或其他目的常需要干燥脱水。微波干燥方法可分为常压微波干燥、微波真空干燥和微波冷冻干燥。微波干燥的特点主要有以下几个方面：

1. 由内向外干燥　微波干燥过程中首先在物料内层形成干燥层，然后由里层向外扩展，这主要是因为微波能透入物料内部被吸收，其微波能量瞬时转为热能，使物料整体升温（包括里层物料及其所含有的水分温度）。此时，里层水蒸气压力骤升，驱动水蒸气向物料表层排出。因此，物料里层首先出现干燥层，并逐渐向外层扩展。而一般干燥方法是食品外部首先受热，食品表面先干燥，然后是次外层受热、干燥。微波加热是内部加热，物品的最内层首先干燥，最内层水分蒸发迁移至次内层或次内层的外层，这样就使得外层的水分越来越多，所以随着干燥过程的进行，其外层的传热系数不仅没有下降，反而有所提高。因此在微波干燥过程中，水分由内层向外层的迁移速度很快，即干燥速度比一般的干燥速度快很多。

2. 脱水后期干燥　在低含水量（小于5%）的物料干燥过程中，微波干燥较常规干燥方法效率高。微波干燥尤其适用于一般干燥脱水的后期干燥处理。

3. 微波干燥节能　采用微波加热技术对物料加热时，物料吸收微波能的量远大于微波加热区设备部件（箱体）对微波能的吸收。因此，物料温升远大于箱体，即意味着微波加热设备能量利用率远大于常规加热设备。

（二）微波真空干燥技术及应用

微波真空干燥技术是以微波加热为加热方式的真空干燥。对于一些热敏性材料，宜在低温下干燥，采用微波真空干燥不仅可以降低干燥温度，而且还可大大缩短干燥时间，有利于产品质量的进一步提高。微波真空干燥主要用于对果汁、谷物和种子的干燥。草莓、木莓采用微波真空干燥时，其维生素C的保存率高于90%；对于果汁中的挥发性风味物质的保存情况，微波真空干燥的效果好于喷雾干燥和冷冻干燥，因为喷雾干燥温度较高，而冷冻干燥时间较长。

微波真空干燥技术除了用于浓缩果汁以外，还可以对蔬菜、水果进行低温干燥，较好的保持了蔬菜水果的色泽、风味和维生素成分。制作蔬菜干粉末的工艺流程是：将新鲜蔬菜原料洗净去杂，然后在沸水中浸烫1分钟左右捞起，再浸泡于温水中去涩味，然后切段、离心脱水。将沥水后的原料在24kW功率、6.6kPa真空状态下干燥120分钟，然后将功率降至12kW，再干燥60分钟，使原料含水量降为30%。紧接着进行热风二次干燥，把原料水分降至7%，最后经粗磨、细磨，粉碎成粉末。

三、微波处理对食品营养成分的影响

已有研究报道，微波技术处理食品物料内维生素 B_1、维生素 B_2 及维生素 C 的变化情况，以及微波处理过程中食品物料内维生素 C、维生素 E 及脂肪酸的变化。其研究均提出，微波技术处理食品物料中的营养成分会减少，但是与传统的一些加工方法（如热烫、巴氏杀菌等）相比较，物料营养成分仍能有较多的保留。

（一）对食品中蛋白质的影响

微波处理对牛奶中蛋白质含量的影响并不大，对酱油中氨基酸也无破坏分解作用，而且适当的微波处理还能提高大豆蛋白的营养价值。

微波烧烤面包与传统焙烤方法比较，可以提高食品蛋白质的营养价值，微波处理鱼制品时，其不溶性蛋白无明显变化，但新出现了两种高分子量可溶性蛋白，它们可能是微波处理过程中可溶性蛋白通过二硫键形成的二聚物或多聚物。

（二）对食品中脂肪的影响

适当的微波处理不会破坏脂肪酸的营养价值。但处理时间太长或强度太高，可能引起游离脂肪酸的过氧化反应。大豆经微波处理后，其总脂类含量明显增加，15 种甘油三酯分子均未受到破坏，大豆脂肪酸组成在数量和质量上也无明显变化。以海水鱼为原料的试验显示，适当的微波加热并不会改变其脂肪酸的组成，其不饱和脂肪酸也不会受到破坏。微波加热可显著降低大豆脂肪氧化酶的活性，因此，提取大豆油时，在碾磨之前先用微波进行预处理，将有助于防止大豆中富含的不饱和脂肪酸被脂肪氧化酶所氧化，最终提高大豆油的营养价值。

（三）微波处理对食品中碳水化合物的影响

食品中的碳水化合物在微波环境中会发生一系列反应，如美拉德反应、糖的焦化等。微波处理的甘薯中乙醇溶性的碳水化合物总含量、还原糖类及糊精含量均比对流炉处理的甘薯少，而淀粉含量则恰好相反。

（四）微波处理对食品中维生素的影响

由于微波加热的时间短而效率高，十分有利于最大限度地保存食品的维生素，尤其对于维生素 C 等热敏性维生素的保存。

1. 维生素 C　微波烹调蔬菜的维生素 C 保存率远高于煤气加热烹调的蔬菜。微波烹调的加热时间短而热效率高，因而对热敏性维生素 C 的破坏相应较小。

用微波能对不同的蔬菜进行热处理，维生素 C 的含量几乎不受影响。蔬菜无水微波烹调与传统方法的比较表明，无水微波烹调更有利于维生素的保存；微波处理时间的长短对维生素的保存有较大影响。因此，在进行微波加热时应严格控制加热时间，保证维生素有最大的保存率。

2. 维生素 B_1 和维生素 B_6　维生素 B_1 和维生素 B_6 同属 B 族维生素中的热敏性维生素，在传统的食品加工过程中很容易遭到破坏。利用微波烘烤制品中，维生素 B_1 和维生素 B_6 能很好的保存。

3. 维生素 E　适宜的微波加工能保留大豆种子中的 90% 的维生素 E，明显优于传统加工方法。随着微波加热时间的延长，植物油中维生素 E 的含量下降，其下降幅度随脂肪酸的种类不同而不同。微波过度加热可使油发生水解作用，使游离脂肪酸含量增大，其容易发生过氧化反应，生成自由基，引起维生素 E 降解，从而导致维生素 E 的损耗增加。游离脂肪酸越多，碳链越短，不饱和程度越高，则植物油中维生素 E 的损耗量越大。

另外，微波作用会导致维生素 E 的抗氧化活性降低。主要由于微波导致植物油中饱和脂肪酸降解及不饱和脂肪酸氧化，从而油脂中自由基和过氧化物增多，易与维生素 E 发生反应，使其失去抗氧化功能。

四、远红外加工技术

所谓远红外是指工业上波长为 2.5 ~ 1000μm 的电磁波，很多物质对波长在 3 ~ 15μm 范围的红外辐射有很强的吸收带。利用远红外辐射作为加热源，可以更充分利用热能，而且产品的质量有显著的提高。

（一）原理

构成物质的基本质点是电子、原子或分子，这些质点即使处于基态都在不停地运动着——振动或转动，而且这些运动都有自己的固有频率。当采用某个频率的红外线辐射时，如果红外线的频率与基本质点的固有频率相等，则会发生与振动学中共振运动相似的情况，质点会吸收红外线并使运动进一步激化；如果二者的频率相差较大，那么红外线就不会被吸收而可能穿过。对红外线敏感的物质，其分子、原子吸收红外线后，不仅会发生能级的跃迁，也扩大了以平衡位置为中心的各种运动的幅度，质点的内能量加大，物体温度升高，即物质吸收红外线后，产生自发的热效应。由于这种热效应直接产生于物体的内部，所以能快速有效地对物质加热。

（二）远红外技术在食品工业中的应用

1. 食品的远红外干燥　由于远红外加热具有加热迅速，吸收均一，加热效率高，化学分解作用小，食品原料不易变性等优点，因此对于热敏性物质的干燥表现出独特的优势。远红外加热已用于蔬菜、水产品，如鱼、藻类等的干燥。产品的营养成分保存率比传统的干燥方法有显著提高，并且干燥时间大大缩短。另外，远红外干燥过程中还兼有杀菌作用，产品的货架寿命可以延长。

远红外干燥有利于食品中营养成分的保留。菠菜在 70℃下，经 3 ~ 10μm 波长的远红外干燥，其产品的维生素 C 的残存量为一般电热干燥产品的 2 倍。另外，无论是生肉还是烹调好的熟肉，远红外干燥的制品的感观效果均较佳。

2. 食品的远红外焙烤　远红外加热焙烤具有加热速度快和表层加热效果好的特点，且可与微波焙烤结合起来使用，在微波焙烤之后，加上远红外加热处理，焙烤制品的色泽和香味均有满意的效果。远红外加热在饼干、糕点等面糖制品和肉类制品等的焙烤中已应用得相当普通。在鱼肉油炸和煎蛋的加工中，使用远红外加热技术均可改善产品的品质、节约时间及成本。

3. 食品的远红外杀菌　远红外线照射到待杀菌的物品上，传热直接由表面渗透到内部，因此不仅可用于一般的粉状和块状食品的杀菌，还可以用于坚果类食品如咖啡豆、花生和谷物的杀菌和灭霉以及袋装食品的直接杀菌。

第六节　食品的膨化技术

膨化食品，国外又称挤压食品、喷爆食品等，是近年发展起来的一种新型食品。它以谷物、豆类、薯类、蔬菜等为原料，经膨化技术加工，制造出品种繁多，酥脆香美的食品。

膨化技术虽属于物理加工技术，但不仅可以改变原料的外形、状态，而且改变了原料中的分子结构和性质，并形成了某些新的物质。

一、特　　点

（一）膨化食品的营养成分损失少并有利于消化吸收

由于挤压膨化过程是一个高温短时（HTST）的加工过程，原料受热时间短，食品中的营养成分受破坏程度小；挤压膨化过程使淀粉、蛋白质、脂肪等大分子物质的分子结构均不同程度发生降解。膨化操作引起的糊化后的淀粉长时间放置不会发生老化现象（即回生），因为淀粉膨化后其微晶束结构遭到破坏，温度降低后也不易再形成微晶束，故不易老化。食物中的蛋白质经过短时间的挤压膨化，蛋白质彻底变性，形成多孔结构，使酶的作用位点增多，从而提高蛋白质的消化率和利用率。

（二）食用品质改善易于储存

玉米、高粱等粗粮中均含有较多的纤维素、维生素和钙、磷等多种矿物质，对人体十分有益，但其口感一般较差，且不易消化。采用膨化技术可使原本粗硬的组织结构变得松软，在膨化过程中产生的美拉德反应又增加了食品的色、香、味，因此膨化技术有利于粗粮细作，改善食用品质，使食品具有体轻、松脆、香味浓郁的独特风味。

另外，膨化食品经高温高压处理，既可以杀灭微生物，又能钝化酶的活性，同时膨化后的食品水分含量降低到10%以下，在很大程度上限制了微生物的生长繁殖，有利于提高食品的储存稳定性。

（三）工艺简单而成本低

谷物食品的加工过程一般需经过混合、成型、烘烤或油炸、杀菌、干燥或粉碎等工序，并需要配备相应的各种设备；而采用挤压膨化技术加工食品时，由于在挤压加工过程中同时完成混合、破碎、杀菌、压缩成型、脱水等工序，使生产工序显著缩短，制造成本降低，同时可节省能耗20%以上。

（四）食用方便且产品种类多

食品经膨化后，已成为熟食，可以直接用开水冲食，或制成压缩食品，或稍经加工即可制成多种食品，食用方便。一般用于生产膨化食品的设备都比较简单，结构设计独特，可以较简便和快速地组合或更换零部件而成为一个多用途的系统。通过设备部件、物料品种、水分含量和加工条件的变化，可以生产多种不同产品，同时生产效率提高，加工费用降低。

（五）原料利用率高且无污染

挤压加工是在密闭容器中进行的，生产过程中，不会向环境排放废气和废水，且原料利用率高，用淀粉酿酒时，原料经膨化后，其利用率达98%以上，出酒率提高20%；

利用大豆制酱油时，蛋白质利用率一般为65%，而采用膨化技术后，蛋白质利用率可提高25%。

（六）原料适用性广

膨化技术不仅可以对谷物、薯类、豆类等粮食进行深加工，使粗粮细做，而且还能加工果蔬、香料及一些动物蛋白。

二、挤压膨化技术原理

食品挤压加工就是将食品物料置于挤压机的高温高压状态下，然后突然释放至常温常压，使物料内部结构和性质发生变化的过程。这些物料通常是以谷物原料如大米、糯米、小麦、豆类、玉米、高粱等为主体，添加水、脂肪、蛋白质、微量元素等配料混合而成。挤压加工方法是借助挤压机螺杆的推动力，将物料向前挤压，物料受到混合、搅拌和摩擦以及高剪切力作用，使得淀粉粒解体，同时机腔内温度压力升高（温度可达150～200℃，压力可达到1MPa以上）。由于压力超过了挤压温度下的饱和蒸汽压，物料在挤压机筒内不会产生水分的沸腾和蒸发，此时，物料成熔融状态。然后物料从一定形状的模孔瞬间挤出，由高温高压突然降至常温常压，其中游离水分在此压差下急骤汽化，水的体积可膨胀大约2000倍。膨化的瞬间，谷物结构发生了变化，生淀粉（β-淀粉）转化成熟淀粉（α-淀粉），同时变成片层状疏松的海绵体，谷物体积膨大几倍到十几倍。

膨化状态的形成主要是靠淀粉完成的。在高温高压状态下，淀粉颗粒首先发生膨化，进而在高温和高剪切力的作用下分子之间相互结合和交联，形成网状的结构。该结构在物料被挤出迅速降温后，固化定形，成为膨化食品结构的骨架，其他原料中的成分填充于其中。

三、膨化技术对物料中营养素的作用

（一）对物料中淀粉的作用

挤压食品中的主要成分是淀粉，原料中淀粉含量的高低以及淀粉在挤压过程中的变化，与产品的质量有十分密切的关系。

淀粉在挤压过程中很快糊化，其主要特征是淀粉粒悬浮在过量水中，随着温度的升高，水分的渗透也随之增加。但过量水分的渗透，使大量水分被吸收，最后淀粉颗粒溶胀分裂，内部有序态的分子之间的氢键断裂，分散成无序状态，淀粉发生糊化。淀粉糊化后，吸水性增大，易受酶的作用，进入人体后易消化，产品质地柔软。

（二）纤维素在膨化过程中的变化

纤维素包括可溶性和不可溶性两大类。挤压可使食品原料中的可溶性膳食纤维提高（达3%），这主要是由于高温、高压、高剪切的作用使纤维分子间化学键裂解，导致分子的极性发生变化所致。挤压还可使食品的理化性质、生理功能和储藏性能得到很大的改善。

（三）蛋白质在膨化过程中的变化

在高温、高压、高剪切力的作用下，原有的蛋白质结构发生变化。当物料被挤压经过模具时，绝大多数蛋白质分子沿物料流动方向成为线性结构，并产生分子间重排，富含蛋白质的各种植物原料经挤压膨化后转变成“纤维状”食品，这些食品主要是类肉物和挤出物。

大豆蛋白是工业化挤压加工中惟一应用的蛋白原料，一般以湿润的脱脂大豆为初始原料，经挤压膨化后转变成组织化大豆蛋白（即 TSP），可用作各种肉或鱼的增补剂。脱脂大豆约含有 50% 的蛋白质，且大多为分布均匀的球蛋白。

（四）脂类物质在膨化过程中的变化

脂肪在食品的挤压生产过程中是一种敏感物料，对食品的质构重组、成形、口感等影响较大。首先，在高温、高压和高剪切条件下，甘油三酯会部分水解，产生甘油单酯和游离脂肪酸，这两种产物与直链淀粉会形成络合物，影响挤压过程中的膨化。食品物料中脂类的稳定性在挤压膨化过程中大大降低。通常温度在 115 ~ 175℃ 的范围内，随着温度上升，脂类的稳定性下降。

（五）维生素在膨化过程中的变化

挤压膨化加工条件不同，对食品维生素的破坏作用也不同。温度升高、水分含量降低及螺杆速度加快都会导致维生素含量降低。谷物是 B 族维生素的主要来源，挤压过程容易导致维生素 B_1、维生素 B_6、维生素 B_{12}及维生素 C 的破坏。但是，与其他传统加工方法相比，挤压是一个高温短时过程，物料在挤压腔内与氧接触较少，因此，维生素的损失相对较少。

第七节　食品的生物工程技术

微生物用于食品制造在我国已有数千年的历史，也是人类利用微生物的最早、最重要的一个方面。一般认为，食品的生物技术包括发酵工程、酶工程、细胞工程及基因工程四个部分。本节将着重讨论食品发酵工程和酶处理技术。

一、食品发酵工程

发酵工程是采用现代发酵设备，利用微生物的生长和代谢活动，经优选的细胞或经现代技术改造的菌种进行放大培养和控制性发酵，获得工业化生产预定的食品或食品的功能成分。

（一）影响微生物发酵的因素

1. 温度　温度是影响微生物生长繁殖的最重要的因素之一。对于微生物发酵，温度从多方面产生影响，主要表现在对细胞生长、产物形成、发酵液的物理性质和生物合成等方面产生影响。随着温度的升高，细胞的生长繁殖加快，但同时酶失去活性的速度也加快，菌体提前衰老，对发酵不利。

2. pH 值　pH 值对微生物的生长代谢也起关键作用。多数细菌生长的最适宜的 pH 值范围在 6.3 ~ 7.5，真菌和酵母菌生长的最适 pH 值为 3 ~ 6，放线菌生长的最适 pH 范围为 7 ~ 8。

3. 含水量的影响　水是发酵的主要媒介，含水量是决定发酵成功与否的关键因素之一。应根据原料的性质（细度、持水性等）、微生物的特性（厌氧、兼性厌氧或需氧）、培养室条件（温度、湿度、通风状况）等来决定基质的含水量。若含水量较高，则导致基质多孔性降低，减少了基质内气体的体积和气体交换，难以通风、降温，增加了杂菌污染的危险；而含水量低，则造成基质膨胀程度低，微生物生长受抑制，后期可因为微生物生长及蒸发造成物料干燥，微生物难以生长，产量降低。

4. 氧对发酵的影响　氧气的供应往往是决定在好氧深层培养中，发酵能否成功的重要限制因素之一。随着高产菌株的广泛应用和营养丰富的培养基的采用，生物发酵对氧的要求更高。在发酵旺盛时期，即使培养基已被空气饱和，它所储存的氧量仍然很少，一般也只能维持正常呼吸15～30秒。其后微生物的呼吸就会受到限制，所以生物生长过程中，通常采用通风、搅拌或翻动来增大氧的传递。

（二）发酵技术在食品工业中的应用

微生物发酵技术在食品工业中的应用包括：生产微生物酶，培养微生物菌体，获取微生物体内或体外的各种有用酶类物质；生产微生物代谢产品；生产微生物转化产品，利用微生物酶的作用来改变农产品、畜产及水产品的色、香、味等；生产微生物菌体，培养细菌、酵母菌和真菌，然后从培养物中分离出菌体，用作粮食、饲料或其他再加工制品。

1. 食用醋的发酵生产　酿造醋是用粮食等淀粉为原料，经醋酸杆菌有氧发酵而产生的。其主要成分除醋酸（3%～5%）外，还含有各种氨基酸、有机酸、糖类、维生素等营养成分及风味成分，具有独特的色、香、味。它不仅是调味佳品，长期食用对身体健康也十分有益。醋酸杆菌在进行发酵时，发酵液必须保持30℃左右的温度，发酵原液的酸碱度应偏于酸性。因为醋酸杆菌为需氧菌，所以通常采用通气培养，以保证供氧充足，使发酵液中的乙醇转化为乙酸和少量的其他有机酸、乙酸乙酯等物质。食用醋的酸味主要来自乙酸，香味主要来自乙酸乙酯。

2. 发酵乳制品　发酵乳制品是指良好的原料乳经过杀菌作用接种特定的微生物进行发酵作用，产生具有特殊风味的食品，称为发酵乳制品。它们通常具有良好的风味、较高的营养价值、还具有一定的保健作用。

发酵乳制品主要包括酸奶和奶酪两大类，生产菌种主要是乳酸菌。乳酸菌的种类较多，常用的有干酪乳杆菌、保加利亚乳杆菌、嗜酸乳杆菌、双歧乳酸杆菌等。一般认为发酵乳制品的健康价值主要有增加奶的可消化性和营养价值，减少乳糖含量，增加钙、铁的吸收，控制肠道微生物菌群的生长。

另外，食品中鲜味剂的生产；月见草油（γ-亚麻酸）的生产；单细胞蛋白（SCP）及甜味剂的生产等都可通过发酵过程来完成。

二、食品的酶处理技术

酶是生物催化剂，具有专一性强、催化效率高和作用条件温和等特点，酶催化作用一般都在常温、常压、pH值接近中性的条件下进行。酶工程是利用酶的催化作用进行物质转化的技术，是指通过人工操作获得人们所需要的酶，并在生物反应器中，利用酶的催化作用，将相应的原料转化为有用物质的技术。

（一）酶在淀粉类食品生产中的应用

酶在淀粉类食品生产中的应用范围很广，主要有糊精、环状糊精、饴糖、麦芽糖、葡萄糖、果糖等的生产及啤酒、白酒、黄酒、酒精、谷氨酸等发酵原料的处理等。

1. 葡萄糖的生产　现在国内外葡萄糖的生产绝大多数是采用淀粉酶水解的方法。酶法生产葡萄糖是以淀粉为原料，先经α-淀粉酶液化成糊精，再利用糖化酶糖化生成葡萄糖。

在葡萄糖的生产过程中，淀粉先加水配制成30%～40%的淀粉浆，pH值一般调至6.0～6.5，添加一定量的α-淀粉酶后，在85～90℃的温度下保温45分钟左右，使淀粉液化成糊精。当采用高温淀粉酶时，液化温度可提高至105～115℃，可大大缩短淀粉液化时间，提高液化效率。为提高淀粉酶的稳定性，通常要在淀粉浆中添加一定量的氯化钙和氯化钠。

液化完成后，将液化淀粉液冷却至55～60℃，pH值调至4.5～5.0。加入适量的糖化酶，保温糖化48小时左右，使糊精转变为葡萄糖。

酶法水解生产葡萄糖的优点主要有糖化率高，酶法较酸法葡萄糖得率提高约10%；糖化液纯度高，酸法生产会形成不需要的副产品，如5-羟甲基糖醛和脱水葡萄糖等化合物；设备不要求耐酸、耐压，对材料质的要求低，加工简单。

2. 果葡糖浆的生产　果葡糖浆也称高果糖浆或异构糖浆，是以酶法糖化淀粉所得的糖化液经葡萄糖异构酶的异构作用，将其中一部分葡萄糖异构成果糖，形成以葡萄糖和果糖为主要成分的一种混合糖浆。通过酶法生产高果糖浆在国外已经形成产业化，国内正在兴起。

果葡糖浆无色、无嗅，常温下流动性好，使用方便，在饮料生产和食品加工中可以部分甚至全部取代蔗糖，且较其他糖类更具有醇厚的风味。果葡糖浆中含有的果糖在小肠内吸收速度慢，在肝脏中代谢速度快，代谢中对胰岛素依赖小，不会引起血糖升高，对糖尿病病人有利。

（二）酶在乳品工业中的应用

1. 凝乳酶生产干酪　干酪又称奶酪，是乳中的酪蛋白凝固而成的一种营养价值高、容易消化吸收的食品，其主要成分是蛋白质和乳脂，还含有少量的无机盐及丰富的维生素。

干酪的生产可以采用乳酸菌发酵的方法，也可采用凝乳蛋白酶的方法进行。用凝乳蛋白酶生产干酪时，首先在乳中加入凝乳酶和乳杆菌培养物，其中凝乳酶使牛奶中的酪蛋白凝聚，形成凝乳，与乳清分开，然后再以凝乳为原料，根据不同加工工艺，经微生物发酵，包括乳酸菌对乳糖的分解，蛋白酶对蛋白质的分解，成为游离氨基酸及其他风味物质，形成不同类型的干酪。

2. 低乳糖奶　奶中含有的乳糖只有被乳糖酶水解后才能被吸收。通常人体小肠中存在有乳糖酶，但其含量随种族、年龄和生活习惯的不同而有差别，某些婴幼儿由于遗传上的原因，缺乏乳糖酶，不能消化奶中的乳糖，致使饮奶后出现腹胀、腹泻等症状。因此，这些婴幼儿及其他一些体内乳糖酶活性低的人，必须饮用低乳糖奶。

低乳糖奶的生产，可以采用乳糖分离法，也可采用乳糖酶分解法。酶法的生产原理是加进乳糖酶，使奶中的乳糖水解成为易消化吸收的葡萄糖和半乳糖，从而制成低乳糖奶。

第八节 食品的超临界萃取分离技术

超临界流体萃取是一种新型的萃取分离技术，是利用流体（溶剂）在临界点附近某一区域（超临界区）内，与待分离混合物中的溶质具有异常相平衡行为和传播性能，且对溶质溶解能力随压力和温度的改变在相当宽的范围内变动这一特性，达到溶质分离的技术。因此，利用这种技术可从多种液态或固态混合物中萃取出待分离的组分。

一、原 理

超临界流体（SCF），是指物质的一种特殊流体状态。将处于气液平衡的物质升压升温时，热膨胀会引起液体密度减少，而压力的升高又使气相密度变大，当温度和压力达到某一点时，气液两相的相界面就会消失，成为均相体系。这个状态消失的点称为临界点（SCP），存在着物质的临界温度、临界压力和临界密度。

如上所述，超临界流体是处于临界温度和临界压力以上的非凝缩性的高密度流体，没有明显的气液分界面，既不是气体，也不是液体，性质介于气体和液体之间，具有优异的溶剂性质，粘度低，密度大，有较好的流动、传质、传热和溶解性能。超临界流体萃取正是利用超临界状态下的流体具有的高渗透能力和高溶解能力，在较高压力下，将溶质溶解于流体中，然后降低流体溶液的压力或升高流体溶液的温度，使溶解于超临界流体中的溶质随其密度下降、溶解度降低而析出，从而实现特定溶质的萃取。

作为一个分离过程，超临界流体萃取技术介于蒸馏和液体带萃取之间，它在某种程度上结合了蒸馏和萃取过程的特点，其有如下优势：① 操作温度低 可在接近常温下完成萃取工艺，能较好地使萃取物的有效成分不被破坏，对热敏性食品以及食品的风味不会产生影响，特别适合那些对热敏感性强、容易氧化分解的成分的提取和分离；② 超临界流体具有巨大的压缩性，在临界点附近，流体温度或压力较小的改变可使溶质的溶解度大幅度变化，使流体有极强的选择性，对分离溶解度相近的两种成分非常有利，萃取后溶剂与溶质容易分离；③ 在高压、密闭、惰性环境中，选择性萃取分离天然物质精华，在最佳工艺条件下，能将萃取的成分几乎完全提出，从而大大提高了产品的回收率和资源的利用率；④ 超临界流体具有与液体相近的溶解能力，又具备了与气体相近的传质能力，这使流体在萃取时传质很快达到平衡，从而达到快速有效的分离效果；⑤萃取过程简便，效率高且无污染。

二、应 用

目前该技术在食品生产中主要用于以下五个方面。

1. 特定食物成分萃取 食品中某些特定物质的萃取如沙棘果中的沙棘油、奶油和鸡蛋中的胆固醇、咖啡豆中的咖啡因、茶叶中的儿茶酚等。

2. 风味物质的提取 食品中风味物质提取如香辛料、鲜花的芳香物质、啤酒中的呈味物质、果皮中的精油、果蔬汁的芳香成分等。

3. 油脂提取 动物油脂（鱼油、肝油等）和植物油脂（大豆、棕榈、可可豆、咖啡豆）的萃取等。

4. 脱色脱臭　食品的脱色和脱臭，如羊肉去膻味、豆制品去豆腥味等。

5. 天然食用香料和色素提取。

第九节　微胶囊造粒技术

微胶囊是指一种具有聚合物壁壳的微型容器或包装物。微胶囊造粒技术就是将固体、液体或气体物质包埋、封存在一种微型胶囊内成为一种固体微粒产品的技术，这样能够保护被包裹的物料，使之与外界不宜环境相隔绝，达到最大限度地保持物质原有的色、香、味、性能和生物活性，防止营养物质的破坏与损失。此外，有些物料经胶囊化后可掩盖自身的异味，或由原先不易加工贮存的气体、液体转化成较稳定的固体形式，从而大大地防止或延缓了产品劣变的发生。

微胶囊内部装载的物料称为心材（或称囊心物质），外部包囊的壁膜称为壁材（或包囊材料）。微胶囊造粒（或称微胶囊化）的基本原理是，针对不同的心材和用途，选用一种或几种复合的壁材进行包覆。一般来说，油溶性心材应采用水溶性壁材，而水溶性心材必须采用油溶性壁材。

一、微胶囊技术处理食品的优点

（一）将液体转变为固体

液态物质经过微胶囊处理形成细粉末状产物，称为拟固体，在使用上具有固体特性，但仍然保留液体内核，能够在需要的时间破囊而出，重新恢复液体状态，使食品在运输、贮存等方面都得到简化。

（二）保护不稳定成分

微胶囊可使被防护物质免受环境中的氧化、紫外辐射和温度、湿度等因素的影响，有利于保持物料特性和营养。例如，大蒜所含挥发性油中的大蒜辣素和大蒜新素在光线、温度的影响下易被氧化，并对消化道黏膜有刺激性。将大蒜挥发油制成大蒜素微胶囊后，可提高其抗氧化能力，增加贮藏稳定性，并掩盖强烈的刺激性辣味，而其生理活性不变。由于微胶囊化后隔离了各成分，故能阻止两种活性成分之间的化学反应。

（三）改变物料相对密度

可根据需要将物料微胶囊化，使其质量增加，下沉性提高；也可将物料制成含空气的胶囊而使物料相对密度下降，让高密度固体物质能漂浮在水面上。

（四）降低挥发性

对食品香料、香精进行微胶囊化，制成粉末状的香料不易挥发，可防止因光化学反应和氧化反应而形成的食品变质，并能控制香味的释放速率。如普通香料加在口香糖中，其效果是入口时很香，但短时间内香味便释放完全，口中仅有辛辣感；而使用微胶囊化处理后，入口时不会过香，仅在咀嚼时微胶囊破裂而释放香料，因此可长久留香。

（五）控制物质的释放时机

囊芯物质的即刻释放可以采用机械方法，例如加压、摩擦、加热熔化，或者采用化学方法如酸的作用、溶剂及水的溶解等；囊芯物质的逐步释放是用非水溶性材料为壁材，通过改变壁材的化学组成，调节壁材的厚度、硬度、囊壁的组成层次和孔径大小，控制水溶性芯材的释放速度，从而控制风味物质的释放，减少其在加工过程中的损失，降低生产成本。

二、微胶囊造粒技术的应用

（一）香精香料的粉末化

食品风味是决定食品质量的重要因素之一，由于风味物质挥发性强，在食品加工与贮藏过程中，各种条件（包括温度、pH 值、压力、密闭或开放式、时间和投料顺序等）均会对产品的风味造成影响。如条件未控制好，会导致风味成分的大量损失或劣变，引起食品品质的恶化。因此可应用微胶囊技术将液体香味物质包囊化或微胶囊化成固体粉末香味料，从而提高产品质量。

（二）粉末油脂

微胶囊化能够对油脂进行有效的保护，降低在保存过程中的氧化酸败，而且极大地提高了油脂的使用方便性。最广泛应用的粉末油脂是人们熟悉的咖啡伴侣，产品的保质期可达一年。此外，深海鱼油、小麦胚芽油等含高度不饱和脂肪酸的油脂易氧化变质，而且带有特殊腥味或异味。通过微胶囊化使其成为固体粉末，不仅能有效降低其氧化变质的可能，而且异味也得以掩蔽。

（三）粉末酒类

酒通常由酒精及挥发性芳香化合物、非挥发性呈味化合物（有机酸、糖分等）和水三大成分组成。在酒的粉末化过程中需将水分去除掉而保存其他两类成分。在香精香料和油脂粉末化过程中，是用适当的壁材将液体心材全部包裹住而不需去除液体心材中的某种组成成分。但在酒粉末化过程中，需去除掉其所含的水分而将其他成分用适宜的壁材包囊住。将酒类微胶囊化，可以极大地降低酒类产品的贮存和运输成本，只需在饮用前加水溶解复原即可，非常适合于作为旅行食品等。粉末酒类除了饮用作用外，也可用作食品以及化妆品的原料，起着香、矫味、防腐等作用。在点心及面包中加入1% ~ 5%的粉末酒，不仅能使烘烤后的蛋糕组织细腻，没有蛋腥味，而且有较好的防腐性能。

（四）甜味剂微胶囊

甜味剂微胶囊化后的吸湿性大为降低，而且微胶囊的缓释作用能使甜味持久。此外，阿斯巴甜是天冬氨酸与苯丙氨酸甲酯的二肽酯类化合物，在可乐等酸性饮料中不稳定，易于水解，在烘烤食品中应用也较容易损失而使甜味减弱，制成微胶囊后稳定性可显著提高。

（五）酸味剂微胶囊

酸味剂有增加风味、延长保质期的作用，但有时酸味剂会与食品中的某些成分发生化学作用，使食品的风味损失，色素分解，淀粉食品的货架期缩短。茶叶中加入酸味剂后会与茶叶中的单宁起反应，并使茶叶褪色。将酸味剂制成微胶囊，使其与食品中其他成分隔离，对酸敏感的成分便可不受其影响。酸味剂的微胶囊通常使用氢化油脂、脂肪酸等蜡质材料为壁材，在食品加工的后期加入食品中，微胶囊受热熔化时才释放。

第二章 烹饪学

第一节 绪论

一、烹饪的概念

什么叫烹饪？烹饪的本义是加热食物使之成熟，一般特指制作菜肴和饭食。烹饪一词始见于《周易·鼎》“以木巽火亨饪也”句。在古代汉语中，亨即烹。烹作加热解，饪作制熟解，合为烹饪，通常理解为运用加热方法制作食品。具体而言，烹饪是人类为满足生理和心理需求，将可食性的物质原料，运用适当的方法加工成菜肴、主食和小吃成品的活动。

烹饪与烹调词义相近但有区别，烹调是将经过加工处理的烹饪原料用加热和加入调味品的综和方法，制成菜肴的一门技术。烹饪则指制作菜点的全部过程。

《烹饪学》是研究与学习菜肴食品原料与菜肴制作工艺的一门理论学科。烹饪学主要内容包括：原料知识、原料加工、刀工、配菜、调味、火候和工艺等内容。本章重点讲述菜肴制作工艺流程理论和加工技能以及烹调方法原理。

二、中国烹饪的特点

中国烹饪源远流长，是中华民族文化宝库中璀璨的一支，它与法国烹饪、土耳其烹饪齐名，并称为世界烹饪的三大风味体系。中国烹饪文化已有数千年的历史，渗透在56个民族的日常生活之中，积累了丰富的经验和知识，它是中华民族的一份宝贵、丰厚的文化遗产。

按照传统，中国烹饪由菜品烹调和面点制作两大部分构成，前者称为“红案”，后者称为“白案”。中国烹饪饱蕴着中华民族特有的优选用料，精细加工，讲究火候，讲求风味，合理膳食等五大特色。中国食品的独特标准，可能概括为六个字：色、形、香、味、滋（食品的质感）、养。六者必须相辅相成，融会一体，使人们得到视觉、嗅觉、触觉、味觉的综合的饮食享受。其中又以味的享受为核心，以养的享受为目的，构成中国烹饪的特色。与其他各国烹饪原料比较，中国烹饪原料具有以下一些特点：

1. 选料广泛、品种多样　中国地大物博，选用原料又不拘一格，从而构成了中国烹饪原料广采博取的格局。

2. 精工再制、特产丰富　中国烹饪除取用天然原料外，还将天然原料进行精细加工制成新的原料，形成颇有特色的原料品种，构成主配原料的一大组成部分。

3. 综合利用、物尽其用 对若干天然性原料，中国常将其他国家视为废弃物或不可食用部分加以充分利用，或加工成新的原料应用。

4. 追求美食、讲究养生 今日的中国烹饪原料都是经过数千年的实验、实践、筛选、优选后得来的，在漫长的选择过程中，美食与养生是人类长期追求的两大目标，美食不仅是享受，而且最终是达到养生的目的。

第二节 烹饪原料

烹饪原料是指用来制作菜品、主食、小吃的各种主配料、调辅料和佐助料。

在漫长的烹饪发展史上，人们不断发现、培育和引进各种烹饪原料，并经过反复筛除和优选，逐渐淘汰了一些不宜应用的原料。目前，我国的烹饪原料总数达万种以上，稻麦豆薯、干鲜果蔬、畜禽鸟兽、鱼鳖虾蟹、蛋奶菌藻、本草花卉，乃至昆虫野菜都可选作烹饪原料，从而构成了中国烹饪原料广采博取的局面。

一、烹饪原料的分类

（一）根据烹饪原料的来源分类

绝大多数的烹饪原料来源于植物界或动物界，少数来源于非生物界和经发酵形成的，因此可把烹饪原料分为下列四类：

1. 植物性烹饪原料

（1）陆生植物性烹饪原料：主要种类有谷类、杂粮、薯类、豆类、糖类、植物油、蔬菜、果品、茶叶、咖啡、可可等。

（2）水生植物性烹饪原料：主要种类是海产类，如海带、鹿角菜、裙带菜、紫菜、石花菜等。

2. 动物性烹饪原料

（1）陆生动物性烹饪原料：主要种类有畜类、禽类、蛋类、奶类等。

（2）水生动物性烹饪原料：主要种类有鱼类、虾类、贝类、蟹类、鳖类等。

3. 非生物性烹饪原料 在烹饪中所使用的非生物性原料主要有水、食盐、盐卤和某些食品添加剂等。

4. 发酵烹饪原料 有相当部分烹饪原料是经发酵加工形成的，如酱、酱油、醋、酒、味精、酸菜、泡菜等。

（二）根据烹饪原料的作用分类

1. 主配料 主配料是构成菜点主体的烹饪原料，绝大部分品种既可作为主料又可做配料，难以截然划分，故概称为主配料。又可分为天然性主配料和加工性主配料两类。

2. 调味料 在烹调过程中用于调和菜点口味的原料统称为调味料，又称调味品。包括咸味、甜味、酸味、辣味、香味、鲜味调料和其他调料。

3. 佐助料 在烹调过程中对菜点的色、香、味、形和质感产生帮助或促成作用的烹饪原料统称为佐助料。主要品种如水、油脂、淀粉及各种食品添加剂。

二、烹饪原料的质量鉴别

烹饪原料的质量受产地、季节、品种等因素的影响，质量有优劣之分。市场上的原料鱼龙混杂，真伪难辨，购买时也要能够识别。目前原料质量的检验主要为感官检验。感官检验是凭人的眼、耳、鼻、口和手等感觉器官，对原料的品质好坏进行判断。主要分为视觉、听觉、嗅觉、味觉和触觉检验五种方法。

（一）视觉检验

是利用人的视觉器官鉴别原料的形态、色泽、清洁程度等，以确定品质的好坏。品质良好的原料都具有一定的形态或色泽，原料的形态或色泽发生改变，在一定程度上能反映出品质的变化。例如新鲜的绿叶蔬菜，叶绿、茎白、脆嫩、饱满、形状整齐，不新鲜的蔬菜干缩发蔫、体积缩小、叶黄或抽薹发芽。

（二）嗅觉检验

是利用人的嗅觉器官来鉴别原料的气味，以确定原料品质的好坏。许多烹饪原料都有固定的气味，如优质八角、丁香、桂皮等香料香味浓郁纯正，新鲜肉类都有其正常气味。当原料发生腐败变质时，就会产生不同异味。如肉类变质后产生臭味，油脂变质后产生哈喇味，淀粉类原料变质后有霉味或馊味等。

（三）味觉检验

是利用人的味觉器官来检验原料的滋味，从而判断原料品质的好坏。例如，新鲜的柑橘柔嫩多汁，滋味酸甜可口，但变质后甜度减弱，味苦、酒味增加。应该注意的是味觉检验是靠舌头上的味蕾感受的，要保证味蕾的敏感性，必须在检验原料前清洁口腔，不得抽烟、喝酒或吃刺激性食物，而且最好使原料的温度处在20～45℃。

（四）听觉检验

是利用人的听觉器官鉴别原料受振动而发出的声音来确定其品质。如用手摇鸡蛋，听蛋中是否有声音来确定蛋的优劣；挑西瓜时，用手敲击西瓜听其发出的声音，来检验西瓜的成熟度等。

（五）触觉检验

是通过手的触摸来检验原料的重量、弹性、硬度等，从而判断原料的质量。例如，新鲜肉富有弹性，用手指压凹很快复平，变质的肉用手指压凹往往不能复平。鉴定原料的重量也能确定品质好坏，如鲜货原料，在同原料同体积的前提下，重的就是新鲜的，轻的就是不新鲜的。干货原料则相反，重量增加，表明已吸湿受潮，质量下降。

以上五种感官检验方法中，以视觉检验和触觉检验应用较多。在实际工作中，感官鉴定法有着重要的实用价值，但带有一定的主观性。

第三节 烹饪原料的初加工

原料的初加工是烹调中不可缺少的阶段。一般依材料之切配（刀工与配菜），烹调以及塑型，在调理以前进行初步加工，如鲜活料的宰杀、整理、洗涤等，以使原料最大限度转变为净料。不同原料，其初加工的方法与要求不尽相同。

一、蔬菜类原料的初加工

蔬菜类原料，在烹饪中的用途很广，既能做主料，也能做配料。许多菜肴，没有蔬菜类原料的配合，很难达到色、香、味、形俱佳的效果。

（一）叶菜类的初步处理

1. 选择整理　市场上供应的蔬菜，虽然都整齐新鲜，但购进后，由于供、购过程，或经挤压和摩擦，所以初加工时，一定要先认真选择整理，如有杂物（细草、虫卵）、烂叶等一定除净；有些蔬菜还要去掉老叶、老茎、老根等。

2. 洗涤处理　叶类菜经选择后，要进行洗涤。根据不同的情况，要采用不同的方法。洗涤主要有清水洗、冲、浸、漂、刷等。一般常用的有：

（1）冷水洗涤：主要用于较新鲜整齐的叶菜类。洗涤时，先用冷水浸泡一会儿，使附在原料表面或叶中的灰尘、污物回软，再进行洗涤。

（2）盐水洗涤：主要用于容易附有虫卵的叶菜类原料。将叶菜类用含2%～3%食盐水溶解浸泡片刻（约5～10分钟），使虫的吸盘收缩，浮于水面，便于清除。

（3）高锰酸钾溶液洗涤：主要用于生食菜肴的原料，如生菜、青瓜等，洗涤时，先放入0.03%高锰酸钾水溶液中溶解，再将原料洗净后泡5分钟左右；这样，可以起到杀死细菌的作用。

（二）根、茎菜类的初步处理

有些根、茎类的蔬菜带有老根、老茎或粗纤维的外皮，在初步整理时应该除去，如马铃薯、芋头要刮去外皮；竹笋、茭白要去掉硬根、老皮；西芹要刮削去粗纤维的外皮等。

这些原料经刮削处理后，还要洗涤，一般用清水洗净即可。但这些原料有些含有多少不等的鞣质（单宁）、铁质（如木薯、马铃薯、茄子等），去皮后容易因氧化作用而变色，出现红色或紫色的现象。所以，这类原料去皮后应立即洗涤，一时不用，可用清水浸泡，以防止变色。

（三）花、果类菜的初步处理

花、果类菜的原料也很多，初步处理时主要是掐去老纤维，削去污斑，挖除蛀洞等。

二、家禽的初加工

禽类的初步加工，基本方法均相同。对于活禽先行宰杀后去除羽毛，剖开腹部再洗净，对于光禽，只需剖开腹部再洗净即可。家禽初加工，大致有宰杀处理和内脏清洁。

（一）宰杀处理

宰割鸡、鸭时，让禽血流尽。拔毛时，用80℃的热水浸烫，先捋去脚、嘴上的硬皮、壳，然后顺毛方向轻压禽身，拔去翼毛及全身羽毛。取出内脏，膛开、肋开、背开三种剖开法，均须保持原料整只的形状。

（二）洗净内脏

鸡鸭的内脏，除嗉囊、气管、食道及胆囊外，均可食用，洗涤方法如下：

1. 肫（膝）　先去接肠的部分，然后剖开肫，刮去里面污物，剥去内壁黄皮洗净。

2. 肝 剖胸时取出肝脏，摘去胆囊，注意不要弄破胆囊，因胆囊一有破损则易使肝脏染上苦味，无法洗去。

3. 肠 将曲肠整直，接着用剪刀剖开肠，再以明矾、粗盐除去肠壁的污物与黏液，洗净后烫水（烫水时间宜短促，时间一长即变硬，不能咀嚼）。

4. 油（脂肪） 母鸡腹中有脂肪，可以取出使用。鸡油不适于煎熬，放在蒸笼里蒸，可保持原来色彩。

5. 血 凝结于碗中的血，可放入热水中煮。禽血嫩软而美味。但放在蒸笼经长时间蒸易造成中间空洞。

6. 其他 其他脏器如心脏、鸡肾，母鸡腹中未成熟的蛋等，均予以取出后洗净。鸡肾尤为烹调佳材，不可舍弃。

三、家畜类的初加工

家畜肉类主要是猪、牛、羊的躯体，一般都是分好档的部位。涉及这方面的初步加工，猪类原料要多些，而牛、羊类原料较少，一般有斩猪排骨、斩猪爪、分拆猪腿等。家畜类原料的半成品加工，一般有冷、热水锅加工和油锅加工，目的是去除原料中的血水和腥躁气味，便利烹调。

家畜类下水料粗加工，猪、牛、羊的内脏、脚爪、尾及舌等各部分的洗涤工作很重要，因为这些原料大都肮脏、多脂，且有腥味，若不充分加以洗涤则无法食用。主要洗涤方法有翻洗法、擦洗法、刮洗法、漂洗法等。有些原料未必只用一种方法洗涤，如肠、胃等部分，需要并用上述几种方法来洗涤，才能洗净。

（一）翻洗法

翻洗法是将原料翻过来洗，主要用于肠、胃等内脏的洗涤。因肠胃内部残食及分泌液较多，且充满油脂，非翻过来洗不可。

洗大肠，使用套肠翻洗法，即将大肠口较大的一端翻过，用手撑开，注入清水。肠因受水的压力，逐渐翻面，最后内外完全翻面，此时用手撕去附在肠壁上的污物。

（二）盐醋搓洗法

主要用于搓洗油腻和黏液较重的原料，如肠、肚等。在里外翻洗前应先加适量的盐和醋反复揉搓，然后洗涤。这样可以去其外层黏液和恶味。

（三）刮剥洗法

这是一种除去外皮污垢和硬毛的洗法。如洗猪爪，一般要刮去爪间及表面的污垢和余毛（除余毛最好连根拔起）。洗猪舌、牛舌，一般先用开水泡至舌苔发白，即可刮剥去白苔，然后就可洗涤。头、爪上的余毛，也可先用烧红的铁器烙去，再刮洗干净。

（四）清水漂洗法

主要用于家畜类的脑、筋、脊髓等。这些原料很嫩，容易破损，应放置在清水中轻轻漂洗；其中的血衣、血筋，可用牙签剔去，再轻轻漂洗干净。

（五）灌水冲洗法

主要用于猪肺。可将大小气管、食管剪开冲洗干净，再经开水一氽除去血污白皮后洗净。还有一种方法是将气管或食管套在水管上，灌水冲洗数遍，直至血污冲净，肺叶呈白色为止。

四、水产品的初加工

对于水产品，在切配与烹调以前，先要去鳞、除鳃洗净。具体的步骤，依品种与使用方法而异，一般而言先去鳞、鳍、鳃后摘除内脏。

（一）去除鳞鳍鳃

除去鱼之鳞、鳍、鳃，用刀反方向刮去鳞，用剪刀或菜刀切除鳍，用手挖去鳃，但鲥鱼、鳓鱼的鳞因富含脂肪、味道鲜美，故只除鳃，不必去鳞。鲫鱼鳍较软也可不切除。鳜鱼（桂鱼）、鲈鱼、黄鱼的背鳍非常锐利，须在去鳞前用剪刀剪去（刺在手上容易感染细菌导致发炎）。黄鱼须将头皮撕去。

（二）摘除内脏

内脏的摘除通常使用下面两种方法：

1. 剖腹摘取　用一般材料都采用此法。在肛门与腹部间，用菜刀沿着腹皮剖开一直线，取出内脏。

2. 保持鱼体完整的形态　可在肛门正中处用菜刀轻轻做横向切开，将肠剪断，用两根细竹棒（或用竹筷），以鳃插入腹部，卷起内脏。取出内脏时勿弄破苦胆（一般海水鱼不具苦胆），否则鱼味会变苦，例如青鱼、草鱼等在冬季腹部会鼓起，故须从腹部切开到尾鳍处。夏季则从尾鳍部切开到腹鳍部，如此可避免弄破苦胆。鱼的腹部有一层黑膜，具有强烈的腥臭，故须去除。有些鱼的内脏可以入馔，如青鱼的肝、肠等，不能丢弃。

五、干货原料涨发

干货原料，简称干货或干料，是指人们为了便于保藏和运输，对新鲜的食用动植物原料进行干制，而形成的一类食品原材料，干制办法，有自然晒干、风干、阴干等，有人工烘干、热空气干燥、真空干燥等。干货原料的品种很多，如发菜、黄花菜、香菇、木耳、干辣椒、玉兰片、鱼干、干海参、鱿鱼干、干蹄筋、鱼肚等等。烹调加工中，干货原料都要进行涨发处理。

（一）干货原料涨发的种类

干货原料涨发有两种基本类型，吸水膨润和干热膨化。

1. 吸水膨润　所谓吸水膨润，指的是在一定条件下，水浸润到干货原料的组织之中，使其体积增大，质地回软的过程。

吸水膨润的目的就是通过水的浸润使干货原料尽可能地恢复到原来的新鲜状态（包括生鲜状态和鲜料加热后的状态），以利烹调加工。由于在干制过程中原料的风味成分散失了一些，某些成分还发生了化学变化，要使干货原料完全恢复到新鲜状态是不可能的。吸水膨润的复原只是部分复原，如含水量、口感等。

2. 干热膨化　所谓干热膨化，指的是用油、食盐、砂粒、电磁波等非水物质作传热介质加热干货原料，使其体积膨大，组织呈蜂窝状结构的过程。适合于干热膨化的干货原料，大多是富含胶原蛋白的原料，如干制的蹄筋、猪肉皮、鱼肚等。

干热膨化的推动力是干货原料中含有的水分。一般情况下，这部分水以结合水的形式存在，受热时，胶原蛋白变性就会将结合水释放出来，使结合水转变成自由水。均匀分布于原料组织的显微孔隙之中。温度达100°C时，这部分水汽化，胀大显微孔隙，使原已收缩回软的原料组织膨大起来。由于水分在原料组织中是均匀分布的，膨化的原料组织便呈均匀的蜂窝状结构。

（二）干货原料的涨发方法

干货涨发的主要方法有水发、油发、盐发、碱发和火发5种，其中以水法和油发最常用。

1. 水发　用清水或水蒸气使干货原料吸水膨润，体积增大，质地回软的涨发方法。根据所用水的温度和形态的不同，水发可分为冷水发、温水发、沸水发。

（1）冷水发：冷水发即将干料放在多量冷水（20°C左右）中，利用水分子的浸润使其自然吸收水分慢慢膨大回软，尽量恢复新鲜时软、嫩的特性。

干料放在冷水中，能自然吸收水分，这是由于水对其毛细管的浸润作用，加水后可以使干料不同程度地吸收，恢复成新鲜时的形状。冷水发料的优点是操作简单易行，并能基本保持干料原有的鲜味和香味。

（2）温水发：温水法即将干料放在多量温水（水温可根据原料性质和季节不同作适当调整，一般在50°C以上）中，利用热的作用促进水分子向干料组织的浸润，使其吸收水分，膨大回软，尽量恢复新鲜时的状态。温度升高可加速水分子的运动，促进干料的吸水膨润，涨发功效较冷水发高。也常用于适合冷水发干料的快速涨发。

（3）沸水发：沸水发也称热水发。把干料放在热水中。用各种加热的方式促使原料加速吸收水分，成为松软嫩滑的全熟或半熟的半成品。热水发主要是利用热的作用使水分子高速运动，同时改变某些干料的性质（蛋白质变性、淀粉糊化、果胶质水解等化学变化所致），促进干料组织的吸水膨润。沸水发根据加热方式的不同可分为泡、煮、焖、蒸四种。

1）泡发：泡发就是将干料放人热水中浸泡而不再继续加热，使原料慢慢泡发涨大的方法，多用于形体较小，质地较嫩的干货原料。如银鱼、发菜和粉丝等，用热水浸泡即可发透。

2）煮发：煮发即把干料放入水中，加热煮沸，使之涨发的方法，多用于体质坚硬、厚大而带有较重腥臊气味的干料。如鱼翅、海参等，都采用煮发方法。

3）焖发：焖发实际上就是煮发的后续过程。用煮发的方法发料，加热必须适度、适时，不能用急火，煮的时间不宜过长，以防原料外层皮开肉烂，而内部却仍未发透。煮到一定程度时，需改用微火；或将锅端离火源，盖紧盖子使温度逐渐下降，让原料从外到里全部涨发。这种方法就叫做焖发。鱼翅等干料，一般都是用煮发、焖发。

4）蒸发：蒸发即将干料洗净，放入盛器内，加入少量水或鸡汤（增鲜）、黄酒（去腥增香）等，置笼屉中利用水蒸气加热，促进干料的吸水膨润。蒸发的原理与沸水发相似，所不同的是蒸发利用水蒸气传热，避免了原料与大量水的接触，有利于保持鲜味、干料的本味和保护原料的外形完整。它适合于干贝、海米等，以及继续煮焖无法保持外形完整的一些干料的涨发。

水发可以根据原料的性质，采用各种不同的水温和涨发形式，从而获得较好的发料效果。一些体质坚硬、老厚、带筋、夹沙或腥臊气味较重的原料，如鱼翅、海参、干笋等，都要经过几次泡、煮、焖、蒸等热水发料过程。干货原料经过热水发，即成为半熟或全熟的半成品。热水发料对菜肴质量关系甚大，如果原料涨发不透，制成的菜肴就会僵硬，难以下咽；应掌握好发料时间和火候，才能符合要求。

2. 油发 油发即把干货原料放在多量（约为原料的5～7倍）的油锅中，经过加热使其组织膨胀疏松，成为全熟的半成品的涨发方法。适用于涨发含胶原蛋白丰富，组织致密的干货原料，如干制的蹄筋、猪肉皮、鱼肚等，干制的淀粉胶状原料。

油发的作用和水发不同。水发是利用水的浸润作用，使干货重新吸收水分而恢复软嫩状态。油发则是利用油的传热作用，使干货中所含的少量水分蒸发，分子颗粒膨胀，并使原料本身所含的一部分油脂排除出去，而达到膨胀松脆的要求。

3. 盐发 盐发是把干料放在多量的盐中加热，使之膨胀松脆而成为半成品的方法。其作用和原理与油发基本相同，但传热介质不同，它以食盐为传热介质。食盐呈全颗粒状，传热没有液态的油脂那么均匀，操作时需要不停翻炒，经常焐焖。盐发对干货原料的含水量要求不甚严格，受潮回软的也可以涨发。因此，盐发所需时间较长，允许原料在涨发过程中干燥。

盐发的操作方法是：先将盐下锅炒热，使盐中的水分蒸发掉。然后端离火源，待盐粒温度降低，将干料放入，再放在炉子上翻炒，边炒边焖，直至发透为止。

4. 碱发 碱发是一种特殊的发料方法，利用碱性溶液浸泡，使干货原料吸水膨润，体质增大，质地回软的涨发方法。其基本原理与水发相同，都是吸水膨润，所不同的是加入了碱性物质助发。适合于碱水发的原料主要是干制的鱿鱼、墨鱼等。

碱水发所用的碱性物质通常是纯碱（Na_2CO_3）和生石灰（CaO_2）。所用的碱性溶液一般有两种：一种是用纯碱500g、生石灰200g，沸水4500g，放一起搅匀，再加凉水4500g，冷却后去渣而成，俗称熟碱水。另一种是用纯碱500g，凉水10kg，冷却后去渣而成，俗称生碱水。碱发有用碱面（纯碱）发和用碱水发两种方法。

（1）碱面发（大块碱可先制成粉末状）：就是在用冷水或温水泡至回软、锲上花刀改为小块的原料上沾满碱面，涨发时再用开水冲烫，烫制成形后用清水漂洗净碱分。此方法的优点是沾有碱面的原料可存放较长的时间，涨发方便，可以用多少发多少，随用随发。

（2）碱水发：将干货原料放入配制好的碱溶液中，使之浸发涨大。涨发前一般应将干料用清水浸泡，使外层稍软，再放入碱水中泡发。泡发后，要将原料用清水漂洗，清除碱味和腥味。

5. 火发 这种方法是指某些比较特殊的原料，在水发之前必须经过一个用火烧烤的过程。如海参中的乌参、岩参等，虽属海参中的优质品种，但外皮坚硬，直接水发不能发开，且坚硬的外皮也不能食用，所以在泡发前要先用火将其外皮烧焦，并把烧焦的外皮刮去，然后再反复用热水泡发。在烧烤外皮时应注意掌握火候，不宜烧过头，以免造成浪费和影响质量。

六、几种干货原料的涨发实例

（一）蜇皮

用冷水浸泡，将经过浸泡洗净的蜇皮，沥干水分，投入80℃的水锅中出水，出水过程中，水温应始终保持在70～80℃之间。约30秒钟后，蜇头开始收缩。此时，将蜇皮倒出、过凉后，浸入浓度为1/500的醋精水溶液中（夏季可适当提高水溶液浓度）。经过几个小时的浸泡，蜇头又恢复原有的形态并变得很脆。将醋精水溶液倒出，换入清水，即可随时取用。

（二）鱼翅

将鱼翅的薄边裁去，适当加热，用开水焖发。将焖过的鱼翅捞在木桶内，倒入开水，浸没鱼翅，盖上盖，保持温度，焖泡几个小时。然后，去掉翅上的沙质，裁去翅根，洗净，继续加热焖发5个小时左右。将焖透的鱼翅晾凉，去骨和去掉腐肉，用清水漂去腥味，再焖再浸。热天焖浸时间可短些，冷天焖煮时间可长些。发制鱼翅，忌用铁器。

（三）鲍鱼

先将干鲍鱼洗净，再添入开水，盖上盖，焖至鲍鱼发软，捞在凉水盆内，抠净黑皮，洗去杂质，捞入开水盆里，放少许碱面，盖上盖，放灶火台上，继续焖发。至鲍鱼发透、有弹性时再换热水，漂去碱味即成。

（四）鱿鱼

多采用熟发。熟发是先将鱼须去掉，将鱿鱼放温碱水中泡透，使其完全回软（用碱量视鱿鱼质量而定，质老肉厚的用碱量大于质嫩肉薄的，一般嫩而薄的鱿鱼250g用50g碱，老而厚的鱿鱼可多放一点碱），刮去黑皮，顺长切成两片，连碱水带鱼一起倒入锅内，在旺火上烧沸后，连续顿火两次。发至透亮时，将鱿鱼捞入开水盆内，不等水凉再换开水。每次换开水时，都要少加一些碱，连续换水三次，发至完全胀开。使用时，换温水使其将碱味吐净，即可使用。发好的鱿鱼平滑柔软，呈白黄色，鲜润透亮，用手捏着有弹性。发好的鱿鱼如使用不完，仍放开水内，少放些碱养着备用。

（五）海参

先将海参放入盆内对入开水，泡软后放入冷水锅内烧开，再捞到开水盆内，盖严盖，放在灶台较热处。等到海参发起，捞在开水盆内，用刀子把海参的肚子划开，取出肠肚，抠净外边的黑皮后洗净，再放入冷水锅内烧开，仍捞入开水盆内，盖上盖，放灶台较热处。如此反复焖发，直到海参柔软、光滑、捏着有韧性，才算发好。发好的海参，可放入开水中泡着备用。因海参有大有小，不能同时发透，更不能确定发制几次，所以必须勤看，发现已发好的及时拣出，其余继续发制。对于皮厚又硬的海参，则要先用火烧，再用水发。将海参在火上烧焦外皮，用小刀刮去焦皮露出褐色，然后按上述方法进行发制。夏天发制海参因气温较高，应注意海参腐烂、变质，切记不能让发制海参的盆中有“生水”，更不能让水浑发粘。不论什么时候发制海参，都不能让发海参的锅内、盆内的水中带有油腻和盐碱。如水中有油，海参容易腐烂溶化；如水中有盐碱，则不易发透。在开肚去肠时，不要碰破海参腹内的一层腹膜，否则发时易烂。但在发好后烹制前，必须用清水将这层腹膜轻轻洗掉。

第四节 烹饪原料的初步熟处理

烹饪原料的初步熟处理，也称前期热处理、加热预处理等，是指把经过加工整理的烹饪原料放入水锅、油锅、蒸锅或熏烤炙炉中，利用不同的传热介质进行初步加热，使其成为半成品，以备正式烹调之用的加工过程。其中，部分干料的涨发工艺也属于初步热处理。烹饪原料的初步热处理是烹调工艺中具有较高技术性的一个环节，属半成品烹调工艺。对烹饪原料进行合理的初步热处理，是实现菜肴色、香、味的重要手段。

一、水加热处理工艺

水加热处理是指把经过初加工后的烹饪原料，放入不同温度的水（汤）锅中加热至一定状态，以备进一步切配成形或正式烹调之用的工艺。水加热处理可分为：焯水、水煮和卤汁走红。

（一）焯水

称焯烫、出水、冒水、飞水、水锅等，是指把经过初加工后的原料，放入沸水锅里短时间加热后捞出的热处理方法。对于某些动物性原料，焯水有助于保持其脆嫩度，如腰片、腰花经沸水焯制处理后，既可除去臊味，又能使其嫩度不受影响。对于植物性原料，焯水不但能缩短原料在正式烹调时的受热时间，还可保持其鲜艳的色泽（特别是绿色蔬菜）。这是因为植物性原料受热后其酶的结构被破坏而失去活性，抑制了酶促反应。值得注意的是：焯水时间不能过长，否则会造成叶绿素脱镁而变成叶黄素，使绿色蔬菜变黄。焯水，依据投料时锅内水温的不同，可分为冷水焯和沸水焯两种形式。

1. 冷水焯　又称冷水锅，是将原料投入冷水锅后逐步升温加热的焯水方法。它适用于需要除去某种异味，但体积又较大的一些蔬菜，如竹笋、萝卜、山药、茨菰、土豆、芋头等；也适用于需要清除较多血污和较重腥膻异味的畜禽肉类、动物内脏等。

2. 沸水焯　又称沸水锅，也常简称为汆、烫等。它是将原料投入沸腾的水锅中，待稍沸后随即取出的焯水方法。此法适用于保持鲜亮色泽或脆嫩质感的蔬菜类，如青菜、芹菜、青椒、莴笋等；也适用于处理腥膻味轻或血污少的畜禽类原料，如鸡、鸭、猪蹄膀、猪方肉等。

（二）水煮

从某种意义上讲，是一种特殊的焯水方法。它与冷水焯较为接近，都是以水作为传热媒介，都是对原料进行较长时间加热，但也有明显的区别。首先是加工目的不同。焯水的主要目的是清除原料的腥膻异味或过浓的其他味道和气味，或者是保持原料的鲜艳色泽和脆嫩质感，而水煮则是使原料由生变熟，形成软烂或接近软烂的质感。其次是适用范围不同。焯水的目的和作用决定了它适用于绝大多数原料，尤其是含腥膻异味的原料，而水煮仅适用于质地较老韧、难软烂的原料，如猪蹄膀、猪爪、猪排骨、猪方肉等，并且这些原料不得有腥膻异味。有腥膻异味的动物性原料，水煮之前都必须经焯水处理。

水煮是一种独立的初步熟处理方法。制作回锅肉、锅烧鸭、炒豆泥等菜肴的主料都必须经水煮初步熟制（不是焯水）。水煮还是将原料烹制成菜的方法之一。

（三）卤汁走红

卤汁走红又称酱锅、红锅，是把经过焯水或走油的烹饪原料放入锅中，加入鲜汤、香料、料酒、糖色（或酱油）等，用中火或小火加热至成菜所需颜色的一种热处理方法。烹饪原料通过卤汁走红后，表面都能附着一层浅黄或金黄、橙红、棕红等颜色，以满足菜肴色泽的需要。而且原料放入卤汁中加热后既能除去异味，又可增加鲜香味。

二、油加热处理工艺

油加热处理又称过油、油锅，是以食用油脂为传热媒介对原料进行初步熟处理的方法。过油的目的和水煮、汽蒸一样，也是根据成菜需要，使原料受热变化而形成特定的质感。所不同的是过油使原料形成的质感具有油烹法的特点。过油的作用如下：可使原料外酥脆里柔嫩，或者滑润柔嫩；可保持或促成原料表面鲜艳的色泽；可使原料产生油炸芳香，并带有油脂的香气。油加热处理的方法主要有：滑油、走油、过油走红、煸炒、焐油。

（一）滑油

又称划油、拉油等，是指将加工整理好的烹饪原料在中油量、温油锅中滑散成半成品的一种方法。滑油时油温一般不超过五成热。有的烹饪原料在滑油前需要经过上浆处理，其目的在于保证原料不直接接触高温油脂，防止原料水分外溢，保持原料鲜嫩柔软的质地。滑油多适用于炒、熘、爆等烹调方法。

（二）走油

又称跑油、油炸等，是指将原料在大油量、热油锅中炸成半成品的一种方法。走油时油温较高，原料内部或表面的水分蒸发，达到定形、上色、酥脆或外酥内嫩的效果。走油时原料可直接下锅，也可挂糊后下锅。另外，根据走油的实际情况，有时还需要复炸。

（三）过油走红

将经过焯水后的带皮烹饪原料半成品，搌干表面的水分，再均匀地涂抹上饴糖或酱油、料酒、蜂蜜等调料，然后将皮面向下放入热油锅中炸制成所需色泽的一种方法。这种方法适合于体积较大的动物性原料，如整鸡、整鸭、蹄膀（肘子）等。上色后的原料一般用红烧、红焖等方法成菜。须注意：呈色调料在烹饪原料表面要涂抹均匀，防止炸制后上色不匀；同时也要控制好油炸时间，防止色泽过浅或过深。

（四）煸炒

将经过刀工处理的小型原料，放入小油量的油锅中加热，并不停地翻拌，炒至原料半熟或刚熟，以备正式烹调之用的一种方法。煸炒时用油量较少，其用油量一般为原料的1/5～1/4，最多不超过原料的1/3。煸炒时热量的传递是依靠油的对流和金属锅壁的传导来进行的。在煸炒过程中，油脂除了能传热外，还有润滑锅壁、防止粘锅糊底的作用。

（五）焐油

又称低油温热处理法，是原料冷油下锅，再缓慢加热升温，使原料内外的水分一起蒸发，达到内外酥脆的一种方法。焐油适合用于炸制花生仁、腰果、核桃仁、杏仁等干果类原料以及发制鱼肚、蹄筋、响皮等干货原料。焐油时要注意观察原料外表的颜色变化，如花生仁经焐油出锅后，其颜色会加深；还要注意油温不宜升得太快太高，若油温升得太高，可将锅端离火口。

三、汽蒸热处理工艺

汽蒸热处理也称蒸气预熟法或汽锅、汽蒸、蒸锅等，是将加工整理过的烹饪原料放入蒸锅（蒸箱）中，以常压蒸气或高压蒸气为传热介质，进行热处理的一种方法。在汽蒸处理时，要根据原料的质地和体积以及成菜的不同要求，掌握好加热的温度、加热的时间。汽蒸热处理能保持原料形状完整，保持原料的营养和风味，缩短正式烹调的时间。一般采用旺火沸水长时间蒸法和中火沸水徐缓蒸法。

（一）旺火沸水长时间蒸法

旺火沸水长时间蒸法是用旺火加热至水沸腾，经较长时间将原料蒸制为烂熟的半成品的一种方法。这种方法主要适用于体积较大、韧性较强、不易软的原料。如鱼翅、干贝、海参、蹄筋等干货原料的涨发以及用鸡、鸭、肘子等原料做菜时半成品的熟处理。蒸制时火力要大、水量要多、蒸汽要足，而蒸制的时间，则要根据原料的质地、形状大小和成菜要求来定。

（二）中火沸水徐缓蒸法

中火沸水徐缓蒸法是用中火加热至水沸，徐缓地将原料蒸成鲜嫩细软的半成品的一种方法。这种方法主要适用于新鲜、细嫩、易熟，不耐高温的原料或半成品。如肝膏、嫩蛋、鸡糕、肉糕的熟处理。蒸制时火力适当，水量充足，蒸气冲力不大。若火力过大，蒸气冲力过猛，则会造成原料起蜂窝眼、质老、变色，这时可减小火力把笼盖虚一条缝隙放气，以降低笼内的温度和减少蒸汽。

对原料进行初步热处理是正式烹调前的一项重要工序。要根据原料的性质和菜肴的要求，正确地采用不同的热处理方法，并控制好加热时间，掌握好原料的成熟度。在热处理过程中，针对不同性质、不同种类、不同用途的原料，应分别进行热处理，防止原料相互串味和因原料受热程度不一致而造成生熟不均。同时还要注意尽量减少原料在热处理过程中营养素的损失。

第五节 原料成形

烹调加工中原料的成形有多种方法，主要有利用自然形态，刀工成形，模具成形和其他成形方法。本节介绍的是原料的刀工成形，即运用各种刀法将原料加工成整齐美观、适于烹调或便于食用的形状。原料经过各种刀法加工，可形成块、片、丝、条、丁、段、球、泥、粒、末以及麦穗形、菊花形、梳子形、蓑衣形、荔枝形等多种形状。下面介绍几种较常用形状的加工。

一、块

块是根据烹调的需要和原料的性质，用切、剁、砍等刀法形成的。块有各种形状：菱形块、长方形块、三角形块、排骨形块、梳子形块、方形块、滚块等。块的形状与大小与烹调方法、火候、饮食习惯有很大关系，也受原料影响，如生炊肉蟹，若蟹小，块也小，面积要切宽一些；蟹大，块也大，面积窄长。

二、片

片是菜肴中广泛应用的一种形状。除叶菜外，各种脆性或韧性原料都可以加工成片。其中瓜果类、蔬菜类可采用直切；韧性原料可采用推切、拉切或锯切等。薄而扁平的原料可采用片的刀法。片的形状多种多样，常见的有：柳叶片，形薄细长，似柳叶，用直刀切或斜刀片；月牙片，是将圆形原料一剖两瓣，再切成片；菱形片，两头有尖，形似菱形，用直刀、平刀都可；磨刀片，形状美观，用得较多，一般多用斜刀或反刀片；夹刀片，是一刀切断，一刀不断，所以为夹刀。此外，还有瓦楞片、韭叶片、棋子片、骨牌片、滚刀片等。按照烹调的要求，炸、炒的片和质地松软易碎的鱼片、豆腐片，要稍厚一些；质地坚硬、韧性和脆性原料，如肉片、鸡片、笋片，或汆汤用的片，可稍薄一些。

三、丝

切丝一般要先把原料切成片状，然后加工为丝。切丝时往往把若干片叠合，以加快速度，但要掌握均匀。丝的粗细取决于原料的性质和烹调的需要，一般是坚硬或韧性强的可切细一些，脆的、软的较易断碎，可切粗一点。但重要的是烹调需要，如沙茶炒鸡丝，因用炒法烹制、鸡肉肉质较嫩，故鸡肉切成中丝。

四、条

条是在厚片的基础上切出的。条的长短大小是根据菜肴制作需要而定的。如“八宝素菜”把白菜胆切成条，长是7cm，宽2cm。但“玉簪田鸡腿”的辅料笋肉改条，长是4cm，而粗是0.5cm×0.5cm；而另一辅料火腿，长度与笋肉一样，粗只有0.3cm×0.3cm。为什么这两种辅料的条切得那么小呢？这是烹制菜肴的需要，因为田鸡腿脱骨以后，要把笋、火腿、冬菇（与笋同样大小）各一条穿进田鸡腿内。

五、丁

丁是在厚片改条之后再切成的。丁有多种形状，一般是方块状，其大小根据烹调方法的需要和原料性质、形状而定。

六、段

在北方烹调菜肴中常用，它是用比较整齐的原料改刀成段的。如烧鱼段、干烧虾段等。段的形状，一般约3cm长，多用切或剁的刀法制成，而每一种段的规格要求需根据原料的性质和烹调的需要而定。如带骨的鱼、带壳的虾就可切得长一些。无论长短都要求整齐划一。

七、粒

粒比丁小，一般如米粒、绿豆粒那样大小，或更小一点，主要也取决于原料性质和烹调需要。粒是在丝的基础上形成的。在菜肴中，粒状原料多用作配料。粒也叫米，如姜米、红椒米等。

八、末

末比粒更小，通常是切成粒之后再剁碎。有些菜肴辅料形状要求微小，必须剁为末。如“清莲花豆腐”需配干贝末、火腿末等。

九、茸

用剁、研、压等方法，将原料制作成泥膏状，不见粒子，叫做茸。潮州菜由于菜肴原料和性质的不同，对茸有多种习惯称呼，属于甜品类大都称“泥”，如芋泥、马蹄泥、冬瓜泥、莲子泥、栗子泥等。制作方法也根据原料而定，如芋泥、莲子泥是将原料蒸、煮熟之后，在砧板上用刀面研压而成。冬瓜泥、马蹄泥则需用磨钵磨成泥。用鱼、虾剁而成的茸，一般称为鱼胶、虾胶。用以制作猪、牛肉丸的茸，往往称为肉浆。用鸡肉剁的叫鸡茸。

十、花 刀 块

花刀块是指厨师在原料上使用花刀放纹，其作用是造型美观，易于入味，易成熟而保持鲜嫩。常见的有麦穗形花刀块、球形花刀块、梳子形花刀块。

（一）麦穗形花刀块

放花刀的要求一般是深浅一致，距离相同，整齐匀称。但由于原料不同，形成麦穗形的放花刀方法也不尽相同。如“炒麦穗鲜鱿”的花刀放纹方法是：

1. 把鲜鱿鱼切开洗净之后平放于砧板上，用直刀从头至尾放纹，深度为原料厚度的3/4或4/5，刀距0.2～0.3cm。

2. 用斜刀从右上角片纹，刀距1cm左右。

3. 改块，用刀的前尖从左右两侧划成三角形块状。鲜鱿受热之后即卷曲成麦穗状。若原料是干鱿鱼，放花刀大都从左右两角用斜刀刻纹，使彼此相交。

（二）球形花刀块

球形花刀块是为使烹制出的菜肴卷曲成球状而使用的刀法，如炒鸡球、炒肫球。运刀方法是先把原料片开，然后用花刀横直放纹，原料受热之后便呈球状。

（三）梳子形花刀块

梳子形俗称马齿形，潮菜常用的原料是墨斗鱼和猪腰。运刀方法是先将原料片为长方形片状，然后用直刀在一长边密密切下，另一边不能切断，保留0.2～0.3cm不断使梳齿相连。

花刀块还有将原料锲成十字花刀的菊花花刀块；把原料用直刀顺切一遍，再用横斜刀片成两刀一断的双片的鱼鳃形花刀块；还有蓑衣花刀块等。

第六节 热菜的烹调方法

所谓烹调方法，就是把经过初步加工和切配成形的原料，通过加热和调味，制成不同风味的菜肴的操作方法。烹调方法是我国烹调技艺的核心，是历代厨者宝贵的实践经验的科学总结。我国烹调原料取材广泛，各地菜肴的风味特点又不尽相同，在此基础上形成的烹调方法极为丰富多彩，各不相同，基本上可归纳为水熟法、油熟法、气熟法和特殊熟法等几大类。

一、油熟法

油熟法是主要靠用油作为传热媒介而使原料成熟的烹调方法，如炸、熘、爆、炒、烹、煎、贴、塌等。

（一）炸

炸是用较多油量，根据不同原料采用不同火候制作菜肴的烹调方法（一般油量比原料多几倍，饮食业称“大油锅”）。用这种方法加热而成的菜肴大部分要间隔炸两次。用于炸的原料加热前一般用调味品腌渍，加热后往往随带辅助调味品（如椒盐、辣酱油等）上席。炸制菜肴的特点是香、酥、脆、嫩、色泽美观、形态各异等。由于所用原料的质地及制品的要求不同。炸可以分为以下几种：

1. 干炸　又称焦炸。把经过调料腌渍，再拍蘸适量淀粉或玉米粉、湿淀粉的主料，放入油锅内炸成。干炸菜的主料形有方块、菱形块、三角块，也有圆形或小型整料的。工序有一次炸成或两次炸成。

2. 软炸　将主料挂一层薄鸡蛋糊，以减少主料水分散失，然后下油锅炸制。要求鸡蛋多，淀粉多，糊浆薄厚合适、旺火热油。主料需用清洁的布吸干水分之后再拌腌、拌的味不要过重。一般分两次炸。第一次用温油、炸至外层糊凝固、色泽一致、无生粉时捞出；第二次用高温油，将主料下锅炸熟即可。

3. 酥炸　将主料挂上专用的酥糊，再进行炸制，或将主料先蒸、卤之后，再挂少量的鸡蛋糊（也有不挂糊的），用热油炸制。挂糊的多用出骨原料，不挂糊的用不同骨原料。酥炸糊本身膨胀性很大，因此主料挂糊厚薄要适当，以免主料膨胀过大或不酥。原料下油锅的油温应掌握在六七成熟，直到外层出现深黄色或杏黄色并发酥为止。

4. 清炸　主料不挂糊、不拍粉，用调料腌渍一下后炸制。一般把原料切成三角块，加入酱油、料酒拌腌。将油烧成七成熟时，把原料倒入，约炸一分钟，至五成熟捞出。第二次炸时要求油八成熟，约炸十秒钟即可。

5. 脆炸　将主料、配料与腐皮或网油包成卷，呈扁圆长方形状，外面挂一层水淀粉糊，然后进行炸制。主料配料一般切成指甲片或丝，刀口要求一致，以防炸时生熟不一。用腐皮或网油包裹时，其封口处要用鸡蛋糊粘牢，以免裂开，并在腐皮或网油上面扎几个小孔，以便排气，避免炸胀起，影响外形美观。炸时，应先用热油炸固外形，再用温油炸透，最后用油冲炸。

6. 油浸炸　将主料先煮或蒸制成熟，浇撒上调料，再泼上热油。主料最好是活鱼，主料经蒸煮多带汤水，浇撒调料时要倒掉。操作时，要先浇调汁，再撒葱姜丝，后泼热油，最后撒上香菜即成。

（二）炒

炒是最基本的烹调技术。一般是把原料放在热油锅内，用旺火翻拨变熟，加入调味品制作而成。炒菜可分为下列几种

1. 生炒　又称生煸。其原料不论动植物都是生的，不需挂糊上浆。炒时要用旺火，热锅热油。单一原料可一次下锅。多种原料要将质地老的先下锅，质地嫩的后下锅。当主料下锅后，即用手勺反复拌炒，使原料在短时间内受热均匀。待主料颜色变时，放入小料，再放调料，使主料浸透入味，最后放配料。配料如果质地较老，可以先用另外的

锅煸炒一下，并适当放入咸味原料。生炒菜的口味要求鲜嫩、汁少，汁与料交融在一起。其特点是：盘中有淡淡的一层薄汁，口味是咸中有鲜。如果主料是植物的，应当含有蔬菜的清鲜气味；如果主料是荤素相配的，应当含有肉类的醇香，清爽利口。

2. 熟炒 将大块原料加工成半熟或全熟（加工方法有蒸、煮、烧），再经改刀切成丝、丁、片、条，然后再用旺火速炒，依次放入配料、调味品和少许汤汁，翻炒几下即成。炒熟的原料大都不挂糊、上浆，但在起锅时，有的可勾芡。熟炒除要求旺火热油之外，其调料用酱类较多，如黄酱、甜面酱、豆瓣酱、酱豆腐等。配料多用含有香气的蔬菜，如柿子椒、蒜苗、芹菜、青蒜、大葱等。熟炒原料丝要粗，片要厚，丁要大，条要粗。由于调料多用酱类，所以熟炒菜的菜汁浓味厚，汁要紧紧包着主料、配料。其特点是：略带汁芡，鲜香入味。

3. 滑炒 由一般炒法发展而来，一次加热改为两次加热，即滑和炒。滑，一般叫油滑、拉油。滑炒的原料要求新鲜质优，精挑细选。猪、牛、羊肉和鸡、鱼虾等，要去皮、剔骨、剥壳。肉类选用里脊和细嫩的瘦肉，鸡类选用胸脯肉，鱼虾选鲜活的为好。在成形加工方面，以细、薄、小为主，如薄片、细丝、细条、小丁、小粒和细末；自然形态小的原料如虾仁，用原形；较厚的原料，要剞上花刀，这样才能保证滑炒菜肴的嫩度。滑炒在刀工后，烹调前，一般都要进行上浆。上浆要求细致，先用细盐、料酒腌渍一下，使其入味；再把蛋清调匀，放入腌渍的原料中调和均匀；在后加入淀粉，和手抓捏均匀，一直抓捏到粉浆把原料的表面全部包裹起来，才符合标准。否则，滑油时就会出现出水、脱浆，影响菜肴的质感。滑油的油温不宜过高，掌握在 100 ~ 150℃之间。熟的程度为八成熟即可。此外，滑油锅必须干净，滑前要“洇锅”即把锅烧热，放少量油，均匀晃动，使锅都沾上一层油，以防滑锅时粘锅。下料要拦散，不能成堆。入锅后要把原料划开，使之各处分离。如果原料下锅的数量多，则应适当提高油温。滑炒的最后一道工序是炒，它是再一次加热，使原料完全成熟，并确定最后的口味。由于回锅加热是旺火速成，时间短促，调味宜用碗汁、碗芡，以节省烹调的时间。滑炒的特点是：菜肴味以咸鲜为主，芡汁薄而较多，质地松软鲜嫩，清爽利口。滑炒菜肴主料，一般用鸡、鱼、虾为多，其色多为白色，如果是猪、牛、羊肉，其色多为红色。

4. 煸炒 采用打底油，其料多于油，使原料直接影响炒锅，通过炒的势度进行烹调。煸炒的主料不上浆不挂糊，火要旺，锅要滑。操作时，边炒边顺序加入配料和调料，以肉类断生、青菜熠秧即可。原料以片、丝为主，菜肴的颜色以红为多，白色较少。操作简单、省油。将勺放在旺火上烧热，如果不打油底，就靠主料本身的脂肪来炒，然后把菜肴主料入锅翻炒搅拌，待主料水分炒出后，一般掌握五、六成熟，再加配料和调料继续炒透，使主料嫩脆，调料能渗入主料，使口味提高。煸炒的特点是：脆嫩清淡。

5. 抓炒 主料经过刀口处理成丁、条、片、挂糊上浆，然后过油炸透，或用水汆透，再行勾汁翻炒即成。抓炒挂糊的方法，一是用鸡蛋清解淀粉抓糊；二是全部用湿淀粉抓糊，抓炒的油温不宜过高，以防主料卷曲成团。同时，要注意先后下锅炸的主料，色泽要相互基本一致。用汁不能过多，否则不能突出主料，甚至会喧宾夺主。当然，汁也不能太少，少了包不住主料，达不到口味要求，没有滋味。抓炒菜的特点是：甜酸鲜咸，质地滑软或脆嫩。

6. 干炒 又叫干煸和焦炒。把原料经过较长时间的煸炒，使其水分炒干，或将原料用水氽后过油炸焦，再行烹调。干炒的主料也是用生的，不上浆，不挂糊，不带芡汁。原料一般都切成丝状形，其丝可略粗于其他炒菜的丝状主料，有的炒前可先用调料腌一下。干炒用的锅，要先烧热，再用油涮一下，把涮锅的油倒出，再放入底油。共火力先大后小，以防把菜炒糊。如果炒的数量较大，可将主料先用调料腌一下，再用宽油、中火缓炒，待去掉一些水分后，再放底油、加配料和调料同炒，这样能防止炒时费时费力。干炒的调料，一般多用豆瓣辣酱、花椒、胡椒等，干炒菜的特点是：色深红，主料干香酥脆，味麻辣或鲜咸，越嚼越香，后味颇佳。

7. 水炒 将主料挂好糊，放入开水锅里氽透，再同事先兑好的汁进行烹炒颠翻即成。主料上浆时，要用力抓，使薄薄的一层浆紧紧抢住主料。否则，下水后会发生脱浆现象。水温要掌握恰当，以微沸的水为好。如果水凉了，主料下水也会脱浆。主料下入锅内时，不要用筷子拨动，以防脱浆。并要注意下料均匀，不使其粘连。水炒菜的特点是：味道清淡，质地滑软鲜嫩，利口不腻。

8. 爆炒 用极快的速度来炒。一般是将主料先进行花刀处理，再用沸汤和热油冲炸，然后烹汁爆炒。也有将主料上浆之后用烈油爆炒，然后再烹汁。主料一般是韧性强的鸡胗、鸭肠、肚头、腰子，并进行剞刀处理（刀口要深、透、均匀），主料上浆不要过干，以免遇热成团。烹调时，注意汤、炸、爆三者紧密衔接配合好，不能互相脱节。所用的芡汁不要过多过少、过稠过稀。要做到芡汁和主料交融在一起，突出主料外形的美，吃后盘底无汁为佳。爆炒菜的特点是：芡汁薄而少，外形美观，质地香脆。

9. 软炒 将生的主料加工成泥茸状，用汤或水成液态，再用适量的热油拌炒即成。或将主料经过调味品拌腌后，用蛋清、淀粉挂糊，再放入温油锅里炒炸，待油温逐渐升高后离火，最后加入配料同炒，颠翻数下即成，软炒的操作要点是：用汤或水将主料调成粥状过箩。在调主料时，不要加味，也不要用刀搅拌，以免原料变稠而不好过箩。加水或汤也不要过量，否则影响炒制。在主料下锅后，要注意使原料散开，以免主料连成块，并立即用手勺急速推炒，使其全部均匀地受热凝结，以免挂锅边。若发生挂锅边现象，可顺锅边点少许油，再行推炒至主料凝结为止。在火候掌握上，菜的主料炒成棉絮状即可，不要过分推炒，以免脱水变老。用油要适量，油太少容易粘锅。软炒菜的特点是：质地软而细腻，嫩滑味咸鲜，清淡利口。

10. 清炒 凡是单一主料炒成的菜肴，都可以叫清炒。清炒的方法与滑炒基本相同，但不同芡汁。所用主料必须新鲜细嫩。加工时刀口要整齐划一，否则影响质量和美观。清炒菜的主料一般要上浆，经滑和炒之后，使之清爽利落，火力大小要掌握适当。清炒菜的特点是：口味多是咸鲜，清爽利口，不粘糊成团。

（三）爆

爆是将脆性原料放入中等油量（油与原料的比例是二比一）的油锅中，用旺火高油温快速烹制的一种烹调方法。爆菜的特点是脆嫩爽口，卤汁紧包原料。爆的种类分为：

1. 油爆 即用热油爆炒做菜，方法有两种：一是主料不上浆，只用沸水烫一下捞出，放入热油中速炸，炸后再与配料一起翻炒数下，烹入芡汁爆炒即成；二是主料上浆，投入热油锅中拌炒，油和料的比例基本相等，炒散后，捞出控去部分油，再下入配料，倒入芡汁，爆炒即成。爆炒的原料多用小型的和鲜嫩的原料，如肉丝、鸡丁、虾仁等。油爆菜的特点是：本色本味，并有葱、姜、蒜的香味，吃之脆嫩、清爽不腻，色泽油亮。

2. 酱爆 用炒熟的甜面酱、黄酱、酱豆腐爆炒主料和配料。酱爆的主料一般要经过挂糊上浆，因为爆的原料均是较小较薄的炒、丁、丝，烹调时容易断碎；另一种方法是不挂糊上浆，主料是熟的，用热油煸炒之后，再加酱爆炒。酱的数量一般与相当于主料的1/5为宜，炒酱用油的数量一般相当于酱的1/2。酱爆菜肴的特点是：多为深红色，油光闪亮，味咸而有浓郁的酱香味。

3. 葱爆 用葱丝或葱块和主料爆炒。主料不上浆挂糊，也不用开水烫，只用调料调好味，再加葱爆炒即成。操作时，要求热锅、旺火、动作迅速，葱一塌秧即可出锅。葱爆菜肴的特点是：主料无芡，色金黄，味鲜咸，有浓郁的葱香味。

4. 芫爆 操作与油爆基本相同。不同的是主料形状多是片、条、球、卷形。芫爆要求热油、旺火、速成。其原料强调选用质地脆嫩的，以便调味的汁液能较好地渗透。调料除了香菜外，还用葱花、姜末、精盐、味精、绍酒等。芫爆菜肴的特点是：色调雅致、质地脆嫩，爽口无芡，味咸鲜。

5. 汤爆 完全依靠汤的热度烹调菜肴。主料要用质地脆嫩的生料，如鸡胗、猪肚等，用水焯一下，再用沸汤（鲜汤）冲熟。汤爆要用味道鲜美的清汤，火候要适当，原料一变色即成。汤爆菜肴的特点是：味道鲜美，清爽利口。

（四）熘

熘是将原料用炸的方法（或用煮、蒸、划油的方法）先加热成熟，然后调制卤汁浇淋于原料上，或将原料投入卤汁中搅拌的一种烹调方法。熘菜的特点是脆、嫩、鲜、香，卤汁较宽。用于炸制或划油的大都是块、丁、条、片、丝等小料。如果是整条的原料，则必须锲花刀。熘菜一般要求旺火速成，以保持菜肴香脆、滑软、鲜嫩等特点。根据用料和操作方法的不同，熘还可分为脆熘和滑熘。

1. 脆熘 又称炸熘或焦熘，是将加工成形、经用调味品拌渍的原料挂上水粉糊或滚上干粉放入油锅里，用旺火热油炸到原料呈金黄色发硬时取出；另起小油锅，油需根据卤汁多少而定，油热时先放入葱姜，再放入料酒、糖、盐，另加湿淀粉勾芡制成卤汁，淋浇在炸好的原料上，这种卤汁基本上是油质的。起油锅与制卤汁这两个过程必须结合进行，即原料还在油锅炸时，就要同时另用炒锅制作卤汁，待原料出锅时，卤汁也同时制好，趁原料沸热时浇上卤汁，更能入味并保持外皮酥脆。这种制品的特点外焦香酥脆，内鲜嫩可口，如糖醋鲤鱼、松鼠鱼等。

2. 滑熘 滑熘就是先划油后熘。另外，还有糟熘、醋熘等，其操作方法与滑熘完全相同，只是调味不同罢了。

滑熘所用的原料以加工成片、丝、条、丁、块的小型无骨的原料为主。烹制时将原料先用调味品拌渍，再用蛋清、淀粉上浆，放入五成热左右的油锅，滑散原料，滑至八成熟时取出（如不易成熟的较大的块，可将锅离火多滑一些时间），同时将卤汁制好，将出锅的原料投入卤汁锅内颠翻，使卤汁均匀地粘在原料上。滑熘菜肴的特点是洁白滑嫩，如滑熘里肌丝、糟熘鱼片等。

（五）烹

烹是先将小型原料用旺火热油炸制成熟，再烹入调料的一种烹调方法，故有“逢烹必炸”说法（所用原料有的要拍粉，有的要挂糊，有的则清炸）。这一方法适用于加工成小型段、块及带有小骨、薄壳的原料，如对虾、仔鸡块、鱼条等。原料炸好后，沥去油，再入锅加入调味汁，颠翻几下即成。烹的特点是制品外香脆里软嫩，略带汤汁，鲜醇不腻，如炸烹子鸡、炸烹鳝丝等。

（六）煎

煎就是用慢火把锅烧热后，用少量油涮遍锅底，再放入经过调味成挂糊的原料慢慢煎熟。主要方法有：

1. 干煎　将加工成片状的主料，经过调料腌制，挂上鸡蛋糊或拍粉后，再放入锅中用少量油煎成。如果主料是泥茸状，则需要与调料、鸡蛋糊、湿淀粉拌匀再煎。煎菜的用油量，不能淹没主料，油少的话可随时加一点，随时晃动，使所煎主料不能转动，以防巴锅和上色不均匀。

2. 煎烧　将主料剁成末状，加入调料、鸡蛋糊、湿淀粉，搅拌均匀后，挤成丸子，将丸子煎成饼形，再放汤、调料和配料煎烧。煎时，要煎好一面再煎另一面。翻动时注意不要把主料弄碎。煎过的主料中间未熟透，一定要用大火将汤煮沸后再下锅，下锅开汤后改用慢火，烧至酥烂即成。

3. 煎焖　把煎过的主料放入锅中，加入调料和汤，盖严锅盖，用小火慢慢焖烂。关键是掌握好火力和汤汁适量。一般用小火，汤汁与主料相平，如汤汁太少易糊锅，待汤汁将尽时，主料酥烂即成。如煎焖带鱼，将煎好的鱼取出，锅内留适量的底油烧热，下入葱末、姜末、蒜末，炒出香味，接着下入酱油、料酒、醋、精盐、味精、糖和开水，待开后放入带鱼，锅移至小火，焖至汁将干时即可，料与汁的比例，一般是2∶1。如主料质老，汁可多些，反之则可少些。

4. 煎蒸　将煎过的主料装入餐具内，放入调料，再上笼屉蒸制。在蒸制主料时，要注意不要使蒸气的水滴入盛主料的容器内。如蒸鱼类的原料，要将煎好后的鱼，码放在深盘内，摆上葱段、姜片，再浇上调拌成各类味型的调味汁，鱼和汁的比例，一般是10∶3，上屉蒸熟即成。

5. 汤煎　将主料煎后冲入沸汤，再进行烹调。主料多是鸡蛋，下料以250g为宜。冲汤必须用沸汤，把沸汤冲入煎蛋锅内，用火再次烧沸，待冲出香味时，再加入调料。如做四川泡蛋汤，先将鸡蛋搅散，把锅烧热后，用白净的猪油涮锅，锅内留下适量的底油，烧七成熟，冲入蛋液，用手轻轻推动，使其受热均匀，将鸡蛋煎成圆饼形，待蛋饼两面煎至深黄色，烹入料酒，立即冲入开水，大火热汤烧开、呈乳白色时，下入精盐、味精、胡椒面，调好味，撒少许葱花即成。

（七）塌

先用少量油以小火将已挂糊的原料煎至两面金黄，然后加入调味品和少量汤汁，再用小火收干汤汁，这种方法就是塌。

用塌的方法制作菜肴，原料一般要挂全蛋糊或拍粉拖蛋糊。最后加入的调味清汁量不宜太多，以免原料外层的糊因吸水过多而脱落。塌菜既与煎菜一样色泽金黄，又比煎菜质酥嫩而味醇厚，如锅塌豆腐、锅塌里脊等。

（八）贴

是将原料先用调味品拌渍，再把几种原料粘合一起挂糊后，然后用少量油及中小火煎一面至熟的烹调方法。贴菜的特点是一面香酥，一面软嫩。

贴与煎的烹调方法基本相同，但贴是下锅后只煎一面。贴的原料一般是两种以上合贴在一起，而且必须用肥膘垫底，主料放在肥膘上面。贴的原料必须拌上调味料并挂糊，下锅时原料不可重叠并应把肥膘朝下，用小火把肥膘贴成金黄色。由于只煎一面，因此在加热过程中往往需要加酒及水，并盖紧锅盖，略焖，使之成熟。如锅贴火腿、锅贴腰花等。

二、水 熟 法

（一）氽

是汤菜的制法，是将原料沸水下锅，水开滚即成的一种烹调方法。原料大多数是小型的或加工成片、丝、条、丸的。一般是先将汤或水用旺火煮沸，再投料下锅，只调味不勾芡，水开即起锅。还有一种氽法，是先将原料用沸水锅烫至八成熟时捞出，放入碗内，另将已调好味的滚沸的鲜汤倒入碗内，一烫即成，这种氽法一般也称为汤爆或水爆。用氽制作的菜肴特点是：汤多而清鲜，质嫩而爽口，如桃仁口蘑氽双脆、生氽丸子等。

（二）熬

是先在锅内加底油，烧热后用葱、姜炝锅，投进经过炸、煎或烫过的原料，再加汤汁（也有用清水的）和调味品，用小火烹制的一种烹调方法。熬菜的特点是操作简易，原汤原菜，酥烂不腻，味道鲜香。熬菜一般不勾芡，熬菜的原料范围较广。熬制时，加汤汁要适量，以淹没原料为度。特别是以水分较多的蔬菜为主料时，更应注意，以免菜肴汤汁过多，而不符合熬菜半汤半菜的特点要求，如家常熬黄鱼、鱼头汤等。

（三）烩

是将加工成片、丝、条、丁、粒的多种原料一起用旺火制成半汤半菜的一种烹调方法。烩菜的原料一般都要经过初步的熟处理，也可以配一些质地柔嫩、极易成熟的生料。烩菜一般以白烩居多，因此，要用白汤，并且都要勾薄芡。有些要求汤清味爽的烩菜，则用清汤，不勾芡，这种方法叫清烩。烩菜的特点是汤宽汁厚，口味鲜浓，色彩鲜艳，如酸辣肚丝汤、奶汤肚块等。

（四）炖

是将原料放在陶制或瓷制的器皿内，用小火长时间加热而制成汤菜的一种烹调方法。它要求将原料先用沸水烫去腥污，再放入陶制的器皿内，加入调味品和水，然后直接放在火上加热。炖制时，先用旺火烧沸，再改用微火炖至酥烂，一般约二三小时左右。菜品的特点是酥烂味厚，清鲜爽口，如清炖甲鱼、冬瓜盅等。主要方法有：

1. 清炖　吃其原汁原味，色泽多为白色。原料可是完整鸡、鸭，块状牛羊肉、排骨、肘子、猪蹄等。加工方法是将加工好的原料先放入凉水锅中（水是原料的1.5倍），用大火烧开，撇去血淋，煮四五开后，将原料捞出，把原汤放置一边澄清，原料上的血沫漂洗干净。取另一净锅置于火上，倒入澄清的原汤，放入原料烧开，下入料酒、胡椒面、葱段、姜块，烧开后改用小火，加盖盖严。炖制时，要不断撇去浮在面汤上的浮油。炖制菜肴的调味，最好在菜肴炖好后再放精盐，因为盐有渗透作用，过早放会渗透到原料中去，使原料自身的水分排出，蛋白质凝固，而且会使汤随着水分的不断蒸发而变咸。清炖可加入适量的配料，以协调口味。一般用油菜心、大白菜心、小白菜心、豆苗等相搭配，以突出主料，使味道更为清淡爽口。

2. 隔水炖　技法要求较严格，选料必须以肌体组织较老、能耐长时间加热的鲜料为主，以大块整料宜；原料放入容器前，要经过初步热处理，如在开水锅中焯一下，去掉血水和腥臊气味；容器必须用瓷制品或陶制品，原料放入容器后，要把口盖严，防止原料的香味散失；置于滚沸水锅中，水面必须低于容器；在加热过程中，水面始终保持沸腾状态，使水的热量不断通过容器传入原料，溢出鲜味；原料加入容器中，只加清除异味的葱、姜、料酒等，不加调味料，更不能过早放盐。

（五）焖

是将经过初步熟处理后的原料放锅中，加适量的调味品和汤汁，盖紧锅盖，用小火长时间加热成熟的一种烹调方法。焖的方法可使菜肴形态完整，不碎不烂，汁浓味厚，酥烂鲜醇。用焖的方法制作菜肴，原料多用韧性较强、质地细腻的动物性原料　如鸡、猪肉、鱼等。原料在焖制前的初步熟处理，应根据原料的性质和烹调要求决定，如焖鸡须煸、焖鱼须煎、焖肉须煮等。焖制时所用的调味品不同，分为红焖、黄焖两种。

1. 红焖　一般是将原料加工成形、先用热油炸，或用温开水煮一下，使外皮紧缩变色，体内一部分水排出，外膘蛋白质凝固。然后装入陶器罐中，加适量汤，水和调料，加盖密封，先用旺火烧开，随即移到微火，焖至酥烂入味为止。主要调料除葱、姜、绍酒、白糖外，多放酱油。焖菜要尽量使原料所含的味发挥出来，保持原汁主味。如红焖羊肉：将羊肉洗净，切成长方块，放入盆内，倒入酱油，糖包、料酒煨 15 分钟，面粉炒成黄色。锅内放植物油烧成四成熟，将煨好的羊肉块放入，炸成红色，捞起控净油，再放入炒锅内，加鲜汤，葱段、姜片、酱油，移至微火上焖 2 小时，捞出成盘，拣葱姜，炒勺内放入番茄酱、白糖和炒好的面粉，熬成糊状，在羊肉上淋上香油即成。

2. 黄焖　又叫油焖。把加工成形的原料，经油炸或煸成黄色，排出水分，放入器皿中，加调料和适量汤汁，如黄焖鸡块：将鸡洗净，去掉鸡爪，剁成寸半大的块，鸡头剁去嘴尖剖为两半，放入开水内烫后用凉水洗净捞出。炒勺内放入大油，在旺火上烧至七成熟，将鸡块炸成金黄色，捞出倒入炒锅，然后将酱油、精盐、葱、姜、大料、鲜汤加入，烧沸后，撇去浮沫，移到微火上，加盖约焖 2 小时左右（老鸡可更长些），直至酥烂入味后捞出，盛入盘内，去掉葱、姜、大料，原汤加湿团粉调汁，浇在上面即成。

（六）煨

是将经过炸、煎、煸、炒或水煮的原料放入陶制器皿，加葱、姜、料酒等调味品和汤汁，用旺火烧开，小火长时间炖的烹调方法。制品特点是汤汁浓稠，汤菜各半，口味醇厚，鲜香不腻。煨和焖的烹调方法基本相同，两者的区别在于：第一，煨比焖加热时间更长，一般多利用炉火的余热进行长时间烹制。第二，煨制的菜肴汤汁较宽，不勾芡，焖制的菜肴一般卤汁较紧，有的要勾芡，如煨鱿鱼丝、红煨牛肉等。

（七）煮

是将原料（有的是生料，有的是经过初步熟处理的半制成品）放于多量的汤汁或清水中，先用旺火烧沸，再用中、小火烧熟的一种烹调方法。煮菜的特点是汤宽汁浓，不经勾芡，味道清鲜。煮制时要掌握好火候，使汤汁有一定的浓度，以保持菜的特色，如鸡汤煮千丝、银丝鲫鱼汤等。

（八）烧

是将经过炸、煸、煎或水煮的原料加适量汤或水和调味品，用旺火炒或炖，再改用中小火使之入味，最后用旺火收浓卤汁或淋少许水淀粉的一种烹制方法。烧菜的特点是卤汁少而稠浓，原料质地软嫩，味道鲜醇。主要方法有：

1. 红烧 主料多经过热处理，再加入汤和调料，用急火烧开，再改用慢火烧，使味渗入主料内部或收浓汤汁，或再用水淀粉勾芡烹制。红烧在进行热处理（炸、煎、煸）时，上色不要过重，因原料不同做法也不一样。

2. 白烧 一般不放酱油，经煮或蒸、氽、烫、油滑之后，再进行烧制。主料多为高级原料，如鱼翅、鱼肚等；蔬菜也多用菜心，汤汁一般多用奶汤烧制。

3. 干烧 又叫大烧。将主料经过较长时间的小火烧制，使汤汁渗入主料内，主料以鱼类为多。原料多用炸法，调味必须用辣椒、豆瓣酱等。烧汁要紧，不勾芡、淋旺油。

4. 油烧 原料大多用茸泥状，用油氽出，再放入无油的炒锅内，加调料制成。

5. 汤烧 原料经过烹制（或煮制）、油炸两道工序。一般是在烹制后油炸，一见原料表面收缩，捞出盛碗，另做鲜美的汤水，即用水、酱油、料酒、味精等放入锅内，烧开撇沫，淋上明油，浇入碗内。

（九）扒

是先将锅里的底油烧热，用葱姜炝锅后，再将经过刀工处理的原料（大都是经过氽、煮、煎、炸等初步加工的半制成品）按不同的要求排列整齐地推入锅中，加入汤和调味品，烧开后转用小火烹制成熟入味，最后勾芡，淋明油翻勺，将拼有图案的一面朝上，轻轻地扒入盘中。扒菜的特点形状整齐、美观，味道香醇酥烂，略带汤汁。由于所使用的调味品不同，又有白扒、红扒、奶油扒、五香扒等，如煎扒菜卷、玉珠猴头等。

（十）涮

是用火锅把汤烧开（沸腾），把主料切成薄片、放入火锅中涮片刻，随即蘸上调味品再食用的一种特殊的烹调方法。涮的特点是主料鲜嫩、汤味鲜美，边涮边吃，一般由食者根据个人的口味，掌握涮的时间和自行调味。火锅的种类较多，但一般可分为由木炭加热和酒精加热两种。涮法虽是由食者自己操作，但主料选择的好坏，刀工处理的厚薄，调味品及火锅的准备是否妥当等，对涮菜的风味起着决定作用，故它也是需掌握的烹调技法之一，如涮荤肉、菊花四生锅等。

三、汽 熟 法

（一）酿

酿是制作花色菜肴的技法之一，是将加工咸茸馅的原料按构思加工成一定的形状，上笼蒸熟后，再浇上芡汁的一种烹饪方法。根据加工时所采用的手法不同，又有装馅酿和象形酿之分。

1. 装馅酿 装馅酿就是将经过初加工的原料挖空或切头，酿进制好的馅料，然后上笼蒸熟即可（亦有采用炸的，如炸茄夹）。蒸制时火力的大小，应视原料的具体情况而定。在原料的选择上，一般选用具有一定的形态和体积的原料，如鸡、鱼、蛋、黄瓜、青菜、苹果等均可作为主料，馅料一般是切碎或斩茸并经过调味加工的各种原料。

2. 象形酿　就是将鸡、鱼、虾、肉等原料砸成茸加调料制成酿子（又称糁、茸、胶、糊等），利用酿子的黏着性，根据构思形象的要求，再配上其他辅料，采用包、对、粘、捏、蒙、插的手法，酿制成各式各样、色美形真的花色菜肴的一种方法。象形酿一般都选用高档原料（如海参、猴头蘑、燕窝等），制成特殊的风味菜肴，用于各种高级筵席。

（二）蒸

是以蒸汽加热，使经过调味的原料成熟，或酥烂入味的烹调方法。这种方法使用比较广泛，它不仅用于蒸制菜肴，而且还用于原料的初步加热成熟和菜肴的回笼保温。蒸制菜肴所用的火候，随原料性质和烹调要求而有所不同，主要有以下几种：

1. 旺火沸水速蒸　这种方法适用于质地较嫩的原料。要求质地鲜嫩，只要蒸熟，不要蒸烂，断生即可（10～15分钟）。如清蒸鱼，如果蒸过头，则原料变老，吃时有粗糙的感觉。

2. 旺火沸水长时间蒸　凡原料质地老，体形大，而又需要蒸制得酥烂的，应采用这种方法。蒸制时间长短应视原料质地老嫩而定（一般需2～3小时），如糟蒸肉、粉蒸肉等。

3. 中等小火沸水徐徐蒸　有些原料的质地较嫩，且经过较细致加工，要求成菜的质地鲜嫩，必须用中等小火徐徐蒸。如绣球鱼翅、兰花鸽蛋、白雪鸡、酿菜心、蛋羹等。

4. 微火沸水保温蒸　保温蒸应掌握好火候，以微火小汽达到保温目的即成，不可用旺火沸水猛蒸。蒸时要开启笼盖，可使菜肴避免出现回笼水而失去原来的风味。

四、特殊熟法

（一）烤

生料经过腌渍或加工成半熟制品后，放入烤炉中，利用辐射热能直接把原料烤熟的方法叫做烤。根据烤炉设备及操作方法的不同，烤又可分暗炉烤和明炉烤两类。

1. 暗炉烤　使用可以封闭的炉子，烤时需要将原料挂上烤钩、烤叉或放在烤盘上，再放进烤炉。烤菜的品种很多，如北京烤鸭、广东的叉烤等，都是用暗炉烤制的。

2. 明炉烤　明炉一般是敞口的火炉或火盆，炉（盆）上置有铁架。烤时需将原料用烤叉叉好，或放在烤盘（炙子）上，再搁在铁架上反复烤制，如新疆的烤羊肉等。

（二）盐焗

是将生料或半熟的原料经过腌渍、晾干后用薄纸包裹，埋入灼热的盐粒中使之成熟的一种烹制方法，如广东特殊风味的盐焗菜。

（三）泥烤

泥烤是一种独特的烹调方法。其制法是：将经过腌制的原料，外面用猪网油、荷叶等包扎，再用黏土（近来也有试以面粉代替黏土的）将其密封，放在火上直接烤制成熟。因原料是在密封状态下烧烤成熟的，所以成品原味浓郁，清香扑鼻，具有特殊的风味，如叫花鸡等。

（四）蜜汁

用蜂蜜、白糖和水把原料熬（用小火或中火将卤汁收浓的加热方法）成入口肥糯的带汁甜菜的烹调方法就叫蜜汁。

制法有两种：一种是将蜂蜜、白糖用少量油稍炒，加水烧溶，再将原料放入熬煮，至原料熟烂，糖汁收浓（起泡）即成。这种制法适用于易烂的原料，如香蕉、山药等。另一种是将原料先蒸至酥烂，然后加入蜂蜜或冰糖，再上笼蒸，把糖蒸溶化，渗入到原料内部去，然后再将糖汁熬浓（有的也可少加些湿淀粉勾芡）浇在原料上面。这种制法适用于不易熟烂的原料，如火腿、莲籽等。蜜汁菜肴的特点是酥糯香甜。如水晶桃、蜜汁葫芦等。

（五）拔丝

又叫拉丝，是将经过油炸的小型原料，挂上能拔出丝的糖浆的一种烹调方法。先将加工成小块、小片或制成丸的原料，经过拍粉或挂糊，用油炸熟，另将白砂糖加少量水（或少量油，或油水各半）用中火熬，直到把糖熬成淡黄色的糖浆，能拨出丝时，随即把炸好的原料投入颠翻几下，挂上糖浆即成。拔丝的原料一般是去皮核的水果、干果、根茎类的蔬菜、去骨的肉类等。拔丝菜的特点是外脆里嫩、香甜可口，如拔丝苹果、拔丝香蕉等。

第七节　冷菜的烹调方法

冷菜，又叫冷荤、冷拼。冷荤是用鸡、鸭、鱼、肉、虾以及内脏等荤料制作；冷拼是冷菜制好后，要经过冷却、装盘制作。

冷菜是仅次于热菜的一大菜类，形成冷菜独自的技法系统，按其烹调特征，可分为炝拌类、煮烧类、汽蒸类、烧烤类、炸氽类、糖粘类、冻制类、卷酿类、脱水类等10大类。习惯上它与热菜烹调技法并列为两大烹调技法。

冷菜大致有十大类制作法，主要介绍“炝拌”、“煮烧”、“汽蒸”三类。

（一）炝拌类

拌和炝两种烹调技法，有很多相似之处，要经过一定初步加工处理，都用调味料拌匀食用等。所以，有些地区的拌、炝不分，视为一种技法。实际上，这两种技法还是有一定的区别。从原料上看，两者都用熟料、易熟料及可生食的蔬果；但从熟料制法上看，拌以水焯、煮烫为主；从调料上看，拌主要用香油（或麻酱）、酱油、醋、糖、盐、味精、姜末、葱花等；炝则多用花椒油加调料拌（也有用盐、味精、香油的）。所以，这两种技法在鲜香、脆嫩、爽口相同的特点下又有不同的风味特色。

1. 拌　是把生的原料或晾凉的熟原料，经切制成小型的丁、丝、条、片等形状后，加入各种调味品，然后调拌均匀的做法。拌制菜肴具有清爽鲜脆的特点。拌制菜肴的方法很多，一般可分为生拌、熟拌、生熟混拌等。

（1）生拌　生拌的主料多用蔬菜和生料，经过洗净、消毒（有的用盐爆一下）、改刀后，直接加调味品，调拌均匀。如拌西红柿、拌黄瓜、拌海蜇皮等。

（2）熟拌　熟拌是原料经过水焯、煮烫成熟后晾凉，改刀后加入各种调味品，调拌均匀。如拌肚丝、拌三鲜、拌腰片等。

（3）生熟混拌　生熟混拌是将生、熟原料分别切制成各种形状，然后按原料性质和色泽排放在盘中，食用时浇上调味品拌匀。如蒜泥白肉等。

2. 炝 炝的方法是先把原料切成丝、片、块、条等，用沸水稍烫一下，或用油稍滑一下，然后滤去水分或油分，加入以花椒油为主味的调味品，最后拌和。炝制菜肴具有鲜醇入味的特点。炝一般分为焯、滑炝两种。

（1）焯炝 焯炝是将主料用沸水炸一下，然后沥干水分，在冷水中投凉后沥干，加入调味品和淋上花椒油。焯炝的菜品以脆性原料为主，如炝扁豆、炝腰花等。

（2）滑炝 滑炝是原料必须经过上浆处理，放入油锅内，滑熟滑透，取出控油，再用热水冲洗掉油分，加调料拌，如炝鸡片、炝冬笋等。

（二）煮烧类

1. 白煮 白煮与热菜中的煮基本相同，区别在冷菜的白煮大多是大件料，汤汁中不加咸味调料，取料而不用汤。原料冷却后经刀工处理装盘，另跟味碟上席。白煮菜的特点是白嫩鲜香。突出本味，清淡爽口。较为出名的白煮菜有“白斩鸡”、“白切肉”。

2. 酥 这也是热菜烹调法焗烧的变型。它是以醋作为主要调味料，经小火长时间的加热，令原料骨肉酥软，鲜香入味的一种方法，以“酥柳鱼”和“酥海带”为代表。

酥菜都是大批量制作成品又要求酥烂，所以首先要防止原料粘底。酥菜不可能在烹制过程中经常翻动原料，甚至有的菜从入锅到出锅根本就不变换位置。对策是加锅衬，原料松松地逐层排放。其次，加料及汤水要准，中途不可追加，以免影响其滋味的浓醇。酥菜的焗烧时间一般在2~3小时以上，故汤汁应比一般烧菜多。第三，质地酥烂的菜肴，焗烧完毕后要待其冷却才起锅，以防破坏菜肴的外形。

（三）汽蒸类

汽蒸类即利用蒸汽来烹制冷菜。此类冷菜数量不多，代表品种是蛋羹、蛋卷以及某些酿制类冷菜。

用汽蒸法来烹制这些冷菜要注意的是正确掌握火候，蒸制时火一般不能太旺，以防蒸汽冲击原料表面，有时还可采取将原料放入密闭的容器中蒸制的办法来保持菜肴外形的完整；蒸制品强调本味，故咸味不能太重。

第八节 调 味

调味就是用各种调味品和调味手段，在原料加热前或加热过程中、加热过程后影响原料、使菜肴具有多样口味和风味特色的一种方法。调味在烹调技艺中处于关键的地位，是决定菜肴风味质量最主要的因素。

一、基础调味品

由于咸味、甜味、酸味是各种滋味中的主要的或基本的滋味，而除去腥膻异味、增添鲜香美味是调味的基本要求，因此，具有这些滋味或作用的调味品，如盐、酱油、糖、酒、醋、油、葱、姜等成为最常用的、绝大多数菜肴都少不了的调味品。这些调味品对于原料的影响和对于菜肴质量的影响非常大。

（一）油

油的燃点很高，可达300℃，在烹调的过程中，油温经常保持在120~250℃之间。

因而可使原料在短时间内烹熟，从而减少营养成分的损失。饮食业常用的食油有猪油、花生油、芝麻油、豆油、菜籽油等。

（二）盐

食盐在调味上处于很重要的地位，故有“盐为百味之主”的说法。盐又有脱水防腐作用，原料（如水产品、肉类、蛋类、蔬菜类等）通过盐腌，不仅可以具有特殊的风味，且便于保藏。盐还可以使蛋白质凝固，烧煮蛋白质含量丰富而又不易酥烂的原料如黄豆时，不宜先放盐，如果先放盐则黄豆表面的蛋白质凝固，不能吸水膨松，也就烧不烂了。

（三）酱油

是一种成分复杂的呈咸味的调味品。在调味品中，酱油的应用仅次于食盐，其作用是提味调色。酱油有天然发酵酱油和人工发酵酱油，前者多以大豆、小麦（或代用品）和食盐等为原料，后者以豆饼为原料，通过人工培养品种，加温发酵制成的。化学酱油不宜食用。

（四）黄酒

又名料酒，含酒精浓度低，酯和氨基酸含量丰富，故香味浓郁，味道醇和，在烹调菜肴时常用以去腥、调味、增香。肉、鱼等原料里含三甲胺、氨基戊醛、四氢化吡咯等物质，能与酒精溶解一起挥发，因而可除去腥味；黄酒除本身所含的酯具有芳香气味外，其中氨基酸还可与调味品中的糖结合成有诱人香味的芳香醛。酒在加热过程中遇到酸（乙酸、脂肪酸等）会产生酯化反应，生成乙酸乙酯，产生香味。

（五）醋

供食用的醋一般含醋酸3%～6%，我国各地均有生产，以山西及镇江的产品最好。古医书记载：醋，味酸苦、性温、无毒、开胃气、杀一切鱼肉菜毒。醋在调味中用途很广，在烹调某些菜肴时放些醋，除能增加鲜味、解腻去腥外，并能在原料加热过程中，使维生素少受或不受破坏，同时还有促进食物消化的作用。

（六）糖

是一种纯碳水化合物，含有甜味，在调味品中占有重要地位。糖除能调和滋味和增进菜肴色泽的美观外，还可以供给人体的能量。饮食业用来调味的糖，主要是白糖，在制作烤鸭时常用饴糖。饴糖中含有葡萄糖、麦芽糖与糊精，具有吸湿作用。

（七）味精

是增加菜肴鲜味的主要调味品，使用最为普遍。其化学名称叫谷氨酸钠，多以蛋白质或淀粉含量丰富的大豆、小麦等为原料制成。味精有的是结晶状，有的是粉末状，其中除含有谷氨酸钠外，还有少量的氯化钠（食盐）。味精谷氨酸钠含量有99%、95%、80%、70%、60%等规格。

味精鲜度极高，它的离解度又同溶液的酸碱度和温度有关，在70～90℃时使用效果最好，菜肴起锅时投入最好。拌凉菜加味精效果不显著，就因为味精在常温条件下很难溶解，因此必须先用少许热水把味精化开，晾凉后浇入凉菜。

（八）葱、姜、蒜

这些都是含有辛辣芳香物质的调味品，不但可去腥起香，并有开胃和促进消化的作用。葱、蒜的香味只有在酶的作用下才能表现出来。因为酶受高温即被破坏，故急速加热，则香味不大；如用温油作较长时间的加热，则香味更浓。

（九）胡椒

味辛辣而苦香，可以去腥、起香、提鲜，并有除寒气、消积食的作用。

二、味　型

味是某种物质刺激味蕾所引起的感觉，也就是滋味。它可分为相对单一味（旧称基本味，如咸、甜、酸、辣、苦等）和复合味两大类。

复合味就是两种或两种以上的味混合而成的滋味，如酸甜、麻辣等。调味品是含有能刺激味蕾引起味觉的物质（即"呈味成分"），调味品也可按其所含呈味成分，分为单味调味品和复合调味品两类。但事实上单味调料也多是复合味。常见的味有：

（一）单一味

1. 咸味　咸味是调味中的基本。大部分菜肴都要先有一些咸味，然后再调和其他的味。例如糖醋类的菜是酸甜的口味，但也要先放一些盐，如果不加盐，完全用糖加醋来调味，反而变成怪味；甚至做甜的点心时，往往也要先加一点盐，既解腻又好吃。

2. 甜味　甜味在调味中的作用仅次于咸味，尤其在我国南方，它也是菜肴中一种主要的滋味。甜味可增加菜肴的鲜味，并有特殊的调和滋味的作用。如缓和辣味的刺激感、增加咸味的鲜醇等。呈甜味的调味品有各种糖类（如白糖、冰糖等），还有蜂蜜等。

3. 酸味　酸味在调味中也很重要，是很多菜肴所不可缺少的味道。由于酸具有较强的去腥解腻作用，所以烹制禽、畜的内脏和各种水产品时尤为必需。呈酸味的调味品主要有红醋、白醋、黑醋、还有酸梅、番茄酱、鲜柠檬汁、山楂酱等。

4. 辣味　辣味具有强烈的刺激性和独特的芳香，除可除腥解腻外，还具有增进食欲，帮助消化的作用。呈辣味的调味品有辣椒糊（酱）、辣椒粉、胡椒粉、姜、芥末等。

5. 苦味　苦味是一种特殊的味道，除有消除异味的作用外，在菜肴中略微调入一些带有苦味的调味品，可形成清香爽口的特殊风味。苦味主要来自各种药材和香料，如苦杏仁、柚皮、陈皮等。

6. 鲜味　鲜味可使菜肴鲜美可口，其来源主要是原料本身所含有的氨基酸等物质。呈鲜味的调味品主要是味精，鸡粉，还有高汤等。

7. 香味　应用在调味中的香味是复杂多样的，其作用是可使菜肴具有芳香气味，刺激食欲，还可去腥解腻。可以形成香味的调味品有酒、葱、蒜、香菜、桂皮、大茴香、花椒、五香粉、芝麻、芝麻酱、芝麻油、香糟；还有桂花、玫瑰、椰汁、白豆蔻、香精等。

（二）复合味

1. 酸甜味　呈酸甜味的调味品有番茄沙司、番茄汁、山楂酱、糖醋汁等。

2. 甜咸味　呈甜咸味的调味品有甜面酱等。

3. 鲜咸味　呈鲜咸味的调味品有鲜酱油、虾子酱油、虾油露、鱼露、虾酱、豆豉等。

4. 辣咸味　呈辣威味的调味品有辣油，豆瓣辣酱（四川特产）、辣酱油等。

5. 香辣味 呈香辣味的调味品有咖喱粉、咖喱油、芥末糊等。

6. 香咸味 呈香咸味的调味品有椒盐和糟油、糟卤等。

以上呈复合味的调味品除糖醋汁、椒盐、香糟卤、咖喱油、芥末糊外都是专业工厂或作坊生产的成品。在烹调中光这些味是远远不够的。所以调制的复合味是否适口、有新意，是否符合标准，也是衡量一个厨师手艺高低的标尺。

三、调味的方式与原则

（一）原料加热前的调味

调味的第一种方式是原料加热前的调味，可称为基本调味。其主要目的是使原料先有一个基本的滋味，并解除一些腥膻的气味。

具体方法就是用盐、酱油、黄酒或糖等调味品把原料调拌一下或浸渍一下，例如鱼在烹制以前，往往要用盐或酱油浸渍一下；用于炸、熘、爆、炒的原料往往要结合挂糊上浆加入一些调味品；用蒸的方法制作的菜肴，其原料事先也要进行调味。

（二）原料加热过程中的调味

调味的第二种方式是在原料加热过程中的调味，即在加热过程的适当时候，将调味品投入。这是具有决定性的定型调味，大部分菜肴的口味都是在这一调味阶段确定的。有些用旺火短时间快速烹调的菜，往往还需要先把一些调味品调成“兑汁”（也叫“预备调汁”）在烹制时迅速加入。

（三）原料加热后的调味

调味的第三种方式是原料加热后的调味，可称为辅助调味。通过这一阶段的调味，可以增加菜肴的滋味。这适用于在加热过程中不能进行调味的某些烹调方法。如用来炸、蒸的原料，虽都经过基本调味的阶段，但由于在加热过程中不能调味，所以往往要在菜肴制成后，加上调味品或随调味品上席，以补基本调味的不足，例如炸菜往往需佐以番茄汁、辣酱油或椒盐等。至于涮菜，在加热前及加热过程中均不能进行调味，故必须在加热后进行调味。

第九节 烹饪与食物营养

合理营养是通过合理烹调来实现的。每个厨师在选择烹饪原料、调配膳食、烹调加工时，都要考虑合理营养和合理的烹调方法，充分发挥食品内各种营养素的效能。

一、合理营养的烹饪原则

（一）平衡膳食

人体需要的各种营养成分，对于每个人来说，是各不相同的。青年人和体力劳动者，活动量大，能量和营养成分消耗多，因此，应适当增加含热量高的脂肪性食物，如肉类、豆制品等菜肴。儿童因处在发育时期，应注意增加含维生素和无机盐丰富的食品，如豆腐、水产品和蛋类菜肴。脑力劳动者，则不宜过多地食用脂肪含量高的食品，因脂肪过多由于消耗不了而造成皮下积累，使人发胖。人到中年以后，由于活动量减少，若不相应改变食物构成，也会发胖，应多食用一些含蛋白质、维生素、无机盐较多的蛋类、豆制品、蔬菜、水果等。

追求平衡膳食应遵循合理的膳食制度。每日三餐，并制定用餐时间和内容。要根据不同的个体情况合理安排食谱。食谱要讲究用料广而杂。各种营养成分摄入的数量可以根据实际需求进行设计。比如热能分配，正常人早餐占全天总热能的25%～30%；午餐占全天总热能的40%；晚餐占全天总热能的30%～35%比较合理。

（二）合理配菜

恰当地搭配营养成分。常用的菜肴原料中，其所含的营养成分是不全面的，各有侧重。如猪肉含蛋白质、脂肪、无机盐较为丰富，但缺少糖与维生素；豆制品中含蛋白质、无机盐较为丰富，但缺少维生素C；某些蔬菜无机盐、维生素C含量十分丰富，但缺乏维生素B_2。合理配菜，能使各种原料的营养成分互为补充，提高菜肴的营养成分。具体要做到少配“单料菜”。在主料中搭配辅料，特别是搭配蔬菜、瓜果类，这样能增补主料所含营养成分的不足和缺陷。如红烧肉加土豆、萝卜，炒鸡蛋加番茄。同时要适当改变“主辅料”菜的比例。主要是酌情增大蔬菜在整个菜肴中所占的比例，以充分发挥蔬菜的营养特点。

二、烹调过程中可能产生的有害物质

（一）油脂热聚合物或过氧化

油脂在煎炸过程中，随着温度升高粘度越来越大，过氧化反应越来越强。当温度达到250～300℃时同一分子的甘油酯中的脂肪酸之间，或者不同分子的甘油酯之间，就会发生聚合作用，使油脂的稠度及粘度增高，过氧化脂质含量升高。食用油脂中，大豆油、芝麻油、菜籽油都含有较高的亚麻酸，因此，在食用这些油脂或用这些油脂煎炸食品时，应尽量避免油温过高，一般控制在170～200℃之间就不会出现对机体有害的热聚合物和过氧化产物。同时，煎炸用油应不断更新，不断增加新油，不要陈油反复使用。

（二）丙烯醛

在高温下煎炸食品的油脂，会部分水解而生成甘油和脂肪酸，甘油在高温下失水生成丙烯醛。丙烯醛具有强烈的辛辣气味，对鼻、眼黏膜有强烈的刺激作用。油在达到发烟点的温度时，会冒出油烟，油烟中主要的成分是丙烯醛。长时间用质量较差、烟点较低的油来煎炸食物，较多的丙烯醛就会随同油烟一起冒出，使操作人员干呛难忍，有人还会出现头晕、头疼等。因此，油锅表面应加罩，锅灶上方应装排烟设备。

（三）致癌物质

在烹调加工中，比较容易使原料产生致癌物质的加工方法为煎、腌、炸等。如将鱼、肉煎或炸焦，或腌肉时盐放得不当，都可能会产生可疑的致癌物质。

三、烹调对营养素的影响及控制

合理烹调是保证膳食质量和营养水平的重要环节之一。在烹调时，应尽量设法保存食物中原有的营养素，避免被破坏损失。要做到这一点，就要了解各种烹调方法对营养素的影响。

（一）食物营养素的损失

1. 煮 煮对碳水化合物及蛋白质起部分水解作用，对脂肪影响不大，但会使水溶性维生素（如维生素 B_1、维生素 C）及矿物质（钙、磷等）溶于水中。

2. 蒸 蒸对营养素的影响和煮相似，但矿物质不会因蒸而遭到损失。

3. 煨 煨可使水溶性维生素和矿物质溶于汤内，只有一部分维生素遭到破坏。

4. 腌 腌的时间长短同营养素损失大小成正比。时间越长，维生素 B 和维生素 C 损失越大，反之则小。但焗煮后的菜肴有助于消化。

5. 卤 卤能使食品中的维生素和部分矿物质溶于卤汁中，只有部分遭到损失。

6. 炸 炸由于温度高，对一切营养素都有不同程度的破坏。蛋白质因高温而严重变性，脂肪也因炸而失去其功用。滑炒，因食物外面裹有蛋清或湿淀粉，形成保护薄膜，故对营养素损失不大。

7. 烤 烤不但使维生素 A、维生素 B、维生素 C 受到相当大的损失，而且也使脂肪受到损失。如用明火直接烤，还会使食物含有苯并（a）芘致癌物质。

8. 熏 熏会使维生素（特别是维生素 C）受到破坏及使部分脂肪损失，同时还存在苯并（a）芘问题。但熏会使食物别有风味。

（二）减少营养素损失的措施

食物在烹调时遭到损失，是不能完全避免的，但如采取一些保护性措施，则能使菜肴保存更多的营养素。

1. 上浆挂糊 原料先用淀粉和鸡蛋上浆挂糊，不但可使原料中的水分和营养素不致大量溢出，减少损失，而且不会因高温使蛋白质变性、维生素被大量分解破坏。

2. 加醋 由于维生素具有怕碱不怕酸的特性，因此在菜肴中尽可能放点醋，即使是烹调动物性原料，醋还能使原料中的钙被溶解得多一些，从而促进钙的吸收。

3. 先洗后切 各种菜肴原料，尤其是蔬菜，应先清洗，再切配，这样能减少水溶性原料的损失。而且应该现切现烹，这样能使营养素少受氧化损失。

4. 急炒 菜要做熟，加热时间要短，烹调时尽量采用旺火急炒的方法。因原料通过明火急炒，能缩短菜肴成熟时间，从而降低营养素的损失率。据统计，猪肉切成丝，用旺火急炒，其维生素 B_1 的损失率只有 13%，而切成块用慢火炖，维生素损失率则达 65%。

5. 勾芡 勾芡能使汤料混为一体，使浸出的一些成分连同菜肴一同摄入。

6. 慎用碱 碱能破坏蛋白质、维生素等多种营养素。因此，在焯菜、制面食，欲致原料酥烂时，最好避免用纯碱（苏打）。